Innovatief leerboek persoonlijke psychiatrie

*It is more important to know what
sort of person has a disease than to know
what sort of disease a person has.*

Hippocrates van Kos

Maarten Bak,
Patrick Domen,
Jim van Os
red.

INNOVATIEF LEERBOEK PERSOONLIJKE PSYCHIATRIE

Terug naar de essentie

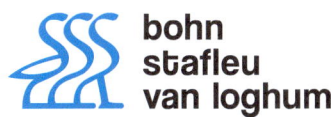

Houten 2018

Eerste druk: voorjaar 2017
ISBN 978-90-368-2051-6   ISBN 978-90-368-2052-3 (eBook)
DOI 10.1007/978-90-368-2052-3

© Bohn Stafleu van Loghum, onderdeel van Springer Media B.V. 2018, gecorrigeerde versie februari 2018

Alle rechten voorbehouden. Niets uit deze uitgave mag worden verveelvoudigd, opgeslagen in een geautomatiseerd gegevensbestand, of openbaar gemaakt, in enige vorm of op enige wijze, hetzij elektronisch, mechanisch, door fotokopieën of opnamen, hetzij op enige andere manier, zonder voorafgaande schriftelijke toestemming van de uitgever.

Voor zover het maken van kopieën uit deze uitgave is toegestaan op grond van artikel 16b Auteurswet j° het Besluit van 20 juni 1974, Stb. 351, zoals gewijzigd bij het Besluit van 23 augustus 1985, Stb. 471 en artikel 17 Auteurswet, dient men de daarvoor wettelijk verschuldigde vergoedingen te voldoen aan de Stichting Reprorecht (Postbus 3060, 2130 KB Hoofddorp). Voor het overnemen van (een) gedeelte(n) uit deze uitgave in bloemlezingen, readers en andere compilatiewerken (artikel 16 Auteurswet) dient men zich tot de uitgever te wenden.

Samensteller(s) en uitgever zijn zich volledig bewust van hun taak een betrouwbare uitgave te verzorgen. Niettemin kunnen zij geen aansprakelijkheid aanvaarden voor drukfouten en andere onjuistheden die eventueel in deze uitgave voorkomen.

© Omslagontwerp: Chaïm Stavenuiter.
nur 875

Bohn Stafleu van Loghum
Walmolen 1
Postbus 246
3990 GA Houten
www.bsl.nl

Inhoud

Inleiding		9
1	Psychiatrie ontward	11
	Maarten Bak, Patrick Domen en Jim van Os	
2	Dimensies en het concept van ziek zijn: gevolgen voor de inrichting van de zorg	19
	Jim van Os, Philippe Delespaul en Maarten Bak	
3	De positie van de hulpverlener	27
	Jac Maurer en George Westermann	
4	Evenwicht	35
4.1	*Kwetsbaarheden*	37
4.1.1	*Inleiding leertheorie*	37
	Jop Peters	
4.1.2	*Psychodynamiek: een plaatsbepaling*	46
	Jos Dirkx	
4.1.3	*Omgevingsdeterminanten van psychiatrische syndromen: een levensloopperspectief*	53
	Sanne Peeters en Machteld Marcelis	
4.1.4	*Neurobiologie*	63
	Gunter Kenis, Ceciel Jegers en Bart Rutten	
4.2	*Beschermingsmechanismen*	86
4.2.1	*Afweermechanismen*	86
	Quin van Dam	
4.2.2	*Coping*	97
	Maarten Bak en Catherine van Zelst	
5	Uit balans	105
5.1	*Op zoek naar herstel*	105
5.1.1	*Stressreacties: fysiologie en neurobiologie*	105
	Gunter Kenis, Anna Schlütter en Bart Rutten	
5.1.2	*Mentale weerbaarheid en veerkracht*	116
	Boris Klingenberg, Eric Vermetten en Bart Rutten	
5.2	*Over de definitie van 'herstel'*	129
	Jos Dröes en Remy Roest	

5.2.1 *Uit balans, op zoek naar persoonlijk herstel* — 131
Wilma Boevink
5.2.2 *Maatschappelijk herstel* — 140
Niels Mulder
5.2.3 *Rehabilitatie: als persoonlijk maatschappelijk herstel niet vanzelf gaat* — 149
Jos Dröes en Remy Roest
5.3 *Als herstel (nog) niet lukt* — 158
5.3.1 *Crisis: de mogelijkheid tot verandering* — 158
Jurgen Cornelis
5.3.2 *Suïcidaliteit* — 168
Albert van Hemert
5.3.3 *Euthanasie* — 180
Alette Kleinsman en Pieternel Kölling

6 Interventies — 189
6.1 *Psychofarmacologie, van een historisch perspectief tot hedendaagse toepassing* — 191
Rikus Knegtering en Richard Bruggeman
6.2 *Cognitieve gedragstherapie* — 209
Mark van der Gaag
6.3 *Psychodynamische therapievormen* — 220
Jos Dirkx
6.4 *Systeemtherapie en het belang van de gezinscontext* — 226
Peter Rober
6.5 *eHealth/mHealth* — 235
Jacqueline Strik

7 Onderzoek en diagnostiek — 245
7.1 *Patiëntgericht communiceren* — 247
Remke van Staveren
7.2 *Status mentalis en psychiatrische diagnostiek* — 254
Patrick Domen en Maarten Bak
7.3 *Psychodiagnostiek* — 276
Rudolf Ponds

8 Syndromen — 289
8.1 *Neurocognitief syndroom* — 291
Albert Leentjens en Frans Verhey
8.2 *Angstsyndroom* — 307
Gabriel Esquivel en Koen Schruers
8.3 *Posttraumatisch stress-syndroom* — 317
Eric Vermetten en Bart Rutten
8.4 *Dwangsyndroom* — 329
Judith Rickelt en Koen Schruers
8.5 *Depressief syndroom* — 343
Jan Spijker

8.6	*Somatisch symptoomsyndroom* Christina van der Feltz-Cornelis	*352*
8.7	*Bipolair syndroom* Ralph Kupka	*365*
8.8	*Psychosesyndroom* Wim Veling, Lieuwe de Haan en Jim van Os	*375*
8.9	*Dissociatief syndroom* Onno van der Hart en Suzette Boon	*386*
8.10	*Slaap-waaksyndroom* Loes Gabriëls	*395*
8.11	*Eet- en voedingssyndroom* Annemarie van Elburg en Roger Adan	*407*
8.12	*Seksualiteitgerelateerd syndroom* Matthijs Eendebak, Marion Mulder-Paalman, Jona Gardien, Rikus Knegtering	*418*
8.13	*Impulscontrole*	*432*
8.13.1	*Impulscontrolesyndroom: verslaving* Geert Dom	*432*
8.13.2	*Impulscontrolesyndroom: agitatie en agressie* Chris Bervoets	*448*
8.14	*Interactiesyndroom: aandachts-, contact- en gedragsproblemen* Bram Sizoo	*454*
8.15	*Persoonlijkheidssyndroom* Ad Kaasenbrood en Joost Hutsebaut	*465*
9	Psychiatrie en bepaalde zorgonderdelen	*479*
9.1	*Psychiatrie in de huisartsenpraktijk* Diederd Kronjee	*480*
9.2	*Ziekenhuispsychiatrie* Marianne Kromkamp	*489*
9.3	*Forensische (jeugd)psychiatrie* Alexa Rutten	*501*
9.4	*Cultuur in de psychiatrie* Mario Braakman	*511*
9.5	*Intelligentie en psychiatrie* Marianne Kasius en Therese van Amelsvoort	*522*
9.6	*Seksespecifieke aspecten van psychische aandoeningen* Janneke Zinkstok en Therese van Amelsvoort	*532*
10	Organisatie en juridische aspecten	*537*
10.1	*Organisatie van de geestelijke gezondheidszorg* Tony Rasenberg, Maarten Bak en Patrick Domen	*537*
10.2	*Juridische aspecten van de zorgverlening in de psychiatrie* Rankie ten Hoopen	*551*

11	Een bescheiden begin: wat we nog niet weten en nog niet kunnen	561
	Maarten Bak, Patrick Domen en Jim van Os	

Trefwoordenregister 567

Vooraf

Inleiding

In de samenleving bevindt zich een groot aantal mensen met lichte tot ernstige psychische problemen die interfereren met het functioneren. Deze problemen veroorzaken niet alleen persoonlijke last en lijden, maar vormen ook een aanzienlijke maatschappelijke kostenpost. Psychische problemen, c.q. aandoeningen, worden vaak slecht begrepen of niet herkend, omdat doorgaans alleen de meest uitgesproken of paradigmatische beelden in de leerboeken beschreven staan. Classificatiesystemen als de DSM *(Diagnostic and Statistical Manual of Mental Disorders)* en de ICD *(International Statistical Classification of Diseases and Related Health Problems)* hebben matige validiteit en bruikbaarheid. Ze vormen de mal van het systeem- en maakbaarheidsdenken, waarin de huidige hulpverlener in de GGZ werkt. Critici vinden bovendien dat deze systemen te veel beïnvloed worden door economische en maatschappelijke belangen. Die brengen medicalisering teweeg door het groeiend aantal psychiatrische etiketten, waar de richtlijnen technisch psychotherapeutische en medicamenteuze interventies tegenover stellen. Het is wel een zaak van kind en badwater: ook moet immers worden vastgesteld dat deze systemen wél tot een meer eenduidige taal en beschrijving van psychische problemen hebben geleid.

Dit leerboek stelt de patiënt centraal

Dat klinkt misschien niet als een innovatief concept maar dat ís het wel. De komende zeshonderd pagina's zullen dat zeker duidelijk maken. De redactie is ervan overtuigd dat teruggaan naar de essentie verre van eenvoudig is binnen het huidige overgeprotocolleerde zorgstelsel. De gemiddelde gevestigde psychiater zal de ambitie om te komen tot een persoonlijke psychiatrie zonder (deze?) bijscholing waarschijnlijk niet kunnen bereiken.

Wij hopen dat de nieuwe generatie van artsen in opleiding tot psychiater zich het concept geïntegreerd in de lesstof kan eigen maken, al of niet aan de hand van dit leerboek.

Met deze publicatie willen we de psychiatrie ook toegankelijk maken voor studenten uit verschillende zorgdisciplines (geneeskunde, psychologie en sociaal-pedagogische opleidingen), huisartsen (in opleiding), medisch specialisten (in opleiding), sociaal geneeskundigen, paramedici, functionarissen op de POH-GGZ en mensen die niet werkzaam zijn in de gezondheidzorg maar wel regelmatig in aanraking komen met de psychiatrie, zoals zorgverzekeraars of medewerkers van justitie. Uiteraard ook voor psychiaters (in opleiding), psychologen (in opleiding) en allen werkzaam in de geestelijke gezondheidszorg.

Ons uitgangspunt is dat psychische problemen in essentie dimensioneel van aard zijn en dus een glijdende schaal vormen tussen ziek en niet ziek, tussen zorgbehoefte of geen zorgbehoefte, tussen stoornis of geen stoornis. Het betekent ook dat we een zekere normalisering van psychische problemen nastreven, waardoor ze net zo geaccepteerd en benaderd worden in onze samenleving en gezondheidszorg als alle andere aandoeningen waar de geneeskunde zich mee bezighoudt.

Psychische klachten moeten vooreerst begrepen worden als persoonlijke problemen in de context van iemands leven, teruggrijpend op zijn of haar persoonlijke ontwikkeling, in de relatie tussen kwetsbaarheid en weerbaarheid (psychisch dan wel biologisch).

In alles staat de voortdurende individuele zoektocht naar herstel centraal. Dit heeft ook consequenties voor de inrichting van de geestelijke gezondheidszorg, die persoonsgericht zou moeten werken, gericht op de mogelijkheden van herstel.

In hoeverre dit alles compatibel is met DBC's, zorgpaden, escalerende evidence-based richtlijnen, zorgstandaarden, kwantitatief benchmarken en een cultuur van betaling per DBC-minuut, laten wij aan de lezer.

De hypothese is dat relaties met anderen, community-vorming, fasegewijs behandelen en aandacht voor persoonlijk herstel en maatschappelijk herstel, naast natuurlijk klinisch herstel, van groot belang zijn, in een multideskundige omgeving.

We hopen met dit leerboek meer begrip te kweken voor het vak psychiatrie in de GGZ van morgen. In de verwachting dat je psychische problemen steeds minder als vaag of chronisch of onbehandelbaar zult ervaren naarmate je meer inzicht krijgt in de mechanismen achter het ontstaan ervan. Ook de talrijke behandelmogelijkheden worden dan meer evident.

Ons doel is om de psychiatrie te ontwarren. Het boek weerspiegelt het denken over persoonlijke diagnostiek in de psychiatrie, het continuüm van psychische aandoeningen, 'Nieuwe GGZ' en het resultaat van vele jaren onderzoek- en onderwijservaring binnen de vakgroep Psychiatrie en Neuropsychologie van de Universiteit Maastricht en de diverse groepen waarmee de vakgroep intensieve samenwerkingsverbanden onderhoudt.

Maarten Bak
Patrick Domen
Jim van Os

Redactionele mededelingen

- In dit boek staan geen noten (afgezien van de affiliaties van de auteurs). Een luxe. We hebben er daarom voor kunnen kiezen om naar referenties te verwijzen via cijfers in superscript (vaak gebruikt voor nootverwijzingen). Duidelijk en niet hinderlijk.
- Aan het begin van de hoofdstukken 4, 6, 7, 8 en 9 zijn inleidingen opgenomen. Zij verduidelijken nog eens hoe de relatie is tussen de volgende (sub)hoofdstukken en het grote concept van de *persoonlijke psychiatrie*. De inleidingen zijn van de hand van de redactie.

De essentie

1 Psychiatrie ontward

Maarten Bak, Patrick Domen en Jim van Os[*]

Wat is psychiatrie

Voor veel mensen is de psychiatrie een lastig te doorgronden medisch vakgebied. Dit geldt zelfs voor insiders maar eens temeer voor mensen die werkzaam zijn buiten de GGZ. Waarom is de psychiatrie zo moeilijk? Vaak wordt het vak door studenten en anderen die niet zo bekend zijn met het vakgebied gepercipieerd als vaag of zweverig. Het lijkt moeilijk om te doorgronden wat het vakgebied precies inhoudt. Iedereen heeft weleens psychische klachten, voelt zich bijvoorbeeld een periode somber. Maar wanneer noem je dat een 'ziekte'? Diagnostische testen, zoals een bloedtest of een hersenscan, die aantonen dat er een defect of afwijking is, ontbreken – in weerwil van de regelmatig in de media opdoemende berichten dat zo'n test gevonden zou zijn. De waarheid is dat er voor psychische aandoeningen geen eenduidig etiopathologisch construct bestaat dat de problemen, symptomen of afwijkingen kan verklaren. Psychische problemen of psychische aandoeningen zijn vrijwel alleen multifactorieel en multicausaal te verklaren.[1] Om toch eenduidigheid te verkrijgen over de psychische klacht is het proces van diagnosticeren verworden tot het classificeren of bundelen van symptomen en kenmerken die mensen vertonen, de mate van last die ze erdoor ervaren en hoe ze ermee omgaan.[2,3] In wezen gaat het in de psychiatrie om problemen van cognitieve, emotionele of gedragsmatige aard, waardoor mensen vastlopen in het dagelijks leven. De door consensus verkregen eenduidigheid, op basis van classificatie van symptomen, noemen we de diagnose. Het gevolg hiervan is dat afwijkende cognities, emoties en gedragingen 'gevangen' worden in een diagnose, mits zij voldoen aan de gestelde classificatiecriteria. De mens wiens symptomen voldoen aan deze criteria bestempelen we vervolgens als ziek.

Weerbaarheid en kwetsbaarheid

Tijdens de anamnese van de patiënt en het psychiatrisch onderzoek naar psychische problemen staat de klacht of het probleem van de patiënt centraal. De beperking of last als gevolg van deze problematiek zijn aanleiding om hulp te zoeken. Soms ontkent iemand zijn problemen of zijn disfunctioneren, ontbreekt het besef dat er iets mis is, of is de maatschappelijke overlast door de problemen zo groot dat het recht op hulp zwaarder gaat wegen dan het recht op autonomie. Hulp kan dan geadviseerd of zelfs opgelegd worden. Tijdens elk contact wordt de aard, ernst, frequentie en impact van de klacht(en) gedurende de afgelopen periode op basis van een gesprek met een patiënt en eventueel directbetrokkenen, beoordeeld. Tevens wordt er nagegaan of er bepaalde

---

[*] Dr. Maarten Bak is universitairdocent psychiatrie, dr. Patrick Domen is universitair docent psychiatrie, prof.dr. Jim van Os is hoogleraar psychiatrie, allen bij de Universiteit Maastricht.

situaties zijn waarin de klachten juist optreden of erger worden en hoe en met welk effect de patiënt zijn problemen zelf probeert op te lossen. De variatie van klachten of problemen in ernst, frequentie en impact worden vaak genegeerd of we besteden er te weinig aandacht aan. Klachten hebben ook betekenis voor de persoon, in relatie tot de levensloop. Niet aansluiten bij deze betekenis verstoort de relatie tussen hulpverlener en patiënt.

Realiseer je dat mensen in een dynamisch geheel leven waarin een persoon (bewust of onbewust) invloed heeft op de variatie en interpretatie van zijn ervaringen en de omgang ermee, zowel in positieve (probleemoplossende) als in negatieve (probleem-verergerende of -onderhoudende) zin. De interpretatie van een ervaring kan begrepen worden als positief, neutraal of negatief. Negatieve ervaringen zou men kunnen vertalen in problemen of klachten, waarvoor men hulp zou kunnen zoeken. Het is van belang om mensen te helpen inzicht in deze materie te krijgen om onderliggende mechanismen van psychische problemen te begrijpen en de persoon zelf tot belangrijkste schakel in zijn herstelproces te maken.

Een breed gedragen model om psychische aandoeningen te begrijpen is het stress-kwetsbaarheidsmodel (figuur 1). Dit model gaat uit van een relatie tussen de hoeveelheid stress die een persoon ervaart en zijn draagkracht. Draaglast vertalen we meestal met stress, een vorm van spanning die optreedt door externe of interne prikkels. Men spreekt over een aversieve prikkel, als er psychologische en fysiologische reacties optreden in het lichaam. Het probleem van de term stress is dat het zowel de ervaring als de (lichamelijke en psychologische) reactie vertegenwoordigt. Men spreekt in deze context over de *stressor* (de conditie die stress veroorzaakt) en de *stressrespons* (de reactie op de stressor). Beide vallen onder het begrip stress (en staan op de y-as van de figuur). Stress legt de nadruk op de negatieve connotaties van ervaringen.

Tegenover de draaglast staat de draagkracht, de weerbaarheid, de beschermende

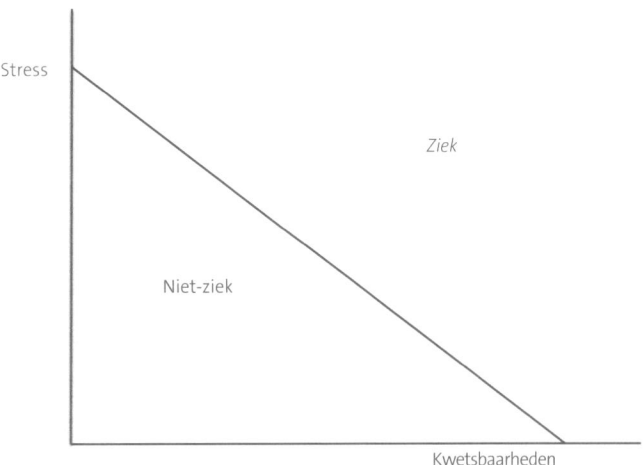

Figuur 1 Het stress-kwetsbaarheidsmodel
Het stress-kwetsbaarheidsmodel geeft de relatie weer tussen de hoeveelheid ervaren stress en de kwetsbaarheden. Bij veel kwetsbaarheden kan iemand weinig stress verdagen en wordt dan ziek. Heeft iemand weinig kwetsbaarheden dan kan hij/zij veel meer stress aan.

factoren. Bij weerbaarheid gaat het bijvoorbeeld over verbondenheid, de mate waarin iemand positieve emoties kan genereren en het nastreven van betekenisvolle doelen *(sense of purpose)*. Sommige biologische factoren kunnen dit faciliteren. Bij ziekte is de draaglast groter dat de draagkracht; de kwetsbaarheden wegen zwaarder dan de beschermende factoren. Het gaat dus om de balans tussen draaglast en draagkracht. Mensen met een grote draagkracht, ofwel een beperkt aantal kwetsbaarheden en voldoende beschermende factoren, kunnen veel stress hanteren zonder ziek te worden. Mensen met weinig draagkracht, ofwel veel kwetsbaarheden en een beperkt aantal beschermende factoren, zullen bij een lage mate van stress al ziek kunnen worden.

Kwetsbaarheid

Kwetsbaarheden zijn factoren die mensen gevoeliger maken, waardoor ze minder goed, of helemaal niet, met bepaalde ervaringen kunnen omgaan of er een negatieve betekenis aan toeschrijven. Het tegenovergestelde effect hebben beschermende factoren. Dit zijn factoren die mensen weerbaarder maken en ervoor zorgen dat bepaalde ervaringen hen niet uit evenwicht brengt of voor problemen kunnen zorgen. Is er een disbalans tussen enerzijds een ervaring en anderzijds de resultante van kwetsbaarheden en beschermende factoren dan is er sprake van een psychisch probleem (figuur 2).

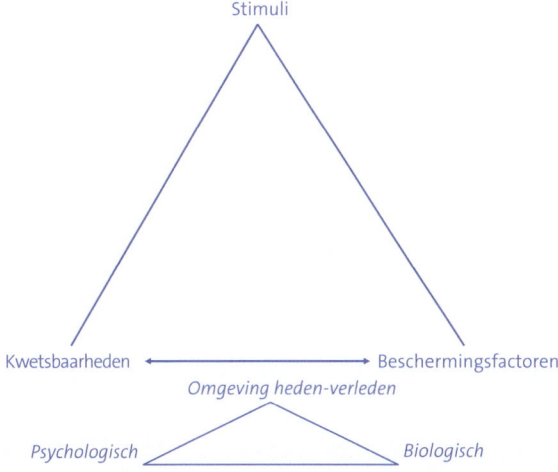

Figuur 2   Mensen staan onder voortdurende invloed van interne en externe stimuli
Stimuli zijn alle zaken die iemand meemaakt zowel van binnenin (het eigen lichaam) als van buitenuit (zijn omgeving). De balans tussen kwetsbaarheden en beschermingsfactoren wordt bepaald door de biologisch factoren en psychologische en sociale achtergronden.

Kwetsbaarheden en beschermende factoren worden gedefinieerd door de *verklarende mechanismen*; te beschrijven op het niveau van iemands biologie, iemands psychologie en iemands sociale netwerk en inbedding. Op het biologische niveau komen mechanismen naar voren die te maken hebben met bijvoorbeeld genetische variatie, zenuwbanen, neurotransmitters en hormonen. Op het psychologische niveau werken we op basis van psychologische theorieën zoals de leertheorie, de psychodynamische theorie of de systeemtheorie. De sociale mechanismen beschrijven we op het niveau van de omgevingsfactoren waarin men opgroeit en die van invloed zijn op mensen met betrekking tot hun persoonlijke ontwikkeling zoals familie en het grotere sociale netwerk (omgeving verleden), maar ook diverse sociaal-maatschappelijke factoren, zoals werken, wonen en inkomen (omgeving heden). De invloed van een factor die van belang kan zijn voor psychische problemen beschrijven we op de drie verschillende niveaus. Misbruik tijdens de kindertijd kan bijvoorbeeld aanleiding geven tot een biologische kwetsbaarheid (zoals een hyperreactief systeem dat het stresshormoon aanstuurt), een psychologische kwetsbaarheid (zoals een sterke neiging om overal dreiging in te zien) en een sociale kwetsbaarheid (zoals een sterke vermijding van nabijheid in relaties, vermijding van conflicten). Hetzelfde misbruik kan echter ook aanleiding geven tot weerbaarheid (bijvoorbeeld een sterk altruïstische inslag om andere slachtoffers te helpen of het via lijden uitkomen op een proces van persoonlijke zingeving en groei).

Hoewel de oorzaken van psychisch lijden in individuele gevallen vrijwel nooit precies vast te stellen zijn, is het veilig om ervan uit te gaan dat de klachten vrijwel nooit verklaard kunnen worden op basis van één enkele factor. Psychische klachten zijn vrijwel altijd multicausaal. Meerdere mechanismen dragen bij aan een verstoorde verhouding tussen kwetsbaarheden en beschermende factoren; er ontstaat een disbalans die resulteert in een subjectief onwelbevinden in bepaalde situaties. Inzicht in de 'mix' van kwetsbaarheid en weerbaarheid geeft richting aan het type interventie dat kan worden ingezet.

Tabel 1 Multicausaal model

Biologisch	Psychologisch	Omgeving
Genen	Cognitieve functies	Gezin
Neurotransmitters	Afweer	Familie
Ontwikkeling brein	Coping	Sociaal economische status
Toxiciteit	Trauma	Verstedelijking
Alg. gezondheidstoestand	Leergeschiedenis	Cultuur
Hormonen		Gebruik van middelen
		Infecties

De dimensionele benadering

Hoewel gezegd kan worden dat mensen met psychische klachten 'ziek' zijn, vormen psychische klachten niet een duidelijke ziekte-entiteit in de zin van een dichotoom concept (zie ook hoofdstuk 2). Psychische klachten kunnen variëren in intensiteit, frequentie en de mate van last of disfunctioneren die zij veroorzaken. Neem 'hoofdpijn' als voorbeeld: een vaak voorkomende klacht, die behoorlijk invaliderend kan zijn en waarvan de exacte oorzaak niet geheel bekend is, maar waar de meeste mensen niet meteen mee naar de dokter gaan. Wanneer is 'hoofdpijn' nu ernstig genoeg om te gaan spreken van een *stoornis* en om er hulp voor te gaan zoeken? Zo ook gaat het met bijvoorbeeld angst: een bekende, veel voorkomende en noodzakelijke emotie, waar iedereen wel eens mee te maken heeft. Angst zorgt ervoor dat we alert zijn in dreigende of gevaarlijke situaties en bepaalt de juiste veiligheidsmaatregel: vechten, vluchten of nietsdoen. Er zijn echter ook mensen die zeer bang worden, erg transpireren en om hulp roepen als ze een spin zien, in de lift moeten of in een drukke winkelstraat lopen. Met soms extreme vermijding van deze situaties. Maar de angst in deze situaties kan fluctueren. Er zullen dagen zijn dat het minder erg is of dat de persoon er beter mee kan omgaan. Mogelijk dat iemand wel door een drukke winkelstraat kan lopen als hij in gezelschap van iemand anders is. Wanneer spreken we nu bij deze persoon van een stoornis? Wanneer is de angst pathologisch? Dit niet eenduidig af te bakenen. Je kunt er lange discussies over hebben! Hoewel je zeker een brein nodig hebt om angst te ervaren, en we ook wel een heel klein beetje een idee hebben welke gebieden in het brein mogelijk helpen om angst te kunnen ervaren, kunnen we geen angststoornis beschrijven op het niveau van het brein. Ook hier ontbreekt een diagnostische test. Angst is een subjectief gevoel dat ontstaat onder invloed van bepaalde stimuli die een mens meemaakt en de betekenis die men eraan verleent. De vraag wanneer het *pathologisch* is, lossen we in de praktijk op door vooral pragmatisch te kijken: wanneer heeft de persoon er zoveel last van dat hij zijn leven niet goed meer kan leiden en er dus sprake is van een echte zorgbehoefte? In het geval van angst is dat wanneer de emotie zodanig groot en buiten proportie is dat de persoon het niet meer trekt. Wat we dus eigenlijk doen is een stoornis of ziekte definiëren op basis van de extremen of de ernstigste uitingsvormen van het symptoom, zodanig dat de persoon 'niet meer kan functioneren' binnen persoonlijke of maatschappelijk aanvaardbare normen.

De dynamische benadering

Waarom is er dimensionele variatie in psychische klachten als angst en depressie in termen van ernst, frequentie en impact? Het antwoord is dat ervaring en gedrag voortdurend aan allerlei veranderingen onderhevig zijn door invloeden van buitenaf of van binnenuit. Van nature proberen mensen ervaring en gedrag in een soort homeostatische balans te houden, waarbij men zoekt naar een subjectief *gevoel* van controle en stabiliteit over deze functies. Psychische functies als cognitie, emotie en gedrag reageren continu op alledaagse ervaringen. Daarmee is het vanzelfsprekend dat deze functies variëren gedurende de dag, de week en over langere perioden, als reactie op invloeden uit de omgeving, veranderingen in het interne milieu, of *triggers* die verwijzen naar leerervaringen uit het verleden. Daartegenover staat dat mensen altijd een vorm van evenwicht zoeken en na elke ervaring de balans weer proberen te herstellen. In een dergelijk dynamisch krachtenveld is eenduidige afgrenzing tussen ziek en niet ziek, normaal en abnormaal, een te gesimplificeerde weergave van de werkelijkheid en daarmee ontoereikend (figuur 3). De psychiatrie houdt zich dus bezig met psychische problemen die dimensioneel en dynamisch van aard zijn.

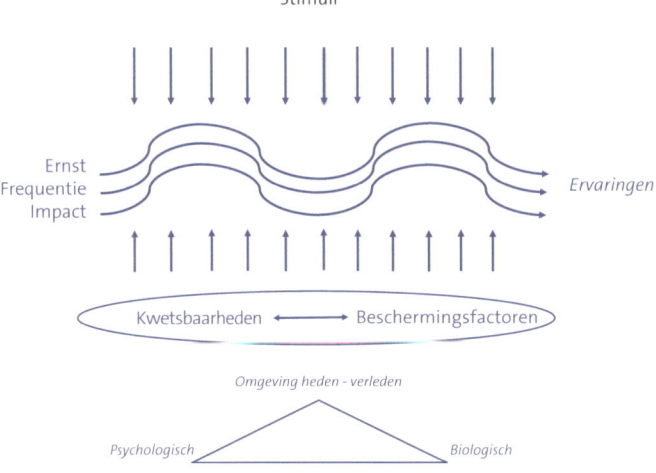

Figuur 3 Dimensionaliteit van problemen
In de loop van de tijd variëren problemen in ernst, frequentie en impact onder invloed van ervaringen enerzijds en de kwetsbaarheden en beschermende factoren anderzijds. De voortdurende dynamiek tussen ervaringen en de resultante van kwetsbaarheden en beschermingsfactoren zorgen voor dimensionaliteit van problemen. De resultante van kwetsbaarheden en beschermingsfactoren is gebaseerd op drie verklaringsaspecten (biologische, psychologische en sociale achtergronden).

Diagnostisch onderzoek in de psychiatrie is dan ook gebaseerd op dit dynamische construct, gericht op het stellen van een zogenaamde structuurdiagnose, die een uitspraak doet over welke klachten iemand heeft alsmede de dynamische variatie daarvan in respons op de omgeving, waarin onderliggende weerbaarheid en kwetsbaarheid tot expressie komt. Het beschrijft een (hypothetisch) verklaringsmodel van het wat, hoe en waarom iemand een psychisch probleem heeft ontwikkeld en in welke oplossingsrichting je samen kunt gaan denken. Op weg naar de structuurdiagnose kun je denken aan de volgende vier vragen:
- wat is er met je gebeurd?
- wat is je kwetsbaarheid en je weerbaarheid?
- waar wil je naartoe?
- wat heb je nodig?

Het stellen van (bij benadering, het hoeft niet letterlijk) deze vier vragen maakt duidelijk dat je breder kijkt dan een DSM-diagnose alleen, en dingen graag persoonlijk wil zien: in context, met oog voor langetermijndoelen, voorbij symptoombestrijding per se.

De herstelbenadering

In dit leerboek is herstel het streven van mensen om 'hun ding te kunnen doen'. Mensen moeten in staat zijn om zo optimaal mogelijk binnen hun levenssfeer te functioneren en zich zo goed mogelijk te voelen. Werken aan symptomen kan hiervoor noodzakelijk zijn maar is zeker niet het enige. Herstel is een breed begrip dat vaak verkeerd wordt begrepen, ook door psychiaters. In dit leerboek gebruiken we vier aspecten van herstel die voortkomen uit de matrix van subjectief versus objectief herstel en individueel versus maatschappelijk herstel (naar Jos Dröes en Remy Roest, zie ook p. 129). Herstel heeft betrekking op waarneembare, objectieve verbetering van gezondheid of maatschappelijk functioneren en op subjectief ervaren van verbetering van de persoonlijke psychische en maatschappelijke toestand.

Tabel 2 Matrix van Herstel

	vertrekpunt subjectief 'persoonlijk herstel'	vertrekpunt objectief 'klinisch herstel'
individueel herstel	persoonlijk psychisch herstel (hoofdstuk 5.2)	klinisch symptomatisch herstel (hoofdstuk 2)
maatschappelijk herstel	persoonlijk maatschappelijk herstel (hoofdstuk 5.2.3)	klinisch maatschappelijk herstel (hoofdstuk 5.2.2)

Herstel is van belang omdat het uitdrukt dat mensen ernaar streven om regie te nemen over hun leven en hun klachten proberen te verminderen. De matrix maakt duidelijk dat herstel meerdere perspectieven kent die op verschillende wijze de zorg aanspreken. Het kan best zijn dat een hulpverlener, patiënt, familielid of de directe omgeving een bepaalde voorkeurpositie inneemt in wat hij herstel vindt en vanuit deze voorkeurspositie handelt. Zo denkt de medicus of klinisch psycholoog gemakkelijk vanuit het klinisch symptomatisch herstel, waarin het verdwijnen van symptomen centraal staat. De patiënt denkt wellicht vaker vanuit een persoonlijk perspectief in een zoektocht naar werken aan betekenisvolle doelen die voor hem het leven zinvol maken, ondanks soms blijvende beperkingen en symptomen. Dit laatste kan betekenen dat een patiënt nog steeds symptomen heeft maar naar eigen definitie is hersteld. Deze twee, soms contrasterende, posities verklaren waarom men meerdere keuzes kan maken ten aanzien van het handelen. In hoofdstuk 2 en 5 komen we hier uitgebreid op terug. Dit is een niet onbelangrijk thema want er bestaat veel misverstand in de psychiatrie over 'herstel', vooral omdat het klinische perspectief soms domineert in de GGZ, hetgeen frustrerend kan zijn voor patiënten. Ook kan het leiden tot hoge kosten vanwege mogelijke medische overbehandeling op basis van escalerende richtlijnen, in het kader van symptoombestrijding.

Brede syndromen, transdiagnostisch denken

Doorgaans zijn leerboeken psychiatrie ingedeeld op basis van de traditionele diagnostische categorieën. De definitie van een diagnose is volgens het woordenboek van Dale: (1) de identificatie van de oorsprong van een ziekte of een ander probleem door onderzoek van symptomen of (2) onderscheidende kenmerken in precieze terminologie van een onderliggend substraat, kenmerk of fenomeen.

Met deze definities kom je in de psychiatrie echter niet erg ver, ten eerste omdat er geen duidelijke ziekte-entiteiten of substraten zijn maar vooral omdat symptomen, onderliggende mechanismen en zorgbehoeften *transdiagnostisch* zijn – dat wil zeggen: ze komen dwars door de hele DSM in hoge mate op dezelfde manier voor. Depressie, psychose: ze komen – in dimensionele vorm – voor bij vrijwel alle diagnostische categorieën. Dus waarom zou je deze dingen in het leerboek niet ook transdiagnostisch behandelen? Antidepressiva en cognitieve gedragstherapie worden toegepast dwars door de verschillende DSM-categorieën. Dus waarom ze bij elke stoornis apart beschrijven als behandeloptie? Verder is van belang dat veel psychische beelden een persoonsspecifieke mix is van allerlei symptomen, die in de loop van de tijd een specifiek beloop hebben. Met andere woorden: de factor tijd is van cruciaal belang maar zit niet in de diagnose. Een dimensionele, transdiagnostische benadering doet de factor tijd beter tot zijn recht komen. Verder geldt dat traditionele diagnoses in de psychiatrie zijn gebaseerd op observaties van de meest zieke mensen met de meest uitgesproken beelden, die echter een minderheid vormen van alle psychische problemen in de populatie. Hieraan voorbijgaan geeft aanleiding tot *mismatch*. De dimensionele, transdiagnostische benadering past hier beter bij.

We pakken het dus anders aan. In het eerste deel zullen we ingaan op het concept ziekte, beschrijven hoe dat te gebruiken in de praktijk, uitleggen wat herstel is en een idee geven van transdiagnostische onderliggende mechanismen van psychopathologie. We besteden aandacht aan hoe psychische klachten of symptomen herkend, uitgevraagd en opgeschreven kunnen worden. Vervolgens bespreken we de transdiagnostische psychopathologie, overzichtelijk samengevat in 15 brede syndromen. Het idee achter een beperkt aantal brede syndromen in plaats van 300 verschillende diagnosen is: ze geven ruimte aan persoonlijke diagnostiek binnen het brede syndroom (angst, depressie, psychose, trauma, enzovoort), met genoeg ruimte voor transdiagnostisch denken. Geen kunstmatige precisie maar een eerste grove ordening met ruimte voor persoonlijke invulling. Tot slot bespreken we psychische problemen en omgang met die problemen vanuit enkele specifieke contexten.

We hopen dat dit leerboek vooroordelen en verwarring rond psychische problemen (en vooral ook rond mensen met psychische klachten) zal wegnemen en handvatten zal bieden om psychische klachten beter te begrijpen in de context van het proces van herstel.

Literatuur

1 Kendler KS, Zachar P, Craver C. What kinds of things are psychiatric disorders? Psychol Med. 2011;41(6):1143-50. doi: 10.1017/S0033291710001844. PubMed PMID: 20860872.
2 Ralston AS, Swinkels JA. [A balanced perspective on psychiatric classification]. Tijdschr Psychiatr. 2015;57(8):588-95. PubMed PMID: 26402895.
3 Ruissen AM. [Should diagnosis and classification be kept separate in psychiatry?]. Tijdschr Psychiatr. 2014;56(8):523-30. PubMed PMID: 25132593.

De essentie

2 Dimensies en het concept van ziek zijn: gevolgen voor de inrichting van de zorg

Jim van Os, Philippe Delespaul en Maarten Bak*

In hoofdstuk 1 is besproken hoe psychische problemen het beste te begrijpen zijn. Het uitgangspunt is dat klachten en symptomen, en de ziekten die we daaronder zien, dynamisch zijn in ernst, frequentie en impact. Dit hebben we vervat in een dynamisch stress-kwetsbaarheidsmodel; een continuümmodel van klachten, symptomen en dus ook ziekten, gebaseerd op drie onderliggende (biologische, psychologische en contextuele) kernmechanismen van kwetsbaarheid en weerbaarheid. Dit dynamische model appelleert aan de behoefte van mensen om balans te behouden, dan wel te hervinden, tussen ziek en niet ziek, en zorgt voor een andere kijk op (psychische) 'ziekte'. Dit vergt dan ook een andere opstelling van de hulpverlener en inrichting van de zorg, tegemoet komend aan een dynamisch, op herstel gericht model van ziekte.

Wat is psychische gezondheid en ziekte?

De dominante definitie van de Wereldgezondheidsorganisatie – uit 1948 overigens – definieert gezondheid niet alleen als de afwezigheid van ziekte, maar eist daarboven ook nog een staat van compleet lichamelijk, psychisch en sociaal welbevinden. Dit is een strenge definitie die de lat hoog legt. Het risico van een moeilijk te bereiken gezondheidsideaal is dat grote cohorten van mensen per definitie in de categorie van niet-gezond ofwel 'ziek' zullen vallen. Dat induceert veel ruimte voor hulp om mensen 'beter' te maken, in de vorm van diagnostische procedures en behandelingen. Het vergroot de kans op een grootschalige gezondheidszorgconsumptie die mensen helpt in het universele streven naar de hun meest ideale gezondheidsnorm: een staat van compleet welbevinden. Om dit te bereiken is het een vereiste dat er voldoende medische zorg voor iedereen beschikbaar is. In een commercieel georganiseerde omgeving kan dit niet anders dan tot groei van (zorgconsumptie en) zorgaanbod leiden.

De mate waarin mensen zorg consumeren wordt beïnvloed door persoonlijke ideeën over gezondheid maar ook door wat de samenleving (context) op een bepaald moment hanteert als gezondheidsideaal. Voorbeelden zijn de forse groei van het aantal mensen met de diagnose depressie en van het aantal kinderen met de diagnose ADHD, met daaruit voortvloeiend de forse toename in het voorschrijven van respectievelijk antidepressiva en Ritalin®. Dit is niet omdat de bijbehorende symptomen in frequentie zijn toegenomen maar omdat op basis van deze symptomen vaker een officiële diagnose van 'ziekte' is gemaakt. Wat gisteren nog normale menselijke varianten waren

---

* Voor de personalia van Jim van Os en Maarten Bak: zie hoofdstuk 1. Prof.dr. Philippe Delespaul is hoogleraar zorginnovaties bij de Universiteit Maastricht.

zijn vandaag (te behandelen) ziekten. Dit hoeft niet noodzakelijkerwijze slecht te zijn. Het laat in elk geval zien dat de grenzen tussen gezond en ziek continu aan verandering onderhevig zijn.

De grens tussen gezond en ziek wordt ook beïnvloed door de overheid, vaak in de richting van ziekte naar gezondheid. Bijvoorbeeld door bepaalde psychiatrische diagnoses uit het verzekerde pakket te schrappen. In een poging de uitdijende GGZ-zorg te beperken werd besloten de psychiatrische diagnose 'aanpassingsstoornis' (uit de in Nederland en België gangbare psychiatrische classificatiesystemen DSM-5 of uit de in Frankrijk, Engeland en Duitsland gangbare ICD-10/11) niet meer te vergoeden. Dit laat zien dat er een verband is tussen zorgconsumptie en lokale (of, anders gezegd, maatschappelijke) interpretatie van de gezondheidsgrens.

Ziekte of onwelbevinden?

Als gezondheid gelijk is aan de afwezigheid van ziekte dan impliceert dit dat de strijd tegen ziekte pas over is als de patiënt zich niet meer ziek acht en zich in een staat van compleet welbevinden bevindt. In dit model geef je bij een bacteriële longinfectie antibiotica tot de bacterie uit het lichaam is verdreven en verzorg je de patiënt tot hij weer volledig hersteld is. De *Global Burden of Disease*-studies hebben aangetoond dat, met name in de Westerse wereld, het gros van wat we ziekte noemen feitelijk chronische aandoeningen betreft zoals suikerziekte, hart- en vaatziekten, reuma, artrose en psychische aandoeningen.[1] Dat betekent dat moderne geneeskunde vooral gericht is op symptomen of ziekten die geheel niet of maar ten dele over gaan. Als je een behandelmodel van genezing en compleet welbevinden hanteert bij een chronische ziekte, die niet kan genezen en met blijvende beperkingen gepaard zal gaan, ontstaat het risico van overbehandeling en oneindige symptoombestrijding die nergens toe kan leiden.[2]

Classificeringsystemen van de psychiatrie

Al sinds vele jaren zijn er, zoals bekend, twee dominante classificatiesystemen binnen de psychiatrie:
- *Diagnostic and Statistic Manual of Mental Disorders* (DSM). Recent is de 5e versie verschenen onder regie van de American Psychiatric Association.
- *International Classification of Diseases and Related Health problems* (ICD), onder regie van de WHO. De ICD-10 (10e editie) wordt voornamelijk gebruikt in ons omringende landen als het Verenigd Koninkrijk, Duitsland en Frankrijk.

Beide classificatiesystemen zijn gebaseerd op uitgebreide algoritmen van aanwezigheid en duur van bepaalde symptomen, op grond waarvan men een bepaalde psychiatrische aandoening classificeert.

Deze algoritmen worden regelmatig aangepast. Wie, bijvoorbeeld, de classificatie *schizo-affectieve stoornis* had in DSM-III kan de classificatie *bipolaire stoornis* hebben in DSM-IV en de classificatie *psychotische depressie* in DSM-5. Hoewel we officieel van classificatie moeten spreken als we ons op de DSM- of ICD-systematiek baseren, wordt in de praktijk meestal over diagnose gesproken. In wezen bestaan er in de psychiatrie geen diagnoses, aangezien we geen psychiatrische ziektebeelden kennen, waar een eenduidig etio-pathologisch construct aan ten grondslag ligt. Dit maakt het, zeker voor mensen die niet werkzaam zijn in de psychiatrie, vaak knap ingewikkeld. De algoritmes in de DSM-5 en de ICD-10 verschillen van elkaar –schizofrenie is bijvoorbeeld anders gedefinieerd in DSM-5 dan in ICD-10. In de ICD-10 is het syndroom breder gedefinieerd en heeft daardoor een andere prognose. Dezelfde 'ziekte' heeft dus andere symptomen en een andere prognose, afhankelijk van het psychiatrisch classificatiesysteem dat wordt gebruikt voor de diagnose. Het zal dus geen verbazing wekken dat er weinig psychiaters te vinden zijn die beweren dat de diagnose schizofrenie in DSM-5 of ICD-10 verwijst naar een nosologische entiteit, een vaststaand objectief ziektebeeld. Een voorbeeld van een echte nosologische entiteit is de ziekte van Huntington, die wordt veroorzaakt door een enkel genetisch defect waarvan we precies weten wat het verstoort in de hersenen. De diagnose kan worden gesteld met een genetische test. Hoe anders is het met psychische aandoeningen! De teleurstellende conclusie van een review door invloedrijke Amerikaanse en Engelse auteurs: na 50 jaar intensief onderzoek in de biologische psychiatrie is er geen enkele test is gevonden voor welke psychische aandoening dan ook.[3] Eigenlijk ook wel logisch: classificaties van DSM- of ICD-syndromen, zoals schizofrenie, depressie of borderline persoonlijkheidsstoornis, verwijzen naar afspraken over algoritmes, die (i) op meerdere manieren kunnen worden opgelost, (ii) verschillend zijn gedefinieerd in de twee psychiatrische classificatiesystemen, en (iii) voortdurend veranderen van versie naar versie. Een test voor iets wat niet te definiëren is en voortdurend verandert kan natuurlijk niet worden gevonden.

Maar is geestelijk gezondheidszorg niet gewoon een onderdeel van de algemene gezondheidszorg? Veel mensen zijn gewend aan het idee dat ons lichaam een soort machine is. Allerlei problemen met ons lichaam kunnen doorgaans op een mechanische manier verholpen worden, bijvoorbeeld door een operatie in het ziekenhuis of het innemen van medicatie. Een mechanistische kijk op onze geest ligt echter een stuk minder voor de hand. Onze gedachten en gevoelens zijn moeilijk op die manier te begrijpen.[4] De nog altijd wijdverspreide opinie dat 'denken' alleen maar ontstaat uit een chemische interactie tussen verschillende zenuwcellen in het brein komt voort uit het gedachtegoed van de Franse filosoof Descartes (1596 – 1650); hij postuleerde een dualiteit tussen lichaam en geest. Dit zorgt in Nederland en België nog altijd voor een contraproductieve scheiding tussen somatische en geestelijke gezondheidszorg, die de ontwikkeling van de psychiatrie erg in de weg staat.

De Nederlandse gezondheidsraad kwam na een internationale bijeenkomst met een herdefiniëring van gezondheid: het vermogen om zich aan te passen en eigen regie te voeren, gegeven psychische, lichamelijke en sociale uitdagingen.[5] De moderne omschrijving betekent niet dat mensen hun ellende maar moeten accepteren ('zoek het maar uit'); het spreekt mensen juist aan op hun kracht, zodat ze ruimte kunnen vinden om weer aan (aangepaste) doelen te werken. Gezondheid is niet passief wachten tot de dokter je beter maakt, maar een staat bereiken waarin je voldoende *coping* hebt ontwikkeld om weer aan betekenisvolle doelen te werken en zo een zinvol bestaan te ervaren. We noemen dit een positieve gezondheidsbenadering, waarbij ieder mens op zoek is naar zijn eigen herstel.

Vereisten voor psychische gezondheid

De definitie voor algemene gezondheid is dat de persoon richting geeft aan en regie voert over zijn eigen gezondheid en zelf bepaalt wat gezond is. Dit is niet anders voor mensen met psychische problemen en hun psychische gezondheid.

Er is een aantal basisregels te benoemen die psychische gezondheid c.q. klachten kunnen onderscheiden. Dit zijn de 10 geboden van geestelijke gezondheid.

De tien geboden voor het goed onderscheiden van psychische klachten

1. Mensen kunnen van een psychisch gezonde staat overgaan naar een staat van psychisch onwelbevinden.
2. Psychisch onwelbevinden is meestal van voorbijgaande aard en wordt meestal opgelost op basis van eigen kracht of steun vanuit de directe omgeving, zonder professionele bemoeienis.
3. Psychisch onwelbevinden komt voort uit de interactie tussen een onderliggende kwetsbaarheid, persoonlijke beschermende factoren en de context van de persoon (kwetsbaarheid + beschermende factoren context).
4. De mate van kwetsbaarheid en functionaliteit van beschermende factoren wordt bepaald door onderliggende biologische, psychologische en sociale achtergrondmechanismen.
5. Het beloop van psychisch onwelbevinden is fluctuerend, waarbij perioden met (ernstige) klachten en relatief symptoomvrije perioden zich in meerdere of mindere mate afwisselen.
6. Er is een grote mate van variatie binnen en tussen personen in de ernst, de frequentie en impact (op het dagelijks leven) van psychisch onwelbevinden. De aard van de symptomen die daarbij op de voorgrond staan varieert mee.
7. Psychische symptomen kunnen aanleiding geven tot dusdanig lijden en disfunctioneren dat een zorgbehoefte ontstaat, behoefte aan professionele hulp en zorg.
8. Periodes van onwelbevinden worden gekenmerkt door combinaties van onderling gerelateerde symptomen (zoals angst, piekeren, slapeloosheid, somberheid, anhedonie, manie, wantrouwen, stemmen horen, dwang, herbelevingen, depersonalisatie, derealisatie, vermijden, problemen met aandacht, concentratie of geheugen, lichamelijke klachten enzovoort.). Het symptoom dat het meest op de voorgrond staat is bepalend voor het vaststellen van een classificatie en een syndroom.
9. Er zijn 15 syndromen (groepen van met elkaar samenhangende symptomen) te definiëren: neurocognitief syndroom, angstsyndroom, posttraumatisch stress-syndroom, dwangsyndroom, depressief syndroom, somatisch symptoomsyndroom, bipolair syndroom, psychosesyndroom, dissociatief syndroom, slaap-waaksyndroom, interactiesyndroom, seksualiteitgerelateerd syndroom, impulscontrolesyndroom, eet- en voedingssyndroom en persoonlijkheidssyndroom.
10. Perioden van onwelbevinden resulteren meestal in processen van aanpassing. Het doel is om het evenwicht (tussen kwetsbaarheid en weerbaarheid) te herstellen en het gevoel van psychisch welbevinden terug te krijgen. Dergelijke verander- of groei-impulsen kunnen zowel plaatsvinden met als zonder professionele hulp.

Tabel 1 Verschil tussen het oude en een nieuw model van gezondheidszorg

	oud gezondheidsmodel	nieuw gezondheidsmodel
type gezondheid	afwezigheid van ziekte	vermogen van aanpassing en voeren van eigen regie
type zorg	'sick care'	'health care'
type behandeling	escalerende bestrijding van symptomen	gefaseerde hulp bij nastreven van betekenisvolle persoonlijke doelen
type prognose	hersenziekten hebben nu eenmaal slechte prognose	iedereen kan een zinvol bestaan ervaren
type hoop	hoop = diepe hersenstimulatie	hoop = eigen kracht en regie
type filosofie	'I want you to save me'	'I want you to stand by me while I save myself'

Gevolgen voor de inrichting van de geestelijke gezondheidszorg (GGZ)

Volgens epidemiologisch onderzoek in Nederland is er elk jaar bij 25% van de bevolking sprake van dusdanig psychisch onwelbevinden dat er een DSM-classificatie bij past. Als de GGZ voldoende capaciteit zou moeten hebben om elk jaar 25% van de Nederlandse bevolking te behandelen, zou de helft van het gezondheidszorgbudget in Nederland naar de GGZ moeten gaan. We willen echter ook nog geld overhouden voor andere zorg, zoals kanker, hart- en vaatziekten, diabetes en reuma. Als we niet oppassen wordt de geestelijke gezondheidszorg onbetaalbaar. Het oude model van gezondheid met 250 DSM-ziekten met de impliciete suggestie dat het om hersenziekten gaat, draagt bij aan deze potentiële onbetaalbaarheid omdat het redeneert vanuit een *sick care*-model van zorg. De professional zet zijn specialistische kennis energiek en desnoods levenslang in om de symptomen van zijn patiënt te bestrijden. Als de behandeling niet aanslaat is er altijd wel een manier om de zorg verder op te schroeven. Het oude model van gezondheid stimuleert tot consumptie van grootschalig gebruik van psychofarmaca, onder andere voorgeschreven door de huisarts, een keur aan eerstelijns psychologische zorg en *hightech* specialistische zorg. Maar is dat altijd nodig?

Daar waar het oude model inzet op behandeling in de vorm van symptoombestrijding door de specialist zet het nieuwe model in op het helpen van mensen een zinvol bestaan te ervaren, het streven naar realisatie van betekenisvolle doelen, aangepast aan de psychische uitdagingen die iemand ervaart. Het één sluit het ander natuurlijk niet uit. Specialistische behandeling kan wel degelijk geïndiceerd zijn. Maar het is ondersteunend: het accent ligt uiteindelijk op doelrealisatie op basis van eigen kracht; en daar zit meer achter dan symptoombestrijding alleen. Sterker zelfs: te veel accent op de specialist die je zal redden – omdat je er zelf niet toe in staat bent of denkt te zijn – kan het perspectief van eigen kracht ondersneeuwen en in de weg zitten. En dan wordt het iatrogene schade.

Zorgorganisatie

In het denken over psychische klachten en de psychiatrie staan vier dimensies centraal.
- *Het beschrijven van de klachten.* Aangezien iedereen andere woorden gebruikt om bepaalde klachten te beschrijven, proberen professionals deze klachten

om te zetten in een standaardtaal: symptomen. Standaardtaal dient vooral om communicatie, tussen bijvoorbeeld hulpverleners onderling, mogelijk te maken. Communicatie tussen hulpverlener en patiënt kan het beste beginnen op het niveau van de eigen klachtbeschrijving. De hulpverlener is soms eerder geneigd een 'symptoom' waar te nemen, bijvoorbeeld een hallucinatie. De visies van patiënt en hulpverlener zijn niet altijd compatibel; de hulpverlener die zijn eigen referentiekader onterecht of ongewenst op probeert te dringen kan de patiënt in verwarring brengen. Het gezamenlijk, door patiënt en hulpverlener, tot overeenstemming komen over het behandelplan, wordt beschreven in hoofdstuk 3. Overigens is het niet zo dat de patiënt en zijn naasten niet gebaat zouden kunnen zijn bij de transformatie van klachten naar de standaardtaal van symptomen en de bijhorende syndromen. Het gaat om het hoe en het wanneer.

- *Invloeden van de context (omgevingsvariabelen)*. Psychische klachten ontstaan op een dynamische manier in de interactie tussen de persoon en de context. Wie in een vernederende situatie terecht komt kan een zekere mate van achterdocht ontwikkelen. Een ander krijgt angst in een drukke winkel, of gaat slecht slapen voor een examen. Weer een ander wordt somber na een afwijzing, of gaat excessief afvallen naar aanleiding van druk van vriendinnen. Nog weer een andere persoon gaat stemmen horen die lijken op de stem van de persoon door wie ze vroeger misbruikt werd. Kortom: psychische klachten kunnen niet los worden gezien van de context. Wie de contextdimensie negeert kan de klachten niet begrijpen – en daarmee niet behandelen. Soms ligt de oplossing in de context en zijn de psychische klachten een signaal dat hierin iets moet veranderen.
- *Het samenvatten van psychische klachten op het niveau van 15 brede syndromen.* Zie voor de beschrijving van de afzonderlijke syndromen: hoofdstuk 8.
- *Psychische klachten als indicatoren van een onderliggende dynamische balans tussen kwetsbaarheid en beschermende factoren (kracht). Mensen kunnen via zulke indicatoren zelfinzicht verkrijgen en aan de slag gaan op weg naar herstel.* Bij sommige mensen is bijvoorbeeld de stressgevoeligheid zodanig laag 'afgesteld' dat ze snel somber kunnen worden bij relatief kleine gebeurtenissen. Soms hebben mensen zulke nare dingen meegemaakt dat ze wantrouwend in het leven staan en overal bedreigingen zien. Anderen hebben ondanks tegenspoed in hun jeugd juist geleerd dat somberheid overwonnen kan worden door de aandacht in het hier en nu te houden en stil te staan bij positieve momenten. Wantrouwen kan op afstand worden gehouden met liefde en belangstelling voor anderen.

De vier dimensies van psychische klachten 'vertalen' de klachten naar het niveau van onderliggende functies die klachten versterken, onderhouden of verminderen. Deze dimensie in kaart brengen biedt zicht op zaken waaraan de persoon zou kunnen werken om de klachten te verminderen.

Een uitwerking (zie tabel 2) van een 'diagnose' op het niveau van de persoon-omgevingsinteractie kan best ingewikkeld lijken maar biedt ook aangrijpingspunten voor behandeling. Een focus op de persoon-omgevingsinteractie in de psychiatrie kan een diagnosticum opleveren dat een pluralistisch perspectief biedt, waarin klachten kunnen worden beschreven op verschillende verklaringsniveaus – niet alleen neurobiologisch, maar ook sociaal en psychologisch.

Tabel 2 Relatie basismechanismen en omgevingsfactoren

mechanisme omgevingseffect	voorbeeld	behandeling
psychologisch	misbruik in kindertijd resulteert in paranoïde interpretaties van sociale interacties.	psychotherapie gericht op bewustwording en training in vinden van alternatieve interpretaties.
sociaal	alcoholprobleem na opname in een sociaal netwerk waar *binge-drinking* van alcohol 'normaal' is.	werken aan gedragsverandering en anders omgaan met risico verhogende momenten in het sociale netwerk.
biologisch	hypersensitiviteit voor veranderingen in CO_2-concentratie in de lucht, zich uitend in paniekaanvallen.	gedragstherapie op basis van blootstelling en habituatie.

Psychische klachten als begin van een proces naar herstel

Wie getroffen wordt door ernstige psychische klachten begint automatisch met een zeer ingrijpend proces: het proces van herstel (zie voor de principes van herstel en maatschappelijk herstel de subhoofdstukken onder 5. 2). Behandeling is alleen zinvol als de hulpverlener oog heeft voor en rekening houdt met de interactie van de vier aspecten van herstel (zie tabel 2 op blz. 17).

Behandeling van iemand met psychische klachten begint met een juiste uitleg over wat er precies aan de hand is: je bent iets tegengekomen in je leven waar je kwetsbaar voor bent en waar jouw beschermende factoren onvoldoende tegen bestand zijn. Met een behandeling zou je een nieuw evenwicht kunnen vinden. Bij syndromen als angst, depressie, psychose, verslaving, eetproblemen en posttraumatische stress blijven veel mensen ondanks symptomatische behandeling te maken krijgen met heroplevingen van klachten die vragen om een bijstelling van het proces van herstel in de zin van aanpassing en nemen van eigen regie. Symptomatische behandelingen hebben pas effect indien ze worden ingezet in relatie tot de mate van aanpassing en eigen regie die iemand in de loop van de tijd ontwikkelt. Het proces van herstel dat iedereen met psychische klachten gedurende jaren doormaakt betekent dat de rol van symptomatische behandeling bij die persoon voortdurend verandert. In het acute moment, overspoeld door symptomen, staat symptoomreductie bovenaan. Na verloop van tijd, bij residuele symptomen, is een behandeling gericht op acceptatie, lichamelijk actief zijn (bijvoorbeeld *running* therapie), een betere daginvulling met werk of activiteiten, of werken aan de relatie, meer op zijn plaats. Kortom, symptomen staan in relatie tot een context die niet in richtlijnen vermeld staat maar wel sterk bepalend is voor wat de te kiezen (behandel)strategie zou moeten zijn. Deze strategie kom je op het spoor met klinisch redeneren, niet via een mechanistische toepassing van een escalerende richtlijn.

Eigenschappen van de hulpverlener

De hulpverlener is met name belangrijk omdat hij meerdere rollen heeft. Het scheppen van een therapeutische relatie is zijn eerste verantwoordelijkheid. De overige rollen van de hulpverlener zijn: adviseur, interventionist, coach en ervaringsdeskundige.

De laatste rol – ervaringsdeskundige – is niet vanzelfsprekend en zal wellicht verbazing wekken. Een hulpverlener is zich er echter van bewust dat er continuïteit bestaat tussen zijn eigen ervaringen en die van patiënten. Syndromen als angst, depressie, psychose, verslaving, enzovoort, komen immers in de hele menselijke populatie voor binnen een breed ervaringsspectrum van variaties.

De rol van adviseur gaat over het feit dat de hulpverlener vanuit zijn multi-deskundigheid, middels klinisch redeneren, een goede probleembeschrijving (structuurdiagnose) kan geven: wat is er aan de hand, wat kan er eventueel aan gedaan worden en wat is de prognose? De hulpverlener is vooral adviserend en probeert de persoon, in perspectief, de feiten voor te leggen op basis waarvan de persoon een keuze kan maken.

De rol van interventionist in de GGZ is anders: hier betreft het de hulpverlener die met technische behandelingen symptomen en crises kan bedwingen. Soms zelfs tegen de zin van de patiënt, bijvoorbeeld als iemand suïcidaal en niet wilsbekwaam is, in welk geval de hulpverlener verplicht is om in te grijpen. In deze rol is de hulpverlener directief en doortastend.

De rol van coach gaat over de hulpverlener die de patiënt helpt om zichzelf te helpen. De hulpverlener neemt de regie niet over maar laat de patiënt zoveel mogelijk zelf uitvinden. Hij geeft hoop om de (aangepaste) doelen te realiseren. De hulpverlener is aanwezig en beschikbaar maar opereert op de achtergrond.

De kunst voor de hulpverlener is om deze rollen zodanig met elkaar te combineren dat ze elkaar aanvullen en versterken en flexibel ingezet kunnen worden.

Literatuur

1. Vos T, Flaxman AD, Naghavi M, Lozano R, Michaud C, Ezzati M, et al. Years lived with disability (YLDs) for 1160 sequelae of 289 diseases and injuries 1990-2010: a systematic analysis for the Global Burden of Disease Study 2010. Lancet. 2012;380(9859):2163-96. doi: 10.1016/S0140-6736(12)61729-2. PubMed PMID: 23245607.
2. Siwek J. Getting medicine right: overcoming the problem of overscreening, overdiagnosis, and overtreatment. Am Fam Physician. 2015;91(1):18-20. PubMed PMID: 25591194.
3. Kapur S, Phillips AG, Insel TR. Why has it taken so long for biological psychiatry to develop clinical tests and what to do about it? Mol Psychiatry. 2012;17(12):1174-9. doi: 10.1038/mp.2012.105. PubMed PMID: 22869033.
4. van de Laar T, Voerman S. Vrije Wil. 2e ed: Lemniscaat; 2011.
5. Huber M, Knottnerus JA, Green L, van der Horst H, Jadad AR, Kromhout D, et al. How should we define health? BMJ. 2011;343:d4163. doi: 10.1136/bmj.d4163. PubMed PMID: 21791490.

3 De positie van de hulpverlener

Jac Maurer en George Westermann*

Inleiding

De hulpverlener in de GGZ functioneert in de regel binnen een complex systeem. Elk tijdperk kent bijbehorende zorgprincipes betreffende de uitvoering en organisatie van de hulpverlening. In de Westerse geneeskunde heeft er binnen het domein van de arts/patiëntcommunicatie en -bejegening een paradigmaverschuiving plaatsgevonden: van een paternalistisch perspectief naar gedeelde besluitvorming.[1] In 2010 kwam de *Salzburg Statement on Shared Decision Making* tot stand (www.SalzburgGlobal.org/go/477). De verklaring roept op om beslissingen rond gezondheid als een gezamenlijke verantwoordelijkheid van zowel de hulpvrager als de hulpverlener te zien. De aanbeveling betreft een patiëntgerichte benadering, waarbij patiënten actief kunnen participeren in de besluitvorming. Gedeelde besluitvorming is vooral aan de orde bij belangrijke, voorkeursgevoelige beslissingen. In dit hoofdstuk staat centraal *hoe* gedeelde besluitvorming er in de praktijk concreet uitziet, *hoe* een probleemomschrijving tot stand komt en *hoe* een behandelplan wordt opgesteld.

Historische terugblik

In de loop van de vorige eeuw is de rolverdeling van hulpvragers en hulpverleners in de gehele gezondheidszorg sterk veranderd en daarmee veranderden ook de onderlinge interactie en posities. Aanvankelijk was het *doctor knows best*-principe dominant. Dit betekent dat de inbreng van patiënten overwegend beperkt was tot het inschakelen van deskundige hulp bij klachten, het verstrekken van noodzakelijke informatie en het zich houden aan behandelings-voorschriften.[2] Het paternalistisch model was dominant op een enkele uitzondering na.[3,4] Gedwongen opname in een instituut kon binnen de destijds geldende Krankzinnigenwet[5] op basis van het bestwilcriterium als leidend principe.

Mensen werden echter geleidelijk aan mondiger en veeleisender en de patiënt werd cliënt ofwel consument. De term vraaggerichte zorg, als tegenhanger van aanbodgestuurde zorg, kwam in zwang. Hulpverlening volgens het *informed choice* (voorlichtings)model kwam in beeld, waarbij hulpverlener alle nodige informatie verstrekt en de hulpvrager zelf de behandelingskeuze maakt.

Tussen de uitersten waarin óf de hulpverlener óf de hulpvrager beslist, beweegt zich gedeelde besluitvorming. De actoren komen samen overeen in welke mate ze een aandeel willen en kunnen hebben in het afwegings- en besluitvormingsproces. De attitude van de hulpverlener bevordert hierbij dialoog en actief partnerschap.

---

* Drs. ing. Jac Maurer is klinisch psycholoog/psychotherapeut.
Dr. George Westermann is kinder- en jeugdpsychiater/psychotherapeut, werkzaam bij Zuyderland GGZ.
Beiden zijn opleider bij de Zuyderland Academie, Sittard-Geleen/Heerlen

De ontmoeting met de patiënt

De ontmoeting tussen een hulpverlener en een hulpvrager (en diens naasten) vindt plaats in een bepaald kader, met een bepaalde aanleiding, meestal met een bepaald doel, op een afgesproken tijd en plaats, en is daarmee niet toevallig. De aanleiding is eigenlijk altijd te vertalen in termen van ontregeling: iemand krijgt het zelf niet meer opgelost, en/of anderen in de omgeving zijn niet in staat om voldoende bij te sturen of te ondersteunen, met als gevolg dat een zorgbehoefte is ontstaan; de behoefte dat iemand met een bepaalde professie meekijkt, meedenkt en mogelijk meeregelt.

Ontregelingen zijn er in alle soorten en maten. Er is diversiteit aan oorzakelijkheid, in bestaansduur, in presentatievorm, in al dan niet samengaan met een hulpvraag, in daadwerkelijke veranderingsbereidheid, in veranderingsmogelijkheden, enzovoorts. Problemen zijn lang niet altijd de zorg van de aangemelde en/of diens naasten. Soms ervaart de aangemelde zelf als enige problemen, soms zit de bezorgdheid alleen bij de directe leefomgeving, soms alleen bij personen van buiten de intieme kring, zoals verdere familie, buren, werkgever, buurtpolitie; nogal eens is er sprake van gedeelde bezorgdheid. Het is belangrijk om te onderkennen wie de meeste lijdenslast ervaart, wie zich als probleemdrager of –eigenaar ziet en wie geacht wordt in staat te zijn om zaken weer op te lossen, zodat verdere ondersteuning niet meer nodig is en iemand zelf de problemen kan aanpakken of er geen last meer van ervaart.

Inzet van een ontmoeting tussen een hulpverlener en een hulpvrager zal zijn om tot een gedeelde probleemdefinitie te komen, als basis voor een hoopvol hulpverleningstraject. In het woord *ont-moeten* ligt de betekenis van het elkaar met respect benaderen met ruimte voor elkaars zienswijzen in een gelijkwaardig samenspel letterlijk besloten.

Hoe een dergelijke ontmoeting verloopt, in hoeverre het lukt om met elkaar op een constructieve manier in gesprek te komen, wordt mede beïnvloed door de verschillen in achtergrond, zienswijze en relationele stijl van alle betrokkenen. Bedenk dat iedereen als het ware zijn eigen 'bril' heeft, waarmee hij de werkelijkheid beziet en de ander benadert.

Hulpverleners dienen zich er steeds goed van bewust te zijn dat zij vanuit hun eigen levensgeschiedenis, opleidings- en ervaringstraject persoonlijke visies hebben op menselijk gedrag.[6] Zij bezien en interpreteren gedrag en emoties, op basis van hun hierboven genoemde ervaringen, mogelijk verankerd in de beroepsidentiteit en de bij hen passende (psychiatrische en psychotherapeutische) voorkeursbehandeling.[7] De ervaringen en zienswijzen worden ook gekleurd door gezins- en familietraditie, door normen en waarden, religieuze oriëntatie, maatschappelijke ideeën, culturele invloeden, media-invloeden, ingrijpende levenservaringen, enzovoorts. De meeste hulpverleners zijn taalvaardig en vertrouwd met analytisch-deductief denken, terwijl veel hulpvragers meer vanuit beelden denken en associatief in het leven staan. Dit dwingt de hulpverlener om te zoeken naar een gemeenschappelijk taal, ofwel het co-creëren van een gedeeld, betekenis- en waardevol verhaal.

In dit samen komen tot een gemeenschappelijk verhaal of probleemdefiniëring kunnen of willen patiënten niet alles (of niet alles ineens) delen met relatief vreemden, ook al hebben zij een hulpvraag. Hulpverleners doen dat in hun privé-leven evenmin. Het kennis maken, begrijpen en tot een gezamenlijke probleemdefiniëring komen heeft een gelaagd karakter. Bij de start zal een deel ervan in beeld komen. Gedurende het hulpverleningstraject zal doorgaans verdieping en verbreding optreden. Van belang binnen het afstemmingsproces is de erkenning van de mogelijke verschillen in 'kijken naar', de beschrijving van en de betekenisverlening aan wat er speelt. In een uitwisselingsproces wordt gezocht naar waar overeenstemming over bestaat of kan ontstaan en het vertrouwen om die overeenstemming met elkaar te delen. Voor een effectief hulpverleningsproces is het zaak om overeenstemming te vinden over deelaspecten, zoals in figuur 1 is afgebeeld. De hulpvrager, diens directe leefwereld, de omgeving (bijvoorbeeld werk, opleiding, enzovoort), en de hulpverleners vinden elkaar in het overlappend gedeelte. Hoewel ook veel van de kenmerken, van de visies en levenservaringen van eenieder buiten beeld blijven, kunnen deze impliciet toch meespelen en van invloed zijn. Kijken in termen van ontregeling, ontmoeting, zoeken naar een gedeeld verhaal heeft consequenties voor de rolinvulling van de hulpverlener. Deze zoektocht is een essentiële en cruciale fase in het gehele hulpverleningsproces. Als hierin een goede afstemming wordt bereikt dan bevordert dit het wederzijds toevertrouwen en ontstaat er een solide werkalliantie (of behandelrelatie).

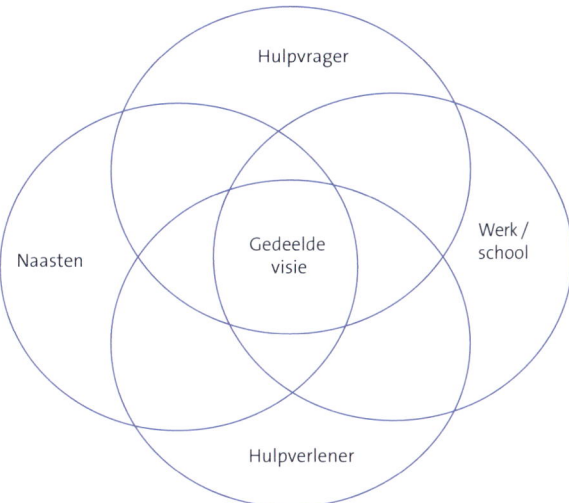

Figuur 1 Schematische weergave van de (gedeeltelijke) overlap en de uitwisseling van de verschillende (belevings)werelden van alle betrokkenen

De verschillende posities

De in de eerste hoofdstukken van dit boek uitgewerkte visie op psychiatrische aandoeningen in de betekenis van dimensionele, dynamische, interactionele en daarmee open systemen, heeft zijn consequenties voor de wijze waarop de hulpverlener zich opstelt en zich tot het hulpvragend systeem verhoudt. Zo niet, dan betekent dit dat de hulpverlener 'aanbodgestuurde' zorg levert, waarin de hulpverlener (het hulpverlenersinstituut) binnen vastomlijnde diagnostische en behandelingskaders een bepaalde *topdown*-bejegeningsattitude heeft. Het probleem van een hulpvrager wordt daarin teruggebracht tot een gesloten, lineair probleem.

Het huidige politieke en financiële klimaat brengt een hulpverlener in een onmogelijke spagaat: deskundige bij uitstek zijn en tegelijk moeten voldoen aan alle wettelijke eisen rondom gedeelde besluitvorming en informatieoverdracht. De hulpverlener dient een diagnose te stellen en, daaraan gekoppeld, te bepalen welke *evidence (or practice)-based* wetenschappelijk behandeling aangewezen is. Tegelijkertijd zijn wettelijke eisen van kracht (denk aan de WGBO, 1995) over gedeelde besluitvorming, met als doel het versterken van de positie van de hulpvrager als gelijkwaardige gesprekspartner. Zie het rapport De *participerende patiënt*[8] met aanbevelingen over besluitvorming en uitvoering van de zorg waarbij de relatie patiënt-zorgverlener centraal staat. De hulpvrager wordt hierbij meer eigen regie voor zijn welzijn toebedacht en gezien als deskundige en eigenaar van zijn belangen en levensinvulling.

Hoe is invulling te geven aan passend hulpverlenerschap op basis van het dimensioneel dynamische model van psychiatrisch aandoeningen: *hoe* kan de hulpvrager een meer participerende en richtinggevende positie verwerven of worden toebedeeld, hetgeen meer is dan het wel of niet akkoord gaan met een concreet behandelingsvoorstel?

Van afstemming naar samenwerking

Tijdens de kennismakingsfase in een hulpverleningstraject komt gewoonlijk een betekenisvol proces op gang. Gestelde vragen door de hulpverlener roepen emoties en antwoorden op en zetten aan tot denken. Daarbij is de intentie van de hulpverlener de hulpvrager zo goed mogelijk te willen begrijpen, of, een stap verder, dat de hulpvrager zichzelf beter leert begrijpen, zodat deze daarmee een eerste aanzet tot verandering maakt. Dit verschil in intentie lijkt nihil en verwaarloosbaar maar is het niet. In de inventarisatiefase komt immers een interactioneel proces op gang. De hulpvrager is niet alleen object van onderzoek maar tevens mede richtinggevend: welke vragen wil hij beantwoord zien en welke mogelijkheden voor behandeling en herstel zijn passend?

Binnen het afstemmingsproces kan de hulpverlener meerdere rollen innemen die een continuüm vormen en zijn afgestemd op de specifieke vragen en relationele stijl van de hulpvragers: de expert, de procesconsulent en de participant.[9] Dit betekent dat de hulpverlener in staat moet zijn te wisselen van rol, afhankelijk van de noden van de hulpvrager, om de specifieke zorgvragen van de patiënt te kunnen beantwoorden. Zo ontstaat een goede werkrelatie, die van belang is voor het slagen van de behandeling.[10] Immers, een goede aansluiting bij de hulpvrager is de beste voorspeller voor een goed behandelingsresultaat.[11]

Een visueel-narratief samenwerkingsmodel

Om de gespreksfasen en gedeelde besluitvorming correct te laten verlopen, kan het Dialoogmodel een goed hulpmiddel zijn.[6, 12] Het Dialoogmodel heeft een aantal kenmerken.

- De hulpverlener verandert de meer klassieke ruimtelijke positie van het *tegenover* elkaar zitten naar het meer *naast elkaar* zitten met een 'extra object' in de gespreksruimte. Men gebruikt een plaatje (op een white board, flap-over) waarin die elementen (opgeschreven in kernwoorden) zijn verwerkt, waar ze het samen over eens zijn, of die in ieder geval aanvullend zijn op elkaar. Tijdens de bespreking positioneren patiënt en hulpverlener zich naast elkaar, waardoor het proces gezamenlijk wordt.
- Visualiseren stimuleert het creatieve brein en helpt om beter te onthouden. Gesproken woorden vervliegen meer dan opgetekende informatie. Er wordt wat meer afstand gecreëerd tussen de hulpvragers en 'de puzzel' waar men gezamenlijk voor staat. Het biedt meer overzicht en daarmee vaak ook meer inzicht.

- De hulpverlener gebruikt de taal van de hulpvrager om de diverse aspecten en de samenhang ertussen in beeld te brengen, waarmee hij toetst of hij de hulpvrager heeft begrepen.
- De hulpverlener richt zich bij het gebruik van het Dialoogmodel vooral op de huidige situatie: de actuele pijn, de worsteling en het eventuele onvermogen van de hulpvrager.
- De kernwoorden in het model betreffen niet alleen gedragsmatige en lichamelijke aspecten, maar ook de beleving, gedachten en de (relationele) intenties van betrokkenen. Hoe de interactie met de omgeving verloopt is hierbij een essentieel aandachtspunt. De focus ligt op de aard van de ontregeling, de beïnvloedende factoren en de mogelijkheden om 'het weer geregeld te krijgen': alleen, met hulp van naasten of inzet van de hulpverlening.
- Aandacht voor het verleden blijft onontbeerlijk om huidige ontregelingen te begrijpen of zelfs te verklaren. Zij kunnen een plaats binnen het plaatje krijgen met een eenvoudige aanduiding als 'heel veel meegemaakt'. Wat is geweest en nog meespeelt in het heden, blijft zo letterlijk in beeld. De gebruikte woorden en mogelijke verbanden zijn hiermee vooral opbouwend en hoopgevend in plaats van (zelf)beschuldigend of veroordelend.

De hulpverlener richt zich niet louter op de 'problemen'. Het is minstens zo belangrijk aandacht te besteden aan de niet-problematische aspecten van iemands leven. Bij voorkeur spreken wij over *helpende* en *hinderende* kanten. Zo kan een specifieke eigenschap als perfectionisme in sommige situaties helpend zijn, terwijl deze in andere situaties als hinderend en bij dwangmatig gedrag zelfs als zeer hinderend wordt ervaren.

Gedeelde besluitvorming

Binnen de afstemmingsfase komt de uiteindelijke behandelingsovereenkomst tot stand. Dit is het moment waarop een eerste antwoord wordt gedeeld op de vragen: *Wat is er met je gebeurd?*, *Wat is je kwetsbaarheid en je weerbaarheid?*, *Waar wil je naartoe?* en *Wat heb je nodig?*, met duidelijkheid over hoe de hulpverlener hierin kan meedenken en handelen.[13] Als in deze fase bovengenoemde vragen, gesteld vanuit de positie van de hulpverlener, verschuiven in de richting van de hulpvrager, is een belangrijke start gemaakt van een hoopvol hulpverleningstraject. Het woordje 'je' in bovenstaande zinnen is dan verschoven naar 'mij' en 'ik': *Wat is er met mij gebeurd?*, *Wat is mijn kwetsbaarheid en weerbaarheid?*, *Waar wil ik naar toe?* en *Wat heb ik nodig?*. Deze vragen kunnen ook verbreed worden naar 'ons' en 'wij'. Er is dan een stap gezet van stoornisgericht denken *(er is iets met mij aan de hand)* naar dialogisch gericht denken *(ik loop vast, en mijn omgeving en ik krijgen het niet meer geregeld, hoe kunnen wij dit oplossen?)*. Het antwoord op deze laatste vraag leidt tot een behandelplan (door wie, op welke manier, binnen welk tijdskader) en vervolgens tot een concrete behandelingafspraak.

Het Dialoogmodel (zie www.dialoogmodel.nl) is een verbindend perspectief en blijkt zeer effectief[14, 15] binnen diverse hulpverleningssettings. Bij al deze toepassingen wordt door zowel de hulpvragers als de hulpverleners het respectvolle aspect van ieders positie en inbreng als belangrijk en helpend genoemd (zie kader).

> **Het Dialoogmodel**
>
> De hulpverlener brengt samen (in dialoog) met de hulpvrager in kernwoorden letterlijk in beeld wat op dat moment is gedeeld en gekend. De kernwoorden zijn gesteld in de taal van de hulpvrager en worden steeds aan elkaar getoetst.
> Problemen, weerstanden en kwetsbaarheden krijgen betekenis als hinderend; mogelijkheden, weerbaarheid, veerkracht en talenten worden helpend genoemd. Een kenmerk kan zowel helpend als hinderend zijn. Door de diverse aspecten aan te wijzen en met handgebaren (over en weer of circulair) te verbinden wordt het dynamisch karakter van de omstandigheden en het toestandsbeeld en de onderlinge samenhang levendig tot uitdrukking gebracht. De ontmoeting is letterlijk aan beweging onderhevig. De hulpvrager wordt immers steeds tot actieve participatie uitgenodigd. Op het moment dat overeenstemming bestaat over het geschetste beeld, over de betekenis ervan en over de samenhang met de omgeving, kan de hulpverlener er een diagnose aan verbinden.
> De hulpverlener eindigt het adviesgesprek met de opmerking als we dit geschetste beeld toetsen aan wat we weten vanuit de leerboeken, dan is het gebruikelijk om hierbij die en die diagnose of classificatie te gebruiken.

De rationale van het Dialoogmodel is eenvoudig en sluit aan bij de uit de literatuur bekende aspecten van een holistisch, integratief biopsychosociaalmodel.[16] Hoe het met iemand gaat, hoe dat in concreet Gedrag tot uitdrukking komt, heeft te maken met hoe hij en zijn Omgeving op elkaar reageren, hoe het lichamelijk (L) met hem gaat, hoe diens relationele stijl (R) te kenmerken is, welke emoties (E) en gedachten (G) spelen en hoe deze kanten al of niet als eenheid in evenwicht (e) zijn.

Het model gaat uit van een multi-theoretisch, multi-deskundig perspectief.

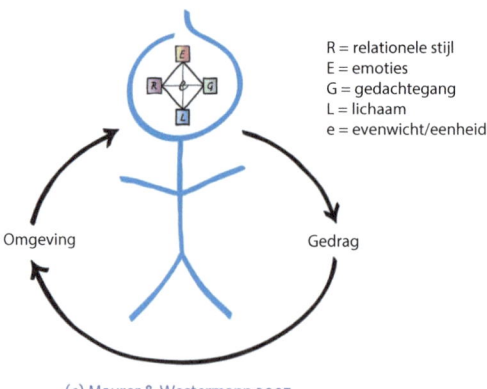

Figuur 2   Het visualisatiehulpmiddel van het Dialoogmodel dat als verbindend perspectief wordt gebruikt bij advies- en evaluatiemomenten

De rol van het Dialoogmodel in relatie tot de in dit boek bepleite visie over de dimensionele en interactionele aspecten van psychiatrische aandoeningen staat samen gevat in figuur 2. Een bepaalde hier-en-nu-situatie is het vertrekpunt op basis waarvan een hoopvol hulpverleningstraject kan starten. Bedenk dat het samen komen tot een gedeeld verhaal een zich herhalend proces is. Zeker bij mensen die langdurig in zorg zijn is het verstandig om met enige regelmaat het proces van gedeelde besluitvorming (middels het Dialoogmodel) te herhalen. Het behandelingsproces zelf genereert steeds nieuwe inzichten en ervaringen die hun plaats krijgen tijdens dergelijke evaluatiemomenten.

Besluit

Binnen de ruimte die het gebruik van het Dialoogmodel op beschreven wijze schept is het mogelijk dat de hulpverlener verschillende rollen invult, bijvoorbeeld die van expert, procesconsulent of participant.[9] In wisselwerking met elkaar, is het mogelijk dat zich een proces ontwikkelt waarin zowel de hulpvrager als hulpverlener van positie veranderen. Als bij de kennismaking in een crisissituatie de ontreddering en onmacht te overweldigend zijn[17], kan het goed zijn dat de hulpverlener nadrukkelijk de positie van expert inneemt. In de daaropvolgende adviesfase wordt, met het Dialoogmodel als hulpmiddel, nagegaan in hoeverre het haalbaar en/of nodig is dat alle betrokkenen de behandelingsrelatie (en daarin ieders rol en positie) breder definiëren en hanteren dan in het begin. Daarbij hoort ook het exploreren van de mogelijkheden van eventueel betrokken naasten. In ieder geval zal uit de constructie van een gedeeld verhaal, dat weer perspectief en vertrouwen biedt, tevens een overeenstemming kunnen komen over elkaars roldefinitie, waarbij de hulpverlener zich bewust moet zijn van de plek waar deze definitie zich op de dimensie van het hulpverlenerschap bevindt, zodat hij daarnaar kan handelen. Niet alleen de noden van patiënten zijn in termen van dimensionaliteit te zien. De diverse rollen, die hulpverleners hanteren, vormen een soortgelijk dimensioneel spectrum.

Literatuur

1. Westermann G, Maurer J. Gedeelde besluitvorming in de GGZ: het adviesgesprek in de jeugd-GGZ als voorbeeld. Tijdschrift voor Psychiatrie. 2015;57:352-60.
2. Parsons T. The social system. Glencoe.: The free press; 1951.
3. Balint M. The doctor, the patient and his illness. London: Travistock; 1957.
4. Engel GL. A unified concept of health and disease. Perspect Biol Med. 1960;3:459-85. PubMed PMID: 13820307.
5. Krankzinnigenwet. Zwolle: Tjeenk Willink; 1986.
6. Verheij F, Westermann G, Maurer J. Adviseren over en plannen van jeugdhulp. Amsterdam: SWP; 2014.
7. Milders F, Thunissen M. Psychotherapeutische psychiatrie. Menselijke maat in praktijk en wetenschap. Utrecht: De Tijdstroom; 2015.
8. Volksgezondheid Rvd. De participerende patiënt. Den Haag 2013.
9. van Oenen F, van Deursen S, Cornelis J. De rol van de psychiater; medisch, contextueel en persoonsgericht denken en handelen in de psychiatrie. Tijdschrift voor Psychiatrie. 2014;56:728-36.
10. Hafkenscheid A. De therapeutische relatie. Utrecht: De Tijdstroom; 2014.
11. Norcoss JC. Psychotherapy relations that work. Oxford: University Press; 2011.
12. Maurer J, Westermann G. Beter communiceren in de hulpverlening. Het Dialoogmodel als leidraad. Houten: Bohn Stafleu van Loghum.; 2007.

13   van Os J. De DSM-5 voorbij! Persoonijke diagnostiek in de nieuwe GGZ. Leusden: Diagnosis; 2014.
14   Westermann G. Ouders adviseren in de jeugd GGZ. Het ontwerp van gestructureerd avdiesgesprek. Maastricht: Universitaire Pers Maastricht; 2011.
15   Westermann GM, Verheij F, Winkens B, Verhulst FC, Van Oort FV. Structured shared decision-making using dialogue and visualization: a randomized controlled trial. Patient Educ Couns. 2013;90(1):74-81. doi: 10.1016/j.pec.2012.09.014. PubMed PMID: 23107362.
16   Engel GL. The need for a new medical model: a challenge for biomedicine. Science. 1977;196(4286):129-36. PubMed PMID: 847460.
17   Wboip. Burgerlijk Wetboek. Den Haag: Sdu; 1994.

4 Evenwicht

Kwetsbaarheden versus beschermende factoren

Het begrip over psychische problemen en de verklaring van psychiatrische syndromen is gebaseerd op de balans tussen de kwetsbaarheden van een persoon en zijn beschermende factoren (zie hoofdstuk 1). De uitkomst van deze balans bepaalt uiteindelijk of er een psychiatrisch syndroom zal ontstaan. Dit is een dynamische balans, die steunt op drie pijlers die onlosmakelijk met elkaar zijn verbonden en elkaar voortdurend beïnvloeden:
- de neurobiologie;
- de psychologie;
- de omgeving.

De neurobiologie (zie hoofdstuk 4.1.3) gaat over alle neurobiologische mechanismen die (mede-)bepalend zijn voor cognities, emoties en gedrag. Het beslaat het geheel van neurotransmittersystemen, neuronale circuits en verbindingen tussen het zenuwstelsel en de rest van het lichaam. Psychiatrische syndromen ontstaan vanuit een vaak nog onbekende genetische kwetsbaarheid, waardoor het brein een afwijkende ontwikkeling doormaakt, met mogelijk negatieve gevolgen voor cognities, emoties en gedrag. De neurobiologische aspecten van stress bespreken we apart (hoofdstuk 4.2).

De psychologie gaat over gedragsmatige en emotionele aspecten van een persoon. In dit boek beperken we ons tot de twee basis psychologische theorieën.
- De leertheorie (zie hoofdstuk 4.1.1). Deze theorie is gebaseerd op hoe mensen gedachten, emoties en gedrag ontwikkelen of aanleren. Doorgaans is dit niet-problematisch gedrag, aangepast aan wat de omgeving van iemand vraagt. Echter, 'foute' voorbeelden of 'verkeerd' aangeleerd gedrag in de vroege jeugd kunnen op latere leeftijd zorgen voor disfunctionele gedachten, negatieve emoties en gedragsproblemen.
- De psychodynamiek (zie hoofdstuk 4.1.2). De psychodynamiek gaat het over onze primaire driften en verlangens en het in bedwang houden hiervan, resulterend in interne conflicten die iemand bewust dan wel onbewust kan ervaren. Dit kan dan leiden tot allerlei angsten, negatieve gevoelens, emotionele verstoringen en gedrag waar de persoon zelf en zijn omgeving last van kunnen hebben.

Vanuit de psychologie komen ook twee mechanismen voort die beschermend zijn in eerste aanleg maar ook een kwetsbaarheid kunnen vormen:
- Afweermechanismen (zie hoofdstuk 4.3.1). Deze komen voort uit de psychodynamiek en zijn te beschouwen als de reflexmatige, vaak onbewuste reacties op stress of spanning. De afweermechanismen zijn niet altijd even effectief en kunnen het risico op psychische problemen of psychiatrische aandoeningen vergroten. Het type afweermechanisme kan indicatief zijn voor bepaalde vormen van karakter- of persoonlijkheidsproblemen.

- Copingstrategieën (zie hoofdstuk 4.3.2). Copingstrategieën zijn de bewuste manieren om met stress of problemen om te gaan. Ze hebben geen duidelijke link met een specifiek psychologisch model.

De omgeving bestaat uit 2 onderdelen (zie hoofdstuk 4.1.4):
- De persoonlijke achtergrond, de levensgeschiedenis. Wat iemand heeft meegemaakt in zijn vroege jeugd en opvoeding en waar hij vandaan komt (gezin, familie, buurt, land, cultuur) vormen de persoon en beïnvloeden de ontwikkeling van zijn brein. Dit zal hem meer of minder kwetsbaar maken, ofwel het risico op een psychische ontregeling laten toe- of afnemen.
- Het hier en nu. Waar iemand nu is of wat zij nu meemaakt is van belang. Een omgeving of ervaring kan namelijk in bepaalde mate stressvol zijn. Denk aan een drukke winkelstraat, een eerste ontmoeting, een belangrijke toets maken, een spin tegen komen of een huwelijk. Deze contexten zorgen wederom voor een toe- of afname van stress. Tegelijk is deze actuele context tijdelijk en veranderlijk en dus bepalend voor de dynamiek van psychiatrisch problemen, symptomen en syndromen.

Het moge duidelijk zijn dat al deze onderliggende mechanismen elkaar beïnvloeden. De bekende gen/omgevingsinteractie (G x E) wordt zo een gen(neurobiologie)-psychologie-omgevingsinteractie (G x P x E). Zo zal bij iemand met een spinnenfobie in het brein subtiele aanwijzingen te zien zijn welke circuits zijn aangedaan. Deze persoon heeft op een bepaald moment geleerd dat spinnen angst induceren maar er treedt alleen daadwerkelijk een fobische reactie op als er daadwerkelijk een spin zichtbaar is of eventueel vermoed wordt. Deze drie basale mechanismen zijn niet los van elkaar te zien om psychische problemen of psychiatrische syndromen te verklaren.

Leren

4.1 Kwetsbaarheden
4.1.1 Inleiding leertheorie

Jop Peters

Geschiedenis van de leertheorie

De leertheorie is een conceptueel paradigma waarin men 'leren' door middel van associaties probeert te verklaren. Met leren bedoelen we het verwerven van nieuwe of het aanpassen van bestaande kennis, gedrag, vaardigheden of waarden en het kunnen synthetiseren van verschillende informatiebronnen en achtergronden. De oorsprong van deze theorie ligt in de experimentele psychologie, die aan het einde van de negentiende eeuw een grote ontwikkeling doormaakte. Met name het werk van Wilhelm Wundt (1832 – 1920) wordt gezien als een eerste mijlpaal in deze ontwikkeling. Wundt stichtte omstreeks 1880 in Leipzig het eerste experimenteel-psychologisch laboratorium en maakte van het menselijk bewustzijn een wetenschappelijk bestudeerbaar onderzoeksobject. Uit deze onderzoeken kwamen verschillende stromingen voort, waarbij het *behaviorisme*, het *cognitivisme* en de *gestaltpsychologie*, de meest prominente stromingen waren. Binnen het behaviorisme – de stroming die het meeste heeft bijgedragen aan de ontwikkeling van de leertheorie – lag de nadruk op het onderzoeken van de relaties tussen een stimulus (S) en respons (R). Velen vonden dit model te reductionistisch, waarna factoren binnen het organisme (O) werden meegenomen in de vergelijking, die idealiter de verklaring tussen S en R zouden moeten vormen.

Stimulus (S) → Organisme (O) → Respons (R)

Met betrekking tot de factoren binnen het organisme (O) werden hier later nog de gedachten-cognities (C) aan toegevoegd. Dit leidde tot het volgende model:

Stimulus (S) → Organisme (O) → Respons (R) → Cognities (C)

De eerste behavioristische onderzoeken richtten zich met name op reactietijden bij dieren. Zo werd door Edward Thorndike (1874 – 1949) een hongerige kat in een kooi geplaatst en kon deze leren de kooi te openen, door bijvoorbeeld op een plankje te gaan staan of door aan een touwtje te trekken. Thorndike zag dat de reactietijden van de kat afnamen naarmate hij vaker in de kooi werd geplaatst. Op basis van dit onderzoek opperde hij de term *trial and error*; de kat probeerde diverse handelingen uit maar continueerde alleen de handelingen die hem iets opleverden, in dit geval het openen van de kooi. Binnen het model van de *operante conditionering* (zie hieronder), waar Burrhus

---

* Jop Peters is gz-psycholoog, werkzaam bij Zuyderland Medisch Centrum te Sittard/Geleen.

Skinner (1904 – 1990) later bijzonder veel onderzoek naar uitvoerde, bleek dit een zeer belangrijke observatie te zijn.

Samen met Thorndike wordt Ivan Pavlov (1849 – 1936) als grondlegger van het behaviorisme gezien. Pavlov was fysioloog van origine en onderzocht het aangeboren speekselreflexsysteem bij diverse dieren. Hij ontdekte dat hij speekselafscheiding bij honden kon ontlokken wanneer hij vleespoeder op hun tong legde. Per toeval ontdekte Pavlov dat er al sprake was van speekselproductie bij de honden, wanneer de dieren de voetstappen van de vleespoeder uitdelende laborant hoorden. Pavlov concludeerde hieruit dat de dieren in staat waren om een nieuwe reflex aan te leren, iets wat hij veel interessanter vond dan zijn daadwerkelijke fysiologisch onderzoek. Het fenomeen werd zo uitgebreid onderzocht door Pavlov dat hij uiteindelijk het model van de *klassieke conditionering* ontwikkelde. Hij ontdekte dat een organisme in staat is om een relatief betekenisloze stimulus te koppelen aan een aangeboren reflex.

John Watson (1878 – 1958), volgens velen dé grondlegger van het behaviorisme, ontdekte eenzelfde fenomeen bij een kind van elf maanden, *Little Albert*. Telkens als het kind werd blootgesteld aan de rat, werd met een hamer op een ijzeren staaf geslagen, hetgeen een aangeleerde schrikreactie teweegbracht. Na enkele sessies was de aanwezigheid van de witte rat voldoende om deze schrikreactie te veroorzaken. Middels bovenstaande methode lukte het hem om Little Albert een angstreactie te laten associëren met de aanwezigheid van een witte rat. De angst was tevens zichtbaar wanneer vergelijkbare prikkels (een wit konijn, een witte hond enzovoort) werden aangediend, een fenomeen dat men *prikkelgeneralisatie* noemt. Watson ontwikkelde zijn ideeën verder en het lukte hem zelfs om enkele jaren na bovenstaand experiment een bang kind van zijn angsten af te helpen op een vergelijkbare manier. Het betrof hier mogelijk de eerste toepassing van het leertheorie-paradigma binnen de klinische gedragstherapie.

Naast bovenstaand model onderzocht Skinner het lerend vermogen op basis van gevolgen van gedrag. In grote lijnen was zijn basale ontdekking dat gedrag dat iets opleverde vaker door het organisme werd uitgevoerd. Daarentegen werd gedrag dat niets opleverde juist minder vaak – en uiteindelijk helemaal niet meer – uitgevoerd.

Klassieke conditionering
Theorie

Er zijn in de loop van de afgelopen decennia vele gedragsexperimenten geweest, voortbordurend op wat hierboven is beschreven. De observatie van Pavlov dat een relatief betekenisloze stimulus te koppelen is aan een reflexmatige natuurlijke reactie noemt men *klassieke conditionering*.

> Een jong kind ziet een spin lopen. Geïnteresseerd kijkt het kind naar de spin en wil het oppakken en er mee spelen. Maar als moeder de spin ziet begint ze te gillen, pakt het kind op en loopt weg. Het kind schrikt van het gillen van moeder en begint te huilen. Enige tijd later ziet het kind weer een spin en nu begint het kind ook te gillen als ze een spin ziet.

Dit lijkt op wat met kleine Albert gebeurde. Het kind ziet de spin (ongeconditioneerde stimulus), is geïnteresseerd en wil er mee spelen (ongeconditioneerde respons).

Moeder ziet de spin, begint te gillen (geconditioneerde stimulus) en daar schrikt het kind van. Telkens als moeder een spin ziet begint ze te gillen, waardoor het kind schrikt. Dat leidt ertoe dat het kind de spin aan de schrikreactie koppelt (geconditioneerde respons). Dus als het kind nu een spin ziet zal het schrikken en gillen.

Het model van klassieke conditionering kan als volgt worden geschematiseerd.

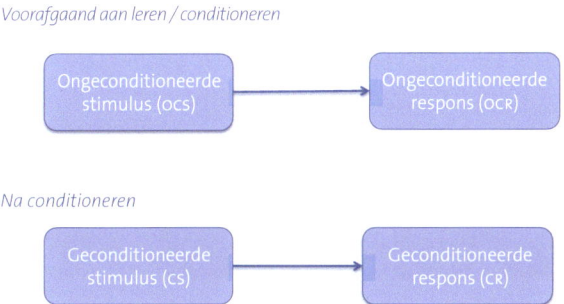

Figuur 1 Basismodel van klassieke conditionering

Hierbij is het noodzakelijk dat men de ocs en cs één of meerdere keren vrijwel gelijktijdig aanbiedt. Hoe vaak men deze combinatie moet aanbieden voordat men kan spreken van conditionering is afhankelijk van het type reflex. Mensen kunnen op basis van één enkele negatieve ervaring een blijvende negatieve respons ontwikkelen wanneer het bijvoorbeeld de inname van voedsel betreft (John Garcia, 1917 – 2012). Een conditioneringsschema op basis van deze situatie zou er als volgt uitzien:

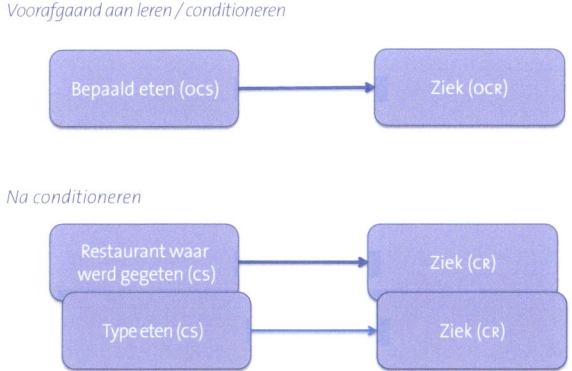

Figuur 2 Voorbeeldschema van klassieke conditionering

Garcia ontdekte dat er, wanneer het op voedsel aankomt, sprake is van zeer snelle conditionering, waarbij één ervaring vaak voldoende is om een levenslang verband te leggen *(one trial learning)*. Een verklaring hiervoor is vindbaar binnen de evolutietheorie, waarbij het eten van voedsel waar men ziek van wordt de overlevingskansen drastisch verlaagt.

Klinische praktijk

Binnen de klinische praktijk is het concept van klassiek conditioneren van groot belang. Het is bijvoorbeeld in veel gevallen de oorzaak van angstklachten. Patiënten met angstklachten weten vaak precies het moment te omschrijven, waarop zij voor het eerst deze intense angst hebben ervaren. Het is meestal niet duidelijk waarom specifiek de angst op dat specifieke moment zo hoog was maar de herinnering is meestal vrij duidelijk. Het kan zich afspelen in de supermarkt, in de auto of thuis op de bank en heeft grote gevolgen, met name omdat angst een zeer intense emotie is. Binnen het model van klassieke conditionering ziet het ontstaan van deze gevolgen er als volgt uit.

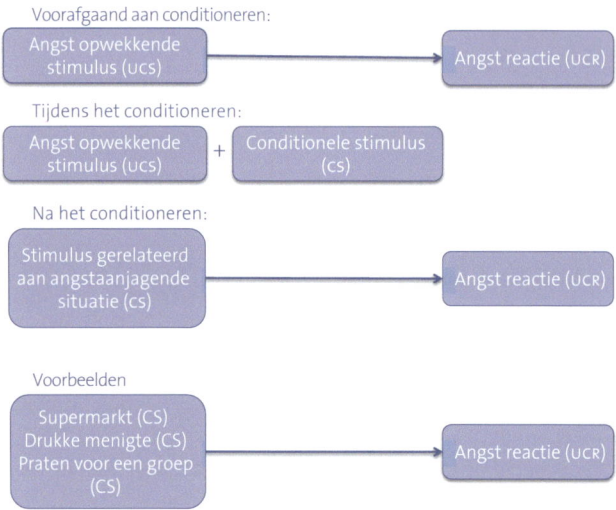

Figuur 3 Klassieke conditionering in het dagelijks leven

Een belangrijk verschijnsel binnen deze theorie is *habituatie* (gewenning). Habituatie treedt op wanneer het organisme merkt dat een stimulus die een reflex oproept niet gevolgd wordt door een bepaalde verwachte reactie. De reflex zal dan in intensiteit afnemen en uiteindelijk zelfs helemaal verdwijnen. Een voorbeeld is een boer die met zijn geweer in de lucht schiet om de vogels uit zijn velden te verjagen. Hoewel de vogels aanvankelijk zullen schrikken en zullen wegvliegen, zullen ze tevens gaandeweg leren dat het schieten in de lucht geen consequenties heeft en zullen ze er op termijn niet meer door wegvliegen. Een voorwaarde is uiteraard dat de stimulus vaak genoeg aangeboden moet worden, met het uitblijven van de (verwachte) consequentie tot gevolg.

In de klinische praktijk speelt habituatie een grote rol, bijvoorbeeld bij de behandeling van angstsyndromen, waarbij men middels *exposure* juist een beroep doet op het habituatiemechanisme. Bij exposure ervaart men immers dat de angst geleidelijk en bij voldoende aanbiedingen van de stimulus afneemt en uiteindelijk nauwelijks tot niet meer optreedt.

Een ander belangrijk aspect is het 'opblazen' van de ongeconditioneerde stimulus, ook wel *inflatie* van de ongeconditioneerde stimulus genoemd. Dit ontstaat bijvoorbeeld wanneer een ongeconditioneerde stimulus veelvuldig wordt vermeden, waardoor het (aversieve) beeld van deze stimulus aan kracht wint. Tevens ontstaat inflatie van de ongeconditioneerde stimulus wanneer achteraf ingewonnen informatie aan deze stimulus wordt verbonden. Een voorbeeld hiervan is wanneer een automobilist via de autoradio verneemt dat er zojuist een groot ongeluk is gebeurd op een kruising die hij enkele minuten geleden passeerde. Hierdoor wint de ongeconditioneerde stimulus (het autorijden) aan kracht, waardoor de respons (spanning, angst) groter wordt.

Binnen het spectrum van de angst- en stemmingssyndromen wordt een syndroom vaak veroorzaakt door *klassieke* conditionering op basis van één enkele situatie, en wordt de stoornis in stand gehouden door *operante* conditionering, waar in de volgende paragraaf bij stil wordt gestaan.

Operante conditionering
Theorie
In tegenstelling tot het model van klassieke conditionering, wordt bij *operante* conditionering rekening gehouden met hoe het organisme de gevolgen van zijn gedrag ervaart. Grofweg kan men hierin een onderscheid maken tussen gedrag dat een beloning oplevert en gedrag dat een bestraffing oplevert. In het algemeen wordt gedrag beloond wanneer dit de overlevingskansen vergroot. In het brein van veel organismen is het zogenaamde 'beloningssysteem', een zeer krachtig systeem dat in werking treedt wanneer het organisme gedrag vertoont dat de overlevingskans bevordert, zoals het eten van een maaltijd, het deel uitmaken van een groep of het hebben van geslachtsgemeenschap (zie ook hoofdstuk 4.1.3. Neurobiologie). Anderzijds wordt gedrag dat niets oplevert, of juist een bestraffing tot gevolg heeft, gaandeweg minder uitgevoerd. Wanneer het organisme begrijpt dat het uitvoeren van bepaald gedrag een bestraffing uit de weg gaat, kan dit gedrag ook als belonend worden gezien en zal dit dus vaker voorkomen. Wanneer het organisme begrijpt dat het *niet* uitvoeren van bepaald gedrag een bestraffing uit de weg gaat, zal dit gedrag tevens toenemen. Binnen deze context zijn er vier mogelijke vormen van belonen en bestraffen:
- positieve beloning: gedrag met een prettige stimulus tot gevolg ($+S^{pos}$);
- negatieve beloning: gedrag met het uitblijven van een onprettige stimulus tot gevolg ($-S^{neg}$);
- positieve bestraffing: gedrag met een onprettige stimulus tot gevolg ($+S^{neg}$);
- negatieve bestraffing: gedrag met het uitblijven van een prettige stimulus tot gevolg ($-S^{pos}$).

Met name gedrag dat leidt tot het uitblijven van een onprettige stimulus (in de klinische praktijk vaak 'vermijding' genoemd) is van groot belang bij de instandhouding van diverse klachten. Cruciaal hierbij is om onderscheid te maken tussen beloning (ook vaak bekrachtiging genoemd) en bestraffing op korte termijn (acuut) en beloning en bestraffing op lange termijn (uitgesteld). Vrijwel alle organismen – waaronder de mens – zijn veel gevoeliger voor de gevolgen van hun gedrag op de korte termijn dan voor de gevolgen op de langere termijn. Ook dit heeft een basis in de evolutietheorie, waarbij de kans op overleven – bijvoorbeeld bij een angstaanjagende stimulus – veel groter is wanneer er acuut wordt gereageerd. Het vluchten voor een tijger is bijvoorbeeld een vorm van negatieve beloning: door te vluchten wordt (hopelijk) de onprettige stimulus weggenomen.

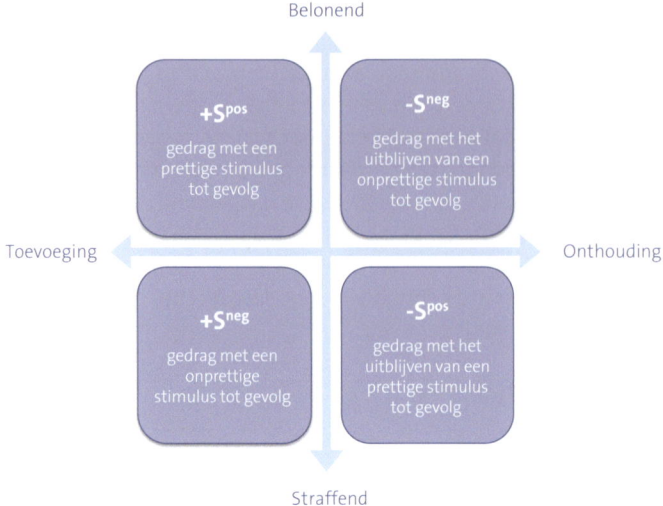

Figuur 4 Soorten beloning en straf bij operante conditionering

Klinische praktijk

Het feit dat mensen gevoeliger zijn voor de gevolgen van hun gedrag op de korte termijn dan voor de gevolgen op de lange termijn, laat zich goed illustreren binnen het kader van de angstsyndromen. Dit fenomeen zorgt er bijvoorbeeld voor dat (de meeste) angstsyndromen niet vanzelf overgaan. Angst is een emotie die slechts tot doel heeft om zichzelf zo snel mogelijk op te heffen. Met andere woorden: zo snel mogelijk zorgen voor een negatieve beloning (het laten verdwijnen van een onprettige stimulus, in dit geval de emotie angst). Nogmaals, dit is handig wanneer men door een roofdier achterna wordt gezeten of wanneer men 's nachts in een brandend huis wakker wordt, maar als deze emotie zich spontaan of bij triviale gelegenheden voordoet kan er sprake zijn van een paniekprobleem (zie hoofdstuk 8.2). Dan voedt dit fenomeen alleen maar de vermijding en wordt de aandoening onderhouden. Het onderstaande schema maakt dit duidelijk.

Tabel 1 Beloning en straf bij angstsyndroom

	gevolgen korte termijn	gevolgen lange termijn
vermijden	negatieve beloning (angst neemt af)	positieve bestraffing (angst speelt grotere rol, beperkingen in functioneren nemen toe enzovoort)
verdragen	positieve bestraffing (angst blijft aanwezig)	negatieve beloning (angst neemt af, er treedt habituatie op enzovoort)

De gevolgen op de korte termijn hebben bijna altijd de overhand en het voelt onnatuurlijk voor mensen om de angst te verdragen en deze niet meteen te neutraliseren. Echter, bij het verdragen van de angst treedt gewenning-habituatie op, waardoor de angst gaandeweg afneemt en uiteindelijk helemaal verdwijnt.

Binnen het kader van bijvoorbeeld verslavingsproblematiek kan een vergelijkbaar schema worden opgesteld.

Tabel 2 Beloning en straf bij verslaving

	gevolgen korte termijn	gevolgen lange termijn
toegeven aan verslaving	positieve beloning (beloningssysteem wordt gestimuleerd)	positieve bestraffing (ontwenningsverschijnselen treden op) negatieve bestraffing (prettige zaken in het leven verdwijnen)
niet toegeven aan verslaving	positieve bestraffing (ontwenningsverschijnselen treden op) negatieve bestraffing (stimuleren van beloningssysteem blijft uit)	negatieve beloning (ontwenningsverschijnselen verdwijnen) positieve beloning (meer kwaliteit van leven, uitbreiden van activiteiten enzovoort)

> Jan heeft last van spanningen en kan vaker moeilijk slapen. Hij ligt te piekeren over wat hij die dag heeft meegemaakt of wat hij allemaal nog moet doen. Hij heeft ontdekt dat het roken van een joint of twee (cannabis) voor het slapen gaan, helpt. Hij raakt erg ontspannen van de cannabis en gaat daarom steeds meer gebruiken; tot wel 8 joints per dag. Jan vindt dat hij zijn werk nog goed kan doen. Het enige probleem is dat zijn baas hem steeds meer in de gaten houdt. Soms krijgt hij het idee dat men hem eruit wil werken. Hij weet niet waarom, hij doet zijn werk goed. Daar dit spanning oplevert gaat hij steeds meer jointjes roken. Jan vindt dat hij nu wel erg veel gebruikt en zoekt hulp. De hulpverlener geeft aan dat de cannabis zeer waarschijnlijk zijn achterdocht aanjaagt. Dat vindt Jan maar een vreemd verhaal want het is juist de cannabis die hem rust geeft.

Ook hier is het van cruciaal belang om in te zien dat de gevolgen op de korte termijn de neiging hebben om de overhand te nemen en als veel relevanter worden gezien. In de klinische praktijk richt men zich juist aan op de lange termijngevolgen van het gedrag, aangezien dit de deur opent naar verandering.

Belangrijk binnen het concept van operante conditionering is het fenomeen van *partiële bekrachtiging*. Men spreekt van partiële bekrachtiging wanneer bepaald gedrag niet elke keer wordt beloond maar in slechts een percentage van de gevallen waarin dit gedrag wordt vertoond. In tegenstelling tot gedrag wat elke keer wordt beloond, blijkt gedrag dat slechts in een aantal gevallen wordt beloond veel beter bestand te zijn tegen uitdoving (extinctie), hoewel het leerproces in dit geval meer tijd in beslag neemt. Een voorbeeld hiervan in de klinische praktijk is het fenomeen van de gokverslaving. Hierbij treedt ook niet altijd een beloning op maar slechts in een (klein) percentage van de gevallen waarin het betreffende gedrag (het gokken) wordt vertoond. Echter, zo lang er op (willekeurige) momenten een beloning plaatsvindt, zal het gedrag versterkt worden en is dit gedrag vervolgens hardnekkiger dan gedrag wat is ontstaan op basis van beloning bij élke uiting van dit gedrag.

Tabel 3 Begrippenlijst

behaviorisme	de stroming in de psychologie die waarneembaar gedrag van het organisme als systematische onderzoeksfocus neemt, in tegenstelling tot andere stromingen waarbij de focus meer ligt op het onderbewuste, zoals de psychoanalyse.
cognitivisme	een reactie op het behaviorisme, waarbij men niet alleen kijkt naar het waarneembare gedrag, maar ook naar de cognitieve verwerking van informatie en het gevolg hiervan op het gedrag.
contingent	binnen de operante conditionering heeft contingentie betrekking op het tijdsinterval tussen het gedrag en de daaropvolgende bekrachtiging of bestraffing. des te korter dit interval, des te sneller wordt verandering in gedrag waargenomen.
extinctie	met extinctie wordt het uitsterven of uitdoven van gedrag bedoeld, wanneer een bekrachtiging uitblijft. met andere woorden: organismen continueren bepaald gedrag alleen wanneer dit een (positieve of negatieve) beloning tot gevolg heeft.
geconditioneerde stimulus (cs)	de neutrale of voorwaardelijke prikkel, die door gelijktijdig aanbieden met de ucs wordt gekoppeld aan de respons en daarna in staat is om deze respons (cr) zelf op te roepen.
geconditioneerde respons (cr)	het gedrag dat wordt opgeroepen bij aanbieding van de geconditioneerde stimulus (cs).
habituatie	het afleren van de respons op een prikkel, wanneer de respons geen relevante gevolgen meer heeft.
inflatie van de ongeconditioneerde stimulus	het achteraf toekennen van meer waarde aan de ongeconditioneerde stimulus, door achteraf verkregen informatie.
klassiek conditioneren	het aanleren van een verband tussen een aangeboren respons op een potente stimulus en een neutrale stimulus.
leertheorie	verklarende theorie omtrent het leggen van associaties door een organisme.
negatieve beloning	het weghalen van een bestraffend element (zoals een stroomschok) of het laten uitblijven van een bestraffer, met een toename van het gedrag tot gevolg.
negatieve bestraffing	het weghalen van een belonend element of het laten uitblijven van een beloning-bekrachtiging, met een afname van het gedrag tot gevolg.
ongeconditioneerde respons (ucr)	de aangeboren reactie op de ongeconditioneerde stimulus (ucs).
ongeconditioneerde stimulus (ucs)	de betekenisvolle, potente stimulus die een natuurlijke, aangeboren reactie uitlokt (ucr).
operant conditioneren	het leren van gedrag en verbanden op basis van de positieve en/of negatieve gevolgen van het gedrag.
partiële bekrachtiging	het niet altijd belonen van gedrag, waardoor het leerproces meer tijd in beslag neemt maar ook hardnekkiger uitdooft.

positieve beloning	een bekrachtiger/beloning die wordt toegediend, waardoor het gedrag toeneemt (bijvoorbeeld een dosis drugs).
positieve bestraffing	een bestraffing die wordt toegediend, waardoor het gedrag afneemt (bijvoorbeeld een stroomschok).
stimulusgeneralisatie	de geconditioneerde respons ontstaat niet alleen door de geconditioneerde stimulus, maar ook door stimuli die lijken op deze stimulus.

4.1.2 Psychodynamiek: een plaatsbepaling

Jos Dirkx[*]

Inleiding: theorie en praktijk

Psychodynamiek, of liever het psychodynamisch perspectief op de psychiatrie, bestaat al erg lang en is schatplichtig aan de psychoanalyse. De psychoanalyse is vooraleerst een conflicttheorie waarbij onze innerlijke psychische wereld kan worden voorgesteld als een strijdtoneel tussen onze verlangens (Es) en normen (Boven-Ik, voorheen vaker superego genoemd). 'De psychoanalyse is een dynamische zienswijze die het psychische leven tot een spel van elkaar begunstigende en remmende krachten herleidt[1 p.314]. Freud ontwikkelde in 1923 zijn zogenaamde *structurele model* met het Es, het Ik en het Boven-Ik. Het Ik of Ego is in dit strijdgewoel de instantie die het verstand vertegenwoordigt en op redelijke en rationele wijze probeert te bemiddelen tussen aanspraken van Es en Boven-Ik. Het Ik maakt gebruik van afweermechanismen om tot een compromis te komen. Voorbeelden zijn rationalisatie, projectie, overdekking door het tegendeel en sublimatie. Zo kan sporten als een gesublimeerde vorm van driftontlading gezien worden. (Voor afweermechanismen verwijs ik naar hoofdstuk 4.2.1 in dit leerboek).

Er hebben zich inmiddels vele aftakkingen en uitweidingen van de oorspronkelijk psychoanalytische theorievorming en techniek ontwikkeld. Sterker, er ontstaan nog altijd nieuwe, geactualiseerde of gecorrigeerde versies die men nu onder de noemer psychodynamische theorie en behandelvormen schaart. Het psychodynamisch perspectief omvat dus een breder en ruimer kader in theorie en praktijk dan de strikt psychoanalytische zienswijze. Voor een uitgebreid overzicht van de psychodynamiek in alle facetten van een verdiepend perspectief op psychiatrie en psychotherapie verwijs ik naar het Handboek Psychodynamiek.[2]

De verschillen tussen psychodynamisch en psychoanalytisch zijn het grootst in praktische zin, waar psychoanalyse betrekking heeft op de klassieke setting met de liggende houding en hoge frequentie: de jarenlange bankanalyse van vier of vijf keer per week. Daartegenover staan psychodynamische behandelvormen die weliswaar in hun oorsprong elementaire psychoanalytische basiskenmerken gemeen hebben maar in klinisch-praktische zin nauwelijks nog doen denken aan een klassieke psychoanalyse. Voor de praktijk van de psychodynamische behandelvormen verwijs ik naar hoofdstuk 6.3.

Belangrijkste psychodynamische theorieën en stromingen
Drifttheorie
De drifttheorie sluit het meest aan bij Freuds opvattingen waarbij aangeboren

---

[*] Dr. Jos Dirkx is psychiater, psychoanalyticus en psychotherapeut. Hij is werkzaam bij het Nederlands psychoanalytisch instituut, bij Altrecht en in een eigen praktijk.

menselijke driften van seksuele en agressieve aard een bepalende rol spelen in iemands ontwikkeling.

Belangrijk is om deze driften niet te verdringen maar ze evenmin ongebreideld uit te leven. Het gaat om een gedoseerde ontlading waarbij rekening gehouden wordt met cultuur en beschaving. In de terminologie van Freud worden de hartstochten en driften gerepresenteerd door het Es en de culturele en maatschappelijke normen door het Boven-Ik (superego). Een voorbeeld:

> Sylvia (38) is moeder van een vijf maanden oude baby. Ze wordt aangemeld in verband met ernstige overbezorgdheid met uitputting tot gevolg. Ze blijkt voortdurend angstig dat haar kind iets overkomt en verliest haar geen seconde uit het oog. Ze controleert de ademhaling van haar dochtertje vele malen wanneer ze slaapt om zeker te zijn dat ze nog leeft. Het is haar eerste kind en er is geen duidelijke aanleiding voor haar angst en controledwang. Wel valt op dat Sylvia met veel ambivalentie en onzekerheid zwanger is geworden en erg bang is dat ze haar carrière als officier van justitie moeilijk kan combineren met het moederschap. Haar partner heeft onlangs promotie gemaakt in zijn baan en verblijft veel in het buitenland waardoor ze weinig steun van hem heeft. Ook valt het haar tegen dat haar dochtertje, een beweeglijk en actief kind, zoveel aandacht vraagt.

Wanneer we deze casus in het structurele model van Freud plaatsen zou het er in een schema als volgt uit zien (figuur 1). Sylvia kan en mag geen negatieve gevoelens ervaren tegenover haar dochtertje want dat is nauwelijks in overeenstemming te brengen met de algemeen geldende norm en haar geweten dat je als ouder onvoorwaardelijk van je kind moet houden en eigen behoeftes wegcijfert. Het Ik bemiddelt in dit neurotische conflict en brengt afweermechanismen in stelling, in dit geval via overdekking door het tegendeel. Om de woede beheersbaar te houden en het geweten gelijktijdig te sussen ontstaat als compromis een angstige overbezorgdheid die zo verstikkend is dat hierin ook de agressie tot uiting komt

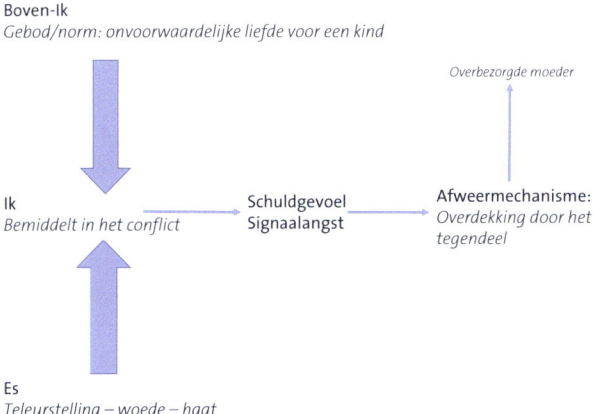

Figuur 1 Vereenvoudigde weergave van de relaties tussen Boven-ik – Ik – Es en een mogelijk gevolg

Objectrelatietheorie

De objectrelationele theorie bestaat uit verschillende theoretische stromingen met als grote gemene deler dat de ander, het 'object' in psychodynamisch jargon, centraal staat. Niet zozeer het driftleven is bepalend maar de gerichtheid op de ander. Mensen zijn sociale wezens en relationele ervaringen vanaf de vroegste kindertijd zijn doorslaggevend voor de ontwikkeling van de mens als individu met een eigen identiteit en persoonlijkheid. Kinderen internaliseren al vanaf de babytijd ervaringen met belangrijke anderen, vooral de ouders of primaire verzorgers, tot wat we noemen interne objectrepresentaties. Deze objectrepresentaties, of interne ouderbeelden, zijn bewuste en onbewuste schema's, die als een soort blauwdruk dienen voor hoe we ons verhouden tot anderen in de toekomst. De objectrepresentaties van ouders en verzorgers in de vroege jeugd zijn dus van grote invloed op de wijze waarop we in het latere leven relaties aangaan met anderen. Deze objectrepresentaties vormen een interne en subjectieve weerslag van relationele ervaringen. De feitelijke interacties zoals ze hebben plaatsgevonden in de realiteit zijn vaak anders. Het kan voorkomen dat een interne ouder veel strenger wordt beleefd dan deze in werkelijkheid ooit geweest is. Juist deze conflicterende vertekeningen in de binnenwereld, gebaseerd op angsten of gefrustreerde verwachtingen, vormen een goede indicatie en tevens dankbaar onderwerp voor een psychodynamisch georiënteerde psychotherapie.

Gehechtheidstheorie

De gehechtheidstheorie stelt dat er een gehechtheidssysteem is, verankerd in de evolutiebiologie en gericht op overleving, waarbij gehechtheid en verbondenheid tussen moeder en kind centraal staan. Aanvankelijk gaat het voor het jonge kind nog om fysieke nabijheid van primaire gehechtheidsfiguren maar in de loop van de ontwikkeling verandert dat in emotionele beschikbaarheid en daarop kunnen en durven vertrouwen. Het belangrijkste aspect van opvoeding is, dat ouders een veilige thuisbasis bieden. Is de beschikbaarheid van primaire gehechtheidsfiguren, meestal ouders en opvoeders, in de kindertijd voldoende geweest dan leidt dit tot een veilige gehechtheid. Van belang is ook dat gehechtheid intergenerationeel wordt overgedragen: veilig gehechte ouders hebben veel meer kans op veilig gehechte kinderen. Het exploreren van de omgeving is als gedrag antithetisch ten opzichte van gehechtheidsgedrag. Beide gedragingen, het ontdekken en onderzoeken van de omgeving, maar ook veiligheid en beschutting zoeken bij een ander in perioden van stress en angst zijn onderdeel van een noodzakelijk en gezond gedragsrepertoire. Bowlby (1907-1990), de grondlegger van de gehechtheidstheorie, vergeleek het met een expeditie die van een militaire basis vertrekt. Wanneer de expeditieleden weten dat ze kunnen terugvallen op hun basis durven ze op onderzoek uit te gaan en risico's te nemen. De gehechtheidstheorie vertoont overeenkomsten met de objectrelationele theorie, in die zin dat er grote betekenis wordt toegekend aan vroegkinderlijke ervaringen met anderen. Ook de mentale representaties van deze ervaringen die in de gehechtheidstheorie 'interne werkmodellen' worden genoemd zijn vergelijkbaar. Er zijn echter ook belangrijke verschillen. De gehechtheidstheorie is meer gericht op de feitelijke realiteit van de kinderjaren en besteedt minder aandacht aan de intrapersoonlijke vertekeningen en fantasieën in representaties zoals bij de objectrelatietheorie. De gehechtheidstheorie onderzoekt of er traumatische ervaringen zijn geweest met name in de vorm van afwezige of tekortschietende ouderfiguren. Op basis van de verkregen informatie over met name

de kinderjaren maakt men bij de onderzochte persoon een classificatie van gehechtheidspatronen, waarbij men onderscheid maakt tussen een veilig versus een onveilig gehechtheidspatroon. Er zijn drie vormen van 'onveilige gehechtheid'.
- Onveilig vermijdend gehecht; er is geen vertrouwen in de beschikbaarheid van de opvoeder (of een belangrijke andere). Angst wordt onderdrukt en men gedraagt zich quasi zelfstandig. Deze vorm van hechting kan ontstaan als een kind vaak is afgewezen of verwaarloosd wordt of veel verschillende opvoeders heeft.
- Onveilig afwerend gehecht; het kind zoekt wel toenadering maar laat zich niet geruststellen door de opvoeder en weert diens pogingen tot troost af.
- Gedesorganiseerd gehecht; het kind reageert chaotisch en met tegenstrijdig gedrag op vreemde situaties.

De enorme variëteit van psychopathologie bij volwassenen wordt in de gehechtheidstheorie dus vereenvoudigd tot één patroon van veilige gehechtheid en drie patronen van onveilige gehechtheid (gepreoccupeerd, vermijdend en gedesorganiseerd), waarmee de classificatie of inkadering van psychopathologie vrij grofmazig blijft.

Het psychodynamisch perspectief op de psychiatrie: conceptuele aspecten

De psychodynamisch georiënteerde theorie en praktijk vormden belangrijke aandachtspunten in de psychiatrie. Met de komst en ruimere beschikbaarheid van moderne psychofarmaca, verbetering van beeldvormende technieken, met name de functionele MRI, en de ontrafeling van het menselijk genoom heeft de biologische psychiatrie, nu wellicht beter aangeduid als neurowetenschappelijke psychiatrie, een enorme vlucht genomen. De psychodynamische zienswijze daarentegen heeft aan invloed verloren. Er is een trend van individueel naar generalistisch, van humanistisch naar reductionistisch, van subjectief naar objectief, van *mind* naar *brain*, van begrijpen naar verklaren, en van praten naar pillen. De psychiatrie heeft zichzelf met de keuze voor een neurowetenschappelijke basis meer als medisch specialisme geprofileerd maar er lijkt tegelijk iets wezenlijks verloren te gaan.

Beide perspectieven, de neurowetenschappelijke en psychodynamische psychiatrie zijn moeilijk te integreren in een overkoepelende visie of paradigma. De psychiatrie is echter zowel een geesteswetenschappelijk discipline (conform het psychodynamisch perspectief) als een natuur- of neurowetenschappelijk discipline. Het gaat om het intersubjectief begrijpen van en betekenis geven aan het unieke *eerstepersoonsperspectief* van de patiënt zoals in de psychodynamiek, en tegelijk verklaringen kunnen bieden voor de te generaliseren psychopathologie vanuit het *derdepersoonsperspectief* van de objectieve onderzoeker. In het eerstepersoonsperspectief ervaren we onze binnenwereld, onze geest, ons zelfbewustzijn en in het derdepersoonsperspectief onderzoeken we het brein met bijvoorbeeld beeldvormende technieken. Het eerste- en derdepersoonsperspectief zijn apart bezien incompleet en elkaar uitsluitend maar gezamenlijk noodzakelijk voor het overzicht (vergelijkbaar met het complementariteitsprincipe uit de quantumtheorie). De kloof tussen neurowetenschappelijk derdepersoonsperspectief en psychodynamisch eerstepersoonsperspectief is uniek voor de psychiatrie in vergelijking met andere medische disciplines en is nauw verwant met het eeuwenoude filosofische lichaam-geestprobleem, dat tegenwoordig eerder wordt geformuleerd als de vraag of, en zo ja op welke wijze, het bewustzijn en het subjectieve zelf kan worden veroorzaakt door neuronen. In geen enkele andere medische discipline is er een discontinuïteit in het doelorgaan zoals dat in de psychiatrie wel het geval is. De cardioloog onderzoekt en behandelt hartproblemen die relatief eenvoudig af te leiden zijn uit mechanische, fysische of chemische basisprincipes, bijvoorbeeld een lekkende hartklep of hypertensie. In de psychiatrie onderzoeken en behandelen we mentale stoornissen en hebben we zowel met het brein als de geest te maken die niet tot elkaar herleidbaar zijn. *The mind is an experience and the brain is a physical structure. They are not identical.*[3] Alle neuronen waaruit de hersenen zijn opgebouwd kennen ondanks een functionele gelijkenis een unieke socio-culturele ontwikkelingsgeschiedenis en strekken zich uit in een vierde dimensie van tijd. Met andere woorden: neuronen zijn uniek en kunnen voortdurend veranderen. Het is onmogelijk gebleken om een patroon van actuele neurale activiteit te koppelen aan een typische zintuiglijke ervaring zoals een beeld of voorstelling.[4] Het Michael Jackson- of Barack Obama-neuron bestaat niet.

Het verlangen naar een zichtbare en tastbare verklaring voor gedrag in het brein is echter groot. De hersenen zouden de verklaring voor de geest en het bewustzijn vormen, waarbij ook onze persoonlijke ervaringen, ons subjectieve zelf, in neurale termen verklaard kan worden. Het kardinale probleem blijft dat, hoewel deze subjectieve en kwalitatieve ervaringen vermoedelijk een fysieke basis hebben – immers zonder brein geen bewustzijn –, er geen bewijs is dat het bewustzijn te reduceren is tot een neuraal fenomeen.

Een vorm van neuro-essentialisme zien we ook terug in de vele breinboeken die verschijnen waarbij men de suggestie wekt dat een brein kan puberen, crimineel, creatief of verliefd kan zijn. Dit noemt men ook wel de mereologische fout van de neurowetenschappen.[6] Het is onmogelijk voor een brein om verliefd te zijn, te puberen of zich crimineel te gedragen. Alleen een mens als geheel, een belichaamd persoon opgenomen in een sociale omgeving met anderen en met een eigen levensgeschiedenis, kan liefhebben, fantaseren, plannen maken en emoties ervaren.

Evidentie en diagnostiek

Het is van groot belang om na gedegen diagnostisch onderzoek een behandelvoorstel te doen en met de patiënt de voor- en nadelen af te wegen. De keuze voor de meest geschikte interventie vindt plaats op basis van evidentie voor de betreffende interventie bij vergelijkbare problematiek. Ook de waarden en voorkeuren van de betreffende patiënt zijn van groot belang. Je zou kunnen zeggen dat de keuze voor een behandeling niet alleen *evidence based* maar ook *value based* dient te gebeuren. Transparantie en evidentie voor wat er aan behandelingen plaatsvindt is noodzakelijk: wat werkt en hoe werkt het? Probleem is dat de uit de epidemiologie afkomstige *Evidence Based Medicine* (EBM) zonder meer toepasbaar wordt geacht op de psychiatrie en psychotherapie. Omdat er in de psychiatrie een discontinuïteit is tussen brein en psyche, zoals we eerder zagen, en de psychiatrie zowel een natuurwetenschappelijke als geesteswetenschappelijke basis heeft stelt dit andere eisen aan evidentie. In de psychiatrie is er sprake van meervoudig bepaalde psychische symptomen, die beter dimensioneel begrepen kunnen worden. Dankzij de min of meer wereldwijde toepassing van diagnoses of liever classificaties volgens het DSM-systeem (DSM-5, 2013) is er een veel grotere betrouwbaarheid in het classificeren van mentale stoornissen ontstaan maar is de diagnostische validiteit achtergebleven. Classificaties volgens het DSM-systeem zijn immers gebaseerd op afspraken tussen experts over wat we onder bepaalde aandoeningen moeten verstaan. Het gaat niet om een vanzelfsprekende natuurlijke ordening zoals in de somatische geneeskunde, bijvoorbeeld bij het onderscheid tussen gezonde en afwijkende cellen in een biopt. Er is geen eenduidig criterium of specifieke *marker* waarmee stoornis A te onderscheiden is van stoornis B. De psychiatrische diagnostiek is daarmee wel degelijk zinvol maar ook kwetsbaar.

De gouden standaard voor evidentie onderzoek is de *Randomized Controlled Trial* (RCT) goed toepasbaar bij eenvoudige protocollaire interventies of heldere uitkomstwaarden, in bijvoorbeeld onderzoek naar medicatie versus placebo. Een RCT kan echter niet zomaar gebruikt worden als onderzoeksmethode bij psychotherapie en zeker niet bij de meer psychodynamische behandelvormen waarbij de relatie tussen patiënt en behandelaar van wezenlijk belang is maar tevens moeilijk te onderzoeken. Problemen ontstaan bijvoorbeeld bij randomisatie en het vinden van een geschikte controlegroep. Ondanks bovengenoemde bezwaren is er voor de meeste psychodynamische behandelvormen voldoende bewijs van werkzaamheid gevonden[6-8].

De toekomst van de psychodynamiek

Er zijn vele pogingen gedaan om tot een evenwichtigere psychiatrie te komen waarin voor beide perspectieven, neurowetenschappelijk en psychodynamisch, plaats is. De meest bekende poging de dichotomie te overbruggen is het biopsychosociale model van Engel.[9] Het ging er Engel vooral om de persoon achter de ziekte te blijven zien. Daarmee wordt benadrukt dat psychosociale factoren een belangrijke rol spelen bij het begrijpen van psychopathologie en een noodzakelijk tegenwicht zijn voor biomedische of neuronale factoren. Het biopsychosociale model gaat echter niet in op de onderlinge relatie, interactie en relatieve belang van de factoren bij de verklaring van mentale stoornissen. Het biopsychosociale model is eerder te beschouwen als een heuristische metatheorie die vooral waarschuwt om biologische, psychische en sociale aspecten in een diagnose of classificatie te verdisconteren.

Een pragmatistische aanpak gebaseerd op het werk van filosofen als Dewey en James biedt een verdere uitwerking van het biopsychosociale model.[10] De pragmatistische zienswijze benadrukt dat iedere wetenschap is ingebed in een context, een menselijke omgeving die voortdurend verandert en op onvoorziene wijze in beweging is[12] (Brendel, 2006). De conceptuele kloof tussen geesteswetenschappen en natuurwetenschappen, door Brendel *science-humanism divide* genoemd, kan worden overbrugd door het aanvaarden van de dialectische verhouding tussen beide zijden, waarbij ze elkaar in het dynamisch krachtenspel van een reciproke causale relatie aanhoudend beïnvloeden en vormen. Brendel omschrijft dit als de '4 p's' van de 'pragmatische psychiatrische verklaring':

- de *praktische toepasbaarheid* van wetenschappelijke bevindingen in de klinische praktijk,
- de meervoudige bepaaldheid van psychische symptomen, het *pluralistische* aspect;
- het intersubjectieve karakter van de waarneming, hier het *participatoire* aspect genoemd en
- de voorlopige of *provisionele* aard van de wetenschappelijke uitgangspunten van de psychiatrie die tot bescheidenheid manen.[11]

Een mooi voorbeeld van de bovengenoemde uitgangspunten zien we terug in de film 'Jimmy P., psychotherapy of a plains indian'. Deze film geeft een sfeertekening van de inrichtingspsychiatrie van de jaren veertig en vijftig van de vorige eeuw in de Menninger kliniek in de vs. In de behandelethiek van deze in een humanistische traditie gewortelde psychiatrische kliniek, gericht op rehabilitatie en gebruik makend van een psychodynamisch referentiekader, staat niet de ziekte maar de mens centraal (zie ook www.dejongepsychiater.nl/index.php/aandachtsgebieden/psychiatriekunst/352-filmrecensie-jimmy-p).

Tot besluit

Concluderend kan gesteld worden dat in het psychodynamisch denken en handelen de interpretatie en betekenisverlening van groot belang zijn en het minder gaat om de eenduidig vast te stellen objectieve waarheid zoals in de neurowetenschappelijke psychiatrie. Het is meer begrijpen dan verklaren. De psychodynamiek vertegenwoordigt een intersubjectieve zoektocht waarin een patiënt zich met zijn individuele en unieke achtergrond herkend en gezien voelt door de behandelaar. De behandelaar creëert een veilige plek waar de patiënt de eigen innerlijke belevingswereld kan onderzoeken en de mogelijkheid krijgt om vroeg aangeleerde maar niet meer passende gedragspatronen los te laten.[7]

Het psychodynamisch perspectief is samen met het neurowetenschappelijk perspectief van belang om de patiënt als mens te benaderen, te begrijpen en te behandelen. Er bestaat echter geen eenduidige causale of hiërarchische relatie tussen het neurowetenschappelijk en psychodynamisch perspectief zodat we twee talen zullen moeten spreken, de taal van oorzaken en de taal van betekenis. Beide talen zijn nodig voor de wetenschap van de psyche.

Literatuur

1. Freud S. Studies over hysterie. Nederlandse editie: Klinische Beschouwingen 5. Amsterdam/Meppel: Boom; 1910.
2. Dirkx J, Hebbrecht M, Mooij AWM, Vermote R. Handboek Psychodynamiek. Een verdiepende kijk op psychiatrie en psychotherapie. Utrecht: De Tijdstroom; 2011.
3. McHugh PR, Slavery pR. The perspectives of psychiatry (second edition). Baltimore/London: John Hopkins University Press; 1998.
4. Rose S. The need for a critical neuroscience: from neuroideology to neurotechnology In: Choudhury S, Slaby J, editors. Critical neuroscience A handbook of the social and cultural contexts of neuroscience. Chichester: Wiley-Blackwell; 2012.
5. Bennett MR, Hacker PMS. Philosophical foundations of Neuroscience. Malden MA/London: MIT Press; 2003.
6. de Maat SCM. De effectiviteit van psychodynamische behandelvormen. In: Dirkx J, Hebbrecht M, Mooij AWM, Vermote R, editors. Handboek Psychodynamiek Een verdiepende kijk op psychiatrie en psychotherapie utrecht: De Tijdstroom; 2011.
7. Dirkx J. Psychoanalyse en evidentie. Tijdschrift voor Psychotherapie 2011;37:321-30.
8. Gupta M. Is evidence based psychiatry ethical ? Oxford: Oxford University Press; 2014.
9. Engel GL. The need for a new medical model: a challenge for biomedicine. Science. 1977;196(4286):129-36. PubMed PMID: 847460.
10. Shook JR. The essential William James. New York: Prometheus Books; 2011.
11. Brendel DH. Healing psychiatry. Bridging the science/humanism divide. Cambridge MA/London: MIT Press; 2006.

Omgeving

4.1.3 Omgevingsdeterminanten van psychiatrische syndromen: een levensloopperspectief

Sanne Peeters en Machteld Marcelis

Inleiding

Zoals in de hoofdstukken 1 en 2 al werd besproken zijn psychiatrische syndromen dynamisch in ernst, frequentie en impact. Een veel gebruikt model om deze psychiatrische syndromen te begrijpen is het stress-kwetsbaarheid model dat gebaseerd is op drie onderliggende etiologische kernmechanismen (biologisch, psychologisch en contextueel).[1,2] Deze kernmechanismen kunnen zorgen voor een disbalans, waarbij omgevingsdeterminanten een prominente rol spelen over de gehele levensloop. Daaruit ontstane psychopathologie kan mogelijk het best opgevat worden in termen van een complex systeem of netwerk, bestaande uit componenten die op dynamische wijze met elkaar interacteren (figuur 1).[3,4]

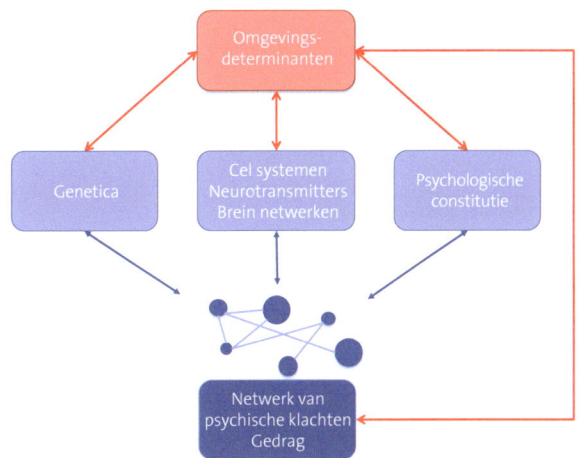

Figuur 1 De omgeving als belangrijke determinant bij predisponeren, luxeren en onderhouden van psychopathologie

---

* Dr. Sanne Peeters is psycholoog en werkt als universitair docent aan de faculteit Psychologie & Onderwijswetenschappen van de Open Universiteit, Heerlen.
Dr. Machteld Marcelis is psychiater/hoofdopleider psychiatrie GGzE en werkt als universitair hoofddocent bij de vakgroep Psychiatrie & Neuropsychologie van de Universiteit Maastricht.

De biologische factoren (genetica, celsystemen, neurotransmitters en breinnetwerken) en psychologische constitutie kunnen een impact hebben op het risico om een psychiatrisch syndroom te ontwikkelen door de gevoeligheid voor de omgevingsinvloeden te veranderen (*gen/omgevingsinteractie*; GxE). De omgeving kan evenzeer de genetische expressie beïnvloeden via epigenetische mechanismen. Daarnaast is het mogelijk dat de mate waarin een individu blootgesteld wordt aan een omgevingsfactor genetisch wordt beïnvloed (*gen-omgevingscorrelatie*; r(GE)). De impact van cumulatieve omgevings- (en biologische of psychologische) risicofactoren op het individu verloopt dus op een complexe manier. Individuele risicofactoren correleren hoogstwaarschijnlijk met elkaar en delen een causaal pad. In onder andere hoofdstuk 5 zal verder worden ingegaan op deze kernmechanismen (meer specifiek de integratie tussen biologische en psychologische mechanismen) en welke rol ze spelen bij psychiatrische syndromen of psychopathologie.

Het stress-kwetsbaarheidsmodel, als voorbeeld van gen/omgevingsinteractie, geeft aan dat individuen verschillen in hun niveau van psychische gezondheid, maar ook in de mate waarin deze veranderbaar is als reactie op gebeurtenissen. Met andere woorden, verschillen in psychische gezondheid *tussen* mensen worden veroorzaakt door verschillen in hun psycho-biologische kenmerken en sociale omgeving.

Omgevingsfactoren kunnen niet alleen bijdragen aan de *predispositie* maar ook aan het *luxeren* en *onderhouden* van psychische klachten. Van belang is dat de *cumulatieve* blootstelling aan een aantal omgevingsfactoren (zoals jeugdtrauma, opgroeien in stedelijke gebieden, cannabisgebruik) kan leiden tot *persisterende* psychische (in dit geval psychotische) symptomen in de adolescentie, mogelijk via een mechanisme van sensitisatie.[5] Aangeboren en/of verworven kwetsbaarheden (biologisch, psychologisch) faciliteren de negatieve impact van de omgeving. Beschermende factoren daarentegen maken mensen weerbaarder en bufferen de negatieve impact van de omgeving. De balans tussen *kwetsbaarheden* en *beschermende factoren* is dus van groot belang bij de handhaving en bevordering van psychische gezondheid.

Context – heden en verleden

In de persoon-contextinteractie vanuit het hier-en-nu bekeken kan men een onderscheid maken tussen omgevingsfactoren die in het verleden een rol hebben gespeeld, dat wil zeggen: *context verleden*, en omgevingsfactoren die belangrijk zijn in het hier en nu: *context heden*. De context verleden en heden beïnvloeden samen de predispositie, het ontstaan en onderhouden van psychische klachten. De context verleden is een belangrijke factor die de reactie op context heden bepaald. Het unieke samenspel tussen biologie, psychologie en context heden of verleden zorgt er tegelijkertijd voor dat mentale gezondheid als uitkomst voor iedereen anders is.

In dit hoofdstuk zal, vanuit een levensloop perspectief, ingegaan worden op specifieke voorbeelden van contexten die de kwetsbaarheid voor psychische klachten en psychiatrische syndromen beïnvloeden of ermee interacteren (figuur 2). De levensloop wordt opgedeeld in de volgende periodes: geboorte, kindertijd, jongvolwassenheid of adolescentie, volwassenheid en ouderdom. Veelal zijn omgevingsfactoren van belang in verschillende fasen van die levensloop maar kunnen ook meer specifiek zijn voor een bepaalde levensfase. Met de genoemde voorbeelden wordt geprobeerd om uitputtend noch volledig te zijn.

Context vanuit levensfaseperspectief
Geboorte
De invloed van pre- en postnatale risicofactoren is een belangrijk onderdeel binnen de neurobiologische ontwikkelingshypothese van psychiatrische syndromen zoals die over psychose, verslaving, angst etc. Deze hypothese suggereert dat omgevingsfactoren en genetische factoren samenwerken bij het vormen van het centrale zenuwstelsel tijdens deze 'cruciale' periode, waarbij er mogelijk subtiele veranderingen ontstaan die er voor kunnen zorgen dat het individu kwetsbaar wordt om op latere leeftijd een psychiatrisch syndroom te ontwikkelen.[6] Factoren die geassocieerd zijn met een verhoogd risico op latere ontwikkeling van een psychiatrisch syndroom zijn onder andere: maternale stress en andere prenatale omgevingsfactoren, obstetrische complicaties en pre- en postnatale infecties.

Prenatale omgevingsfactoren
Blootstelling aan stress, ondervoeding, slechte verzorging, diabetes en roken bij de zwangere moeder zijn alle beschreven als omgevingsfactoren die het risico op een psychiatrisch syndroom bij het kind kunnen verhogen. Verschillende studies hebben onderzoek gedaan naar het effect van stressvolle gebeurtenissen tijdens de zwangerschap en algemene stress van de moeder in relatie tot de latere ontwikkeling van psychiatrische syndromen bij het kind. Hieruit kwam naar voren dat het risico op bepaalde syndromen (zoals het psychosesyndroom en het interactiesyndroom, met name ADHD) is verhoogd bij kinderen van moeders die blootgesteld werden aan plotselinge wereldwijde rampen terwijl ze zwanger waren.[7, 8] Voorbeelden hiervan zijn de Duitse invasie van Nederland in 1940 en de overstroming in Zuid-West Nederland in 1953. In een andere studie werd het overlijden van de vader tijdens de zwangerschap gebruikt als een proxy (een indirecte maat) voor moederlijke stress. Het blijkt dat individuen wier vader gestorven is terwijl ze in de baarmoeder zaten, een verzesvoudigd risico hebben op psychosesyndroom (schizofrenie), in vergelijking met individuen die hun vader zijn verloren tijdens de kindertijd.[9] Het is belangrijk om op te merken dat er ook veel studies zijn die afwezigheid van associaties hebben beschreven. Dieronderzoek (op ratten) laat evenwel zien dat prenatale stress als risicofactor gezien kan worden voor het ontwikkelen van psychopathologie zoals angst en depressie, afhankelijk van onder andere genotype, leeftijd en geslacht. Deze effecten worden voor een (groot) deel gemedieerd door epigenetische programmering.

Pre-, peri- en postnatale obstetrische complicaties
Een grootschalige studie onder de algemene bevolking heeft onderzocht of bepaalde complicaties tijdens en voor de bevalling geassocieerd waren met een grotere kwetsbaarheid voor het ontwikkelen van een psychosesyndroom. De complicaties zijn te classificeren als[10]:
- zwangerschapscomplicaties (waaronder bloedingen, diabetes, pre-eclampsie en rhesus compatibiliteit);
- abnormale groei en ontwikkeling van de foetus (laag geboortegewicht, congenitale afwijkingen, klein hoofd);
- complicaties bij de bevalling (zuurstoftekort, spoedkeizersnede).

De effecten van deze complicaties zijn echter klein, waarbij enig bewijs is voor synergistische interacties tussen genotype en complicatie. Met andere woorden, bepaalde obstetrische complicaties kunnen het risico op psychopathologie versterken in combinatie met andere risicofactoren, zoals kwetsbaarheidsgenen.

Infecties

Verschillende infecties, zoals prenatale influenza, humane herpesvirussen (HHV-2), *Toxoplasma gondii*, rubella en neonatale infectie zijn mogelijk risicofactoren voor de ontwikkeling van een psychiatrisch syndroom. Het bewijs voor de associatie tussen infecties en schizofrenie of schizotypie zijn niet eenduidig. Sommige studies vinden een positieve associatie, terwijl andere die niet vinden. Een meta-analyse, waarin de relatie tussen prenatale influenza en het risico op psychosesyndroom (schizofrenie) werd onderzocht, heeft bijvoorbeeld geen bewijs kunnen leveren voor eerder beschreven associaties.[11] De reden voor deze verschillende resultaten is tot op heden nog onbekend, maar het kan mogelijk te wijten zijn aan verschillen in de onderzoekspopulaties. Voor HHV-2 en Toxoplasma gondii bestaan er echter wel replicatiestudies. Daarnaast lijkt de timing van de infectie een effect te hebben op de uitkomst. Het mechanisme dat zorgt voor een verhoogde kans op het ontwikkelen van een psychiatrisch syndroom na infecties lijkt te werken via gemeenschappelijke indirecte paden van verschillende infecties. Dus in plaats van specifieke *infectious agents* blijken eerder cytokines of acute-fase eiwitten, die ten grondslag liggen aan meerdere infecties, belangrijk te zijn in het ontwikkelen van een psychiatrisch syndroom.[12]

Kindertijd

In de kindertijd kunnen diverse stressvolle en traumatische gebeurtenissen een rol spelen, zoals:[13-17]
- emotionele omgevingsfactoren: inadequate opvoedingspatronen (extreem, instabiel, inconsistent), pesten, tekorten in de sensitiviteit en communicatie van de ouders naar het kind, gebrek aan emotionele steun van de ouders, emotioneel en fysiek misbruik of verwaarlozing en een frequente wisseling in de verzorgers van het kind;
- ouderfactoren: atypische ouder-kind relaties, echtscheiding, het vroeg verliezen van een ouder, conflictueuze gezinssituatie;
- woonfactoren: kansarme buurt, onveilige omgeving;
- maatschappelijke factoren, sociaal-economische problemen in het gezin: armoede, lage sociaal-economische status, laag opleidingsniveau van de ouders.

Kinderen van tienermoeders of alleenstaande ouders in zorgelijke maatschappelijke posities verdienen daarbij extra monitoring en vroege interventie.[15] Met name bij grote gezinnen (veel broertjes en zusjes) is de kans op gedragsproblemen vergroot. Uit onderzoek komt naar voren dat opgroeien in meer verstedelijkte gebieden het individu vatbaarder maakt voor psychische klachten, zoals psychosen (zie hieronder: *Adolescentie en jongvolwassenheid*).

Adolescentie en jongvolwassenheid
Verstedelijkte leefomgeving

Een verhoogde prevalentie van psychiatrische syndromen in stedelijke gebieden, vergeleken met rurale omgevingen, is een consistente bevinding in de literatuur. Dit is voor verschillende syndromen aangetoond zoals depressief syndroom, psychosesyndroom, bipolair syndroom, en verslavingen.[18-20] Er is een dosis-responsrelatie, waarbij wordt aangenomen dat het langer wonen in een stedelijke omgeving de kans op het ontwikkelen van een psychiatrisch syndroom verhoogt.[21] Het risicoverhogende effect speelt zich met name af tijdens de opgroeifase. Een relatie met de woonomgeving ten tijde van het ontstaan van psychopathologie is minder aangetoond. De mate van urbanisatie is een overkoepelende variabele, voor een tot nog toe onbekende omgevingsfactor. Diverse factoren zijn geopperd als index-variabelen waaronder stress, criminaliteit, discriminatie, druggebruik en afwezigheid van groenvoorzieningen. Ook biologische factoren zijn niet uitgesloten (virale infecties, milieuverontreiniging).

Stressvolle levensgebeurtenissen

Stressvolle en traumatische gebeurtenissen verhogen het risico op alle psychiatrische aandoeningen. Er is echter weinig bewijs dat een specifiek type stressvolle gebeurtenis verband houdt met het ontstaan van een bepaald syndroom. Naast grote stressoren (traumatisch ervaringen, zoals seksueel misbruik), zijn kleine alledaagse stress ervaringen een risico voor verminderde (mentale) gezondheid.[22] Ofschoon de impact van deze stressoren in vergelijking met de grote stressvolle gebeurtenissen, kleiner is, komen deze kleine dagelijkse stressoren veel vaker voor en zijn zij bovendien vaak onvermijdelijk. Dus kleine dagelijkse stressoren, zoals bijvoorbeeld de bus missen of een onplezierig gesprek hebben, zijn geassocieerd met een verhoogd risico op stressgerelateerde psychiatrische syndromen zoals depressie en psychose.

Ingrijpende levensgebeurtenissen omvatten het verlies van een partner, echtscheiding, een geboorte en de ontwikkeling van een acuut gezondheidsprobleem. Ook chronische moeilijkheden vallen hieronder. Denk bijvoorbeeld aan stressvolle werkomstandigheden of chronische gezondheidsproblemen. Deze omgevingsdeterminanten kunnen zowel kwetsbaarheidverhogend, -luxerend of -onderhoudend zijn.

Of stressvolle gebeurtenissen uiteindelijk zullen leiden tot een psychiatrische aandoening hangt, naast de in de inleiding genoemde factoren, ook af van:[23-25]
- aard, duur en mate van het stress-inducerend vermogen;
- de betekenis die de betrokkene eraan toekent;
- hoe hij of zij ermee omgaat (coping), (zie hoofdstuk 4.3.2 Coping).
  De unieke persoon-context interactie is hierin bepalend.

Drugs

Men moet er op bedacht zijn dat, naast recreatief gebruik, druggebruik (cannabis en non-cannabis) een vorm van zelfmedicatie kan zijn. Dat wil zeggen dat mensen deze middelen gebruiken om psychische symptomen of bijwerkingen van medicijnen te onderdrukken. Echter, het gebruik of misbruik kan ook juist psychische symptomen veroorzaken of uitlokken.

Er is lang gedebatteerd of drugsgebruik een causale rol speelt in de ontwikkeling van een psychosesyndroom (zie hoofdstuk 8.13.1). Een vroeger begin en frequenter gebruik van cannabis blijkt geassocieerd met een groter risico op het ontwikkelen van een psychosesyndroom.[26, 27]

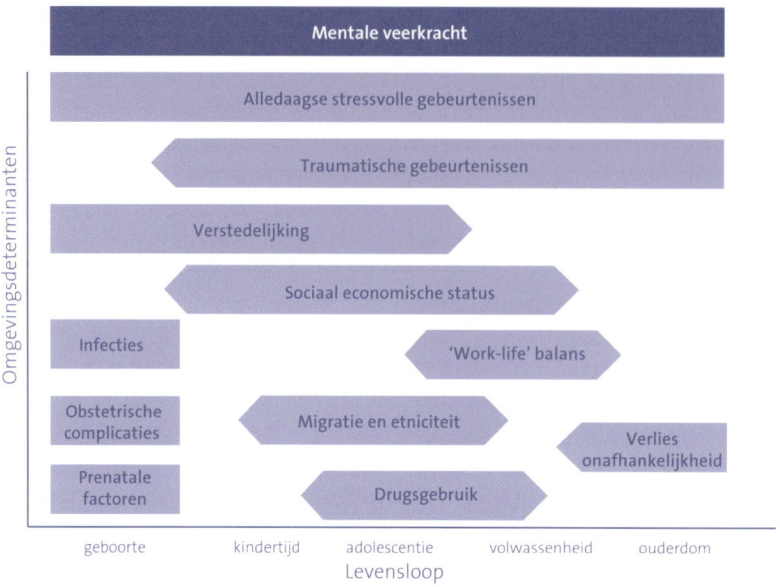

Figuur 2 Omgevingsdeterminanten in verschillende levensfasen

Volwassenheid
Migratie en etniciteit

Het risico op het ontwikkelen van een psychiatrische aandoening is significant verhoogd onder immigranten, vergeleken met de lokale bevolking, afhankelijk van contextuele factoren die variëren tussen etnische groepen. Voornamelijk mensen met een Afrikaans-Caribische achtergrond blijken een verhoogd risico te hebben.[28,29] Echter, het is van belang om hierbij niet de grotere invloed van intra-etnische variatie tussen mensen, vergeleken met inter-etnische variatie, uit het oog te verliezen (hoofdstuk 9.3). De impact van etniciteit en migratie op het ontwikkelen van psychiatrische syndromen heeft ervoor gezorgd dat er meer focus is komen te liggen op de rol van sociale en psychologische factoren. Biologische modellen kunnen het aantal psychische klachten en problemen onder Afrikaans-Caribische groepen niet verklaren. Dit betekent dat factoren als sociale tegenslag en psychologische theorieën verwant aan abnormale attributiestijlen (waarbij attributiestijl gaat over de manieren waarop we de gebeurtenissen in ons leven verklaren) meegenomen moeten worden. Er zijn aanwijzingen dat het risico op een psychiatrische syndroom verhoogd is onder juist die etnische groepen die een minderheid vormen binnen de lokale populatie. Een mogelijke verklaring is dat deze groepen relatief meer zijn blootgesteld aan bepaalde stressoren, zoals discriminatie, racisme en isolement. Hoe geïsoleerder iemand zich voelt des te meer stress zal diegene ervaren. Mensen binnen etnische groepen die een minderheid vormen hebben daarnaast de kans sneller geëxcludeerd te worden.[30,31] Dit is gerelateerd aan het concept *social defeat*, waarbij de kans op het ontwikkelen van een psychosesyndroom geassocieerd is aan de negatieve ervaring van exclusie uit een grotere groep.[32] Dit concept is ook extensief aangetoond in diermodellen voor het depressief syndroom.[33]

Sociale factoren

Gebrek aan sociale steun, alleenstaand zijn, verlies van eigenwaarde, werkeloosheid, slechte fysieke gezondheid en lage sociaaleconomische status (opleiding, inkomen, beroep) zijn allemaal factoren die mensen kwetsbaarder maken voor het ontwikkelen van een psychiatrisch syndroom.[34, 35] De mechanismen die de associatie tussen sociale factoren en psychiatrische syndromen verklaren zijn erg complex. Men moet rekening houden met: het moeilijke onderscheid tussen factoren die oorzaak en gevolg zijn, iemands mentale veerkracht tijdens deze levensfase, het kunnen behouden van een goede *work-life* balans. Zeker in het licht van de huidige (gedigitaliseerde, 'snelle') maatschappij met grotere kans op overvraging van het (kwetsbare) individu. Stress en angstklachten komen vaak voor bij mensen waarbij die balans in het gedrang komt.

Factoren als werkeloosheid en financiële problematiek spelen een belangrijke rol in deze levensfase, waarbij de terugkeer naar een (passende) baan beschermend kan werken in relatie tot mentale ziekte. De associatie werkt ook in de andere richting, waarbij mentale ziekte het verlies van een baan en werkeloosheid tot gevolg kan hebben.

Ouderdom

Naast de typische stressoren die iedereen kan meemaken hebben oudere mensen vaker te maken met verminderde mobiliteit, chronische pijn of andere fysieke problemen en een kleiner steunsysteem, waardoor ze niet meer zelfstandig kunnen wonen en zorg nodig hebben. Oudere mensen hebben een grotere kans op het meemaken van negatieve gebeurtenissen zoals het overlijden van een partner en een verminderde socio-economische status nadat ze met pensioen zijn gegaan. Deze factoren kunnen resulteren in verlies van onafhankelijkheid, eenzaamheid en psychologische problematiek. Oudere mensen blijken kwetsbaarder voor misbruik en verwaarlozing (fysiek, seksueel, psychologisch, emotioneel en financieel). Ze hebben vaak comorbide fysieke ziektes, krijgen te maken met sociale isolatie, sensorische beperkingen (zoals doofheid), cognitieve veranderingen en er is vaak sprake van polyfarmacie.[36] De genoemde factoren afzonderlijk of in combinatie kunnen leiden tot verschillende psychische problemen of psychiatrische syndromen, voornamelijk het depressief en angstsyndroom.

Beschermende factoren

Zoals in de inleiding van dit hoofdstuk reeds aangegeven, zal niet iedereen die te maken heeft met bovengenoemde omgevingsrisicofactoren, psychische klachten ontwikkelen. De balans tussen kwetsbaarheid en beschermende factoren (waar onder meer de *context van het verleden* op aangrijpt in interactie met de *context van het heden*) is bepalend. Sommige individuen hebben bepaalde kenmerken die hen weerbaar maken tegen bijvoorbeeld stressvolle gebeurtenissen, waardoor ze een relatief goede uitkomst behouden (mentaal gezond blijven). Deze beschermende factoren modificeren, verbeteren of veranderen de reactie van een individu op negatieve gebeurtenissen. Beschermende factoren zorgen ervoor dat de persoon zich positief kan aanpassen aan negatieve ervaringen. Dit fenomeen omschrijft men ook wel als *mentale veerkracht* (zie hoofdstuk 5.1). Mentale veerkracht kan gezien worden als een normale ontwikkeling onder moeilijke omstandigheden.[37] Ofwel: het effect van kwetsbaarheid (onder andere gen/omgevingsinteractie) kan door beschermende factoren weer worden afgezwakt.

Enkele beschermende (biologische, psychologische, sociale) factoren die het effect van risicofactoren op mentale ziekte kunnen beperken zijn:
- veilige hechting;
- hoge intelligentie;
- zelfinzicht, zelfwaardering, zelfvertrouwen;
- kennis over de aandoening en de behandeling ervan;
- afwezigheid van persoonlijkheidsproblematiek;
- betekenisvolle contacten, goede sociale en communicatieve vaardigheden, open communicatie;
- gevoel van controle of gevoel iets te kunnen bereiken *(mastery)*;
- plannen van en deelnemen aan plezierige activiteiten;
- goede lichamelijke gezondheid, fysieke activiteit, sport;
- heldere kijk op psychische problemen van ouder of kind;
- vaardigheden om met problemen om te gaan, accepterend vermogen;
- weerbaarheid, veerkracht, humor (gezonde afweermechanismen).

Conclusie

In dit hoofdstuk is ingegaan op diverse omgevingsfactoren die het ontstaan van psychische klachten en psychiatrische syndromen kunnen beïnvloeden. De focus ligt op omgevingsdeterminanten van mentale ziekte, vanuit het perspectief van de context heden en de context verleden. De uitkomst is altijd gebaseerd op een unieke persoon-contextinteractie. Omgevingsfactoren kunnen predisponerend, luxerend en onderhoudend zijn in relatie tot mentale ziekte. Van deze contextuele, non-genetische determinanten wordt verondersteld dat zij het genetisch bepaalde risico (op een psychische aandoening) kunnen mediëren, modereren of onafhankelijk ervan kunnen opereren. De rol van context in de persoonlijke balans tussen mentale kwetsbaarheid en veerkracht staat daarmee centraal in de behandeling van psychiatrische syndromen.

Literatuur

1. Ormel J, Oldehinkel AJ, Goldberg DP, Hodiamont PP, Wilmink FW, Bridges K. The structure of common psychiatric symptoms: how many dimensions of neurosis? Psychol Med. 1995;25(3):521-30. PubMed PMID: 7480433.
2. Ormel J, Schaufeli WB. Stability and change in psychological distress and their relationship with self-esteem and locus of control: a dynamic equilibrium model. J Pers Soc Psychol. 1991;60(2):288-99. PubMed PMID: 2016670.
3. Borsboom D, Cramer AO. Network analysis: an integrative approach to the structure of psychopathology. Annu Rev Clin Psychol. 2013;9:91-121. doi: 10.1146/annurev-clinpsy-050212-185608. PubMed PMID: 23537483.
4. Wigman JT, van Os J, Borsboom D, Wardenaar KJ, Epskamp S, Klippel A, et al. Exploring the underlying structure of mental disorders: cross-diagnostic differences and similarities from a network perspective using both a top-down and a bottom-up approach. Psychol Med. 2015;45(11):2375-87. doi: 10.1017/S0033291715000331. PubMed PMID: 25804221.
5. Cougnard A, Marcelis M, Myin-Germeys I, De Graaf R, Vollebergh W, Krabbendam L, et al. Does normal developmental expression of psychosis combine with environmental risk to cause persistence of psychosis? A psychosis proneness-persistence model. Psychol Med. 2007;37(4):513-27. doi: 10.1017/S0033291706009731. PubMed PMID: 17288646.
6. Murray RM, Lewis SW. Is schizophrenia a neurodevelopmental disorder? Br Med J (Clin Res Ed). 1987;295(6600):681-2. PubMed PMID: 3117295; PubMed Central PMCID: PMCPMC1247717.

7   Motlagh MG, Katsovich L, Thompson N, Lin H, Kim YS, Scahill L, et al. Severe psychosocial stress and heavy cigarette smoking during pregnancy: an examination of the pre- and perinatal risk factors associated with ADHD and Tourette syndrome. Eur Child Adolesc Psychiatry. 2010;19(10):755-64. doi: 10.1007/s00787-010-0115-7. PubMed PMID: 20532931; PubMed Central PMCID: PMCPMC3932440.

8   van Os J, Selten JP. Prenatal exposure to maternal stress and subsequent schizophrenia. The May 1940 invasion of The Netherlands. Br J Psychiatry. 1998;172:324-6. PubMed PMID: 9715334.

9   Huttunen MO, Niskanen P. Prenatal loss of father and psychiatric disorders. Arch Gen Psychiatry. 1978;35(4):429-31. PubMed PMID: 727894.

10 Verdoux H, Geddes JR, Takei N, Lawrie SM, Bovet P, Eagles JM, et al. Obstetric complications and age at onset in schizophrenia: an international collaborative meta-analysis of individual patient data. Am J Psychiatry. 1997;154(9):1220-7. doi: 10.1176/ajp.154.9.1220. PubMed PMID: 9286180.

11 Selten JP, Frissen A, Lensvelt-Mulders G, Morgan VA. Schizophrenia and 1957 pandemic of influenza: meta-analysis. Schizophr Bull. 2010;36(2):219-28. doi: 10.1093/schbul/sbp147. PubMed PMID: 19959706; PubMed Central PMCID: PMCPMC2833128.

12 Flinkkila E, Keski-Rahkonen A, Marttunen M, Raevuori A. Prenatal Inflammation, Infections and Mental Disorders. Psychopathology. 2016. doi: 10.1159/000448054. PubMed PMID: 27529630.

13 Bifulco A, Brown GW, Harris TO. Childhood Experience of Care and Abuse (CECA): a retrospective interview measure. J Child Psychol Psychiatry. 1994;35(8):1419-35. PubMed PMID: 7868637.

14 Harris TO, Brown GW, Bifulco AT. Depression and situational helplessness/mastery in a sample selected to study childhood parental loss. J Affect Disord. 1990;20(1):27-41. PubMed PMID: 2147188.

15 Hermanns J, Ory F, Schrijvers G. Helpen bij opgroeien en opvoeden: eerder, sneller en beter. Een advies over vroegtijdige signalering en interventies bij opvoed- en opgroeiproblemen. Utrecht: Inventgroep; 2005.

16 Langeland W, Hartgers C. Child sexual and physical abuse and alcoholism: a review. J Stud Alcohol. 1998;59(3):336-48. PubMed PMID: 9598715.

17 Salmon P, Calderbank S. The relationship of childhood physical and sexual abuse to adult illness behavior. J Psychosom Res. 1996;40(3):329-36. PubMed PMID: 8861129.

18 Bijl RV, van Zessen G, Ravelli A, de Rijk C, Langendoen Y. Psychiatric morbidity among adults in The Netherlands: the NEMESIS-Study. I. Objectives, design and methods. Netherlands Mental Health Survey and Incidence Study. Ned Tijdschr Geneeskd. 1997;141(50):2248-52. PubMed PMID: 9555130.

19 Marcelis M, Navarro-Mateu F, Murray R, Selten JP, Van Os J. Urbanization and psychosis: a study of 1942-1978 birth cohorts in The Netherlands. Psychol Med. 1998;28(4):871-9. PubMed PMID: 9723142.

20 Systema S, Koopmans PC. Psychische stoornissen in de volwassen bevolking: een verkenning van omvang, gevolgen en kosten. Den Haag: SDU uitgeverij; 1998.

21 Pedersen CB, Mortensen PB. Evidence of a dose-response relationship between urbanicity during upbringing and schizophrenia risk. Arch Gen Psychiatry. 2001;58(11):1039-46. PubMed PMID: 11695950.

22 Geschwind N, Peeters F, Jacobs N, Delespaul P, Derom C, Thiery E, et al. Meeting risk with resilience: high daily life reward experience preserves mental health. Acta Psychiatr Scand. 2010;122(2):129-38. doi: 10.1111/j.1600-0447.2009.01525.x. PubMed PMID: 20064128.

23 Folkman S, Lazarus RS. The relationship between coping and emotion: implications for theory and research. Soc Sci Med. 1988;26(3):309-17. PubMed PMID: 3279520.

24 Folkman S, Lazarus RS. Coping as a mediator of emotion. J Pers Soc Psychol. 1988;54(3):466-75. PubMed PMID: 3361419.
25 Lazarus RS. Coping theory and research: past, present, and future. Psychosom Med. 1993;55(3):234-47. PubMed PMID: 8346332.
26 Moore TH, Zammit S, Lingford-Hughes A, Barnes TR, Jones PB, Burke M, et al. Cannabis use and risk of psychotic or affective mental health outcomes: a systematic review. Lancet. 2007;370(9584):319-28. doi: 10.1016/S0140-6736(07)61162-3. PubMed PMID: 17662880.
27 Semple DM, McIntosh AM, Lawrie SM. Cannabis as a risk factor for psychosis: systematic review. J Psychopharmacol. 2005;19(2):187-94. PubMed PMID: 15871146.
28 King M, Coker E, Leavey G, Hoare A, Johnson-Sabine E. Incidence of psychotic illness in London: comparison of ethnic groups. BMJ. 1994;309(6962):1115-9. PubMed PMID: 7755702; PubMed Central PMCID: PMCPMC2541899.
29 Selten JP, Slaets JP, Kahn RS. Schizophrenia in Surinamese and Dutch Antillean immigrants to The Netherlands: evidence of an increased incidence. Psychol Med. 1997;27(4):807-11. PubMed PMID: 9234459.
30 Boydell J. Risk factors for schizophrenia. Expert Rev Neurother. 2001;1(2):183-91. doi: 10.1586/14737175.1.2.183. PubMed PMID: 19811030.
31 Boydell J, van Os J, McKenzie K, Allardyce J, Goel R, McCreadie RG, et al. Incidence of schizophrenia in ethnic minorities in London: ecological study into interactions with environment. BMJ. 2001;323(7325):1336-8. PubMed PMID: 11739218; PubMed Central PMCID: PMCPMC60671.
32 Selten JP, van der Ven E, Rutten BP, Cantor-Graae E. The social defeat hypothesis of schizophrenia: an update. Schizophr Bull. 2013;39(6):1180-6. doi: 10.1093/schbul/sbt134. PubMed PMID: 24062592; PubMed Central PMCID: PMCPMC3796093.
33 Golden SA, Covington HE, 3rd, Berton O, Russo SJ. A standardized protocol for repeated social defeat stress in mice. Nat Protoc. 2011;6(8):1183-91. doi: 10.1038/nprot.2011.361. PubMed PMID: 21799487; PubMed Central PMCID: PMCPMC3220278.
34 Bebbington P, Wilkins S, Jones P, Foerster A, Murray R, Toone B, et al. Life events and psychosis. Initial results from the Camberwell Collaborative Psychosis Study. Br J Psychiatry. 1993;162:72-9. PubMed PMID: 8425143.
35 Brown GW, Harris TO, Hepworth C. Life events and endogenous depression. A puzzle reexamined. Arch Gen Psychiatry. 1994;51(7):525-34. PubMed PMID: 8031225.
36 Targum SD. Treating Psychotic Symptoms in Elderly Patients. Prim Care Companion J Clin Psychiatry. 2001;3(4):156-63. PubMed PMID: 15014599; PubMed Central PMCID: PMCPMC181181.
37 Masten AS. Ordinary magic. Resilience processes in development. Am Psychol. 2001;56(3):227-38. PubMed PMID: 11315249.

4.1.4 **Neurobiologie**

Gunter Kenis, Ceciel Jegers en Bart Rutten[*]

Inleiding

Menselijk gedrag wordt gestuurd door percepties, cognities en emoties. De biologische grondslagen hiervan liggen in de interacties tussen ongeveer 100 miljard zenuwcellen. De organisatie van deze zenuwcellen in de hersenen is complex, helemaal wanneer men daarbij de diverse gespecialiseerde vormen van communicatie tussen de zenuwcellen meeneemt. Hoewel het brein nog veel geheimen herbergt, begint men na een eeuw neurowetenschappelijk onderzoek langzaamaan de werking van de bestanddelen en hun interacties te ontsluieren.

Om een werkmodel te maken dat de biologische grondslagen van menselijk gedrag, percepties, cognities en emoties integreert is allereerst inzicht nodig in de macro-, micro-, en moleculaire organisatie van de hersenen.

Het primaire doel van dit hoofdstuk is de inleiding in de neuroanatomie en de verschillende vormen van neuronale communicatie. Let wel: het is geen bijdrage met diepgaande en uitgewerkte neurobiologische verklaringen voor psychiatrische syndromen. De focus ligt op het inzichtelijk maken van de samenhang tussen hersengebieden.

Macroscopisch overzicht van de hersenen

Het zenuwstelsel van zoogdieren wordt doorgaans onderverdeeld in het perifere zenuwstelsel (PZS) en het centrale zenuwstelsel (CZS).

Perifere zenuwstelsel

Tot het perifere zenuwstelsel (PZS) behoren alle zenuwcellen en zenuwbanen die buiten het CZS liggen. De zenuwbanen bevatten axonen (dunne uitlopers van het neuron, zie paragraaf Hersencellen en prikkeloverdracht), waarvan de cellichamen zowel in het CZS als in het PZS zelf kunnen liggen. In het PZS liggen de cellichamen gegroepeerd in clusters die we ganglia noemen. Het PZS bestaat uit een sensorische en een motorische component. Het *sensorische* PZS detecteert stimuli afkomstig uit de externe omgeving (verkregen door zintuigen) of uit het interne milieu (zoals sensibiliteit van organen en gewrichten). De cellichamen van de sensorische zenuwen liggen in de dorsale wortelganglia nabij de wervelkolom, waar hun axonen het ruggenmerg ingaan. Het motorische PZS bestaat uit het somatomotorische PZS en het autonome of vegetatieve PZS. Het somatomotorische PZS zorgt voor willekeurige beweging via het aansturen van de skeletspieren. Het bestaat uit de *spinale zenuwen*, komende van motorneuronen

---

[*] Dr. Gunter Kenis (psycholoog), dr. Ceciel Jegers (neurowetenschapper) en prof. dr. Bart Rutten, hoogleraar in de neurowetenschappen van psychische stoornissen aan de faculteit psychiatrie en neuropsychologie van de Universiteit Maastricht.

in het ruggenmerg, en de *craniale zenuwen*, komende uit de hersenstam. De cellichamen van deze zenuwen liggen dus in het CZS terwijl de axonen deel zijn van het PZS. Tot het autonome zenuwstelsel behoren de zenuwen die onder meer klieren (zoals zweet- of speekselklieren), glad spierweefsel (bijvoorbeeld in ingewanden en bloedvaten) en hartspierweefsel aansturen. Het autonome zenuwstelsel staat onder controle van hogere hersencentra en kan niet willekeurig beïnvloed worden. Het autonome zenuwstelsel wordt verder opgesplitst in een *sympatische* en *parasympatische component*, welke – ondanks hun antagonistische (tegenovergestelde) invloeden – dezelfde organen innerveren. Zo bereidt het sympatische zenuwstelsel het lichaam voor op actie (bijvoorbeeld door het verhogen van de hartslag in vecht-of-vlucht-reacties), terwijl het parasympatische zenuwstelsel het lichaam juist in een staat van ontspanning stelt (bijvoorbeeld door het verlagen van de hartslag en het bevorderen van de spijsvertering). De sympatische neuronen liggen in de sympatische ganglia bij de wervelkolom, terwijl de parasympatische ganglia nabij de doelorganen gelegen zijn. Het autonome zenuwstelsel wordt in meer detail besproken in hoofdstuk 5.1.1, Stress.

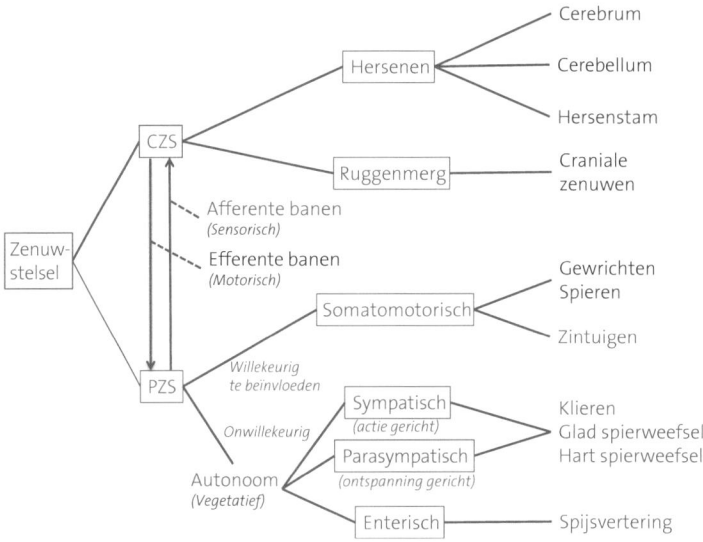

Figuur 1 Schematische weergave van het zenuwstelsel

Centrale zenuwstelsel

Het centrale zenuwstelsel omvat de hersenen en het ruggenmerg. Het is omgeven door de hersenvliezen en volledig omkapseld met botweefsel door respectievelijk de schedel en de wervelkolom. Binnen het CZS onderscheiden we de grijze en witte stof. De grijze stof bevat de cellichamen van neuronen (zenuwcellen) en *glia*, terwijl de witte stof bestaat uit vezelbundels of tracti (enkelvoud *tractus*) die de verschillende hersengebieden met elkaar verbinden. De tracti zijn dus het equivalent van de zenuwen in het PZS. De hersenen zijn verder opgedeeld in de hersenstam, het *cerebellum* (of de kleine hersenen), het *diencephalon*, en het *telencephalon* (of *cerebrum*).

Het ruggenmerg

Het ruggenmerg bestaat uit cervicale, thoracale, lumbale en sacrale regio's. In transversale secties wordt het ruggenmerg getypeerd door centraal gelegen grijze stof, omringd door witte stof. In de grijze stof monden afferente zenuwen uit aan de rugzijde (dorsaal) van het ruggenmerg in de *dorsale hoorn*, terwijl efferente zenuwen het ruggenmerg verlaten aan de buikzijde (ventraal) in de *ventrale hoorn*. De witte stof bestaat voornamelijk uit de projecties van zenuwcellen, die zowel opstijgende als afdalende zenuwbanen naar de hersenen vormen. Deze zenuwbanen brengen zowel informatie vanuit de periferie naar de hersenen als vice versa.

De hersenstam

Het ruggenmerg is verbonden met de hersenstam, welke bestaat uit de *medulla oblongata*, *pons* en *middenhersenen*. De hersenstam functioneert als een belangrijk communicatie- en integratiestation tussen het ruggenmerg, cerebrum en cerebellum en oefent een belangrijke invloed uit op de regulatie van vitale lichaamsfuncties, zoals ademhaling, bloeddruk en lichaamstemperatuur, waardoor schade aan de hersenstam vaak levensbedreigend is. Op basis van deze basale functies is de hersenstam vanuit evolutionair perspectief het oudste en het meest geconserveerd gebleven. De hersenstam beïnvloedt ook de spieren van het gezicht, nek en ogen via onder andere de craniale zenuwen van het PZS. Ten slotte bevat de hersenstam, en dan voornamelijk de middenhersenen en de pons, een aantal nuclei die belangrijk zijn in de regulatie van onder andere emoties, alertheid, opwinding en motivatie. Deze nuclei projecteren naar bijna alle hersengebieden en worden later verder besproken.

Het diencephalon

Boven de middenhersenen van de hersenstam bevindt zich de *thalamus*, de grootste structuren van het diencephalon, met één thalamus in linker en één thalamus in de rechter hemisfeer. De linker en rechter thalamus bestaan uit een verzameling van tientallen gespecialiseerde nuclei die fungeren als een doorgeefstation van prikkels uit de periferie naar de cortex. Ook interacties tussen corticale gebieden onderling en verbindingen tussen de hersenstam en de cortex lopen in veel gevallen via de thalamus. Het is dan ook een complexe structuur waarvan nog veel onbekend is.

Onderaan de thalamus ligt de *hypothalamus* ('hypo' betekent 'onder') die een belangrijke rol speelt in de regulatie van lichamelijke homeostase. De hypothalamus integreert daartoe sensorische met contextuele informatie vanuit onder andere de cortex en subcorticale structuren, en beïnvloedt tal van systemen die bij homeostase van lichamelijke en mentale functies betrokken zijn. Zo is de hypothalamus sterk verbonden met het somatomotorische systeem en het autonome zenuwstelsel, en nauw verbonden met de *hypofyse*, die diverse hormonen uitscheidt van belang voor de homeostase en reproductie.

Het cerebrum

Boven de hersenstam en het diencephalon vinden we het *cerebrum* (grote hersenen). Het cerebrum bestaat uit twee, nagenoeg symmetrische, hemisferen, die de sensorische en motorische functies van de contralaterale zijde van het lichaam reguleren. In tegenstelling tot het ruggenmerg, wordt het cerebrum gekarakteriseerd door een centraal gelegen witte stof, dat omringd wordt door de grijze stof van de cerebrale schors, of cortex. In het buitenste gebied, de neocortex, liggen de neuronen strak geordend in zes lagen, waarbij er zowel horizontale (tussen neuronen van dezelfde laag) als verticale (tussen verschillende lagen) connecties zijn. Verder bestaat de cortex uit *sulci* (groeven) en *gyri* (windingen). De ligging van de meest voorname sulci en gyri vormt onder meer een functionele scheiding tussen verschillende delen van de cortex, de hersenkwabben, welke redelijk identiek georganiseerd zijn in verschillende individuen. De vier hersenkwabben (en de insula daaronder) zijn afzonderlijk geassocieerd met de volgende specifieke functies:

- de frontale kwab herbergt de hogere cognitieve functies zoals planning en probleemoplossing;
- de pariëtale kwab is met name van belang bij het verwerken van sensorische informatie zoals pijn en tast;
- de occipitale kwab speelt een essentiële rol in het verwerken van visuele informatie;
- de temporale kwab is gerelateerd aan gehoor, reuk, taal, emotie en geheugen;
- de insula, een deel van de cortex verscholen onder de frontale, pariëtale en temporale kwab, is onder meer betrokken bij smaak en somatorsensorsiche functies zoals pijn en walging.

Subcorticale structuren zijn (zoals hun naam impliceert) gelegen onder de cerebrale cortex.

De globus pallidus, de nucleus subthalamicus en het striatum, wat verder wordt onderverdeel in de nucleus caudatus en het putamen. Deze structuren vormen samen met de substantia nigra een circuit dat de basale ganglia genoemd wordt (zie verder). De structuren van de basale ganglia bevinden zich, anatomisch gezien, naast de thalamus en zijn sterk met elkaar verbonden. Ze spelen een belangrijke rol bij de controle van beweging en bij specifieke cognitieve processen.

Helemaal onderaan in de cerebrale hemisfeer ligt de hippocampus. Deze structuur is essentieel betrokken bij verschillende belangrijke functies, zoals het geheugen en leerprocessen, en tevens bij de regulatie van stress en emotionele reacties. Talloze hersenfuncties zijn afhankelijk van de hippocampus voor het leveren van contextuele (zoals plaats, tijd en eerdere gebeurtenissen) informatie.

Aan de voorzijde van de hippocampus bevindt zich de amygdala, die emotionele,

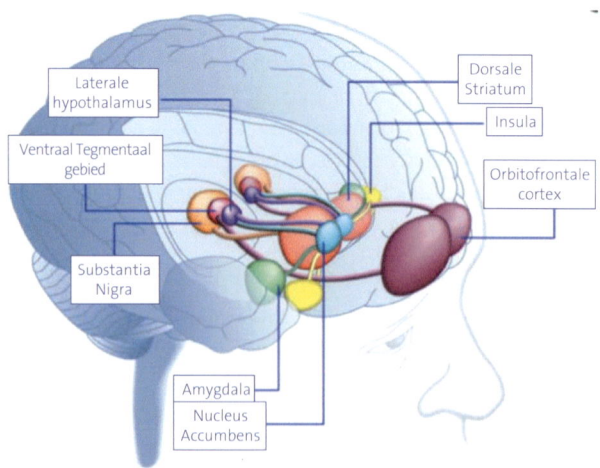

Figuur 2 Belangrijke subcorticale structuren plus de orbitogrontale cortex.

zintuiglijke en hogere cognitieve informatie integreert. Via connecties met corticale gebieden, de thalamus, hypothalamus en de hippocampus, is de amygdala een centrale speler in de perceptie en verwerking van emoties zoals angst, en beïnvloedt fysiologische processen zoals de stressrespons, maar is daarnaast ook betrokken bij het maken van plannen en het nemen van beslissingen.

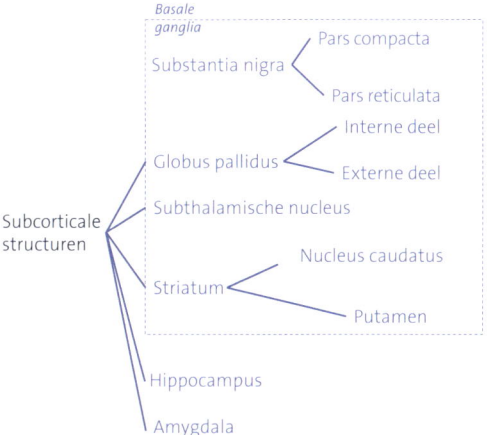

Figuur 3 Schematische weergave van de subcorticale structuren

Het cerebellum

Tussen de hersenstam en de occipitale kwabben van het cerebrum liggen de kleine hersenen, het *cerebellum*. Via vezelbundels en nuclei in de hersenstam ontvangt het cerebellum voornamelijk informatie vanuit diverse gebieden van de cerebrale cortex. Cerebellaire nuclei projecteren zelf naar schakelcentra in de hersenstam, de thalamus en de motor cortex, maar ook naar onder andere de prefrontale en pariëtale cortex. Lange tijd werd het cerebellum vooral een rol toebedeeld bij de controle van beweging, evenwicht en bepaalde cognitieve functies met motorische componenten. Recente bevindingen wijzen er echter op dat emotieregulatie, aandacht en werkgeheugen door het cerebellum beïnvloed worden. Gezien het feit dat de kennis hieromtrent nog relatief schaars is zal deze structuur verder in dit boek nog slechts zelden ter sprake komen.

Hersencellen en prikkeloverdracht
Het neuron

Neuronen, of zenuwcellen, zijn de belangrijkste functionele eenheden van de hersenen. Het zenuwstelsel bestaat uit talloze soorten zenuwcellen, verschillend in onder andere grootte, vorm, functie en type neurotransmitter. Ondanks deze grote verscheidenheid vertonen alle zenuwcellen een vergelijkbare functionele organisatie, die grofweg uit vier onderdelen bestaat.

- Het cellichaam beschikt over een celkern, die de opslagplaats vormt van de genetische informatie die ten grondslag ligt aan het overleven van de zenuwcel. Daarnaast omvat het cellichaam diverse organellen, zoals het (glad) endoplasmatisch reticulum en Golgi apparaat, die bijdragen aan het vertalen van de genetische code naar buikbare eenheden (eiwitten), en mitochondriën, die cruciaal zijn voor de energievoorziening van de cel.

- Dendrieten zijn relatief korte uitlopers die informatie ontvangen van andere neuronen. Deze informatie wordt door de dendriet verwerkt en verzonden naar het cellichaam.
- Het axon geleidt vervolgens de informatie in de vorm van elektrische potentialen over lange afstanden naar de synaps. Naar het einde toe vertakt het axon. Axon eindknopjes zijn de eindpunten van een axon vertakking. Hier wordt de elektrische informatie omgezet in een chemisch signaal via het afgeven van neurotransmitters. Een doorsnee zenuwcel bestaat uit vele dendrieten in combinatie met een enkel axon, dat zich een groot aantal keer vertakt. Via dendrieten zijn neuronen in staat is om talloze signalen van meerdere zenuwcellen te integreren. Deze informatie wordt via het axon en diens vertakkingen doorgespeeld naar dendrieten van opnieuw een groot aantal cellen.
- Het schakelstation waar informatie wordt doorgegeven is de synaps: Hier liggen axon eindknopjes van het presynaptisch neuron tegen kleine uitsteekseltjes van dendrieten (dendritische spines) van het postsynaptisch neuron. De smalle ruimte tussen beide is de synaptische spleet.

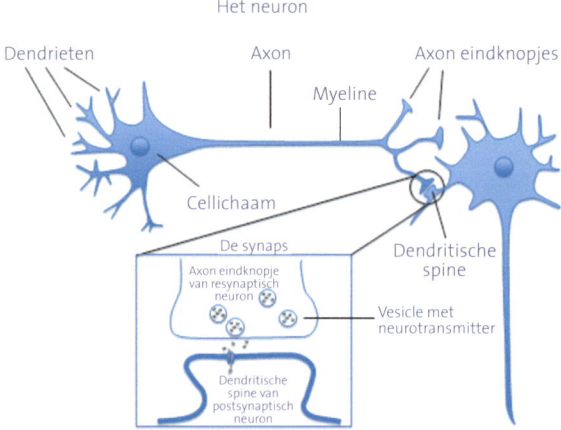

Figuur 4 Schematische opbouw van een zenuwcel

Gliacellen

Naast neuronen heeft het brein verscheidene neurale celtypen, de (neuro)gliacellen. De gliacellen overtreffen de zenuwcellen in aantal. Ze hebben voornamelijk een ondersteunende functie maar kunnen ook actief deelnemen aan neurale informatieoverdracht. Er zijn vier klassen gliacellen te onderscheiden.

Astrocyten zijn:
- van belang gedurende de embryonale ontwikkeling, waarin zij de voorlopercellen van neuronen vormen en neurale migratie ondersteunen;
- onderdeel van de bloed-hersenbarrière;
- regulatoren van neurale activiteit, connectiviteit en exciteerbaarheid.

Oligodendrocyten en Schwann cellen zijn:
- verantwoordelijk voor het aanbrengen van myeline (een vetachtig isolatiemateriaal), rondom respectievelijk centraal en perifeer gelegen axonen. Doordat kleine segmenten van axonen vrij blijven van myeline (knopen van Ranvier), vindt

elektrische geleiding sprongsgewijs plaats, wat de snelheid van impulsgeleiding verhoogt.
Microglia:
- bestrijden infecties van het centrale zenuwstelsel;
- ondersteunen het herstel van het hersenweefsel na schade.

Neurotransmissie

Neuronen zijn in staat om (chemische) informatie, verkregen uit de omgeving, over lange afstanden te vervoeren in de vorm van elektrische impulsen. Deze elektrische impuls, of *actiepotentiaal*, ontstaat bij het cellichaam aan het begin van het axon, ook wel de *axon hilus* genoemd, en verspreidt zich naar een synaps aan het uiteinde van het axon. Hier veroorzaakt het elektrisch signaal de afgifte van neurotransmitters. De neurotransmitters verspreiden zich in de synaps en prikkelen receptoren aan de dendrieten van het postsynaptisch neuron. Afhankelijk van het type neurotransmitter en receptor kan in dit neuron een nieuw actiepotentiaal worden opgewekt en wordt het elektrisch signaal doorgegeven of wordt het postsynaptisch neuron geremd. De combinatie van elektrische prikkelgeleiding over het axon en chemische prikkeloverdracht via de synaps is de basis van neurotransmissie. Beide processen zijn aangrijpingspunten voor farmacologische stoffen om neuronale communicatie te beïnvloeden en worden hieronder in meer detail besproken.

Elektrische impulsgeleiding

De elektrische prikkelbaarheid van neuronen komt voort uit een sterke ionische gradiënt tussen de extra- en intracellulaire omgeving. De intracellulaire omgeving, bestaande uit het waterige cytosol, wordt van de extracellulaire omgeving gescheiden door een membraan van vetten (fosfolipiden). Ionen kunnen enkel door het celmembraan migreren via specifieke membraaneiwitten zoals ionkanalen, transporters en pompen. Door selectief transport van ionen blijkt, in rusttoestand, de extracellulaire omgeving relatief hoge concentraties natrium en chloride te bevatten, terwijl het cytosol juist rijk is aan kalium. Dit resulteert in een relatief negatief membraanpotentiaal (-65 mV) ten opzichte van de omgeving. Wanneer het neuron geprikkeld wordt verandert de doorlaatbaarheid van ionen en wordt de membraanpotentiaal minder negatief. Vanaf een bepaalde drempelwaarde (-50 mV) gaan spanningsafhankelijke natriumkanalen helemaal open. Natrium stroomt de cel in en de membraanpotentiaal wordt positief (depolarisatie): er ontstaat een actiepotentiaal. Naburige spanningsafhankelijke natriumkanalen voelen de verandering in spanning en gaan zich eveneens openen waardoor de actiepotentiaal over het axon verspreidt. Depolarisatie is een omkeerbaar proces en neemt slechts milliseconden in beslag: naast het openen van de natriumkanalen zorgt de depolarisatie ook voor het openen van de tragere, voltage-gereguleerde kaliumkanalen. Door het openen van de kaliumkanalen, stroomt kalium uit het neuron naar de extracellulaire omgeving. Tezamen met het inactiveren van natriumkanalen zorgt dit uiteindelijk voor herstel van het oorspronkelijke, negatieve membraanpotentiaal. In werkelijkheid daalt de membraanpotentiaal door de *repolarisatie* eerst tot beneden de rustpotentiaal. Gedurende deze periode van hyperpolarisatie kunnen geen actiepotentialen verwekt worden of ligt de drempelpotentiaal voor de actiepotentiaal hoger. De oorspronkelijke membraanpotentiaal wordt uiteindelijk terug verkregen door het actief herverdelen van natrium en kalium door de natrium-kalium pomp.

Neurale impulsgeleiding fungeert volgens een alles-of-niets principe en is onafhankelijk van de intensiteit van de actiepotentiaal: wanneer de membraanpotentiaal de drempelwaarde overstijgt wordt een actiepotentiaal geïnitieerd die over de gehele lengte van het axon op volle sterkte propageert.

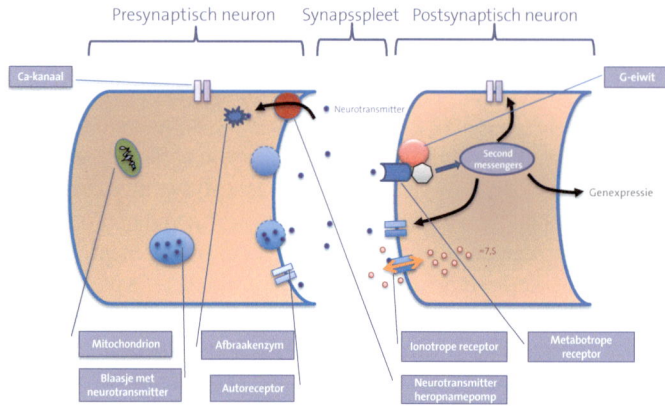

Figuur 5 Schematisch overzicht van de synaps, chemische neurotransmissie en type receptoren

Chemische neurotransmissie

Eenmaal aangekomen in de synaps worden de elektrische impulsen vertaald naar een chemisch signaal in de vorm van een neurotransmitter. Neurotransmitters worden in de *presynaps* gesynthetiseerd (met uitzondering van de peptide hormonen, waarvan de productie in het cellichaam plaatsvindt) en worden opgeslagen in kleine blaasjes. Zodra de actiepotentiaal het uiteinde van axon bereikt worden voltage-gereguleerde calciumkanalen geactiveerd en stroomt calcium de zenuwcel in. Naar aanleiding van dit signaal laat de synaps de neurotransmitters vrij door middel van *exocytose*: de neurotransmitterblaasjes smelten samen met het celmembraan aan de zogenaamde *active zone*, waardoor diens inhoud wordt vrijgelaten in de smalle ruimte tussen de pre- en postsynaps. Uiteindelijk hechten de neurotransmittermoleculen zich aan de receptoren van het aangrenzende *postsynaptisch neuron*. In aanvulling op het postsynaptische membraan bevat de presynaps ook enkele receptoren, welke feedbackmechanismen ondersteunt voor neurotransmittersynthese en -release. Ten slotte is het presynaptische membraan verrijkt met neurotransmittertransporters, die de vrijgelaten neurotransmitters terug transporteren naar het cytosol om gerecycled te worden.

Neurotransmitter-receptoren zijn eiwitstructuren die het celmembraan overspannen. Aan het extracellulaire deel bevindt zich een neurotransmitter bindingsplaats. Als een neurotransmitter hierop bindt (receptorstimulatie) leidt dat tot veranderingen in de receptor en volgt een signaal via het intracellulaire deel. Er zijn twee typen neurotransmitter-receptoren, die elk een ander soort signaal geven.

- *Ionotrope* receptoren zijn ligand-gereguleerde ionkanalen, waarvan stimulatie leidt tot het zeer snel openen of sluiten van het respectievelijke ionkanaal. Ze bestaan meestal uit een combinatie van vier of vijf subunits die samen de eigenschappen van het ionkanaal bepalen.
- *Metabotrope* receptoren zijn gekoppeld aan zogenaamde G-eiwitten en hebben

modulerende effecten op lange termijn. Stimulatie van een metabotrope receptor activeert G-eiwitten aan de intracellulaire zijde, wat resulteert in de synthese van een tweede boodschappermolecule of *second messenger*. Deze zetten een cascade van biochemische reacties in gang, wat uiteindelijk leidt tot modulatie van de activiteit van ionkanalen, andere receptoren, enzymen en transcriptiefactoren. Sommige second messengersystemen zijn bijvoorbeeld betrokken bij de regulatie van het cytoskelet en genexpressie. Op deze manier dragen second messengersystemen bij aan talloze neurale processen, zoals het bepalen van neurale exciteerbaarheid en de sterkte van synaptische verbindingen. Deze processen vormen niet alleen de grondslag van hersenontwikkeling maar zijn ook essentieel in processen als leren en geheugen.

Afhankelijk van het type neurotransmitter en receptor worden na vrijlating van de neurotransmitters vanuit de presynaps diverse (korte en lange termijn-)processen in werking gezet in de postsynaps. Zo kunnen *exciterende* neurotransmitters depolarisatie teweegbrengen in de ontvangende zenuwcel door natriumkanalen te openen en daarmee influx van natrium te reguleren. In tegenstelling tot exciterende neurotransmitters veroorzaken *inhiberende* neurotransmitters juist hyperpolarisatie door de instroom van negatief geladen chloride ionen te ondersteunen. *Glutamaat* en *acetylcholine* zijn de meest voorkomende exciterende neurotransmitters in respectievelijk het CZS en PZS, terwijl *gamma-aminoboterzuur* (GABA) en *glycine* de meest gebruikelijke inhiberende neurotransmitters zijn. De effecten van neurotransmitters, zoals *dopamine* en *serotonine*, zijn meer gevarieerd en kunnen zowel een exciterende als inhiberende werking hebben, afhankelijk van het type receptor. Het uiteindelijke netto-effect op de postsynaps is niet afhankelijk van de invloed van één enkele presynaps maar van de som van vele exciterende en/of inhiberende potentialen. Doorgaans ontvangt het cellichaam, via de dendrieten, informatie van verschillende neuronen. Indien de combinatie van signalen de drempelpotentiaal overstijgt ontstaat een actiepotentiaal in het eerste segment van het axon.

Uiteindelijk wordt het neurotransmittersignaal afgebroken via één of meerdere mogelijkheden:
- de neurotransmitter diffundeert weg uit de smalle ruimte tussen de pre- en postsynaps;
- of wordt afgebroken door enzymen;
- of wordt heropgenomen door presynaptische transporters.

De twee laatstgenoemde mechanismen vormen het aangrijpingspunt van vele therapieën. Zo worden bijvoorbeeld cognitieve symptomen bij mensen met dementie van het Alzheimer-type behandeld (althans deels) door remming van de enzymatische afbraak van acetylcholine, en kunnen depressieve symptomen bij mensen met een depressiesyndroom behandeld worden door medicijnen die de presynaptische serotonine-heropname blokkeren. In beide gevallen wordt de werkingsduur van de desbetreffende neurotransmitter verlengd door de medicatie.

Neurotransmitters

Samengevat verloopt chemische neurotransmissie via neurotransmitters in vier stappen:
1. synthese van de neurotransmitter en opslag in presynaptische vesicles;
2. afgifte van de neurotransmitter in de synaps door een actiepotentiaal;

3. binding van de neurotransmitter met postsynaptische receptoren;
4. verwijderen van de neurotransmitter uit de synaptische spleet door heropname in de presynaps of door enzymatische afbraak.

Elke neurotransmitter heeft een unieke set van aanmaak- en afbraakenzymen, transporteiwitten en receptoren. Tientallen neurotransmitters zijn intussen beschreven. De belangrijkste zijn onder te verdelen in aminozuur, amine en peptide neurotransmitters.

Aminozuurneurotransmitters
Glutamaat

Glutamaat wordt vooral geproduceerd uit glutamine door het enzym glutaminase. Glutamaat heeft drie groepen ionotrope receptoren: AMPA, NMDA en kainaat-receptoren (elk genoemd naar de scheikundige stof waarmee ze initieel gekarakteriseerd werden). Vooral AMPA- en NMDA-receptoren verzorgen de excitatoire neurotransmissie in de hersenen. Beide zijn doorlaatbaar voor natrium en kalium maar de NMDA-receptor ook voor calcium. De werking van NMDA wordt deels gemoduleerd door glycine. Bij binding met glutamaat gaan de AMPA-receptoren open en ontstaat depolarisatie door instroom van natrium. Glutamaat stimuleert ook de NDMA-receptoren maar deze worden pas helemaal actief wanneer simultaan depolarisatie plaatsvindt. De instroom van calcium via NMDA-receptoren veroorzaakt veranderingen via intracellulaire signaalcascades en genexpressie. Vandaar dat AMPA- en NMDA-receptoren vaak samen voorkomen: AMPA exciteert het neuron en NMDA versterkt het signaal en beïnvloedt de fysiologische eigenschappen. Deze receptoren zijn dan ook nauw betrokken bij onder andere hersenplasticiteit in leren en geheugen. Er zijn ook drie groepen van metabotrope glutamaatreceptoren met in totaal acht subtypes (mGluR$_{1-8}$). Zoals eerder uitgelegd veranderen deze de eigenschappen van het neuron, via veranderingen van activiteit van ionkanalen door het aan of uitzetten van intracellulaire signaalcascades. Glutamaat wordt uit de synaps verwijderd door heropname in het presynaptisch neuron of in naburige astrocyten via excitatoire aminozuurtransporters (EAAT's). Astrocyten zetten glutamaat om naar glutamine, wat weer wordt doorgegeven aan het presynaptisch neuron voor glutamaatsynthese. Deze glia zijn dus belangrijke spelers om de glutamaterge neurotransmissie te waarborgen.

GABA en glycine

GABA (gamma-aminoboterzuur) en glycine zijn de belangrijkste inhiberende neurotransmitters in het centrale zenuwstelsel. GABA wordt gesynthetiseerd uitgaande van glutamaat door het enzym glutamaat-decarboxylase (GAD). Er zijn twee ionotrope (GABA$_a$ en GABA$_c$) en één metabotrope receptor (GABA$_b$). De iontrope GABA-receptoren zijn doorlaatbaar voor negatieve chloride-ionen. Bij stimulatie met GABA stroomt chloride de cel in, wat leidt tot hyperpolarisatie, d.w.z de membraanpotentiaal wordt nog meer negatief. Het wordt dus moeilijker om de drempelwaarde voor een actiepotentiaal te bereiken en aldus ontstaat het inhiberend effect van GABA op neurotransmissie. Ook stimulatie van de metabotrope GABA$_b$-receptor leidt tot hyperpolarisatie via modulatie van kalium en calciumkanalen. Het signaal van GABA wordt gestopt door heropname in het presynaptisch neuron en omliggende glia via de GABA-transporter (GAT).

Glycine-receptoren zijn eveneens ligand-gereguleerde chloridekanalen. Na vrijstelling wordt glycine snel heropgenomen door glycine transporters.

Amineneurotransmitters

Amine-neurotransmitters, ook wel biogenische amines of monoamines genoemd, worden geproduceerd uit aminozuren. Dit gebeurt in verschillende enzymatische stappen, waarvoor één enzym meestal bepalend is. Ze vormen een belangrijk aangrijpingspunt voor de farmacologische behandeling van diverse psychiatrische syndromen. Dopamine, noradrenaline en adrenaline vormen de subgroep catecholamines. (Zie hierna.)

Serotonine

Serotonine (5-hydroxy-tryptamine, vandaar afgekort met 5-HT) wordt geproduceerd uit tryptofaan (onder andere verkregen uit voeding). Het belangrijkste enzym hierbij is tryptofaanhydroxylase. Er zijn tot op heden zeven verschillende serotonine receptoren geïdentificeerd ($5HT_{1-7}$) met sommige nog verschillende subtypes. Op één uitzondering na ($5\text{-}HT_3$) zijn het metabotrope receptoren. Serotonine wordt uit de synaps verwijderd door presynaptische heropname via de serotoninetransporter (5-HTT) en wordt binnen in de cel afgebroken door monoamine oxidase (MAO)-A. De 5-HTT wordt gezien als de belangrijkste regulator van serotonine in de synaps en heeft dan ook een grote invloed op de serotonerge neurotransmissie.

Histamine

Histamine wordt, uitgaande van histidine, geproduceerd door decarboxylase. Het heeft drie metabotrope receptoren (H_{1-3}) en wordt afgebroken door MAO-histamine methyltransferase.

Dopamine

Dopamine heeft tyrosine als uitgangsstof (precursor). Tyrosine hydroxylase zet tyrosine om in L-DOPA wat verder door L-aromatisch aminozuur decarboxylase gemetaboliseerd wordt tot dopamine. Dopamine heeft 5 receptoren (D_{1-5}), alle van het metabotrope type. Het verwijderen van dopamine uit de synaps is afhankelijk van het hersengebied. In de prefrontale cortex gebeurt dit voornamelijk via dopamine-afbraak door catechol-O-methyl transferase (COMT), terwijl in het striatum dopamine snel wordt heropgenomen via de dopamine transporter (DAT). Dopamine wordt verder ook door MAO afgebroken.

Noradrenaline

Noradrenaline heeft dopamine als precursor, waarbij dopamine-β-hydroxylase het belangrijkste enzym in het synthese proces is. Adrenaline wordt geproduceerd uit noradrenaline. Beide neurotransmitters delen twee metabotrope receptoren: de α- en β-adrenerge receptor (AR). Ook de heropname, via de noradrenaline transporter (NAT), en afbraak, door MAO en COMT, zijn gemeenschappelijk voor noradrenaline en adrenaline.

Acetylcholine

Deze neurotransmitter, de eerste die ontdekt werd, is samengesteld uit acetyl co-enzym A en choline door choline acetyltransferase (CAT). Actylcholine (ACh) bindt met 2 groepen receptoren: ionotrope nicotine ACh-receptoren (nAChR, zo genoemd omdat ze ook nicotine binden) en metabotrope muscarine ACh-receptoren (mAChR, deze receptoren worden ook geactiveerd door muscarine). De nAChR is excitatoir en bestaat uit een combinatie van vijf subunits, waarvan er vijf types zijn (α_{1-10}, β_{1-4}, γ, δ en ε). ACh bindt met de α-subunits. In de spieren worden de α-subunits gecombineerd met de andere vier types maar de neuronale nAChR is samengesteld uit enkel α- en β-subunits. Van de mAChR bestaan er eveneens vijf types (M_{1-5}) die meestal een remmend effect hebben. Het signaal van ACh in de synaps wordt gestopt door het krachtig enzym acetylcholine-esterase (AChE) dat geconcentreerd in de synaps aanwezig is en zeer snel ACh afbreekt.

Peptideneurotransmitters

Peptiden zijn korte ketens van maximaal 100 aminozuren. Tientallen van dergelijke peptiden hebben neurotransmitter-eigenschappen en beïnvloeden neuronale activiteit en exciteerbaarheid. Meestal worden ze samen met andere neurotransmitters uitgescheiden. Een belangrijke groep zijn de endogene opioïden, onderverdeeld in endorfines, enkefalines en dynorfines. Deze komen wijdverspreid voor en zijn vooral bekend voor hun rol in de verwerking van pijnprikkels maar beïnvloeden onder andere ook emoties en motivatiegedrag. Andere voorbeelden zijn CRH (zie hoofdstuk Stress), adrenocorticotropine en oxytocine. Sommige van deze peptiden fungeren ook als hormoon en kunnen uiteenlopende effecten hebben op andere organen.

Overige neurotransmitters

Verder zijn er nog andere stoffen die als co-transmitter fungeren, of neurotransmissie beïnvloeden. De belangrijkste hiervan zijn:
- *endocannabinoïden;* lipiden die cannabinoïde receptoren (waar ook de actieve stoffen van cannabis aan binden) stimuleren; endocannabinoïden worden uitgescheiden door postsynaptische neuronen en moduleren de activiteit van presynaptische eindknopjes, een proces dat retrograde signalering wordt genoemd;
- ATP: wordt meestal met andere neurotransmitters uitgescheiden en moduleert post-synaptische reacties;
- gassen zoals stikstofoxide (NO): beïnvloeden second messenger-cascades en verzorgen ook retrograde signaaltransmissie.

Neurotransmittersystemen

De verscheidenheid aan neurotransmitters en de effecten die ze uitoefenen reflecteren de complexiteit van de regulatie van cognitieve processen, emoties en gedrag. We kunnen bepaalde hersenfuncties dus niet zomaar aan specifieke neurotransmitters koppelen. Bovendien, in tegenstelling tot wat men lang veronderstelde, kunnen neuronen gebruik maken van meer dan één neurotransmitter, een fenomeen dat co-transmissie genoemd wordt. Anderzijds zijn er een aantal neurotransmittersystemen te onderscheiden op basis van de locatie van de cellichamen en de meest prominente neurotransmitter die ze produceren.

Het gros van de neuronen gebruikt glutamaat, GABA of acetylcholine. Interacties tussen het glutamaat en het GABA-systeem verzorgen de belangrijkste hersenfuncties zoals het analyseren, verwerken en integreren van informatie. Het motorisch acetylcholinesysteem staat in voor het effectueren van de gegenereerde output, door het aansturen van de skeletspieren of het glad spierweefsel in organen en bloedvaten (via respectievelijk het somato-motorisch en het autonome zenuwstelsel). De activiteit van deze systemen staat niet op zichzelf maar moet afgestemd worden aan de interne en externe eisen waarmee het individu geconfronteerd wordt. Hiervoor heeft het brein een set van regulerende systemen die de werking van diverse hersengebieden tegelijkertijd kunnen beïnvloeden. Men omschrijft ze dan ook vaak als de *diffuse modulerende systemen*, waarvan het acetylcholine, het serotonine-, het dopamine- en het noradrenalinesysteem de belangrijkste zijn. Deze systemen reguleren autonome functies (bijvoorbeeld ademhaling) maar ook de activiteit van corticale gebieden, de thalamus en de subcorticale structuren. Hun effecten zijn modulerend van aard door het beïnvloeden van de exciteerbaarheid of het synchroniseren van de activiteit van structuren. Zo kunnen ze de intensiteit en prioriteit van informatieverwerking regelen. Verder zijn ze essentieel voor leerprocessen, het geheugen, de motivatie en het reguleren van emoties en stressreacties. De cellulaire organisatie van de diffuse modelerende systemen is helemaal op hun functie afgestemd. De cellichamen van elk systeem liggen gegroepeerd in kernen in de hersenstam, waar sensorische en (sub)corticale informatie geïntegreerd worden. Van daaruit projecteren ze naar zowat het hele brein. Herinner je ook dat de receptoren van deze systemen vooral van het metabotrope type zijn en hun signaal dus vooral modulerend is. Gezien hun regulerende en modulerende karakter zijn deze systemen belangrijke aangrijpingspunten voor psychofarmaca.

Het glutamaat- en GABA-systeem

Glutamaterge neuronen zijn vooral te vinden in de cerebrale cortex, de thalamus en de hippocampus. Het zijn projectieneuronen: vanuit de cortex projecteren glutamaterge neuronen naar:
- het striatum, zowel naar het dorsale gebied (putamen en nucleus caudatus) als naar het ventrale gebied (waar de nuclues accumbens ligt);
- de thalamus, waar de projecties de verwerking van sensorische informatie beïnvloeden;
- de hersenstam, vooral naar de centra van de monoaminerge neuronen (zie verder), waar deze projecties de invloed van de cortex op de activiteit van de monoamine systemen beïnvloedt;
- andere corticale gebieden.

De thalamus heeft glutamaterge projecties naar de cortex, vooral voor de corticale verwerking van sensorische informatie.

In de hippocampus vormen verschillende groepen glutamaterge neuronen een intra-hippocampaal circuit dat belangrijk is bij geheugenprocessen. Eén van de mechanismen hierbij is het eerder beschreven samenspel tussen AMPA- en NMDA-receptoren, wat leidt tot versterking van synaptische connecties en een toegenomen glutamaterge transmissie. De glutamaterge projecties vanuit de hippocampus bereiken vooral de nucleus accumbens, de thalamus en hypothalamus en verschillende (prefrontale) corticale gebieden.

Verder zijn er ook in de hersenstam en het cerebellum glutamaterge neuronen aanwezig.

GABA-erge neuronen kunnen in twee groepen verdeeld worden:
- GABA-erge *interneuronen*, gekenmerkt door korte extensies qua dendrieten en axonen, verzorgen doorheen de hersenen lokale inhibitie; deze neuronen regelen (inhiberen) in feite de activiteit van nabijgelegen glutamaterge cellichamen in corticale gebieden, subcorticale structuren, de hersenstam en het ruggenmerg;
- GABA-erge *projectieneuronen*, die onder andere te vinden zijn in het striatum (in-

clusief de nucleus accumbens), de globus pallidus en de Purkinje cellen van het cerebellum.

Het is van belang om in te zien dat de wisselwerking tussen exciterende glutamaterge en inhiberende GABA-erge neuronen complexe schakelingen tussen structuren mogelijk maakt. Glutamaterge projecties kunnen door aan te grijpen op lokale interneuronen de doelstructuur juist afremmen. Anderzijds, een structuur die geremd wordt door een groep GABA-erge projecties, kan geactiveerd worden door deze laatste te remmen met andere GABA-erge neuronen. Dit noemt men *disinhibitie*, en wordt in neuronale schakelingen vaak gezien.

Het noradrenalinesysteem

De bron van noradrenaline in het brein is de *locus coeruleus* in de pons. Neuronen in deze hersenstructuur projecteren voornamelijk naar de cerebrale cortex, het limbische systeem, de thalamus en de hypothalamus. Ze spelen een rol bij aandacht, alertheid en geheugenprocessen. Verder is noradrenaline vooral een regulator van *arousal* (een algemene, licht verhoogde activatietoestand van de hersenen en het autonome zenuwstelsel). Het verhoogt de responsiviteit van de hersenen op binnenkomende stimuli, zodat hierop sneller, intenser en efficiënter kan gereageerd worden.

Het serotoninesysteem

De serotonerge neuronen liggen gegroepeerd in een reeks van raphekernen in de hersenstam, en hebben diffuse projecties naar het hele brein. De functies die aan serotonine worden toegekend zijn uiterst divers. Voor de psychiatrie is vooral de rol van serotonine in stemmingsregulatie, emotieverwerking en agressief gedrag van belang.

Het dopaminesysteem

Dopaminerge projecties zijn strakker georganiseerd (figuur 6). De neuronen liggen verspreid over verschillende kernen, met als belangrijkste de substantia nigra en het ventrale tegmentum gebied (VTA) in de middenhersenen, en de hypothalamus:
- de nigro-striatale projectie: van substantia nigra naar striatum; speelt een rol in het initiëren en versterken van beweging;
- de mesolimbische projectie: van VTA naar het limbische systeem (zie verder); deze projectie is belangrijk bij motivatie en het beloningsgevoel en zorgt ervoor dat belonend gedrag versterkt wordt;
- mesocorticale projecties: VTA naar de cortex; beïnvloeden vooral executieve functies die geassocieerd worden met de prefrontale cortex zoals plannen en werkgeheugen;
- tubero-infundibulaire projectie: waarvan de neuronen in de hypothalamus liggen; ze projecteren naar de hypofyse en reguleren de prolactine-afgifte.

Opmerkelijk is dat dopamine zowel een stimulerende als inhiberende werking uitoefent, afhankelijk van het type receptor.

Het acetylcholinesysteem

Cholinerge neuronen in de hersenstam bevinden zich in de pontomesencephalotegmentaal complex. Ze projecteren vooral naar de thalamus, waar acetylcholine (net zoals serotonine en noradrenaline) de exciteerbaarheid van de sensorische schakelneuronen reguleren. Een tweede groep cholinerge neuronen ligt verspreid over verschil-

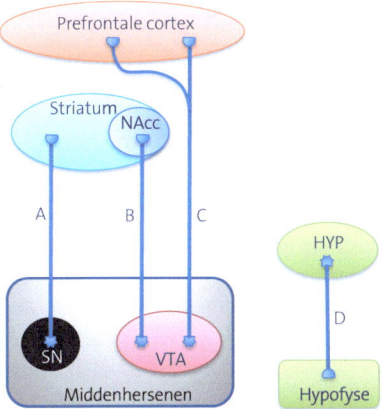

Figuur 6 Vier dopaminerge projectiebanen
A: Nigrastriatale projectie, B: Mesolimbische projectie, C: Mesocorticale projectie, D: Tubero-infundibulaire projectie.
HYP = Hypothalamus. NAcc = Nucleus accumbens. SN = Substantia nigra.
VTA = Ventraal tegmentum.

lende kernen in de voorhersenen. De projecties hiervan beïnvloeden de cortex en de hippocampus en spelen een rol bij geheugenprocessen.

Hersencircuits bepalend voor gedrag, emoties en bewegingen

De hierboven beschreven hersenstructuren hebben allemaal hun eigen specifieke eigenschappen en functies in het reguleren van emoties, leren, bewegen en gedrag. Deze eigenschappen zijn echter niet specifiek gerelateerd aan één *nucleus* (kern) of hersengebied. Ze komen voort uit het samenspel (wederzijde beïnvloeding) van verscheidene structuren. Deze structuren hoeven niet noodzakelijk geheel sensorisch of motorisch van aard te zijn, maar kunnen ook modulerende functies uitoefenen. Deze modulerende eigenschap hangt vaak nauw samen met de chemische stoffen die deze structuren als communicatiemiddel gebruiken, zoals noradrenerge, serotonerge en cholinerge neurotransmitters. Deze stoffen kunnen zowel een stimulerende als remmende werking op hersencircuits uitoefenen, en daarmee de resultante van de emotie, beweging of gedrag beïnvloeden.

Hieronder bespreken we de meest belangrijke breincircuits en -systemen, die verbonden zijn met bepaalde emoties en gedragingen.

Het limbisch systeem

Het limbisch systeem bevindt zich in het middengebied van het cerebrum, bestaande uit zowel corticale gebieden, zoals de cingulate gyrus en delen van de prefrontale cortex, als dieper gelegen subcorticale structuren, zoals de hippocampus, de *corpora mamillaria*, de hypothalamus en de amygdala. De algemene rol van het limbisch systeem is vooral gericht op de sturing van emoties (onder andere agressie), die zowel gerelateerd zijn aan basale behoeften als aangeleerd kunnen zijn. Daarnaast speelt het limbisch systeem ook een belangrijke rol bij de werking van het geheugen en de reuk. Door de wederzijdse verbindingen tussen de corticale gebieden en de subcorticale structuren is er wisselwerking tussen hogere cognitieve functies, geheugen, emoties en regulering van homeostase.

De hippocampus, van belang voor het geheugen en het vormen van nieuwe herinneringen, staat via de vezelbundels van de *fornix* in verbinding met de *corpora mamillaria* en de hypothalamus. De corpora mamillaria bestaan uit twee kleine nuclei, die zich in het achterste gedeelte van het diencephalon bevinden. De zenuwcellen in de corpora mamillaria projecteren vervolgens naar de nucleus anterior van de thalamus (via de *mamillothalamische* baan). Schade aan (projecties van de) corpora mamillaria leidt vaak tot geheugenverlies.

De hypothalamus is geassocieerd met een veelheid aan functies, zoals:
- regulering van afwijkingen in gedrag en emoties;
- regulering van voedselinname (bijvoorbeeld bij anorexia of obesitas);
- aanpassingen in de stemming (bijvoorbeeld leidend tot somberheid).

De hypothalamus vormt een belangrijke schakel met het autonome zenuwstelsel, wat ook een sterke invloed heeft op gedragsveranderingen die gepaard gaan met emoties. De hypothalamus geeft vervolgens terugkoppeling aan de cortex.

Bij emotieprocessen, onder meer angst en agressie, speelt ook de amygdala een centrale rol en is dus een belangrijk onderdeel van het limbisch systeem. De amygdala bevindt zich aan het voorste uiteinde van de hippocampus en ontvangt informatie van corticale gebieden en de hippocampus, maar ook van sensorische systemen. Al deze informatie wordt in de amygdala geïntegreerd zodat gepast gedrag wordt gegenereerd in functie van de interne toestand, context en omgeving. Vanuit de amygdala gaan er projecties naar de thalamus, hypothalamus en hersenstam. Het zijn de nuclei in de hersenstam waar de output van de amygdala en de hypothalamus geëffectueerd tot emotioneel gedrag door het beïnvloeden van autonome en somatische regelcentra.

De basale ganglia

De basale ganglia bestaan uit een geconnecteerde groep subcorticale kernen (zie figuur 3), die een rol spelen bij meerdere functies:
- betrokken bij het aansturen en behouden van complexe motor activiteit;
- parallelle banen spelen een rol bij emoties, motivatie en hogere cognitieve functies.

Schade aan de basale ganglia heeft vaak grote consequenties: hypo- en hyperkinetische bewegingsstoornissen zoals respectievelijk in de ziekte van Parkinson en Huntington, cognitieve en emotionele problemen, zoals bijvoorbeeld bij het psychosesyndroom.

Informatie van onder andere de cerebrale cortex, hersenstam en thalamus komen in de basale ganglia terecht in het striatum.
- Het *striatum* bestaat uit het *putamen*, de meest lateraal gelegen structuur van de basale ganglia, en de *nucleus caudatus*. De nucleus caudatus is een C-vormige structuur, grenzend aan de zijventrikels, die uitmondt nabij de kernen van de amygdala. Degeneratie van deze nucleus, zoals in de ziekte van Huntington, kan leiden tot het ontstaan van ongecontroleerde, choreatrische ('dans'-)bewegingen. De putamen en nucleus caudatus worden van elkaar gescheiden door middel van de vezelbundels van het *capsula interna*.
- De *substantia nigra* (structuur in de middenhersenen) wordt onderverdeeld in twee functioneel verschillende gebieden: de substantia nigra pars compacta (SNpc) en de substantia nigra pars reticulata (SNpr). De zenuwcellen in de SNpc

produceren dopamine en beïnvloeden daarmee verscheidene hersenstructuren, zoals het striatum. Zo kan het afsterven van de zenuwcellen in het SNpc onder andere tremor, bradykinesie, akinesie en rigiditeit veroorzaken.

- De *subthalamische nucleus* (STN) is onderdeel van het interne circuit van de basale ganglia. Deze structuur staat niet alleen onder invloed van het striatum maar kan ook direct worden aangestuurd door de cerebrale cortex, hersenstam en thalamus. De STN is de enige structuur in de basale ganglia die gebruik maakt van de exciterende neurotransmitter glutamaat.
- De *globus pallidus* ligt verscholen in de holte van het putamen. De globus pallidus bestaat uit een extern en intern gedeelte. Het externe gedeelte maakt samen met de SNpc en STN deel uit van het interne circuit van de basale ganglia, terwijl het interne deel van de globus pallidus voornamelijk als output structuur functioneert. De globus pallidus interna projecteert voornamelijk naar de cortex en hersenstam.

Met uitzondering van de SNpc en de STN, maken de hersenstructuren in de basale ganglia (striatum, globus pallidus, SNpr) gebruik van de GABA-neurotransmitter.

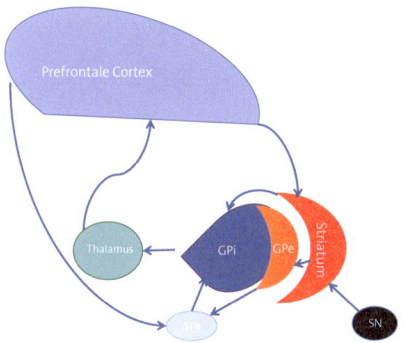

Figuur 7 Schematische weergave van de basale ganglia
GPi/e = Globus pallidus interna/externa. STN = Nucleus subthalamicus.
SN = Substantia nigra.

Het belonings- en motivatiesysteem

Motivatie is een belangrijke pijler voor gedrag. Het is het samenspel van te verwachten voordelen (beloning), nadelen en risico's van een bepaald gedrag. Het beïnvloedt vervolgens onder meer de aandacht voor specifieke stimuli en de mate van inspanning om een bepaald doel te bereiken. Overdreven of onvoldoende focus op natuurlijke belonende stimuli, evenals het onvermogen om het beloningsgevoel te ervaren, zijn centrale aspecten van respectievelijk het verslavings- en het depressief syndroom. Het systeem is eveneens gerelateerd aan de evaluatie van externe stimuli en wordt daarom ook met het psychosesyndroom in verband gebracht. Centraal in het belonings- en motivatiesysteem staan de dopaminerge projecties van het ventrale tegmentaal gebied (VTA) naar de prefrontale cortex (PFC) en de nucleus accumbens (NAcc, in het ventrale striatum):

De dopaminerge neuronen worden geactiveerd door belonende stimuli zoals plezierige activiteiten of lekker eten.

Dopamine beïnvloedt het functioneren van de NAcc, die continu informatie van de PFC integreert met deze van basale structuren zoals de amygdala en de hippocampus; dopamine moduleert als het ware de prioritering van de aangeleverde informatie.

De PFC is van belang bij de afweging tussen voordelen, nadelen en de bijbehorende risico's van het te overwegen gedrag ('het geweten') om de belonende stimuli na te jagen.

De amygdala en hippocampus bieden positieve en negatieve informatie aan over de situatie en de belonende aspecten van de stimuli, gebaseerd op eerdere ervaringen.

De NAcc is ook betrokken bij de hedonische aspecten van de beloning zelf (via interacties met delen van de prefrontale cortex) en bij de anticipatie op de toekomstige beloningen.

Ook de hypothalamus is geassocieerd met het motivatie- en beloningssysteem, en beïnvloedt onder andere basale behoeften (zoals voedselinname, slaap-waakritme).

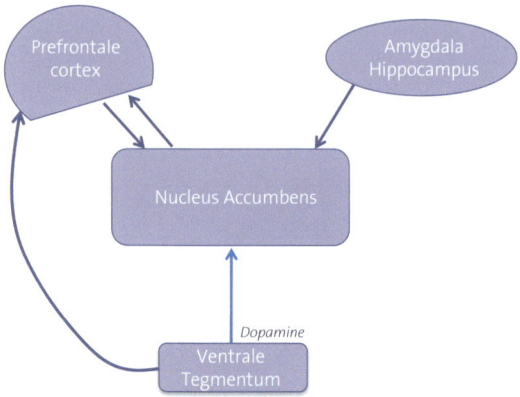

Figuur 8 Schematische weergave van het beloningssysteem

Hormonale communicatie tussen czs en periferie

De cerebrale hersenstructuren vormen niet alleen interne netwerken maar communiceren ook met de rest van het lichaam, via directe zenuwverbindingen, of middels chemische boodschappers als (neuro)hormonen. Belangrijk hierbij zijn de diverse hormonen, geproduceerd in de anterieure hypofyse onder invloed van de hypothalamus. Deze hormonen hebben een direct effect op doelorganen of sturen de hormoonsecretie aan in perifere klieren. Voorbeelden zijn de hypothalamus-hypofyse-bijnieras, die van belang is bij stressreacties. (zie hoofdstuk 5.1 Stress), stofwisseling en thermoregulatie (hypothalamus-hypofyse-schildklieras) en groei. Veranderingen in de activiteit van deze hormoonsystemen kunnen psychische symptomen en aandoeningen veroorzaken, zoals slapeloosheid, angst, geheugenproblemen, posttraumatisch stress-syndroom en depressief syndroom. De activiteit van deze hormoonassen wordt bepaald door neurale input (met uitzondering van de anterieure hypofyse), hormonen (bijvoorbeeld als onderdeel van een feedbacksysteem) en niet-hormonale stoffen, zoals glucose en calcium.

Leren en gedrag

Gedragsveranderingen (variërend van eenvoudige reflexen tot veranderingen op lange termijn) zijn vaak het resultaat van leerprocessen. Hersenstructuren zoals de hippocampus en cortex zijn nauw betrokken bij de vorming en opslag van herinneringen. Het leerproces wordt geïnitieerd door het waarnemen van informatie uit de omgeving, die als elektrische en chemische potentialen door neuronen razen, daarbij aanzet gevend tot veranderingen in functie en anatomie van de synaptische connecties tussen de neuronen. Kortdurende fysiologische veranderingen (die seconden tot uren in beslagen nemen) kunnen bijdragen aan deze synaptische plasticiteit door bestaande eiwitten te modificeren en daarmee de effectiviteit van synaptische signaaloverdracht tussen neuronen te bevorderen. Een voorbeeld van een kortdurende verandering is een toename van gevoeligheid van bestaande postsynaptische glutamaat-receptoren, de AMPA-receptoren. Langdurende veranderingen (die dagen in beslag nemen) omvatten structurele aanpassingen, zoals een toename in het aantal synaptische connecties tussen neuronen. Deze veranderingen zijn afhankelijk van gentranscriptie en eiwitsynthese. Hoe meer synaptische connecties tussen de neuronen (bijvoorbeeld door het herbeleven of terughalen van een herinnering), hoe groter de kans dat de neurale verwerking leidt tot de vorming van een blijvende herinnering. Aan de andere kant is er een proces van verminderde synaptische activiteit, die tot een afname in postsynaptische responsiviteit zal leiden. Dit beperkt de groei van synaptisch verbindingen. De balans tussen toe- en afname van synaptische functionaliteit is doorslaggevend voor het vormen en opslaan van herinneringen en het verwijderen van irrelevante informatie.

De bloed-hersenbarrière

De uitwisseling van zuurstof, voedingsstoffen en afvalproducten vindt plaats in de haarvaten van het czs. Om het interne milieu van de hersenen constant te houden, beschikken deze haarvaten over een functionele barrière, de zogenaamde *bloed-hersenbarrière*. Deze barrière beschermt de hersenen niet alleen tegen schadelijke stoffen en organismen maar ook tegen sterke schommelingen van bijvoorbeeld nutriënten (voor en na het nuttigen van een maaltijd). De bloed-hersenbarrière is een hindernis voor medicijnen, die niet zomaar in staat zijn om de bloed-hersenbarrière te passeren of actief uit het czs te worden gepompt. Enkele enzymen die zijn aangetroffen in de endotheelcellen van de haarvaten hebben de eigenschap dat ze medicijnen kunnen afbreken (Zie hoofdstuk 6.1, Farmacologische interventies).

De bloed-hersenbarrière heeft onder andere *tight junctions*, die bestaan uit transmembrane eiwitcomplexen. Deze zorgen ervoor dat de ruimte tussen endotheelcellen in de haarvaten van het brein minimaal is. Een gevolg is dat diffusie van chemische stoffen tussen cellen grotendeels wordt verhinderd. Een uitzondering is de diffusie van gassen (bijvoorbeeld O_2 en CO_2) en andere kleine vetoplosbare stoffen. Toch moeten voedingsstoffen en diverse ionen het brein kunnen bereiken. Naast beperkte passieve diffusie vindt er ook (actief) transport plaats door middel van diverse transporteiwitten. De bloedvaten in een aantal hersenregio's beschikken echter niet over de bloed-hersenbarrière. Een voorbeeld is de achterkwab van de hypofyse. De hypofyse produceert een aantal hormonen die direct aan de circulatie worden afgegeven.

Conclusie

Het functioneren van de hersenen kan vanuit verschillende niveaus benaderd worden: van moleculaire en cellulaire mechanismen, over de architectuur van neuronale circuits, tot de communicatie tussen verschillende hersengebieden. Het is verleidelijk om afwijkingen in gedrag, emoties en cognitieve functies toe te schrijven aan verstoringen in deze systemen en ze te herleiden tot fouten in moleculaire of cellulaire processen. Echter, een dergelijke reductionistische visie is niet in overeenstemming met

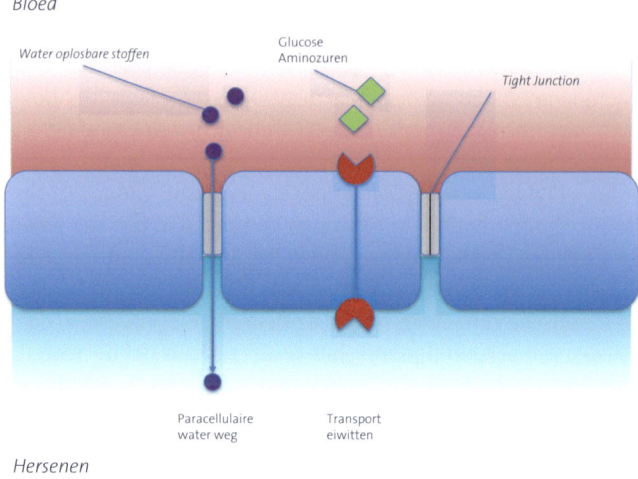

Figuur 9 Schematische weergave van de bloed-hersenbarrière

de complexiteit van het menselijk brein, dat een voortdurende interactie heeft met fysische en sociale elementen van de omgeving. De neurobiologische verklaring van psychiatrische syndromen kan dus niet eenvoudig terug gebracht worden naar specifieke hersencircuits. Bovendien zijn er nog andere mechanismen betrokken bij de in dit hoofdstuk beschreven processen van neuronale communicatie en neuro-anatomische connecties. We denken hierbij aan de rol van verschillende niet-neuronale celtypes en de invloed van perifere regelsystemen zoals het immuunsysteem. De implicaties hiervan zijn echter nog niet goed in kaart gebracht, zeker niet wat de oorzaak en het beloop van psychiatrische syndromen betreft. Kennis in het neurobiologisch functioneren van de hersenen geeft ons wel inzicht in de processen die regelmechanismen van gedrag, emoties en cognitie verstoren en die kunnen leiden tot psychische klachten. In de volgende hoofdstukken zal dit verder besproken worden.

Genetica en psychiatrie

De eigenschappen van een individu, en dus ook het functioneren van de hersenen, worden deels bepaald door erfelijk materiaal, opgeslagen in het DNA. Hierin ligt de informatie voor de aanmaak van eiwitten die alle belangrijke cellulaire functies vervullen. Ook bij neuronale communicatie zijn allerlei typen eiwitten betrokken: neurotransmitter-receptoren, transporters, ionkanalen, neurotransmitter aanmaak- en afbraakenzymen, intracellulaire signaalmoleculen, enzovoort. Eiwitten (of proteïnen) zijn een aaneenschakeling van aminozuren, waarvan de volgorde in het DNA gecodeerd ligt. Genetische variaties, kleine verschillen in de lettervolgorde van het DNA, zorgen ervoor dat de aanmaak of het functioneren van eiwitten van individu tot individu verschillend kan zijn. Uiteindelijk kan dit resulteren in veranderingen in neuronale communicatie en in het functioneren van hersencircuits betrokken bij emoties en gedrag.

Van gen tot eiwit

DNA (deoxyribonucleïnezuur) is een lineaire, spiraalvormige keten van nucleotiden. Er zijn vier nucleotiden, die gekenmerkt worden door zogenaamde basen: adenine (A), thymine (T), guanine (G) en cytosine (C). De lange DNA-moleculen vormen een dubbele helix, wat wil zeggen dat twee ketens gepaard bij elkaar blijven door waterstofverbindingen tussen A en T enerzijds, en G en C anderzijds. Hieruit volgt dat de volgorde van basen van de ene streng kan afgeleid worden van de complementaire streng. De dubbele helixen liggen samen met specifieke eiwitten op een complexe wijze verpakt in een chromosoom. De genetische opmaak noemt men het *genotype* en bepaalt – samen met factoren uit de omgeving – de observeerbare (fysieke) karakteristieken van een individu, het *fenotype*. Het fenotype omvat niet alleen zichtbare karakteristieken maar kan ook verwijzen naar moleculaire markers, zoals eiwitexpressie. De genetische code, bepaald door de basenpaarvolgorde (sequentie), vormt het *template* voor de aanmaak van eiwitten. Een DNA fragment met de code van één eiwit wordt een *gen* genoemd. Om eiwitten te produceren wordt de betreffende DNA sequentie eerst gekopieerd naar een ander type nucleïnezuur, ribonucleïnezuur (RNA), middels het *transcriptie*proces. De chemische structuur van RNA is vergelijkbaar met DNA, maar RNA is onstabieler, enkelstrengs, en bevat – in plaats van thymine basen – uracil (U) moleculen. Vervolgens wordt de RNA sequentie, in een proces genaamd *translatie*, vertaald naar een lineaire keten van aminozuren, de bouwstenen van eiwitten. Drie opeenvolgende basen van RNA vormen de code voor een aminozuur. In de ribosomen, de cellulaire onderdelen die instaan voor de translatie, wordt het RNA 'gelezen' en worden de respectievelijke aminozuren aan elkaar geregen. De aminozuurvolgorde (dus vastgelegd in de basenpaarvolgorde van het

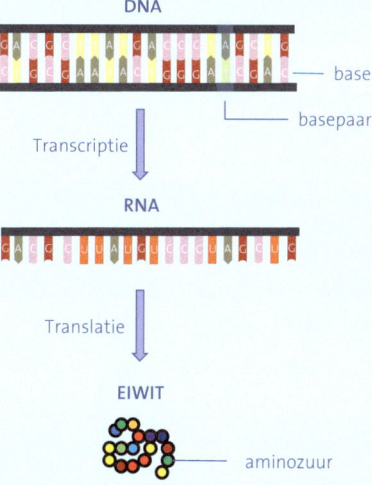

Figuur 10   Transcriptie en translatie

DNA) is bepalend voor de structuur en functie van het eiwit: elk eiwit wordt getypeerd door een unieke aminozuursequentie.

Het transcriptieproces, ook *genexpressie* genoemd, wordt onder andere gereguleerd via het DNA-gebied voorafgaand aan elk gen, de *promotor* genoemd. Gespecialiseerde signaalmoleculen, *transcriptiefactoren*, binden aan specifieke DNA-sequenties in de promotor om genexpressie te beïnvloeden. Regulatie van genexpressie is echter een zeer complex proces waarbij ook DNA sequenties buiten het promotor-gebied betrokken zijn. Genen zelf nemen maar een klein deel van het totale DNA in beslag (naar schatting slechts enkele procenten). Recent onderzoek heeft aangetoond dat een groot deel van het niet-coderend DNA instaat voor de correcte regulatie van genexpressie, maar de exacte mechanismen zijn nog niet gekend.

Genetische variatie

Hoewel de DNA sequentie van alle mensen nagenoeg identiek is, kunnen sporadisch variaties voorkomen. Op een bepaalde genomische plaats verschillen dan de basenparen tussen mensen. Variaties die relatief frequent voorkomen binnen een populatie (grofweg >1%), worden *polymorfismen* genoemd. Polymorfismen kunnen verschillende vormen aannemen:

- *single nucleotide polymorfisme* (SNP): een verandering van één basenpaar, bijvoorbeeld wanneer op een bepaalde plaats bij de meeste mensen een A zit, komt bij anderen een C voor;
- *repeat polymorfisme:* korte stukjes DNA (van enkele tot tientallen basenparen) die een aantal keer achtereen herhaald worden;
- *insertie-deletiepolymorfisme:* korte stukjes DNA die verwijderd of toegevoegd zijn.

De impact van polymorfismen is afhankelijk van de genomische locatie. Variaties in een gen kunnen aanleiding geven tot verandering van de aminozuurvolgorde, waardoor de structuur of functie van het betreffende eiwit verandert. Het grootste deel van genetische variatie bevindt zich echter in niet-coderend DNA, waarbij voornamelijk de regulatie van genexpressie beïnvloed wordt.

Recent is er veel aandacht voor een grootschalige vorm van genetische variatie, zogenaamde *Copy Number Variaties* (CNV). Dit zijn grote stukken DNA (van duizenden tot miljoenen basenparen) die of verwijderd of een aantal keer gekopieerd zijn, met als gevolg dat tientallen genen verminderd of vermenigvuldigd zijn.

Genetische variatie en psychiatrie

Talrijke studies hebben aangetoond dat erfelijke factoren – lees genetische variaties – betrokken zijn bij uiteenlopende psychiatrische syndromen. Uit tweelingonderzoek blijkt dat wanneer één lid van een tweeling aan een syndroom lijdt, de kans dat het andere lid ook hiermee geconfronteerd wordt groter is bij eeneiige dan bij twee-eiige tweelingen (welke respectievelijk 100% en 50% van het genetisch materiaal gemeenschappelijk hebben). Het identificeren van deze variaties blijkt echter een lastige onderneming. Genetisch onderzoek wijst uit dat psychiatrische aandoeningen zelden veroorzaakt worden door een enkel defect gen, maar eerder het resultaat zijn van subtiele veranderingen in de expressie of functie van tientallen tot honderden genen.

Genen en omgeving

Individuele verschillen in genexpressie en hieraan gerelateerde fenotypes worden niet alleen veroorzaakt door genetische variatie. Allerlei invloeden tijdens de ontwikkeling, de vroege kindertijd, maar ook in latere fasen van het leven, kunnen langdurige en soms permanente veranderingen in genexpressie teweeg brengen. Dit fenomeen wordt *epigenetica* genoemd. Epigenetica is de regulatie van genexpressie door chemische wijzigingen aan het DNA of aan de eiwitten waarmee het DNA in de chromosomen verpakt zit. Deze wijzigingen veranderen niet de DNA sequentie maar beïnvloeden het transcriptieproces door het DNA meer of minder toegankelijk te maken voor de transcriptiemachinerie. Epigenetica ligt aan de basis van adaptieve processen ten gevolge veranderingen in de omgeving. Recente bevindingen binnen de neurowetenschappen maken duidelijk dat omgevingsfactoren op deze manier hersenfuncties kunnen beïnvloeden en zo het individu meer of minder kwetsbaar maken.
Net zoals alle lichamelijke processen wordt ook de activiteit van epigenetica deels gestuurd door genetische factoren zelf. Epigenetica kan daarom gezien worden als het onderliggend mechanisme van gen/omgevingsinteracties. Anders gezegd, kwetsbaarheid voor het ontwikkelen van syndromen wordt bepaald door het samenspel van genetische en omgevingsfactoren via epigenetische processen.
Genetisch en epigenetisch onderzoek binnen de psychiatrie is een zeer actief, maar vaak ook controversieel wetenschappelijk domein. Het is buiten de doelstellingen van dit boek om een kritisch overzicht te geven van alle bevindingen. Hiervoor verwijzen we naar specifieke naslagwerken.[1]

Literatuur

Dit hoofdstuk is gebaseerd op een aantal standaard werken die ook zeer aan te bevelen zijn als naslagwerk: 2,3,4,5,6.

1 Claes S, van Os J. Genetica en Psychiatrie. Utrecht: De Tijdstroom; 2013.
2 Bear MF, Connors BW, Paradiso MA. 2016. edition) NetbF, editor. Philidelphia: Wolters Kluwer; 2016.
3 Kandel ER, Schwartz JH, Jessell TM, Siegelbaum SA, Hudspeth AJ. Picniples of neural science (5th ed.). New York: McGraw-Hill; 2013.
4 Loonen AJM, Hovens JE. Handboek functionele farmacologie. Utrecht: De Tijdstroom; 2012.
5 Purves D, Augustine GJ, Fitzpatrick G, Hall WC, LaMantia AS, White LE. Neuroscience (5th ed.) Sunderland Mass.: Sinauer Associates; 2012.
6 Stahl SM. Stahl's essential psychopharmacology. New York: Cambridge University Press; 2013.

4.2 Beschermingsmechanismen
4.2.1 Afweermechanismen

*Quin van Dam**

Inleiding

> Als ik een vallende ster zie wens ik dat ik heel machtig word en dan zorg ik ervoor dat mama, papa en oma nooit dood gaan zegt de vijfjarige Tess na haar ontdekking dat iedereen uiteindelijk dood gaat. Oma, 67 jaar oud, zegt: Wat zou dat fijn zijn! We kunnen er jammer genoeg niets aan veranderen dat we ooit doodgaan. Ik beloof je dat ik mijn best zal doen om zo oud te worden dat ik er nog ben als jij moeder wordt en kinderen krijgt.

Tess ontdekt dat iedereen sterfelijk is en voelt de angst door haar ouders en oma te worden verlaten. Deze angst weert zij af door te fantaseren dat zij zo machtig wordt dat zij haar ouders en oma in leven kan houden. Dit mechanisme wordt afweer genoemd en het helpt Tess emotioneel in balans te blijven.

Net als Tess maken wij allemaal gebruik van afweermechanismen. Hoe ontstaan deze mechanismen, welke functie hebben ze en zijn we ons ervan bewust dat we ze gebruiken? Na beantwoording van deze vragen laat ik zien dat er bij de afweermechanismen ook dimensies te onderscheiden zijn, die lopen van onrijp tot rijp, welke verschillende afweerverschijnselen (denken, voelen en handelen) daarmee samenhangen en hoe die op te sporen zijn.

Ontstaan en functie van afweer

Afweermechanismen vormen zich bij de ontwikkeling van kind naar volwassene. Tijdens de opvoeding leert het kind onderscheid te maken tussen voelen en handelen, tussen denken en doen en tussen zijn innerlijke wereld en de wereld buiten hem: tussen *ik* en *niet ik*. Bij de ontwikkeling van dit onderscheid spelen afweermechanismen een belangrijke rol. De afweer kan een begeleidende en beschermende, adaptieve functie hebben. Zo leert een kind in het gunstige geval dat hij zich wel boos mag voelen maar dat de uiting daarvan afhankelijk is van de omstandigheden. De afweer helpt om de boosheid te kanaliseren. Bij *disadaptieve* afweer speelt de afweer echter een belemmerende rol. Zo leert een kind bijvoorbeeld dat verdrietige gevoelens er niet mogen zijn:

---

* Dr. Quin van Dam is klinisch psycholoog, psychoanalyticus, supervisor NVP, NPaV en NVPP en werkzaam in eigen praktijk in Leiden. Hij is docent bij RINO Amsterdam en begeleider van Balintgroepen. www.quinvandampsychotherapie.nl.

Grote jongens huilen niet. In dat geval weert hij zijn verdrietige gevoelens af en plaatst ze buiten zijn bewuste beleving. Wordt er als hij volwassen is een appèl gedaan op deze verdrietige gevoelens, dan vermijdt hij deze door bijvoorbeeld rationeel te reageren: *Jammer dat ze is overleden maar het leven gaat door.*

Een kind kan ook te weinig of tekortschietende afweer ontwikkelen, waardoor er een gering onderscheid tot stand komt tussen zijn innerlijke wereld en de buitenwereld: voelen blijft gelijk aan doen. Als volwassene botst hij met zijn omgeving door bijvoorbeeld ongecontroleerde agressieve uitbarstingen en is hij niet in staat problemen op een adaptieve wijze op te lossen.

Veel mensen zijn zich niet bewust van hun afweer: de afweer is *egosyntoon*. Zo is Teun zich er tijdens zijn psychotherapie niet van bewust dat hij lacht terwijl hij vertelt over een verdrietige gebeurtenis. Hij realiseert zich dat pas wanneer hij er door zijn therapeut op geattendeerd wordt: de afweer wordt bewust en *egodistoon*.

Afweer, weerstand en coping

De begrippen afweer en coping (zie hoofdstuk 4.2.2) overlappen inhoudelijk. Bij coping – afkomstig uit de cognitieve psychologie – ligt het accent op de bewuste cognitieve en gedragsmatige wijze waarop iemand probleemsituaties hanteert, zoals werkloosheid of echtscheiding. Aan afweer – stammend uit de psychoanalytische psychologie – wordt een belangrijke onbewuste component toebedeeld. Inmiddels blijkt overigens uit onderzoek dat onbewuste mechanismen ook bij coping een rol spelen.

Afweer en weerstand worden vaak ten onrechte als synoniem gebruikt maar verschillen conceptueel van elkaar. De afweermechanismen zijn in alle situaties van het dagelijks leven werkzaam. Het begrip weerstand daarentegen, heeft alleen betrekking op de psychotherapeutische situatie.

Zo zal Teun niet alleen in de therapie, maar ook daarbuiten lachen als hij over een verdrietig onderwerp praat: hij onderdrukt of weert zijn verdriet af. Gaat hij echter in verzet of in discussie als de therapeut hem daarop wijst, dan noemen we dat weerstand: hij gaat de verandering tegen die de therapie beoogt. Dit voorbeeld laat zien dat er ook een duidelijke samenhang is tussen de begrippen: de afweer manifesteert zich als weerstand in de therapie.

Dimensies van afweer

Freud[1] vestigde voor het eerst de aandacht op de functie van afweer. Zijn dochter Anna Freud[2] beschreef een lijst van tien afweermechanismen. Op basis van wetenschappelijk onderzoek binnen de ontwikkelingspsychologie is de lijst van afweermechanisme uitgebreid naar 26 mechanismen en geplaatst in een rangorde die loopt van primitief (zeer onrijp) tot rijp.[3,4]

Primitieve afweer verwijst naar een vorm van afweer die voor kan komen bij een volwassene, maar eerder past bij een vroegkinderlijke fase. Van primitieve afweer is bijvoorbeeld sprake als Tess als volwassen vrouw de dood nog steeds 'ongedaan' maakt. Van rijpe afweer – passend bij een volwassen fase – wordt gesproken als de stressbron wel onder ogen wordt gezien en deze stress op adaptieve wijze gehanteerd wordt. Zo ziet de oma van Tess de dood realistisch onder ogen en stemt ze daarnaast emotioneel af op Tess door op een bemoedigende wijze op haar onderliggende verlatingsangst te reageren. Volwassenen kunnen gebruikmaken van zowel rijpe als primitieve afweer.

Deze rangschikking van afweermechanismen – van primitief naar rijp – sluit aan bij het uitgangspunt dat psychische problemen dimensioneel van aard zijn en een glijdende schaal vormen tussen dimensies die lopen van ziek naar niet ziek.

Het Ontwikkelingsprofiel[5], dat gebaseerd is op de hiërarchie van Vaillant e.a.[4], biedt een kader voor deze dimensionele beschrijving van de verschillende afweermechanismen, en dient hier als uitgangspunt.

Het ontwikkelingsprofiel

Met het ontwikkelingsprofiel (op) kunnen we psychosociale vermogens in kaart brengen.[6] Het profiel gaat ervan uit dat het functioneren van een volwassene wordt bepaald door een samenspel tussen aan de ene kant gedragspatronen die bij zijn leeftijd passen en aan de andere kant 'vroegkinderlijke' patronen.[5] Het profiel is gebaseerd op het ontwikkelingspsychologische idee dat in een normale ontwikkeling een mens in zijn leven een aantal fasen doorloopt van een onrijp naar een rijp niveau. Het op bevat tien ontwikkelingsniveaus met als centrale thema's: Structuurloosheid, Fragmentatie, Egocentriciteit, Symbiose, Verzet, Rivaliteit, Individuatie, Verbondenheid, Generativiteit en Rijpheid (zie tabel 1).

In het op worden de onderste zes ontwikkelingsniveaus aangemerkt als disadaptief of onrijp en de bovenste vier als adaptief of rijp. Wanneer een volwassene op een disadaptief niveau functioneert dan is de losmaking van de ouderfiguren niet volledig tot stand gekomen en kan hij zich niet los van anderen staande houden. Bovendien heeft hij een onvermogen om wensen te realiseren op basis van de eigen mogelijkheden en beperkingen, en daarbij rekening te houden met de legitieme belangen van anderen en met situatieve factoren. Hij heeft de ander vooral nodig om de eigen behoeften te vervullen en de eigen beperkingen aan te vullen. Dit betekent dat relaties met anderen vaak een eenzijdig karakter hebben en er weinig oog is voor de behoeften van de ander. Functioneert hij op een adaptief niveau dan kan hij op zichzelf bestaan, los van de ander en de ander ook zien als een op zichzelf staand iemand met een eigen manier van voelen, denken en handelen. Pas op dit adaptieve niveau is wederkerigheid in de relatie mogelijk.

Het op typeert het gedrag van de volwassene door de mate waarin hij adaptieve gedragspatronen heeft ontwikkeld die bij zijn leeftijd passen en de mate waarin zijn gedrag wordt bepaald door disadaptieve patronen die juist bij de kinderleeftijd horen. Iemand kan dus op bepaalde levensgebieden op een adaptief niveau functioneren, maar op andere levensterreinen op een disadaptief niveau. Bijvoorbeeld Tim, 42 jaar, functioneert goed in zijn werk maar heeft daarbij veel bevestiging en aanmoediging nodig van zijn partner. Bij onenigheid met collega's reageert hij met mopperen en klagen. In zijn werk functioneert hij op een adaptief niveau, en in de relaties met zijn partner op een disadaptief niveau vanwege zijn afhankelijke opstelling. Ook zijn afweergedrag ligt op een disadaptief niveau omdat hij met zijn geklaag de confrontatie met zijn collega's vermijdt.

Verschijningsvormen van afweer

Als reactie op interne of externe stress verandert de persoon vaak onbewust de emotionele en reële betekenis die verbonden is met de belastende gebeurtenissen of situaties. Interne stress treedt bijvoorbeeld op als het geweten de gevoelens of behoeften afkeurt. Dit resulteert in angst, schuld of schaamte: *Ik voel me schuldig als ik iets moois voor mezelf koop.* Externe stress hangt samen met gebeurtenissen buiten de persoon zoals een ontslag of een afwijzing.

Op de disadaptieve niveaus gaat het afweergedrag gepaard met een meer of minder ernstige vertekening van de emotionele en reële betekenis van de stressbron *(Ik heb geen zwak hart, die arts heeft bijscholing nodig).* Deze persoon weert het gevoel af dat de boodschap in hem oproept en vervormt de werkelijkheid.

Op de adaptieve niveaus ziet de persoon de problemen onder ogen en pakt ze aan. *(Ik werd razend op de voorzitter en wilde hem uitschelden. Na de vergadering heb ik hem gezegd dat ik zijn opmerking niet passend vind).* Deze persoon beleeft het gevoel en taxeert realistisch hoe hij het beste kan reageren.

Disadaptieve ontwikkelingsniveaus en verschijningsvormen van afweer bij een volwassene

Het afweergedrag dat kenmerkend is voor een ontwikkelingsniveau wordt verdeeld over twee ontwikkelingslijnen, namelijk denken, voelen en handelen (Abraham, 2005). Bij elk niveau volgt als illustratie een typering van het daarbij aansluitende relatiepatroon (zie tabel 1).

Structuurloosheid

Het ontbreken van een referentiekader en algemeen menselijke vermogens.

De patiënt staat stuurloos in het leven en maakt geen onderscheid tussen de interne en externe wereld of tussen *ik* en *niet-ik*. Op relationeel gebied kent hij over langere tijd niet de behoefte iemand een rol van betekenis in zijn leven te geven: *Ik heb geen behoefte aan andere mensen, ook nooit gehad* (ontbreken van affectiviteit).

Afweer

De patiënt reageert op stress door deze te loochenen, door waanideeën en hallucinaties of door conversieverschijnselen. Bijvoorbeeld: *Ik weet dat onbeschermd vrijen met onbekenden riskant is, maar ik voel me goed, dus het zal wel loslopen* (loochenen). *Ik heb nog nooit met iemand gevreeën en ben toch bang aids te hebben* (hypochondere waan). De patiënt handelt zonder besluitvorming en gaat direct over tot actie. *Toen zij zei dat mijn radio te hard stond gaf ik haar direct een lel* (impulsief gedrag).

Fragmentatie

Een gebrek aan innerlijke consistentie.

Het gedrag van de patiënt kenmerkt zich door een 'alles-of-nietskarakter' en door een ontbrekend besef van wie hij is. Aan de relaties met anderen ontleent de patiënt zijn innerlijke structuur (kader). Wordt de relatie verbroken dan raakt de patiënt in de war of reageert hij suïcidaal.

Afweer

De patiënt ervaart zijn denken, voelen en handelen als volledig bepaald door externe stressoren (primitieve externalisatie). Hij elimineert deze stress door splitsing of door projectieve identificatie: *'U zegt dat de therapie niets kan opleveren als ik zo wantrouwend blijf. Ik heb u nooit vertrouwd en nu blijkt dat ik gelijk heb'* (projectieve identificatie). Andere personen zijn helemaal goed of volkomen waardeloos (splitsen). Van *acting out* is sprake als de patiënt zijn handelen niet kan relateren aan gevoelens of gedachtes. Hij doet in plaats van te voelen. *Toen mijn therapeut zijn vakantie aankondigde heb ik direct mijn baan opgezegd* (acting out).

Egocentriciteit

Een overwaardige en/of egoïstische attitude

De patiënt beleeft zichzelf als het middelpunt van de wereld en heeft geen oog voor gevoelens van anderen. Hij gebruikt hen voor eigen gewin (leverancier).

Afweer
Hij onderkent wel interne of externe stress maar acht deze niet van toepassing op zichzelf. *Alles wat u mij vertelt heb ik zelf ook al bedacht, dus daar heb ik niets aan* (verwerpen). Hij accepteert zijn situatie of de grenzen van zijn mogelijkheden niet. *Ik kan wel in zee, die rode vlag geldt niet voor mij* (zelfoverschatting).

Symbiose

Een onvolledige losmaking, een onvermogen zelfstandig te functioneren

De patiënt is niet in staat alleen te zijn, initiatieven te ontplooien of beslissingen te nemen. Hij heeft anderen nodig voor zijn emotionele welzijn (ouder).

Afweer
Bij tegenslagen onthecht de patiënt door een verlies van betrokkenheid. *Toen zij het uitmaakte verloor het leven zijn zin* (onthechten). Hij handelt door zonder meer de confrontatie met de bron van stress uit de weg te gaan. *Als iets misgaat, geef ik het op en meld ik me ziek* (opgeven).

Verzet

Innerlijke onvrijheid, een gebrek aan autonomie

De patiënt perkt zich overmatig in. Hij ervaart anderen bij voorbaat als overheersend of bepalend en gaat daartegen in verzet (overheerser).

Afweer
Op stress reageert hij door het gevoel weg te maken (affectisolatie), door te rationaliseren of te verschuiven. *Ik snap wel dat zij mijn verjaardag vergeet, ze heeft het zo druk* (rationaliseren). *Als het tegenzit op mijn werk, krijgt de kat een lel* (verschuiven). Hij handelt door overmatig of ineffectief controleren of door obstructie. *Als ik eerder van huis was gegaan was ik niet door rood gereden* (ineffectief controleren). *Sorry, ik was de afspraak helemaal vergeten* (obstructie).

Rivaliteit

Onzekerheid over de eigen kwaliteit als man of als vrouw

De innerlijke onzekerheid gaat gepaard met een drang zich te bewijzen. In relaties is het winnen van de zaak vaak het einde van het vermaak, waardoor hij liefde en seksualiteit niet kan integreren (onbereikbare liefde).

Afweer
Bij problemen reageert hij door ontkennen, overdekken of projecteren. De *dood van mijn broer doet me niet zo veel* (ontkennen). *Als ik me verdrietig voel, lach ik veel* (omkeren). *Ik zie aan haar ogen dat ze met me naar bed wil* (projecteren). Hij handelt door capaciteiten voor te wenden waarmee de stress probleemloos en perfect zal worden opgelost. Hij pretendeert meer te kunnen dan haalbaar is. Faalangst gaat daarmee vaak gepaard. *Als ik een presentatie geef, ben ik vaak bang opeens niets meer te weten en door de mand te vallen* (pretenderen).

Adaptieve ontwikkelingsniveaus en verschijningsvormen van afweer bij een volwassene
Na deze eerste zes disadaptieve niveaus volgen de adaptieve niveaus.

Individuatie

Zelfverwerkelijking, op een eigen wijze leven binnen een sociale context

De patiënt ervaart zichzelf en de ander als op zichzelf staande personen met een eigen identiteit. Met de ander en zijn wensen en opvattingen houdt hij daadwerkelijk rekening (gelijke).

Afweer
Bij tegenslagen kan hij ongewenste kanten van zichzelf onder ogen zien zonder zijn gevoel van eigenwaarde te verliezen. *Ik heb dat niet goed aangepakt, dat wil ik in de toekomst voorkomen* (respecteren controversiële zelf). Hij handelt door zijn belangen op adequate wijze te behartigen: *We hebben er veel over gepraat. Dat heeft me geholpen het verdriet te verwerken* (assertiviteit).

Verbondenheid

Functioneren in relatie, deel zijn van een groter geheel, zonder de eigen persoonlijkheid te verliezen

In de relatie met anderen is de patiënt in staat tot emotionele wederkerigheid en intimiteit (maat).

Afweer
Bij probleemsituaties kan de patiënt ongewenste of onbekende kanten van de ander onderkennen zonder dit gedrag of de ander te devalueren. Hij probeert de betekenis daarvan te begrijpen en het niet als een persoonlijke afwijzing te beleven: *Tijdens de reorganisatie van zijn bedrijf viel er geen land met hem te bezeilen. Ik heb hem gezegd dat ik begrip heb voor zijn reactie maar dat hij zich ten aanzien van zijn kinderen in moet houden* (respecteren controversiële ander). Hij handelt door een verbond aan te gaan om zijn problemen op te lossen. Daarbij behoudt hij zijn eigen verantwoordelijkheid. *Met mijn vriend heb ik enkele malen gesproken voordat ik deze keuze maakte* (alliëren).

Generativiteit

Het gedrag wordt gekenmerkt door betrokkenheid bij anderen

De betrokkenheid met bevolkingsgroepen overstijgt de relaties met directe naasten. Aan de ander – bijvoorbeeld kinderen – verleent hij realistische hulp en zorg als dat daadwerkelijk nodig is (zorg).

Afweer
Als reactie op stress kan de patiënt ongewenst of onbekend gedrag dat inherent is aan de andere (sub)cultuur eerbiedigen. *Het is begrijpelijk dat in zo'n arm land zonder sociale voorzieningen corruptie heerst. Het is de enige manier om te overleven* (respecteren controversiële culturen). Hij handelt door realistische maatregelen te nemen om zijn eigen functioneren of de situatieve voorwaarden daarvoor te verbeteren. *Omdat de uitvoer van psychotherapie bij die instelling niet meer mogelijk is ben ik met enkele collega's een groepspraktijk begonnen. In verband met een goede bedrijfsvoering heb ik een cursus Ondernemerschap gevolgd* (herstructureren).

Rijpheid

De eigen belangen worden niet meer van primaire betekenis geacht

De patiënt ziet zijn sterfelijkheid onder ogen, realiseert zich dat zijn plaats in de wereld van afnemende betekenis is, en is bereid zich dienend aan de volgende generatie op te stellen. Hij helpt anderen zonder enig eigenbelang als dit nodig en mogelijk is (altruïsme).

Afweer
Hij is in staat belastende situaties het hoofd te bieden door (ogenschijnlijk) onverenigbare elementen op elkaar af te stemmen: *Macht is het kunnen omgaan met onmacht* (synthese). Hij handelt door een andere oplossing of perspectief te kiezen voor zijn problemen: *Als patiënten weerstand tegen een behandeling tonen, kan dat als onderwerp besproken worden* (reorganiseren).

Tabel 1 Type afweergedrag en type relatie per ontwikkelingsniveau

ontwikkelingsniveau	afweer: denken/voelen	afweer: handelen	type relatie
rijpheid de eigen belangen worden niet meer van primaire betekenis geacht	synthese patiënt is in staat belastende situaties het hoofd te bieden door (ogenschijnlijk) onverenigbare elementen op elkaar af te stemmen	herstructureren patiënt handelt door een andere oplossing of perspectief te kiezen voor zijn problemen	altruïsme patiënt helpt anderen zonder enig eigenbelang als dit nodig en mogelijk is

generativiteit het gedrag wordt gekenmerkt door betrokkenheid bij anderen	*respecteren controversiële (sub) culturen* patiënt kan ongewenst of onbekend gedrag dat inherent is aan de andere (sub)cultuur eerbiedigen	*reorganiseren* patiënt handelt door realistische maatregelen te nemen om zijn eigen functioneren of de situatieve voorwaarden daarvoor te verbeteren	*zorg* patiënt verleent de ander realistische hulp en zorg als dat daadwerkelijk nodig is
verbondenheid functioneren in relatie, deel zijn van een groter geheel, zonder de eigen persoonlijkheid te verliezen	*respecteren controversiële ander* patiënt kan ongewenste of onbekende kanten van de ander onderkennen zonder dit gedrag of de ander te devalueren	*alliëren* patiënt handelt door een verbond aan te gaan om zijn problemen op te lossen; hij behoudt daarbij zijn verantwoordelijkheid	*maat* patiënt is in de relatie met anderen in staat tot emotionele wederkerigheid en intimiteit
individuatie zelfverwerkelijking, op een eigen wijze leven binnen een sociale context	*respecteren controversiële zelf* patiënt kan ongewenste kanten van zichzelf onder ogen zien zonder zijn gevoel van eigenwaarde te verliezen	*assertiviteit* patiënt handelt door zijn belangen op adequate wijze te behartigen	*gelijke* patiënt houdt met de ander en zijn wensen en opvattingen daadwerkelijk rekening
rivaliteit onzekerheid over de eigen kwaliteit als man of als vrouw	*omkeren* patiënt reageert door ontkennen, overdekken of projecteren	*pretenderen* patiënt handelt door capaciteiten voor te wenden waarmee de stress probleemloos en perfect zal worden opgelost	*onbereikbare liefde* voor patiënt is het winnen van de zaak vaak het einde van het vermaak, waardoor hij liefde en seksualiteit niet kan integreren
verzet innerlijke onvrijheid, een gebrek aan autonomie	*wegwerken* patiënt reageert door het gevoel weg te maken (affectisolatie), rationaliseren of verschuiven	*defensiviteit* patiënt handelt door overmatig of ineffectief controleren of door obstructie	*overheerser* patiënt ervaart anderen bij voorbaat als overheersend of bepalend en gaat daartegen in verzet
symbiose een onvolledige losmaking, een onvermogen zelfstandig te functioneren	*onthechten* patiënt reageert door een verlies van betrokkenheid	*opgeven* patiënt handelt door zonder meer de confrontatie met de bron van stress uit de weg te gaan	*ouder* patiënt heeft anderen nodig voor zijn emotionele welzijn

egocentriciteit een overwaardige en/of egoïstische attitude	*verwerpen* patiënt onderkent wel interne of externe stress, maar acht deze niet van toepassing op zichzelf	*zelfoverschatting* patiënt accepteert zijn situatie of de grenzen van zijn mogelijkheden niet	*leverancier* patiënt heeft geen oog voor gevoelens van anderen en gebruikt hen voor eigen gewin
fragmentatie een gebrek aan innerlijke consistentie	*primitieve externalisatie* patiënt ervaart zijn denken, voelen en handelen als volledig bepaald door externe stressoren. hij elimineert deze stress door splitsing of door projectieve identificatie	*acting out* patiënt kan zijn handelen niet relateren aan gevoelens of gedachtes. hij doet in plaats van te voelen	*kader* aan de relaties met anderen ontleent de patiënt zijn innerlijke structuur
structuurloosheid het ontbreekt patiënt aan een referentiekader en algemeen menselijke vermogens	*vervalsen* patiënt reageert op stress door deze te loochenen, door waanideeën en hallucinaties of door conversie- verschijnselen	*impulsief gedrag* patiënt handelt zonder besluitvorming en gaat direct over tot actie	*ontbreken van affectiviteit* patiënt kent over langere tijd niet de behoefte iemand een rol van betekenis in zijn leven te geven

Zie ook: Van Dam.[6]

Afweer en behandeling

Bij veel soorten behandelingen is het nodig de afweer te bespreken omdat deze vaak beschadigend, benadelend en inperkend voor de patiënt is. Eerst stelt de behandelaar het type afweer vast en vervolgens beoordeelt hij hoe hij deze behandelt.

Het afweergedrag is herkenbaar doordat het vaak niet past bij de situatie, vreemd of oneigenlijk is. In veel gevallen brengt het bij de behandelaar een gevoel van verbazing of niet kloppend teweeg *(Ik vond het niet erg dat ze de relatie verbrak)*.

Veel voorkomende gedragingen die wijzen op afweer zijn: passiviteit, zwijgen, terugtrekken, zelfmedelijden, redeneren, anderen devalueren of idealiseren, afstandelijke of onverschillige houding, te aardig doen, vaag praten, wraak nemen, anderen beschuldigen bij falen, zichzelf overschatten, woede-uitbarstingen en cynische grappen. Ook non-verbale uitingen kunnen op afweer wijzen, zoals wegkijken, onrustig bewegen, gespannen houding en haperen.

Om het type afweer en het ontwikkelingsniveau op te sporen moet de behandelaar vragen naar een lastige of conflictueuze situatie en deze zo gedetailleerd mogelijk exploreren, met als uitgangspunt: concreter is beter. De volgende vragen helpen daarbij: *Wat gebeurde er precies? Hoe reageerde u, en hoe de ander? Vanuit welk gevoel of gedachte reageerde u zo? Hoe kijkt u terug op uw wijze van reageren? Hoe gaat u ermee verder?*

De bespreking van de afweer moet met empathie en tact gebeuren vanuit het besef dat in het verleden de vorming van de afweer zorgde voor een goede aanpassing aan de omstandigheden van toen. Bovendien realiseren de patiënten zich vaak niet dat zij afweer gebruiken: deze is egosyntoon. Als zij er attent op worden gemaakt dat zij afweer gebruiken dan kunnen zij zich ontmaskerd, kwetsbaar, angstig of beschaamd voelen: *Het valt me op dat u heel verstandelijk praat over de ernstige ziekte van uw moeder, is u dat ook opgevallen?* Bovendien kan de aanduiding van de afweer bij patiënten die functioneren op de ontwikkelingsniveaus Structuurloosheid en Fragmentatie desintegratieangst teweegbrengen, en bij patiënten functionerend op het Egocentrische niveau krenking en woede.

Voor de verschillende behandelvormen van de afweer zie deel 6 in dit boek.

Behandeleffect en niveau van de afweer

Een rijp ontwikkelingsniveau van de afweer blijkt een voorspellende factor voor psychische gezondheid gedurende het leven.[7]

Uit onderzoek met het OP bij mensen met een depressie, die wel of niet herstellen, blijkt dat de twee groepen verschillen wat betreft de balans tussen disadaptieve en adaptieve afweermechanismen bij de start van de behandeling.[8] Bovendien bleek dat afweer op het Rivaliteitsniveau samenhing met een positief effect en afweer op het Symbiotisch niveau samenhing met een negatieve uitkomst van de behandeling.

Ook de behandelduur wordt voorspeld door een hoger adaptief niveau van functioneren op het OP bij aanvang van de behandeling.[9] Een kortere behandelduur (dropout) wordt voorspeld door hogere scores op het disadaptieve niveau van functioneren en vooral door scores op de ontwikkelingsniveaus van Fragmentatie en Egocentriciteit.[9] Bij patiënten met scores op deze zeer onrijpe of primitieve ontwikkelingsniveaus komen ook vaker schendingen van de behandelovereenkomst, impulsieve gedragingen, woede-uitbarstingen en zelfdestructieve gedragingen voor.

Ten slotte

Zoals op het somatische vlak een stevig afweersysteem ons beschermt tegen ziekteverwekkers, zo vormen de rijpe afweermechanismen een belangrijk middel om onze emotionele stabiliteit te handhaven, onze relaties met anderen vorm te geven en maatschappelijk te functioneren. Een verschil in het niveau van de afweer kan veel uitmaken voor het welbevinden.

Om het afweerniveau op nauwkeurige wijze vast te stellen is kennis van de afweerverschijnselen een voorwaarde: kennen is herkennen. Dit helpt de behandelaar optimaal af te stemmen op het afweerniveau van de patiënt om recht te doen aan zijn mogelijkheden en beperkingen en om de patiënt te helpen zijn afweer zo te veranderen dat meer stabiliteit en emotioneel welzijn haalbaar zijn.

Literatuur

1. Freud S. Studies over hysterie. Nederlandse editie: Klinische Beschouwingen 5. Amsterdam/Meppel: Boom; 1910.
2. Freud A. Het ego en de afweermechanismen. Baarn: Ambo; 1936.
3. Gabbard GO. Psychodynamische psychotherapie in de praktijk. Amsterdam: Hogrefe; 2010.
4. Vaillant GE, Bond M, Vaillant CO. An empirical validated hierarchy of defense mechanisms. Archives of General Psychiatry. 1986;43(8):786-94.
5. Abraham RE. Het Ontwikkelingsprofiel in de praktijk. Assen: van Gorcum; 2005.

6. Dam QDv. Een impasse of uitweg? Inschatting van psychosociale vermogens met ontwikkelingsprofiel. Tijdschift voor Clientgerichte psychotherapie. 2011;49:307-19.
7. Vaillant GE. Ego mechanisms of defence and personality psychopathology. Journal of Abnormal Psychology. 1994;103(1):44-50.
8. Bourque F, van der Ven E, Malla A. A meta-analysis of the risk for psychotic disorders among first- and second-generation immigrants. Psychol Med. 2011;41(5):897-910. doi: 10.1017/S0033291710001406. PubMed PMID: 20663257.
9. Ingenhoven T. The role of psychodynamic assessment in diagnosis and treatment of personality disorders. Rotterdam: Erasmus Universiteit; 2009.

4.2.2 Coping

Maarten Bak en Catherine van Zelst *

Inleiding

Het dimensionele dynamische stress-kwetsbaarheidsmodel (hoofdstuk 1, Inleiding) laat zien dat stress of last ervaren van bepaalde zaken varieert in ernst, frequentie en impact. De grootte en de snelheid van de variatie in ernst, frequentie en impact wordt bepaald door de dynamiek tussen externe stimuli (prikkels), de betekenisverlening aan die stimuli en de – daaruit voorkomende – stress of ervaren last. De inhoud van de betekenisverlening is de resultante van de kwetsbaarheden die mensen hebben en de beschermende factoren, ofwel voortkomende uit ervaringen uit het verleden, psychologische factoren en biologische factoren.

Coping

Dit hoofdstuk behandelt de manier waarop mensen zich beschermen of verdedigen tegen stress of de ervaren last. Dit noemt men *coping* of letterlijk vertaald 'het omgaan met'. Coping omvat alle pogingen die mensen ondernemen om de stress of last te laten afnemen of helemaal te laten verdwijnen. Coping varieert enorm in effectiviteit, waarbij het niet gaat om de uitkomst maar om de inspanning die mensen verrichten om met de stress of de ervaren last om te gaan. Zo kan coping ook contraproductief zijn, maar dan nog spreken we van coping. Coping fungeert als een van de verklaringsmodellen waarom de ene persoon wel met veel stress kan omgaan en de andere juist niet of in mindere mate. Het gaat om het samenspel tussen actie (de mate van ervaren last of stress) en reactie (de mogelijkheden tot omgaan met deze last of stress).

Resilience

We kennen ook het begrip *resilience*, dat in feite een gelijke betekenis heeft als coping. Onder resilience verstaan we het dynamisch geheel van balans zoeken ten aanzien van de last of stress veroorzakende factoren versus de beschermende factoren. Daarnaast wordt het resultaat van deze zoektocht naar balans ook wel onder de term resilience geschaard.

---

* Voor de personalia van dr. Maarten Bak zie hoofdstuk 1.
  Dr. Catherine van Zelst is gezondheidswetenschapper en werkt bij kenniscentrum Phrenos en Mondriaan.

> Resilience incorporeert dus alle factoren binnen het model: de biologische,
> psychologische en contextuele reacties op stress. Het coping-model
> daarentegen richt zich met name op de psychologisch reacties. In
> hoofdstuk 5.1 (weerbaarheid) zullen we ingaan op resilience.

Adaptatieprocessen

Men verdeelt het proces van adaptatie en beïnvloeding van stress standaard in twee basale mechanismen, namelijk de afweermechanismen en coping. De afweermechanismen zijn in het vorige hoofdstuk behandeld. Het doel van afweermechanismen en coping is om de negatieve gevolgen van stress te verminderen.[1,2] Dit zegt niets over het effect van het afweermechanisme of coping. Beide kunnen zowel positief als negatieve gevolgen hebben voor het eindeffect. Ofwel, het doel dat men beoogt, namelijk het verminderen van de last met een bepaalde strategie, kan ook *niet* goed voor iemand uitpakken en dus het onwelbevinden in stand houden of juist verergeren.

Afweermechanismen en coping zijn niet hetzelfde. Passend binnen het transactionele model van coping stelt men dat coping bewust, intentioneel, flexibel op de werkelijkheid georiënteerd en gedifferentieerd is.[3] De vraag of coping een *trait* of *state* is, raakt eveneens aan het onderscheid tussen afweermechanisme (en dus ook persoonlijkheid) en coping. Bij coping is de bijzonderheid van de situatie en de subjectieve beoordeling (appraisal) van die situatie bepalend, en niet de persoonlijkheid van iemand of de innerlijke conflicten.[4,5] Dit betekent dat coping op verschillende momenten en in verschillende situaties varieert, in vergelijking tot de afweermechanismen. In essentie is coping situatie-geïnduceerd en het vertegenwoordigt daarmee een state-concept. In het Nederlandse taalgebied spreekt men vaak over copingstrategieën of copingstijlen. Met copingstijl refereert men aan een beperkt aantal vaste sets van manieren om met stress om te gaan. Dit is meer verbonden met coping als trait. De definitie en operationalisatie van coping is echter veeleer verbonden met bewuste inzet, passend bij de situaties die variëren van moment tot moment. Daarom spreken wij bij coping liever van copingstrategieën. Dit benadrukt de dynamiek van coping veel beter.

Het in hoofdstuk 1 beschreven model over de dynamiek van psychische problemen en stressvariatie houdt in dat mensen bij een disbalans die ze ervaren altijd proberen om op een andere manier te herstellen en terug te keren naar een situatie zonder, of met minimale, stress, last, angst of pijn. Alle beschermende manieren of strategieën die mensen bewust inzetten om met de last om te gaan noemt men coping. Om het in de definitie van Lazarus en Folkman (de grondleggers van het zogenaamde transactionele model van coping) te zeggen: *Coping is het zich cognitief en gedragsmatig inspannen om externe en/of interne bedreigingen het hoofd te bieden*.[5]

Coping is dus een actief adaptief proces, waarbij de persoon zich in een bepaalde situatie bevindt die altijd gelieerd is aan bepaalde ervaringen en/of emoties. Beoordeelt men deze ervaringen en/of emoties als stressvol of problematisch dan zal men een of meerdere copingstrategieën gebruiken. Het effect van deze coping op de ervaringen of problemen zal men weer evalueren en beoordelen, waarna weer een nieuwe cyclus van coping start. Dit is het wezen het dynamische proces van coping.

Het copingproces

Een belangrijk element van het copingmodel is dat het uit twee lagen bestaat: (1)

Appraisal: het waarderen en beoordelen van het ervaren probleem, waarbij het dus de bewuste onmiddellijke reactie op een stressor is, en (2) *Coping*, de doelbewust ingezette cognitieve, gedragsmatige en emotionele interventies binnen het gehele adaptatieproces.

Appraisal of het inschattingsproces

Het inschattingsproces, dus ook wel appraisal genoemd, bestaat uit twee fasen. In de eerste fase weegt men af in hoeverre een bepaalde situatie bedreigend is voor het eigen welzijn. Het gaat om antwoorden op een drietal vragen.

- Moet ik me druk maken om wat er plaatsvindt of moet ik het negeren?
- Ben ik bij de gebeurtenissen betrokken, hoe dan en hoe sterk?
- Zijn er negatieve gevolgen?

Antwoorden op deze vragen kunnen natuurlijk erg wisselen per persoon, afhankelijk van de persoonlijke inschatting of iemand iets wel of niet als bedreigend ervaart. Individuele verschillen in hoe men bepaalde situaties of gebeurtenissen beoordeelt, worden onder andere bepaald door persoonlijkheidskenmerken, de leergeschiedenis, de normen en verwachtingen, maar ook de ambities, opvattingen en overtuigingen. Een bepaalde situatie of gebeurtenis kan men op vier manieren beoordelen[5]:

- onbelangrijk;
- uitdagend;
- ambigu;
- bedreigend.

Logischerwijs negeert men situaties die men als onbelangrijk beoordeelt en zal men uitdagende situaties eerder aangaan, gezien deze niet als stresserend worden ervaren. Een ambigue beoordeling vraagt om nader onderzoek. Ervaart men iets als bedreigend dan moet men daarop reageren om te zorgen dat de situatie minder bedreigend wordt of ten minste onder controle wordt gehouden.

In de tweede fase van het inschattings- (appraisal-)proces beoordeelt men de ernst van de bedreiging en de vaardigheden en mogelijkheden om de bedreiging te weerstaan of er mee om te gaan. Die vaardigheden en mogelijkheden bestaan uit een breed palet van persoonlijke en omgeving gebonden kwaliteiten of bronnen die te mobiliseren zijn. Het gaat in deze fase om vragen als:

- wat kan ik aan de situatie doen?
- hoe moet ik me opstellen?
- hoe kan ik me verweren?

Opgemerkt moet worden dat het inschattingsproces niet alleen heel bewust rationeel verloopt. Het inschattingsproces speelt zich op verschillende niveaus af: bewust, onbewust, automatisch, intuïtief, impulsief, rationeel, enzovoort.

Coping

Mensen bevinden zich continu in een bepaalde situatie die gepaard gaat met bepaalde ervaringen, cognities en emoties. Als men de situatie als bedreigend voor het welzijn ervaart zal men middels coping een actief adaptief proces inzetten, zodat men een nieuw evenwicht kan bereiken waarin de last tenminste aanvaardbaar is. Het resultaat van de ingezette strategieën wordt daarna opnieuw beoordeeld, gegeven de situatie. Waarbij men weer terug is bij appraisal.

Copingstrategieën

Er bestaat veel discussie over coping en over de vraag welke copingstrategieën er allemaal zijn. Zelfs de precieze definitie van coping van Lazarus en Folkman ontsnapt er niet aan. Met name als het gaat over de bewuste en dynamische kant van coping is er enige dissensus. Eén reden is dat er op basis van talrijk onderzoek (factoranalyses), een verscheidenheid is ontstaan aan meetschalen en, daaruit voortvloeiend, een verscheidenheid aan copingstrategieën en indelingen van coping. Telkens wordt de focus (bijvoorbeeld bij pijn-patiënten of bij het omgaan met stress in het algemeen) en het doel net weer iets anders geformuleerd. We beschrijven hieronder enkele van de meest gebruikte indelingen van coping.

De manieren die mensen gebruiken om met stress, stressoren, last, pijn of andere problemen om te gaan zijn – ingevolge het transactionele model – legio en zeer variabel. Lazarus en Folkman beschrijven twee dimensies die het palet van copingstrategieën zouden kunnen omvatten: *emotion-focused* en *problem-focused*.[5, 6] Problem-focused gaat over de strategieën die probleemoplossend zijn, of de effecten van de stressvolle situaties herdefiniëren of minimaliseren. Emotion-focused coping daarentegen omvat alle manieren om met de emotionele responsen en met de gevolgen van de stressor om te gaan. Dit zijn dan strategieën als *wishful thinking*, emotionele steun zoeken, sociale vergelijkingen maken of andere bewuste activiteiten beoefenen ten behoeve van affectregulatie.

Een andere dimensionele indeling is *approach*- versus *avoidance*-coping.[7] Hier ligt de focus op de methode die mensen toepassen. Approach-coping is gericht op het actief reduceren van stress, last, of pijn, terwijl avoidance-coping gericht is op het verminderen van de stresservaring door vermijdende strategieën.

Functionele coping (of effectieve coping) is voor iedereen anders en varieert per moment en situatie.

Naast de hiervoor genoemde indelingen van coping, kunnen copingstrategieën ook ingedeeld worden in: reactieve coping (hetgeen tot nu toe besproken is), anticiperende coping (gericht op komende risico's die schade of verlies kunnen veroorzaken), preventieve coping (meer algemene voorbereidende activiteiten om met meer onbekende mogelijke stressoren om te gaan) en proactieve coping (aspecten van coping die verder gaan dan het reageren op onmiddellijke of verwachte uitdagingen; bijvoorbeeld nieuwe uitdagingen zoeken, nieuwe kansen creëren, en inschattingen – *appraisals* – herzien zodat deze minder negatief uitvallen).[8, 9]

Mensen met een psychische aandoening komen vaak in aanraking met stigma (onwetendheid, vooroordelen, discriminatie). Stigma kan een belangrijke stressor zijn voor mensen met een psychische aandoening.[10] Mensen kunnen hun weerbaarheid om met stigma om te gaan vergroten. Zij ontwikkelen ook hiervoor copingstrategieën. Stigma wordt als stressor gewaardeerd (appraised) als waargenomen stigma-gerelateerde schade de waargenomen copingbronnen van het individu te boven gaan. Emotionele stressreacties en disfunctionele coping zouden nuttige doelen kunnen zijn voor interventies gericht op het verminderen van de negatieve impact van stigma op mensen met een psychisch aandoening.[10, 11]

Meten van coping

Het in kaart brengen van coping gebeurt middels vragenlijsten of (semigestructureerde) interviews. Er zijn erg veel meetschalen en methoden om coping te meten, variërend van zelf-invullijsten tot gestructureerde interviews. Doorgaans proberen de copinginstrumenten het aantal subschalen te beperken waarin de verschillende strategieën zijn onder te verdelen. De meetschalen verschillen onderling nogal, wat vergelijking moeilijk maakt. Zo zijn er schalen die zijn samengesteld op basis van een vooraf bepaalde indeling, of gericht op een bepaalde copingfocus. Middels open vragen of stellingen bekijkt men welke vragen indicatief zijn voor een bepaalde vooraf vastgestelde copingfocus. Een derde veel gebruikte methode is om, aan de hand van problemen of beschrijvingen van stressvolle coping, responsen te verzamelen en dan middels factoranalyse tot een indeling te komen. Ook zijn er meetinstrumenten die coping bij bepaalde situaties of problemen vaststellen. Al deze methoden hebben hun methodologische voordelen en tekortkomingen, en ze zijn voor specifieke situaties meer of minder bruikbaar. Men zal telkens goed moeten afwegen met welke aspect van coping men wil onderzoeken met welk type meetschaal.

Dit zijn de vijf meest toegepaste copingmeetschalen:
- De *Ways of Coping Questionaire* (WCQ).[5] Het instrument werd ontwikkeld door Lazarus in 1970 en is gebaseerd op de transactionele copingtheorie. De twee hoofdfuncties van emotion-focused en problem-focused-coping vormen het uitgangspunt.
- De COPE.[12] De indeling emotie- versus probleemgericht werd te beperkt geacht. Gestructureerd vragenlijstonderzoek en een bevestigende factoranalyse leverde uiteindelijk 12 categorieën van coping op: Actieve coping, Planning, Onderdrukking, Terughoudendheid, Sociale steun zoeken, Positieve herinterpretatie, Accepteren, Zich wenden tot religie, Focus op emoties, Ontkenning, Gedragsmatig opgeven, Mentaal opgeven.
- De *Coping Inventory for Stressful Situations* (CISS)[12] is een lijst van 70 items, waarbij drie factoren werden geïdentificeerd: taakgeoriënteerd, emotiegeoriënteerd en vermijdingsgeoriënteerd.
- De *Utrechtse Coping Lijst* (UCL)[13] is een Nederlandse lijst die coping meet. Het doel is het vaststellen van karakteristiek copinggedrag bij confrontatie met problemen of aanpassing vereisende gebeurtenissen. De UCL karakteriseert coping meer als een persoonlijkheidsstijl. Dit betekent dat men ervan uitgaat dat iemand bepaalde voorkeuren voor coping hanteert in bepaalde situaties en op bepaalde momenten. Men beschouwt coping als situationeel adaptief, in nieuwe stresssituaties kunnen mensen andere copingstrategieën gebruiken. Middels 47 problemen en oplossingen die men in vragende vorm aan mensen voorlegt, brengt men de voornaamste copingstrategieën in kaart. De UCL definieert 7 subschalen: Actief aanpakken, Palliatieve reactie, Vermijden, Sociale steun zoeken, Passief reactiepatroon, Expressie van emoties, Geruststellende gedachten.
- De *Maastricht Assessment of Coping Strategies* (MACS).[14,15] De MACS is een semi-gestructureerd interview en ontworpen om vast te stellen hoe mensen omgaan met de ervaren last (stress) die samengaat met psychische symptomen. De copinglijst in de MACS is gebaseerd op de copingstrategieën uit het onderzoek van Carr.[16] Op basis van open vragen is vastgesteld welke strategieën patiënten met psychosen gebruiken. Factoranalyse wees uit dat er vijf subcategorieën van coping zijn te onderscheiden: Actief probleem oplossen, Passief ziektegedrag, Actieve probleemvermijding, Passieve probleemvermijding, en Symptomatische coping.[15]

Coping is dynamisch en varieert van moment tot moment of van situatie tot situatie. Dit voedt de discussie over de vraag of het nu een *trait* (te zien als een karakter, een eigenschap) is of dat het eerder een *state* is, die meer of minder adaptief kan zijn binnen een veranderde omgeving. Hoewel de literatuur daar erg wisselend over is, zijn de aanwijzingen het meest wijzend in richting dat coping zowel trait als state is.[17-20]

Samenvatting

Hoewel er veel discussie is over wat coping nu precies inhoudt, over een aantal punten is er overeenstemming[21]:

- Coping heeft meerdere functies, zoals het reguleren van stress en het omgaan met problemen die stress veroorzaken.
- Coping wordt beïnvloed door de beoordeling van stress veroorzakende context, inclusief de mate waarin er controle over te verkrijgen is.
- Coping wordt deels beïnvloed door persoonlijkheidskenmerken zoals optimisme, neuroticisme en extraversie.
- De toegepaste manier van coping wordt onder andere beïnvloed door eerdere ervaringen met een bepaalde coping en door persoonlijke voorkeur.

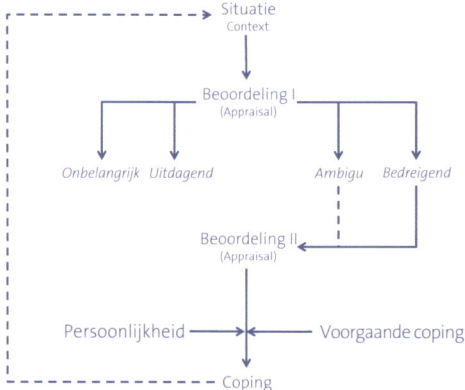

Figuur 1 Coping

Het uitgangspunt is een bepaalde situatie (context). Situaties die men als onbelangrijk beoordeelt, negeert men, en uitdagende situaties gaat men aan en ervaart men niet als een stressor. Een ambigue beoordeling vraagt om nader onderzoek. Bij een bedreiging moet men meteen reageren met als doel de dreiging te laten afnemen of onder controle te krijgen. Welke coping men gebruikt, en hoe, wordt beïnvloed door persoonlijkheidskenmerken en eerdere ervaringen met coping. Vervolgens vindt er nieuwe beoordeling plaats (stippellijn).

Het feit dat er een heel palet aan copingstrategieën bestaat, maakt duidelijk dat coping adaptief en dynamisch is en dat er dus sprake is van een leereffect. Copingstrategieën zijn niet alleen aangeboren maar worden ook aangeleerd door belangrijke anderen, zoals ouders, vrienden enzovoort. Ook eerdere ervaring met het toepassen van bepaalde strategieën en de evaluatie van de vermeende effectiviteit daarvan spelen een rol. Zo ontdekt en verbetert men bepaalde strategieën maar ontstaan er ook voorkeuren voor bepaalde strategieën. Het is daarom het meest aannemelijk dat coping zowel state- als trait-eigenschappen heeft. Dat wil zeggen dat mensen bij bepaalde stressoren een beperkt aantal voorkeurstrategieën heeft om met de stress om te gaan. Echter, dit pakket kan uitgebreid of aangepast worden mocht de situatie daarom vragen. Dit kan gebeuren op basis van ervaring of middels psychotherapeutische interventies.

Copingstrategieën die doorgaans als beschermend beschouwd worden zijn probleemoplossend van aard. De meer effectieve strategieën behoren tot de probleemoplossende strategieën als *problem focused* of *approach coping*. De minder effectieve strategieën zijn de *emotion focused* of *avoidance coping*. Middels gesprekstherapie en oefeningen is het mogelijk om van de meer ineffectieve naar meer effectieve strategieën te gaan, waardoor mensen makkelijker met stress kunnen omgaan. Zo is bijvoorbeeld het uitvoeren van compulsies bij ernstige angst te zien als een copingstrategie. Dit is een effectieve strategie als het gaat om verminderen van angst maar levert doorgaans weer veel andere problemen op. Naast het leren omgaan met de angst zijn er andere copingstrategieën die kunnen bijdragen aan het oplossen van de vraag waarom iemand angstig is. Ook medicatie kan een vorm van coping opleveren omdat het bijdraagt aan vermindering van stress.

Literatuur

1 Cramer P. Defence mechanisms in psychology today. American Psychologist. 2000;55(6):637-46.
2 Somersfield MR, McCrae RR. Stress and coping research: methodological challenges, theoretical advances and clinical applications. American Psychologist. 2000;55(6):620-5.
3 Snyder CR, Dinoff BL. Coping: Where Have You Been? In: Snyder CR, editor. Coping The Psychology of What Works. New York: Oxford University Press; 1999. p. 3-20.
4 Kramer U. Coping and defence mechanisms: what's the difference?--second act. Psychol Psychother. 2010;83(Pt 2):207-21. doi: 10.1348/147608309X475989. PubMed PMID: 19883526.
5 Lazarus RS, Folkman S. Stress, Appraisal and Coping. New York: Springer Verlag; 1984.
6 Parker JD, Endler NS. Coping and Defense: A Historical Overview. In: Zeidner M, Endler NS, editors. Handbook of Coping. New York: John Wiley & Sons; 1996. p. 3-23.
7 Moos RH, Schaeffer JA. Coping resources and processes: Current concepts and measures. In: Goldberger L, Breznitz S, editors. Handbook of stress:Theoretical and clinical aspects. 2nd edition. New York: Free Press; 1993. p. 234 – 57.
8 Roe D, Yanos PT, Lysaker PH. Coping with psychosis: an integrative developmental framework. J Nerv Ment Dis. 2006;194(12):917-24. doi: 10.1097/01.nmd.0000249108.61185.d3. PubMed PMID: 17164630; PubMed Central PMCID: PMCPMC1790964.
9 Schwarzer R, Taubert S. Tenacious goal pursuits and striving towards personal growth. In: Frydenberg E, editor. Beyond Coping: Meeting goals, visions and challenges. New York: Oxford Press; 2002. p. 19-36.
10 Rusch N, Corrigan PW, Wassel A, Michaels P, Olschewski M, Wilkniss S, et al. A stress-coping model of mental illness stigma: I. Predictors of cognitive stress appraisal. Schizophr Res. 2009;110(1-3):59-64. doi: 10.1016/j.schres.2009.01.006. PubMed PMID: 19269140; PubMed Central PMCID: PMCPMC2720567.
11 Rusch N, Corrigan PW, Powell K, Rajah A, Olschewski M, Wilkniss S, et al. A stress-coping model of mental illness stigma: II. Emotional stress responses, coping behavior and outcome. Schizophr Res. 2009;110(1-3):65-71. doi: 10.1016/j.schres.2009.01.005. PubMed PMID: 19237266; PubMed Central PMCID: PMCPMC2720565.

12 Carver CS, Scheier MF, Weintraub JK. Assessing coping strategies: a theoretically based approach. J Pers Soc Psychol. 1989;56(2):267-83. PubMed PMID: 2926629.
13 Schreurs P, J,G., van de Willge G. Omgaan met problemen en gebeurtenissen: De Utrechtse Coping Lijst (UCL): Lisse: Swets & Zeitlinger; 1988.
14 Bak M, Van Der Spil F, Gunther N, Radstake S, Delespaul P, Van Os J. Maastricht Assessment of Coping Strategies (MACS-I): a brief instrument to assess coping with psychotic symptoms. Acta Psychiatr Scand. 2001;103(6):453-9. PubMed PMID: 11401660.
15 Bak M, Delespaul P, Krabbendam L, Huistra K, Walraven W, van Os J. Capturing coping with symptoms in people with a diagnosis of schizophrenia: introducing the MACS-24. Int J Methods Psychiatr Res. 2009;18(1):4-12. PubMed PMID: 19195049.
16 Carr V. Patients' techniques for coping with schizophrenia: an exploratory study. Br J Med Psychol. 1988;61(Pt 4):339-52. PubMed PMID: 0003207636.
17 Bak M, Drukker M, van Os J, Delespaul P, Myin-Germeys I. Daily life moment-to-moment variation in coping in people with a diagnosis of schizophrenia: state within trait psychosis. Psychosis. 2012;4(2). Epub 01-08-2011.
18 Delespaul PAEG. Assessing Schizophrenia in Daily Life: The Experience Sampling MethodPhD Thesis. Maastricht: Maastricht University; 1995.
19 Lardinois M, Myin-Germeys I, Bak M, Mengelers R, van Os J, Delespaul PA. The dynamics of symptomatic and non-symptomatic coping with psychotic symptoms in the flow of daily life. Acta Psychiatr Scand. 2007;116(1):71-5. doi: 10.1111/j.1600-0447.2007.01022.x. PubMed PMID: 17559603.
20 Stone AA, Kennedy-Moore E, Neale JM. Association between daily coping and end-of-day mood. Health Psychol. 1995;14(4):341-9. PubMed PMID: 0007556038.
21 Folkman S, Moskowitz JT. Positive affect and the other side of coping. Am Psychol. 2000;55(6):647-54. PubMed PMID: 10892207.

5 Uit balans
5.1 Op zoek naar herstel
5.1.1 Stressreacties: fysiologie en neurobiologie

Gunter Kenis, Anna Schlütter en Bart Rutten[*]

Inleiding

Iedereen gebruikt weleens het woord stress, waarbij het vaak een negatieve bijklank heeft. Dat is niet verwonderlijk aangezien stress gedefinieerd wordt als een stimulus die ons mentaal en/of biologisch uit evenwicht brengt. Daarentegen zet een lichte tot matig-ernstige stressor ons als individu of groep aan om in actie te komen en verandering in de situatie aan te brengen en kan aldus gezien worden als een positieve factor die bijdraagt aan flexibiliteit en dynamische adaptatie op veranderende context. Anders gezegd: stress daagt onze homeostatische regelmechanismen uit, hetgeen de adaptatievermogens en flexibiliteit van een individu om zich in veranderende contexten te handhaven bevordert. Homeostase is het vermogen van een organisme om het interne milieu in evenwicht te houden, ondanks veranderingen in de omgeving waarin het zich bevindt. Dit gebeurt door middel van regelkringen in het organisme. Gelukkig treden er meestal na een stressor helende mechanismen in werking die ons in homeostase houden, dan wel spoedig de homeostase herstellen. Echter, bij aanhoudende en ernstige stress kan de druk op het behoud van homeostase accumuleren en kunnen de regelmechanismen tekortschieten, waardoor een blijvende verstoring van de homeostase en bijbehorende regelmechanismen ontstaat die uiteindelijk tot psychische disfunctie en expressie van psychische symptomen en klachten kan leiden. In dit werkmodel speelt stress dus een belangrijke rol bij het ontstaan en beloop van vrijwel alle vormen van psychopathologie. In dit hoofdstuk bespreken we de fysiologie van acute stressreacties en de neurobiologische effecten van chronische stress.

Het stressconcept

Filosofen in de oudheid beschreven al het fenomeen dat mensen uit balans gebracht werden door verschillende fysieke en sociale factoren. Ze zagen ook in dat helende krachten van het menselijk lichaam zelf in staat waren om het evenwicht te herstellen. Het niet in staat zijn om opnieuw harmonie te bereiken beschouwden zij als oorzaak van ziekte. Ondanks verfijningen van dit model in de daaropvolgende millennia

---

[*] Voor de personalia van dr. Gunter Kenis en dr. Bart Rutten zie hoofdstuk 4.1.4.
Anna Schlütter is neurowetenschapper en werkt als onderzoeker bij de Universiteit Maastricht.

duurde het nog tot het begin van de 20ste eeuw vooraleer de betrokken fysiologische factoren en processen beschreven werden. Walter Cannon observeerde dat fysiologische variabelen, zoals bloedglucosegehalte, zuurstofspanning en lichaamstemperatuur, vrijwel constant gehouden worden in het menselijk lichaam. Hij introduceerde de term homeostase en legde uit dat fysische maar ook psychosociale factoren het lichaam uit homeostase kunnen brengen. Cannon beschreef ook als eerste de vecht-of-vluchtreactie. Hij bracht deze adaptieve reactie in verband met catecholaminesecretie uit het perifere sympathische zenuwstelsel. Pas later in 1946 specifieerde Ulf von Euler dat de belangrijkste neurotransmitter in de stressrespons noradrenaline is.

Het was Hans Selye die de term *stress* invoerde en zich verdiepte in het onderwerp van stressfysiologie. Hij definieerde stress als het niet-specifieke antwoord van het hele lichaam op alle interne en externe stimuli waarmee we geconfronteerd worden. Selye stelde het *general adaptation syndrome* voor, een model dat de opeenvolgende reactieve fasen beschrijft die door stress in gang gezet worden[1]:

- De *alarmfase*. Deze weerspiegelt Cannon's vecht- of -vlucht reactie en is gekarakteriseerd door de secretie van de stresshormonen cortisol, adrenaline en noradrenaline.
- De *adaptatiefase*. Deze leidt tot resistentie tegen de stressor. De stressor is meestal minder of niet meer aanwezig, en het lichaam probeert weer in homeostase te komen, te herstellen en uit te rusten. Indien de stressor aanwezig blijft, treden er lichamelijke veranderingen op om de stress beter tegen te kunnen gaan.
- De *uitputtingsfase*. Deze gaat in, wanneer het lichaam te weinig rust krijgt of de stressor chronisch aanwezig is. Het lichaam is nu niet meer in staat met de stressor om te gaan en homeostase te behouden. Deze fase kan tot pathologische veranderingen leiden. Het idee dat ernstig zieke mensen te veel stress hebben ervaren en hun lichaam daarom niet meer in staat is om homeostase te behouden is afkomstig van Selye.[1]

Terwijl deze vorm van stress negatief is voor de gezondheid en ook wel *distress* genoemd wordt merkte Selye op dat stress ook positieve gevolgen kan hebben. Hij noemde deze stress *eustress*, welke gekenmerkt wordt door milde, korte, controleerbare stress, en voor emotionele en intellectuele groei zorgt.

Stress kan dus positief en negatief zijn, afhankelijk van het individu, de intensiteit, duur, beheersbaarheid en voorspelbaarheid van de stressor. Evolutionair gezien is het van belang dat het stresssysteem snel en krachtig kan reageren, maar deze eigenschappen maken het ook gevaarlijk voor de gezondheid als het systeem niet meer goed gereguleerd is.[2,3] De schadelijke gevolgen van langdurige stress werden pas goed duidelijk toen de effecten van het hormonale stresssysteem op de verschillende delen van het lichaam in kaart werden gebracht. Ook de hersenen hebben hieronder te leiden, wat kan leiden tot kwetsbaarheid voor psychiatrische syndromen. Om dit te begrijpen bestuderen we eerst de regulatie van de acute stressreactie en kijken daarna naar de schadelijke gevolgen van langdurige stress op de hersenen.

De acute stressreactie

Je staat voor een publiek en je moet een presentatie geven. Alle ogen zijn op jou gericht en iedereen wacht tot je begint. Je hebt de presentatie duizend keer geoefend, maar nu weet je niet meer wat je wilde vertellen. Je begint te zweten en je hart klopt alsof het uit je borst wil springen. Dergelijke situaties zijn iedereen wel bekend.

Sommigen hebben angst om voor een publiek te spreken, anderen krijgen dezelfde symptomen bij een belangrijk tentamen. Fysische stressoren kunnen een gelijkaardige respons uitlokken. Maar hoe komen deze lichamelijke reacties tot stand?

Bijna gelijktijdig worden twee belangrijke spelers van de stressreactie geactiveerd:
- het sympathisch adrenomedullair systeem, deel van het autonome zenuwstelsel;
- de hypothalamus-hypofyse-bijnieras.

Het autonome zenuwstelsel en het sympathisch adrenomedullair systeem

Het autonome zenuwstelsel (AZS) verzorgt de onbewuste aansturing van alle lichaamsfuncties door aan te grijpen op de endocriene cellen van klieren, de gladde spiercellen in bloedvaten en de hartspiercellen. Dit in tegenstelling tot het somatisch zenuwstelsel, wat de bewuste acties van het CZS overbrengt naar de skeletspieren. Het AZS is dan ook verantwoordelijk voor het autonome (onbewuste) behoud van homeostase via controle van onder andere bloeddruk, hartslag, ademfrequentie, energievoorziening en warmteregulatie. Om optimale controle uit te voeren moet het AZS in staat zijn om de doelorganen zowel te stimuleren als te remmen. Daarom is het AZS samengesteld uit twee complementaire systemen:
- het sympathische AZS, vooral geactiveerd bij stress;
- het parasympathische AZS, dat de uitwerking van het sympathische AZS remt.
- Dit samenspel tussen het sympathische en parasympathische AZS is van belang voor het behoud van lichamelijke evenwicht: het leidt tot een adequate reactie op stress en tot herstel van homeostase.

De cellulaire organisatie van het AZS ondersteunt het sympathische en parasympatische samenspel. Haast alle organen en klieren worden door beide delen van het AZS geïnnerveerd. De cellichamen van de neuronen van het AZS bevinden zich in gespecialiseerde clusters van neuronen, *ganglia* genoemd, van waaruit ze naar de organen projecteren. Het sympathische en het parasympathische systeem hebben elk hun eigen ganglia en verschillen in locatie. Ganglia van het sympathisch AZS liggen dicht bij de

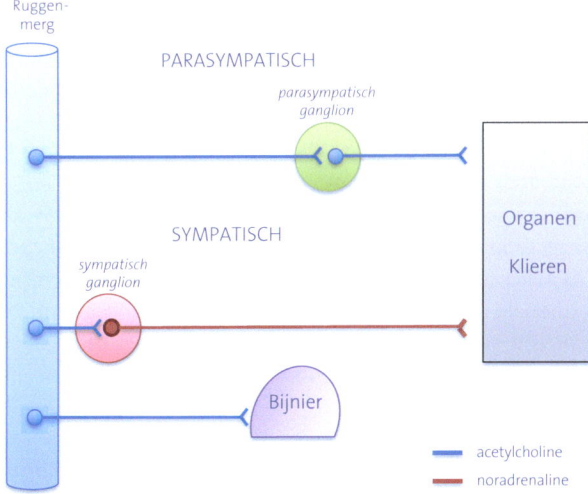

Figuur 1 Organisatie van het parasympatisch en sympatisch zenuwstelsel

wervelkolom of in de buikholte, terwijl parasympatische ganglia nabij of in de doelorganen gelegen zijn. Ze worden vanuit het CZS aangestuurd door preganglionaire neuronen, gelegen in de hersenstam en het ruggenmerg. Enige uitzondering hier is de directe sympatische innervatie van de bijnier zonder een ganglion als tussenschakel. Preganglionaire neuronen zijn acetylcholinerg, dat wil zeggen dat ze acetylcholine afgeven. De neuronen in de ganglia, postganglionaire neuronen genoemd, worden dus geactiveerd door vrijstelling van acetylcholine uit de preganglionaire projecties. Het type neurotransmitter van de postganglionaire neuronen is verschillend voor het sympatisch en parasympatisch AZS. Parasympatische postganglionaire neuronen zijn acetylcholinerg, terwijl de postganglionaire neuronen van het sympatisch AZS noradrenaline afgeven.

De functies van het sympathische en parasympatische AZS verschillen. Tijdens rust is vooral het parasympatisch stelsel actief. Het stimuleert dan onder andere het maag-darmkanaal en verlaagt de hartslag. Het parasympatisch stelsel noemt men daarom ook het rust-en-verteersysteem. Het sympathische stelsel wordt daarentegen het vecht-of-vluchtsysteem genoemd omdat het bij stress het lichaam op sterke fysieke activiteit voorbereidt door bijvoorbeeld de ademfrequentie, hartslag en bloeddruk te verhogen. Het stimuleert de lever om snel energie vrij te maken via productie en afgifte van glucose en remt het verteringsstelsel om meer energie voor het vechten of vluchten te behouden. Deze effecten komen deels tot stand door de sympatische innervatie van de doelorganen, maar ook door de vrijstelling van adrenaline uit het bijniermerg via directe sympatische connecties. Vandaar dat men spreekt over het *sympathisch adrenomedullair* (SAM)-systeem bij stress.

Hoewel de uitkomst van het sympatisch en parasympatisch systeem antagonistisch is, is complementair een betere omschrijving voor de wisselwerking tussen beide. Het parasympatisch stelsel trekt zich terug bij stress, waardoor de reactie van het sympathische stelsel versnelt. Tijdens rust verhoogt de parasympatische activiteit en wordt het sympathische stelsel afgeremd.

De hypothalamus-hypofyse-bijnieras (HPA-as)

Activatie van het sympathische zenuwstelsel en de bijhorende uitscheiding van neurotransmitters in doelorganen zorgt voor een uiterst snelle reactie op stress. Naast deze snelle reactie wordt ook een hormonale stressreactie geïnitieerd, waarvan de werking over het hele lichaam aangrijpt en langer aanhoudt. Centrale speler in deze respons is de hypothalamus. Bij stress worden specifieke neuronen in de hypothalamus gestimuleerd waardoor er *corticotropin-releasing hormone* (CRH) wordt uitgescheiden in een klein maar gespecialiseerd bloedvatenstelsel van de hypofyse. CRH stimuleert de hypofyse tot secretie van adrenocorticotroop hormoon (ACTH, of corticotropine) in de bloedbaan. ACTH verspreidt zich snel en prikkelt de bijnierschors tot vrijstelling van cortisol. Dit hormonale stresssysteem, gekenmerkt door de sequentiële secretie van CRH, ACTH en cortisol, wordt de hypothalamus-hypofyse-bijnieras (HPA-as) genoemd. Cortisol bindt aan twee specifieke receptoren:
- de mineralocortoïdenreceptor (MR);
- de glucocorticoïdenreceptor (GR).

Binding van cortisol aan de GR zorgt onder andere voor vrijstelling van energie uit de lever. Bovendien remt cortisol andere hormonale en fysiologische processen, zoals de gonadale hormonen en reproductieve organen, om energie te besparen.

De stressreactie kan dus snel krachtige veranderingen in het lichaam teweegbrengen. Hoewel deze effecten heel nuttig zijn is het toch belangrijk de duur van de respons te beperken want de katabole en anti-reproductieve effecten kunnen op den duur schadelijk zijn. Cortisol zelf zorgt daarom voor een negatieve terugkoppeling naar de hypothalamus en de hypofyse. Beide structuren hebben glucocorticoïdenreceptoren die er, na binding met cortisol, voor zorgen dat de uitscheiding van respectievelijk CRH en ACTH geremd wordt. Dit mechanisme is essentieel om na stress opnieuw homeostase te bereiken. Herhaaldelijke blootstelling aan stress kan de functie en expressie van de cortisolreceptoren veranderen waardoor de negatieve terugkoppeling ontregeld wordt. Dit ligt aan de basis van heel wat fysische en mentale gevolgen van langdurige stress, zoals later wordt uitgelegd.

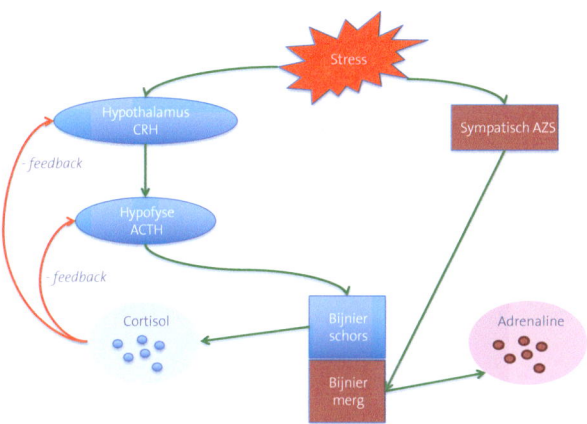

Figuur 2 De stressreactie
Links in blauw de HPA-as. Groene pijlen zijn stimulerend en rode pijlen duiden op negatieve feedback. Rechts in rood acute reactie via het sympathische AZS.

Centrale regulatie van de acute stressreactie

Wanneer we met een bedreigende situatie geconfronteerd worden, wordt het sympathisch zenuwstelsel geactiveerd waarvan de output alle organen bereikt. Enkele minuten later bereikt ook de HPA-as zijn maximale activiteit en neemt de cortisolwaarde in het bloed toe. Beide reacties worden aangestuurd door de hypothalamus, de meesterregulator van de stressreactie. De initiatie van de stressrespons wordt voornamelijk verzorgd door de amygdala, die sensorische informatie (vanuit de thalamus en de hersenstam) integreert met informatie van hogere cognitieve hersengebieden zoals de prefrontale cortex (PFC). De amygdala stimuleert de hypothalamus en verschillende autonome centra in de hersenstam waaronder de locus coerulus (LC). De noradrenerge neuronen van de LC stimuleren verder de hypothalamus en verhogen de algemene activatietoestand van het CZS (een toestand die *arousal* genoemd wordt) via projecties naar de thalamus, hippocampus en corticale gebieden. Omdat zowel de hypothalamus als de LC op hun beurt de amygdala stimuleren ontstaat er een bekrachtiging van de stressrespons. In normale omstandigheden wordt de amygdala afgeremd door een tonische inhibitie vanuit de PFC en de hypothalamus. Bij stress echter wordt het functioneren van de PFC geremd door de amygdala. Bovendien kunnen psychologische stressoren direct, zonder tussenkomst van de amygdala, de PFC-functie verminderen.

Uiteindelijk leiden de geactiveerde amygdala en de geremde PFC tot een activatie van de HPA-as en het SAM-systeem via de hypothalamus (zie figuur 3). De stressreactie kan in de hypothalamus nog door andere systemen gemoduleerd worden, bijvoorbeeld door serotonine en acetylcholine, die de CRH-productie stimuleren, terwijl opioïde peptiden een remmend effect hebben. De hippocampus zorgt voor een tonische inhibitie van de hypothalamus en levert informatie over context en eerdere ervaringen, terwijl de amygdala zorgt voor een emotionele evaluatie van de stressor.

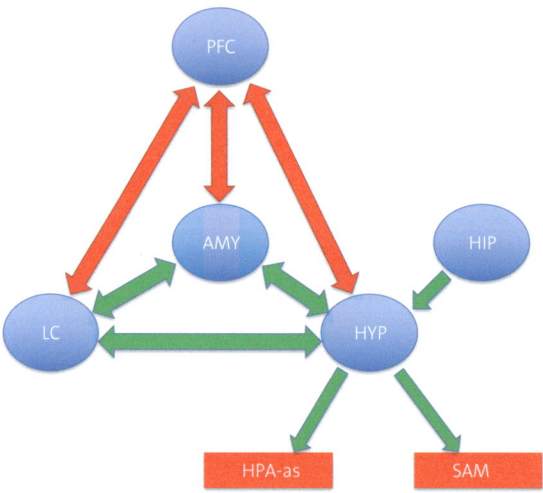

Figuur 3 Hersenstructuren betrokken bij de regulatie van de stressreactie
PFC = prefrotale cortex, AMY = amygdala, LC = Locus coeruleus, HIP = hippocampus, HYP = hypothalamus, SAM=symptomatisch adrenomodullair systeem.
Rode pijlen wijzen op inhibitie, groene pijlen op stimulatie.

Het doel van de acute stressreactie is om het lichaam in staat van hoog prestatievermogen te brengen en de aandacht te richten op de stressor. Zo wordt ook de activiteit van de nucleus accumbens (onderdeel van het beloningssysteem) verminderd om afleiding door plezierige stimuli te vermijden. Daarentegen worden cognitieve functies gemobiliseerd die nodig zijn om met de stressor om te gaan. Hierbij zijn (sub)corticale projecties van CRH producerende neuronen betrokken, evenals het LC-systeem. Daarnaast is het ook van belang om informatie over de stressvolle gebeurtenis op te slaan. Dit wordt onder andere bewerkstelligd door noradrenerge projecties van de LC alsook door het circulerend cortisol dat de hersenen bereikt. Binding van cortisol aan cortisolreceptoren zet intracellulaire reacties in gang wat leidt tot expressie van eiwitten die onder andere de synapsfunctie kunnen versterken. Voor meer informatie over de werking van deze glucocorticoïde en mineralocorticoïde receptoren verwijzen we naar andere literatuur.[4,5]

Effecten van chronische stress

Acute stressreacties zijn een serie van biologische processen die van groot belang zijn om succesvol met aversieve gebeurtenissen om te gaan. Deze processen leiden tot gedragsveranderingen maar tegelijk ook tot allerlei metabole veranderingen. Dankzij de negatieve terugkoppelingsmechanismen normaliseren de betrokken hormonen en neurotransmitters zodra de stress vermindert of wegvalt.

Het kan voorkomen dat aversieve gebeurtenissen langer aanhouden en dat de regelsystemen van de desbetreffende persoon aanhoudend uitgedaagd worden om homeostase te behouden. Er is dan een situatie van chronisch stress. Chronische stress heeft meestal negatieve effecten op het functioneren van lichaam en geest. Er is een voortdurende stimulatie van de HPA-as en het sympathische zenuwstelsel.

Dit kan schadelijke gevolgen hebben voor het lichaam:
- continue uitscheiding van adrenaline en noradrenaline leidt tot blijvende verhoging van de bloeddruk en hartslag, wat weer kan leiden tot hart- en vaatziekten;
- adrenaline en cortisol zorgen voor een verhoging van het lever metabolisme en het vrijmaken van glucose, wat kan leiden tot diabetes mellitus type 2;
- verergering van pijn doordat de stresshormonen de spierspanning verhogen;
- onderdrukking van bepaalde functies van het immuunsysteem.

Ook in de hersenen vinden veranderingen plaats die leiden tot problemen ten aanzien van cognitieve functies en affectregulatie. Een groot deel van deze negatieve effecten zijn toe te schrijven aan cortisol. Waar cortisol tijdens acute stress gunstig is blijkt dat langdurige blootstelling aan hogere concentraties cortisol schadelijk is. De cortisol geïnduceerde veranderingen verhogen de kwetsbaarheid voor alle psychiatrische syndromen, zoals het angst-, depressie- en posttraumatisch stress-syndroom. De effecten laten zich over het hele brein voelen en kunnen voor elk hersengebied anders zijn.

Een groot deel van de bevindingen over chronische stress en specifieke hersenstructuren is afkomstig van dierexperimentele studies. Echter, de resultaten van observationeel humaan beeldvormend, biologisch en post-mortem onderzoek wijzen vaak, maar niet altijd, in dezelfde richting. Vooral onderzoek naar de hippocampus, de prefrontale cortex en de amygdala heeft inzicht gegeven in de manier waarop chronische stress, via de effecten van cortisol, tot een kwetsbaarheid leidt (voor een overzicht zie[6,7]).

Hippocampus. Chronische stress verstoort het functioneren van de hippocampus behoorlijk. Beeldvormend onderzoek laat zien dat de hippocampus van personen die lijden aan stressgerelateerde syndromen licht verkleind is. Dit vertaalt zich onder andere in vermindering van geheugenfuncties en veranderingen in stressregulatie. Chronische stress leidt tot atrofie van hippocampale neuronen. Het cellichaam is kleiner en het aantal en de lengte van de dendrieten is verminderd. Er zijn ook minder synapsen wat duidt op verlies van functionele connecties. Naast deze veranderingen in structurele plasticiteit is ook de functionele plasticiteit verstoord. Hierdoor worden geen nieuwe synapsen gevormd en worden bestaande synapsen niet versterkt, wat essentiële processen zijn voor leren en geheugen. De chronische stress remt ook de neurogenese, een unieke vorm van plasticiteit in de hippocampus, door langdurige stimulatie van de glucocorticoïdenreceptor (GR) door cortisol tijdens periodes van chronische stress. De geactiveerde GR remt de expressie van groeifactoren en andere genen die nodig zijn voor het vormen van synapsen, het versterken van de neurotransmissie en de differentiatie van nieuwe neuronen. Bovendien vermindert ook de expressie van GR en MR zelf. Dit heeft zijn weerslag op de regulatie van de stressrespons zelf omdat GR-signalering in de hippocampus de negatieve terugkoppeling van cortisol op de activiteit van de HPA-as verzorgt. Door het wegvallen van dit signaal, en door de algemene vermindering in functioneren van de hippocampus, verdwijnt de remming van de HPA-as. Dit kan resulteren in een toegenomen drive van de HPA-as en vervolgens tot hypercortisolemie.

- *Prefrontale cortex.* In de prefrontale cortex (PFC) vinden na chronische stress gelijkaardige veranderingen plaats. Dit uit zich in een vermindering van werkgeheugen en verstoring van executieve functies zoals plannen en cognitieve flexibiliteit. Bovendien oefent de PFC, onder normale omstandigheden, een remmend effect uit op de amygdala. Na chronische stress vermindert deze inhibitie waardoor de amygdala bij elke nieuwe stressor een hyperreactie vertoont, wat resulteert in een sterkere HPA-as en SAM-respons. Beeldvormend onderzoek bij mensen, die lijden aan stressgerelateerde syndromen of een hoge mate van stress ervaren, toont aan dat het volume van verschillende delen van de PFC verkleind is.
- *Amygdala.* In tegenstelling tot de hippocampus en de PFC, neemt in de amygdala de structurele plasticiteit toe bij chronische stress. Voornamelijk in het basolaterale deel van de amygdala is er een toename van het aantal dendrieten en synapsen. Bij patiënten met stressgerelateerde syndromen is het volume en de activiteit van de amygdala verhoogd.
- *Mesolimbische dopaminerge projecties.* Dierexperimentele studies hebben aangetoond dat chronische sociale stress kan leiden tot moleculaire en elektrofysiologische veranderingen in de dopaminerge projecties vanuit het ventrale tegmentale gebied naar het ventrale striatum (nucleus accumbens).[9]

Van adaptatie tot kwetsbaarheid

Chronische stress zorgt aldus voor een verscheidenheid aan interacterende veranderingen in breingerelateerde regelmechanismen, die leiden tot een toegenomen kwetsbaarheid. En hoewel chronische stress bij iedereen sporen nalaat zijn er grote individuele verschillen in kwetsbaarheid. Sommige personen lijken meer gevoelig voor de gevolgen van stress, wat kan leiden tot uiteenlopende psychiatrische syndromen. Anderen zijn meer bestand en kunnen een set van beschermingsmechanismen activeren tijdens langere periodes van stress (zie hoofdstuk 5.4, Weerbaarheid en veerkracht).

In sommige omstandigheden lijkt de adaptieve stressrespons niet adequaat: de fysiologische reacties en gedragsresponsen zijn niet meer aangepast aan de ervaren stressor en er treedt schade op door de cumulatieve belasting van sympatische activiteit en circulerend cortisol. In dat geval spreken we van *maladaptatie*. Vanuit psychiatrisch perspectief resulteert maladaptatie in psychische kwetsbaarheid. Het is het geheel van veranderingen in fysiologie, gedrag, affectregulatie en cognitie die het normale functioneren verstoren. Hieronder bespreken we een aantal factoren die maladaptatie in de hand werken.

Aard van de stressor

Succesvolle adaptatie hangt af van het type, de ernst en de duur van de stressor. Wanneer eenzelfde, milde stressor regelmatig optreedt, leidt dat tot *habituatie*. Een proces waarbij de respons op een herhaalde stressor telkens kleiner wordt. Dit beperkt de uitputtende en eventueel schadelijke gevolgen van de stressor voor het lichaam. Een aantal mechanismen ligt hieraan ten grondslag:

- veranderingen in gevoeligheid van intracellulaire signaalcascades na herhaalde neuronale activatie;
- aanpassingen in de dendrietenstructuur van de betrokken neuronen;
- stimulatie van MR door cortisol heeft hierbij mogelijk ook een rol.

Echter in bepaalde omstandigheden, vooral bij intense stressoren met een onvoorspelbaar karakter, kan de reactie op volgende minder ernstige stressoren steeds heviger worden. We spreken dan van *sensitisatie*. Het sensitisatieproces wordt onder andere gemedieerd door het locus coeruleus (LC)-systeem, dat de stressrespons mee aanjaagt. Na eerdere stress zijn de LC-neuronen gevoeliger voor CRH, zodat een toename in CRH bij nieuwe stressoren in een verhoogde LC reactie resulteert en dus in een sterkere respons van de HPA-as en het sympathisch zenuwstelsel.[9]

De factoren die bepalen of stress leidt tot habituatie dan wel sensitisatie zijn niet eenduidig te definiëren. Elementen die zeker een rol spelen zijn de volgende.
- *Intensiteit:* meer intense stressoren remmen habituatie en leiden tot sterkere reacties die blijven aanslepen. Zoals eerder uitgelegd kan dit schadelijke fysiologische gevolgen hebben.
- *Voorspelbaarheid:* van zowel de aard, duur, intensiteit en frequentie van de stress. De confrontatie met onvoorspelbare stressoren leidt tot verhoogde waakzaamheid. De stresssystemen zijn hierdoor voortdurend actief, en worden nog eens extra gestimuleerd telkens als stress zich voordoet. De accumulatie van de fysiologische belasting voorkomt habituatie en leidt tot sensitisatie.
- *Controle:* stressoren die aanleiding geven tot onzekerheid over de uitkomst van de adaptieve respons leiden eerder tot sensitisatie. Een gevoel van controle ontstaat wanneer de verwachte en werkelijke uitkomst van een stressreactie in overeenstemming is. Indien de verwachte uitkomst herhaaldelijk negatief is ontstaat hulpeloosheid, een verwachting van een negatief resultaat van de respons op elke volgende stressor. Dit versterkt de perceptie en intensiteit van de stress.

Allostase en allostatische belasting

Het brein staat centraal in de regulatie van de mechanismen die bij bedreigende situaties gemobiliseerd worden. Het vermogen om via adaptieve processen homeostase te herstellen noemt men *allostase* (letterlijk 'evenwicht door verandering').[10, 11] De HPA-as en het SAM-systeem zijn voorbeelden van allostatische systemen die snel geactiveerd worden om op stressoren te reageren en nadien weer worden stilgelegd. Echter, wanneer de reacties frequent optreden, intens zijn, of langdurig aanhouden, wordt het lichaam overmatig geconfronteerd met de primaire moleculen van de allostatische respons (vb. cortisol en adrenaline). Zoals eerder uitgelegd kan dit schadelijke gevolgen hebben waarbij ook de benodigde regelmechanismen voor het aanzetten en/of uitschakelen van de reacties worden aangetast. Er is dan sprake van *allostatische belasting*. Beperkte allostatische belasting kan een adaptieve respons zijn op bedreigende veranderingen maar door confrontatie met bijkomende uitdagingen kan de allostatische belasting te groot worden. De responsen zijn dan niet meer aangepast aan de bedreigingen en er ontstaat een toestand van kwetsbaarheid.

Adequate allostase is dus van vitaal belang. Overdreven reacties verhogen de allostatische belasting met bijhorende schade, zeker wanneer het individu met een groot aantal of heel ernstige aversieve gebeurtenissen te maken krijgt. Het *setpoint* (intensiteit en duur) van allostatische reacties verschilt van individu tot individu en wordt door verschillende factoren beïnvloed. Leefstijlfactoren – voeding, fysieke activiteit, middelengebruik, slaaphygiëne – zijn hier zeker bij betrokken. De genetische achtergrond speelt hier uiteraard ook mee. Bijvoorbeeld, variaties in genen van cortisolreceptoren en eiwitten die de effecten van cortisolreceptoren mediëren veranderen de HPA-as en de SAM-respons op acute stress.[12, 13] Individuele verschillen worden ook bepaald door alle elementen die, vanaf de ontwikkeling tot het volwassen leven, een blijvende impact hebben gehad op de fysiologie van de stressrespons. Belangrijk hierbij zijn aversieve gebeurtenissen of periodes van langdurige stress tijdens de kinderjaren en adolescentie.

Stress tijdens de kindertijd en adolescentie

Vroege levenservaringen geven mee vorm aan de reactiviteit van het stresssysteem en de gevoeligheid van verschillende hersenstructuren voor de effecten van stresshormonen. Na de geboorte zijn de hersenen nog volop in ontwikkeling. Axonale groei, myelinisatie, synapsvorming en het verwijderen van synapsen – *pruning* genoemd – vinden plaats tot de late adolescentie en vroege volwassenheid, en hangen samen met de ontwikkeling van diverse neurocognitieve en affectieve functies.[14] Synaps pruning is het sterkst tijdens de adolescentie in de PFC en is essentieel voor de ontwikkeling van executieve functies. Aversieve gebeurtenissen kunnen de ontwikkelingsprocessen ernstig verstoren met als gevolg blijvende afwijkingen in hersenstructuren, hun onderlinge circuits, en in de onderliggende neurocognitieve en affectieve functies. Frequent onderzochte voorbeelden van aversieve gebeurtenissen zijn (herhaaldelijk) fysiek en/of seksueel misbruik, emotionele uitbuitingen, fysieke en emotionele verwaarlozing, alsook getuige zijn van verbaal of fysiek geweld tussen ouders (zie[15]). Beeldvormend onderzoek bij volwassenen die als kind misbruikt zijn toont afwijkingen aan in onder andere:

- somatosensorische gebieden van de cortex;
- belangrijke structuren van het limbische systeem zoals de PFC, de hippocampus, de amygdala en de vezelbanen die hen onderling verbindt;
- onderdelen van het beloningssysteem, zoals het striatum en de orbitofrontale cortex (deel van de PFC).

De waargenomen afwijkingen kunnen betrekking hebben op het volume van een bepaalde structuur, of de activiteit in respons op een stimulus. De belangrijkste bevindingen laten zien dat kindermisbruik leidt tot een toegenomen reactiviteit van de amygdala bij negatieve emotionele triggers en een vermindering van de activiteit van het striatum tijdens het verwachten van een beloning. Deze afwijkingen zijn gerelateerd aan een hogere stress-reactiviteit en een vermindering van het beloningsgevoel in deze personen. Dergelijk onderzoek toont aan dat ervaringen in het vroege leven, de stressrespons in het latere leven kunnen beïnvloeden en dat deze in verband staan met een verhoogde kwetsbaarheid.

Conclusie

Blootstelling aan stress en de regulatie van stressreacties zijn fysiologisch (en psychologisch) van essentieel belang in de normale ontwikkeling van een individu. Het individu leert om adequaat te reageren op bedreigende gebeurtenissen. Echter bij langdurige stress kan de belasting van de stress regulerende systemen negatieve gevolgen hebben, zodanig dat er een verhoogde kwetsbaarheid ontstaat voor psychische klachten, cumulerend in psychiatrische syndromen. Factoren die de gevoeligheid van het stresssysteem bepalen zijn van essentieel belang om interindividuele verschillen in psychische kwetsbaarheid te begrijpen.

Literatuur

Het boek van Arnetz[17] is als achtergrond informatie gebruikt door heel het hoofdstuk

1. Selye H. Stress and the general adaptation syndrome. Br Med J. 1950;1(4667):1383-92. PubMed PMID: 15426759; PubMed Central PMCID: PMCPMC2038162.
2. Chrousos GP, Gold PW. The concepts of stress and stress system disorders. Overview of physical and behavioral homeostasis. JAMA. 1992;267(9):1244-52. PubMed PMID: 1538563.
3. Gold PW. The organization of the stress system and its dysregulation in depressive illness. Mol Psychiatry. 2015;20(1):32-47. doi: 10.1038/mp.2014.163. PubMed PMID: 25486982.
4. de Kloet ER.Stress: a neurobiological perspective. Tijdschr Psychiatr. 2009;51(8):541-50. PubMed PMID: 19658066.
5. Vogel S, Fernandez G, Joels M, Schwabe L. Cognitive Adaptation under Stress: A Case for the Mineralocorticoid Receptor. Trends Cogn Sci. 2016;20(3):192-203. doi: 10.1016/j.tics.2015.12.003. PubMed PMID: 26803208.
6. McEwen BS, Nasca C, Gray JD. Stress Effects on Neuronal Structure: Hippocampus, Amygdala, and Prefrontal Cortex. Neuropsychopharmacology. 2016;41(1):3-23. doi: 10.1038/npp.2015.171. PubMed PMID: 26076834; PubMed Central PMCID: PMCPMC4677120.
7. Radley J, Morilak D, Viau V, Campeau S. Chronic stress and brain plasticity: Mechanisms underlying adaptive and maladaptive changes and implications for stress-related CNS disorders. Neurosci Biobehav Rev. 2015;58:79-91. doi: 10.1016/j.neubiorev.2015.06.018. PubMed PMID: 26116544; PubMed Central PMCID: PMCPMC4684432.
8. Russo SJ, Nestler EJ. The brain reward circuitry in mood disorders. Nat Rev Neurosci. 2013;14(9):609-25. doi: 10.1038/nrn3381. PubMed PMID: 23942470; PubMed Central PMCID: PMCPMC3867253.
9. Herman JP. Neural control of chronic stress adaptation. Front Behav Neurosci. 2013;7:61. doi: 10.3389/fnbeh.2013.00061. PubMed PMID: 23964212; PubMed Central PMCID: PMCPMC3737713.
10. McEwen BS. Stress, adaptation, and disease. Allostasis and allostatic load. Ann N Y Acad Sci. 1998;840:33-44. PubMed PMID: 9629234.
11. McEwen BS. Brain on stress: how the social environment gets under the skin. Proc Natl Acad Sci U S A. 2012;109 Suppl 2:17180-5. doi: 10.1073/pnas.1121254109. PubMed PMID: 23045648; PubMed Central PMCID: PMCPMC3477378.
12. de Kloet ER, Otte C, Kumsta R, Kok L, Hillegers MH, Hasselmann H, et al. Stress and Depression: a Crucial Role of the Mineralocorticoid Receptor. J Neuroendocrinol. 2016;28(8). doi: 10.1111/jne.12379. PubMed PMID: 26970338.
13. Zannas AS, Wiechmann T, Gassen NC, Binder EB. Gene-Stress-Epigenetic Regulation of FKBP5: Clinical and Translational Implications. Neuropsychopharmacology. 2016;41(1):261-74. doi: 10.1038/npp.2015.235. PubMed PMID: 26250598; PubMed Central PMCID: PMCPMC4677131.
14. van Os J, Kenis G, Rutten BP. The environment and schizophrenia. Nature. 2010;468(7321):203-12. doi: 10.1038/nature09563. PubMed PMID: 21068828.
15. Teicher MH, Samson JA, Anderson CM, Ohashi K. The effects of childhood maltreatment on brain structure, function and connectivity. Nat Rev Neurosci. 2016;17(10):652-66. doi: 10.1038/nrn.2016.111. PubMed PMID: 27640984.
16. Arnetz BB, Ekman R. Stress in Haelth and Disease. KGaA, Weinheim: Wiley-VCH verlag GmbH &Co.; 2006.

5.1.2 Mentale weerbaarheid en veerkracht

*Boris Klingenberg, Eric Vermetten en Bart Rutten**

Inleiding

Tot nog toe hebben de verschillende verschijningsvormen van stress, de mogelijke wijze van herstel of juist het stagneren hiervan centraal gestaan. Vaststaat dat er grote verschillen zijn in individuele reacties bij gelijke stressoren. Gebruikelijke verklaringsmodellen voor deze interindividuele variatie worden frequent vanuit kwetsbaarheid- of risicomodellen vormgegeven. Overtuigend epidemiologisch bewijs wijst in deze richting: bijvoorbeeld de relatie tussen psychotrauma in de jeugd en het ontstaan op latere leeftijd van de verscheidene psychiatrische syndromen.[2] Het zogenaamde kwetsbare fenotype karakteriseert een individu voor de reactie op latere stressoren.

Naast dit kwetsbaarheidsgerichte referentiekader is het nuttig om juist die mensen te onderzoeken die blijk geven van mentale weerbaarheid na het doormaken van ernstige en schokkende levensgebeurtenissen en die geen psychische klachten of symptomen ontwikkelen. Of personen die uitgesproken snel herstellen of juist een persoonlijke groei doormaken na blootstelling aan een schokkende gebeurtenis. Positieve betekenisverlening aan het leven kan mogelijk ook een bufferend effect hebben op het psychisch welzijn, bijvoorbeeld wanneer iemand wordt geconfronteerd met een levensbedreigende lichamelijke aandoening,[3,4] of juist in kader van het posttraumatisch stress-syndroom.[5]

Onderzoek hiernaar leert ons hoe bepaalde mensen juist weerbaar zijn en geen psychische klachten ontwikkelen. Dit noemt men (mentale) veerkracht of *mental resilience*.

Veerkracht

Veerkracht is te beschouwen als een dynamisch en adaptief proces dat in dienst staat van het onderhouden of herstellen van *homeostase* tijdens en na momenten van stress. Biologisch gezien is een individu in staat tot terugkeer naar de situatie van voor de stress of mentaal naar een situatie van *posttraumatische groei*. De optimale uitkomst na het ervaren van een stressvolle of schokkende gebeurtenis is namelijk het verkrijgen van een aanpassing, toegenomen inzicht van het individu in zichzelf en zijn omgeving. De aanpassing kan zich biologisch uiten in de wijze (of snelheid) waarop een homeostase wordt gerealiseerd. Waar dit niet lukt kan gesproken worden van *allostase*,

---

*   Drs. Boris Klingenberg is arts.
    Prof.dr. Eric Vermetten is psychiater en arts-kolonel, als bijzonder hoogleraar Psychotrauma werkzaam bij de Universiteit Leiden.
    Voor de personalia van dr. Bart Rutten zie hoofdstuk 4.
    Dit hoofdstuk en de bijgesloten figuren zijn mede gebaseerd op een eerdere publicatie: B.P.F. Rutten et al. 2014.[1]

een gewijzigde balans, naar de inmiddels klassieke definitie van McEwen.[6] In dit geval is er wel een balans, maar tegen een prijs van een veranderde instelling van regelsystemen, bijvoorbeeld door een blijvend andere basale waarde van een hormoon.[7]

Er kan ook nieuw gedrag geleerd zijn met een eventuele wijziging van de onderliggende cognities, waarbij een aangepast vermogen is ontstaan om effectief te reageren op vergelijkbare stressoren in de toekomst. Sommigen spreken ervan dat het individu mogelijk een soort 'hoger psychisch welzijn' heeft weten te bereiken dan voor de ervaring. Zo kan een veilige hechting met de primaire verzorgers in de vroege ontwikkeling een belangrijke gunstige predisponerende factor zijn om bij een stressvolle gebeurtenis adaptief en effectief te kunnen reageren. Het individu heeft dan een soort intern werkmodel ontwikkeld over hoe hij zich staande moet houden in de wereld. Hier hoort naast het weten om te gaan met negatieve emoties en ervaringen, ook het kunnen ervaren, zowel frequent als duurzaam, van positieve emoties. Hieronder gaan neurobiologische processen schuil, zoals ervaringsgerelateerde epigenetische regulatie van het dopaminerg gemedieerde beloningssysteem, maar ook de reactiviteit van de HPA-as.

Determinanten en mechanismen van mentale weerbaarheid en veerkracht kan men op verschillende niveaus onderzoeken: van moleculaire en cellulaire biologie via neurale circuits naar psychologische gedragsmodellen tot aan groeps-, en cultuur gerelateerde fenomenen. Dit hoofdstuk beperkt zich voornamelijk tot de biologische en psychologische factoren van mentale weerbaarheid en veerkracht op het niveau van het individu. We proberen onderlinge verbanden te laten zien tussen de neurobiologische en psychologische factoren en mechanismen, waarbij aangetekend dient te worden dat de beschrijving in dit hoofdstuk een zekere simplificatie is van de ware complexiteit van deze materie.

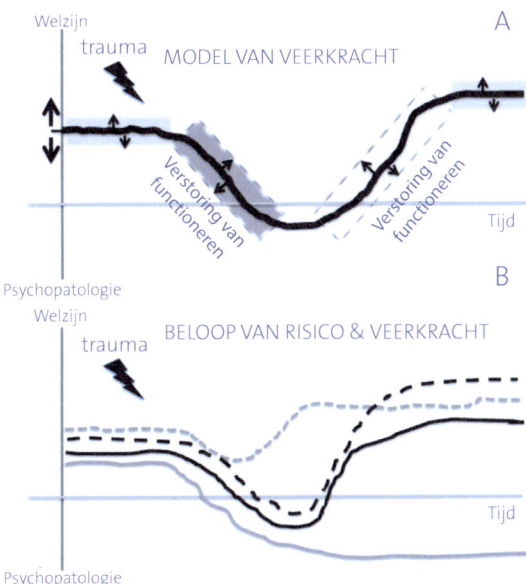

Figuur 1 Een model van mentale veerkracht (A) en prototypische belopen wat betreft mentale veerkracht en risico (B)

Figuur 1A illustreert de verschillende mogelijke veranderingen in psychisch welzijn na blootstelling aan een (of meerdere) ernstige, schokkende gebeurtenissen. Hierbij zijn er tal van interindividuele verschillen in de mate van psychisch welzijn voorafgaand aan de blootstelling, de snelheid en ernst van de verstoring in geestelijke gezondheid in reactie op deze blootstelling, de duur en snelheid tot het optreden van herstel en tot slot het niveau van psychisch welzijn na voltooiing van herstel. Figuur 1B geeft enkele mogelijke patronen in de dynamiek van functioneren weer. Vanuit het perspectief van veerkracht zijn de curves met herstel boven de uitgangswaarde het meest illustratief, dat wil zeggen deze illustreren de al eerder genoemde post-traumatische groei. Het toegenomen psychisch welzijn is verbonden met het verkregen inzicht van een individu in zichzelf en zijn omgeving, waarbij er mogelijk nieuw gedrag is geleerd om effectief te reageren op vergelijkbare stressoren in de toekomst.

Het huidige wetenschappelijke bewijs laat zien dat er een complexe interactie bestaat tussen (epi)genetische, psychologische en omgevingsfactoren die mentale veerkracht bepaalt. Een aantal factoren met een positieve impact op mentale veerkracht zullen we hieronder verder uitwerken.

Bouwstenen van veerkracht
Cellulaire bouwstenen

Neurobiologische programmering van de emotionele en sociale circuits bepaalt of iemand makkelijk of minder makkelijk positieve emoties of beloningen ervaart. Dit speelt een rol in hoe wij onszelf en anderen ervaren. Positieve affectiviteit (hoe de beleving van aangename en belonende emoties verloopt) en negatieve affectiviteit (hoe de beleving van onprettig emoties verloopt) zijn nagenoeg afzonderlijk functionerende systemen die onafhankelijk van elkaar in verschillende mate bij een individu tot uiting komen. Beide spelen een rol in veerkracht maar veerkracht lijkt het sterkst ten gunste beïnvloed te worden door sterke en duurzame positieve affectiviteit.

Ons brein geeft ons de mogelijkheid om adaptief gedrag te vertonen. Een basisvoorwaarde voor adaptief gedrag is het vermogen tot plasticiteit van het brein. Plasticiteit betekent veranderingen in de organisatie van de hersenen van individuen als gevolg van ontwikkeling, leren of ervaring. Aangeboren variaties in de genen beïnvloeden ook deze processen en leiden tot een differentiële gevoeligheid voor de ontwikkeling van stressgerelateerde psychiatrische syndromen.

De crux van ervaringsgebondenheid draait om het totaal pakket aan subjectieve belevingen van initiële waarneming, betekenisverlening en tot slotgedrag. Dit is een zich oneindig herhalend proces waarbij men de resultante opnieuw waarneemt en herbeoordeelt. Deze herbeoordeling van ervaringen leidt tot adaptatie aan veranderde omstandigheden. Dit wordt gereguleerd door met elkaar interacterende moleculaire en cellulaire processen in het lichaam met een uiteindelijke impact op het centrale zenuwstelsel. Deze ervaringsgebonden mechanismen reguleren de sensitiviteit en daarmee ook de plasticiteit van het centrale zenuwstelsel en oefenen hun invloed uit op verschillende biologische niveaus:

- cellulaire veranderingen zoals neurogenese, de vorming van nieuwe neuronen en verbindingen tussen neuronen;
- subcellulaire veranderingen zoals
    - het uitlopen van, of inkrimpen, van synapsen;
    - veranderingen in myelinisatie van axonen;

- veranderingen van het aantal dendrieten;
- andere subcellulaire veranderingen zoals in het cytoskelet van de cel, het aantal of de functie van organellen zoals bijvoorbeeld de mitochondriën;
- veranderingen in de extracellulaire matrix;
- moleculaire (epi)genetische veranderingen zoals DNA-methylering en veranderingen in chromatine, met invloed op gentranscriptie en derhalve op de vorming van RNA en eiwitten.

Ervaringsgebonden veranderingen hebben vaak effecten op de verschillende biologische niveaus die tevens elkaar weer beïnvloeden. Een voorbeeld: ervaringen van chronische stress kunnen leiden tot een persisterende staat van toename van fasische activatie van dopaminerge vuurpatronen in mesolimbische projecties, waarop de dopamine 2 (D_2)-receptoren in het ventrale striatum worden geactiveerd en er activatie van G-eiwit gekoppelde signaal transductie plaatsvindt van het postsynaptisch neuron. Zo kan door stress een langdurige regulatie van de expressie van specifieke genen in de nuclei van specifieke cel-populaties in het limbische systeem plaatsvinden, die aanleiding geven tot een cascade van veranderingen. Deze persisterende stressgeïnduceerde verandering heeft op moleculair niveau van het DNA een epigenetisch effect (voor verdere uitleg zie onder). Dit zorgt voor een adaptieve verhoging van het aantal kaliumkanalen in het celmembraan, wat de impulsgeleiding beïnvloedt. Een andere adaptieve biologische respons is het vrijmaken van neurotrofines. Dit induceert uitgroei van de dendritische neuronale boom.

Interindividuele variaties in de regulatie van een of meerdere van deze cellulaire en moleculaire processen kunnen daardoor leiden tot facilitering of inhibitie van de ervarings-gebonden plasticiteit en daarmee gedrag c.q. mentale kwetsbaarheid of juist veerkracht beïnvloeden.

Een belangrijk voorbeeld van een ervaringsgebonden mechanisme dat adaptatie bewerkstelligt op moleculair biologisch niveau, is epigenetische regulatie van gentranscriptie.

Individuele aanpassing is een resultante van gen/omgevingsinteracties. Dit blijkt uit tweeling en familieonderzoek waarbij de aanwezigheid van een fenotype bij een tweelingzus of -broer of familielid een afspiegeling vormt van de genetische bijdrage. Maar ook direct-genetische studies naar mentale weerbaarheid en veerkracht, gericht op specifieke kandidaatgenen laten een eerste bewijs voor gen/omgevingsinteracties zien. Bijvoorbeeld: dragers van specifieke variaties in de 5HTT-, FKBP5- en CRH1-genen blijken een lager risico te hebben voor het ontwikkelen van een psychiatrische syndroom wanneer het individu een stressvolle levensgebeurtenis meemaakt.[8] Op deze en vergelijkbare wijze beïnvloeden moleculaire processen de interindividuele verschillen die we dagelijks om ons heen zien in hoe individuen kunnen reageren op en omgaan met grote tegenslagen.

Neuronale netwerk bouwstenen
Wanneer we uitzoomen vanuit moleculair- en celniveau, zijn er op circuitniveau binnen de mens een aantal neuronale regelsystemen (zie figuur 2) betrokken bij de stressrespons, die worden gereguleerd door hierboven beschreven processen. De neurocircuits die de stressrespons mediëren spelen ook een belangrijke rol in het ervaren van beloning en zijn op meerdere wijzen betrokken bij het ontstaan van veerkracht.

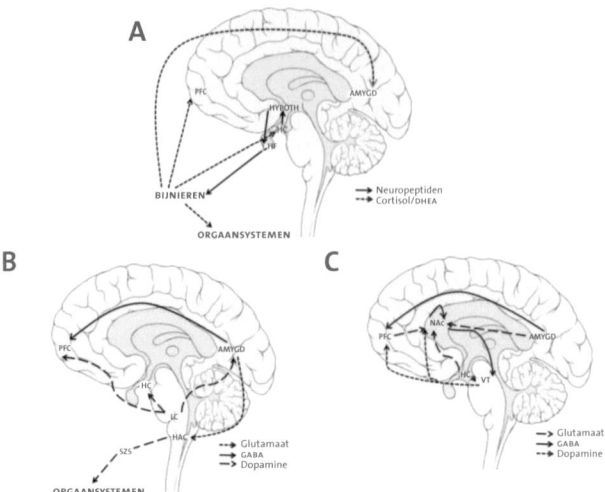

Figuur 2 Beloning en stressrespons
Neurocircuits betrokken bij beloning en de stressrespons en hersengebieden die een centrale rol vervullen in deze processen. Het betreft hier een gesimplificeerd schema en niet een exacte anatomische weergave, de amygdala is bijvoorbeeld verplaatst om een leesbaar en begrijpelijk netwerk te projecteren.

De hypothalamus-hypofyse-bijnier (HPA)–as (figuur 2A), het sympathisch zenuwstelsel (fig. 2B) en het mesolimbisch neurotransmittersysteem (figuur 2C) zijn centrale neurale systemen in het reguleren van de stress respons (zie hoofdstuk 4.2: Stress). De receptoren die betrokken zijn bij de stressrespons komen in bijna alle weefsels voor in het lichaam. Fysiologische en psychologische stressoren die de HPA-as kunnen activeren leiden tot het vrijkomen van corticotrophin releasing hormone (CRH) uit de hypothalamus en adrenocorticotroop hormoon (ACTH) vanuit het voorste deel van de hypofyse (pijlen in zwart). ACTH induceert het vrijkomen van glucocorticoïd hormonen (GC) vanuit de schors van de bijnieren naar de circulatie (pijlen in grijs). GC oefenen negatieve feedback uit op de activering van de HPA-as, via glucocorticoïdereceptoren (GR) in de hippocampus (HIP), waardoor ze hun eigen secretie controleren via negatieve feedback. Cortisol heeft belangrijke regulerende effecten op de amygdala (AMYGD), hippocampus en prefrontale cortex (PFC) (pijlen in grijs). Kortdurende cortisolpieken zijn gunstig; deze zetten mensen aan tot adaptief gedrag en werken op deze wijze beschermend. Echter bij langdurige blootstelling van neuronen aan verhoogde cortisolniveaus, leiden de inherente neurotoxische eigenschappen van cortisol tot een verlaging van de aanmaak van nieuwe neuronen (neurogenese). Dit zou een effect kunnen hebben op bijvoorbeeld de hippocampus, zoals verandering van de densiteit van dendrieten, het bemoeilijken van synaptische plasticiteit, afgenomen complexiteit van de dendrieten en verlaging van de glucocorticoïd-receptoren.[9]

Behalve dat stress de HPA-as activeert, verhoogt het natuurlijk ook het vrijkomen van noradrenaline in de locus coeruleus (LC) en de projecterende banen in de amygdala (figuur 2B), PFC en hippocampus (lange gestreepte pijlen). Als resultante hiervan wordt de PFC geïnhibeerd door zowel de LC als de amygdala (zwarte pijlen), waardoor bottom up-reacties de voorrang krijgen over complexere top down beïnvloedende cognitieve processen. Verder stimuleert de amygdala ook autonome centra in de hersenstam (HAC). Tijdens stress geeft het sympatisch zenuwstelsel (SZS) de neurotransmitters adrenaline en noradrenaline af. Interindividuele verschillen in herstelcurves (figuur 1) kunnen dus biologisch geconceptualiseerd worden als de snelheid en duur van de biologische respons op stress-geïnduceerde verhogingen van cortisol en de HPA-as, die afhankelijk is van de genetische en epigenetische achtergrond in interactie met eerdere levenservaringen.

De jonge dokters

Neem bijvoorbeeld twee arts-assistenten, die allebei worden blootgesteld aan chronische werkstress door een hoge (patiënten)caseload, een kritische supervisor en een druk opleidingscurriculum. Arts 1 heeft een sterk positieve familiegeschiedenis voor stressgerelateerde psychiatrische syndromen als ook een hogere blootstelling aan schokkende levensgebeurtenissen in zijn vroege leven gehad in tegenstelling tot arts 2. Op biologisch niveau zouden het stressresponssysteem en successievelijke neuroplastische processen van arts 1 anders kunnen reageren op de chronische werkstress dan bij arts 2.
In het geval van de HPA-as kan men denken aan een allostatische verschuiving, met als gevolg dat bijvoorbeeld de spiegels van cortisol van arts 1 minder snel herstellen naar een baseline niveau.

De neurocircuits, betrokken bij belonende ervaringen (zie figuur 2C en ook hoofdstuk 4.1.3.), werken via activering en regulatie van mesolimbisch dopaminerge banen vanuit het ventrale tegmentum (VT) naar de nucleus accumbens (NAcc). Laatstgenoemde is het gebied waar integratie plaatsvindt van sensorische input uit de externe omgeving van het individu met cognitieve controle voorkomend uit eerdere leerervaringen. Dopamine-afgifte in het VT wordt middels GABA-erge (gamma-amino boterzuur) terugkoppeling via het ventrale pallidum gestimuleerd. Activatie van de hippocampus, amygdala en PFC activeert ook het mesolimbisch beloningssysteem. Deze drie structuren hebben projecterende glutamaterge banen naar de nucleus accumbens (NAcc) (lange gestreepte pijlen). De kracht van de synaps wordt gemoduleerd door dopamine signalen die de afgifte van glutamaat mediëren. Ten tijde van een belonende stimulus ontstaat er een fasisch patroon van dopamine-afgifte vanuit het ventrale tegmentum (korte gestreepte pijl). GABA-erge neuronen in de NAcc oefenen een negatieve feedback uit op de VT, waardoor deze de dopamine afgifte reguleert en via deze weg ook de projecterende banen tot in de PFC beïnvloedt. Integratie van signalen vanuit de VT, hippocampus (geleerd gedrag) en de amygdala (emotioneel gedrag) door de PFC ligt ten grondslag aan de subjectieve beleving van een beloning. Dit is het systeem dat dagelijks geactiveerd raakt bij ervaringen van allerlei betekenis, zowel de vriendelijke glimlach van de buurvrouw als je behulpzaam bent maar ook de opluchting omdat je de eerder genoemde kritische supervisor hebt weten te sussen met een goed verhaal. Beide zijn varianten in positieve emoties in verschillende belonende contexten. Het op deze wijze beleven van positieve affecten verschilt per persoon, met grote impact op hoe wij tegenslagen ervaren. Maar vooral ook hoe wij de weegschaal van positieve en negatieve affecten stabiel houden.[10, 11]

Om deze interindivuele verschillen in het beloningssysteem die berusten op variaties in neurobiologische facetten te illustreren een nadere verdieping ter verduidelijking. Mesolimbisches projecties van dopaminerge neuronen vanuit de VT naar de NAcc zijn betrokken bij de reacties op zowel natuurlijk voorkomende beloningen als voedsel en sex, maar ook onnatuurlijke zoals psychotrope drugs. De bewuste subjectieve beleving van beloning en plezier wordt gemedieerd door reciproque connecties tussen de orbitofrontale cortex en de mesolimbische projecties. Uit diermodellen blijkt dat de dopaminerge signaaltransductie tussen deze gebieden onder andere gereguleerd wordt door het catechol-O-methyl-transferase (COMT)-enzym, dat mede verantwoordelijk is voor afbraak van dopamine. Doordat dopamineheropname-enzymen relatief zeldzaam zijn in de prefrontale cortex maar veel voorkomen in het mesolimbische gebieden is de dopamineregulatie in juist de prefrontale synapsen afhankelijk van dit COMT enzym.[12-14] Genetische variatie van het gen dat codeert voor het COMT enzym is geassocieerd met een sterkere mate van beloningsgevoel. Het Methionine (Met)-allel codeert voor een minder actief COMT-enzym, wat resulteert in een lagere COMT-activiteit waardoor er hogere niveaus van prefrontale dopamine ontstaan.[15, 16] Bij dragers van meer Met-allelen in het COMT met polymorfisme wordt daarom een toename van de mate van ervaren beloning in het dagelijkse leven gezien. Kortom, genetische variaties kunnen aanleiding geven tot interindividuele verschillen in functioneren van specifieke hersengebieden betrokken bij de beleving van positief affect.

De jonge dokters (vervolg)

Stel nu dat de arts- assistent met de allostatische verschuiving van de HPA-as de 'mazzel' heeft dat hij drager is van een bepaald genotype dat maakt dat hij meer positieve emoties ervaart bij positieve gebeurtenissen. Hierdoor haalt hij meer voldoening uit bijvoorbeeld sociale contacten en bepaalde activiteiten. Onder invloed van operante-conditioneringsprincipes zal deze persoon waarschijnlijk ook bij het doormaken van schokkende levensgebeurtenissen of ernstige stress makkelijker deze contacten en activiteiten opzoeken, meer positieve emoties ervaren, en dus mogelijk stressbestendiger zijn.

Psychologische bouwstenen

Belangrijke psychologische domeinen die geassocieerd zijn met veerkracht zijn:
- hebben van een *veilige hechting*;
- kunnen ervaren van positieve emoties;
- de aanwezigheid van een doel of betekenis in het leven.

Gehechtheidsgedrag is het zoeken van nabijheid, steun en veiligheid bij belangrijke anderen na blootstelling van een individu aan stress. De basis voor dit gedrag ontwikkelt zich vooral in de eerste levensjaren in relatie tot de primaire verzorger (ouders), waarbij een veilige hechting een belangrijke bron is voor veerkracht later in het leven. Een veilige hechting komt voort uit het ondervinden van ondersteunend, sensitief en responsief ouderschap dat afgesteld is op het gedrag en behoeften van het kind. De hechting vindt plaats vanaf 6 maanden oud, en het gehele proces van hechting loopt door gedurende de gehele ontwikkelingsperiode, tot in de adolescentie. Het blijkt dat vroege preventieve strategieën ter bevordering van sensitief en stimulerend ouderschap gunstige effecten hebben op cognitieve- en gedrags-uitkomstmaten later in het leven.

Het psychologische verband tussen veilige hechting en mentale veerkracht is gebaseerd op het interne werkmodel dat het kind heeft opgebouwd rondom de gehechtheidservaringen. Bowlby beschreef dit interne werkmodel in de jaren '60 van de vorige eeuw als een cognitief referentiekader bestaande uit de mentale representaties van waaruit wij de wereld, onszelf en anderen proberen te begrijpen. Alle interacties met derden worden geleid door onze ervaringen en verwachtingen die vervat zijn in dit interne werkmodel. Interne werkmodellen ontstaan tegen het einde van het eerste levensjaar en blijven zich ontwikkelen tot het vijfde levensjaar, waarbij zij geleidelijk meer tot uiting komen in de context van nieuwe sociale relaties. Nieuwe ervaringen en herinneringen verwerkt en interpreteert men op een wijze die overeenkomt met het aanwezige interne werkmodel. Hierdoor heeft de vorm van hechting die een bepaald kind ontwikkelt een langdurend effect op veerkracht en psychisch welzijn en ontstaan er mentale representaties van interpersoonlijke relaties op basis van het eerder waargenomen gedrag van ouders. Bij kinderen die veilig gehecht zijn vormen zich interne werkmodellen waarbij ze zichzelf als waardevol zien, anderen als beschikbaar en betrouwbaar en de omgeving als uitdagend maar hanteerbaar met hulp van anderen. Met een dergelijk intern werkmodel ontstaat er een effectieve zelfregulatie: de mogelijkheid om de mentale toestand van zichzelf en anderen in te schatten, sociale relaties vorm te geven en op een adequate wijze weten om te gaan met verschillende stressoren. Ze vormen namelijk reactiepatronen op grote, schokkende gebeurtenissen. Ter onderstreping van de maakbaarheid van dit psychologisch model blijkt bijvoorbeeld dat ongeveer de helft van het verschil in variatie van gehechtheid (veilig versus onveilig), zoals blijkt uit tweelingonderzoek op kinderleeftijd, toe te schrijven is aan gedeelde omgevingsfactoren en de andere helft aan niet-gedeelde omgevingsfactoren, waarbij een erfelijkheidscomponent verrassend genoeg ontbreekt. Vergelijk dit met iemands temperament dat ongeveer voor driekwart bepaald lijkt te worden door een erfelijkheidscomponent en het overige door niet gedeelde omgevingsfactoren.[17] Opvallend is dat de impact van de erfelijkheidscomponent op de variatie lijkt toe te nemen met de leeftijd.[18,19]

Integratie van biologische en psychologische mechanismen

Om terug te grijpen op de biologische bouwstenen en de interacties op al deze niveaus presenteren we nu een aantal voorbeelden van de verbanden tussen het psychologische verklaringsmodel en onderliggende neurobiologische substraten:

Goed afgestemd gedrag van de opvoeders op de behoefte van het kind stimuleert de integratie van sensorische, emotionele en sociale ervaringen van de relatie tussen kind en ouder in een enkele samenhangende mentale representatie. Hiervoor is een integratie van het limbische systeem met zowel linker- als rechterhemisfeer nodig. Misbruik van een kind door een ouder in de vroege jeugd heeft bijvoorbeeld een verstorend effect op de ontwikkeling van het corpus callosum.

Een deel van de variatie in gehechtheid kan mogelijk ook verklaard worden door polymorphismen in bijvoorbeeld het DRD2-dopaminereceptor-gen, dat geassocieerd zou zijn met een angstig hechtingspatroon.

Genetische varianten in het 5HT serotoninereceptor-gen zijn geassocieerd met een vermijdend hechtingspatroon.[20]

Gehechtheid blijkt ook geassocieerd met het neuropeptide oxytocine. Oxytocine lijkt via onder meer een gen/omgevingsinteractie gehechtheid te beïnvloeden. De combinatie van een specifiek polymorfisme in combinatie met de mate van gehechtheid resulteert in het ervaren van verschillende maten van gehechtheid gerelateerde angst later in het leven.[21]

Een andere belangrijke neuropeptide is arginine-vasopressine (AVP), wat net als oxytocine fylogenetisch behouden is gebleven. Men veronderstelt dat AVP bij verscheidene delen van sociaal gedrag betrokken is. Onderzoek gericht op prosociaal gedrag, wat aspecten van vertrouwen, vrijgevigheid en altruïsme omvat, laat bijvoorbeeld zien dat afhankelijk van de allel lengte in $AVPR_{1a}$ (coderend voor een AVP receptor) er verschil is in mate aan prosociaal gedrag in experimentele condities.[22]

Effecten van positief affect

Positieve emoties, en de variaties in beleving hiervan, hebben een gunstig effect op veerkracht. Positieve emoties betrokken bij herstel van psychisch welzijn, hebben een positief effect op allerlei algemene uitkomsten voor gezondheid. Positieve emoties beschermen het psychisch welzijn van het individu door de effecten van stress weg te nemen dan wel te bufferen. Een aantal voorbeelden:

- videofragmenten (in laboratorium setting) die positieve emoties opwekken blijken geassocieerd met sneller cardiovasculair herstel na een stressvolle gebeurtenis, in vergelijking met het aanbieden van een neutraal of droevig fragment;
- de mate waarin iemand positieve emoties weet te benoemen of te ervaren, leidt tot een vermindering van de pijnervaring; catastroferen laat pijn juist toenemen;
- de mate waarin genetische kwetsbaarheid voor depressie tot uiting komt in een negatieve stemming wordt gebufferd door de ervaring van positieve emoties;
- een toename van positieve emoties (in tegenstelling tot een vermindering van negatieve emoties) tijdens de eerste week van een farmacologische behandeling bij depressieve patiënten voorspelt bijvoorbeeld de verbetering in depressiescores en herstel van de depressie 6 weken later;
- het verband tussen het BDNF met polymorfisme en sociale angst is minder sterk aanwezig naarmate individuen in grotere mate positieve emoties kunnen ervaren.

Wanneer men (statistisch gezien) controleert voor sociale en interpersoonlijke stressoren in de studies dan blijken positieve emoties maar deels erfelijk te zijn. Net zoals bij andere fenotypes ligt het in de lijn van de verwachting dat ook epigenetische mechanismen betrokken zijn bij dit proces en dat persoonsgebonden omgevingsfactoren (met mogelijke impact op epigenetische profielen) belangrijk zijn voor de mate waarin componenten van kwetsbaarheid en weerbaarheid zich manifesteren. De mate van beïnvloedbaarheid van emoties en gedrag vertoont dynamische veranderingen tijdens de ontwikkeling, waarbij er specifieke *sensitieve periodes* aantoonbaar zijn voor bepaalde vormen van ervaringsgebonden plasticiteit op gedrag en emoties in de kinderleeftijd. Dit onderstreept het belang van leeftijd-, en modaliteit-specifieke stimulering van kinderen en de rol van zorgverleners in het installeren van een adaptieve emotionele reactiviteit en het *finetunen* van de emotionele reactiviteit.

Het niveau van positieve emoties varieert zowel tussen individuen als ook binnen

een individu in de loop van de tijd. Daarnaast heeft het patroon van de beleving van positieve emoties zowel een stabiel als ook fluctuerend aspect (*state* versus *trait*). Deze variaties zijn te verklaren door:
- fluctuaties van interne (bijvijvoorbeeld hormonale) of cyclische (bijvoorbeeld in een circadiaan ritme) invloeden;
- alledaagse interacties, bijvoorbeeld een vriendelijke glimlach van de juiste persoon bij de supermarkt.

Sociale bouwstenen van individuele veerkracht

Familie, *peers* of buurtgenoten, kortom de bredere sociale omgeving, levert een bijdrage aan veerkracht. Bij kinderen die opgroeien in gebieden met een hogere mate van sociale controle of een hechter sociaal netwerk ziet men betere gezondheidsuitkomsten. De sociale omgeving draagt bij aan mentale representaties over het zelf en de wereld waarbij op deze wijze betekenisgeving meer of minder positief gekleurd kan worden. Ondersteunende respons vanuit de directe omgeving is bijdragend op momenten met tegenslagen en kan herstel en veerkracht ten goede komen. Kortom, persoonlijke eigenschappen als een veilige hechting, positieve emoties en een doel in het leven worden beïnvloed door de bredere context.

Veerkracht versterkende interventies

Het ervaren van positieve emoties blijkt van belang bij het vergroten van veerkracht. Deze veerkracht kan bijdragen aan het voorkomen van psychische problemen zoals bijvoorbeeld een depressie. Er is een diversiteit aan interventies vanuit de positieve psychologie/psychiatrie ontwikkeld die een positief effect blijken te hebben op herstel van bepaalde vormen van psychopathologie.
- Het aanbieden van trainingen om stiefouders of andere secundaire zorgverleners meer responsief en afgestemd op de behoeften van het kind te laten reageren heeft hetzelfde effect als wanneer dit met de biologische ouders gebeurt. Dit laat zien dat, zelfs na een stressvolle gebeurtenis tijdens de vroege jeugd, kinderen hun gehechtheid kunnen aanpassen aan de nieuwe verzorger.
- Op individueel niveau feedback geven op schommelingen in emoties in het dagelijks leven. Door het identificeren van patronen en specifieke situaties, geassocieerd met positieve emoties, kunnen mensen zelf hun gedrag aanpassen en meer veerkracht ontwikkelen. Nieuwe ontwikkelingen hierin zijn: *bio- en neurofeedback* waarbij men perifere (hartslagvariabliliteit) of meer centrale processen (EEG-patronen) kan trainen.
- Het oefenen van optimistisch denken, (her)ensceneren van meegemaakte prettige gebeurtenissen of het schrijven van een bedankbrief. Het gebruik maken van alledaagse aangename gebeurtenissen om positieve emoties aan te wakkeren, is geassocieerd met een toegenomen weerstand tegen het krijgen van depressieve symptomen in de toekomst. Ook de capaciteit om duurzaam vast te kunnen houden aan positieve emoties staat in verband met mentale veerkracht. Een voorbeeld hiervan is onderzoek waaruit blijkt dat toekomstig herstel van een ernstige depressieve episode geassocieerd is met een sterkere en langer durend inhibitoir effect van positieve en negatieve emoties.[23]
- Aanvullend hierop lijken meditatie- of *mindfulness-based* benaderingen een rol te kunnen spelen in het versterken van positieve emoties. Meer getrainde medi-

teerders hebben bij voorbeeld een grotere mate van zelfbewustzijn en ervaren meer positieve emoties dan minder getrainde mediteerders.
- *Mindfulness-based* cognitieve therapie (MBCT) is geassocieerd met een toename van positieve emoties, en verbetert ook het vermogen om natuurlijk, momentane beloningen te benutten. Ter verduidelijking, MBCT is een combinatie van meditatietechnieken en cognitief-gedragstherapeutische interventies.
- Een variant hierop, namelijk *mindfulness-based* stress reductie (MBSR), blijkt geassocieerd te zijn met een toename van linkszijdige anterieure breinactivatie. Het betreft een patroon dat consistent gezien wordt bij toegenomen positieve emoties.
- *Loving-kindness* meditatie is geassocieerd met een activatie van neurale circuits die betrokken zijn bij emotie, *theory of mind* en empathie (insula, cortex cingularis, amygdala). Zo kunnen therapie-gerelateerde gedragingen of emotionele veranderingen ook neuroanatomisch worden waargenomen.[24-28]

Samenvattend zijn er aanwijzingen dat meditatie- of *mindfulness-based* trainingen veelbelovende interventies zijn om mentale veerkracht te versterken. Mentale training leidt tot een cascade aan biologische, emotionele, en gedragsmatige veranderingen die geassocieerd zijn met veerkracht.

Conclusie

Veerkracht bestaat uit specifieke biologische en psychologische processen die onder begrenzende en sensibiliserende invloed staat van een complex systeem van neurobiologische regelmechanismen. Afhankelijk van de interactie met de omgeving, de duur van de stress en het tijdstip van optreden in iemands leven kunnen verschillende vormen of gradaties tot uiting komen. Concreet kunnen verschillen in veerkracht voortvloeien uit verschillen in bijvoorbeeld gevoeligheid van het dopaminerg systeem, waardoor een ervaring van positieve en negatieve emoties kan wijzigen. Hierdoor kan de betekenisgeving van de relatie met ouders en ook de reactie van ouders op die persoon veranderen. Deze wisselwerking kan weer leiden tot variaties in veiligheid of gehechtheid, waardoor het totaalpakket aan mogelijkheden om veerkrachtig te reageren op tegenslagen zowel toe als af kan nemen.

Literatuur

1. Rutten BP, Hammels C, Geschwind N, Menne-Lothmann C, Pishva E, Schruers K, et al. Resilience in mental health: linking psychological and neurobiological perspectives. Acta Psychiatr Scand. 2013;128(1):3-20. doi: 10.1111/acps.12095. PubMed PMID: 23488807; PubMed Central PMCID: PMCPMC3746114.
2. Kessler RC, McLaughlin KA, Green JG, Gruber MJ, Sampson NA, Zaslavsky AM, et al. Childhood adversities and adult psychopathology in the WHO World Mental Health Surveys. Br J Psychiatry. 2010;197(5):378-85. doi: 10.1192/bjp.bp.110.080499. PubMed PMID: 21037215; PubMed Central PMCID: PMCPMC2966503.
3. Lyon DE, Younger JB. Purpose in life and depressive symptoms in persons living with HIV disease. J Nurs Scholarsh. 2001;33(2):129-33. PubMed PMID: 11419307.
4. Yanez B, Edmondson D, Stanton AL, Park CL, Kwan L, Ganz PA, et al. Facets of spirituality as predictors of adjustment to cancer: relative contributions of having faith and finding meaning. J Consult Clin Psychol. 2009;77(4):730-41. doi: 10.1037/a0015820. PubMed PMID: 19634965; PubMed Central PMCID: PMCPMC2825181.
5. Schubert CF, Schmidt U, Rosner R. Posttraumatic Growth in Populations with

Posttraumatic Stress Disorder-A Systematic Review on Growth-Related Psychological Constructs and Biological Variables. Clin Psychol Psychother. 2015. doi: 10.1002/cpp.1985. PubMed PMID: 26514236.

6   McEwen BS. Allostasis and allostatic load: implications for neuropsychopharmacology. Neuropsychopharmacology. 2000;22(2):108-24. doi: 10.1016/S0893-133X(99)00129-3. PubMed PMID: 10649824.

7   Ellis BJ, Del Giudice M. Beyond allostatic load: rethinking the role of stress in regulating human development. Dev Psychopathol. 2014;26(1):1-20. doi: 10.1017/S0954579413000849. PubMed PMID: 24280315.

8   Feder A, Nestler EJ, Charney DS. Psychobiology and molecular genetics of resilience. Nat Rev Neurosci. 2009;10(6):446-57. doi: 10.1038/nrn2649. PubMed PMID: 19455174; PubMed Central PMCID: PMCPMC2833107.

9   Conrad CD. Chronic stress-induced hippocampal vulnerability: the glucocorticoid vulnerability hypothesis. Rev Neurosci. 2008;19(6):395-411. PubMed PMID: 19317179; PubMed Central PMCID: PMCPMC2746750.

10 Myin-Germeys I, Oorschot M, Collip D, Lataster J, Delespaul P, van Os J. Experience sampling research in psychopathology: opening the black box of daily life. Psychol Med. 2009;39(9):1533-47. doi: 10.1017/S0033291708004947. PubMed PMID: 19215626.

11 Pishva E, Drukker M, Viechtbauer W, Decoster J, Collip D, van Winkel R, et al. Epigenetic genes and emotional reactivity to daily life events: a multi-step gene-environment interaction study. PLoS One. 2014;9(6):e100935. doi: 10.1371/journal.pone.0100935. PubMed PMID: 24967710; PubMed Central PMCID: PMCPMC4072714.

12 Bilder RM, Volavka J, Lachman HM, Grace AA. The catechol-O-methyltransferase polymorphism: relations to the tonic-phasic dopamine hypothesis and neuropsychiatric phenotypes. Neuropsychopharmacology. 2004;29(11):1943-61. doi: 10.1038/sj.npp.1300542. PubMed PMID: 15305167.

13 Craddock N, Owen MJ, O'Donovan MC. The catechol-O-methyl transferase (COMT) gene as a candidate for psychiatric phenotypes: evidence and lessons. Mol Psychiatry. 2006;11(5):446-58. doi: 10.1038/sj.mp.4001808. PubMed PMID: 16505837.

14 Meyer-Lindenberg A, Nichols T, Callicott JH, Ding J, Kolachana B, Buckholtz J, et al. Impact of complex genetic variation in COMT on human brain function. Mol Psychiatry. 2006;11(9):867-77, 797. doi: 10.1038/sj.mp.4001860. PubMed PMID: 16786032.

15 Egan M, Goldman D, Weinberger D. The human genome: mutations. Am J Psychiatry. 2002;159(1):12. doi: 10.1176/appi.ajp.159.1.12. PubMed PMID: 11772682.

16 Wichers MC, Barge-Schaapveld DQ, Nicolson NA, Peeters F, de Vries M, Mengelers R, et al. Reduced stress-sensitivity or increased reward experience: the psychological mechanism of response to antidepressant medication. Neuropsychopharmacology. 2009;34(4):923-31. doi: 10.1038/npp.2008.66. PubMed PMID: 18496519.

17 Bokhorst S, Bjerke JW, Tommervik H, Preece C, Phoenix GK. Ecosystem response to climatic change: the importance of the cold season. Ambio. 2012;41 Suppl 3:246-55. doi: 10.1007/s13280-012-0310-5. PubMed PMID: 22864698; PubMed Central PMCID: PMCPMC3535051.

18 Picardi A, Fagnani C, Nistico L, Stazi MA. A twin study of attachment style in young adults. J Pers. 2011;79(5):965-91. doi: 10.1111/j.1467-6494.2010.00707.x. PubMed PMID: 21204839.

19 Fearon P, Shmueli-Goetz Y, Viding E, Fonagy P, Plomin R. Genetic and environmental influences on adolescent attachment. J Child Psychol Psychiatry. 2014;55(9):1033-41. doi: 10.1111/jcpp.12171. PubMed PMID: 24256475; PubMed Central PMCID: PMCPMC4366883.

20 Gillath O, Shaver PR, Baek JM, Chun DS. Genetic correlates of adult attachment style. Pers Soc Psychol Bull. 2008;34(10):1396-405. doi: 10.1177/0146167208321484. PubMed PMID: 18687882.

21 Schneider-Hassloff H, Straube B, Jansen A, Nuscheler B, Wemken G, Witt SH, et al.

	Oxytocin receptor polymorphism and childhood social experiences shape adult personality, brain structure and neural correlates of mentalizing. Neuroimage. 2016;134:671-84. doi: 10.1016/j.neuroimage.2016.04.009. PubMed PMID: 27109357.
22	Aspe-Sanchez M, Moreno M, Rivera MI, Rossi A, Ewer J. Oxytocin and Vasopressin Receptor Gene Polymorphisms: Role in Social and Psychiatric Traits. Front Neurosci. 2015;9:510. doi: 10.3389/fnins.2015.00510. PubMed PMID: 26858594; PubMed Central PMCID: PMCPMC4729929.
23	Geschwind N, Nicolson NA, Peeters F, van Os J, Barge-Schaapveld D, Wichers M. Early improvement in positive rather than negative emotion predicts remission from depression after pharmacotherapy. Eur Neuropsychopharmacol. 2011;21(3):241-7. doi: 10.1016/j.euroneuro.2010.11.004. PubMed PMID: 21146375.
24	Davidson RJ, Kabat-Zinn J, Schumacher J, Rosenkranz M, Muller D, Santorelli SF, et al. Alterations in brain and immune function produced by mindfulness meditation. Psychosom Med. 2003;65(4):564-70. PubMed PMID: 12883106.
25	Lutz A, Brefczynski-Lewis J, Johnstone T, Davidson RJ. Regulation of the neural circuitry of emotion by compassion meditation: effects of meditative expertise. PLoS One. 2008;3(3):e1897. doi: 10.1371/journal.pone.0001897. PubMed PMID: 18365029; PubMed Central PMCID: PMCPMC2267490.
26	Lazar SW, Kerr CE, Wasserman RH, Gray JR, Greve DN, Treadway MT, et al. Meditation experience is associated with increased cortical thickness. Neuroreport. 2005;16(17):1893-7. PubMed PMID: 16272874; PubMed Central PMCID: PMCPMC1361002.
27	Vestergaard-Poulsen P, van Beek M, Skewes J, Bjarkam CR, Stubberup M, Bertelsen J, et al. Long-term meditation is associated with increased gray matter density in the brain stem. Neuroreport. 2009;20(2):170-4. doi: 10.1097/WNR.0b013e328320012a. PubMed PMID: 19104459.
28	Holzel BK, Carmody J, Vangel M, Congleton C, Yerramsetti SM, Gard T, et al. Mindfulness practice leads to increases in regional brain gray matter density. Psychiatry Res. 2011;191(1):36-43. doi: 10.1016/j.pscychresns.2010.08.006. PubMed PMID: 21071182; PubMed Central PMCID: PMCPMC3004979.

Herstel

5.2 Over de definitie van 'herstel'

*Jos Dröes en Remy Roest**

In hoofdstuk 1 is al aangegeven dat iedereen streeft naar herstel. Het woord *herstel* is de vertaling van het Amerikaanse woord *recovery*. In de literatuur wordt het begrip herstel in verschillende maar elkaar overlappende betekenissen uitgelegd en gebruikt. Herstel kan slaan op waarneembare, objectieve verbetering van gezondheid en/of maatschappelijk functioneren en op subjectief ervaren verbetering van de persoonlijke psychische en maatschappelijke toestand.

Medici gebruiken meestal de eerste betekenis, wat ook te maken heeft met de definitie van ziekte (zie hoofdstuk 2). Herstellende patiënten hanteren dikwijls de meer subjectieve en persoonlijke definitie. Maar iedereen is het erover eens dat in de praktijk subjectieve en objectieve gezichtspunten door elkaar heen gebruikt worden. Wat verschilt is de nadruk op de ene of de andere beschouwingswijze. Meestal heeft één perspectief het primaat. Herstel kan dus subjectief en objectief worden bekeken.

Herstelaspecten kunnen worden samengevat in twee categorieën: individueel herstel en maatschappelijk herstel. Individueel herstel is enerzijds (subjectief) psychisch herstel, bijvoorbeeld herstel van ik-gevoel, zelfvertrouwen en identiteit. Maar anderzijds is het ook: (objectief) minder symptomen en lijden. Maatschappelijk herstel is enerzijds (objectief) herstel van maatschappelijk meedoen, bijvoorbeeld een baan hebben, weer naar school gaan, een vriendenkring onderhouden. Maar anderzijds is het ook: (subjectief) het weer opbouwen van ik-gevoel, zelfvertrouwen en identiteit in je baan, je opleiding of je vriendenkring.

In dit boek clusteren we de aspecten van herstel in individueel herstel en maatschappelijk herstel, die vanuit een subjectief (persoonlijk) en een objectief (klinisch) perspectief bekeken kunnen worden.

Tabel 1 Subjectief en objectief perspectief

	subjectief 'persoonlijk herstel'	objectief 'klinisch herstel'
individueel herstel	persoonlijk psychisch herstel hoofdstuk 5.2	klinisch symptomatisch herstel hoofdstuk 2
maatschappelijk herstel	persoonlijk maatschappelijk herstel hoofdstuk 5.2.3	klinisch maatschappelijk herstel hoofdstuk 5.2.2

---

* Drs Remy Roest is psychiater, werkzaam bij GGzOost Brabant en docent bij de Stichting Rehabilitatie '92 te Utrecht.

Dr. Jos Dröes is psychiater n.p. en werkt als docent en consultant bij de Stichting Rehabilitatie '92 in Utrecht.

Zoals gezegd zijn de grenzen niet scherp. In veel praktische situaties worden objectieve en subjectieve elementen beide en door elkaar gebruikt. Het is dus heel goed mogelijk dat een basisverhaal over persoonlijk psychisch herstel uiteindelijk ook iets zegt over symptomatisch herstel of over maatschappelijk herstel. Een verhaal over klinisch maatschappelijk herstel kan natuurlijk op een bepaald punt refereren aan subjectieve gegevens uit het persoonlijk psychisch herstel.

De gekozen clusters van herstelaspecten worden ondersteund met specifieke (behandel)technieken:

- *Klinisch symptomatisch herstel* is verbonden met medicatie en psychologische behandelmethoden zoals CGT.
- *Persoonlijk psychisch herstel* is te bereiken door bijvoorbeeld herstelwerkgroepen, lotgenotencontact en psychotherapie.
- *Klinisch maatschappelijk herstel* is verbonden met programma's zoals IPS, FACT, housing first, wet- en regelgeving.
- *Persoonlijk maatschappelijk herstel* wordt ondersteund met individuele rehabilitatiemethoden.

5.2.1 Uit balans, op zoek naar persoonlijk herstel

Wilma Boevink*

Inleiding

Mensen ondergaan hun aandoening lang niet altijd passief. Zij worstelen ermee en proberen hun overweldigende klachten het hoofd te bieden. Zij interacteren met hun aandoening, proberen zich ertoe te verhouden. Zij ontwikkelen op eigen kracht al dan niet effectieve strategieën om met de aandoening om te gaan. Veel vaker dan wordt aangenomen vinden deze pogingen onafhankelijk van professionele interventies plaats. Daarvan getuigt ook de stroom van autobiografische publicaties, die op gang is gekomen. Daarin wordt de aandacht gevestigd op 'natuurlijke' herstelprocessen en op wat mensen met ernstige psychische aandoeningen doen om zichzelf te helpen (zie ook: www.hee-team.nl).

Longitudinale studies naar genezing van ernstige psychische aandoeningen, waarbij mensen met ernstige psychische klachten 20 à 30 jaar werden gevolgd, ongeacht of ze zich in een kliniek of daarbuiten bevonden, onder behandeling waren of zonder psychiatrische hulp, lieten (partiële) genezing zien bij ongeveer 70% van de patiënten. Ongeveer een kwart van de onderzochte personen geneest volledig en voor ongeveer 40% is er sprake van gedeeltelijke genezing, waarbij sommigen nog veel en anderen nauwelijks last hebben van primaire aandoeningen.[1,2]

De betekenis van begrip herstel

Het woord herstel is de vertaling van het Amerikaanse woord recovery. Elders in dit boek gaven we al aan dat er diverse betekenissen aan het woord worden toegekend, waarbij wij vasthouden aan een clustering van aspecten van herstel in persoonlijk herstel en maatschappelijk herstel, die vanuit een subjectief en een objectief perspectief bekeken kunnen worden. In de patiëntenbeweging in de GGZ, waar het begrip herstel als eerste werd ontdekt en omarmd, wordt het vooral gebruikt om het proces aan te geven waarin mensen met een psychiatrische diagnose zich ontwikkelen ondanks hun aandoening. Bij dat persoonlijk herstellen gaat het om unieke, persoonlijke processen waarin mensen met psychische kwetsbaarheden proberen de draad weer op te pakken en hun leven opnieuw inhoud en richting te geven. Het gaat dus niet over de opheffing van de symptomen, genezing van de aandoening of terugkeer naar de oude staat.

De focus van herstel is met name op wat de patiënt zelf onderneemt om zijn

---

* Drs Wilma Boevink is sociaal wetenschapper, werkzaam bij het Trimbosinstituut. Mede vanwege haar ervaringsdeskundigheid is ze op meerdere fronten actief in de 'herstelbeweging'.

leven een gunstige wending te geven. Hulpverlening kan hierbij ondersteunend zijn, bijvoorbeeld vanuit de rehabilitatiemodellen (zie hoofdstuk 5.2.3). Herstel impliceert een actieve acceptatie van problemen en kwetsbaarheden en een geleidelijke inwisseling van de patiëntidentiteit naar burgerschap. Waar rehabilitatie veelal is gericht op de concrete levensgebieden wonen, werk, opleiding en sociale contacten, staat bij herstel de psychologische invalshoek (een veranderende identiteit) dus meer op de voorgrond.

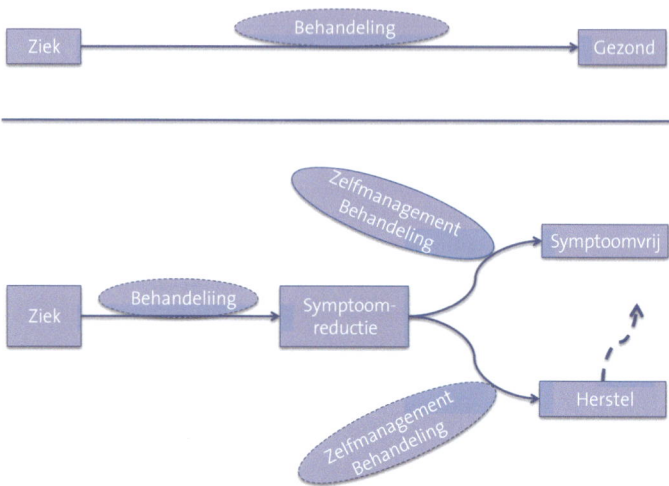

Figuur 1 Klassiek model gezondheidsstreven versus modern model

Het klassieke model (boven de streep) gaat er van uit dat mensen worden behandeld en dan weer gezond worden. Zolang mensen ziek of niet gezond zijn blijft behandeling doorgaan. Een moderne visie (onder de streep) gaat uit van meerdere eindstadia: een deel van de mensen met een psychisch probleem is na behandeling klachtenvrij, een deel blijft echter klachten houden. Vanuit het herstelperspectief en ook vanuit de nieuwe opvattingen over (positieve) gezondheid (zie ook Huber, 2013) komt dan de nadruk te liggen op het omgaan met die klachten en pogingen die in te passen in een betekenisvol bestaan. Overigens kunnen herstelprocessen uitmonden in een klachtenvrij bestaan maar dat is niet het hoofddoel.

De Amerikaanse ervaringsdeskundige Deegan – zij leeft met de symptomen van schizofrenie – zegt over de betekenis van herstel het volgende.

> Eén van de lessen die ik moest leren, is dat herstel niet hetzelfde is als genezing. Nadat ik er 21 jaren mee heb geleefd, met deze ziekte, is ze nog steeds niet overgegaan. Dus ik veronderstel dat ik nooit zal genezen maar dat ik herstellende ben.

Herstellen is een proces, geen eindpunt of doel. Herstellen is een houding, een manier om de dag en de uitdagingen die ik tegenkom onder ogen te zien.

> *Mijn herstel betekent dat ik weet dat ik bepaalde beperkingen heb en dat er dingen zijn die ik niet kan. Maar in plaats van dat me dat tot wanhoop drijft en aanleiding is om op te geven, heb ik geleerd dat ik, juist door te weten wat ik niet kan, ook de mogelijkheden zie van alles wat ik wèl kan.*[3]

Herstel is een 'intens persoonlijk, uniek proces van verandering in iemands houding, waarden, gevoelens, doelen, vaardigheden en/of rollen. Het is een manier van leven, van het leiden van een bevredigend, hoopvol en zinvol leven met de beperkingen die de psychische klachten met zich meebrengen. Herstellen betreft het ontgroeien van de catastrofale gevolgen van de psychische aandoening en de ontwikkeling van een nieuwe betekenis en een nieuw doel in iemands leven.[4]

Het herstelconcept is een krachtig concept. Op het niveau van het individu verschuift de aandacht van de psychische aandoening, de symptomen en de passiviteit naar het eigen leven, de eigen mogelijkheden en het hernemen van de regie. Bewustwording van eigen ervaringen en (ervarings)kennis stelt mensen met een psychische aandoening in staat verhalen te maken waarin zij zichzelf herkennen. Die verhalen zijn belangrijk om te kunnen zeggen hoe het is om te leven met een psychische aandoening, om de eigen identiteit verder te ontwikkelen en om kenbaar te (leren) maken welke hulp en ondersteuning nodig is.[5]

Op collectief niveau is het gedachtegoed onlosmakelijk verbonden met zelfbeschikking, empowerment en emancipatie van mensen met een psychische aandoening en met het tegengaan van stigma en discriminatie.[6]

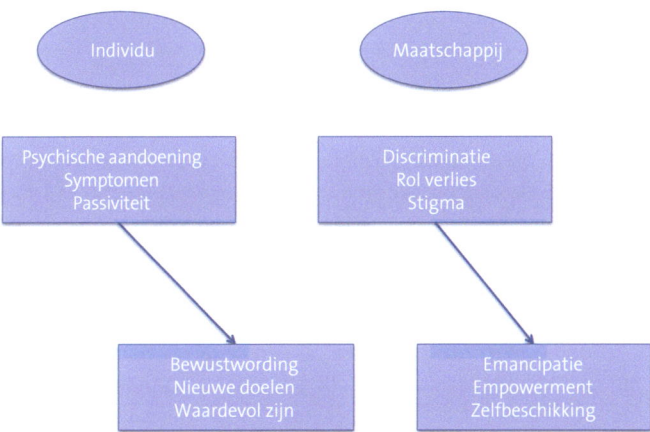

Figuur 2 Herstel draagt bij aan visieverandering op individueel en maatschappelijk niveau

Herstelverhalen

Over de betekenis van herstel kan veel worden geleerd van de verhalen van mensen met een psychische aandoening. Een verhaal over herstel begint met een verhaal over psychisch lijden, over datgene waarvan men moet herstellen. Dat blijken lang niet altijd of alleen maar de psychische klachten zelf te zijn. Mensen moeten evenzeer herstellen van traumatische ervaringen, van machteloos makende behandelprogramma's, praktijken en omgevingen en van stigma en discriminatie in de samenleving. Terugkerende voorbeelden betreffen onbegrip bij familie en vrienden:

> *Ik noemde ze vrienden van mij, maar als ik ziek ben, zien ze me niet staan. Ik kreeg te horen: 'Ik heb kinderen en ik kan die problemen met jou nu niet gebruiken'. Of: Mijn familie zei dat ze er niet van hielden om in de inrichting te komen en dan kwamen ze niet. Ze hadden eens moeten weten hoe nodig dat was geweest om te komen.*

Herstelproces

Op welk moment buigt een ziekteproces of een lijdensweg om in een herstelproces en waardoor wordt die verandering bevorderd? Dat begin is voor iedereen anders. Soms is het een duidelijk moment, is er sprake van een echt keerpunt in iemands leven, soms is het begin van herstel nauwelijks te traceren. Sommige verhalenvertellers kunnen het begin alleen achteraf benoemen, anderen hebben het moment dat er iets ten goede veranderde in hun leven heel bewust waargenomen. Hoe het ook zij, men gebruikt verschillende bewoordingen om het begin van het eigen herstel te omschrijven. Eén daarvan is de wil, de ontdekking zelf iets te willen of juist niet te willen hetgeen een verandering mogelijk maakt. Een man met vele psychosen in het verleden zei hierover:

> *Tijdens een opname wist ik ineens: wil ik verder komen, wil ik niet meer worden opgenomen, dan zal ik iets aan de ziekte moeten gaan doen. Zal ik moeten zorgen dat ik niet meer psychotisch word. (...) Mijn ogen zijn open gegaan, omdat ik buiten het ziekenhuis kwam en wist: ik wil niet meer opgenomen worden.*

Deze persoon ontdekte wat hij niet meer wilde, waardoor de mogelijkheid van verandering ontstond. Hij wist op dat moment dus niet waar hij dan wèl voor koos of wat die verandering in zou houden. Herstellen betekent niet dat je een uitgestippelde route kunt volgen, dat je vooraf weet wat je te wachten staat. Beginnen met herstel betekent dus dat je de moed vindt om iets nieuws aan te gaan en het onbekende op te zoeken.

Nauw samenhangend met de wilsontdekking is wat in de literatuur wel *sense of self* wordt genoemd. Het betekent zoveel als een *ik-gevoel*, een toenemend zelfbewustzijn. Eén van de respondenten met veertig opnames achter de kiezen zegt hierover:

> *Dat weekend heb ik voor het eerst ontdekt dat ik mijzelf kan beoordelen en veroordelen. (...) dat was een indrukwekkend proces. (...) Simpel gezegd heb ik gewoon mezelf ontdekt. Dat ik inderdaad voor het eerst van mijn leven in de gaten had dat ik een ik heb. En dat ik niet besta uit wat anderen van me willen. (...) In feite heb ik nooit geweten dat ik als mens besta.*

Het gaat hier om de ontwikkeling van een identiteit die los staat van de aandoening, het verschil tussen je stoornis zijn of een aandoening hebben. Dit 'sense of self' is een ingewikkeld construct, maar erg belangrijk voor herstel. Deegan zegt hierover:

> *Je dreigt te bezwijken onder het beeld dat anderen van je hebben. (...) Daarmee loop je het risico daadwerkelijk te worden getransformeerd van mens tot ziekte, tot een schizofreen. Dat is uiterst gevaarlijk, want als ook jij zelf uiteindelijk gelooft dat je een ziekte bent is er niemand meer om weerstand te bieden aan die ziekte.[3]*

Betekenisgeving is een ander erg belangrijk thema in herstelverhalen van mensen met psychische aandoeningen. Op diverse manieren komt het aan de orde. De ervaringsverhalen leren ons bijvoorbeeld dat lang niet alles is zoals het lijkt. Zo worden passief en teruggetrokken gedrag bij iemand met een psychose als negatieve symptomen benoemd en dus toegeschreven aan de aandoening. Deze symptomen blijken echter niet altijd de zorgwekkende uitingen van een voortschrijdende ziekte.[7, 8] Passief en teruggetrokken gedrag kan ook een overlevingsstrategie zijn. Onzichtbaar voor de buitenwereld worden moed en nieuwe krachten verzameld. Voor de buitenwereld lijkt het een periode van stilstand of achteruitgang, waarin de negatieve symptomen overheersen. In werkelijkheid heeft de persoon in kwestie een moratoriumperiode in zijn leven ingelast, waarin hij subtiele veranderingen doormaakt: hij bereidt zich als het ware innerlijk voor om daarna nieuwe stappen te kunnen zetten.

Een ander voorbeeld van dezelfde orde betreft de betekenis die wordt gegeven aan crises of terugval. Een terugval tijdens herstel hoeft niet hetzelfde te zijn als decompensatie, ook al lijken de symptomen hetzelfde of zelfs erger. Het kan ook een doorbraak zijn naar nieuwe inzichten, krachten en een fase van herstel waarbij een pas op plaats soms even nodig is.

De herstelverhalen van mensen met psychische handicaps zijn stuk voor stuk indrukwekkend en veelal ook hoopgevend. Dat wil echter niet zeggen dat het in alle gevallen ook succesverhalen zijn. Althans, niet zoals wij succes doorgaans definiëren. Uit de meeste verhalen spreekt ernstig psychisch lijden, er worden in allerlei opzichten grote verliezen geleden en vele tientallen levensjaren gaan op aan klinische en ambulante behandelingen. De vertellers eindigen hun verhalen lang niet altijd met een liefdevol gezin, een betaalde baan, een carrière en een goede financiële en maatschappelijke positie. Wie wederopstandingsverhalen verwacht en een zogenaamde 'goede afloop' komt bedrogen uit. Waarin schuilt dan het hoopgevende in de herstelverhalen van psychiatrische patiënten? Wellicht komt dat doordat het allemaal verhalen zijn over 'empowerment', over eigenmachtig worden. De verhalenvertellers schetsen hoe ze proberen het heft weer in eigen handen te nemen en niet meer volledig overgeleverd zijn aan hun psychische klachten. Ze vertellen hoe ze werken aan zelfvertrouwen en een positief zelfbeeld, hoe ze langzamerhand meer greep krijgen op hun eigen psychische klachten en de gevolgen daarvan. De manieren waarop ze dat doen zijn zeer divers. De overeenkomst in al die manieren is dat mensen een weg zoeken en vinden om hun leven met een psychiatrische aandoening leefbaar te maken.

Fasen van herstel

Bij herstel gaat het om het te boven komen van hopeloosheid en van het verlies van een betekenisvolle identiteit, verbondenheid, rollen en kansen. In hoe mensen dat doen zijn vier fasen te benoemen.[9, 10]

Overweldigd worden door de aandoening
De persoon ervaart vooral verwarring en ontreddering als gevolg van de overweldigende symptomen. Hij is vooral gericht op zowel mentaal als lichamelijk overleven. Deze fase wordt gekenmerkt door hopeloosheid, machteloosheid en gevoelens van isolement van zichzelf, van anderen en van de omgeving.

Worstelen met de aandoening
Hoe kan een leven geleefd worden met de aandoening? Manieren worden ontwikkeld om actief met de symptomen om te gaan en het zelf te hervinden, in een situatie waarin er een gebrek is aan vertrouwen en adequate reacties op de aandoening en de angst om opnieuw overspoeld te worden door de aandoening.

Leven met de aandoening
De angst voor overspoeling door de aandoening wordt minder, omdat een kiem van vertrouwen groeit dat omgegaan kan worden met de aandoening. Men leert zijn of haar kwetsbaarheden en sterke kanten kennen. De verbondenheid met belangrijke anderen wordt hersteld. Oude rollen worden opnieuw opgepakt en nieuwe rollen worden uitgeprobeerd. Kwetsbaarheden als gevolg van de aandoening worden nog steeds gevoeld maar er is een vluchthaven ontwikkeld.

Leven voorbij de aandoening
De aandoening geraakt meer op de achtergrond. De verbondenheid met anderen wordt gevoeld en gewaardeerde rollen kunnen worden ingenomen. Talenten en mogelijkheden komen tot uitdrukking op de diverse terreinen en capaciteiten worden getest. Er is ruimte voor een nieuwe betekenis en nieuwe doelen in het leven.

Wat helpt en wat hindert?
Belemmeringen voor herstel variëren van het ontbreken van de meest basale levensvoorzieningen tot inadequate en ineffectieve professionele hulp, middelenmisbruik en traumatische ervaringen. Andere belemmeringen voor herstel zijn onder andere onwaardige behandeling door anderen, gebrek aan vertrouwen en gevoelens van hopeloosheid bij belangrijke anderen, het ontbreken van kansen op het innemen van gewaardeerde sociale rollen, gebrek aan informatie over bruikbare copingstrategieën ten aanzien van de psychische klachten, stigma en schaamte.

Herstelbevorderende factoren zijn onder andere acute stabilisatie bij crisis en (toegang tot) goede behandeling en therapie, de vervulling van de meest basale behoeften, de aanwezigheid en ondersteuning van een betrokken en competent persoon die bovendien begrijpt wat de persoon in kwestie doormaakt, hoop, acceptatie, copingvaardigheden, vaardigheden om met een dreigende terugval om te gaan, zelfzorgvaardigheden, sociale vaardigheden, belangenbehartiging, de moed om risico's te nemen, begeleiding bij werk en opleiding, bevredigend werk en bevredigende relaties, diversiteit in gewaardeerde rollen, financiële zekerheid, intimiteit en spiritualiteit.

Overigens verschillen de herstel-bevorderende en -belemmerende factoren al naar gelang de fase waarin iemand zich bevindt. Ook kan een factor in de ene fase van herstel bevorderend werken maar in een andere fase juist een belemmering zijn. Een voorbeeld daarvan is de moed om risico's te nemen. In de eerste fasen van herstel kan dat een herstelbelemmerende factor zijn; in latere fasen echter een onmisbare herstelbevorderende factor. De veelheid en variatie van factoren die een rol spelen bij herstel bevestigen nog eens het individuele en sterk persoonlijke karakter van herstelprocessen.

Herstelwerkzaamheden

De afgelopen decennia zijn er allerlei initiatieven ontwikkeld, geïnspireerd door het herstelconcept.[11, 12] In de beginjaren van de herstelbeweging lag de focus van deze (vooral patiënt-) initiatieven op het op gang brengen en bevorderen van individuele herstelprocessen, de opbouw en inzet van ervaringsdeskundigheid van GGZ-patiënten en de ontwikkeling van strategieën, gericht op een krachtige, inhoudelijke bemoeienis van GGZ-patiënten met het professionele zorgaanbod. In meer recente jaren is het herstelconcept ook omarmd door zorg-aanbieders en -bestuurders en ligt de nadruk veel meer op de ontwikkeling van herstelondersteunende zorg.

Een voorbeeld van een patiënteninitiatief uit de eerste jaren van de herstelbeweging (rond 2000) is HEE, wat staat voor herstel, empowerment en ervaringsdeskundigheid van mensen met psychische handicaps. Het behelsde onder andere de ontwikkeling en toetsing van een zogenaamd herstelprogramma van en met mensen met ernstige en aanhoudende psychische aandoeningen en psychische kwetsbaarheden als gevolg daarvan. Kenmerkend voor deze mensen is dat zij met meervoudige en complexe problemen worstelen op diverse levensterreinen en dat zij vaak indrukwekkende patiëntcarrières hebben doorgemaakt in de psychiatrie. Als gevolg daarvan kampen zij veelal met afhankelijkheid, gebrek aan zelfvertrouwen, verlies van controle over het eigen leven, verlies van een betekenisvolle identiteit en een grote kwetsbaarheid in sociaal en maatschappelijk opzicht.

Het herstelprogramma van HEE is er op gericht marginalisering van mensen met psychische handicaps tegen te gaan en hun zelfsturend vermogen te vergroten. Het programma bevordert dat mensen ervaringen uit wisselen, elkaar onderling steunen en het biedt ruimte om ervaringskennis te ontwikkelen, over te dragen aan anderen en deze kennis te kapitaliseren. Ten slotte draagt het programma bij aan veranderingen in zorginstellingen richting herstelgeoriënteerd zorgaanbod. Er wordt ingezet op het aanboren, overdraagbaar maken en inzetten van de ervaringskennis van de deelnemers.

Het blijkt dat herstel ondersteunende programma's zoals HEE, bijdragen aan een verminderde zorgbehoefte van patiënten, afname van psychische symptomen en klinische opname en meer vertrouwen in eigen psychische gezondheid.[13]

Hulpverleners en herstel

Het ondersteunen van herstel vraagt van de professional om te beginnen bescheidenheid. De meeste herstelondersteuning wordt namelijk niet door professionele hulpverleners geboden, maar door vrienden, medepatiënten, familie, collega's en andere (dan GGZ-) dienstverleners uit het persoonlijke netwerk van de patiënt. Het feitelijke ondersteunen van herstel door professionele hulpverleners gebeurt natuurlijk voor een belangrijk deel door het verlenen van goede professionele hulp.

Herstelondersteunende zorg heeft de volgende concrete kenmerken[8]:
De hulpverlener:
- is present (aandachtig aanwezig);
- gebruikt zijn professionele referentiekader op een terughoudende en bescheiden wijze;

- maakt ruimte voor, ondersteunt het maken van en sluit aan bij het eigen verhaal van de patiënt';
- herkent en stimuleert het benutten van eigen kracht van de patiënt (empowerment) zowel individueel als collectief;
- erkent, benut en stimuleert de ervaringskennis of deskundigheid van de patiënt;
- erkent, benut en stimuleert de ondersteuning van de patiënt door belangrijke anderen;
- is gericht op het verlichten van lijden en het vergroten van eigen regie en autonomie.

Het menselijk gezicht

In dit hoofdstuk is het herstelperspectief besproken. Dat biedt ruimte aan de subjectiviteit van mensen met een ernstige psychische aandoening. Het geeft – met andere woorden – een menselijk gezicht aan de 'chronisch psychiatrische patiënt'[13]

Herstelverhalen beschrijven 'van binnen uit' hoe het is om te (leren) leven met een psychische aandoening. Herstelprocessen worden vooral gekenmerkt door de ontdekking dat het zelf en de aandoening zich van elkaar onderscheiden. *Ik ben meer dan mijn aandoening*. Ook gaat het bij herstel om de vraag *wie ben ik?* en wordt gezocht naar manieren om zich te verhouden tot de aandoening. Herstel is goed mogelijk zonder dat de aandoening of symptomen weggaan. Bij herstel gaat het om het terugwinnen van de regie over het eigen leven en om het vervullen van betekenisvolle sociale rollen.

Herstelprocessen worden bevorderd door een veelheid van factoren. Ondersteuning bij herstel veronderstelt presentie, ondersteuning bij het maken van het eigen verhaal en, speciaal voor ondersteuners met een hulpverlenersachtergrond, professionele terughoudendheid. Individuele herstelondersteuning wordt dikwijls gegeven door medepatiënten en andere mensen uit het netwerk van de patiënt en in beperkte mate door professionele hulpverleners.

In de afgelopen decennia zijn in ons land vooral door patiënten en ervaringsdeskundigen initiatieven op het terrein van herstel ontwikkeld. Enkele van deze initiatieven werden onderworpen aan een effectonderzoek. Recent hebben ook zorgaanbieders en hulpverleners belangstelling opgevat voor het herstelconcept en de uitwerking daarvan in vooral het primaire proces en in mindere mate in de organisatie van geestelijke gezondheidszorg. De komende jaren zal naar alle waarschijnlijk de focus meer op herstelcoaching door professionals in de GGZ komen te liggen en op de reorganisatie van GGZ-organisaties richting herstelgeoriënteerde zorg.[14] Het is zaak deze veranderingsprocessen en hun bevorderende en belemmerende factoren zo goed mogelijk te volgen met onderzoek.

Literatuur

1. Topor A. Managing the contradictions. Recovery from severe mental disorders.. Stockholm: Stockholm University.; 2001.
2. Weeghel J, van. Herstelwerkzaamheden. Arbeidsrehabilitatie van psychiatrische patiënten. Utrecht: SWP; 1995.
3. Deegan P. Recovering our sense of value after being labeled mentally ill.. Journal of Psychosocial Nursing. 1993;31(4):7-11.
4. Anthony WA. Recovery from mental illness: the guiding vision of the mental health service system in the 1990s.. Psychosocial Rehabilitation Journal. 1993;16(4):11-23.

5   Boevink W. TREE: towards recovery, empowerment and experiential expertise of users of psychiatric services. In: Ryan P, Ramon S, Greacen T, editors. Empowerment, lifelong learning and recovery in mental health: towards a new paradigm. Amsterdam: SWP publishers; 2012.
6   Fischer D, Chamberlin J. Consumer-directed transformation to a recovery-based mental health system. In: Center. NE, editor. 2004.
7   Strauss JS, Hafez H, Lieberman P, Harding CM. The course of psychiatric disorder, III: Longitudinal principles. Am J Psychiatry. 1985;142(3):289-96. PubMed PMID: 3970264.
8   Boevink W. Life beyond psychiatry. In: Rudnick A, editor. Recovery of people with mental illness Philosophical ande related perspectives. Oxford: Oxford University Press; 2012.
9   Gagne C. Rehabilitatie: een weg tot herstel. Voordracht studiedag 'Rehabilitatie en herstel'. Voordracht 14 Juni ed. Groningen: Lectoraat Rehabilitatie Hanzehogeschool, vertaald door Cees Witsenburg en Leonardo LaRocca; 2004.
10 Spaniol L, Wewiorsky N, Gagne C, Anthony W. The process of recovery from schizophrenia. International Review of Psychiatry. 2002;14:327-36.
11 Boevink W. Verhalen van herstel. Samen werken met ervaringskennis in de geestelijke gezondheidszorg.. In: Instituut T, editor. Utrecht2006.
12 Boevink W, Plooy J, Rooijen s, van. Herstel, empowerment en ervaringsdeskundigheid van mensen met psychische aandoeningen. In: SWP, editor. Amsterdam2006.
13 Boevink W, Kroon H, van Vugt MD, Delespaul P, van Os J. A Recovery Program of/for Persons with Severe Mental Illness: a Randomised Controlled Trial Effectiveness of Self-help in Recovery from Severe Mental Illness. submitted.
14 Delespaul P, Milo M, Schalken F, Boevink W, van Os J. Goede GGZ! Nieuwe concepten, aangepaste taal en betere organisatie. Leusden: Diagnosis uitgevers; 2016.

5.2.2 **Maatschappelijk herstel**

*Niels Mulder**

Inleiding

Maatschappelijke problemen kunnen zowel de oorzaak als het gevolg zijn van psychiatrische aandoeningen.[1] Om te begrijpen wat de impact van maatschappelijke problemen is, maakt het niet uit of maatschappelijke problemen oorzaak of gevolg zijn van psychiatrische aandoeningen.

Factoren die van invloed zijn op het ontstaan van de psychiatrische aandoening, zoals genetische aanleg en omgevingsfactoren (zie Hoofdstuk 4.1.4), zijn net zo goed van belang voor de prognose op langere termijn. Het optimaliseren van de omgeving en de omstandigheden waarin de betrokkene verkeert komen ten goede aan de weerbaarheid[2] van de betrokkene en dit werkt herstelbevorderend.

> Voor mensen die een huis, werk, sociale contacten en voldoende geld hebben is het makkelijker om om te gaan met (de gevolgen van) een psychiatrische aandoening dan wanneer iemand geen geld heeft en dakloos is.

Maatschappelijke omstandigheden hebben niet alleen consequenties voor de algehele prognose van de aandoening maar ook grote gevolgen voor de kans om in crisis te geraken of te moeten worden opgenomen. Dit blijkt bijvoorbeeld uit de bevinding dat de kans op een opname in een psychiatrisch ziekenhuis, na beoordeling door de crisisdienst, met een factor negen stijgt wanneer de naasten om de patiënt heen zich niet meer in staat voelen om zorg te dragen voor de betrokkene die in een crisissituatie verkeert.[3]

In dit hoofdstuk focussen we op maatschappelijke problemen die het gevolg zijn van psychiatrische aandoeningen, hoe mensen hier zo goed mogelijk mee kunnen leren omgaan, hierbij geholpen kunnen worden en wat dit betekent voor het maatschappelijk herstel.

Herstel

Mensen die getroffen zijn door een psychiatrische aandoening proberen hier zo goed mogelijk mee om te gaan en ervan te herstellen. Herstel is een complex begrip en betekent dat er verbetering is opgetreden in de symptomen van de aandoening

---

* Prof.dr. Niels Mulder is psychiater en als hoogleraar openbare geestelijke gezondheidszorg werkzaam bij de Erasmus Universiteit.

en het functioneren van de betrokkene, en dat iemand met de aandoening om kan gaan en zijn leven als zinvol ervaart (symptomatisch, functioneel of maatschappelijk en persoonlijk herstel (zie ook hoofdstuk 5.1.) Het bereiken van herstel is een uitkomst van een interactie tussen de persoon, zijn psychiatrische aandoening en de omgeving. Hoeveel mensen echt herstellen is onbekend, maar dat houdt verband met de persoon, de soort en de ernst van de aandoening. Bij mensen met een ernstige psychiatrische aandoening (EPA), zoals bijvoorbeeld een psychose, treedt herstel op in slechts ongeveer 1 op de 7 gevallen.[4] In het algemeen is het een grote uitdaging voor de psychiatrie en de samenleving om ervoor te zorgen dat herstel (bijvoorbeeld het krijgen of houden van werk, meer sociale contacten) voor meer mensen met een psychiatrische aandoening mogelijk wordt.

Hierin ligt een belangrijk deel van de inhoudelijke legitimatie van de sociale psychiatrie, namelijk een psychiatrie die zich inzet voor het verbeteren van de maatschappelijke situatie van mensen met psychiatrische aandoeningen, ter verbetering van de prognose. Deze legitimatie (de ambitie om de prognose te verbeteren) bestaat naast het normaal menselijke aspect om iets te willen doen aan de ernstige maatschappelijke problemen van veel van onze patiënten.

Maatschappelijk herstel

De maatschappelijke problemen die optreden als gevolg van een psychiatrische aandoening kunnen diverse leefgebieden omvatten, zoals het dagelijks functioneren in huis, op school en op het werk, de omgang met andere mensen, en het kunnen omgaan met geld. Een belangrijke oorzaak hiervoor is het feit dat de meeste psychiatrische aandoeningen gepaard gaan met cognitieve problemen (aandacht, concentratie, geheugen) en stoornissen in de executieve functies.

Met stoornissen in de executieve functies wordt bedoeld dat mensen met een psychiatrische aandoening vaak problemen ondervinden bij het organiseren van het dagelijks leven en het uitvoeren van complexe taken, zoals het afhandelen van administratie (omgaan met de computer, invullen en opsturen van formulieren en dergelijke). Een andere oorzaak van maatschappelijke problemen door een psychiatrische aandoening betreft de conflicten met mensen uit de omgeving. Deze conflicten kunnen worden veroorzaakt door de symptomen van de psychiatrische aandoening zelf. Bijvoorbeeld wanneer iemand met een psychose in opdracht van stemmen het verkeer gaat regelen, wanneer iemand met een borderline persoonlijkheid zich snel bekritiseerd voelt of iemand met een depressie steeds op bed blijft liggen. De problemen die hierdoor ontstaan in de interactie met andere mensen vormen een belangrijke bron voor maatschappelijke problemen. Ook kunnen mensen met bijvoorbeeld psychose, depressie en verslaving zichzelf soms ernstig verwaarlozen. Dit kan bijvoorbeeld leiden tot riekende kleding of een ernstig verwaarloosd gebit, waardoor andere mensen kunnen worden afgestoten en sociale interacties worden bemoeilijkt. Ook kan de verwaarlozing ertoe leiden dat ze hun administratie en financiën verwaarlozen en daardoor allerlei problemen krijgen op het gebied van bijvoorbeeld wonen. Soms leiden gedragsproblemen ook tot contacten met politie en justitie, die patiënten dan registreren als 'verwarde mensen'.

Maatschappelijke problemen als belemmering voor herstel

Doorgaans is de behandeling van een psychiatrische aandoening primair gericht op de behandeling van de aandoening zelf. Deze behandeling kan echter niet los worden gezien van de aanpak van maatschappelijke problemen. De wens of noodzaak tot een integrale aanpak komt voort uit de observaties dat:

- maatschappelijke instanties vaak niet de hulp bieden die nodig is voor mensen met psychiatrische aandoeningen;
- het laten voortbestaan van maatschappelijke problemen (zoals eenzaamheid, dakloosheid, huisvervuiling, en schulden) van invloed is op de prognose en de kans op het krijgen van crisissen of opname.

Met andere woorden: wanneer we er bijvoorbeeld niet voor zorgen dat iemand die psychotisch, verslaafd en dakloos is een huis krijgt dan vormt de dakloosheid een grote belemmering voor de behandeling van de psychose en de verslaving. Of als iemand met ernstige angst en vermijding er niet meer uit komt, zich isoleert, niet meer naar de winkel gaat om boodschappen te doen, ontstaan er op meer terreinen problemen die meer zijn dan angstproblematiek sec en de problematiek verergeren dan wel instant houden. Maatschappelijke problemen kunnen dus niet alleen psychiatrische aandoeningen veroorzaken, ze kunnen er ook toe bijdragen dat psychiatrische aandoeningen chronisch worden of recidiveren of dat mensen in crisis raken. In het algemeen geldt dan ook dat het oplossen van maatschappelijke problemen helpt bij het vergroten van het vermogen om om te gaan met de psychiatrische aandoening.[2] Wanneer iemand minder bijkomende maatschappelijke problemen ervaart, bijvoorbeeld wanneer bestaande problemen worden opgelost, wordt het minder moeilijk om het hoofd te bieden aan de symptomen en de gevolgen van de psychiatrische aandoening zelf. Hieronder bespreken we daarom de maatschappelijke problemen per levensgebied en in hoeverre het oplossen van deze problemen kan bijdragen aan herstel. Zie ook tabel 1.

Sociale contacten

Gebrek aan sociale contacten en eenzaamheid komen veel voor onder mensen met psychiatrische aandoeningen. Eenzaamheid leidt tot verergering van psychiatrische symptomen en is geassocieerd met hopeloosheid en suïcide.[5] Er zijn diverse manieren om eenzaamheid tegen te gaan waaronder het meer betrekken van naasten, aansluiting vinden bij activiteiten in de buurt en samenwonen met anderen. Onder andere vanwege stigma, gebrek aan tolerantie en angst bij buurtbewoners, angst voor afwijzing, achterdocht en gebrek aan sociale vaardigheden bij sommige patiënten is dit niet altijd vanzelfsprekend. Ook het inzetten van 'maatjes' of *buddies*, of opvang door professionals van bijvoorbeeld een *Flexible Assertive Community Treatment* (FACT-) team[6] kan het wonen in de wijk makkelijker maken en eenzaamheid verminderen.

Het betrekken van naasten bij de behandeling is van groot belang en kan niet genoeg benadrukt worden. Betrokkenheid van naasten vermindert het isolement en kan helpen bij het voorkomen van opnamen. Een vorm van zorg waarbij naasten intensief betrokken worden bij de behandeling is *Resource Assertive Community Treatment* (RACT),[7] in Nederland ook wel *Resource Groep* (RG) genoemd (zie www.ract.nl). Dit zijn netwerken van mensen die de patiënt om zich heen verzamelt, bestaande uit naasten, behandelaars, hulpverleners uit een sociaal wijkteam, of andere voor de patiënt relevante personen. De patiënt zelf geeft hierbij leiding aan dit netwerk en aan zijn behandeling. Wanneer na een tijdje de behandeling in de GGZ (bijvoorbeeld vanuit een FACT team) succesvol kan worden afgesloten dan kunnen de FACT medewerkers terugtreden uit de Resource Groep maar kan de rest van de Resource Groep toch in stand blijven, waardoor continuïteit en holding over de langere termijn gewaarborgd is. Hierdoor wordt in principe de kans op crisis en terugval kleiner, al zal dit voor Nederland nog door onderzoek moeten worden aangetoond.

Wonen

Dakloosheid, huisvervuiling, veroorzaken van overlast en huurschulden kunnen voorkomen bij mensen met psychiatrische aandoeningen, vooral wanneer de aandoening ernstig is en goede hulp (nog) ontbreekt. Leven op straat is zeer stressvol, aangezien het gevaarlijk is, geen bescherming biedt tegen weer en wind en voortdurende onzekerheid geeft. Het laten voortbestaan van deze stressor is schadelijk voor het herstel van de psychiatrische aandoening en dient zo snel mogelijk te worden opgeheven. Een zeer succesvolle methode hiervoor is *Housing First*[8], waarbij dakloze mensen een huis krijgen en vervolgens wordt hen in dat huis geleerd om een huishouden te voeren en te zorgen dat ze er kunnen blijven wonen. Housing First is een evidence-based praktijk, gebaseerd op het succesvolle principe *first place, then train*. Dit principe zien we ook terug bij het vinden van werk voor mensen met psychiatrische aandoeningen, volgens de *Individual Placement and Support* (IPS-) methode (zie onder).[9] De aanpak van dakloosheid bij mensen met psychiatrische aandoeningen is in Nederland in de periode 2006 – 2013 voortvarend opgepakt in het kader van een nationaal 'Plan van Aanpak Maatschappelijke Opvang' hetgeen geleid heeft tot een succesvolle reductie van dakloosheid.[10] Het initiatief tot dit plan kwam van de toenmalige minister van financiën en is een schoolvoorbeeld van hoe maatschappelijke inspanning buiten de psychiatrie noodzakelijk is voor de aanpak van belangrijke maatschappelijke problemen bij mensen met psychiatrische aandoeningen. Naast ongewenste dakloosheid komen soms huisvervuiling en huurschulden voor. Huisvervuiling en huurschulden behoeven een specialistische aanpak, waarbij intensief wordt samengewerkt tussen gemeentelijke instanties (sociale wijkteams bijvoorbeeld), woningbouwcoöperaties en de GGZ. Het laten voortbestaan hiervan leidt tot voortdurende stress onder betrokkenen, een verhoogde kans op crisis en terugval, en ook een verhoogde kans op uithuiszetting, met alle gevolgen van dien. Meer of minder langdurige woonbegeleiding door het FACT-team[6] of door andere zorgvormen (psychiatrische thuiszorg, sociale wijkteams of vormen van begeleid wonen) kan noodzakelijk zijn om de woonsituatie op orde te brengen en te houden.

Werk, opleiding en dagbesteding

Problemen bij werken en werkloosheid onder mensen met psychiatrische aandoeningen komen veel voor. Bij mensen met een EPA is de werkeloosheid zelfs zo'n 85%.[11] Werk geeft de mogelijkheid tot zinvolle dagbesteding, draagt bij aan het verbeteren van zelfrespect en vermindert ambulant zorggebruik.[12] Tevens zijn er zijn geen aanwijzingen dat de belasting door werk het beloop van de psychiatrische aandoening negatief beïnvloedt, wat soms wel eens wordt gedacht.[12] In tijden van economische crisis staat natuurlijk ook de werkgelegenheid voor mensen met EPA onder druk. Desalniettemin bestaat er een goede evidencebased methodiek om mensen met psychisch problemen inclusief EPA aan werk te helpen, namelijk *Individuele Plaatsing en Steun* (IPS)[9]; deze oorspronkelijk uit de Verenigde Staten afkomstige methodiek is ook in Nederland succesvol gebleken. De IPS-medewerker heeft verstand van sociale regelingen rondom uitkering-werk-arbeidsongeschiktheid. De IPS-er heeft een uitgebreid netwerk van potentiële werkgevers en zoekt samen met de patiënt, behandelaars en werkgevers naar passend werk. Op het moment dat dit werk lijkt gevonden, dan begeleidt de IPS-er de patiënt op de werkplek. Het is gebleken dat dit leidt tot (1) het vaker vinden van een betaalde baan en (2) minder uitval uit werk wanneer iemand eenmaal een baan heeft gevonden. Juist het begeleiding op de werkplek blijkt van grote toegevoegde waarde.

Naast vormen van betaald werk bestaan er natuurlijk allerlei varianten van vrijwilligerswerk, die als vorm van dagbesteding net zo betekenisvol kunnen worden ervaren. In zijn algemeenheid is dagbesteding voor mensen met psychische problemen, m.n. EPA, belangrijk omdat de 'de keten van lege zondagen' verveling, eenzaamheid, toename van drugsgebruik en recidiefsymptomen oplevert, met een verhoogd risico op crisissituaties. Het adagium 'werk is het beste medicijn' komt voort uit deze observaties.

Voor mensen met een gebrekkige of afgebroken opleiding kunnen afgeleide vormen van IPS nuttig zijn, vooral bestaande uit begeleiding op een passende opleiding of school. Vooral voor jongeren is dit erg belangrijk, aangezien het feit dat een niet afgemaakte opleiding gedurende het hele verdere leven een achterstand op de arbeidsmarkt oplevert en vaak ook het zelfbeeld negatief beïnvloedt.

Financiën

Schuldenproblematiek komt zeer veel voor onder mensen met psychisch problemen, zeker bij mensen met EPA. Schulden leiden tot gevoelens van chronische stress, minder mogelijkheden om deel te nemen aan (sport)verenigingen of gebruik te maken van openbaar vervoer. Dit kan op zijn beurt dan weer problemen als schaamte, eenzaamheid en isolatie vergroten. Ook leidt schuldenproblematiek tot chronische armoede en een verhoogde kans op dakloosheid. Schuldsanering en het voorkómen van nieuwe schulden zijn dan ook belangrijke onderdelen in de integrale behandeling van mensen met psychiatrische aandoeningen. Het oplossen van schuldenproblematiek geeft afname van stress, waardoor bijvoorbeeld depressieve klachten kunnen verminderen of psychotische symptomen minder ernstig worden. Verschillende gemeentelijke instanties zoals de Kredietbank kunnen hierbij betrokken zijn. Wanneer het niet lukt om een oplossing te vinden voor ernstige schuldenproblematiek (als iemand steeds nieuwe schulden maakt en er risico bestaat op uithuiszetting of maatschappelijke teloorgang), dan kan bewindvoering of soms zelfs curatele een oplossing bieden (zie onder).[13]

Slachtofferschap en daderschap

Mensen met psychiatrische aandoeningen kunnen zowel slachtoffer als dader zijn van gewelddadig gedrag, overlast geven *(verwarde mensen)*, dader zijn van crimineel gedrag, en in aanraking komen met politie en justitie. In z'n algemeenheid geldt dat het risico op slachtofferschap drie keer hoger is dan in de algemene bevolking.[14] Bij constatering van slachtofferschap is melding bij gemeentelijke instanties, zoals het veiligheidshuis, van belang om de juiste hulp in te schakelen. Het is waarschijnlijk dat de stress door slachtoffer te zijn van crimineel gedrag leidt tot een verhoogde kans op verergering van psychiatrische symptomen en de kans om in een crisis te raken. Ook daderschap (bijvoorbeeld inbreken in auto's om aan geld te komen voor middelenmisbruik) geeft stress en kan leiden tot verergering van het psychiatrisch beeld. Maatschappelijk herstel zal worden belemmerd wanneer iemand slachtoffer of dader is. Tijdige signalering en behandeling van een comorbide posttraumatisch stress-syndroom bij bijvoorbeeld mensen met een psychose[15] of verslaving[16] is nuttig ter verbetering van klachten en functioneren.

Tabel 1 Maatschappelijke problemen en bijpassende interventies bij mensen met psychiatrische aandoeningen

leefgebied	problemen	interventies
sociale contacten	eenzaamheid	betrekken van naasten, resource groepen, maatjesprojecten, eventueel beschermd of begeleid wonen
wonen	huisvervuiling, overlast, dakloosheid	woonbegeleiding, housing first bij dakloosheid. bij ernstige en langdurige problemen begeleid of beschermd wonen.
leren en werken dagbesteding	school niet afgemaakt, werkloosheid, gebrek aan dagbesteding	individuele plaatsing en steun (IPS), op scholen en werkplekken. zoeken van dagbesteding wanneer werken niet mogelijk is.
financiën	schulden	inzetten maatschappelijk werk en schuldhulpverlening
slachtofferschap en daderschap	slachtoffer of dader van geweld	slachtofferhulp, meldingen bij veiligheidshuis, inzetten forensische expertise

Maatschappelijke problemen als oorzaak van crisis

Maatschappelijke problemen op diverse levensgebieden kunnen leiden tot verergering van psychiatrische symptomatologie, vermindering van het functioneren, crisissituaties en (gedwongen) opnames. Bijvoorbeeld de wens tot suïcide bij verlies van een huis of baan, of imperatieve hallucinaties met destructieve opdrachten bij iemand die steeds de deurwaarder op bezoek krijgt. Het oplossen van dit soort psychiatrische crisissituaties wordt bemoeilijkt wanneer er onvoldoende aandacht besteed wordt aan de maatschappelijke problemen. Het oplossen van crisissituaties in de thuissituatie en ondersteuning van naasten waar kan, is primair. Samenwerking met andere hulpverleners, instanties en inzetten van extra hulp door zogenaamde *Intensive Home Treatment-teams* (zie www.IHT.nl), die kortdurende intensieve crisisinterventie kan bieden in de thuissituatie, bieden een alternatief voor bijvoorbeeld klinische opname.

Bemoeizorg en dwang

Soms kan het voorkomen dat mensen dakloosheid, huisvervuiling of huurschulden niet als problematisch ervaren. Dit kan veroorzaakt worden door oordeels- of kritiekstoornissen ten gevolge van bijvoorbeeld een psychose, manie of depressie, of verslaving. Bemoeizorg, drang en soms ook dwang kan dan nodig zijn om het risico op gevaar voor anderen, suïcide gevaar, zelfverwaarlozing of maatschappelijke teloorgang te keren. Bemoeizorg betekent dat hulpverleners intensief actief contact zoeken met iemand en proberen toe te leiden naar reguliere zorg. Bij drang gaat men nog een stapje verder in de mate van contact aangaan. Dit gebeurt om de volgende stap in de keten te vermijden, namelijk dwang. Dit omdat er binnen wettelijke kaders mogelijkheden zijn om iemand gedwongen in een instelling te plaatsen (zie hoofdstuk 10.2). In de praktijk is 'maatschappelijke teloorgang' (vaak gepaard met woonproblemen) een van de belangrijkste redenen voor een rechterlijke machtiging, waarbij het niet meer lukt om door vrijwillige zorg of drang verdere maatschappelijke teloorgang te voorkomen. Andere vormen van dwang die noodzakelijk kunnen zijn en kunnen helpen bij maatschappelijke teloorgang bijvoorbeeld om schuldproblemen te verminderen) zijn bewindvoering of eventueel curatele wanneer iemand niet meer wilsbekwaam is ten aanzien van het maken van maatschappelijk verantwoorde keuzes.[13] Met name bij mensen die bij herhaling een dwangopname moeten krijgen in verband met maatschappelijke teloorgang of zelfverwaarlozing kan bewindvoering of curatele een uitkomst bieden. Dwangtoepassingen zijn pas aan de orde wanneer lichtere alternatieven in de vorm van bemoeizorg en intensieve bemoeienis van bijvoorbeeld maatschappelijk werk en andere maatschappelijke instanties geen resultaat hebben opgeleverd.

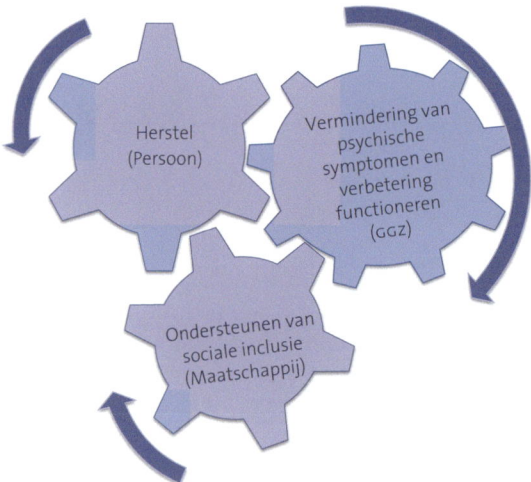

Figuur 1 De interactie tussen vermindering van psychiatrische symptomen, verbeteren van functioneren, sociale inclusie en herstel
Met dank aan prof. Ph. Delespaul voor ontwikkelen van de figuur.

Hoe kan de GGZ bijdragen aan maatschappelijk herstel?

Inmiddels is duidelijk dat symptomatisch, maatschappelijk en persoonlijk herstel nauw met elkaar verbonden zijn en dat de behandeling van psychiatrische symptomen niet los gezien kan worden van aandacht voor maatschappelijke problemen. Juist het ontwarren van de kluwen aan problematiek gaat bijdragen aan herstel. Voor het oplossen van maatschappelijke problemen op het gebied van sociale contacten, wonen, werk en financiën is, nauwe samenwerking vereist met huisartsen, gemeentelijke instanties en met de sociale wijkteams. Pas wanneer door alle instanties optimaal wordt samengewerkt, ieder zijn verantwoordelijkheid neemt voor mensen met psychiatrische aandoeningen en daadwerkelijk de benodigde hulp verleent, worden de kansen op maatschappelijk herstel maximaal gemaakt.

Literatuur

1. Mulder CL. Sociale Psychiatrie. In: vd Feltz-Cornelis C, Mulder, C.L., editor. Handboek Sociale Psychiatrie Utrecht: De Tijdstroom; 2014.
2. Kalisch R, Muller MB, Tuscher O. A conceptual framework for the neurobiological study of resilience. Behav Brain Sci. 2014:1-49. doi: 10.1017/S0140525X1400082X. PubMed PMID: 25158686.
3. Mulder CL, Koopmans GT, Lyons JS. Determinants of indicated versus actual level of care in psychiatric emergency services. Psychiatr Serv. 2005;56(4):452-7. doi: 10.1176/appi.ps.56.4.452. PubMed PMID: 15812096.
4. Jaaskelainen E, Juola P, Hirvonen N, McGrath JJ, Saha S, Isohanni M, et al. A systematic review and meta-analysis of recovery in schizophrenia. Schizophr Bull. 2013;39(6):1296-306. doi: 10.1093/schbul/sbs130. PubMed PMID: 23172003; PubMed Central PMCID: PMCPMC3796077.
5. Schrank B, Bird V, Rudnick A, Slade M. Determinants, self-management strategies and interventions for hope in people with mental disorders: systematic search and narrative review. Soc Sci Med. 2012;74(4):554-64. doi: 10.1016/j.socscimed.2011.11.008. PubMed PMID: 22240450.
6. van Veldhuizen R, van Bahler M, Polhuis D, van Os J. Handboek FACT. Utrecht: De Tijdstroom; 2008.
7. Norden T, Malm U, Norlander T. Resource Group Assertive Community Treatment (RACT) as a Tool of Empowerment for Clients with Severe Mental Illness: A Meta-Analysis. Clin Pract Epidemiol Ment Health. 2012;8:144-51. doi: 10.2174/1745017901208010144. PubMed PMID: 23173010; PubMed Central PMCID: PMCPMC3502888.
8. Newman S, Goldman H. Putting housing first, making housing last: housing policy for persons with severe mental illness. Am J Psychiatry. 2008;165(10):1242-8. doi: 10.1176/appi.ajp.2008.08020279. PubMed PMID: 18829879.
9. Michon H, van Busschbach JT, Stant AD, van Vugt MD, van Weeghel J, Kroon H. Effectiveness of individual placement and support for people with severe mental illness in The Netherlands: a 30-month randomized controlled trial. Psychiatr Rehabil J. 2014;37(2):129-36. doi: 10.1037/prj0000061. PubMed PMID: 24912062.
10. Hermans K. The Dutch strategy to combat homelessness: from ambition to window dressing?. European Journal of Homelessness. 2012;6(2):101-12.
11. van Erp N, Michon H, van Duin D, van Weeghel J.Development of the multidisciplinary guideline on 'work and severe mental illness'. Tijdschr Psychiatr. 2013;55(3):193-202. PubMed PMID: 23512632.
12. Luciano A, Bond GR, Drake RE. Does employment alter the course and outcome of schizophrenia and other severe mental illnesses? A systematic review of longitudinal research. Schizophr Res. 2014;159(2-3):312-21. doi: 10.1016/j.schres.2014.09.010. PubMed PMID: 25278105.
13. Jongeleen JJ, Mulder CL.Management and guardianship as measures to prevent social breakdown in psychiatric patients. A case study. Tijdschr Psychiatr. 2006;48(5):395-8. PubMed PMID: 16956031.
14. Kamperman AM, Henrichs J, Bogaerts S, Lesaffre EM, Wierdsma AI, Ghauharali RR, et al. Criminal victimisation in people with severe mental illness: a multi-site prevalence and incidence survey in the Netherlands. PLoS One. 2014;9(3):e91029. doi: 10.1371/journal.pone.0091029. PubMed PMID: 24609108; PubMed Central PMCID: PMCPMC3946683.
15. van den Berg DP, de Bont PA, van der Vleugel BM, de Roos C, de Jongh A, Van Minnen A,

et al. Prolonged exposure vs eye movement desensitization and reprocessing vs waiting list for posttraumatic stress disorder in patients with a psychotic disorder: a randomized clinical trial. JAMA Psychiatry. 2015;72(3):259-67. doi: 10.1001/jamapsychiatry.2014.2637. PubMed PMID: 25607833.
16 Perez-Dandieu B, Tapia G. Treating Trauma in Addiction with EMDR: A Pilot Study. J Psychoactive Drugs. 2014;46(4):303-9. doi: 10.1080/02791072.2014.921744. PubMed PMID: 25188700.

Rehabilitatie

5.2.3 Rehabilitatie: als persoonlijk maatschappelijk herstel niet vanzelf gaat

Jos Dröes en Remy Roest*

Inleiding

Psychische aandoeningen tasten de identiteit aan, het *zijn van een persoon* en zetten dit onder druk. Hiervan herstellen als persoon staat centraal in hoofdstuk 5.2.1.

Het benadrukken van persoonlijk herstel is de kern van een wereldwijde paradigmaverschuiving in de psychiatrie. Het doel van geestelijke gezondheidszorg verschuift daarbij van het voornamelijk bereiken van 'klinisch herstel' in de zin van niet meer ziek zijn en minder symptomen hebben (zie hierover ook hoofdstuk 2, Dimensies van ziek zijn), naar het bereiken van subjectief 'persoonlijk herstel'.

Een herstelproces is niet alleen individueel maar ook sociaal: *'herstellen doe je zelf, maar niet alleen'*. Herstel wordt bevorderd door (maar zelfs ook uitgedrukt in) maatschappelijke activiteiten. Daarom gaat de paradigmaverschuiving gepaard met een grotere aandacht voor het persoonlijk en klinisch maatschappelijk herstel van mensen met psychische aandoeningen. Persoonlijk maatschappelijk herstel en rehabilitatie zijn het onderwerp van dit hoofdstuk.

Klinisch en persoonlijk herstel

Klinisch herstel is in het verleden beschreven als een biomedisch proces:[1]
- een uitkomst of toestand die in meerdere of mindere mate aan- of afwezig is;
- ('objectief') waarneembaar;
- ter beoordeling aan de behandelaar als expert, niet aan de patiënt;
- per individu niet verschillend van definitie.

Een veelgebruikte definitie van klinisch herstel is die van Liberman en Kopelowicz[1,p35-36]:

> een volledige remissie van symptomen, volledig of gedeeltelijk aan het werk of aan de studie, zelfstandig wonen zonder begeleiding en vrienden hebben met wie men activiteiten onderneemt, dit alles gedurende twee jaar.

Persoonlijk herstel (zie ook hoofdstuk 5.2.1) is volgens Slade onder meer gekarakteriseerd als:
- een reis in plaats van een eindtoestand;
- uiteindelijk een beleving (subjectief);

---

* Voor de personalia van dr. Jos Dröes en drs. Remy Roest zie hoofdstuk 5.2.

- beoordeeld door de persoon zelf, niet door de behandelaar;
- een uniek proces; de definitie verschilt per persoon.

Een veelgebruikte definitie van persoonlijk herstel is die van Anthony[2]:

> Herstel is een diepgaand persoonlijk uniek proces van verandering van houding, waarden, gevoelens, doelen, vaardigheden en/of rollen. Het is een manier om een bevredigend, hoopvol en waardevol leven te leven ondanks de beperkingen die het gevolg zijn van de ziekte. Herstel omvat het ontwikkelen van nieuwe betekenis en doelstellingen in het leven, terwijl men over de catastrofale gevolgen van de ziekte heen groeit.

Persoonlijk herstel is een waardengestuurd concept.[1, 3] Farkas et al. noemen vier waarden die de kern uitmaken van herstelgerichte programma's:[3]

Gerichtheid op de persoon als geheel, met krachten, talenten, interesses en beperkingen en niet als 'patiënt' of 'geval'.

Partnerschap van de persoon met zijn behandelaars en begeleiders onder andere op het gebied van het ontwerpen, plannen en implementeren van zorg die hun herstel ondersteunt.

Zelfbeschikking of keuze, bijvoorbeeld bij het kiezen van de doelen en uitkomsten van hun herstelproces.

Persoonlijke groei: de overtuiging dat individuen een vermogen hebben om te herstellen, hoe slecht het op een zeker moment ook gaat. Hoop is een belangrijk ingrediënt van herstel en rehabilitatie.

Klinisch en persoonlijk maatschappelijk herstel

Ten onrechte wordt in het spraakgebruik *klinisch herstel* nogal eens gelijkgesteld aan symptomatische remissie en *persoonlijk herstel* aan een verbetering van psychisch welbevinden. Alle aspecten van herstel kunnen echter objectief of 'klinisch' en subjectief of 'persoonlijk' worden bekeken. De objectieve of klinische zienswijze kijkt niet alleen naar de vermindering van symptomen maar ook naar uitkomsten op het maatschappelijk vlak: het bewonen van een eigen huis of appartement, het al dan niet hebben van een baan of vrijwilligerswerk, het al dan niet volgen van een opleiding, het samenwonen met partner of kinderen, het al dan niet hebben van schulden ('klinisch maatschappelijk herstel' zie hoofdstuk 5.2). Klinisch herstel op maatschappelijk gebied kan worden gemeten met een functionele herstelmaat.[4]

Ook de subjectieve of persoonlijke zienswijze kijkt naar alle aspecten van het herstelproces, zij het door een persoonlijke bril. Bij 'persoonlijk maatschappelijk herstel' gaat het om het herstel of de ontwikkeling van maatschappelijke rollen die iemand zelf belangrijk vindt.

Natuurlijk zijn klinisch en persoonlijk herstel steeds in interactie. Wie na een moeilijke periode weer een huis of een baan heeft put daar moed uit en gaat zich beter voelen. Wie zich beter voelt komt gemakkelijker aan sociale contacten. Wie zich beter voelt heeft wellicht ook meer energie om met nog resterende symptomen om te gaan. Dat maakt het mogelijk om bepaalde activiteiten op te pakken. Enzovoort. Deze patronen zijn per persoon zeer verschillend, vandaar het unieke karakter van het herstelproces van een persoon.

De klinische en persoonlijke manieren van kijken kunnen elkaar bovendien in meerdere of mindere mate overlappen. Zo onderscheidt Slade[1 (pag 1)] een groep voor wie 'persoonlijk herstel' en 'klinisch herstel' volledig overlappen naast groepen voor wie persoonlijk herstel een noodzakelijke aanvulling van of een alternatief voor reguliere en niet voldoende succesvolle behandeling biedt.

Rehabilitatie bij klinisch en persoonlijk maatschappelijk herstel

Als maatschappelijk herstel niet vanzelf gaat, dat wil zeggen: niet spontaan optreedt bij goede behandeling van de ziekte en persoonsgerichte aanpassingen van de omgeving, zijn rehabilitatietechnieken beschikbaar om het maatschappelijk herstel van mensen te ondersteunen. Rehabilitatie is dat onderdeel van herstelondersteunende zorg dat gericht is op de ondersteuning van maatschappelijk herstel.

In de rehabilitatie zijn meer klinische en meer persoonsgerichte stromingen te herkennen die elkaar over het algemeen aanvullen.

'Klinische' modellen

De sociaalpsychiatrisch georiënteerde Engelse stroming heeft veel aandacht voor diagnosegebonden revalidatieprogramma's en voor resocialisatie, het bieden van persoonsgerichte zorg en voorzieningen in de maatschappij. Er is in deze stroming een duidelijke ontwikkeling te bespeuren: van de zeer klinische benadering van Bennett in de jaren '80 via de interactieve rehabilitatie van Shepherd in de jaren '90 naar het huidige naast elkaar onderscheiden van *clinical en personal recovery* van Slade. Kenmerkend voor de Engelse rehabilitatiecultuur is de nadruk op gerichte revalidatie en persoonlijke of maatschappelijke prothesen in de vorm van omgevingsaanpassingen, zowel rond het omgaan met de aandoening als rond de maatschappelijke reïntegratie van patiënten.[5] Er is veel aandacht voor beschermde voorzieningen voor wonen en werken en voor multidisciplinaire behandelteams.[6] Sinds men in Engeland het herstelconcept is gaan gebruiken zijn diagnosecategorieën als ordenend principe vervangen door aandacht voor de lotgevallen en ondersteuning van het herstelproces van de persoon.[7] Helaas is het rehabilitatiebegrip vrijwel uit deze literatuur verdwenen[8] omdat men ten onrechte aanneemt dat herstel rehabilitatie vervangt.

De Amerikaanse rehabilitatie modules van Liberman zijn duidelijk gericht op 'klinisch' herstel. Sommige modules gaan over de behandeling van de aandoening, andere zijn gefocust op maatschappelijk herstel. Zo zijn er bijvoorbeeld modules die gericht zijn op het aanleren van vaardigheden om beter met symptomen en medicatie om te gaan.[9] Andere modules leren mensen belangrijke vaardigheden die nodig zijn voor het dagelijks leven of het omgaan met vrije tijd.

Persoonsgerichte modellen

De Amerikaanse stroming van Anthony en Farkas[10] vindt zijn oorsprong in de revalidatie en de *client centered* psychotherapie. Deze benadering is gericht op klinisch en persoonlijk maatschappelijk herstel, waarbij het persoonlijke herstel leidend is. Kenmerkend voor deze benadering is de grote aandacht voor het zelf stellen van doelen door de persoon en het zelf gaan onderscheiden en verwerven van de vaardigheden en hulpbronnen die nodig zijn om die doelen te bereiken. Deze benadering is in Nederland bekend als de *Individuele Rehabilitatie Benadering* (IRB). Deze rehabilitatiebenadering begint bij de persoonlijke maatschappelijke wensen, doelen, vaardigheden en hulpbronnen van de patiënt. Ziekte en beperking komen aan bod wanneer ze hiermee interfereren. Het is natuurlijk belangrijk dat goede behandeling van ziekte of functiestoornissen zo nodig beschikbaar is maar de behandeling van de ziekte bepaalt niet de structuur van de geboden zorg. Die wordt bepaald door de herstelbehoeften van de persoon.

In herstel en rehabilitatie zijn enerzijds empowerment en anderzijds ondersteuning door de omgeving onmisbaar. Een steeds populairder werkwijze is het strength-model van Rapp en Gosha.[11] In die benadering inventariseren patiënt en hulpverlener de sterke kanten van de persoon en diens netwerk, om vervolgens hiervan gebruik te maken bij het verwerkelijken van door de patiënt belangrijk gevonden doelen. Het strength-model gebruikt op deze manier het persoonlijk herstel als aanjager van klinisch herstel. Het model is een de van pijlers onder het *Systematisch Rehabilitatiegericht Handelen* (SRH) van Wilken en Den Hollander.[12] Deze rehabilitatiebenadering richt zich vooral op verbetering van de kwaliteit van leven en maakt gebruik van de 'presentiebenadering', het 'strength-model' en het begrip 'herstel'. Er wordt in een aantal stappen een persoonlijk plan gemaakt en voor de uitvoering daarvan zijn op allerlei gebieden ondersteunende hulpmiddelen voor handen.

Omgevingsgerelateerd model

Ondersteuning vanuit de omgeving staat centraal in het werk van Petry.[13] Zijn op de Engelse school van Bennett geïnspireerde gedachte is dat vóór alles geprobeerd moet worden om de persoon zijn maatschappelijke identiteit als lid van gemeenschap, familie en gezin terug te geven. De verbondenheid met anderen geeft ruimte voor eigen doelen en genereert ondersteuning bij het bereiken daarvan. Hoewel zijn benadering als techniek weinig uitgewerkt is zijn principes eruit, met name het *rehistoriseren* en het *werken in de triade* in Nederland en België wel gemeengoed geworden. Met rehistoriseren wordt bedoeld dat de behandelaar of begeleider met iemand op zoek gaat naar zijn levensgeschiedenis: waar ben je geboren, waar kom je vandaan, wat is er met je gebeurd? Zo wordt iemand van een chronische patiënt weer een persoon met een eigen verhaal. Het werken in de triade houdt in dat van meet af aan wordt gewerkt in de driehoek tussen persoon, familie en hulpverlener. Deze manier van werken betekent dat in alle stadia van de behandeling het netwerk van de persoon wordt geactiveerd hetgeen een belangrijke bron van herstelondersteuning is.

(Behandel)programma's en rehabilitatie

De hier tot nu toe genoemde rehabilitatiebenaderingen zijn geen programma's. Programma's zijn organisatievormen van zorg of dienstverlening rond een bepaalde doelgroep en met een vooraf gedefinieerde opbrengst. De hier besproken benaderingen kunnen in programma's worden ingevlochten. In hoofdstuk 5.2 noemt Mulder een aantal programma's op: Housing First, IPS, begeleid leren, FACT, RACT en IHT. De meeste programma's richten zich in de eerste plaats op klinisch herstel. Dat is logisch omdat de meetbare, uniforme uitkomstmaten van klinisch herstel goed passen bij de eveneens uniforme organisatievorm van een programma. Veel programma's laten trouwens wel enige ruimte voor de individuele variabiliteit van persoonlijk herstel.

In een herstelgeoriënteerd evidencebased programma dienen de bovengenoemde kernwaarden herkenbaar te zijn in visie, uitgangspunten, procedures, verslaglegging, uitkomstmaten, fysieke omgeving en personeelsbeleid.[3] Herstelgerichtheid vertaalt zich niet alleen in *wat* er gedaan moet worden maar vooral in *hoe* een bepaald type zorg wordt geleverd. Een voorbeeld: in een herstelgeoriënteerd programma zijn aparte toiletten voor medewerkers en patiënten geen teken van de waarde 'gerichtheid op de persoon' als gelijkwaardig medemens. Het onderscheid tussen staf en patiënten wordt er daarentegen door benadrukt.

Voorbeelden van rehabilitatietrajecten vanuit het perspectief van persoonlijk herstel

Na deze korte bespreking van verschillende rehabilitatiebenaderingen en programma's bespreken we nu de individuele, subjectieve stappen van een rehabilitatieproces aan de hand van de *Individuele Rehabilitatie Benadering*. De effectiviteit van de IRB is goed gedocumenteerd. Ze is een aantal malen onderzocht[14-16], staat in de databank effectieve interventies van Movisie[17] en de multidisciplinaire richtlijn schizofrenie[18] en wordt genoemd in diverse beleidsstukken van de rijksoverheid als een effectieve benadering.[19, 20]

Een rehabilitatietraject is de weg waarlangs en de periode waarin de patiënt met ondersteuning werkt aan een hersteldoel op het gebied van het dagelijks leven of op de terreinen wonen, dagbesteding-werk-vrije tijd, leren, sociale- en familiecontacten en financiën. Rehabilitatietrajecten kunnen gericht zijn op het verwerven van iets nieuws (een huis, een opleiding, een partner), of op het behouden van iets dat er al is (huisvesting, een baan, een vriendschap).

Er zijn legio voorbeelden van rehabilitatietrajecten (met commentaar van patiënten).

- Dagelijks leven

    - *In de komende weken weer een gewoon dag-nachtritme krijgen door een goede afwisseling van activiteiten en op tijd naar bed gaan.*
    - *Nu ik voor het eerst zelfstandig woon leren om te gaan met de wasmachine en de komende maand geregeld de was te doen.*

- Wonen

    - *Het komend halfjaar kijken wat er voor woningen beschikbaar zijn, inschrijven en zodra een huis wordt toegewezen er in gaan wonen.*
    - *Een jaar lang met meer tevredenheid en succes in mijn huidige huis blijven wonen (bij dreigende huisuitzetting).*

- Dagbesteding-werk-vrije tijd

    - *Een baan zoeken. Binnen een maand of drie.*
    - *Met mijn werkgever gaan praten over het per september terugkeren in mijn oude baan.*

- Leren

    - *Twee maanden besteden aan het kiezen van een opleiding: eerst gegevens verzamelen over welke opleidingen er zijn, dan gaan kijken en tenslotte kiezen.*
    - *Mijn opleiding die dreigt mis te lopen toch afmaken in de normale tijd.*

- Contacten met familie of vrienden

> – *Het contact met mijn ouders weer oppakken in het komende half jaar.*
> – *In de komende maanden geregeld bellen met mijn vriend en af en toe samen naar de film.*

- Financiën

> – *De komende maand: schulden in kaart brengen en een afbetalingsregeling treffen.*
> – *Een plan maken hoe ik mijn uitgaven in de hand houd en dat ik dit het komende halfjaar geregeld bespreek met mijn broer.*

Samenwerken in een rehabilitatietraject: patiënt heeft het voortouw

Wanneer de patiënt en de hulpverlener samen besluiten een doel van de patiënt te verwezenlijken is het de taak van patiënt om het initiatief te houden en van de hulpverlener om dit te faciliteren. Patiënten doen dit door de richting *(wat ga ik doen)* en het tempo *(hoe snel ga ik dat doen)* van het vervolg te bepalen, en door duidelijk te laten weten wanneer ze het gevoel hebben dat de hulpverlener te veel overneemt.

Hoe zorg je ervoor dat de patiënt richting en tempo bepaalt?

De richting bepalen houdt in dat de patiënt te kennen geeft op welk gebied hij iets wil en dat hij telkens nadenkt over de volgende stap. Soms weet hij al precies wat hij wil doen, soms is het nog vaag. Als hulpverlener kun je coachen door reageren, vragen stellen en aanmoedigen. Maar in alle gevallen bepaalt je patiënt zelf de richting van de volgende stap.

Met 'tempo bepalen' bedoelen we dat de patiënt zelf uitmaakt hoe snel hij stappen doet.

Het tempo van rehabilitatieprocessen kan wisselen van heel snel naar heel langzaam. Vooral wanneer het in een bepaalde fase langzaam gaat is de neiging van hulpverleners om in te grijpen (door aanmoedigen, sturen of overnemen) vaak groot. Maar wanneer de hulpverlener het tempo bepaalt is de patiënt de regie over het proces kwijt.

Hij komt dan in de positie dat hij 'moet doen wat hem gezegd wordt' om zijn eigen doel te bereiken. Dat ontneemt het eigen doel het 'eigen' karakter.

De stappen van een rehabilitatieproces

Het individuele proces dat mensen doormaken omvat altijd het beantwoorden van de volgende vragen, en voor de hulpverlener zijn daarbij de volgende technieken uitgewerkt.[10]

Tabel 1 Rehabilitatietechnieken

vragen/wensen voor de patiënt	technieken voor de hulpverlener
'ben ik eraan toe?'	doelvaardigheid beoordelen en ontwikkelen
'wat wil ik precies?'	het stellen van een doel
'wat moet ik kunnen?'	functionele diagnostiek

'wat heb ik nodig?'	hulpbrondiagnostiek
'wat doe ik eerst?'	planning
'ik wil iets leren en dat ook gebruiken'	vaardigheidsles
'ik wil ondersteuning vinen en gebruiken'	hulpbroninterventies

Hieronder volgt een korte beschrijving van deze stappen. Voor een samenvatting verwijzen we naar Luijten et al.[21]

Doelvaardigheid: ben je eraan toe?

Als de wens van de patiënt nog vaag is of hij er niet toe komt om actie te ondernemen wordt deze module gebruikt. Er worden vijf factoren nagevraagd: (1) de noodzaak die de patiënt ervaart om een doel te stellen, (2) de inzet of actiebereidheid om er werkelijk iets aan te doen, (3) de mate waarin de patiënt professionele hulp erbij wil hebben en de mate waarin de patiënt zelfkennis (4) en relevante omgevingskennis (5) heeft.

Zo nodig werkt de hulpverlener er met de patiënt aan om tekorten in één of meer van deze factoren op te heffen voor hij verder gaat met een doel stellen.[22]

Stellen van een Doel: wat wil je precies?

Om wensen te vertalen in doelen worden de volgende stappen gezet: een wensenlijstje maken (waar moet de toekomstige rol en/of omgeving aan voldoen), alternatieven in kaart brengen en onderzoeken (waar liggen concrete mogelijkheden?) en tenslotte: uit de beschikbare alternatieven de beste kiezen. Een doel omvat een rol, een omgeving en een tijdstermijn.

Functionele Diagnostiek: wat moet je kunnen?

Deze module wordt gebruikt om uit te vinden welke vaardigheden een patiënt nodig heeft om een gewenste omgeving te verkrijgen of te behouden.

Eerst wordt in kaart gebracht welke gedragseisen het proces van verkrijgen of behouden stelt. Daarna welke gedragingen iemand zelf belangrijk vindt om te kunnen doen. Vervolgens wordt gekeken welke vaardigheden de persoon geheel of gedeeltelijk mist om aan deze eisen te voldoen.

Hulpbronnendiagnostiek: wat heb je nodig?

Hiermee inventariseert de persoon welke hulp nodig is om goed te kunnen functioneren in de gekozen omgeving. Het gaat om dingen, plaatsen, mensen of activiteiten.

Planning: wat doe ik eerst?

De patiënt maakt samen met zijn ondersteuner een plan waarin de activiteiten staan die hij gaat doen om zijn doel te bereiken. Hij bepaalt de volgorde waarin hij ze gaat ondernemen. In het plan staat ook wat hij wil leren en welke hulp hij daarbij denkt te gaan gebruiken.

Vaardigheidsinterventie: Ik wil iets leren en dat gebruiken

De patiënt leert vaardigheden volgens een plan dat helemaal is toegespitst op deze patiënt in deze situatie. Via het lesplan leert de patiënt alle deelvaardigheden en tenslotte de hele vaardigheid. Vaak gaat het niet om het leren van een nieuwe vaardigheid, maar om het overwinnen van hindernissen in het gebruik van een al aanwezige vaardigheid.[22]

Hulpbroninterventie: Ik wil hulp vinden en gebruiken

Client en hulpverlener maken een plan hoe de patiënt zal worden geholpen om de hulp(middelen) die hij nodig heeft te verkrijgen en te gebruiken. Meestal is het een kwestie van toegang verkrijgen of zijn er hindernissen bij het gebruiken van de hulp.

De stappen van een rehabilitatieproces zijn generieke stappen, dat wil zeggen dat de vragen eigenlijk in elk doelgericht proces voorkomen. Het kan natuurlijk zijn dat ze impliciet blijven als er geen probleem is (voorbeeld: bij iemand die precies weet wat hij wil kunnen doelvaardigheid en het stellen van een doel worden overgeslagen).

Samenvatting

Rehabilitatie is het deel van herstelondersteunende zorg dat is gericht op herstel van het dagelijks leven en de maatschappelijke rollen van de persoon. Wanneer herstel het uitgangspunt is bepaalt de persoon zelf aan welk aspect van herstel hij wil werken, en dus ook of en wanneer hij rehabilitatie nodig heeft.

- Rehabilitatie is alleen geschikt om de eigen wensen en doelen van patiënten uit te werken en niet voor het uitwerken van dingen die anderen belangrijk voor hen vinden (behalve natuurlijk als de patiënt zelf die dingen óók belangrijk vindt).
- Rehabilitatie is bruikbaar wanneer een patiënt hulp wil hebben bij iets veranderen of behouden op de gebieden dagelijks functioneren, wonen, dagbesteding-werk-vrije tijd, leren, sociale- en familiecontacten en financiën.
- Wanneer de patiënt en de hulpverlener samen besluiten een rehabilitatietraject in te gaan, is het de taak van patiënt om het initiatief te houden en van de hulpverlener om dit te faciliteren. Patiënten doen dit door de richting en het tempo van het vervolg te bepalen, en duidelijk te laten weten wanneer ze het gevoel hebben dat de hulpverlener te veel overneemt.
- Rehabilitatiemodules helpen patiënten bij het beantwoorden van de volgende vragen:
  - Wat wil ik precies in de maatschappij?
  - Ben ik eraan toe?
  - Wat moet ik kunnen?
  - Wat wil ik leren?
  - Wat heb ik nodig?
  - Wat wil ik voor hulp?
- Voor de hulpverlener biedt rehabilitatie handvatten voor het tot stand brengen van een goede, coachende werkrelatie.

Literatuur

1. Slade M. Personal Recovery and Mental Illness. Cambridge: Cambridge University Press; 2009.
2. Anthony WA. Recovery from Mental Illness: The Guiding Vision of the Mental Health Service System in the 1990's. Psychosocial Rehabilitation Journal. 1993;16(4):11-23.
3. Farkas M, Gagne C, Anthony W, Chamberlin J. Implementing recovery oriented evidence

4. based programs: identifying the critical dimensions. Community Ment Health J. 2005;41(2):141-57. PubMed PMID: 15974495.
4. Wiersma D, Visser E, Bahler M, Bruggeman R, Delespaul PA, van der Gaag M, et al.Functional remission of people with serious mental illness (SMI): psychometric properties of a new ROM-instrument. Tijdschr Psychiatr. 2015;57(6):395-404. PubMed PMID: 26073833.
5. Watts FN, Bennett D. Theory and Practice of Psychiatric Rehabilitation. Chichester: Wiley & Sons; 1991.
6. Shepherd G. Mapping and classifying rehabilitation services. In: Roberts G, Davenport S, Holloway F, Tattan T, editors. Enabling recovery. The principles and practice of rehabilitation psychiatry. London: Gaskell; 2006. p. 79-92.
7. Slade M. 100 Ways to support recovery.2013. https://www.rethink.org/media/704895/100_ways_to_support_recovery_2nd_edition.pdf
8. Plooij A, Dröes J. Rehabilitatie in herstelondersteunende zorg. In: Rooijen S van, Weeghel J van, editors. Psychiatrische rehabilitatie. Jaarboek 2010-1011. Amsterdam: SWP; 2010. p. 19-34.
9. van Erp N, van Vugt M, Verhoeven D, Giesen F, Blankman H, Jansen R, Kroon H.Systematische implementatie van de Liberman Modules in Nederland. Onderzoek naar de implementatie van de modules 'Omgaan met psychotische symptomen' en 'Omgaan met antippsychotische medicatie' in drie GGZ-instellingen Utrecht: Trimbos Instituut, 2008.
10. Anthony WA, Farkas M. Primer on the psychiatric rehabilitation process. Boston: Boston University: Center for Psychiatric Rehabilitation; 2009.
11. Rapp C, Goscha R. The Strength Model. Case management with people with Psychiatric Disabilities. New York: Oxford University Press; 2006.
12. Wilken JP, Hollander D DEN. Handboek integrale rehabilitatiebenadering. Theorie en praktijk van het systematisch rehabilitatiegericht handelen. Amsterdam: SWP; 2012.
13. Petry D, Nuy M. De ontmaskering. De terugkeer van het eigen gelaat van mensen met chronisch psychiatrische beperkingen. Amsterdam: SWP; 1997.
14. van Busschbach JT, Visser E, Sytema S, Wiersma D. Blijvend aan het werk: Onderzoek naar het lange termijn resultaat van arbeidsrehabilitatie bij DAAT-Drenthe. In: RGOC/UMCG, editor. Groningen2006.
15. Pioli R, Vittorielli M, Gigantesco A, Rossi G, Basso L, Caprioli C, et al. Outcome assessment of the VADO approach in psychiatric rehabilitation: a partially randomised multicentric trial. Clin Pract Epidemiol Ment Health. 2006;2:5. doi: 10.1186/1745-0179-2-5. PubMed PMID: 16584543; PubMed Central PMCID: PMCPMC1501010.
16. Swildens W, van Busschbach JT, Michon H, Kroon H, Koeter MW, Wiersma D, et al. Effectively working on rehabilitation goals: 24-month outcome of a randomized controlled trial of the Boston psychiatric rehabilitation approach. Can J Psychiatry. 2011;56(12):751-60. PubMed PMID: 22152644.
17. Movisie. www.movisie.nl/esi/individuele-rehabilitatie-benadering-irb. 2015.
18. van Alphen C, Ammermaal M, Blanke C, Boonstra N, Boumans H, Bruggeman R, et al. Multidisciplinaire Richtlijn Schizofrenie. Utrecht: de Tijdstroom; 2012.
19. Gezondheidsraad. Participatie van jongeren met psychische problemen. Den Haag; 2014.
20. Ministerie van Sociale Zaken en Werkgelegenheid. In: werkgelegenheid Ministerie van Sociale Zaken en Werkgelegenheid, editor. Den Haag; 2014.
21. Luijten E, Korevaar E, Dröes J. De Individuele Rehabilitatie Benadering (IRB). In: Korevaar E, Dröes J, editors. Handboek Rehabilitatie voor zorg en welzijn. Bussum: Coutinho; 2016.
22. Cohen M, Forbes R, Farkas M. Psychiatric Rehabilitation Training Technology: Developing Readiness for Rehabilitation. Training module. Boston: Center for Psychiatric Rehabilitation; 2000.

Crisis

5.3 Als herstel (nog) niet lukt
5.3.1 Crisis: de mogelijkheid tot verandering

Jurgen Cornelis[*]

Inleiding
Dit hoofdstuk gaat het over mensen die in crisis zijn. Mensen die daardoor voor het eerst in aanraking komen met de Geestelijke Gezondheidszorg (GGZ) of die al langere tijd in zorg zijn in de GGZ maar waar het plots niet goed mee gaat. Het gaat ook over familieleden, vrienden of andere naastbetrokkenen, die vanwege (over-)last of vanuit bezorgdheid over een naaste een psychiatrische crisisdienst inschakelen of contact opnemen met de behandelaar van patiënt. Dit hoofdstuk beschrijft hoe men in crisis geraakt, er weer uit kan komen en hoe de psychiatrische hulpverlening aan het oplossen van de crisis kan bijdragen. Uitgangspunt is dat patiënten, en hun naasten, centraal staan en dat de hulpverlening een ondersteunende rol heeft.

Het begrip crisis
Caplan beschreef in 1961 het begrip crisis als een verstoring van een evenwicht, bijvoorbeeld in een individu of een groep mensen, waarbij bestaande copingstrategieën niet meer in staat zijn om een subjectief gevoel van stress te reduceren.[1] Anders geformuleerd[2]:

> Een crisis ontstaat of bestaat als de mogelijkheden van individuen of groepen om een noodzakelijk of wenselijk doel te bereiken uitgeput, ontoereikend of geblokkeerd zijn.

Vaak denkt men dat mensen in crisis, al helemaal als het psychiatrische patiënten betreft, mensen zijn die met schuim op de mond, halfnaakt, midden op een plein met een mes in het rond staan te zwaaien. Gelukkig komt dit maar heel weinig voor en meestal is er dan sprake van middelenmisbruik en/of een ernstige psychose. De manier waarop een crisis zich kan uiten bestrijkt een groot spectrum van gedragingen. Mensen kunnen zich terugtrekken, somber en angstig zijn of juist ontremd, chaotisch of agressief gedrag vertonen. Hoe een crisis verloopt is moeilijk te voorspellen. Dit is afhankelijk van de oorzaak van de crisis, van degenen die in crisis zijn en van de mate waarin zij hoop hebben op verbetering.

De verschillende soorten crisis zijn in te delen op basis van hun oorsprong:[3]

---

[*] Drs. Jurgen Cornelis is psychiater en systeemtherapeut, werkzaam bij Arkin en bij Spoedeisende Psychiatrie Amsterdam.

- de *ontwikkelingscrisis*, voortkomend uit de overgang van de ene levensfase in de andere, bijvoorbeeld als de kinderen uit huis gaan;
- een *'situationele crisis'*, ontstaan na aanleiding van bijvoorbeeld ontslag, een ongeluk of ernstig trauma;
- een crisis samengaand met ernstige psychiatrische aandoeningen.

Vaak spelen bij een crisis echter meerdere oorzaken (tegelijk) een rol.

> Een van de vrienden van Ferdinand, 27 jaar oud en bekend met manieën bij een bipolair syndroom, belt de crisisdienst. Hij vertelt dat hij en andere vrienden zich heel veel zorgen maken om Ferdinand omdat hij veel te veel geld uitgeeft, allerlei seksuele contacten aangaat en nu al vier nachten nauwelijks geslapen heeft. Ferdinand vertelt aan zijn vrienden dat hij zich juist heel goed voelt en een hele creatieve periode meemaakt. De vriend denkt dat het nu slechter gaat omdat Ferdinand net te horen heeft gekregen dat hij mogelijk ontslagen gaat worden.

Mensen ervaren in een periode van crisis altijd druk ofwel stress. Er zijn veel factoren die bijdragen aan dat gevoel. Problemen binnen het sociaal maatschappelijk domein zoals werk- , of schoolproblemen, relationele of financiële problemen, kunnen hiertoe leiden. Andersom kan stress ook weer leiden tot sociaal maatschappelijke ontregeling. Deze wederkerige reactie vindt ook plaats tussen psychische ontregeling en stress en tussen psychische ontregeling en sociaal maatschappelijke ontregeling.

> Door de druk op haar werk werd Claire somber en boos (psychische ontregeling), wat maakte dat zij haar werk verloor waardoor zij nog meer stress ervaarde.

Het behandelen van de psychiatrische problematiek en/of het middelenmisbruik is dus niet voldoende; actieve maatschappelijke participatie en re-integratie is nodig om uit de crisis te geraken en tot herstel te komen.[4]

Een persoon in crisis zal in eerste instantie steun zoeken bij zijn naasten, en als

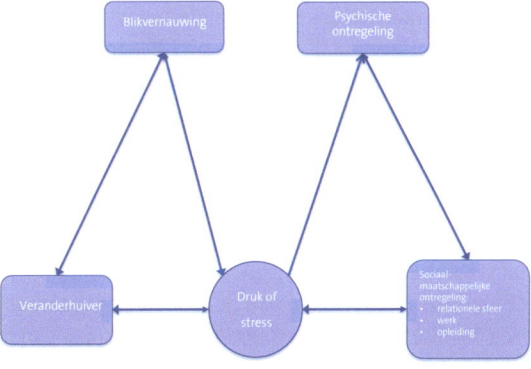

Figuur 1 Het dynamisch proces van crisis naar herstel.

men er dan niet gezamenlijk uitkomt zal men de stap naar de professionele hulpverlening maken (huisarts, politie of crisisdienst).

In een persoon of in een groep mensen kent crisis altijd een paar vaste elementen: druk, blikvernauwing en veranderhuiver.[5] Deze zijn met elkaar verbonden.

Door de druk ervaart men niet meer de vrijheid om te onderzoeken of een andere definitie van het probleem kan leiden tot een andersoortige oplossing. Dit wordt veranderhuiver genoemd.

Vanuit die veranderhuiver blijft men steeds dezelfde soort oplossingen herhalen. Oplossingen die niet werken. Dit noemt men blikvernauwing.

Door de blikvernauwing ontstaat er een verhoging van de druk..., enzovoort.

Crisis als verandermogelijkheid

Crisis is echter niet altijd alleen een ongewenste situatie. Een crisis kan ook een moment zijn om:

- te reflecteren op de huidige levensomstandigheden en deze te veranderen;
- de huidige behandeling op zijn effect te evalueren;
- nieuwe copingstrategieën te leren om eenzelfde situatie in het vervolg het hoofd te bieden;
- verbindingen met anderen te vernieuwen en te ervaren dat men individueel of als groep weer de mogelijkheid heeft om de regie terug te krijgen.

Het uitdragen van deze verandermogelijkheid door hulpverleners tijdens de crisis kan men zien als het geven van hoop en is daarmee een eerste stap om uit de crisis te geraken.

Epidemiologie

Het aantal consulten verricht door een psychiatrische crisisdienst is afhankelijk van de manier waarop de zorg is georganiseerd in een regio.[6] De mate van verstedelijking, de sociaal-economische status, het aantal en soort (GGZ-)voorzieningen (met evt. eigen crisisopvang), de verwijzende instanties, de mate van drempelloosheid, de aanwezigheid van bijvoorbeeld *Intensive Home Treatment Teams* (IHT), zijn enkele factoren die de instroom en daarmee de inhoud van de zorg van een crisisdienst bepalen.

Algemene cijfers over activiteiten van Nederlandse crisisdiensten zijn onbekend. Evenals die van patiënten die in zorg zijn, waarbij de zorgintensiteit tijdelijk wordt opgeschaald vanwege een crisis. Bij de Spoedeisende Psychiatrie Amsterdam is een psychose, al dan niet in combinatie met middelengebruik, de meest voorkomende problematiek (24,1 %), gevolgd door affectieve syndromen (16,0%), alleen middelengebruik (14,2%) en een persoonlijkheidssyndroom (8,4 %).[7] Voor huisartsen en andere ambulant werkende hulpverleners, bijvoorbeeld vrijgevestigde psychotherapeuten, is suïcidaliteit een belangrijke reden om patiënten aan te melden bij een crisisdienst; voor politie is 'verward gedrag' in de breedste zin van het woord, een veel voorkomende reden voor aanmelding.

Het aantal gedwongen opnames middels een *Inbewaringstelling* (IBS) in Nederland varieerde in de periode 2003-2013 tussen de 40-49 per 100.000 inwoners per jaar en was relatief stabiel. Het totale aantal *Rechtelijke Machtigingen* (RM) verdubbelde in die periode met name door de stijging van het aantal voorwaardelijke machtigingen. Belangrijke factoren die hierbij meespelen zijn: leeftijdsopbouw van de bevolking, afname van klinische opname dagen, toename van ambulante contacten met een snellere signalering van gevaar, verstedelijking, verminderde maatschappelijke tolerantie, meer aandacht voor toepassing van de wet BOPZ bij verslaafden met een comorbiditeit, het voorop stellen van maatschappelijke veiligheid ten koste van persoonlijke vrijheden en een veranderde houding van beoordelende artsen t.o.v. gedongen opnames.[8]

Voorbereiding van het crisisconsult

Bij de aanmelding van een patiënt is het altijd belangrijk de volgende vragen te stellen:
- wie meldt wie aan?
- met welke vraag?
- waarom nu?
- wie moeten bij het consult betrokken worden en wie nodigt iedereen uit?
- waar vindt het consult plaats?
- hoe wordt de tijd tot het consult overbrugd?

Wie meldt wie aan?

Heel vaak is het niet de patiënt die zichzelf aanmeldt maar een familielid of hulpverlener die zich zorgen maakt. Vaak wordt er dan gesteld: *Er moet nu wat gebeuren*.

> Mevrouw Coster belt in het weekeinde over haar inwonende zoon, 25 jaar oud. Hij heeft eerder twee psychotische episodes meegemaakt en is onder behandeling van een FACT-team. Mensen in de buurt komen de laatste tijd bij moeder klagen dat hij hen op een steeds agressievere manier aanspreekt dat zij hem moeten helpen de wereld te redden. Vanochtend heeft hij met gebalde vuisten voor een buurman gestaan die dit achteraf bij haar kwam melden. Moeder is bang dat hij uiteindelijk weer gedwongen opgenomen moet worden. Zij is ten einde raad en vraagt hulp aan de crisisdienst. In het dossier is ook te lezen dat hulpverleners een toename zien van psychotische symptomen

Probeer contact te hebben met degen die het meest in crisis is. Bel bijvoorbeeld met de moeder in bovenstaande casus als de zij niet rechtstreeks de crisisdienst belt maar haar huisarts.

Met welke vraag?

> De vriend van Annabel belt met de crisisdienst omdat toen hij vanochtend vanaf zijn vakantie adres contact met haar had, zij heel somber was en aangaf dat het zo niet meer voor haar hoefde. Hij vraagt de crisisdienst te gaan kijken zonder te zeggen dat zij hierom gevraagd heeft.

Hoe begrijpelijk bovenstaande vraag ook is: wat moet de crisisdienst opgeven als reden voor hun bezoek als zij bij haar aanbellen? Haar vriend kan beter contact zoeken met iemand die wel langs kan gaan, de situatie ter plaatste kan inschatten en, indien nodig, de hulpverlening kan betrekken. Soms kan de aanmelder, omdat hij in crisis is, geen hulpvraag stellen. Dan helpt het vaak om uit te leggen wat een crisisdienst wel of niet kan doen.

Waarom nu?

Soms confronteert men de crisisdienst met al langer bestaande situaties, waarvoor men juist buiten kantooruren een interventie vraagt. Dat kan te maken hebben met een verergering van de situatie of ontevredenheid over de reguliere zorg die de crisisdienst zo gebruiken voor een second opinion.

> De heer Gerards belt de crisisdienst huilend op en geeft aan dat hij de zorg voor zijn vrouw niet vol kan houden. Zij is 83 jaar oud en dementerend. Vannacht heeft hij haar met heel veel moeite binnen kunnen houden. Zij wilde weer de straat op rennen. Bij doorvragen blijkt dat deze situatie al maanden bestaat, en ouderenzorg betrokken is. Er was die middag een gesprek geweest en de heer Gerards had gehoopt dat zijn vrouw n.a.v. dit gesprek meteen opgenomen kon worden. Nu dat niet gebeurd is voelt hij de uitputting van de afgelopen maanden pas goed.

Wie moeten er bij het consult betrokken zijn en wie nodigt iedereen uit?

Om goed zicht te krijgen op het probleem moeten de volgende personen betrokken worden in het consult: de aanmelder, degene waar het om gaat, en de naastbetrokkenen (die mogelijk ook in crisis zijn). Bij overlast is het bijvoorbeeld ook goed om de wijkagent te betrekken. Dit kan ook via telefoon of skype gebeuren. Vraag de aanmelder om in ieder geval de mensen die aanwezig moeten zijn, uit te nodigen voor het gesprek waarin men zal bespreken 'wat er aan de hand is' en 'wat er moet gebeuren'.

Waar vindt het consult plaats?

Consulten kunnen plaatsvinden op de spoedeisende eerste hulp, de huisartsenpost, het politiebureau, de GGZ-instelling of bij patiënt thuis. Bij een patiënt thuiskomen geeft veel extra informatie. Is het schoon of ligt er overal troep, is er eten aanwezig of staat het hele huis vol met bierblikjes? Gevaar kan maken dat het consult beter op een veiligere plaats (met meer ondersteuning) kan plaatsvinden.

Wees bij een huisbezoek altijd attent op mogelijk gevaar. Ga altijd met zijn tweeen op pad en laat weten aan collega's naar welk adres je gaat. Geef vooraf al aan een eventuele achterwacht inhoudelijke informatie zodat geen tijd verloren gaat als men snel moet handelen. Zet je auto nooit voor het huis van de patiënt, zorg dat de deur nooit achter je op slot wordt gedraaid en de sleutels uit het slot worden gehaald. Ga nooit op een zachte bank zitten waaruit je moeilijk omhoog komt. En voel je je niet veilig, ga naar buiten, overleg met elkaar en indien aanwezig, met een achterwacht of schakel de politie in. Is er een hond dan laat deze eventueel naar een andere kamer gaan. Hij kan zijn baas willen beschermen. Zorg verder dat je altijd rustgevende medicatie meeneemt, benzodiazepinen en de meest gebruikte antipsychotica en instrumenten om een, globaal, lichamelijk onderzoek te kunnen doen.

Hoe wordt de tijd tot aan het consult overbrugd?

> Huisarts vraagt een crisis consult thuis bij de heer Brevoort. De huisarts was even bij hem langs gegaan omdat zijn vrouw vier maanden geleden plots was overleden. De huisarts trof hem zeer somber aan waarbij hij aangaf dood te willen. Op tafel lagen zijn testament en afscheidsbrieven aan zijn kinderen. De heer Brevoort wilde zich suïcideren met de overgebleven antidepressiva van zijn vrouw.
> Als door de crisisdienst met de huisarts besproken wordt of en hoe patiënt beveiligd moet worden tot aan het consult, besluit de huisarts zelf ter plekke te blijven.

Crisisbeoordeling als interventie

De aanpak van een crisis is tweeledig.

Stabiliseren

- Opheffen van acuut gevaar. Hierbij moet men denken aan agressie of (zelf-) beschadigend gedrag van patiënt en ook aan somatisch gevaar, bijvoorbeeld een delirant toestandsbeeld.
- Mogelijk maken dat er een gesprek plaats vindt met patiënt en zijn naastbetrokkenen. Patiënten kunnen soms chaotisch, angstig of erg gedesorganiseerd zijn, zodat zij niet in staat zijn om te praten over de oorzaak van de crisis en niet kunnen meedenken over een plan van aanpak voor de lange termijn. Dan moet men ervoor zorgen dat patiënt hier zo snel mogelijk wel toe in staat is, bijvoorbeeld door hem een rustige, veilige plek aan te bieden of door middel van (ingrijp)medicatie.

Probleemanalyse en plan van aanpak maken

Het beoordelen van een psychiatrische crisis door hulpverleners is gebaseerd op een:
- medisch-natuurwetenschappelijk denkkader;
- systemische denkkader.

Het medisch-natuurwetenschappelijk denkkader

Dit denkkader geeft de hulpverlener de rol van expert, die onderzoek doet om tot een diagnose te komen en op basis van richtlijnen en praktijk ervaring, een behandeling voorstelt. Vanuit deze rol zal hij stabiliseren, een probleemanalyse en plan van aanpak maken.

Stabiliseren

Aandacht hebben voor veiligheidsaspecten. Indien de veiligheid, als gevolg van de psychiatrische problematiek in het geding is, dan zal hierop eerst actie moeten worden ondernomen. Dit kan variëren van mogelijkheden tot het beperken van gevaarlijk gedrag door bijvoorbeeld:
- messen uit de omgeving te halen of deuren en ramen te sluiten;
- de politie te vragen om veiligheid te herstellen, bijvoorbeeld als iemand boven op een dak staat en dreigt er vanaf te springen;

- iemand naar een beveiligde plek te laten vervoeren, bijvoorbeeld politiecel of Spoedeisende Eerste Hulp (SEH), bijvoorbeeld als de patiënt op een snelweg loopt. Soms moet er een gedwongen opname geregeld worden middels een IBS. (zie hoofdstuk 10.2)

Overwegen van een acute medische interventie:
- toedienen van ingrijpmedicatie, bijvoorbeeld bij een katatoon toestandsbeeld of bij een psychotisch toestandsbeeld;
- bij een acute psychiatrische crisis denken aan onderliggend somatisch lijden, bijvoorbeeld een delier, waarvoor men de patiënt eerst acuut somatisch moet screenen op een SEH van een algemeen ziekenhuis.

Probleemanalyse en plan van aanpak
- Een zo volledig mogelijk psychiatrisch onderzoek uitvoeren (zie hoofdstuk 7.2).
- Een somatische anamnese afnemen, indien nodig in combinatie met een lichamelijk onderzoek en aanvullend (laboratorium) onderzoek.
- Uitvragen van medicatie gebruik.
- Navragen (of testen) van druggebruik of intoxicaties.

Vanuit de gestelde diagnose zal de expert een vervolgtraject overeenkomen. Dit is vaak een een verwijzing voor een specifieke behandeling, ambulant of een opname, waarbij men een plan maakt hoe de periode tot aan het eerste contact met de (vervolg)behandelaar, op een veilige en verantwoorde manier te overbruggen is.

Doordat de expert een duidelijke probleemdefinitie geeft met bijbehorende oplossing kan het crisisgevoel afnemen, of zelfs verdwijnen.

Het systemisch denkkader

Dit denkkader geeft de hulpverlener de rol van procesconsulent. Deze zorgt ervoor dat middels een dialoog tussen patiënt, zijn naasten en de hulpverlener zelf, de situatie zal stabiliseren en een probleemanalyse en plan van aanpak kan komen.

Stabiliseren

Aandacht hebben voor veiligheidsaspecten. De hulpverlener als proces consulent zal gezamenlijk met patiënt en zijn naasten inschatten welk gevaar er is en hoe men dat kan afwenden. Patiënt en naasten doen deze inschatting vanuit de kennis die zij hebben over resp. zichzelf en hun naaste, de patiënt. De hulpverlener doet de inschatting vanuit zijn expertise. Gezamenlijk zal men dan ook een plan maken hoe men met het gevaar zal omgaan, en welke risico's men wel en niet acceptabel vindt. Belangrijk is dat iedereen zich kan vinden in het voorgestelde plan. Een patiënt die heel angstig wordt 's nachts en daardoor een einde aan zijn leven wil maken door zijn hals door te snijden, krijgt bijvoorbeeld slaapmedicatie, alle messen worden achter slot en grendel bewaard en twee broers komen de aankomende nachten bij hem slapen.

Probleemanalyse en plan van aanpak
In het gesprek met de patiënten en zijn naasten zijn drie vragen essentieel:
- *wat is er aan de hand?*; iedereen geeft hierbij zijn visie in eigen bewoordingen;
- *wat is er al gedaan* (en wat niet, en wat heeft geholpen?);
- *wat moet er nu gebeuren?*; de hulpverlener, patiënt en naasten geven hun visie,

met als doel om nader tot elkaar te komen en tot een gemeenschappelijke probleemdefiniëring en aanpak te komen.

Het uiteindelijke doel is dat er in consensus een behandelplan gemaakt wordt. Dat wil zeggen dat iedereen het met het plan eens is en dat in het behandelplan staat wie wat gaat doen, met welk doel, en ook wanneer en met wie het behandelplan geëvalueerd gaat worden. Mocht het moeilijk zijn om uiteindelijk tot een consensus te komen dan helpt de vraag: *wat moet er gebeuren als het plan gemaakt niet helpt?* Ofwel, wat is plan B (het alternatief)? Is het moeilijk om tot consensus te komen omdat er twee verschillende ideeën zijn over de behandeling, dan is consensus haalbaar over een volgorde met de bijbehorende afspraak dat wanneer het ene plan niet werkt men overgaat tot het andere.

Het is goed om dit gesprek volgens een bepaalde, bijvoorbeeld bovenstaande, structuur aan te pakken.[9] Deze structuur wordt natuurlijk pas aangeboden nadat iedereen welkom is geheten en er stil is gestaan bij alle emoties die er spelen.

De hulpverlener biedt vanuit zijn rol als procesconsulent een structuur voor het gesprek waarin iedereen gezien en gehoord wordt en waarbij als doel is afgesproken tot een gezamenlijke oplossing te komen. Hierdoor ervaren patiënt en naasten veiligheid, onderlinge verbinding en ruimte, waardoor druk en dus de ervaren crisis kan verminderen.

In crisis willen patiënten, en hun naasten het liefst:
- zo snel mogelijk weer grip op de situatie krijgen middels adviezen van een hulpverlener;
- gehoord worden, meepraten en -beslissen over de manier van hulpverlening.

NB: grip en adviezen krijgen hoort meer bij de hulpverlener als expert; gehoord worden, meepraten en -beslissen meer bij de hulpverlener als procesconsulent.

Welke rol een hulpverlener kan en wil innemen is afhankelijk van de context waarin iemand werkt, bijvoorbeeld een somatische ziekenhuis of een eigen psychotherapiepraktijk, de wens van patiënt en zijn naasten, en afhankelijk van de ernst van het gevaar en de psychiatrische symptomatologie. Zo zal een gesprek alleen maar plaats kunnen vinden als er geen gevaarlijke situatie is en iedereen, patiënt en zijn naasten, in staat zijn om een gesprek te voeren. Dit betekent dat de hulpverlener er in eerste instantie voor moet zorgen dat de situatie zodanig stabiliseert dat patiënt en zijn naasten de rust en ruimte ervaren om met elkaar en de hulpverleners te praten over hetgeen de crisis heeft veroorzaakt.

Sociale context

De vraag is natuurlijk waarom men naasten zou moeten betrekken. Een crisis vindt altijd plaats binnen een sociale context: de personen met wie patiënt samenleeft, familie, collega's of vrienden zijn betrokken, en er kunnen problemen zijn op de woonplek, in de opleiding of op het werk.

Naasten, ofwel degenen die patiënt zien in de rol van familielid, vriend, buurman of collega, zijn onontbeerlijk voor een crisisinterventie.
- Zij bieden extra en andere informatie dan de patiënt zelf. Zij zijn vaak degenen die al langere tijd zorgen voor de patiënt en veel ervaring hebben met wat wel en niet helpt.
- Zij bieden oplossingen, vanuit hun expertise met patiënt, die hulpverleners niet meteen zouden bedenken. Zij kunnen helpen een eventueel bestaand isolement te doorbreken, kunnen patiënt motiveren, en beveiliging en steun bieden.

- Zij behoeven zelf ook voorlichting en ondersteuning om de draagkracht en het probleemoplossend vermogen van het gehele systeem te vergroten, zodat de mantelzorg emotioneel en praktisch vol te houden is.

> Janet, 22 jaar, is 's ochtends gevonden met een strop om haar hals die zij vast wilde maken aan een balk in haar kamer om een einde aan haar leven te maken. Haar huisgenoot, Evelien, kwam toevallig binnen, op zoek naar haar telefoon. Evelien heeft Janet onmiddellijk naar de huisarts gebracht, die Janet heeft verwezen naar de crisisdienst. Evelien heeft de ouders van Janet en haar broer en zus gebeld en het tijdstip van de afspraak doorgegeven. Iedereen ontmoet elkaar bij de crisisdienst. Iedereen is emotioneel en in verwarring over wat er gebeurd is.
> Na iedereen welkom te hebben geheten is het eerste wat de hulpverlener doet: Janet en Evelien het verhaal te laten doen over wat er gebeurd is die ochtend, eventueel aangevuld met de informatie die hij van de huisarts heeft gekregen. Hierbij probeert hij iedereen te horen en te erkennen in de aanwezige emoties. Na verloop van tijd legt hij het doel van het gesprek uit: gezamenlijk onderzoeken wat er aan de hand is om tot een gezamenlijk plan te komen. Hij benoemt dat er altijd een bepaalde structuur is in het gesprek en legt die structuur uit. Hij vraagt ook of er nog andere vragen zijn die beantwoord moeten worden en indien die er zijn, wordt er over afgesproken wanneer of op welke manier daar een antwoord op gegeven gaat worden.

Een van de onderwerpen die men gezamenlijk kan bespreken is hoe de patiënt, zijn naasten en de hulpverleners een volgende crisis in een vroege fase kunnen herkennen en voorkomen. Doel hiervan is om de patiënt en zijn naasten meer grip op de ziekte te laten krijgen. Het maken van een crisisplan door de behandelaar en patiënt resulteert zelden in het voorkomen van gedwongen opnames, of in de duur van een opname, maar het verbetert wel de therapeutische relatie.[10]

> Peter, 26 jaar, is aangehouden door politie omdat hij auto's op de weg tegen hield omdat hij van mening is dat auto's de aarde vernietigen. Als men de man bezoekt in de politiecel begint hij direct te praten en probeert de hulpverlener te overtuigen dat auto's, machines en robotten erop uit zijn om de aarde te vernietigen. In gesprek met Peter komen lukt niet. Hij blijft met een angstige blik in zijn ogen maar doorpraten. Via de monitor van de politiecel is zichtbaar dat hij alleen maar rondjes loopt en praat tegen de muren, alsof andere mensen aanwezig zijn. Volgens de officier van dienst is hij al uren onrustig en weigert hij eten en drinken. Er wordt door de hulpverlener een psychotisch toestandsbeeld geconstateerd waarbij middelengebruik mogelijk een rol kan spelen. Er wordt telefonisch overleg gepleegd met zijn ouders die heel blij zijn dat zij nu weten waar hij is en dat hij hulp kan krijgen. Zij zijn het eens met het aanvragen van een IBS.

Indien het niet mogelijk is om met allen gezamenlijk een gesprek te hebben, bijvoorbeeld vanwege de psychopathologie van patiënt, is het belangrijk om wel te overleggen met de naasten met als doel om een situatie te creëren, waarin de patiënt zo snel mogelijk kan deelnemen.

Samenvatting

Bij een crisis moet in een relatief korte tijd veel gebeuren. Of de crisis nu gaat over impulsief gevaarlijk gedrag, waaronder agressie (naar zichzelf of anderen) of suïcidaliteit (zie specifiek hoofdstuk 5.3.2 over suïcidaliteit), of zich op een andere manier uit, de benadering blijft hetzelfde. Het gaat in eerste instantie om het stabiliseren van de situatie en daarna moet een probleemanalyse en een plan van aanpak gemaakt worden. De hulpverlener kan in dit proces verschillende rollen aannemen, die van expert en procesconsulent. Afhankelijk van onder andere de context waarin hulp wordt verleend, de wens van patiënt en zijn naasten en de ernst van de symptomatologie is een bepaalde rol gewenst. Uiteindelijk is het doel om middels samenwerking tussen hulpverlening, patiënt en naasten tot de beste, langdurig meest bestendige oplossing te komen van de crisis.

Literatuur

1. Tobitt S, Kamboj S. Crisis resolution/home treatment team workers' understandings of the concept of crisis. Soc Psychiatry Psychiatr Epidemiol. 2011;46(8):671-83. doi: 10.1007/s00127-010-0234-y. PubMed PMID: 20700726.
2. Jenner JA. Directieve interventies in de acute en sociale psychiatrie. Assen: van Gorcum; 2003.
3. Rosen A. Crisis management in the community. Med J Aust. 1997;(167):633-8.
4. Mezzina R, Davidson L, Borg M, Marin I, Topor A, Sells D. The Social Nature of Recovery: Discussion and Implications for Practice. American Journal of Psychiatric Rehabilitation. 2006;9(1):63-80.
5. van Oenen F, Bernardt C, van de Post L. Praktijkboek crisisinterventie: de kunst van het intervenieren in moeilijke behandelsituaties in de spoedeisende psychiatrie en psychotherapie. Utrecht: De Tijdstroom; 2007.
6. Paradis M, Woogh C, Marcotte D, Chaput Y. Is psychiatric emergency service (PES) use increasing over time? Int J Ment Health Syst. 2009;3(1):3. doi: 10.1186/1752-4458-3-3. PubMed PMID: 19192279; PubMed Central PMCID: PMCPMC2657776.
7. Bakker S. Jaarverslag Spoedeisende Psychiatrie Amsterdam SPA, jaarverslag 2013. In: Arkin, editor. Amsterdam2014.
8. Broer J, Koetsier H, Mulder CL.The number of compulsory admissions continues to rise: implications for the new Dutch law on obligatory mental health care. Tijdschr Psychiatr. 2015;57(4):240-7. PubMed PMID: 25904427.
9. van Oenen FJ, Cornelis J, Bernardt C. Consensusgericht systemisch interviewen en intervenieren. Een systemisch 'goed genoeg' pakket voor hulpverlenrs in de psychiatrie. Systeemtherapie. 2012;24:63-81.
10. Thornicroft G, Farrelly S, Szmukler G, Birchwood M, Waheed W, Flach C, et al. Clinical outcomes of Joint Crisis Plans to reduce compulsory treatment for people with psychosis: a randomised controlled trial. Lancet. 2013;381(9878):1634-41. doi: 10.1016/S0140-6736(13)60105-1. PubMed PMID: 23537606.

5.3.2 Suïcidaliteit

*Albert van Hemert**

Beschrijving

De mens leeft met de kennis dat hij sterft. Loopt het allemaal goed in het leven dan is hij daar niet zo mee bezig of wil hij er niets mee te maken hebben. Men houdt de dood meestal liever op afstand. Met een technische term noemen we dat *gezonde loochening*. Deze gezonde loochening van de dood kunnen we niet goed volhouden als we ermee te maken krijgen, bijvoorbeeld bij het verlies van een van onze naasten.

Als het leven minder vanzelfsprekend loopt, door een tegenslag, aanhoudende onzekerheid over de toekomst, de overtuiging dat we niet zo veel voorstellen of niet zo veel waar kunnen maken, dan komen gedachten aan de dood veel vaker voor. Niet eens zozeer dat we meteen dood zouden willen, of dat de dood een oplossing zou zijn, maar meer als een vluchtige gedachte. *Hoe zou het zijn om dood te zijn? Als ik hier één stapje naar voren doe, of iets naar rechts stuur, dan ben ik dood.* Dat soort gedachten. Niet zo ongewoon bij grote spanningen maar vaak wel beangstigend. Als we in moeilijke tijden dergelijke gedachten aan de dood hebben, of zelfs uitspreken, dan roept dat bij veel mensen gevoelens van angst en afkeer op.

Denken aan de dood is niet hetzelfde als suïcidaliteit. We spreken pas van suïcidaliteit als iemand in zekere mate, hoe ambivalent ook, het idee heeft zijn leven te willen beëindigen.

Suïcidaliteit

De termen *suïcidaliteit* en het synoniem *suïcidaal gedrag* verwijzen naar het geheel aan gedachten, voorbereidingshandelingen en pogingen die een zekere intentie uitdrukken om zichzelf te doden.[1] De term 'gedrag' verwijst hier zowel naar handelingen als naar gedachten. Het beoordelen van een intentie is onvermijdelijk gebaseerd op een persoonlijke interpretatie van de ervaringen en/of emoties van de betrokkene en zijn context.

Gedachten over de dood en suïcide zijn bijna altijd omgeven door ambivalentie. De uitspraak *ik wil dood* kan verwijzen naar een bewuste en weloverwogen overtuiging het leven te willen beëindigen. Zie hiertoe ook het hoofdstuk over euthanasie (5.3.3). Veel vaker gaat het echter om de verwoording van wisselende, tegenstrijdige en vaak ook verwarrende stromen van gedachten, die samenhangen met een behoefte aan rust, een behoefte om er even niet te zijn of een behoefte om de ervaren problemen te laten stoppen. Als er een andere uitweg zou zijn uit de knellende problemen, dan zou bijna iedereen daarvoor kiezen. Suïcide ervaart men dan als de ultieme oplossing voor

---

* Prof.dr. Albert M. van Hemert is psychiater en als hoogleraar werkzaam bij de vakgroep psychiatrie van de Universiteit Leiden.

een probleem dat men niet verdraagt en waarvoor men geen andere uitweg ziet. In de kern gaat het bij suïcidaliteit bijna altijd om een onvermogen dat mensen ervaren om hun problemen op te lossen, binnen de keuzes die zij menen te hebben, verbonden aan het leven.

Suïcidaal gedrag kan men verdelen in suïcidegedachten, suïcideplannen, suïcidepogingen en suïcide.

- Bij *suïcidegedachten* gaat het om de gedachte zelfmoord te willen plegen.
- Bij *suïcideplannen* zijn er meer of minder uitgewerkte gedachten over de manier waarop een suïcide mogelijk zou zijn.
- Bij een *suïcidepoging* zijn er handelingen verricht, die er op gericht waren het leven te beëindigen.
- Bij een *suïcide* hebben die handelingen, al of niet met een weloverwogen bedoeling, tot de dood geleid.

Conceptueel volgen gedachten, plannen, pogingen en een geslaagde suïcide elkaar op in de tijd maar bij impulsieve suïcidaliteit kan een gedachte, zonder noemenswaardige afwegingen, heel snel overgaan in een handeling.

Het beloop van suïcidaal gedrag kan sterk variëren in ernst en tijd. Soms gaat het om vluchtige of incidentele gedachten over de dood, meestal in samenhang met sterke emoties. Het gedrag kan ook meer persistent, over langere tijd, in wisselende mate aanwezig zijn. Bij chronische suïcidaliteit kunnen er gedurende vele jaren aanhoudende gedachten en pogingen zijn. Het gedrag kan dan min of meer tot een gewoonte worden. Het onderscheid heeft consequenties voor het beleid. Bij kortdurende of episodische suïcidaliteit is het beleid vaak gericht op directe interventies om schade te beperken en suïcide te voorkomen. Bij chronische suïcidaliteit ligt naar verhouding het accent meer op het omgaan met de gedachten en handelingen door de patiënt.

Epidemiologie

In 2012 waren er wereldwijd 804.000 suïcides (WHO 2014). Voor de wereldbevolking komt dit overeen met een incidentie van 11,4 per 100.000. De incidentie is naar verhouding hoog in de Oost-Aziatische landen (17,7 per 100.000) en laag in het Midden-Oosten (6,4 per 100.000). De cijfers tonen wereldwijd grote verschillen tussen landen en regio's, waarvan de verklaring meestal onbekend is. Factoren zoals cultuur, religie, welvaart, sociale zekerheid, gezondheidszorg, beschikbaarheid van middelen, uren zonlicht en verschillen in wijze van registreren kunnen allemaal van invloed zijn.

In de vergelijking tussen Nederland en België valt op dat het verschil in de incidentie van suïcide al zo groot kan zijn tussen twee landen die aan elkaar grenzen, deels dezelfde taal spreken en qua cultuur toch aanzienlijk dichter bij elkaar liggen dan veel andere landen in de wereld. In Tabel 1 zijn de belangrijkste cijfers voor Nederland en België naast elkaar geplaatst. Op de wereldranglijst staat de incidentie van suïcide in Nederland met 8,2 per 100.000 onder het midden (89 uit 171), terwijl België met 14,2 per 100.000 in de bovenste 20% staat (34 uit 171). Het aantal suïcides is in België 1,7 maal hoger dan in Nederland. Vrijwel dezelfde verhouding zien we voor suïcidepogingen en voor suïcidegedachten. Kennelijk is suïcidaal gedrag in België een omvangrijker probleem dan in Nederland. De verklaring daarvoor moet zich nog aandienen.

Het aantal suïcides neemt met langjarige trends in periodes toe of af. Rekening houdend met de bevolkingsomvang was het aantal suïcides in Nederland in de laatste 45 jaar het hoogst in 1983 (2609) en het laagste in 2006 (1420). Een dalende trend van

1983 tot 2006 is de laatste jaren in Nederland, en ook in andere Westerse landen, omgekeerd in een stijging.

Tabel 1 Suïcidecijfers per jaar in Nederland en België
n.b. = niet beschikbaar

	Nederland		België		B/NL
	aantal	per 10.000	aantal	per 10.000	
suïcide	1666	8,2	1955	14,2	1,7
suïcidepoging (eerste hulp)	15.000	88,3	10.055	158,0	1,8
suïcidepoging (vragenlijst)	120.000	900	n.b.	n.b.	
suïcidegedachte	445.000	2800	318.000	5000	1,8

De gegevens over suïcide komen uit de nationale sterfteregistraties en zijn door de WHO direct gestandaardiseerd naar de leeftijds- en geslachtsopbouw van de wereldbevolking.[2] Daarmee zijn de cijfers voor de verschillende landen en voor de wereldbevolking onderling vergelijkbaar. Gegevens over suïcidepogingen komen uit ziekenhuisregistraties en uit vragenlijstonderzoek.[3-5] Gegevens over suïcidegedachten komen uit vragenlijstonderzoek.[4]

Demografie

Suïcidaliteit is ongelijk verdeeld over leeftijd en geslacht. Wereldwijd is het aantal suïcides 1,9 maal hoger bij mannen (15,0 per 100.000) dan bij vrouwen (8,0 per 100.000). De ratio voor mannen en vrouwen is 3,5 in hoog-inkomen landen en 1,6 in midden- of laag-inkomen landen. In China is het aantal suïcides bij vrouwen hoger dan bij mannen. De verhouding is voor Nederland (2,4) en België (2,7) niet sterk verschillend.

Suïcide komt in de hoog-inkomen landen, waaronder ook in Nederland en België, het minste voor op jongere leeftijd. Het kan verwarrend zijn dat suïcide bij jonge mensen soms wordt aangemerkt als de tweede meest frequente doodsoorzaak. Dat is niet omdat suïcide bij jonge mensen zo veel voorkomt maar omdat de sterfte door andere doodsoorzaken zo laag is. In Nederland is het risico van suïcide het hoogste bij mannen van middelbare leeftijd. Het aantal suïcides boven de 65 jaar is in Nederland in de afgelopen 30 jaar bij mannen en bij vrouwen aanzienlijk afgenomen. Aangenomen wordt dat betere levensomstandigheden en een betere gezondheidszorg hierin een rol spelen.[6] De afname van suïcide bij ouderen is veel groter dan men zou kunnen verklaren door een meer open euthanasiebeleid. In België is een daling bij de oudere mannen mogelijk minder uitgesproken geweest. In vergelijking met de Nederlandse cijfers was het aantal suïcides in 2012 bij mannen en vrouwen van elke leeftijdsgroep hoger, maar de ratio was met 2,4 het hoogst bij de oudste mannen.

Bij observationele studies in verschillende landen is naar voren gekomen dat het aantal suïcides ook opvallend hoger is onder sommige beroepsgroepen, bijvoorbeeld onder artsen, apothekers en politiefunctionarissen. Mogelijk dat de beschikbaarheid van middelen voor een suïcide groter is in deze groepen. In Aziatische landen, waaronder ook China, is gebruik van zeer toxisch landbouwgif een methode die veelvuldig voor suïcide wordt toegepast. Aangetoond is dat het verminderen van de beschikbaarheid van middelen bijdraagt aan preventie van suïcide. Daarbij kan men denken aan het uitbannen van barbituraten als slaapmiddel, het invoeren van niet-toxisch aardgas voor het koken en het afschermen van toegang tot het spoor of het afschermen van mogelijkheden om van grote hoogte te springen.

Een opvallende discrepantie is dat suïcide betrekkelijk weinig voorkomt bij jonge vrouwen, terwijl suïcidepogingen juist heel veel voorkomen bij jongere vrouwen.[7] Het is niet goed bekend hoe dit komt. Mogelijk is er een verband met automutilatie. Het laatste komt veel voor bij jonge vrouwen en het onderscheid met suïcidepogingen valt niet altijd eenduidig te maken.

Risicofactoren en beschermende factoren

Het benoemen van risicofactoren is behulpzaam bij het ordenen, betekenis verlenen en op waarde schatten van het verhaal van de patiënt. Daarnaast geeft het mogelijke aanknopingspunten voor interventies. Het wegen van de afzonderlijke risicofactoren is complex omdat ze als een kluwen van mogelijkheden elkaar wederzijds beïnvloeden. Voor de klinische praktijk is het voldoende als de hulpverlener samen met de patiënt een plausibele samenhang van factoren kan identificeren. Met het beantwoorden van onderstaande vragen kan men het specifieke proces van suïcidaal gedrag bij de individuele patiënt verhelderen.

- Hoe zit het verhaal in elkaar?
- Hoe ervaart de patiënt de situatie?
- Wat is de betekenis?
- Wat is helpend?
- Wat is ondermijnend?

Tabel 2   Selectie van belangrijkste risicofactoren en beschermende factoren voor suïcidaal gedrag

risicofactoren	
suïcidaal proces	suïcide gedachten
	suïcidepoging
	letaliteit van een poging
	beschikbaarheid van een middel
	eerdere suïcidepogingen
	suïcide in de familie
demografisch en sociaal	leeftijd (ouder)
	geslacht (man)
	sommige beroepen (arts, apotheker, politie, ...)
	werkloosheid
	verlies ervaringen
	ingrijpende gebeurtenis (huishoudelijk geweld, seksueel misbruik, verwaarlozing)
	detentie
psychologische factoren	hopeloosheid
	negatief denken

	idee hebben last voor anderen te zijn
	agitatie of agressie
	impulsiviteit
gezondheid	depressief syndroom
	angstsyndroom
	psychosesyndroom
	verslaving syndroom (m.n. tijdens intoxicaties drugs, alcohol, sedativa)
	eet- en voedingssyndroom
	slaap-waaksyndroom
	voorgeschiedenis van psychiatrische behandeling
	lichamelijke aandoening
zorg gerelateerde factoren	onvoldoende contact bij onderzoek
	te weinig informatie na onderzoek of intake
	onderbreking van een behandeling: vakantie, ziekte therapeut, verwijzing, overgang kliniek -ambulant
beschermende factoren	goede sociale steun
	verantwoordelijkheid naar anderen
	actief betrokken in religieuze gemeenschap
	goede therapeutische relatie

In de klinische praktijk is de voorspellende waarde van de risicofactoren beperkt. Dat komt doordat suïcide naar verhouding zeldzaam is. Zelfs als het risico 100-voudig is verhoogd, zoals bij een suïcidepoging met een psychiatrische opname[8], dan nog is het voorspelde risico voor een suïcide in het volgende jaar niet meer dan 1% (10 op 100.000 wordt 10 op 1.000). Ook in de sterkste combinatie met andere riscofactoren wordt de voorspelling niet veel beter. Een voorspelde sterfte van 1% is wel hoog, maar 99% van de patiënten zal in het jaar na de poging niet aan een suïcide overlijden. In de jaren daarna neemt het risico verder af. Praktisch is het moeilijk om op dergelijke risico's betrouwbaar beleid te baseren. In vergelijking met suïcidepogingen is het relatieve risico voor suïcidegedachten veel geringer (RR:3,7-7,5).[9]

Het risico van suïcide is sterk geassocieerd met psychiatrische syndromen als:
- stemmingssyndromen (RR: 15-22),
- psychotische syndromen (RR: 8,5-12),
- gebruik van sedativa (RR: 20-44),
- voeding- en eetsyndromen (RR: 23).[10]
- persoonlijkheidssyndroom (RR: 7).[10]

Het stemmingssyndroom behoort tot de belangrijkste psychiatrische risicofactoren voor suïcide. In autopsiestudies, met onderzoek na een suïcide, is gevonden dat 47% tot 74% van alle suïcides kan worden toegeschreven (attributief risico) aan een stemmingssyndroom.[11] Het attributief risico is zo groot omdat stemmingssyndromen zo veel voorkomen suïcidaliteit een onderdeel is van het syndroom.

De rol van intoxicaties verdient hierbij een aparte vermelding. Het is een eigenschap van psychoactieve middelen dat deze het normale gedrag ernstig kunnen ontregelen. Het is geen zeldzaamheid dat personen onder invloed van alcohol suïcidaal gedrag vertonen, dat weer herstelt of sterk verbetert als zij ontnuchteren. Hetzelfde geldt mogelijk voor sedativa.

De conclusie is dat het bij mensen met suïcidaal gedrag van belang is zo goed mogelijk individuele afwegingen te maken van het risico, om daar vervolgens gericht met interventies op aan te sluiten. Het verhaal van de individuele persoon moet steeds centraal staan. Kennis van risicofactoren is een hulpmiddel om het verhaal te ordenen.

Verklaringsmodellen
Psychologische verklaringsmodellen

- *Stress-kwetsbaarheidsmodel*: acute stressoren alleen geven onvoldoende verklaring voor suïcidaal gedrag. Vaak is er een langer bestaande kwetsbaarheid, die tot uiting kan komen in herhaalde episodes van suïcidaal gedrag in de voorgeschiedenis.
- Het *entrapment*-model: voor kwetsbare personen kunnen stressoren leiden tot een toestand die is beschreven als *entrapment*.[12] Spanning, angst of stress ervaart deze persoon als extreem kwellend, waarbij suïcide de enige uitweg lijkt. Gevoelens van hopeloosheid en uitzichtloosheid behoren tot de belangrijkste indicatoren voor suïcidaal gedrag.[13] Een dergelijke beknellende, uitzichtloze situatie kan zich plotseling voordoen, meestal in een moment van heftige emoties, of het kan een meer duurzame situatie zijn waaruit de betrokkene geen uitweg meer ziet. Anders gezegd: de persoonlijke beoordeling van de beknellende situatie (appraisal) en de mogelijkheden die iemand heeft om met deze situatie om te gaan (coping) maakt dat de resultante suïcidaliteit kan zijn (zie hoofdstuk 4.2.2, Coping).
- Leertheoretisch perspectief: mensen kunnen negatieve cognities over zichzelf hebben en over mogelijke oplossingen voor problemen. Dit kan een belangrijke stressor vormen. Deze negatieve cognities komen vaker voor bij mensen met een depressief, of persoonlijkheidssyndroom. Interpersoonlijke problemen ervaren zij vaak als existentieel bedreigend, waarna ze vaak minder effectieve probleemoplossende copingstrategieën toepassen. Emoties kunnen sterk wisselend en grillig zijn, waarbij men impulsief gedrag laat zien. Een onvermogen om boosheid op een gedoseerde en constructieve manier te uiten in de feitelijke situatie kan ertoe leiden dat men de boosheid afreageert op zichzelf. Het resultaat is een (tijdelijke) spanningsreductie en (kortdurend) gevoel van controle, ofwel een negatieve bekrachtiging. Dit gedrag, hoewel met de nodig nadelen, is een minder ernstig dan het omgaan met die vreselijke emotionele ontregelingen die ze meemaken.

Biologische verklaringsmodellen

Daar suïcidaliteit in wezen niet geïsoleerd voorkomt maar eerder onderdeel is van een syndroom dient men rekening te houden met *confounding* door psychiatrische syndromen. Dit maakt de interpretatie van biologische onderzoeksgegevens complex.

Een aantal adoptie- en tweelingstudies suggereren dat de familiare belasting voor suïcide voor een gedeelte genetische bepaald is, maar men zou dit ook kunnen begrijpen door de genetische belasting van de psychiatrische syndromen.

Op het gebied van neurotransmitters is onderzoek gedaan naar serotonine (5HT), dopamine, adrenaline en noradrenaline, glutamaat, GABA, opioïdenreceptoren en acetylcholine.[14] Van deze systemen is het 5HT-systeem het meest uitgebreid onderzocht. In meerdere onderzoeken, is een associatie gevonden van verminderde serotonerge activiteit bij suïcidaal gedrag en er zijn gunstige resultaten gerapporteerd van behandeling met 5HT-heropnameremmers maar deze bevindingen zijn in later onderzoek niet consistent bevestigd. Het gebruik van 5HT-activiteit als marker voor suïcidaal gedrag blijft omstreden.

Contextuele verklaringsmodellen

Het individuele verhaal van de persoon is ingebed in allerlei omgevingsfactoren. Zoals in Tabel 2 al aangegeven zijn bepaalde contexten beschermend of juist risicoverhogend. Centrale factor is de ervaren steun. Als iemand zich gesteund weet door anderen, dan komt suïcidaliteit minder voor en als iemand zich verlaten voelt juist meer. Ook het hebben van zinvolle bezigheden, zoals bijvoorbeeld de dagelijkse zorg voor kinderen of zinvolle werkzaamheden, verminderen het optreden van suïcidaliteit. De verbondenheid die mensen onderling ervaren of juist de afwijzing door anderen is voor velen een belangrijk aspect van het levensperspectief.

Suïcidaliteit heeft in de verschillende levensfase vaak een andere thematiek. Er spelen verschillende existentiële thema´s. Bij jonge mensen ziet men vaak worstelingen met relatievorming en het veroveren van een positie op de arbeidsmarkt en in de samenleving. Op de middelbare leeftijd speelt vaker het verlies van een positie die was bereikt door sociale of interpersoonlijke omstandigheden, terwijl op oudere leeftijd het verlies van gezondheid en zelfstandigheid belangrijke thema's zijn.

Interventies

Voor de behandeling van suïcidaal gedrag onderscheiden wij in de praktijk de directe interventies die gericht zijn op de korte termijn en de vervolginterventies die gericht zijn op de wat langere termijn. De behandeling focust zich vooral op de achterliggende factoren die het gedrag voorzaken of onderhouden.

Suïcidaal gedrag kan bij hulpverleners gevoelens oproepen van angst, onmacht of irritatie. De hulpverlener behoort dergelijke gevoelens professioneel te hanteren, zonder de patiënt daarmee te belasten.

Interventies voor de kortere termijn

Interventies voor de kortere termijn zijn vooral gericht op (i) de directe veiligheid en (ii) een taxatie van de suïcidale toestand.

(i) Acute situaties met een directe bedreiging voor het leven zijn bijvoorbeeld:
- Dreiging om van grote hoogte te springen, of een ernstig bedreigende lichamelijke toestand (bloeding, coma). Eerst zorgen voor veiligheid is dan geboden, zo nodig met assistentie van de nooddiensten (politie, brandweer of ambulance).
- Bij een overdosering met medicatie is het van essentieel belang om direct zo goed mogelijk te achterhalen om welke medicamenten het gaat en in welke dosering (www.vergiftigingen.info). Somatische beoordeling op een spoedeisende hulp is dan vaak een eerste interventie.

Het kan in de acute situatie soms lastig zijn om de wilsbekwaamheid van de betrokkene goed te beoordelen en dan kan het nodig zijn om, conform de WGBO, als goed hulpverlener, ook zonder instemming van de patiënt te handelen. Zoek zo mogelijk wel vervangende instemming van een wettelijk vertegenwoordiger. Voor de interventies voor de korte termijn is er geen groot verschil tussen acute of chronische suïcidaliteit. Ook in de laatste situatie moet men op het acute moment als eerste weer de veiligheid voor de patiënt taxeren.

(ii) Taxatie van de actuele suïcidale toestand van de patiënt is bedoeld om een indicatie te stellen voor een verdere behandelsetting. Het empathisch bespreken van het suïcidale gedrag en het meedenken over de problemen kan voor de betrokkene zeer steunend zijn (zie bijvoorbeeld ook hoofdstuk 5.3.1, Crisis). Een afstandelijke of zelfs grove houding van de hulpverlener zal juist contraproductief werken. Om in de hectische setting van de spoedeisende hulp of crisisdienst de suïcidaliteit in vier stappen systematisch uit te vragen is de Chronological Assessment of Suicidal Events-methode (CASE) geschikt.[15]

- Vorm eerst een goed beeld van de recente suïcidale gebeurtenissen. Dit geeft een goed beeld van belangrijke risico's en dient tevens om empathisch contact te maken.
- Vraag vervolgens naar gebeurtenissen en ontwikkelingen in de recente voorgeschiedenis.
- Vraag naar de ruimere voorgeschiedenis van suïcidaliteit.
- Bespreek de actuele situatie en de verwachtingen voor de nabije toekomst.

Op grond van de bevindingen wordt een taxatie gemaakt van het herhalingsrisico en de vervolgbehandeling of -setting die nodig is; kan de betrokkene, al of niet met ondersteuning, veilig naar huis, of is er een indicatie voor een vrijwillige of gedwongen klinische open of gesloten opname? Werk hierbij conform gedeelde besluitvorming principe (zie hoofdstuk 3). Afhankelijk van de suïcidale toestand maakt de hulpverlener met de betrokkene afspraken over omstandigheden die optimale veiligheid bieden. In Tabel 3 staan praktische indicaties voor de keuze van een behandelsetting bij suïcidaal gedrag.[1] De aanwijzingen geven richting aan het beleid maar mogen niet worden opgevat als voorschrift. Het is praktisch om afspraken op schrift te stellen, maar het formeel opstellen van een 'non-suïcide' contract heeft geen meerwaarde en schept eerder afstand dan vertrouwen.

Tabel 3 Aanwijzingen voor de keuze van de behandelsetting bij suïcidaal gedrag

1	bij voorkeur opnemen (in psychiatrische kliniek of PAAZ)
1.1	na een suïcidepoging, indien:
	• de patiënt psychotisch, waanachtig depressief of delirant is;
	• de poging gewelddadig, bijna dodelijk of weloverwogen was;
	• voorzorgen zijn genomen om ontdekking te voorkomen;
	• er een persisterend plan of persisterende intentie is;
	• de patiënt spijt heeft dat hij of zij nog leeft c.q. de spanning is toegenomen;
	• de patiënt een man is van middelbare leeftijd of ouder, met een nieuwe psychiatrische aandoening, nieuw suïcidaal gedrag of alcoholafhankelijkheid en impulsiviteit;
	• de patiënt weinig ondersteuning heeft (inclusief het ontbreken van huisvesting);

	• er bij onderzoek uitingen zijn van impulsief gedrag, ernstige agitatie, zwak oordeelsvermogen of weigering van hulp;
	• er een psychiatrisch syndroom is met een metabole, toxische, infectieuze etiologie waarvoor nader onderzoek in een gestructureerde setting noodzakelijk is.
1.2	bij suïcidegedachten indien:
	• er een specifiek suïcideplan is met hoge letaliteit;
	• er een sterke doodswens is;
	• er sprake is van vitale uitputting vanwege langdurige slapeloosheid en/of stress.
2	**mogelijk opnemen**
2.1	na elke suïcidepoging.
2.2	bij suïcidegedachten, indien:
	• er een psychose of een andere ernstige psychiatrische aandoening is;
	• er suïcidepogingen zijn in de voorgeschiedenis, vooral als die ernstig waren;
	• er een lichamelijke ziekte als bijkomende factor is;
	• er een beperkt steunsysteem is (inclusief het ontbreken van huisvesting);
	• er een onwerkzame ambulante of deeltijdbehandeling is;
	• er gebrek is aan medewerking aan een ambulante of deeltijdbehandeling;
	• er geen arts-patiëntrelatie is of er geen toegang is tot ambulante voorzieningen;
	• er een noodzaak is van deskundige observatie, medisch of diagnostisch onderzoek, waarvoor een gestructureerde setting nodig is.
2.3	zonder suïcidepoging, -gedachten, -plan of -intentie, indien:
	• er aanwijzingen zijn uit psychiatrisch onderzoek en/of heteroanamnese voor een hoog suïciderisico en een recente, acute toename van het risico.
3	**mogelijk naar huis na een suïcidepoging of bij suïcidegedachten of –plan, indien:**
	• het suïcidale gedrag een reactie is op een gebeurtenis (bijvoorbeeld zakken voor een examen; relatieproblemen), vooral als de opvattingen van de patiënt over de gebeurtenis intussen zijn veranderd;
	• het plan of de methode een geringe letaliteit heeft;
	• de patiënt een stabiele en ondersteunende omgeving heeft;
	• de patiënt in staat is om mee te werken aan advies over follow-up.
4	**bij voorkeur naar huis**
	• chronisch suïcidaal gedrag, zonder een voorgeschiedenis met een suïcidepoging met hoge letaliteit, een veilige, ondersteunende omgeving en reeds in ambulante behandeling is.

Farmacologische interventies

Er zijn geen medicamenten die direct geïndiceerd zijn voor suïcidaal gedrag. Farmacologische interventies richten zich primair op onderliggende psychiatrische syndromen.

Alleen voor lithium bij een stemmingsprobleem en clozapine bij een psychosesyndroom is er duidelijke evidentie dat dit bijdraagt aan een vermindering van suïcidaal gedrag en het suïciderisico.

Antidepressiva, met name SSRI's kunnen het risico op suïcidaliteit bij adolescenten soms juist vergroten. Een extra zorgvuldige afweging van de voor- en nadelen en goede monitoring zijn dan aangewezen. Bij volwassenen is dit verhoogde risico niet gevonden. ECT kan in uitzonderlijke situaties geïndiceerd zijn bij stemmingssyndroom met ernstige suïcidaliteit, waarbij een snelle interventie noodzakelijk is.

Psychotherapeutische interventies

Onderzoek naar psychologische interventies heeft zich vooral gericht op probleemoplossende strategieën en op cognitieve gedragstherapie.[16] Beide kunnen effectief zijn in het voorkomen van suïcidaal gedrag door mensen alternatieve copingstrategieën te leren hoe om te gaan met spanning (de negatieve bekrachtiging doorbreken) en alternatieve cognities i.p.v. de negatieve connotaties die men vaak heeft.

Voor de praktijk is het vooral belangrijk om aandacht te besteden aan een crisisplan. Suïcidaal gedrag is vaak wisselend in de loop van de tijd. Het is belangrijk om samen met de betrokkene te bespreken wat te doen als het gedrag toeneemt. Wie kan ondersteuning bieden en met wie kan men eventueel contact opnemen?

Ook hier geldt dat er vooral aandacht moet zijn voor de onderliggende problematiek en daarbij passende psychologische behandeling.

Contextuele interventies

Aangenomen wordt dat het systeem van belangrijke naasten een grote invloed kan hebben, maar dit is nog weinig onderzocht. Dat neemt niet weg dat suïcidaal gedrag altijd ook de omgeving aangaat. Naasten hebben vaak belangrijke aanvullende informatie. Zij kunnen ondersteuning bieden en hebben zelf vaak ook behoefte aan advies en ondersteuning. Een goed begrip van de specifieke context van het gedrag is essentieel om tot een goede afweging van mogelijke interventies in de omgeving te komen. Het stress-kwetsbaarheidsmodel (figuur 1) biedt hiervoor de nodige aanknopingspunten.

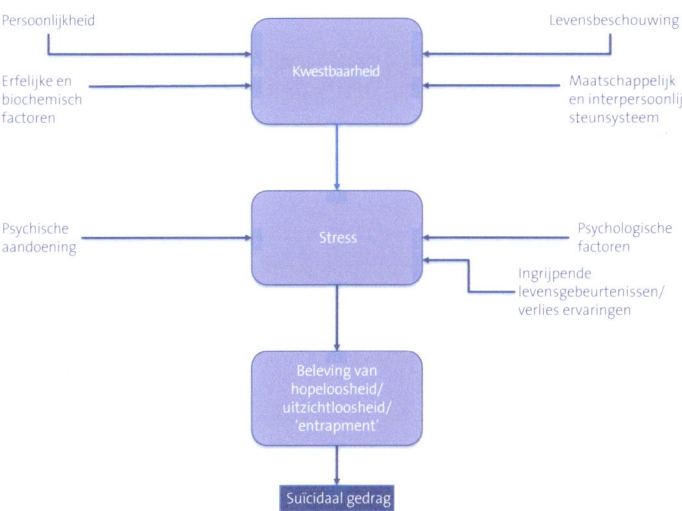

Figuur 1 Stress-kwetsbaarheidsmodel voor suïcidaal gedrag
Naar Goldney 2008 en Williams e.a. 2005.[12,17]

Tot besluit

Discussies over suïcidaal gedrag raken ook aan de euthanasiediscussie. Het hebben van een doodswens lijkt te liggen op een spectrum met suïcidaliteit aan het ene uiterste en een weloverwogen en wilsbekwame doodswens bij een ondraaglijk en uitzichtloos lijden aan het andere uiterste. De ervaring leert echter dat verreweg de meeste mensen met suïcidaal gedrag niet zozeer dood willen maar een einde zoeken van hun knellende problemen. Behandeling is dan meestal de betere oplossing. Slechts bij een klein deel van hen is er een duurzame en weloverwogen doodswens. Voor deze problematiek verwijzen we naar het hoofdstuk over euthanasie.

Literatuur

1. van Hemert AM, Kerkhof AJFM, de Keijser J, Verweij B, van Boven C, Hummelen JW, et al. Multidisciplinaire richtlijn diagnsotiek en behandeling van suicidal gedrag. Utrecht: de Tijdstroom; 2012.
2. WHO. Preventing suicide: a global imperative. Geneva: WHO, 2014.
3. Hoeymans N, Schoemaker CG. De ziektelast van suïcide en suïcidepogingen. Bilthoven: RIVM, 2010.
4. ten Have M, de Graaf R, van Dorsselaer S, Verdurmen J, van 't Land H, Vollebergh W. Suïcidaliteit in de algemene bevolking: gedachten en pogingen. Resultaten van de Netherlands Mental Health and Incidence Study (NEMESIS). Utrecht: Trimbos Instituut, 2006.
5. van Landschoot R, van Heeringen K, Portzky G. Epidemiologisch rapport omtrent geestelijke gezondheidsproblemen, suïcide, suïcidepogingen en ideatie in Vlaanderen. Gent: UZ Gent: Vlaams Expertisecentrum Suïcidepreventie, 2015.
6. van Hemert AM, de Kruif M. Decreasing incidence of suicide in the Netherlands, with changing methods. Ned Tijdschr Geneeskd. 2009;153:B384. PubMed PMID: 19785793.
7. Arensman E, Kerkhof AJ, Hengeveld MW, Mulder JD. Medically treated suicide attempts: a four year monitoring study of the epidemiology in The Netherlands. J Epidemiol Community Health. 1995;49(3):285-9. PubMed PMID: 7629465; PubMed Central PMCID: PMCPMC1060799.
8. Owens D, Horrocks J, House A. Fatal and non-fatal repetition of self-harm. Systematic review. Br J Psychiatry. 2002;181:193-9. PubMed PMID: 12204922.
9. Hubers AAM, Moaddine S, Peersman SHM, Stijnen T, van Duijn E, van der Mast RC, et al. Suicidal ideation and subsequent completed suicide in both psychiatric and non-psychiatric populations: a meta-analysis.
10. Harris EC, Barraclough B. Suicide as an outcome for mental disorders. A meta-analysis. Br J Psychiatry. 1997;170:205-28. PubMed PMID: 9229027.
11. Cavanagh JT, Carson AJ, Sharpe M, Lawrie SM. Psychological autopsy studies of suicide: a systematic review. Psychol Med. 2003;33(3):395-405. PubMed PMID: 12701661.
12. Williams JMG, Crane C, Barnhofer T, Duggan D. Cognitive behavioral interventions to reduce suicidal behavior: a systematic review and meta-analysis. In: Hawton K, editor. Prevention and treatment of suicidal behavior: from science to practice. Oxford: Oxford University Press; 2005.
13. Beck AT, Brown G, Steer RA. Prediction of eventual suicide in psychiatric inpatients by clinical ratings of hopelessness. J Consult Clin Psychol. 1989;57(2):309-10. PubMed PMID: 2708621.
14. Ernst C, Mechawar N, Turecki G. Suicide neurobiology. Prog Neurobiol. 2009;89(4):315-33. PubMed PMID: 19766697.
15. Shea SC. The chronological assessment of suicide events: a practical interviewing strategy for the elicitation of suicidal ideation. J Clin Psychiatry. 1998;59 Suppl 20:58-72. PubMed PMID: 9881539.

16 Tarrier N, Taylor K, Gooding P. Cognitive-behavioral interventions to reduce suicide behavior: a systematic review and meta-analysis. Behav Modif. 2008;32(1):77-108. doi: PubMed PMID: 18096973.
17 Goldney DR. Suicide prevention. Oxford: Oxford University Press; 2008.

5.3.3 Euthanasie

*Alette Kleinsman en Pieternel Kölling**

Inleiding

In het vorige hoofdstuk is uitgebreid stilgestaan bij suïcidaliteit. Suïcidaal gedrag verwijst naar een zekere intentie om zichzelf te doden maar is vaak ook ambivalent. Dan verlangt de patiënt niet zozeer naar de dood maar naar rust of het oplossen van problemen. Euthanasie is echter eenduidig in zijn betekenis. De patiënt uit de wens om op een goede manier zijn leven te beëindigen in samenspraak en met hulp van zijn behandelaar. Voor de psychiater betekent dit een rolverandering, namelijk niet meer de behandelaar die de patiënt helpt te leven maar de verlener van stervenshulp. Een dergelijke vraag is indringend, belastend en complex.

In veel contacten tussen de psychiater en zijn patiënt is een doodswens onderwerp van gesprek. De doodswens is in de loop van de tijd vaak wisselend van intensiteit en hangt samen met de ernst van de psychische klachten en het onderliggend lijden dat men ervaart. Een (impulsieve) poging tot zelfdoding kan het gevolg zijn. Bij verbetering van de klachten, verdwijnt ook vaak de doodswens weer naar de achtergrond. Er zijn echter ook patiënten die niet langer meer door kunnen of willen leven, omdat zij hun leven niet meer als leefbaar ervaren. Zij beschouwen hun aandoening als onbehandelbaar en hebben geen verwachting meer dat het leven zal veranderen of verbeteren. Zij kiezen niet voor suïcide om verschillende redenen: ze durven het niet, ze zijn onzeker of het sterven met die bepaalde methode zal lukken, ze hebben de angst gehandicapt verder te moeten leven als zij toch overleven, of willen nabestaanden een traumatische ervaring besparen. Sommige patiënten hebben al negatieve ervaringen opgedaan na eerdere suïcidepogingen. Euthanasie of hulp bij zelfdoding biedt dan een humane manier om te sterven, die ook beter te verdragen zal zijn voor de in het proces betrokken nabestaanden. Inmiddels lijkt onze maatschappij steeds meer te accepteren dat hulp bij zelfdoding of euthanasie in de psychiatrie gerechtvaardigd kan zijn.

Beschrijving

Men spreekt van euthanasie als de arts de dodelijke middelen toedient en van hulp bij zelfdoding als de patiënt zelf de door de arts verstrekte middelen inneemt.

Tot 2002 waren euthanasie en hulp bij zelfdoding in alle gevallen strafbaar. In 1984 werd door de hoge raad in het euthanasie-arrest vastgesteld dat een arts zich kon beroepen op overmacht door noodtoestand, indien aan een aantal zorgvuldigheidscriteria was voldaan.[1] In 2002 is de *Wet Toetsing Levensbeëindiging* op verzoek en hulp bij

---

*   Alette C.M. Kleinsman is psychiater en werkzaam als directeur behandelzaken bij GGZ Breburg. Pieternel Kölling is psychiater en psychotherapeut, werkzaam in eigen praktijk en bij de Stichting Levenseindekliniek.

zelfdoding (WTL), beter bekend als de *Euthanasiewet*, in werking getreden.[2] Er zijn diverse zorgvuldigheidscriteria in de wet opgenomen: levensbeëindiging op verzoek en hulp bij zelfdoding blijven strafbaar, tenzij aan deze criteria voldaan is. De rechtszekerheid voor een arts die euthanasie of hulp bij zelfdoding verleend is daarmee toegenomen.

Het onderwerp euthanasie en hulp bij zelfdoding bij psychiatrisch patiënten kwam voor het eerst in de belangstelling naar aanleiding van het *arrest Chabot* uit 1994, dat betrekking heeft op de zaak tegen psychiater Chabot die op verzoek een dodelijk slaapmiddel verstrekte aan een vijftigjarige vrouw.[3] In het betreffende arrest van de Hoge Raad stond onder andere dat euthanasie bij psychisch lijden ook mogelijk is maar dat in deze gevallen wel bijzondere behoedzaamheid vereist is. Dit heeft betrekking op de voorwaarde dat er geen alternatief beschikbaar is (dus geen behandelbare aandoening), en dat er consultatie moet hebben plaatsgevonden. Later is deze noodzaak tot consultatie opgenomen in de wet en in de richtlijn van de Nederlandse Vereniging voor Psychiatrie (NVVP) verder uitgewerkt (twee consultaties). In 1998 werd door de NVVP de eerste richtlijn *Hulp bij zelfdoding* uitgebracht. In 2009 is deze richtlijn herzien, en een geactualiseerde versie zal waarschijnlijk in 2017 worden uitgebracht.[4]

Epidemiologie

Euthanasie bij psychiatrische patiënten is mogelijk sinds 1998. Tot 2008 moest men de casus melden bij het Openbaar Ministerie, wat voor de psychiater een belastende juridische procedure inhield. Vanaf 2008 is de beoordeling door de regionale toetsingscommissies euthanasie overgenomen. In 2008 waren er twee meldingen, in 2009 geen, in 2010 ook twee. Vanaf 2011 werd een stijging gezien, in dat jaar werden 13 gevallen gemeld en in 2012 14. Na de start van de *Stichting Levenseindekliniek* (SLK) nam het aantal gevallen verder toe, in 2013 42, in 2014 41 en in 2015 56.[5] Hiervan vonden respectievelijk 6, 17 en 36 gevallen plaats via de SLK. De SLK krijgt momenteel per jaar ongeveer 400 verzoeken om levensbeëindiging van patiënten met een psychiatrische aandoening.[6] In minder dan 10% van deze gevallen komt het dus daadwerkelijk tot euthanasie of hulp bij zelfdoding.

Juridische context en zorgvuldigheidscriteria[7-10]

In de euthanasiewet is opgenomen dat een arts die euthanasie of hulp bij zelfdoding verleent niet strafbaar is indien aan alle onderstaande criteria is voldaan. De criteria moeten dan ook opgenomen zijn in het euthanasieverslag.

- De arts heeft de overtuiging gekregen dat er een vrijwillig en weloverwogen verzoek van de patiënt was. Toelichting: aan dit criterium stelt men bij psychiatrische patiënten hoge eisen. De psychiater moet er volledig van overtuigd zijn dat de patiënt daadwerkelijk dood wil: het verlangen moet *duurzaam* zijn en de patient moet daadwerkelijk voor de dood kiezen, waarbij deze de afweging voor zijn keuze moet kunnen beargumenteren. De arts moet overtuigd zijn van de wilsbekwaamheid van de patiënt: hij moet zich ervan verzekeren dat het oordeelsvermogen van de patiënt niet is aangetast door zijn ziekte. Het verzoek moet *weloverwogen* zijn: de patiënt moet een afweging hebben gemaakt op basis van voldoende informatie en helder ziekte-inzicht. Het verzoek moet *consistent* zijn, dus niet in een opwelling gedaan, en meermalen herhaald. Ook moet duidelijk zijn dat de patiënt niet op onaanvaardbare wijze is beïnvloed door anderen.
- De arts heeft de overtuiging gekregen dat er sprake was van uitzichtloos en on-

draaglijk lijden van de patiënt. Toelichting: uitzichtloosheid wordt vastgesteld bij het niet kunnen genezen van de aandoening, en het ook niet zodanig kunnen verzachten van symptomen dat deze draaglijk worden. De diagnose en prognose staan daarbij centraal. Bij het beoordelen van behandelmogelijkheden moet men zowel beoordelen welke verbetering men door de behandeling kan behalen, als de belasting die het ondergaan van de behandeling voor de patiënt inhoudt. Dat betekent dat niet elke behandeling geprobeerd hoeft te zijn: een behandeling met een kleine kans op verbetering en een grote belasting voor de patiënt kan geen redelijk alternatief zijn. De ondraaglijkheid van het lijden is altijd subjectief; de beleving van de patiënt. Toch zal de psychiater zich hierover een eigen oordeel moeten vormen: het moet helder zijn dat het lijden voor deze patiënt, in deze context, ondraaglijk is. Daarbij kan het behulpzaam zijn naasten van de patiënt naar hun beleving te vragen.

- De arts heeft de patiënt voorgelicht over de situatie waarin deze zich bevond en over diens vooruitzichten. Toelichting: De patiënt moet zijn voorgelicht over zijn aandoening: hij moet op de hoogte zijn van de diagnose, de behandelmogelijkheden en de prognose. Bij de toetsing moet een patiënt dit zelfstandig kunnen verwoorden.

- De arts is met de patiënt tot de overtuiging gekomen dat er voor de situatie waarin deze zich bevond geen redelijke andere oplossing was. Toelichting: het ontbreken van een redelijke andere oplossing moet men beoordelen in het licht van de actuele diagnose, waarbij zowel patiënt als arts deze opvatting delen. Indien de arts zelf onvoldoende expertise heeft om dit te kunnen beoordelen dient men een andere arts die deze expertise wel heeft te consulteren. Niet alle denkbare mogelijkheden hoeft men uit te proberen: *goed is goed genoeg*.

- De arts heeft ten minste één andere, onafhankelijke arts geraadpleegd, die de patiënt heeft gezien en schriftelijk zijn oordeel heeft gegeven over de zorgvuldigheidseisen, bedoeld in de onderdelen a tot en met d. Toelichting: volgens de wet moet het verzoek door minimaal één onafhankelijk arts zijn beoordeeld om na te gaan of aan alle zorgvuldigheidscriteria is voldaan. De NVVP-richtlijn adviseert twee artsen te consulteren: één met specifieke deskundigheid op het gebied van de stoornis van de patiënt (een psychiater) en één om de zorgvuldigheidseisen in algemene zin te toetsen (bij voorkeur een arts van de organisatie *Steun en Consultatie bij Euthanasie* (SCEN) in Nederland). Het oordeel van beide consulenten moet zo onafhankelijk mogelijk zijn. Zij mogen niet bij de behandeling betrokken zijn of zijn geweest, en bij voorkeur niet in dezelfde instelling werkzaam zijn. De consulenten moeten inzage hebben in het medisch dossier. Ook zullen zij de behandelaar en de patiënt spreken. De consulent psychiater moet daarnaast een oordeel geven over diagnostiek, behandelbaarheid en de uitzichtloosheid van het lijden en over de wilsbekwaamheid van de patiënt ten aanzien van het euthanasieverzoek.

- De arts heeft de levensbeëindiging of hulp bij zelfdoding medisch zorgvuldig uitgevoerd. Toelichting: bij het uitvoeren van de euthanasie geldt de Richtlijn Uitvoering euthanasie en hulp bij zelfdoding' van de KNMG en de KNMP[11] als leidraad. Bij euthanasie dient men wordt eerst een coma-inducerend middel intraveneus toe, gevolgd door een spierverslappend middel. Bij hulp bij zelfdoding verstrekt men het middel (een barbituraat) in opgeloste vorm aan de patiënt, die het vervolgens opdrinkt. Vooraf is aan de patiënt een antibraakmiddel verstrekt. Tevens is een infuusnaald ingebracht, om in te kunnen grijpen mocht het drinken van het middel tot complicaties leiden of het effect uitblijven. De arts moet altijd over een noodset beschikken, voor het geval dat er met de eerste set iets misgaat. Dit betekent dus ook dat hij bij de uitvoering aanwezig moet zijn. Bij euthanasie dient de arts de middelen zelf toe. In geval van hulp bij zelfdoding moet de arts in de onmiddellijke nabijheid van de patiënt blijven totdat de dood is vastgesteld. Voorafgaand aan de uitvoering moet de psychiater altijd aan de patiënt vragen of hij er van overtuigd is dat hij wil overlijden. De wijze waarop de patiënt zal overlijden is afhankelijk van de situatie en de wens van de patiënt. Er moet tijdig overleg zijn met de apotheker over de aflevering van de te gebruiken middelen (euthanaticum), waarbij de psychiater de apotheker desgevraagd dient te informeren over de achtergronden die voor de apotheker van belang zijn. Een inhoudelijke discussie over de zorgvuldigheidseisen wordt met de apotheker niet gevoerd. Het verzoek tot aflevering moet schriftelijk worden gedaan. De apotheker kan de aflevering om hem moverende redenen weigeren, waarbij de psychiater kan vragen om verwijzing naar een apotheker die wel tot levering bereid is. Het euthanaticum mag de apotheker alleen aan de psychiater zelf verstekken, apothekersassistenten mogen hierbij niet betrokken worden.

De wet doet geen uitspraak over de levensverwachting van de patiënt. Dat betekent dat euthanasie ook mogelijk is bij patiënten die nog vele jaren zouden kunnen leven, zoals uiteraard vaak het geval kan zijn bij psychiatrische problematiek.

Alle gevallen van euthanasie moet de forensisch arts melden bij de Regionale Toetsingscommissie Euthanasie (RTE). De uitvoerend psychiater stelt hiervoor een uitgebreid dossier samen waarin het modelverslag[12] melding euthanasie een belangrijke plaats heeft (zie voorbeeld inhoudsopgave dossier). In een RTE hebben een jurist (als voorzitter), een arts en een ethicus zitting. De regionale commissies beoordelen alle individuele meldingen, in eerste instantie aan de hand van het bovengenoemde dossier. Bij onduidelijkheid kunnen zij schriftelijke vragen stellen of de arts oproepen om een mondelinge toelichting te geven bij de commissie. Uiteindelijk geeft de commissie aan een melding de kwalificatie *zorgvuldig* of *niet zorgvuldig*. Als de RTE oordeelt dat zorgvuldig is gehandeld, is de casus daarmee gesloten. Als de RTE 'niet zorgvuldig' concludeert, sturen zij de gegevens door naar het Openbaar Ministerie en de Inspectie voor de Gezondheidszorg. Deze instanties beoordelen dan of zij het oordeel van de RTE overnemen en welke stappen zij nemen.

Casus 1

Mevrouw M. is een alleenstaande vrouw van 67 jaar die sinds een aantal jaren recidiverende depressieve episoden doormaakt. Rond haar vijftigste jaar onderneemt zij een suïcidepoging. Zij wordt dan in sterk verwaarloosde toestand voor de eerste keer opgenomen in een psychiatrisch ziekenhuis. Diagnostisch spreekt men bij deze eerste opname over een depressieve episode, waarbij er kenmerken zijn van een bipolair syndroom. Tevens zijn er aanwijzingen voor een persoonlijkheidssyndroom met vermijdende en obsessieve trekken. Na ontslag volgt deeltijdbehandeling en poliklinische begeleiding. Zij wordt behandeld met psychotherapie en krijgt verschillende psychofarmaca voorgeschreven. Ook ondergaat zij ECT, met tijdelijk effect. De behandelingen leiden echter niet tot duurzame afname van de klachten. De verschillende antidepressiva gaven veel ongewenste effecten en het lukt mevrouw uiteindelijk niet om persoonlijk of maatschappelijk te herstellen.

Enkele jaren voor haar overlijden bespreekt zij voor de eerste keer haar euthanasiewens met haar behandelend psychiater. Omdat er volgens de depressie richtlijn nog behandelopties zijn wordt deze wens niet gehonoreerd. De depressieve episoden blijven echter haar leven beheersen. Patiënte raakt hierdoor sociaal geïsoleerd. Kort na elkaar overlijden haar zus door suïcide en haar vader na een kort ziekbed. Ongeveer acht maanden voor haar overlijden wordt zij wederom in een sterk verwaarloosde toestand opgenomen; zij heeft het contact met de behandelaar verbroken en weigert alle hulp. Tijdens de opname blijken ook somatische problemen een rol te spelen bij haar decompensatie: de aanwezige ernstige elektrolytstoornissen worden behandeld evenals de chronische urineweginfectie. Het psychiatrisch beeld blijkt niet te behandelen; patiënte blijft in wisselende mate somber en inactief. Zij is echter wel bereid zich verder te laten begeleiden om een volgende decompensatie te voorkomen. Na ontslag wordt zij ambulant begeleid door een FACT-team. Zij geeft echter al snel aan geen hoop meer te hebben op een kwalitatief beter leven en vraagt wederom om euthanasie. De behandelend psychiater is nu bereid haar wens in te willigen; naar zijn mening zijn aan de zorgvuldigheidscriteria voldaan.

Er wordt een beoordeling door een onafhankelijk psychiater gevraagd, die tot de conclusie komt dat er sprake is van therapieresistente depressieve klachten en sociaal maatschappelijk disfunctioneren. Er zijn geen zinvolle behandelopties meer. Patiënte wordt wilsbekwaam geacht ter zake van haar euthanasieverzoek, dat weloverwogen en vrijwillig gedaan is. Vervolgens wordt een SCEN-arts ingeschakeld die onderschrijft dat aan de zorgvuldigheidseisen is voldaan.

Patiënte is opgelucht als zij bovenstaande conclusie verneemt en dankbaar dat zij op een voor haar humane wijze thuis zal kunnen overlijden. Zij kiest voor een intraveneuze toediening van de euthanatica, omdat zij vaak misselijk is en bang is te gaan braken als zij zelf een drankje moet nemen. De behandelaar voert de euthanasie uit volgens de Richtlijn, met Thiopental en Rocuronium. Patiënte overlijdt rustig, in aanwezigheid van een goede vriend en haar zwager, ongeveer tien minuten na het toedienen van de euthanatica.

Na overlijden wordt de forensisch arts gewaarschuwd, die een niet natuurlijke dood vaststelt. Een uitgebreid dossier met een overzicht van de ziektegeschiedenis, inclusief verslag van de onafhankelijk psychiater en SCEN-arts wordt overhandigd. De behandelaar heeft het modelformulier

ingevuld. Na overleg met de officier van justitie wordt het lichaam vrijgegeven.
Zes weken na het overlijden volgt de schriftelijke beslissing van de Regionale toetsingscommissie euthanasie dat de arts gehandeld heeft overeenkomstig de zorgvuldigheidseisen bedoeld in artikel 2 lid 1 van de wet toetsing levensbeëindiging op verzoek en hulp bij zelfdoding.

Casus 2

Mevrouw B., 49 jaar, meldt zich bij de huisarts met verzoek om hulp bij zelfdoding. Zij is al vanaf haar vroege jeugd 'moe van het leven' en ervaart het leven als zinloos. Zij heeft regelmatig perioden waarin de doodswens sterker aanwezig is. Ze is teleurgesteld in mensen en vertrouwt niemand meer.
Recent heeft zij twee suïcidepogingen binnen een week gedaan. Een korte opname op de psychiatrische afdeling van een algemeen ziekenhuis na de tweede poging heeft geen verandering in haar situatie en gedachten gebracht. Zij heeft de laatste tijd contact met een vrijgevestigd psycholoog die haar een ondersteunend gesprekscontact biedt.
Zowel de huisarts als de psycholoog ervaren haar doodswens als intens en serieus. Maar beiden hebben moeite met het verzoek tot hulp bij zelfdoding. De huisarts verwijst naar een psychiater met de vraag om diagnostiek en behandelmogelijkheden in het kader van het verzoek hulp bij zelfdoding.
Patiënte vertelt in het eerste contact dat haar lijden grotendeels bestaat uit het feit dat zij geen enkel nut ervaart van haar bestaan. Zij heeft verschillende banen gehad waar zij met enige trots over vertelt. Maar het werk veroorzaakte ook veel spanningen en zij verzuimde vaak en langdurig. Zij is nu al enkele jaren werkloos. Jaren geleden heeft zij het contact met haar ouders en verdere naaste familieleden verbroken omdat zij dit als ziekmakend ervaarde. Haar grootvader, met wie zij een intensief contact had, overleed en in dezelfde periode ging haar partner vreemd. De relatie is hierop door haar verbroken. Vervolgens deed zij de genoemde suïcidepogingen.
Patiënte vertelt als kind verwaarloosd te zijn. Zij heeft altijd de verkeerde partners gekozen en heeft nu geen daginvulling meer. Zij heeft geen baat gehad bij de vele, soms langdurige behandelingen in de GGZ: ze heeft begeleiding gehad door een psycholoog en een sociaal-psychiatrisch verpleegkundige, ze nam deel aan groepstherapie, assertiviteitstraining en sociale vaardigheidstrainingen. Zij heeft allerlei 'etiketten' opgeplakt gekregen: persoonlijkheidssyndroom, interactiesyndroom ('autisme'), cognitieve problemen. Uitgebreide diagnostiek en behandeling voor persoonlijkheidsproblematiek heeft echter nooit plaats gevonden.
De in consult gevraagde psychiater vermoedt persoonlijkheids-

> problematiek. Hij verwijst patiënte naar een expertisecentrum voor persoonlijkheidsproblematiek, met de vraag om uitgebreide diagnostiek. De diagnose persoonlijkheidssyndroom met obsessief-compulsieve en afhankelijke trekken wordt gesteld. Een behandeling wordt geïndiceerd en haalbaar geacht.
> Patiënte wijst het behandelaanbod af omdat zij geen verandering of verbetering meer verwacht.
> In principe is er bij deze patiënte een behandeloptie die haalbaar is en nog onvoldoende is geprobeerd. De conclusie is dan ook dat er niet voldaan is aan alle zorgvuldigheidscriteria. Het euthanasieverzoek wordt afgewezen. Patiënte wordt hier in een uitgebreid gesprek over ingelicht. Ze blijft bij haar standpunt dat ze geen nieuwe behandeling wil en kan aangaan. Enige tijd later suïcideert zij zich.

Aanvullende eisen in de psychiatrie

In de praktijk blijkt dat men aan het uitvoeren van euthanasie of hulp bij zelfdoding in de psychiatrie meer eisen stelt dan bij somatische problematiek. De NVVP-richtlijn geeft handvaten om hieraan te voldoen en bespreekt een aantal bijzondere situaties, zoals hulp bij zelfdoding bij patiënten met een juridische maatregel, en bij forensisch psychiatrische patiënten, zoals patiënten met TBS.

In overleg met de patiënt zal de psychiater vorige behandelaren benaderen voor gegevens die hij van belang vindt voor zijn oordeelsvorming. Ook overleg met de huisarts acht men van belang, om deze te informeren over het voornemen en diens mening te vragen. Men stelt dat het niet acceptabel is de wens van een patiënt om zijn huisarts er niet bij te betrekken te honoreren, onder andere gezien de noodzaak tot nazorg aan verwanten. Het overleg met naasten van de patiënt is van groot belang, hoewel er ook redenen kunnen zijn om dit juist niet te doen (bijvoorbeeld langdurig verstoorde familierelaties). De psychiater moet zich in het algemeen echter inspannen om toestemming te krijgen voor overleg met naasten. Dit biedt immers mogelijkheden om de zorgvuldigheidscriteria te toetsen en aanvullende informatie te verkrijgen over de patiënt. De familieleden kunnen zich voorbereiden op het eventueel overlijden van de patiënt. Uiteindelijk dient echter wel de wens van de patiënt te prevaleren. Na het overlijden van de patiënt licht de psychiater de familie in, als deze niet bij het overlijden aanwezig was. Er gelden dezelfde zorgvuldigheidseisen als bij een zelfdoding waarbij geen hulp is verleend.

Bij een verzoek om hulp bij zelfdoding aan een psychiater die bij een instelling werkt, speelt ook het instellingsbeleid een rol. Hoewel de uiteindelijke beslissing aan de psychiater is, zal overleg nodig zijn. Daarbij zal aandacht nodig zijn voor andere behandelaren maar ook voor medepatiënten, op wie het mogelijke overlijden een grote impact kan hebben. In ieder geval moet men de eindverantwoordelijke in de lijn informeren.

Het is van belang dat de psychiater vanaf het begin een schriftelijk verslag bijhoudt over alle relevante feiten inzake de euthanasie of hulp bij zelfdoding. In de richtlijn van de NVVP zijn aan het modelverslag van het RTE een aantal items toegevoegd. Zo vraagt men onder andere naar de symptomen en beperkingen van de ziekte, de ingezette behandelingen en het resultaat daarvan, de behandelrelatie, en overleg met andere bij de behandeling betrokken personen.

Om diverse redenen kan een psychiater, net als een andere arts, bezwaar hebben tegen het verlenen van euthanasie of hulp bij zelfdoding. Deze bezwaren worden altijd gerespecteerd. Op de betreffende psychiater rust de verplichting zijn bezwaren in een vroeg stadium aan de patiënt kenbaar te maken en te verwijzen naar een andere psychiater, die wel bereid is om het verzoek van de patiënt in overweging te nemen. Tevens verwacht men van de psychiater die hulp bij zelfdoding verleent dat hij een behandelrelatie heeft met de betreffende patiënt. In het geval dat deze ontbreekt, bijvoorbeeld bij een patiënt die een behandelaar heeft van een andere discipline, moet de psychiater ervoor zorgen dat de behandelrelatie ontstaat. Bij de Levenseinde Kliniek komen met name complexe euthanasievragen. In deze gevallen wordt aan het criterium van een behandelrelatie voldaan door een uitgebreide procedure met onder andere meerdere gesprekken met de patiënt en zo mogelijk zijn naasten.

De rol van de psychiater

Een vraag om hulp bij zelfdoding of euthanasie is complex, ingrijpend en betrekkelijk zeldzaam voor een psychiater. Het is van belang dat er een zodanige behandelrelatie is dat men het onderwerp open kan bespreken. De psychiater kan daarin samen met de patiënt grenzen aftasten, zowel die van de patiënt als van hemzelf. De ervaring leert dat een dergelijk open gesprek de behandelrelatie ten goede komt en bijdraagt aan de kwaliteit van zorg. Vaak zal de uitkomst van het proces een keuze voor het leven zijn, in plaats van voor hulp bij zelfdoding. Het is van belang dat de psychiater zich bewust is van zijn eigen gedachten en gevoelens, zoals angst voor de dood, en in staat is overdracht en tegenoverdracht te herkennen. Intervisie en laagdrempelig overleg met collega's waarin aandacht moet zijn voor ethische dilemma's en de beleving van de psychiater aan wie de vraag gesteld wordt, zijn noodzakelijk om een dergelijk proces goed te doorlopen. Ook zal het onderwerp euthanasie en hulp bij zelfdoding binnen de opleiding tot psychiater een plaats moeten krijgen.

Voorbeeld inhoudsopgave
- Inhoudsopgave dossier de heer J.A., geboren dd-mm-jjjj. Bij uitvoering euthanasie te overhandigen aan forensisch arts.
- Modelformulier melding euthanasie.
- Wilsverklaring of verzoek om euthanasie.
- Consultatie verslag SCEN-arts A.B., huisarts np, 9 februari jjjj.
- Aanvraag SCEN consultatie door xx, psychiater, 29 januari jjjj
- Second opinion in kader van aanvraag euthanasie xx., psychiater, instituut E, 5 januari jjjj.
- Aanvraag second opinion door xx, psychiater, 3 december jjjj
- Uitdraai EPD.
- Samenvatting behandelverloop januari jjjj-heden, xx, psychiater, 23 september jjjj.
- Brieven instituut verslavingszorg, jjjj-jjjj.

Literatuur

1. Schoonheim-arrest. NJ 1985; HR 27 November 1984.
2. Wet toetsing levensbeëindiging op verzoek en hulp bij zelfdoding, www.wetten.overheid.nl/BWBR0012410
3. Leenen HJ. Assisted suicide in mental suffering; judgment by the Supreme Court. Ned Tijdschr Geneeskd. 1994;138(35):1781-2. PubMed PMID: 7935901.
4. NVVP. Richtlijn verzoek om hulp bij zelfdoding door patiënten met een psychiatrische stoornis. 2009.
5. Jaarverslagen Regionale Toetsingscommissies http://www.euthanasiecommissie.nl/.
6. Jaarverslagen Levenseindekliniek http://www.levenseindekliniek.nl.
7. KNMG. Factsheet Euthanasie bij patiënten met een psychiatrische aandoening. 2014.
8. NVVP. Standpunt euthanasie in de psychiatrie. 2014.
9. KNMG. Stappenplan beoordeling wilsbekwaamheid in: Van wet naar praktijk, implementatie van de WGBO deel 2, informatie en toestemming. 2004.
10. Code of practise http://www.euthanasiecommissie.nl/.
11. KNMP en KNMG. Richtlijn Uitvoering euthanasie en hulp bij zelfdoding. 2012.
12. KNMG. Modelformulier melding door behandelend arts.

6 Interventies

Binnen de psychiatrie is een scala aan interventies beschikbaar. De verschillende interventies zijn gebaseerd op de onderliggende verklaringsmechanismen: neurobiologische, psychologische en sociaal-maatschappelijke aspecten en omgevingsfactoren.

In dit hoofdstuk bespreken we deze interventies:

Biologie
- Farmacotherapie (Hoofdstuk 6.1)
    - antidepressiva;
    - antipsychotica;
    - benzodiazepinen;
    - stemmingsstabilisatoren;
    - overig.

Psychologie
- Gedragstherapeutische psychotherapie (Hoofdstuk 6.2)
- Inzichtgevende psychotherapie (Hoofdstuk 6.3)
- eHealth (Hoofdstuk 6.5)

Omgevingsgerelateerd
- Systeemtherapie (Hoofdstuk 6.4)
- Maatschappelijk herstel (Hoofdstuk 5.2.2.)

De naamgeving binnen de farmacotherapie is verwarrend. Zo zijn antidepressiva veel breder inzetbaar dan alleen bij mensen een depressief syndroom. Dit zelfde geldt voor antipsychotica, die niet alleen toegepast worden bij een psychose. Het is van belang dat bij farmacotherapie begrepen wordt waar en hoe de middelen werkzaam zijn om hun hele scala aan de effecten optimaal te kunnen toepassen. Zo zijn werking en ongewenste werkingen gericht in te zetten. Ook de beperkingen van psychofarmaca kunnen dan juist ingeschat worden.

Er wordt al lang een onderscheid gemaakt tussen gedragstherapeutische en inzichtgevende therapieën. Binnen deze twee hoofdgroepen van de individuele psychotherapieën zijn er vele nieuwe therapieën ontwikkeld. Ieder met hun eigen specifieke methodieken, indicatiegebieden en effectstudies. Op de achtergrond is er een scholenstrijd tussen beide grote richtingen, die weinig productief is. Het is zinvoller om bij het gezamenlijk opstellen van een behandelplan de voor de patiënt meest aangewezen en geprefereerde therapie op te starten. Algemene psychotherapiefactoren als het contact met de therapeut zijn waarschijnlijk belangrijker dan de keuze van een bepaalde methodiek.

eHealth- en mHealth zijn in opkomst en sterk gericht op preventie, zelfmanagement strategieën en pycho-educatie.

Naast een individuele aanpak kan ook een gezins-of omgevingsgerelateerde therapie juist de voorkeur hebben. In deze zogeheten systeemtherapie staat de interactie tussen patiënt en zijn directe omgeving centraal. Binnen de sociaal-maatschappelijk aspecten ligt de focus op het omgevingsniveau als de sociale context. Zo is individuele therapie belangrijk maar als iemand geen woning of werk heeft, of door financiële schulden niet kan toekomen aan de eerste levensbehoefte, dan is er niet veel ruimte voor persoonlijke veranderingsgerichte therapie (zie hoofdstuk 5.2.2).

Biologie

6.1 Psychofarmacologie, van een historisch perspectief tot hedendaagse toepassing

Rikus Knegtering en Richard Bruggeman[*]

Inleiding

Om de hoofdlijnen van de psychofarmacologie op een toegankelijke en wetenschappelijk verantwoorde manier te bespreken schetsen wij eerst in grote lijnen de geschiedenis van psychofarmacologie en daarna de geschiedenis van de neurobiologie.

Het zal blijken dat veelal toevallige vondsten in de farmacologie pas in tweede instantie via een meer gefundeerde neurobiologische ondergrond (deels) kunnen worden begrepen. Via de globale principes in de psychofarmacologie verschaffen we inzicht in de aard en mogelijke oorzaken van veel voorkomende gewenste en ongewenste effecten van psychofarmaca. We bespreken de basale farmacologische mechanismen onafhankelijk van diagnostische categorieën en klassen van geneesmiddelen. Op deze manier wordt dan ook duidelijk hoe bepaalde geneesmiddelen een veel breder of andere toepassingsgebied kunnen hebben dan waar ze oorspronkelijk voor ontwikkeld of geregistreerd zijn. We beperken ons tot het uitwerken van de vijf belangrijkste en in de praktijk meest toegepaste groepen van psychofarmaca. Het gaat om middelen die worden voorgeschreven bij de behandeling van depressie, opwinding (manie), psychose, angst, slaap- en aandachtstekortproblemen. In de referenties verwijzen we veelal naar algemene leerboeken en het Farmacotherapeutisch Kompas, waarin details voor de dagelijkse klinische praktijk zijn terug te vinden.

Hoe oude kennis doordringt in het heden

Alcohol, cannabis en opium zijn al honderden tot duizenden jaren bewust gebruikt om het psychisch functioneren en welbevinden te beïnvloeden. In veel culturen, al dan niet in combinatie met religieuze tradities, zijn producten van planten (inclusief cactussoorten) of paddenstoelen in gebruik (geweest), met als doel om zintuigelijke en psychische ervaringen op te wekken of te veranderen. Indianen in Amerika kenden opwekkende effecten van cocabladeren. In 1859 isoleerde dr. Pablo Mantegazzo cocaïne als werkzame stof uit deze cocabladeren. Uit opium, afkomstig van de papaverplant, wist Friedrick Serturner al rond 1800 morfine te isoleren. Naast de pijnstillende effecten kunnen morfine en daaraan verwante stoffen ook slaperigheid, euforie, ontspanning en vertraging van de darmmotoriek veroorzaken. In 1874 werd door Alder Wright

[*] Dr. Richard Bruggeman is psychiater en directeur van het Rob Giel onderzoekcentrum in Groningen. Dr. Rikus Knegtering is psychiater, werkzaam bij het UMC Groningen en als behandelaar, opleider en onderzoeker bij Lentis in Groningen.

morfine chemisch veranderd tot het meer potente heroïne.[1] Al deze gebruiken en middelen laten zien dat gedrag en emoties extern zijn te beïnvloeden.

Barbituraten en benzodiazepinen

In 1863 synthetiseerde de Duitse Adolf von Baeyer voor het eerst barbituraten. In 1902 kwam barbital als eerste barbituraat als slaapmiddel op de markt. In de vroege jaren van de twintigste eeuw waren barbituraten de meeste populaire slaappillen. Deze barbituraten omvatten een grote groep van aan elkaar verwante geneesmiddelen. Door de remmende effecten op het zenuwstelsel zijn barbituraten ook toegepast als anti-epileptica, slaapmiddelen en anestetica. Fenobarbital is nog steeds in Nederland beschikbaar, met name voor epilepsie. Natriumthiopenthal en pentothal zijn kortwerkende barburaten die in de anesthesie anno 2017 nog steeds worden toegepast voor het snel induceren van diepe slaap. Natriumthiopenthal wordt ook gebruikt bij euthanasie waarbij de slaapinducerende en ademhaling onderdrukkende eigenschappen van barbituraten naar voren komen. Het optreden van ademhalingsdepressie in doseringen die niet ver boven de slaapinducerden dosis liggen, maakte de toepassing van barbituraten riskant.

In 1955, identificeerde Leo Sternbach als eerste benzodiazepine, chloordiazepoxide (Librium®). In 1963 kwam diazepam (Valium ®) beschikbaar en dit werd als snel gevolgd door verwante benzodiazepinen, die nog steeds worden toegepast. Deze groep stoffen bleken angstremmende, spierontspannende, anti-epileptische en slaap inducerende effecten te hebben. Benzodiazepinen bleken veel veiliger in gebruik dan de barbituraten, met name doordat ademstilstand niet optrad bij hoge doseringen.[2, 3]

Antipsychotica en antidepressiva

In 1891 bemerkte Paul Ehrlich antimalaria-effecten van methyleenblauw, een fenothiazine-derivaat, met een opvallend blauwe kleur. Later zijn fenothiazines doorontwikkeld wegens anti-allergische eigenschappen en werden zij antihistaminica genoemd. Het nog steeds beschikbare promethazine geldt als prototype. De slaapverwekkende eigenschappen van promethazine waren reden om het in de anesthesie toe te passen. In 1951 gaven de Franse artsen Laborit en Huguenard het fenothiazine, chloorpromazine samen met promethazine als *cocktail lithique* aan chirurgische patiënten. Zij observeerden dat de patiënten bij bewustzijn bleven, hoewel ze slaperig waren. Ze vertoonden daarnaast opvallend weinig interesse in hun omgeving. Chloorpromazine werd aan een aantal Franse psychiaters beschikbaar gesteld. Zij bemerkten dat chloorpromazine sterk sederende effecten bezat met opvallend gunstige effecten op psychotische symptomen, zoals achterdocht, wanen en hallucinaties. Chloorpromazine (Largactil®) en verwante stoffen zoals haloperidol (1957) en flupentixol (1965) kregen de naam 'neuroleptica' of 'major tranquilizers'. De term neuroleptica gaf aan dat deze stoffen effecten hadden als psychomotorische vertraging, een verminderde interesse en initiatief, emotionele en affectieve onverschilligheid.[4] Pas later is hiervoor de naam antipsychoticum in de plaats gekomen.

De geschiedenis van antidepressiva begint bij de behandeling van tuberculose met het geneesmiddel isoniazide. Isoniazide bleek bij (vaak sombere) patiënten met tuberculose een stemmingverbeterend effect te hebben. Isoniazide werd uit hydrazine gesynthetiseerd. In 1952 ontdekte Zeller dat een verwante stof, iproniazide, het enzym monoamine oxidase (MAO) remde. In 1937 was reeds ontdekt dat het MAO-enzym in 1937 betrokken was bij de afbraak van een aantal stoffen (amines) die als neurotransmitters in de hersenen werken, later bekend als serotonine, dopamine en adrenaline. In vervolgonderzoek werd beschreven dat patiënten na behandeling met iproniazide een verbeterde stemming hadden, een toegenomen eetlust meldden met daarbij gewichtstoename, terwijl ze ook frequenter sociale contacten aangingen. Wegens toxiciteit op de lever en de nieren bleven iproniazide en verwante middelen niet beschikbaar. De weg was echter vrijgemaakt naar de ontwikkeling van andere, minder toxische, MAO-remmers, zoals isocarboxazid, tranylcypromine (1957) en fenelzine.[5]

De ontdekking van de neurotransmitters

Veel psychofarmaca zijn aanvankelijk vanuit overlevering en klinische observaties ontwikkeld. Vanaf halverwege de negentiende eeuw hielpen ontwikkelingen in de chemie om (groepen) moleculen te selecteren met bepaalde, soms door toeval ontdekte, verwante eigenschappen. Dergelijke verwante chemische eigenschappen voorspelden niet zelden vergelijkbare biologische effecten. In het begin van de 20e eeuw werd sterke vooruitgang geboekt in de neurobiologie, wat een beter inzicht gaf in de mogelijke mechanismen van de gevonden psychofarmaca en daarmee biologische effecten meer voorspelbaar maakte.

Cajal (1852–1934) had in het begin van de 20e eeuw ontdekt dat tussen neuronen en hun uitlopers synapsen bestonden, die informatie van de ene naar de andere cel leken door te geven via de zogenaamde synapsspleet. Men veronderstelde dat de elektrische signalen van zenuwcellen via chemische processen moesten worden doorgegeven van de ene cel naar de volgende. In 1921 bevestigde de Duitse farmacoloog Loewi dat neuronen via chemische stoffen met elkaar communiceerden.Hij ontdekte ook voor het eerst een stof, een neurotransmitter, die dit deed: acetylcholine. Later werden andere neurotransmitters ontdekt, zoals serotonine, adrenaline en dopamine.

Sulser and Axelrod (1960) veronderstelden dat bij zowel de MAO-remmers als de tricyclische antidepressiva de effecten op stemming (en angst) samenhingen met een toename van de beschikbaarheid van de neurotransmitters serotonine en/of dopamine, adrenaline en noradrenaline in de hersenen.

Voor de psychofarmacologie belangrijke neurotransmitters

In de hersenen zijn ruim 300 verschillende neurotransmitters actief. Slechts een klein deel daarvan wordt, voor zover bekend, beïnvloed door de huidige psychofarmaca. Hieronder worden voor de farmacologie de belangrijkste neurotransmitters beschreven met hun relatie tot symptomen. Daarna volgen enkele begrippen uit de farmacologie, die nodig zijn om de werking van medicatie goed te kunnen voorspellen.

GABA

Gamma aminoboterzuur (GABA) is een belangrijke, veelal remmende (inhibitatoire) signaalstof in het centrale zenuwstelsel, die overal in het centrale zenuwstelsel wordt aangetroffen. Op veel neuronen bleken verschillende eiwitten aanwezig te zijn waaraan GABA zich kon hechten, de zogenaamde GABA-receptoren. Via zogenaamde allosterische (zie onder) effecten op de GABA-receptoren, kan de werking van GABA op de receptoren worden versterkt (agonisme). Zo blijken benzodiazepinen, alcohol en barbituraten (dosisafhankelijke) agonistische effecten te hebben via GABA-receptoren, waardoor meer GABA wordt afgegeven. Neuronen worden hierdoor geremd, met als klinische effecten: angstvermindering, anti-epileptische effecten, sedatie en slaapinductie.[6]

Glutamaat

Glutamaat blijkt de meest voorkomende stimulerende (excitatoire) neurotransmitter in het centraal zenuwstelsel te zijn. Glutamaat is actief in netwerken die te maken hebben met leren, geheugen, hersenplasticiteit en ook celdood. Omdat glutamaat aangrijpt op veel verschillende receptorsoorten (zowel voor als na de synapsspleet) en in veel verschillende hersengebieden, is het ontwikkelen van geneesmiddelen die via glutamaat werken complex gebleken. Middelen als PCP en ketamine blijken via het blokkeren van glutamaat (via de NMDA-receptor) in lage doseringen onder andere hallucinatoire, en misschien antidepressieve effecten te veroorzaken. Ketamine wordt in hoge doseringen gebruikt om pijnstilling en diepe slaap te veroorzaken en wordt daarom onder andere toegepast in de anesthesie. Overactivatie van glutamaatsystemen kan de prikkeldrempel van grote groepen cellen zo veranderen dat een epileptisch insult kan optreden. Door glutamaatoverdracht te blokkeren ontstaan anti-epileptische en sederende effecten. Veel stoffen die als anti-epileptica of stemmingsstabilisatoren worden gebruikt remmen dan ook juist de prikkeloverdracht van glutamaat.

Dopamine

Dopaminerge (DA) cellen (1 à 2 procent van alle neuronen) hebben vooral invloed op hersengebieden die te maken hebben met aandacht, concentratie, besluitvorming en het ervaren van beloning en straf (de pre-frontale cortex). Er zijn ook uitlopers van de neuronen (projecties genoemd) naar hersengebieden die te maken hebben met het gevoelsleven, ervaring van emotie, plezier en seksualiteit (ventrale striatum) en hersengebieden die te maken hebben met de fijn-afstemming van beweging (dorsale striatum). Bij teloorgang van meer dan 80% van dopaminerge cellen ontstaat een beeld met traagheid (apathie), vervlakking van gevoel (anhedonie) en stijfheid in de spieren met tremoren, bekend als de Ziekte van Parkinson. Alle middelen waarvan ontdekt is dat ze een sterk kalmerend en op emoties vervlakkend (neuroleptisch) effect hebben (onder andere toegepast bij manie, opwinding en psychose), blijken de prikkeloverdracht van dopaminerge cellen te verminderen via het blokkeren van dopamine-receptoren (er zijn vijf soorten D_{1-5}). Een te sterke blokkade van dopamine (dat wil zeggen van meer dan 80% van de D_2-receptoren) leidt tot vergelijkbare, ongewenste verschijnselen als bij de Ziekte van Parkinson: tremoren, stijfheid, kramp van de spieren, emotionele vervlakking en vermindering in seksueel functioneren.

Een aantal antidepressiva, bupropion en MAO-remmers, verhoogt juist de beschikbaarheid van dopamine, hetgeen waarschijnlijk bijdraagt aan hun antidepressieve eigenschappen. Buproprion wordt ook in de behandeling van verslavingen (met name roken en alcohol) toegepast om de zucht onder controle te houden.

Noradrenaline

Noradrenaline (= norepinifrine (NA)) wordt in het lichaam uit dopamine gesynthetiseerd. De uitlopers (axonen) van noradrenerge cellen, projecties genoemd, oefenen invloed uit op netwerken in de hersenen die betrokken zijn bij alertheid, aandacht, angst en depressie en buiten de hersenen, onder andere met bloedrukregulatie. Er zijn twee soorten receptoren voor noradrenaline, de zogenaamde α1- en α2-receptoren. Een aantal (onder andere tricyclische) antidepressiva verhogen onder andere de beschikbaarheid van noradrenaline, wat zou bijdragen aan de werkzaamheid. Metamfetamine en methylfenidaat verhogen de beschikbaarheid van noradrenaline hetgeen onder andere wordt toegepast in de behandeling van aandachtstekortproblemen (ADHD). Een aantal psychofarmaca, zoals sommige middelen toegepast bij psychosen, blokkeert α1- en α2-receptoren, wat kan leiden tot slaperigheid en bloeddrukdalingen.

Serotonine

Serotonine (hydroxytryptamine (HT)) is een neurotransmitter die betrokken is in netwerken met een overwegend een modulerende werking in de hersenen. Deze netwerken zijn betrokken bij emotie, stemming, seksualiteit, slaap en agressie. Er is een grote verscheidenheid aan receptoren waar serotonine affiniteit voor heeft. Voor de psychiatrie zijn de $5HT_{2a,b,c}$- en $5HT_{1a}$-receptoren veel onderzocht, omdat ze betrokken zijn bij angst, depressie, seksualiteit en voedselinname en hongergevoel. Projecties (axonale uitlopers) van serotonerge cellen lopen naar allerlei hersengebieden, waaronder de voorste hersengebieden (prefrontale cortex). Stoffen die de beschikbaarheid van serotonine in de hersenen vergroten, blijken vaak angst-remmende en antidepressieve eigenschappen te hebben, waarschijnlijk vooral door de stimulering van de (presynaptische) $5HT_{1a}$-receptor. Ook kunnen dwangklachten verminderen bij gebruik van medicamenten die de beschikbaarheid van serotonine in de synapsspleet in de hersenen vergroten en/of (presynaptische) $5HT_{1a}$ agonistische effecten hebben.

Histamine

Histamine is een stof speelt die een rol speelt in het maag-darmkanaal, fungeert als neurotransmitter in het centrale zenuwstelsel en functies heeft in het afweersysteem. Histamine zit onder andere in mestcellen in het bloed en komt vrij bij sommige allergische reacties, betrokken bij onder andere symptomen als verstopte neus en jeuk bij allergieën. In het centraal zenuwstelsel wordt histamine als neurotransmitter in een aantal hersengebieden gevonden die betrokken zijn bij slaap (bevordert de waakzaamheid), eetlust regulatie en cognitie. Stoffen die de histamine 1-receptor blokkeren in het brein (onder andere antihistaminica) hebben onder andere een slaapverwekkend en eetlust-toenemend effect, naast onder andere effecten als het verminderen van symptomen bij allergische reacties.

Perifeer en centraal

Veel neurotransmitters, zoals serotonine, noradrenaline of dopamine, komen ook buiten de hersenen voor en hebben dan ook functies binnen en buiten het zenuwstelsel. Dit betekent dat middelen die bedoeld zijn om in de hersenen te werken, onbedoeld elders effecten kunnen hebben. Zo werkt serotonine in bloedplaatjes als een factor in de stolling, en kunnen langs die weg serotonerge antidepressiva (SSRI's) stollingsproblemen geven. Middelen die op noradrenaline aangrijpen, kunnen de bloedrukregulatie beïnvloeden en duizeligheid bij opstaan veroorzaken (orthostatische hypotensie). Morfine heeft op de darm invloed via receptoren die de motoriek van de darm stilleggen. Dit kan een diarree-remmende toepassing opleveren maar ook leiden tot een trage stoelgang (obstipatie).

De bloedvatvoorziening in de hersenen is zo geregeld dat veel stoffen moeilijk, of via alleen via speciale transportmechanismen, via de bloedvatwand, de hersenen bereiken. Men spreekt van de bloedhersenbarrière. Een voorwaarde voor een geneesmiddel om door de bloedhersenbarrière te komen, is dat het middel vetoplosbaar (lipofiel) is. Het (onder andere) anti-histaminerge geneesmiddel promethazine is lipofiel en is daardoor niet alleen werkzaam tegen allergieën maar ook sterk sederend. Vanwege de sederende effecten wordt promethazine nog steeds in de psychiatrie toegepast. Om te zorgen dat middelen niet de hersenen bereiken kan men een middel niet-lipofiel maken. Zo heeft het *niet* lipofiele opium-derivaat loperamide, een diarreeremmer, nauwelijks psychische effecten. Loratadine is ook een sterk maar water-oplosbaar (hydrofiel, niet-lipofiel) antihistaminicum. Het bereikt daardoor de hersenen nauwelijks en is weinig sederend. Het wordt om die reden niet in de psychiatrie toegepast maar wel om symptomen bij allergie te bestrijden.

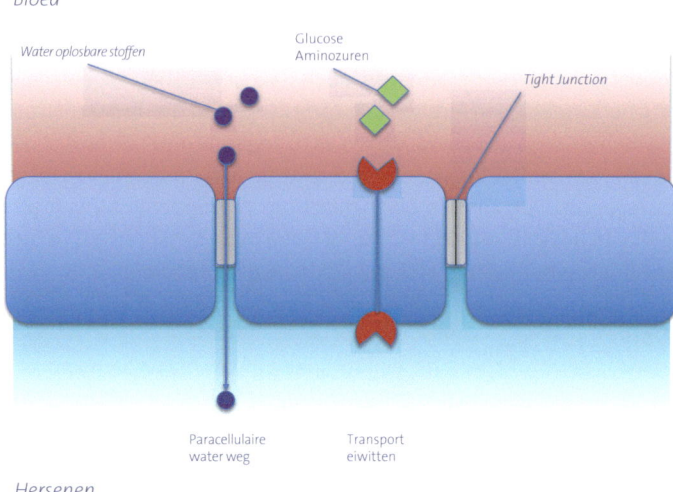

Figuur 1 Schematische weergave van de bloed-hersenbarrière

Frequent gebruikte begrippen in de farmacologie
Effectiviteit en tolerabiliteit

De opkomst van de neurobiologie heeft verklaringsmodellen opgeleverd voor een deel van de farmacologische effecten. Allereerst bepaalt de verhouding tussen gewenste (effectiviteit) en ongewenste effecten (bijwerkingen, tolerabiliteit) de toepasbaarheid van een geneesmiddel. Niet alleen de aard van het effect maar ook de sterkte van het effect en de snelheid waarmee dit effect optreedt bepalen mede de klinische toepasbaarheid van een geneesmiddel. Zo is de snelheid waarmee een effect optreedt, maar ook weer afneemt, bij een plezierig effect, van belang voor de mate waarin mensen afhankelijk kunnen worden van het middel.

Affiniteit

De mate waarin een stof zich hecht aan de receptor wordt de affiniteit voor de receptor genoemd. Een sterk hechtend geneesmiddel (hoge affiniteit) op een receptor zal een lichaamseigen zwakker hechtende neurotransmitter van de receptor verdrin-

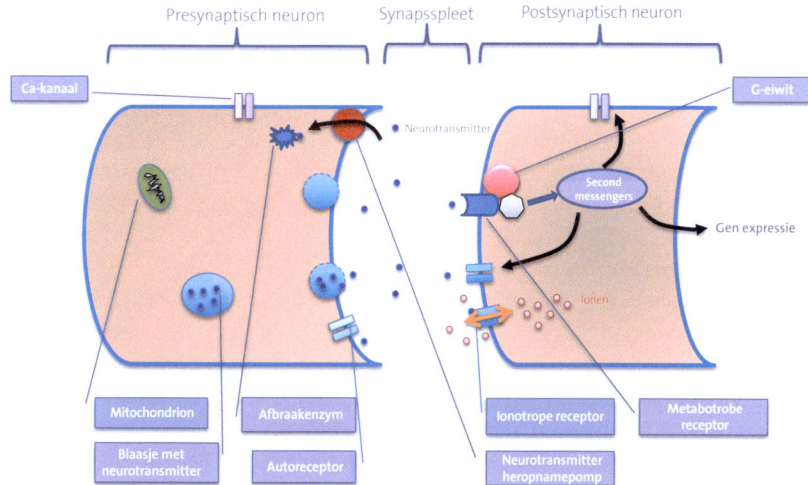

Figuur 2 Basis van receptor opbouw en neurotransmissie principe

gen en zo een effect veroorzaken. Haloperidol, toegepast bij mensen met psychosesyndroom, is een voorbeeld van een middel met hoge affiniteit voor D_2-receptoren. Haloperidol is in vrij lage doseringen, boven de 4 mg, al in staat bijna alle dopaminerge receptoren vrijwel volledig te blokkeren. Dopamine uit het dopaminesysteem kan dan de receptor nauwelijks nog bereiken zodat naast kalmerende (antipsychotische) invloeden ook vervlakking van het gevoelsleven en ongewenste motorisch effecten (zoals parkinsonisme,en spierkramp) kunnen ontstaan.

Bij geneesmiddelen met een lage affiniteit voor een receptorsysteem zal het fysiologische neurotransmittersysteem minder beïnvloed worden en zal de eigen activiteit meer gehandhaafd blijven. Een voorbeeld is quetiapine, dat een lage affiniteit voor D2 receptoren heeft en ook nog eens gemakkelijk loslaat van de receptor. Quetiapine blokkeert de fysiologische werking van het dopaminesysteem minder sterk, met minder kans op motorische bijwerkingen of gevoelsafvlakking.

Agonisme, antagonisme en partieel (ant)agonisme

Indien een geneesmiddel op een receptor aangrijpt, en de werking van die receptor versterkt, waardoor een cel meer gaat vuren, spreekt men van *agonisme*. Wanneer een stof op de receptor hecht en het vuren van de cel juist blokkeert, spreekt men van *antagonisme*. De werking van een receptor zal dan afnemen. Vrijwel alle antipsychotica hechten in zekere mate aan de dopamine-receptoren. Ze blokkeren de werking van dopamine en zijn dus voorbeelden van dopamine-antagonisten.

Een aparte groep geneesmiddelen vormen de partiële agonisten, bijvoorbeeld partiële dopamine-agonisten. Aripiprazol is zo'n stof. Het hecht sterk aan de dopamine-receptoren en leidt ook tot vuren van de cel waarop de receptoren zitten. De eigen intrinsieke werking van aripiprazol is echter lager dan die van dopamine zelf. Aripiprazol verdringt dopamine van de D_2-receptor doordat het sterker hecht dan dopamine zelf. Het netto-effect is een lager en regelmatiger vuurpatroon van de cel zonder fysiologische fluctuaties. Men spreek daarom van een *partiële agonist*.

Allosterische modulatie

Een stof die *indirect* werkt op een receptor, met als gevolg dat de gevoeligheid van de receptor toe-of afneemt, heet een allosterische modulator. Benzodiazepinen, barbituraten en alcohol zijn voorbeelden van stoffen die de gevoeligheid van de GABA-receptor voor de neurotransmitter GABA vergroten. Dit versterkt de inhibitie door GABA op een groot aantal hersenfuncties. Dit leidt klinisch tot een vermindering van angst of in hogere doseringen: sedatie, slaap en anti-epileptische eigenschappen.

Heropnameremmers

Zenuwcellen maken neurotransmitters aan die bij activatie, via actiepotentialen, afgegeven worden aan de synapsspleet. Wanneer een volgende cel deze neurotransmitter via (postsynaptische) receptoren in voldoende dosering ontvangt is er een signaal in deze ontvangende cel om ook elektrische activiteit te gaan ontwikkelen. Om de prikkeloverdracht te reguleren en na de signaaloverdracht de hoeveelheid neurotransmitter in de synapsspleet weer te minderen, functioneren er heropnamesystemen in de celwand, waardoor neurotransmitters weer kunnen worden opgenomen. Hierdoor daalt de concentratie in de synapsspleet, ontstaat de mogelijkheid voor nieuwe signaaloverdracht en blijft de voorraad neurotransmitter op peil. Er zijn veel psychofarmaca die werken via het remmen van de heropname van serotonine, dopamine en/of noradrenaline. De meest gebruikt antidepressiva zijn de zogenaamde *selectieve serotonineheropnameremmers* (SSRI's). Zij verhogen netto de beschikbaarheid van serotonine in de synapsspleet door de heropname van serotonine te blokkeren.

Excitatie, inhibitie en modulatie

In het algemeen heeft prikkeloverdracht via GABA een remmende invloed op neuronen en de netwerken waarin ze betrokken zijn. Prikkeloverdracht via glutamaat heeft in het algemeen een stimulerend effect op neuronen en de netwerken waarin deze neuronen opereren. Stimuleren van GABA-transmissie, of remmen van glutamaattransmissie kan in een aantal opzichten hetzelfde netto-resultaat hebben, bijvoorbeeld anti-epileptische, kalmerende, stemming-stabiliserende of slaapverwekkende effecten.

Voor de fijn-afstemming, *modulatie*, in het zenuwstelsel is een aantal stoffen verantwoordelijk; de bekendste zijn dopamine, serotonine en noradrenaline en histamine.

Deze neurotransmitters komen in veel beperktere mate voor in het brein (enkele procenten van de neuronen) dan GABA en glutamaat. Cellichamen die deze neurotransmitters produceren liggen in groepjes (kernen) min of meer bij elkaar in de hersenstam. Voor dopamine liggen die cellichamen vooral in de substantia nigra en de hypofyse, voor serotonine in de raphekernen en voor noradrenaline in de locus coeruleus. De uitlopers van deze cellen met hun synapsen worden vaak 'projecties' genoemd. Via deze projecties geven de neurotransmitter signalen af aan specifieke hersengebieden of netwerken. De invloed van deze neurotransmitters is veel specifieker dan die van de globaal werkende stoffen glutamaat en GABA.

De behandeling met psychofarmaca
Oorzakelijk of symptomatisch behandelen?

Voor de meeste psychiatrische syndromen is geen eenduidige oorzaak bekend, in de zin van een verstoorde werking van de hersenen. Een oorzakelijke behandeling is dan ook niet voorhanden. De meeste geregistreerde psychofarmaca zijn redelijk tot goed onderzocht voor een bepaald toepassingsgebied, waarbij de behandeling gericht is op het verbeteren van bepaalde *symptomen*. Zo zullen benzodiazepinen vrijwel nooit de oorzaak van angst of slapeloosheid bestrijden maar zijn zij wel effectieve symptoombestrijders, die kortdurende zinvol te gebruiken zijn.

Juist voorgeschreven medicatie kan symptomatisch een dermate grote verbetering geven dat de mogelijkheid ontstaat voor verdere vooruitgang in algemeen functioneren. Verder herstel kan dan spontaan, door verandering van oorzakelijke omgevingsfactoren of via (psycho-) therapeutische technieken optreden. Zo kan -nadat acute angst of psychotische symptomen succesvol zijn verminderd- in tweede instantie een ingang ontstaan voor verder herstel door middel van psychosociale interventies of eigen mogelijkheden van betrokkene en mensen uit de leefomgeving.

Doorgaan of stoppen?

Aangezien oorzakelijke factoren van psychische klachten lang niet altijd zijn te achterhalen of zijn weg te nemen, ontstaat na het stoppen van een farmacologische interventie niet zelden een terugkeer van symptomen. Dit kan een argument zijn om bij sommige psychiatrische problemen langdurig door te behandelen. Dit is het geval bij behandeling met onder andere een antipsychoticum, antidepressivum of stemmingsstabilisator. Voortgezette behandeling heeft dan als doel de kans op terugkeer van symptomen te minimaliseren. Een voorgezette behandeling, bijvoorbeeld nodig om een recidive psychose, manie of depressie te voorkomen, vergt een voortdurende samenwerking tussen behandelaar en patiënt, op zoek naar de optimale effectiviteit met zo min mogelijke ongewenste effecten. Vooral bij langdurige medicamenteuze behandelingen zijn (lange termijn-) ongewenste effecten -zoals het ontstaan van overgewicht, diabetes, het zich geremd voelen- reden om naar een zo laag mogelijke, *minimale effectieve dosis* te streven. Een alternatieve behandelstrategie is het stoppen en daarna het tijdig (!) opnieuw starten met een geneesmiddel. Dit vergt een goed zicht van de patiënt op de problemen en bovendien een goede samenwerking tussen behandelaar, patiënt en naast-betrokkenen. Voordeel is dat de regie optimaal bij de patiënt ligt. Helaas kan de aard van de symptomen tezamen met een gestoord ziektebesef ervoor zorgen dat onderhoudsbehandeling de beste oplossing is. Zo is onderhoudsbehandeling vaak zinvol voor mensen met terugkerende ernstige psychosen, depressies of manische episodes. Voorkomen van terugval is het doel van onderhoudsbehandeling omdat terugval vaak gepaard gaat met ernstig verlies van sociaal functioneren. Goede, regelmatige evaluatie van het medicatiebeleid, met een focus op gewenste en ongewenst effecten van medicatie, is een belangrijke voorwaarde.

Globale indeling van psychofarmaca

Er is een aantal hoofdvormen van psychofarmacologische beïnvloeding te onderscheiden:
- remmende effecten ('downers') (opiaten, benzodiazepinen, anticonvulsiva, barbituraten, antipsychotica);
- stimulerende effecten ('uppers') (amfetamines, antidepressiva);
- modificerende effecten (ketamine);
- stabiliserende effecten (lithium, anticonvulsiva).

Deels blijken de effecten dosisafhankelijk. Zo kan ketamine stemmingverbeterende en hallucinatoire effecten hebben in lage doseringen en sederen in hoge doseringen.

Lithium kan in hoge doseringen opwindingssymptomen bij een manie doen verminderen, in lagere doseringen heeft het vooral een stabiliserend effect op stemming en wordt het toegepast om de kans op een hernieuwde depressie of manie te verkleinen.

Hieronder bespreken we de belangrijkste psychofarmaca ingedeeld naar de meest gebruikte indelingen.

Antidepressiva

Op grond van de chemische structuur en farmacologische eigenschappen worden de antidepressiva ingedeeld in de volgende klassen.

- *Tricyclische antidepressiva* (TCA). Hiervan zijn amitriptyline, clomipramine, imipramine en nortryptiline de bekendste. TCA's remmen de heropname vanuit de synapsspleet van serotonine (clomipramine) noradrenaline (nortryptiline) of beide (amitriptyline).
- *Serotonineheropnameremmers* (SRI). Selectieve serotonineheropnameremmers (SSRI's) zoals citalopram, fluoxetine, paroxetine, fluvoxamine, sertraline en venlafaxine, remmen uitsluitend de heropname van serotonine en zorgen voor een hogere concentratie serotonine in de synapsspleet.
- *Serotonine-noradrenalineheropnameremmers* (SNRI's) remmen de heropname van serotonine en noradrenaline. Voorbeelden zijn duloxetine, trazodon en venlafaxine.
- *Monoamino-oxydase A-remmers* (MAO-A-remmers). MAO-remmers remmen de werking van het MAO-enzym, betrokken bij de afbraak van serotonine en dopamine. Moclobemide is de enige selectieve en reversibele MAO-A remmer, die nu wordt voorgeschreven in de eerste en tweede lijn. Irreversibele MOA-remmers zoals tranylcypromine en fenelzine (zie boven) kunnen alleen met bijzondere dieetvoorschriften en op artsenverklaring worden toegediend. Vaak gebeurt dit in gespecialiseerde depressie-afdelingen.

Gewenste effecten

Antidepressiva zijn in principe ontworpen om depressieve klachten te verminderen. Het effect van antidepressiva op de stemmingsklachten houdt in dat de slaap verbetert, het energielevel stijgt, waarna de stemming weer normaliseert en de interesse terugkeert. Antidepressiva blijken ook effectief voor een groot aantal andere beelden, waaronder:

- angstsyndroom (onder andere paniek en sociale fobie);
- dwangsyndroom;
- posttraumatisch stress-syndroom;

Niet stemmingsgerelateerde problemen kunnen verbeteren met antidepressiva, zoals pijnklachten bij onder andere diabetische neuropathie, enuresis nocturna, eet- en voedingsyndroom (boulimia nervosa), roken.

De antidepressieve werking is meestal pas na 2 tot 4 weken te verwachten. Dit geldt ook voor de overige indicaties zoals angst- en pijnklachten.

Ongewenste effecten

Ongewenste effecten van antidepressiva zijn te voorspellen vanuit de interactie met de verschillende neurotransmittersystemen.

Anticholinerge effecten (vooral bij TCA's) zijn onder andere droge mond, duizeligheid, obstipatie, mictiestoornissen en vertraagde ejaculatie. Bij ouderen kunnen hier ook gemakkelijk cognitieve symptomen zoals verwardheid en agitatie bij optreden.

Blokkade van het *noradrenerge* systeem veroorzaakt orthostatische hypotensie (bloeddruk reageert niet bij snel opstaan) en duizeligheid.

Remming van de *histamine*-receptoren, met name bij trazodon en mirtazapine geeft aanleiding tot sedatie, toegenomen slaap en toename van het gewicht. Mirtazapine en trazodon worden daarom ook wel als slaapmedicatie voorgeschreven in plaats van benzodiazepinen.

De werking van de SSRI's hangt samen met een toename van serotonine. Hierdoor worden de diverse serotonine receptoren geprikkeld met als belangrijkste klachten: maagdarmklachten, hoofdpijn, anorexie en slapeloosheid. Ook vertraagde ejaculatie is een bekende bijwerking, die ook therapeutisch kan worden benut bij ejaculatio praecox. Daarnaast kunnen, hoewel niet vaak, bewegingsstoornissen optreden, zoals tremoren, spiertrekkingen, motorische onrust (acathisie) en ook pijnlijke spierkramp (dystonie) en onwillekeurige bewegingen (dyskinesie).

Bij MAO-remmers kan het eten van (oude) kaas en camembert leiden tot gevaarlijke bloeddrukstijgingen (tyramine-effect). Deze ernstige bijwerking treedt vooral op bij de irreversibele MAO remmers, tranylcypromine en fenelzine maar is ook (zeldzaam) beschreven bij de selectieve reversibele MAO-A-remmer moclobemide. Deze potentieel gevaarlijke bijwerking maakt dat irreversibele MAO-remmers alleen worden toegepast, wanneer andere, veiligere, antidepressiva onvoldoende effect hebben en in combinatie met een thyramine-beperkt dieet.

Serotonerg werkende geneesmiddelen kunnen een *serotoninesyndroom* veroorzaken. In wezen is er dan een intoxicatie van te sterk serotonerg werkende middelen. Dit kan voorkomen bij combinaties van antidepressiva, in het bijzonder met MAO-remmers of de combinatie met sumatriptan (anti-migraine middel). De kenmerken zijn in te delen in:

- *autonome functies:* bloeddrukwisseling (hypertensie), diarree, misselijkheid, tachycardie, tachypneu, transpiratie;
- *bewuszijnsverstoringen:* agitatie, angst, coma (vernauwd bewustzijn), desoriëntatie, hallucinaties, insulten, somnolentie;
- *extrapiramidale symptomen:* ataxie, bewegingsonrust, hyperreflexie, myocloniën, spierrigiditeit, tremoren.

Antipsychotica

De indeling van antipsychotica is onderdeel van debat. Klassieke of eerste generatie antipsychotica vertonen een sterke dopamine-blokkade met vaak optredende ongewenste effecten op de motoriek als gevolg. De atypische of tweede generatie antipsychotica hebben veelal een minder sterke dopamine-blokkade, waardoor zij de motorische problemen minder vaak (risperidon, paliperidon) of (nagenoeg) niet (onder andere clozapine, olanzapine, quetiapine) hebben. Deze verdeling in klassieke en atypische (eerste en tweede generatie) antipsychotica lijkt om meerdere redenen niet meer stand te houden. Een indeling naar bijwerkingenprofiel past beter bij de klinische praktijk. Het gaat hierbij vooral om ongewenste effecten op de motoriek (ook wel extrapiramidale bijwerkingen genoemd, zoals dystonie en parkinsonisme; metabole bijwerkingen (hypercholesterolemie, toegenomen buikomvang, glucose-verhoging), sedatie en seksuele functiestoornissen (zie onder).

Tabel 1 Receptorbinding

	haloperidol	aripiprazol	olanzapine	risperidon	quetiapine	clozapine
D_2	2,6	0,66	20	3,77	770	210
$5HT_{1a}$	1800	5,5	610	190	300	160
$5HT_{2a}$	61	8,7	1,5	0,15	31	2,59
$5HT_{2c}$	4700	22	4,1	32	3500	4,8
α_1	17	26	44	2,7	8,1	6,8
H_1	260	30	0,08	5,2	19	3,1
M_1	>10.000	6780	2,5	>10.000	120	1,4
M_3	>10.000	4680	126	>10.000	1320	109

Deze tabel vergelijkt de receptorbinding (uitgedrukt als K_i-waarde) van enkele veelgebruikte antipsychotica. Een lage K_i-waarde betekent een sterkere binding, terwijl een hogere K_i-waarde een lossere binding betekent. De waarden zijn relatief t.o.v haloperidol. Haloperidol heeft een relatief sterke dopamine D2-binding. De binding van aripiprazol is nog sterker terwijl clozapine en quetiapine een zwakkere binding hebben. Op basis van deze bindingsprofielen zijn ook de ongewenste effecten die gerelateerd zijn aan de andere neurotransmitters te beredeneren.[7]

Gewenste effecten

De vermindering van psychotische symptomen, zoals angst, wanen of achterdocht en hallucinaties, blijkt samen te hangen met de blokkade van dopamine-receptoren in het meso-limbisch dopaminesysteem. Door deze blokkade kunnen wanen afnemen en beleven mensen hallucinaties en andere angstwekkende ervaringen als minder indringend. Antipsychotica vormen dan ook een belangrijk onderdeel van de behandeling van het psychosesyndroom.

Naast psychosen worden antipsychotica ook bij acute manieën voorgeschreven, al dan niet in combinatie met lithium. Door de sederende werking (zowel dopamine- als noradrenaline-blokkade) worden antipsychotica ook veel gebruikt bij agressie en onrust bij volwassen en kortdurend bij dementie (Alzheimer). Bij kinderen wordt vaak risperidon of pipamperon toegepast ter vermindering van gedragsproblemen.

Bij het bewegingsstoornissen zoals het syndroom van Gilles de la Tourette en chorea van Huntington kan een antipsychoticum een afname van de hyperkinetische activiteit bewerkstelligen.

Bij ernstig postoperatief braken en bij misselijkheid of braken tijdens de zwangerschap is onder andere haloperidol effectief.

Als toevoeging bij een antidepressivum kan een antipsychoticum de werking van het antidepressivum versterken (onder andere aripiprazol). Bij mensen met een depressie met psychotische kenmerken blijkt de combinatie van een antidepressivum met een antipsychoticum het meest effectief.

Clozapine blijkt vaak te werken waar andere antipsychotica onvoldoende effectief bleken (therapie-resistente psychosen). Clozapine heeft antipsychotische, sederende, en anti-agressieve effecten. Clozapine vermindert verslavingsgedrag en de kans op suïcide. Pas na langer durende toepassing, langer dan drie maanden tot een jaar, komen alle effecten tot uiting. Helaas beperkt een aantal bijwerkingen (zie hieronder), de toepasbaarheid, zodat het als derdelijns middel wordt ingezet.

In het lichaam heeft dopamine nog tal van andere functies, onder andere bij bloedregulatie en bij braken. Het blokkeren van dopamine met antipsychotica heeft dan ook nog meer toepassingen dan hier opgesomd.

Ongewenste effecten

Net als bij de antidepressiva, zijn de meeste ongewenste effecten goed te voorspellen vanuit de interactie met de verschillende neurotransmittersystemen.

Vrijwel alle antipsychotica zijn sterke dopamineblokkers. Een belangrijk ongewenst effect van dopamineblokkade, vooral boven 80% blokkade van de receptoren (dus dosisafhankelijk), zijn ongewenste effecten op de motoriek. Voorbeeld hiervan zijn: parkinson-achtige motoriek (extrapiramidale symptomen), dystonie (pijnlijke spierkramp), dyskinesie (onwillekeurige bewegingspatronen) en acathisie. Haloperidol, zuclopentixol, flufenazine, pimozide en daaraan verwante stoffen (met een hoge affiniteit voor het dopaminesysteem) worden hierdoor gekenmerkt (maar ook risperidon in doseringen boven de 6 mg). Bij clozapine, amisulpride, sulpiride en quetiapine, allemaal stoffen met een lage affiniteit voor het dopaminesysteem, ontbreken ongewenste effecten op de motoriek.

Soms treedt een drang tot bewegen, onvermogen tot stil zitten of stil staan, vaak met een inwendige onaangename onrust op. Dit wordt *acathisie* genoemd.

Door het onderdrukken van het beloningssysteem kunnen zogenaamde secundaire negatieve symptomen, zoals apathie, vervlakking van emoties *(anhedonie)*, interesse- en initiatief-verlies *(avolitie)* ontstaan, met daarbij ook seksuele functiestoornissen.

Vaak stijgt het hormoon prolactine bij gebruik van antipsychotica (vooral bij risperidon, paliperidon, sulpiride, amisulpride, haloperidol). Dit kan gepaard gaan met amenorroe, tepelvloed en kan ook bijdragen aan het ontstaan van seksuele functiestoornissen, zoals libidoverlies.

Metabole ontregelingen (diabetes mellitus, hypertensie, verstoord lipiden-spectrum), al dan niet in samenhang met toename van eetlust en gewicht, treden vaak op bij behandeling met antipsychotica. Deze ontregelingen komen bij alle antipsychotica voor, het meest frequent en ernstig bij clozapine, olanzapine quetiapine, in mindere mate bij onder andere risperidon en haloperidol en het minst bij aripiprazol en amisulpride. Deze ontregelingen hangen samen met de blokkade van serotonine (vooral $5HT_{2C}$) en van histamine-receptoren en dragen bij tot lange termijn risico's voor onder andere het ontwikkelen van hart- en vaatziekten.

Sedatie (slaperigheid, moeilijk uit bed komen) is een derde veel voorkomende bijwerking. Deze treedt vooral op bij histamine remmende stoffen zoals quetiapine, olanzapine en clozapine; in mindere mate bij risperidon, haloperidol en nog minder bij aripiprazol. Sterk sederende stoffen worden bij voorkeur voor de nacht gegeven, waarbij het sederende effect soms ook juist een gewenst effect kan zijn.

Seksuele problemen kunnen optreden bij de meeste antipsychotica. Vooral minder zin in seks, een verminderde opwinding (erectie, vaginale vochtigheid) en een vermindering in de mogelijkheid een orgasme te krijgen worden gerapporteerd. Vooral bij middelen die dopamine sterk blokkeren, al dan niet bij prolactine verhoging, worden seksuele problemen vaak gemeld.

Clozapine heeft een specifieke plaats in de psychiatrie, onder andere door de effectiviteit ter vermindering van psychotische symptomen waar andere middelen falen. Daarnaast zijn er helaas veel ongewenste effecten zoals sterke sedatie, vaak optreden van duizeligheid bij houdingsveranderingen (orthostatische hypotensie), mictieklachten, obstipatie en forse nachtelijke speekselvloed. Bij rond 1% van de patiënten die clozapine gebruikt treedt in de eerste vier maanden agranulocytose op. Bij gebruik van het middel moet volgens internationale richtlijnen regelmatig de granulocyten in het bloed worden gecontroleerd.

Maligne neurolepticumsyndroom kan optreden binnen twee weken na start van een antipsychoticum en in uitzonderlijke gevallen na jaren van behandeling. Ook kan het optreden na het stoppen of afbouwen van dopamine antagonisten. Belangrijke kenmerken zijn er in soorten.

Klinische symptomen: hyperthermie (>38 °C), spierrigiditeit, verlaagd bewustzijn.

Bloedafwijkingen: verhoogd creatininefosfokinase (CK) vanwege myopathie, leukocytose met linksverschuiving, verhoging leverenzymen.

Complicatie: levensbedreigende gevolgen, met onder andere rhabdomyolyse, leidend tot nierinsufficiëntie, en diffuse intravasale stolling.

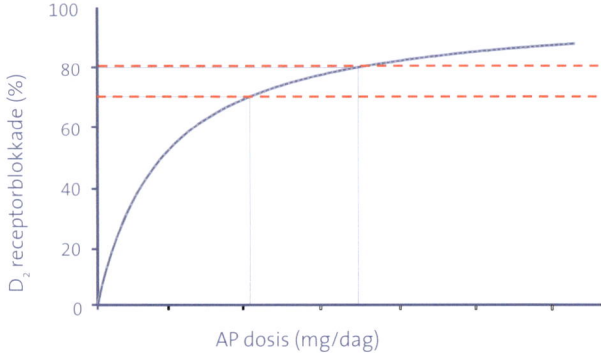

Figuur 3 Verhouding tussen D_2-receptoraffiniteit en antipsychoticumdosering
Bij een receptorbezetting van > 80% ontstaan er ongewenste effecten zoals EPS. Te lage bezetting van < 65% is doorgaans gerelateerd aan onvoldoende effect.

Stemmingsstabilisatoren

Lithium, valproïnezuur en carbamazepine zijn anticonvulsiva. In de psychiatrie worden ze vooral toegepast als stemmingsstabilisator. Ook nieuwere, als anti-epileptica ontwikkelde middelen zoals topiramaat en lamotrigine, met mogelijk ook antidepressieve eigenschappen, worden toegepast bij depressieve, manische of bipolaire syndromen.

Lithium is een zout met een zeer complex, deels onbegrepen werkingsmechanisme. Het heeft antimanische eigenschappen (zonder slaapverwekkend te zijn) en vermindert de kans op nieuwe depressieve en manische episodes. Bij lithium moet het beeld behandeld worden (mede) op geleide van de bloedspiegels.

Valproïnezuur, carbamazepine, lamotrigine en topiramaat zijn oorspronkelijk vooral als anti-epileptica toegepast. De aangrijpingspunten op de hersenen van anti-epileptica zijn complex, verlopen waarschijnlijk onder andere door de concentratie van GABA te verhogen of ion-kanalen in neuronen zo te beïnvloeden dat de drempel voor neuronen om te gaan vuren wordt verhoogd.

Bij mensen met een bipolair syndroom is de behandeling gericht op zowel de acute manie, de profylaxe van een volgende manie en op de depressieve episode.

Voor de acute manie zijn lithium en valproïnezuur de eerste keuze (zie ook hoofdstuk 8.7, Bipolair syndroom). Antipsychotica, zoals olanzapine, aripiprazol, risperidon worden ook wel toegepast, vooral als de manie gepaard gaat met motore onrust, agitatie en/of psychotische symptomen.

Stemmingsstabilisatoren hebben ook een plek in de onderhoudsbehandeling ter preventie van nieuwe manische of depressieve episodes, vaak in lagere dosering dan bij acute manie. Voor de depressieve periodes worden ook antidepressiva voorgeschreven. Er is een zekere terughoudendheid dit te doen, gezien het risico dat het antidepressivum een nieuwe manie kan luxeren. Door het combineren van een stemmingsstabilisator met een antidepressivum kan een depressie bij mensen met een bipolair syndroom behandeld worden terwijl de kans op een manie wordt verkleind.

Gewenste effecten

Lithium en andere stemmingsstabilisatoren zijn effectief bij bestrijden van manische symptomen. Lithium vermindert de kans op een recidive manie of een recidive depressie. Lithium wordt ook wel toegevoegd aan een antidepressivum bij ernstige depressies en onvoldoende effect van behandeling met een antidepressivum.

Ongewenste effecten

Het gebruik van lithium is meestal langdurig. Het is daarom belangrijk om alert te zijn op ongewenste effecten die kunnen ontstaan.

Polidipsie en poliurie. Lithiumcarbonaat is een zout. Dagelijks behoorlijke hoeveelheden zout slikken veroorzaakt een dorstgevoel. Mensen die lithium gebruiken drinken daarom veel maar scheiden dit vocht ook weer uit.

Diabetes insipidus-klachten, met name grote hoeveelheden urineproductie en dorst, treden soms op en maken behandeling nodig of zijn soms een reden het lithiumgebruik te staken.

Fijne tremor is dosisafhankelijk; er treedt vaak een fijne tremor aan de handen op.

Hypothyreoïdie. Ongeveer 5% van de mensen die lithium gebruikt ontwikkelt op termijn een hypothyreoïdie. Bij een tevredenheid over de effectiviteit van lithium kan lithium worden gecontinueerd bij toevoegen van levothyroxine of er kan worden gekozen voor een andere stemmingsstabilisator.

Nierschade. Vaak naar jaren van lithium gebruik kan een (niet altijd) reversibele nierschade optreden.

Dit is de reden waarom nierfunctie en schildklierfunctie tijdens lithiumbehandeling (jaarlijks) moet worden gecontroleerd.

Lithium in te lage hoeveelheden in het bloed is ineffectief, bij te hoge hoeveelheden (spiegels) in het bloed kunnen intoxicatieverschijnselen optreden, zoals:
- verwardheid;
- bewegingsproblemen;
- bewustzijnsverlaging.

Bij lithiumgebruik dienen geregeld bloedspiegels te worden gecontroleerd. De vochtintake bepaalt mede de bloedspiegel. Weersveranderingen (warme zomer) of koorts kan al snel van invloed zijn op de spiegel, doordat mensen te weinig drinken en meer transpireren.

Cognitieve klachten kunnen optreden bij gebruik van stemmingsstabilisatoren. Hierbij is onderscheid tussen cognitieve klachten ten gevolge van het bipolaire syndroom soms moeilijk.

Anxiolytica, hypnotica

Benzodiazepinen worden vaak toegepast als acute angst een belangrijk symptoom is. Voorbeelden van benzodiazepinen zijn diazepam, lorazepam, oxazepam, clonazepam, chloordiazepoxide, clorazepinezuur en de kortwerkende temazepam en midazolam. Al deze stoffen hebben effecten als:
- het verminderen van angst;
- induceren van slaap;
- verlagen van de spierspanning;
- het verhogen van de drempel voor elektrische activiteit in het zenuwstelsel (reden waarom ze worden toegepast als anti-epilepticum).

Benzodiazepinen versterken de remmende werking van de lichaamseigen neurotransmitter gamma-amino-boterzuur (GABA). Benzodiazepinen, maar ook alcohol en barbituraten, grijpen aan op specifieke delen van de GABA-receptor, waarbij het remmende (inhiberende) effect van GABA op neuronen wordt versterkt. Het versterkende effect op GABA zorgt waarschijnlijk voor het angstdempende effect en het positieve effect op het slapen maar verklaart ook de spierverslapping en ontspannende effect.

Benzodiazepinen verschillen onderling vooral in de snelheid waarin ze biologisch beschikbaar komen en de snelheid waarmee ze worden afgebroken (T el). Hoe sneller een benzodiazepine beschikbaar komt of wordt afgebroken, hoe groter de kans dat het middel verslavend kan werken, onder andere door het ontstaan van onttrekkingsverschijnselen.

Snel biologisch beschikbare middelen met een relatief korte halfwaardetijd zijn het meest geschikt als inslaapmiddel (bijvoorbeeld temazepam).

Langer werkende middelen (Lange T1/2 el) zijn meer geschikt bij behandelen van onder andere angsten, paniek of onttrekkingsverschijnselen van alcohol en het ontwennen van kortwerkende benzodiazepinen (bijvoorbeeld lorazapam, diazepam).

Bij langer durend gebruik van benzodiazepinen kan tolerantie (verlies van effect, vooral voor sedatie) optreden, waarbij steeds hogere doseringen nodig zijn om hetzelfde effect krijgen.

Zoplicon en zolpidem zijn kortwerkende medicamenten die op dezelfde plaats als benzodiazepinen ingrijpen op de GABA-receptor. Ze verkorten met name de tijd tot inslapen (slaaplatentie-tijd) en worden als inslaapmiddel toegepast.

Pregabaline is een aan GABA verwant geneesmiddel, aanvankelijk toegepast om epilepsie te behandelen. Pregabaline bindt zich in het centrale zenuwstelsel aan spanningsafhankelijke calciumkanalen, waarschijnlijk niet aan de GABA-receptor. Daardoor vermindert het de neuronale gevoeligheid (verhoogt de prikkeldrempel). Het wordt steeds vaker in de psychiatrie toegepast wegens angstverminderende effecten bij gegeneraliseerd angstssyndroom en voor het verminderen van neuropathische pijnen.

Gewenste effecten

Benzodiazepinen hebben een plaats bij angstsyndromen (waaronder paniek), maar eigenlijk alleen voor acute situaties en voor een korte periode. De voorkeur voor langer durende biologische behandeling bij angst en paniek gaat uit naar antidepressiva (zie hoofdstuk 8.2 Angstsyndroom). Niet medicamenteuze behandelopties hebben op langere termijn altijd de voorkeur. Dit geldt ook bij het behandelen van slaapsyndromen (zie hoofdstuk 8.10) met benzodiazepinen. Voor de korte termijn kunnen kortwerkende benzodiazepinen (zoals temazepam, brotizolam), zolpidem en zoplicon bij slaapproblemen symptomatische verbetering geven. Op de langere termijn hebben niet medicamenteuze interventies (onder andere slaaphygiëne-adviezen, cognitieve gedragstherapie) de voorkeur.

Langwerkende benzodiazepinen zoals diazepam worden ook voorgeschreven bij epilepsie, bij alcohol-onthoudingsverschijnselen en bij koortsconvulsies bij kinderen.

Bij mensen met primair een psychose of manie zijn benzodiazepinen nuttig bij hevige angst of slaapproblemen. Ook hier waken voor beperkt gebruik.

Bij *katatonie*, een psychiatrisch toestandsbeeld waarin mensen een wasachtige verstijving van de spieren laten zien, langdurige een zelfde houding kunnen aannemen en nauwelijks spreken, kan een benzodiazepine als lorazepam sterke verbetering van de klachten bewerkstelligen, waarbij soms zeer hoge doseringen nodig zijn.

Ongewenste effecten

Ongewenste effecten zijn:
- overmatige sedatie;
- concentratieverlies;
- geheugenproblemen;
- afname van de spierspanning (valneiging bij ouderen);
- emotionele vervlakking of somberheid.

Benzodiazepinen hebben een negatieve invloed op de rijvaardigheid door sedatie, verminderde aandacht en reactiesnelheid.

Tolerantie (nodig hebben van steeds hogere doseringen) en afhankelijkheid (met onder andere onttrekkingsverschijnselen bij staken) van benzodiazepinen kunnen gemakkelijk optreden.

Om het overmatig gebruik van benzodiazepinen in de samenleving te helpen verminderen vergoedt de zorgverzekeraar (op last van de overheid) benzodiazepinen alleen als deze voor een psychiatrisch noodzakelijke indicatie worden voorgeschreven. Dit dient op het recept te worden aangegeven. In andere gevallen vallen de middelen buiten het verzekeringspakket.

Stimulantia

De middelen dexamfetamine en methylfenidaat (en langwerkende varianten van methylfenidaat) zijn voor de klinische praktijk beschikbare stimulantia. Het indicatie gebied is vooral de symptomatische behandeling van aandachtstekortproblematiek (zie hoofdstuk 8.13, Interactiesyndroom). Het zijn middelen die, onder andere via beïnvloeding van de alfa-2 adrenerge overdracht in de hersenen, de aandacht en concentratie kunnen beïnvloeden.

Atomoxetine is een middel dat via noradrenerge heropname-remming de aandacht en concentratie positief beïnvloedt en kan worden toegepast bij aandachtstekortproblemen.

In iets bredere context bezien zijn antidepressiva ook stimulantia, middelen als imipramine, nortryptiline en buprorion worden ook wel gebruikt voor de behandeling van aandachtstekortproblematiek.

Gewenste effecten

Alle genoemde middelen beïnvloeden volgehouden aandacht en concentratie. Zij zorgen ervoor dat mensen met aandachtstekortproblemen langer geconcentreerd een taak kunnen uitvoeren. De stimulantia methylfenidaat en dexamfetamine kunnen studieresultaten gunstig beïnvloeden, voor atomoxetine is dat minder duidelijk.

Ongewenste effecten

Methylfenidaat en dexamfetamine verdragen de meeste mensen goed. In hogere doseringen en bij mensen met gevoeligheid voor manieën of psychosen, kunnen (zeldzaam) onrust, manische en psychotische symptomen ontstaan.

Lange-termijn gebruik van hoge doseringen van dexamfetamine en methylfenidaat kan tot verslaving en misbruik leiden. Bij behandeling met atomoxetine en antidepressiva is kans op misbruik en verslaving veel kleiner. Bij bovengenoemde middelen kan onder andere rusteloosheid, angst, slapeloosheid en incidenteel eetlust vermindering optreden.

Literatuur

Dit hoofdstuk is gebaseerd op de basis(leer)boeken 8-10.

1   Lehmann HE. Before They Called It Psychopharmacology. Neuropsychopharmacology. 1993;8(4):291-303.
2   Wick JY. The history of benzodiazepines. Consult Pharm. 2013;28(9):538-48. doi: 10.4140/TCP.n.2013.538. PubMed PMID: 24007886.
3   Lader M. Benzodiazepines revisited--will we ever learn? Addiction. 2011;106(12):2086-109. doi: 10.1111/j.1360-0443.2011.03563.x. PubMed PMID: 21714826.
4   Shen WW. A history of antipsychotic drug development. Compr Psychiatry. 1999;40(6):407-14. PubMed PMID: 10579370.
5   Fangmann P, Assion HJ, Juckel G, Gonzalez CA, Lopez-Munoz F. Half a century of antidepressant drugs: on the clinical introduction of monoamine oxidase inhibitors, tricyclics, and tetracyclics. Part II: tricyclics and tetracyclics. J Clin Psychopharmacol. 2008;28(1):1-4. doi: 10.1097/jcp.0b013e3181627b60. PubMed PMID: 18204333.
6   Krnjevic K, Schwartz S. The action of gamma-aminobutyric acid on cortical neurones. Exp Brain Res. 1967;3(4):320-36. PubMed PMID: 6031164.
7   Correll CU. From receptor pharmacology to improved outcomes: individualising the selection, dosing, and switching of antipsychotics. Eur Psychiatry. 2010;25 Suppl 2:S12-21. doi: 10.1016/S0924-9338(10)71701-6. PubMed PMID: 20620881.
8   Loonen AJM, Hovens JE. Handboek functionele farmacologie. Utrecht: De Tijdstroom; 2012.
9   Naarding P, Beers E. Molemans praktische farmacologie. Houten: Prelum; 2015.
10 Stahl SM. Stahl's essential psychopharmacology. New York: Cambridge University Press; 2013.

Gedrag

6.2 Cognitieve gedragstherapie

*Mark van der Gaag**

Inleiding

De cognitieve gedragstherapie (CGT) heeft een ontwikkeling doorgemaakt, waarin de behandelfocus op alleen gedrag en gedragsverandering (eerste generatie) is geëvolueerd naar een integratie van gedrag en cognitieve aspecten in de cognitieve gedragstherapie (tweede generatie). Inmiddels zijn er varianten die de derde generatie genoemd worden, waarvoor nog evidentie wordt verzameld. De huidige praktijk van de psychotherapie wordt gedomineerd door de tweede generatie cognitieve gedragstherapie.

Eerste generatie gedragstherapie

De eerste generatie gedragstherapie is gebaseerd op de leertheorie zoals deze nader is uitgelegd in hoofdstuk 4.1.1. Probleemgedrag is tot stand gekomen door klassieke of operante conditionering.

Klassieke conditionering

Bij klassieke conditionering gaat het om de associatie van angst met een onschuldige stimulus doordat de onschuldige stimulus in tijd contigu optrad. Dit betreft dus een tijdgebonden verband. Bij een autobotsing is het geluid in de carrosserie ver boven de 100 decibel. Zo'n hard geluid roept een ongeconditioneerde angst op, die door de gelijktijdigheid gekoppeld raakt aan de auto. Zo ontstaat een fobie voor autorijden. De behandeling betekent altijd blootstelling aan de geconditioneerde auto; in jargon heet dit *exposure*. Door langdurig angstig te zijn in de auto zonder dat nog botsingen optreden zal de angst weer verdwijnen. Bij het posttraumatisch stress-syndroom gaat het om extreme angst voor het herinneren van een extreem nare gebeurtenis. De hulpverlener vertelt de patiënt dat hij niet bang hoeft te zijn voor een herinnering omdat een herinnering je niet kan verkrachten of doden. Door een langdurige blootstelling aan de herinnering zonder vermijding zal de angst bij de herinnering weer verdwijnen.

Operante conditionering

Ander probleemgedrag kan ontstaan door operant leren. Bij operant leren gaat het om het versterken van gedrag door een bekrachtiger die contingent (per toeval) op het gedrag volgt. Er is sprake van positieve bekrachtiging zoals bijvoorbeeld bij verslaving. Je neemt een drug en je ervaart een enorm prettig gevoel. Dat wil je vaker meemaken. De positieve ervaring versterkt het verslavingsgedrag. Meestal gaat het in

---

* Prof.dr. Mark van der Gaag is klinisch psycholoog, werkzaam als hoogleraar Klinische Psychologie bij de Vrije Universiteit.

de geestelijke gezondheidszorg om negatieve bekrachtiging. Dit is het vermijden van een negatief gevolg.

> Iemand met dwangklachten keert steeds weer terug naar huis om te controleren of de deur wel op slot zit. Als die op slot zit geeft dat kortdurend opluchting van de angst dat inbrekers je huis niet leeghalen terwijl je weg bent. Doordat het effect maar kort is treedt de angst voor inbrekers echter weer snel op.

De opluchting (negatieve bekrachtiging betekent het uitblijven van een negatief gevolg zoals roof) roept alsmaar herhaling van het gedrag op. Ook hier bestaat de behandeling uit een vorm van exposure; niet controleren en leren de spanning en onzekerheid te verdragen.

Een derde variant van de operante conditionering zien we bij somberheid. Als bekrachtigers wegvallen uit iemands leven stopt allerhande gedrag. Als kort na je ontslag ook je geliefde je verlaat dan vallen veel bekrachtigers weg, namelijk de waardering van je collega's en baas, het plezier dat je op je werk had, de liefde van je partner enzovoort. De mens wordt gemotiveerd tot gedrag door allerlei mensen in de omgeving. Het motto is bekend uit de reclamewereld: *Alleen voor beschuit, kom ik eruit!* Activering en het zoeken en vinden van nieuwe motiverende omstandigheden helpen iemand om de inactiviteit en het piekeren te doorbreken en weer positieve emoties te ervaren.

Tweede generatie cognitieve gedragstherapie
Wat is cognitieve gedragstherapie?
CGT is een vorm van psychotherapie waarbij middels een gepersonaliseerde casusformulering patiënt en therapeut samenwerken om de doelen van de patiënt te bereiken en de controle over symptomen en problemen te vergroten, zodat autonomie en zelfrespect toenemen. De werkrelatie is gelijkwaardig en onderzoekend. De therapeut is empathisch, geeft educatie en bemoedigt. Het is een behandeling gebaseerd op ervaringsleren. Door samen na te denken en vooral zaken uit te proberen onderzoekt men hoe de verwachte gebeurtenissen soms afwijken van de werkelijke gebeurtenissen. Op deze manier ontstaat meer vrijheid van handelen en worden negatieve opvattingen over zelf, anderen en de wereld genuanceerd. Het beoogde resultaat is dat de patiënt weerbaar is en zich veilig voelt, zodat controle over levensomstandigheden toeneemt en veranderingen in de toekomst hanteerbaar zijn.

Cognitief model en technieken
CGT is een amalgaam van gedragsmatige en cognitieve interventies gebaseerd op principes uit de leertheorie, de sociale leertheorie en de cognitieve theorie. De cognitieve interventies beogen disfunctionele gedachten, zelfuitspraken en opvattingen te veranderen. CGT heeft de werkzame ingrediënten uit de gedragstherapie, zoals exposure bij angstsyndromen en activering bij depressiebehandeling geïntegreerd in het cognitieve gedragstherapeutisch model. Het cognitieve model steunt op de ideeën van de stoïcijnse filosoof Epictetus (AD 55-135). Zijn leer stelt dat menselijk lijden niet voort-

komt uit de ervaringen en de gebeurtenissen maar uit de opvattingen daarover. Door opvattingen te onderzoeken en te toetsen, veranderen deze en daarmee ook het gevoel en de gedragingen. Bijvoorbeeld: de opvatting dat spinnen gevaarlijk zijn leidt tot angst en vermijding; de opvattingen dat spinnen ongevaarlijk en nuttig zijn tot neutrale emoties en het in de tuin vrijlaten van een spin die in huis is aangetroffen.

Met de integratie van de cognitieve therapie in de tweede generatie werden disfunctionele gedachten als veroorzaker en als onderhouder van probleemgedrag geïntroduceerd.

> Je hoort een stem (auditieve hallucinatie). Je gedachte is dat de stem die je hoort van de duivel is en dat je moet gehoorzamen omdat de duivel je anders kwaad zal doen. Dit zal leiden tot angst, gehoorzaamheid en onderdanigheid.

De gedachte dat de duivel je niet gestraft heeft omdat je zijn bevel hebt opgevolgd, versterkt dit gehoorzamen aan bevelen verder.

Betekenisanalyse

Naast de functionele analyse is ook de betekenisanalyse van belang. Het gaat hier om een klassiek verband maar dan op cognitief niveau en niet op direct ervaren emotioneel niveau.

> *De regelmatige suggesties van mijn baas om het werk anders aan te pakken doen mij denken aan de jaren dat ik almaar werd gepest op school door een groepje klasgenoten. Zij riepen continu dat ik alles verkeerd deed en een waardeloos persoon was. Om die reden voel ik mij acuut somber worden als mijn baas een opmerking maakt tegen me.*

De betrokkene weet eigenlijk wel dat de baas het goed bedoelt maar, omdat het steeds aan vroeger doet denken, roept het ook meteen sterke negatieve gevoelens en een lage zelfwaardering op.

De tweede generatie CGT omvat dus de gehele eerste generatie, maar is aangevuld met gedachten die een rol spelen in het proces. Gedachten zijn soms uit te dagen door deze te onderzoeken. De gedachte *Iedereen vindt mij lelijk* is bijvoorbeeld mogelijk te ontkrachten door een oude klassenfoto, met daarop de patiënt, voor te leggen aan allerlei andere mensen en elke persoon een score van 1 tot 10 op schoonheid te laten geven. In bijna alle gevallen wordt de veronderstelde lelijkheid niet gedeeld door willekeurige andere mensen die de foto beoordelen.

Gedachte, gevoel en gedrag

Als je mensen vraagt wat hun probleem is dan beginnen ze te spreken over emoties en gedragingen: *Ik ben bang dat.., Ik voel geen vreugde meer, alles is dof.., Ik maak te veel ruzie..., Ik kom te weinig voor mezelf op....* Het probleem bestaat uit te sterke negatieve emoties en/of te veel of te weinig gedrag.

- Bij *te veel* gaat het om het meer ervaren van andere, prettige emoties of het afleren van repetitief ongewenst gedrag.
- Bij *te weinig* gaat het om het activeren, ervaren en aanleren van nieuw gedrag.

De sleutel in de cognitieve gedragstherapie blijkt steeds: de gedachten aangaande gebeurtenissen. Als iemand bang is om uitgelachen te worden in gezelschap dan is het uiteindelijke doel om zich op zijn gemak te voelen bij anderen en met hen vrijuit om te gaan zonder buitensporige angst om als persoon te worden afgewezen.

De drie systemen van cognitie, emotie en gedrag hangen dus met elkaar samen maar zij hebben geen één-op-één relaties. Dat is vroeger al bij de behandeling van slangenfobie gebleken. Sommige mensen kregen andere cognities, namelijk dat de slang niet gevaarlijk was voor de mens en zelfs nuttig in het verdelgen van muizen en ratten; toch bleef de fobicus zweten bij toenadering van de slang en durfde hij de slang niet op te pakken. Anderen pakten de slang wel op maar bleven erg bang, zweten en kokhalzen. Weer anderen pakten de slang op, bleven daar rustig bij, maar bleven de slang toch nog steeds als onvriendelijk en potentieel gevaarlijk beschouwen. De subsystemen hangen dus wel met elkaar samen maar zijn tegelijk ook los van elkaar. Zij beïnvloeden elkaar wederzijds zonder dat er sprake is van een causale relatie.

Bij het analyseren van een probleem gebruiken therapeut en patiënt vaak het G-schema. Het schema heeft 5 G's, namelijk: *Gebeurtenis – Gedachte – Gevoel – Gedrag – Gevolg*. Het tijdens een sessie opstellen van een schema aan de hand van de 5 G's maakt het voor de therapeut en de patiënt duidelijk hoe een bepaalde gebeurtenis tot gedachten, gevoelens en gedragingen leidt en welke gevolgen dat heeft. Hiermee worden de gedragingen voor een patiënt een minder autonoom proces en geeft het meer inzicht en mogelijkheden tot controle en specificeert het hoe en waar in het proces veranderingen aan te brengen zijn. De 'G' van het gevoel is uit te splitsen in de 4 B's van *Bang – Boos – Blij – Bedroefd*.

> Een man in de bus kijkt je langdurig aan (gebeurtenis). Je denkt dat hij kwaad op je is en hij je wat wil aandoen (gedachte). Je voelt je Bang=80; Blij=0; Boos=0; Bedroefd=30 (gevoel). Je besluit bij de volgende halte uit te stappen (gedrag). Voortaan ga je alleen met die bus als het echt noodzakelijk is (gevolg).

Door bijvoorbeeld bij angstige mensen te vragen verschillende voorvallen van optredende angst te rapporteren ontdekt men in de sessie verschillende patronen. Ook kan dan nagegaan worden of een andere interpretatie van de gebeurtenis tot een ander gevoel en gedrag zou leiden. De gevolgen zijn meestal negatief bij negatieve affecten en vermijdend gedrag. Hieraan kan motivatie tot veranderen ontleend worden.

Gedragsexperiment als experiëntieel leren

Verandering van opvatting leidt dus niet vanzelf tot ander gedrag, maar veranderd gedrag dwingt wel meer tot andere opvattingen en andere emoties. Om die reden is het experiëntieel leren (het aan den lijve ondervinden) cruciaal in de CGT. Het cognitieve deel, namelijk het aanbrengen van meerdere perspectieven en opvattingen, werkt relativerend maar maakt ook onzeker over hoe het nu toch eigenlijk zit. De hele relativering is van belang als motivering om het eens anders aan te pakken. Als dat tot exposure leidt, leidt dat ook tot het uitblijven van de gevreesde catastrofe en is om die reden dwingend voor het veranderen van de opvatting.

> Als de hondenfobicus voor het eerst sinds jaren een hond op schoot neemt zal al na korte tijd de angst uitdoven en moet hij toch op zijn minst concluderen dat alle honden levensgevaarlijk zijn, behalve deze ene hond op schoot. Dat is een lieverd.

Uiteindelijk is de ultieme relativering dat alle gevreesde ontwikkelingen in de toekomst gebaseerd zijn op gedachten en gedachten niet noodzakelijkerwijs een weergave zijn van de werkelijkheid. Het is maar een gedachte.

Het transdiagnostisch karakter van cognitieve gedragstherapie

CGT kan men protocollair inzetten bij specifieke syndromen. Tegelijk is het gebaseerd op transdiagnostische processen. De CGT is gericht op symptomen en niet op syndromen. De meeste cognitieve gedragstherapeutische technieken enten op transdiagnostische processen. Selectieve aandacht speelt bijvoorbeeld bij alle psychische problemen en rol. De hondenfobicus scant de wereld op de aanwezigheid van honden, iemand met een eetsyndroom ziet overal voedsel, de getraumatiseerde of paranoïde persoon scant de omgeving op potentieel gevaarlijke mensen die hem kwaad willen doen, enzovoort. Een ander voorbeeld is vermijdingsgedrag dat bij onder andere bij paranoïdie en bij alle angst- en dwangsyndromen een onderhoudende rol speelt. Corrigerende informatie wordt buitengesloten en disfunctionele gedachten en wanen kunnen niet bijgesteld of gecorrigeerd worden. Daarom heeft (cognitieve) gedragstherapie gedachten, emoties en gedragingen als focus. Het focus ligt dus op de dimensionale diagnostiek en niet op de categorale inbedding. Het gaat om het gezamenlijk benoemen van de primaire symptomen in ernst, frequentie en impact voor een patiënt. Dit leidt tot een gepersonaliseerde diagnose met een unieke, gezamenlijk opgestelde casus formulering (functionele analyse).

Shared decision making staat centraal in cognitieve gedragstherapie

Therapeut en patiënt stellen, na de casusformulering over de klachten, gezamenlijk een lijst met doelen vast. De doelen van de behandeling worden SMART opgesteld: Is het doel eenduidig en Specifiek? Is het Meetbaar in gedrag en onder welke voorwaarden is het doel bereikt? Is het Acceptabel voor patiënt en therapeut? Is het doel Realistisch en haalbaar? Wanneer in de Tijd moet het doel bereikt zijn?

Het gezamenlijk onderzoeken van de problemen en de alternatieven doet de cognitief gedragstherapeut vooral door het zogeheten *socratisch* interviewen. Dit betekent dat de therapeut vooral vragen stelt die de patiënt aan het denken en heroverwegen zet. De patiënt moet iets in zijn leven veranderen en hij moet ook de eigenaar van de oplossingen zijn voor de problemen in zijn leven. Veranderingen van perspectief, van opvattingen en van gedrag juicht men toe als vormen van experiëntieel leren. Door zaken eens anders aan te pakken moet blijken of geanticipeerde goede of slechte uitkomsten ook daadwerkelijk optreden. Het weerleggen van de *harm expectancy* speelt bij alle angstbehandelingen een belangrijke rol. Merken dat de geanticipeerde catastrofe niet optreedt, verandert de opvatting over de wereld en vermindert daarmee de angst en de vermijding. Actief worden en het versterken van het gevoel van eigenwaarde speelt een belangrijke rol bij alle syndromen waarbij zelfvertrouwen verminderd is en gebrekkige acceptatie door de buitenwereld aan de orde is. Het afstand nemen en beschouwen van je symptomen en eigen gedachten is een manier om te relativeren en niet langer overspoeld te geraken door te sterke emoties en rigide overtuigingen.

Effectiviteit van cognitieve gedragstherapie

In zijn algemeenheid heeft psychotherapie in de afgelopen decennia haar effectiviteit bewezen. Gedrags- en cognitieve gedragstherapie zijn goed onderzocht en geïndiceerd bij angst, depressie, eetproblemen, somatoforme- en pijn-klachten, relatieproblemen en seksuele problemen, vermijdende persoonlijkheidsproblematiek, impulssyndroom, psychosesyndroom, en slaap-waaksyndroom. Cognitieve gedragstherapie heeft een robuuste database als evidence-based interventie bij veel problemen. In een review met 269 meta-analyses komen Hofmann en collega's tot een overzicht.[1] De verschillende effectgrootten worden getoond in tabel 1.

Tabel 1 Overzicht van de effecten van cognitieve gedragstherapie

syndroomdomein	effect-size: absolute efficacy	effect-size: relatieve efficacy	opmerking	secundaire effecten
verslaving syndroom	klein tot middelmatig	klein in vergelijking met contigency management, terugvalpreventie en motivationeel interviewen	in hoge mate effectief bij cannabis en tabak. minder effectief bij opiaten en alcohol	
psychosesyndroom	klein tot middelmatig	kleine superioriteit ten opzichte van alle andere psychosociale interventies*	effect vooral op wanen en hallucinaties, niet op negatieve symptomen en terugval	middelmatige verbetering van functioneren, stemming en angst
depressief syndroom	middelmatig	vergelijkbaar effectief als KDPT, PST, IPS	CGT plus farmacotherapie is effectiever dan monotherapie	
bipolair syndroom	klein tot middelmatig		CGT gecombineerd met farmacotherapie	vermindering of uitstel van terugval

angstsyndroom	groot		internet-behandelingen alleen onderzocht op korte termijn effecten	verbetering slaap
sociale fobie	middelmatig tot groot	even effectief als systematische desensitisatie, exposure, sociale vaardigheidstraining superieur aan farmacotherapie		
paniek	middelmatig	middelmatig t.o.v. placebo pillen, ontspannings-oefeningen en farmacotherapie		
posttraumatisch stress-syndroom	groot	vergelijkbaar met EMDR; superieur aan counseling		
dwangsyndroom	groot	vergelijkbaar met clomipramine en SSRI's		
somatisch symptoom-syndroom	middelmatig tot groot	onduidelijk	te weinig studies	
eet- en voedings-syndroom: bulimia	middelmatig	gedragstherapie is beter dan cgt bij bulimia CGT betere response dan IPT, DGT, hypnotherapie, steunende psychotherapie, zelf-monitoring		
slaap-waak-syndroom: insomnia	groot	beter dan relaxatie en gedragstechnieken		
persoonlijkheids-syndroom		iets beter dan andere interventies		
agitatie syndroom	middelmatig tot groot	middelmatig t.o.v. relaxatie, sociale vaardigheids-training, counseling		

chronische pijn en vermoeidheid	klein tot middelmatig	vergelijkbaar met relaxatie, mindfulness, ACT, biofeedback, psycho-educatie		

Voor verklaring van de syndromen zie hoofdstukken 8.1-8.14.
* Turner et al. 2014.[14]
KCPT = Kortdurende psychodynamische therapie. PST = Problem solving therapie. IPS = Interpersoonlijke therapie. EMDR = Eye movenment desensitisation and reprocessing. SSRI = Selectieve serotonineheropnameremmer. CGT = Cognitieve gedragstherapie. DGT = Dialectische gedragstherapie. ACT = Acceptance and commitment therapie.

Naast generieke cognitieve gedragstherapie zijn er aanverwante therapieën ontwikkeld met een specifieke indicatie zoals *Eye Movement Desensitization and Reprocessing* (EMDR) bij het posttraumatisch stress-syndroom en traumagerelateerde problemen bij ander syndromen, en *Dialectische gedragstherapie* (DGT) bij persoonlijkheidssyndroom, met name borderline problematiek.

Derde generatie gedragstherapie

CGT is de gevestigde orde. Er zijn ontwikkelingen van derde generatie gedragstherapieën zoals Acceptance and Commitment therapie (ACT) en *Mindfulness therapie*.

ACT

De ACT stelt dat je de emoties niet moet bestrijden maar moet accepteren. Daarna worden zij minder sterk en verdwijnen. Het is een gedachte die niet nieuw is en al heel lang heerst bij de behandeling en begeleiding van chronische pijnpatiënten en bij chronisch psychotische patiënten. Als de symptomen persisteren is het zaak er niet je leven door te laten verpesten maar desondanks waardevolle taken en rollen na te streven. Het gaat er dan om ervan te maken wat ervan te maken valt. De evidentie voor ACT is nog beperkt; vaak niet meer dan een of twee studies per symptoomdomein.[2]

Mindfulness

De *Mindfulness*-therapie is in korte tijd een ware hype geworden. Het is gebaseerd op de boeddhistische leer van *mindful* bezig zijn. De menselijke geest dwaalt steeds af van het heden naar het verleden of naar wat er in de toekomst te gebeuren staat. Door deze tendens loopt de mens al snel diep in gedachten door het natuurschoon, zonder de vogels te horen, de bloemen te ruiken, of de ree te zien opspringen en wegrennen. Mindfulness is wat dat betreft geen therapie maar een oefening in een levenshouding die ook levenslang doorgaat. Het is het bewust openen van de zintuigen om daarna alle sensaties zonder oordeel te ervaren. Hoe meer tijd men mindful doorbrengt hoe minder tijd er is om te rumineren wat er in het verleden allemaal is misgegaan door je stommiteiten en hoe minder ruimte er is om angstig te piekeren over wat er in de nabije toekomst allemaal mis kan gaan en hoe de rampen zich aan je zullen voltrekken. Oudere voorbeelden zijn de attentietraining van Wells bij paniek[3] en die van het naar buiten richten van de aandacht in plaats van de hartslag te voelen bij hartziektefobie. Mindfulness heeft een klein effect vooral op spanning en somberheid.[4] Tot op dit moment zijn de derde generatie therapieën niet effectiever dan die van de tweede generatie.[2, 5]

Nieuwe ontwikkelingen
Preventieve therapie

Een belangrijke ontwikkeling is de preventieve CGT bij mensen die lichte tot matige psychische klachten beginnen te ontwikkelen, waarvoor ze hulp zoeken maar tegelijk nog redelijk kunnen functioneren in de maatschappij, maar wel al prognostische kenmerken vertonen van een mogelijk ongunstig beloop. De behandeling van een subklinische depressie is in staat het depressief syndroom in de toekomst te voorkomen. De relatieve risicoreductie is 22%.[6] Het voorkomen van een eerste psychotische episode heeft nog meer resultaat; de risicoreductie is hierbij ongeveer 50%.[7-9] Binnen de hulpzoekende groep in de Geestelijke Gezondheidszorg is een groep te detecteren met een sterk verhoogd risico op het ontwikkelen van een eerste psychotische periode. Deze groep met prognostisch ongunstige kenmerken heeft sterk uiteenlopende symptomen en wordt de ultrahoge (UHR) risicogroep genoemd. In een meta-analyse over vele cohorten blijkt ongeveer 36 procent binnen drie jaar een eerste psychotische episode te ontwikkelen[10], waarvan de helft in de eerste zes maanden. De CGT gericht op het voorkomen van waanvorming en het beïnvloeden van risicofactoren is kostenbesparend zowel bij 18 maanden[11] als bij 48 maanden.[12] Omdat binnen de groep op prognostisch profiel geprofileerd kan worden is een gepersonaliseerde behandeling mogelijk.[13]

eHealth

De routine is al een eeuw dat therapeut en patiënt elkaar meestal eens per week gedurende drie kwartier zien in een spreekkamer. Daar komt in elk geval aan de orde wat er afgelopen week gebeurd is, welke stappen zijn gezet en wat er in de komende week voor uitdagingen liggen. In de therapiekamer worden succes bekrachtigd en de komende gedragsveranderingen gemotiveerd. Maar de essentie van psychotherapie; de daadwerkelijke (gedrags)verandering gebeurt natuurlijk buiten de spreekkamer, in het leven van alledag. Dat is ook een van de belangrijkste opgaven van de psychotherapeut; ervoor zorgen dat zaken die afgesproken zijn in de therapiekamer ook daadwerkelijk daarbuiten hun beslag krijgen. Vaak werd dat overbrugd met notitieboekjes, gedachte-records, monitorlijsten, enzovoort. De nieuwe hulpmiddelen evolueren van pen en papier naar eHealth op het internet en mHealth op de smartphone (zie hoofdstuk 6.5).

Een andere ontwikkeling die zich aankondigt zijn de *real-time interventies*. Tegenwoordig is iedereen 24-uur online. De smartphones hebben steeds gevoeligere sensoren aan boord. Externe sensoren zoals bewegingsmeters kunnen via bluetooth verbinding maken met smartphones die weer met databases op het internet in verbinding staan. Dat schept de mogelijkheid om te interveniëren op het moment dat een sterke emotionele arousal optreedt. *Artificial Intelligence* kan via het smartphonescherm en een eventuele oortelefoon interveniëren. Een dergelijke toekomst van de psychotherapie is niet ondenkbaar.

Conclusie

De psychotherapie heeft in de afgelopen decennia haar effectiviteit bewezen. Er zijn afhankelijk van de syndromen meerdere psychotherapie vormen effectief gebleken. De CGT is de meest breed inzetbare vorm van psychotherapie. In het afgelopen decennium zijn zorgverzekeraars streng gaan letten op kosteneffectiviteit van behandelingen, waardoor het hele veld dat de psychiatrie en de psychotherapie omvat aan het opschuiven is naar preventie van ernstige klachten met een lang en dus duur beloop. Succesvolle preventie zal ertoe leiden dat psychotherapie gericht op syndroombehandeling zal afnemen ten gunste van vroege interventie. Bij succesvolle preventie zal de zorg veranderen. De cardioloog bijvoorbeeld voorkomt geen hartinfarcten maar wel de huisarts met de behandeling van hoge bloeddruk. Publiekscampagnes gericht op gezonde voeding en beweging vullen dit aan. Een deel van de vroege preventie zal uit internet- en smartphone-toepassingen bestaan. Mogelijk dat een schoolvak psychohygiëne op de middelbare school kinderen leert hoe piekeren te voorkomen en zo angst en depressie helpt te verminderen.

Literatuur

1. Hofmann SG, Asnaani A, Vonk IJ, Sawyer AT, Fang A. The efficacy of cognitive behavioral therapy: A review of meta-analyses. Cogitive Therapy Research. 2012;36(5):427-40.
2. Ost LG. The efficacy of Acceptance and Commitment Therapy: an updated systematic review and meta-analysis. Behav Res Ther. 2014;61:105-21. doi: 10.1016/j.brat.2014.07.018. PubMed PMID: 25193001.
3. Wells A. Panic disorder in association with relaxation induced anxiety: An attentional training approach to treatment. Behavioral Therapy. 1990;21(3):273-80.
4. Khoury B, Lecomte T, Fortin G, Masse M, Therien P, Bouchard V, et al. Mindfulness-based therapy: a comprehensive meta-analysis. Clin Psychol Rev. 2013;33(6):763-71. doi: 10.1016/j.cpr.2013.05.005. PubMed PMID: 23796855.
5. Ost LG. Efficacy of the third wave of behavioral therapies: a systematic review and meta-analysis. Behav Res Ther. 2008;46(3):296-321. doi: 10.1016/j.brat.2007.12.005. PubMed PMID: 18258216.
6. Cuijpers P, van Straten A, Smit F, Mihalopoulos C, Beekman A. Preventing the onset of depressive disorders: a meta-analytic review of psychological interventions. Am J Psychiatry. 2008;165(10):1272-80. doi: 10.1176/appi.ajp.2008.07091422. PubMed PMID: 18765483.
7. Hutton P, Taylor PJ. Cognitive behavioural therapy for psychosis prevention: a systematic review and meta-analysis. Psychol Med. 2014;44(3):449-68. doi: 10.1017/S0033291713000354. PubMed PMID: 23521867.
8. Stafford MR, Jackson H, Mayo-Wilson E, Morrison AP, Kendall T. Early interventions to prevent psychosis: systematic review and meta-analysis. BMJ. 2013;346:f185. doi: 10.1136/bmj.f185. PubMed PMID: 23335473; PubMed Central PMCID: PMCPMC3548617.
9. van der Gaag M, Smit F, Bechdolf A, French P, Linszen DH, Yung AR, et al. Preventing a first episode of psychosis: meta-analysis of randomized controlled prevention trials of 12 month and longer-term follow-ups. Schizophr Res. 2013;149(1-3):56-62. doi: 10.1016/j.schres.2013.07.004. PubMed PMID: 23870806.
10. Fusar-Poli P, Bonoldi I, Yung AR, Borgwardt S, Kempton MJ, Valmaggia L, et al. Predicting psychosis: meta-analysis of transition outcomes in individuals at high clinical risk. Arch Gen Psychiatry. 2012;69(3):220-9. doi: 10.1001/archgenpsychiatry.2011.1472. PubMed PMID: 22393215.
11. Ising HK, Smit F, Veling W, Rietdijk J, Dragt S, Klaassen RM, et al. Cost-effectiveness of preventing first-episode psychosis in ultra-high-risk subjects: multi-centre randomized controlled trial. Psychol Med. 2015;45(7):1435-46. doi: 10.1017/S0033291714002530. PubMed PMID: 25330734.

12 Ising HK, Lokkerbol J, Rietdijk J, Dragt S, Klaassen RM, Kraan T, et al. Four-Year Cost-effectiveness of Cognitive Behavior Therapy for Preventing First-episode Psychosis: The Dutch Early Detection Intervention Evaluation (EDIE-NL) Trial. Schizophr Bull. 2016. doi: 10.1093/schbul/sbw084. PubMed PMID: 27306315.
13 Ising HK, Ruhrmann S, Burger NA, Rietdijk J, Dragt S, Klaassen RM, et al. Development of a stage-dependent prognostic model to predict psychosis in ultra-high-risk patients seeking treatment for comorbid psychiatric disorders. Psychol Med. 2016;46(9):1839-51. doi: 10.1017/S0033291716000325. PubMed PMID: 26979398.
14 Turner, D. T., van der Gaag, M., Karyotaki, E., & Cuijpers, P. Psychological interventions for psychosis: A meta-analysis of comparative outcome studies. Am J Psychiatry. 2014;171:523-38.

Psychodynamiek

6.3 Psychodynamische therapievormen

Jos Dirkx[*]

Psychodynamische therapievormen: algemene kenmerken

Een kernbegrip in de psychodynamiek is het *onbewuste*, het geheel van onbewuste psychische processen, waar bijvoorbeeld de eerder genoemde conflicten tussen Es, Boven-Ik en Ik zich grotendeels afspelen (zie ook hoofdstuk 4.1.2). Een psychodynamische therapie is er op gericht juist deze voor de patiënt onbewuste patronen, strevingen en verlangens, die vaak verdrongen zijn omdat ze te pijnlijk of ontluisterend zijn om ten volle te kunnen aanvaarden, bewust en inzichtelijk te maken. De *verdringing* van onwelgevallige emoties en verlangens naar het onbewuste leidt vaker tot symptomen en klachten. Met andere woorden, de klachten en symptomen staan aan de oppervlakte in verhulde vorm model voor verdrongen verlangens en emoties. In het psychodynamisch perspectief gaan we ook uit van het *unieke* van ieder mens en is een diagnose van minder belang. Men zoekt veeleer naar de dieperliggende *betekenis* van bepaalde klachten voor de patiënt waarvan deze zich vaak niet bewust is. Hoe kunnen we begrijpen dat iemand op dit moment in zijn leven, in zijn huidige sociaal-maatschappelijke situatie en tegen de achtergrond van een specifieke levensgeschiedenis, psychische klachten krijgt? Dit noemt men ook wel de psychodynamiek van de beschrijvende diagnostiek of de psychodynamische formulering van het actuele psychiatrische toestandsbeeld. Een psychodynamische formulering gaat meer in op de omstandigheden, eventuele oorzaken en ontstaanswijze van psychische symptomen.

Het psychodynamisch perspectief richt zich nadrukkelijk op de *ontwikkelingsgeschiedenis* en ervaringen uit het verleden als middel om het actuele probleem beter te begrijpen. In de actualiteit worden bepaalde onbewuste patronen uit de vroegkinderlijke ontwikkeling herhaald. Het is een belangrijke taak van de psychodynamisch opgeleide therapeut om deze *herhaling* inzichtelijk te maken. Wie zijn verleden niet kent is immers gedoemd het te herhalen. Dit betekent in praktische zin dat wanneer de patient over actuele problemen spreekt de therapeut de luisterende houding ook uitbreidt naar het verleden en nagaat waar de actuele problematiek een mogelijke herhaling van is. Ook omgekeerd, wanneer de patiënt het over vroege ervaringen als kind heeft, is het van belang voor de therapeut te onderzoeken of en hoe de geschiedenis van de patiënt zich herhaalt in de actualiteit.

De herhaling van vroegere ervaringen en gevoelens kan zich ook voordoen in de relatie met de therapeut en wordt dan *overdracht* genoemd. De patiënt kan bijvoorbeeld de herinnering aan een typische interactie met een ouderfiguur op de therapeut *overdragen* zeker wanneer de therapeut op enig moment iets zegt of doet waardoor de herinnering aan die ouderfiguur wordt geactiveerd. Het is dan van belang voor de the-

---

[*] Voor de personalia van dr. Jos Dirkx zie hoofdstuk 4.1.2.

rapeut om de overdracht te herkennen, de herhaling te zien en samen met de patiënt te onderzoeken wat de betekenis van zijn emotionele reactie is.

Een therapeut moet tegelijk ook zijn eigen emotionele reactie op de overdracht, de zogenaamde *tegenoverdracht*, kunnen herkennen, bij zichzelf houden en niet uitleven op de patiënt. Door neutraal te zijn en niet zoals de ouderfiguur te reageren, kan de therapeut zelf als het ware een *correctieve emotionele ervaring* genereren. Aan de therapeut doet de patiënt een nieuwe niet-verwachte positieve ervaring op. Het gaat daarbij ook meer om het ervaren van een andere emotie dan om een cognitieve correctie.

> Jean (37) wordt verwezen in verband met een 'kort lontje' en problemen op zijn werk. Hij houdt zich niet aan regels, komt regelmatig te laat en wordt vaak ontslagen. In de eerste gesprekken is Jean voortdurend zeer alert en wantrouwend waardoor het contact moeizaam verloopt. Hij is devaluerend naar de therapeut, trekt in twijfel wat deze beweert en laat merken dat hij de gesprekken maar onzin vindt. Omdat de therapeut zich niet laat uitdagen en vooral geduld betracht en probeert te begrijpen wat Jean tot zijn vijandige houding brengt, ontstaat er na verloop van tijd in de gesprekken een wat milder en meer ontspannen klimaat. Jean kan ook wat makkelijker vertellen over zijn verleden met een autoritaire vader die veel eisen aan hem stelde en hoge verwachtingen van hem had. Zijn vader overleed onverwacht toen hij 16 was. Juist in die periode spijbelde Jean veel, experimenteerde met drugs, en was juist in 4 Havo blijven zitten.

Dit vignet toont een autoriteit-gevoelige man die de typische interactie uit zijn jeugd van verzet tegen een veeleisende vader overdrachtelijk en onbewust herbeleeft in het conflict beladen contact met alle oudere mannen die zijn levenspad kruisen. In de therapie bleek het mogelijk voor Jean om na verloop van tijd meer vertrouwen te ontwikkelen in de therapeut. Vooral omdat deze minder op zijn vader leek dan aanvankelijk verwacht. Het werd geleidelijk eenvoudiger om meer zicht te krijgen op zijn herhalende onbewuste gedragspatronen wanneer de therapeut hem voorzichtig confronteerde met de herhaling in de overdracht. Ook durfde hij meer zijn overdekte en verdrongen kwetsbare kant te laten zien waarbij spijt, gemis en verlangen naar goedkeuring van zijn vader aan de orde konden komen.

Deze casus maakt duidelijk dat het doel van een psychodynamische behandeling niet in eerste instantie symptoomreductie is. Belangrijker is het kunnen opgeven van illusies (irreële verwachtingen) en het ervaren en kunnen verdragen van verlies en verdriet. Met andere woorden: een leven kunnen leiden met een optimaal rendement van talenten en kwaliteiten en tegelijk acceptatie en aanvaarding van beperkingen en tekortkomingen.

Het psychodynamisch perspectief gebruikt een enigszins afwijkende indeling van de persoonlijkheidsorganisatie vergeleken met de gangbare psychiatrische indeling tussen neurose en psychose. Kernberg maakt in 1984 een onderscheid tussen de neurotische-, borderline- en psychotische organisatie, waarbij hij criteria hanteert als identiteitsdiffusie, afweermechanismen en realiteitstoetsing. Bij de psychotische- en borderline-organisatie is er sprake van identiteitsdiffusie en is er geen sprake van een geïntegreerd beeld van zichzelf en belangrijke anderen. Bij een psychotische persoonlijkheidsorganisatie kan zelfs het onderscheid ontbreken tussen zelf, ander en omgeving, bijvoorbeeld bij betrekkingswanen. De realiteitstoetsing is bij de psychotische persoonlijkheidsorganisatie verstoord, in de vorm van hallucinaties en/of wanen. Bij de borderline-persoonlijkheidsorganisatie kunnen er kortdurende psychotische overschrijdingen zijn, de zogenaamde micro-psychotische episodes maar is de realiteitstoetsing grotendeels intact. De neurotische persoonlijkheidsorganisatie heeft een goede realiteitstoetsing, er is geen sprake van identiteitsdiffusie en er zijn rijpere afweermechanismen zoals humor, of sublimatie. Patiënten met een borderline- of psychotische persoonlijkheidsorganisatie hanteren primitievere afweermechanismen zoals projectie, ontkenning of projectieve identificatie (zie ook hoofdstuk afweermechanismen). Aan de hand van het zogenaamde structurele interview kan men een onderscheid maken tussen de drie persoonlijkheidsorganisaties.[1]

Tenslotte nog iets over de praktische werkwijze. De grondregel van zowel de psychoanalyse als de meeste psychodynamische psychotherapie bestaat uit de opdracht om gedachten vrijelijk uit te spreken, zonder censuur of inhoudelijke belemmering anderszins. Deze methode van *vrije associatie* waarin iemand zich zonder schaamte of geremdheid durft uit te spreken is de koninklijke weg naar het onbewuste, naar verborgen motieven en verlangens.

Psychoanalytische psychotherapie

Dit is de meest bekende maar tegelijk meest heterogene psychodynamische therapievorm. Het is een niet in tijd beperkte psychotherapie die wisselend gebruik maakt van alle bovengenoemde algemene kenmerken. De frequentie waarin deze psychotherapie plaatsvindt is een- of tweemaal per week en de therapeut zit schuin tegenover de patiënt. Het karakter van de psychoanalytische psychotherapie kan steunend of ook wel toedekkend zijn of juist ontdekkend en meer inzichtgevend. Er is al vele jaren een discussie gaande over het verschil tussen psychoanalyse en psychoanalytische psychotherapie. Er zijn voorstanders van de continuümgedachte, die psychoanalytische psychotherapie als een minder intensieve vorm van psychoanalyse zien. Een therapievorm die meer aansluit bij de actuele maatschappelijke behoefte: lang als het moet, kort als het kan. De meeste psychoanalytici zijn echter van mening dat er een kwalitatief verschil is tussen psychoanalyse en psychoanalytische psychotherapie. De setting van de psychoanalyse waarbij de patiënt ligt op een bank en de psychoanalyticus buiten het zicht achter de bank zit in combinatie met de hoge frequentie van vier of vijfmaal per week, is wezenlijk anders dan in een psychoanalytische psychotherapie.

Psychodynamische groepspsychotherapie

De psychoanalytische psychotherapie heeft zich de laatste decennia geëvolueerd in diverse richtingen. Zo is er de *psychodynamische groepspsychotherapie* die zich vanaf de jaren veertig van de vorige eeuw sterk heeft ontwikkeld. Een dergelijke psychodynamische groep komt één keer per week bijeen voor sessies van 90 minuten en bestaat doorgaans uit 8 personen. De samenstelling is heterogeen qua diagnostiek en geslacht maar homogeen qua Ik-sterkte (vergelijkbaar met draagkracht of stressbestendigheid) en leeftijdsgroepen. De grondregel geeft aan te praten over wat iemand bezighoudt, zonder een structuur met oefeningen, opdrachten, beurten of bepaalde thema's.

Daarnaast bestaan er diverse vormen van *kortdurende psychodynamische psychotherapie* (KPP). Hoewel deze behandelingen een psychoanalytisch referentiekader hanteren is het belangrijkste verschil met een psychoanalytische psychotherapie dat de behandeling in tijd beperkt is en tevens gericht op een specifiek probleemgebied. Voor een overzicht van psychodynamische groepspsychotherapie en kortdurende psychodynamische behandelvormen verwijs ik naar de respectievelijke hoofdstukken in het Handboek Psychodynamiek.[2]

Kortdurende Psychodynamische Steungevende Psychotherapie (KPSP)

Een voorbeeld van een kortdurende behandeling voor depressie is de Kortdurende Psychodynamische Steungevende Psychotherapie (KPSP) ontwikkeld door De Jonghe.[3] Dit is een effectieve behandeling[4] van zestien sessies met als focus depressieve klachten. Omdat de oorzaak en het gevolg van een depressie vanuit een relationeel perspectief wordt benaderd is de taak van de therapeut in een dergelijke psychotherapie om een bovenal gratificerende, empathische, voorspelbare, beschikbare, en begripvolle rol aan te nemen. Het gaat dus minder om inzicht in onbewuste processen maar meer om een correctieve emotionele ervaring in de therapeutische relatie. Zo kan een patiënt met een depressie en een narcistische afweer in de vorm van een tegenafhankelijke houding (als gevolg van vroegere teleurstelling in anderen is wantrouwen ontstaan en het gevoel alles zelf te moeten doen, alleen op zichzelf te durven vertrouwen) aan de therapeut een nieuwe ervaring opdoen. Bij de meer afhankelijke depressieve patiënt is het juist van belang dat de therapie beperkt is om belangrijke thema's met anderen in korte tijd te bewerken, waarbij bevorderen van zelfvertrouwen en zelfacceptatie voorop staat.

Transference Focused Psychotherapy (TFP)

Voor de borderlineproblematiek als beschreven binnen het persoonlijkheidssyndroom is een overdracht-gerichte individuele psychotherapie ontwikkeld van tweemaal per week waarbij men het benoemen en interpreteren van de overdracht in de sessie combineert met voldoende steunende interventies. Deze behandeling staat bekend als *Transference Focused Psychotherapy* (TFP) en noemt men ook wel toegepaste objectrelatietheorie voor borderline-pathologie.[5, 6] De borderline persoonlijkheidsorganisatie onderscheidt zich vooral doordat de patiënt niet goed in staat is om een geïntegreerd beeld van zichzelf en belangrijke anderen te handhaven. Met een geïntegreerd beeld bedoelt men dat de innerlijke representaties van zichzelf en anderen complex zijn, samengesteld uit zowel goede als slechte of negatieve eigenschappen. Bij een borderline persoonlijkheidsorganisatie beleeft men vaak de ander als alleen maar positief of louter slecht en negatief met daarbij passende heftige gemoedstoestanden. Ook het beeld van zichzelf is vaak gesplitst in hetzij goed hetzij slecht, zonder nuance of middenweg. Dit noemt men ook wel identiteitsdiffusie en is typisch voor borderline-pathologie. Bij een neurotische persoonlijkheidsorganisatie is men beter in staat ambivalentie te ervaren, en beperkingen of negatievere gevoelens te accepteren.

Het doel van TFP is gericht op het verbeteren van de objectrepresentaties naar een meer geïntegreerde situatie. De therapeut doet dit aan de hand van de hier-en-nu interactie met de patiënt en probeert de actuele dyade en vooral de tegenstrijdigheid, de splitsing daarin te benoemen: *Daarnet was u erg boos op me en vond u mij star en streng. Nu zegt u dat u zich geen betere therapeut kunt wensen. Hoe kunnen we dat begrijpen?*.[6] Belangrijk is de basishouding van emotionele beschikbaarheid die de therapeut dient te hanteren, waarbij er een *bereidheid moet zijn met zich te laten sollen* en de patiënt op deze manier de ruimte geven om vrijelijk te projecteren.[6] Om een en ander in goede banen te leiden is er een samenwerkingscontract met rechten en plichten over en weer om *commitment* aan de therapie te bevorderen.

TFP is een werkzame therapie voor borderline-persoonlijkheidspathologie zoals uit vergelijkend onderzoek is gebleken.[7, 8]

Mentalization-based treatment (MBT)

Een andere in oorsprong psychodynamische psychotherapievorm is de op mentaliseren gebaseerde therapie, ook wel *mentalization-based treatment* (MBT), ontwikkeld door Bateman & Fonagy.[9] Het doel is de mogelijkheid tot mentaliseren van de patiënt te bevorderen. Met mentaliseren bedoelt men dat iemand in staat is tot waarnemen en interpreteren van menselijk gedrag en te begrijpen dat dit voorkomt uit innerlijke motieven, gedachten, wensen of ideeën die juist of fout kunnen zijn.[10] Mentaliseren is nauw verbonden met de al langer bestaande term *Theory of mind*. Iemand heeft een theory of mind wanneer men een duidelijk onderscheid kan maken tussen zelf en ander en men dus ook begrijpt dat de ander een ander perspectief hanteert en andere ideeën en doelen kan hebben. Men is dan in staat zich in te leven in een ander, empathie te tonen.

Het focus bij MBT ligt op het samen begrijpen van wat er in iemand zelf en in de ander omgaat, en dus ook wat er in de relatie gebeurt. Er wordt in het hier-en-nu gewerkt waarbij de interne en externe realiteit wordt gekoppeld. *Je voelt je door mij niet begrepen?* of *Ik kan merken dat dit voor jou heel heftig voelt* of *Voelde je je niet begrepen omdat ze niet reageerden zoals je had gehoopt?*.[10] Ook MBT is een effectieve behandelmethode gebleken[11], zelfs in een RCT.[12, 13]

Conclusie

Vanuit meer algemene psychodynamische behandelmethoden is er geleidelijk een ontwikkeling ontstaan naar korter durende behandelvormen die gericht zijn op een specifieke mentale aandoening of diagnose. Deze ontwikkeling sluit aan bij een vraaggestuurde gezondheidszorg waarin een bepaald probleem vraagt om een daarbij passende behandeling die bewezen effectief en doelmatig is. Ook kostenoverwegingen spelen een steeds belangrijker rol. De indicatie voor een dergelijke behandeling is gekoppeld aan de diagnose en wordt minder bepaald door de behoefte of voorkeur van de patiënt, de match tussen therapeut en patiënt, of andere non-specifieke of lastig eenduidig te omschrijven factoren als motivatie, zelfreflectie, Ik-sterkte, of frustratietolerantie. Hoewel non-specifieke factoren het belangrijkst zijn voor het uiteindelijk resultaat van een behandeling lijken deze factoren als gevolg van deze trend naar evidentie in de verdrukking te komen.

Literatuur

1 Kernberg OF. Severe personality disorders: psychotherapeutic strategies. New Haven: Yale University Publishers; 1984.
2 Dirkx J, Hebbrecht M, Mooij AWM, Vermote R. Handboek Psychodynamiek. Een verdiepende kijk op psychiatrie en psychotherapie. Utrecht: De Tijdstroom; 2011.
3 de Jonghe F, de Maat SC, Van R, Hendriksen M, van Aalst G, Dekker J. Short-term psychoanalytic supportive psychotherapy for depressed patients. Psychoanalytic Inquiry. 2013;33:614-25.
4 Driessen E, Cuijpers P, de Maat SC, Abbass AA, de Jonghe F, Dekker JJ. The efficacy of

short-term psychodynamic psychotherapy for depression: a meta-analysis. Clin Psychol Rev. 2010;30(1):25-36. doi: 10.1016/j.cpr.2009.08.010. PubMed PMID: 19766369.
5   Clarkin JF, Yeomans FE, Kernberg OF. Psychotherapy for borderline personality. Focusing on objectrelations. Washington DC: American Psychiatric Publishing Inc; 2006.
6   Draijer N, Mosel J. Transference-focused psychotherapy voor borderline persoonlijkheidsorganisatie: toegepaste objectrelatietheorie. In: Dirkx J, Hebbrecht M, Mooij AWM, Vermote R, editors. Handboek Psychodynamiek Een verdiepende kijk op psychiatrie en psychotherapie. Utrecht: De Tijdstroom; 2011.
7   Clarkin JF, Levy KN, Lenzenweger MF, Kernberg OF. Evaluating three treatments for borderline personality disorder: a multiwave study. Am J Psychiatry. 2007;164(6):922-8. doi: 10.1176/ajp.2007.164.6.922. PubMed PMID: 17541052.
8   Doering S, Horz S, Rentrop M, Fischer-Kern M, Schuster P, Benecke C, et al. Transference-focused psychotherapy v. treatment by community psychotherapists for borderline personality disorder: randomised controlled trial. Br J Psychiatry. 2010;196(5):389-95. doi: 10.1192/bjp.bp.109.070177. PubMed PMID: 20435966.
9   Bateman AW, Fonagy P. Psychotherapy for borderline personality disorder. Mentalization-based treatment. Oxford/New york: Oxford University Press; 2004.
10 Deben-Mager M. Op mentaliseren gebaseerde therapie (MBT). In: Dirkx J, Hebbrecht M, Mooij AWM, Vermote R, editors. Handboek Psychodynamiek Een verdiepende kijk op psychiatrie en psychotherapie. Utrecht: De Tijdstroom; 2011.
11 Bales D, van Beek N, Smits M, Willemsen S, Busschbach JJ, Verheul R, et al. Treatment outcome of 18-month, day hospital mentalization-based treatment (MBT) in patients with severe borderline personality disorder in the Netherlands. J Pers Disord. 2012;26(4):568-82. doi: 10.1521/pedi.2012.26.4.568. PubMed PMID: 22867507.
12 Bateman A, Fonagy P. 8-year follow-up of patients treated for borderline personality disorder: mentalization-based treatment versus treatment as usual. Am J Psychiatry. 2008;165(5):631-8. doi: 10.1176/appi.ajp.2007.07040636. PubMed PMID: 18347003.
13 Bateman A, Fonagy P. Randomized controlled trial of outpatient mentalization-based treatment versus structured clinical management for borderline personality disorder. Am J Psychiatry. 2009;166(12):1355-64. doi: 10.1176/appi.ajp.2009.09040539. PubMed PMID: 19833787.

6.4 Systeemtherapie en het belang van de gezinscontext

Peter Rober[*]

Inleiding

We beginnen dit hoofdstuk met een verhaal over drugs. Maar dit is slechts een illustratie van onze centrale boodschap over het belang van de gezinscontext.

Een experiment

Stel... we plaatsen een rat in een kooi en we geven de rat toegang tot twee waterflesjes: één met gewoon water en een ander met water dat is aangelengd met heroïne. Dan kunnen we verwachten dat de rat verslaafd raakt aan de heroïne. Ze zal nog enkel van dat flesje drinken en het flesje met water negeren. Na een tijd zal de rat wellicht sterven aan een overdosis. Een dergelijk experiment heeft men vaak gedaan en het bevestigt telkens opnieuw onze kijk op drugverslaving: drugs zijn chemische substanties die de gebruiker lichamelijk afhankelijk maken en doen aftakelen; soms met de dood tot gevolg.
De Canadese psycholoog Alexander[1-3] dacht lang na over dit experiment. Wat hem het meest verbaasde was dat contextfactoren werden geneutraliseerd door de rat geïsoleerd in een kale kooi te plaatsen. Alexander vroeg zich af wat er zou gebeuren als men de rat in een andere kooi zou plaatsen. Hij deed een vergelijkende studie waarin het belang van de context werd geëvalueerd:
Een groep ratten verbleef individueel in hun kale kooien, met toegang tot de twee waterflesjes: het gewone water en het heroïnewater. Ze bleven een vijftigtal dagen in hun kooien en ze geraakten flink verslaafd. Daarna werden die ratten bij een groep ratten gezet in het Rat Park: een ruime, goed verwarmde kooi met speelgoed (wieltjes, tunnels, ballen, ...) en – niet onbelangrijk – met verschillende andere ratten. Al hadden ze naar hartenlust toegang tot het heroïnewater, ze begonnen meer en meer gewoon water te drinken en ze vertoonden nauwelijks ontwenningsverschijnselen. De ratten in het Rat Park raakten niet verslaafd en ze stierven niet aan een overdosis. Ze dronken bijna uitsluitend water; al gingen ze nu en dan wel eens proeven van het heroïnewater.

---

[*]   Prof.dr. Peter Rober is klinisch psycholoog en gezinstherapeut, werkzaam in Context (UPC, KU Leuven).

Dit experiment toont het belang van de context aan: verslaving is niet enkel een soort van chemische afhankelijkheid. Het is ook een antwoord op een koude en kale context. In een warme en gevarieerde context is het blijkbaar veel makkelijker om te weerstaan aan drugs. Deze Rat Park-experimenten van Alexander zijn heel inspirerend geweest voor systeemtherapeuten omdat ze het belang aantonen van een gezonde context. Het tegendeel van verslaving is niet onthouding maar verbondenheid met anderen.

De geschiedenis van de systeemtherapie kan men beschouwen als een klinische activiteit op zoek naar een theoretische basis. De clinici die na de Tweede Wereldoorlog met gezinnen werkten hadden behoefte aan een theoretisch kader. Niet om hun therapeutisch handelen te sturen maar eerder om een taal te hebben om over hetgeen ze deden na te denken en er met elkaar over te spreken. Ze hadden dus meer behoefte aan een theoretische taal (concepten), dan aan een theoretisch model. Ze merkten bijvoorbeeld dat, ook al werd slechts één gezinslid als patiënt aangemeld, iedereen in het gezin betrokken geraakte bij wat er in de therapiesessie gebeurde: de ene was bezorgd, de ander kwaad, nog iemand jaloers, enzovoort. Wat er gezegd werd in gezinsgesprekken was duidelijk meer dan het met elkaar uitwisselen van informatie: het had observeerbare effecten op de anderen. Er waren conflicten en er was verzoening. Er werd gepraat, gezwegen, geroepen en gefluisterd. Er waren tranen en er werd getroost. Er waren spanningen en er werd gelachen.

Theoretische paradigma's

Men kan de geschiedenis van de systeemtherapie in grote lijnen indelen in twee paradigma's. Aanvankelijk was er het cybernetische paradigma. Later, vanaf het einde van de jaren '80, ontstond het narratieve paradigma, waarin het sociaal constructionisme en het postmodernisme een belangrijke plaats heeft.

Het cybernetische paradigma

De cybernetica bestudeert feedbackmechanismen in zelfregulerende systemen zoals machines en levende organismen, die ervoor zorgen dat een homeostatisch evenwicht onderhouden wordt. *Homeostase* kan men zien als een dynamisch evenwicht. Bij mechanische systemen staat *negatieve feedback* centraal. Negatieve feedback treedt op wanneer de afwijking van het evenwicht te groot wordt en er gecorrigeerd moet worden. Door het bijsturen kan het systeem zijn optimaal evenwicht terugvinden. Een vaak aangehaald voorbeeld van een cybernetisch systeem is de thermostaat. De thermostaat meet via een thermometer de temperatuur in de kamer. Als de temperatuur te ver afwijkt van het optimum (het evenwicht) zal er informatie doorgestuurd worden naar de verwarmingsketel zodat die aanslaat om de kamer terug op te warmen. Wanneer de thermometer registreert dat de kamertemperatuur weer optimaal is stuurt de thermostaat informatie naar de verwarmingsketel zodat die opnieuw afslaat. Zo is de cirkel gesloten: elk element in het systeem beïnvloedt elkaar. Dat is *circulaire causaliteit*. Het doorsturen van informatie in dit voorbeeld noemt men negatieve feedback: het is informatie die het systeem terug in evenwicht brengt.

Levende systemen zijn echter complexer: zowel negatieve als positieve feedback zijn van levensbelang. Positieve feedback is feedback die tot gevolg heeft dat de afwijking van het evenwicht vergroot. Bij gesloten systemen (dus machines) gaat het om de wijze waarop de onderdelen samen een autonoom functionerend geheel vormen, gericht op het bewaren van zijn evenwicht. Het vergroten van het onevenwicht door positieve feedback zou leiden tot de destructie van de machine (bijvoorbeeld door oververhitting). Bij levende organismen echter is positieve feedback nodig om te groeien. Het zijn open systemen die steeds in interactie met de omgeving zijn. Bij open systemen draait niet alles om evenwicht of homeostase. Open systemen zijn ecologische systemen, die niet enkel een mate van stabiliteit proberen te bewaren, maar ook evolueren in functie van veranderingen in de omgeving.

Het gezin kan men ook opvatten als een zelfregulerend systeem dat door middel van feedbackprocessen (bijvoorbeeld een symptoom) een homeostatisch evenwicht in stand houdt.[4] De systeemtherapie is zich gaan richten op het observeren van gezinsinteracties en op de wijze waarop die interacties bijdragen tot stabiliteit of verandering. Hoe gaan gezinsleden met elkaar om? Hoe beïnvloeden ze elkaar? Systeemtherapeuten kijken niet naar individueel functioneren zoals de psychoanalytici of de gedragstherapeuten maar kiezen voor een contextuele blik: het gedrag van een individu ziet men als feedback op het gedrag dat andere gezinsleden daarvoor hebben gesteld. Gedrag wordt steeds in een relationele context gesteld. Het is een respons op die context, en het is meteen ook weer de context voor gedrag van anderen dat nog niet gesteld is. Symptoomgedrag, bijvoorbeeld, ziet men niet als iets dat enkel vanuit het individu komt (persoonlijkheid, kindertijd, enzovoort) maar iets dat ook een functie heeft in een relationele context.

> De buikpijn van een kind is niet enkel de pijn van het kind. Het kan ook ouders mobiliseren om bezorgd te zijn en te helpen of misschien het zusje jaloers maken omdat er zoveel aandacht naar haar broertje gaat. Of het kan tot gevolg hebben dat de grootouders vinden dat de ouders te bezorgd zijn.

Het uitgangspunt is dat hetgeen in een gezin gebeurt een systemische functie kan hebben, in die zin dat het gedrag bijdraagt tot het herstellen van het evenwicht van het gezin (negatieve feedback) of tot de groei van het gezin naar een nieuw evenwicht (positieve feedback).

> Zo zou het kunnen dat, op een moment dat er een conflict dreigt tussen de ouders, de buikpijn van het kind ervoor zou kunnen zorgen dat de gezamenlijke bezorgdheid van de ouders wordt getriggerd, dat ze hun irritatie en kwaadheid opzij kunnen zetten om naar hun kind te stappen en te onderzoeken hoe ze kunnen helpen. In dit voorbeeld werkt de buikpijn van het kind als negatieve feedback: de disbalans (de stijgende spanning tussen de ouders) verdwijnt en plaats maakt voor het gewenste evenwicht (samenwerking en eensgezindheid tussen de ouders).

Het narratieve paradigma

In de jaren '90 is er een nieuwe benadering gegroeid in het veld van de systeemtherapie: het narratieve paradigma. Binnen deze benadering stelt men taalmetaforen, zoals 'verhaal', 'conversatie' en 'dialoog' centraal in het denken en praten over systeemtherapie. Systeemtherapie is in essentie een gesprek waarin de therapeut respectvol luistert naar de verhalen van de gezinsleden. Hij biedt de ruimte waarin de gezinsleden naar elkaar kunnen uitdrukken wie ze zijn en hoe ze hun wereld ervaren. Hierin laat de therapeut zijn attitude van alwetende objectieve observator varen om zich te engageren in een dialoog met het gezin waarin samenwerking centraal staat.[5] De therapeut en de gezinsleden zijn te beschouwen als 'co-auteurs': de gezinsleden en de therapeut maken samen in de therapie een nieuw verhaal, dat een meer hoopvolle toekomst mogelijk maakt.[6] Daarbij sluit de therapeut zoveel mogelijk aan bij de competenties van de gezinsleden en hun bijdragen aan een positieve verandering,[7]

Een recente ontwikkeling in de systeemtherapie legt de nadruk op het concept 'dialoog'.[8, 9] Een belangrijke vertegenwoordiger van deze benadering is de Finse psycholoog Jaakko Seikkula met zijn *Open Dialogues*-benadering in geval van een acute psychotische crisis.[10, 11] Het basisidee is dat men bij een psychotische crisis alle familieleden samenbrengt met de (gehospitaliseerde) patiënt voor een aantal open gesprekken over de crisis. De bedoeling is de volwassen kant van de patiënt en zijn gezin te verstevigen, en de situatie te normaliseren, in plaats van te focussen op regressief gedrag. De resultaten van deze behandelingsmethode zijn veelbelovend: beter herstel, minder restsymptomen, minder heropnames, betere rehabilitatie (bijvoorbeeld werk vinden na opname) en lager gebruik van antipsychotische medicatie.

Effectonderzoek

De werkzaamheid van psychotherapie heeft wellicht meer te maken met gemeenschappelijke factoren dan met factoren die specifiek verbonden zijn met één of ander theoretisch model.[12, 13] De bijdrage van verschillende psychotherapeutische factoren is als volgt onder te verdelen: 40% is toe te schrijven aan patiëntgerelateerde omgevingsfactoren, de therapeutische relatie is verantwoordelijk voor 30% van het effect, hoop en verwachting verklaren nog eens 15% en uiteindelijk is de methodespecificiteit slechts voor 15% verklarend voor effect.[14] Dit wijst erop dat de patiënt en zijn context centraal staan in therapeutische verandering. Het gaat daarbij over karakteristieken van de patiënt (mate van motivatie, innerlijke kracht, intelligentie) en contextfactoren die niet rechtstreeks met de therapie te maken hebben (zoals de mate van steun in de omgeving, stress in de levensomstandigheden en dergelijke).

Uit een overzichtsstudie van 20 meta-analyses van systeemtherapeutische interventies blijkt dat systeemtherapie minstens zo effectief is als individuele therapie en in een aantal gevallen zelfs effectiever.[15, 16] Systeemtherapie, al dan niet in combinatie met medicatie en andere therapeutische methoden, blijkt effectief bij slaap- en hechtingsproblemen bij baby's, in geval van seksueel misbruik van kinderen, gedragsproblemen, emotionele problemen (angst, depressie, rouw en suïcidaliteit), somatische problemen (enuresis, astma, enzovoort) en een eet- en voedingssyndroom.[17, 18] Bij volwassenen is systeemtherapie effectief bij relatieproblemen, seksuele problemen, gezinsgeweld, angstsyndromen, stemmingssyndromen, verslavingssyndroom, psychosesyndroom en chronische lichamelijke aandoeningen.[17, 18]

Effect van systeemtherapie en etiologie

De effectiviteit van de systeemtherapie staat los van het etiologische verklaringsmodel: systeemtherapie blijkt effectief te zijn bij problemen, waarbij gezinsfactoren geen belangrijke plaats worden toegedicht in de etiologische verklaring (bijvoorbeeld kanker). Het effect van de behandeling staat dus los van het verklaringsmodel. De kern is dat het gaat over gezinnen die zich proberen aan te passen aan de eisen en onzekerheden waarmee ernstige en/of chronische gezinsproblemen hen confronteren.

De aandacht gaat dus op de eerste plaats naar de inzet van het gezin. De systeemtherapeut is vooral geïnteresseerd in de wijze waarop gezinnen zich organiseren rond een gezinslid met een probleem, deel uitmakend van de chronische gezinsproblemen.[19] Hierin zijn enkele typische gezinspatronen te herkennen.[19] We geven bij elk patroon hieronder een kort voorbeeld.

- Het symptoom speelt een centrale rol in het gezinsleven.

> Lisa eet nog nauwelijks. Iedereen is bezorgd en telkens wanneer het gezin aan tafel gaat kijkt iedereen gespannen naar Lisa. Ook wanneer de kinderen van school komen, vraagt moeder onmiddellijk aan Joris, Lisa's oudere broer, of Lisa goed gegeten heeft tijdens de lunchpauze.

- Vernauwing van de tijdsfocus tot het hier-en-nu.

> In het gezin van Lisa worden nog weinig plannen voor de toekomst gemaakt. Vakantieplanning wordt bijvoorbeeld tot het laatste moment uitgesteld want alles hangt af van Lisa en haar eetprobleem.

- Beperkte flexibiliteit in het gezinsfunctioneren.

> Lisa's moeder is zo bezorgd dat ze weinig anders doet dan zich zorgen maken over Lisa en haar controleren.

- Versterking van bepaalde manieren van functioneren.

> Vader vindt dat moeder te veel met Lisa's eten bezig is en hij probeert juist luchtig te doen over eten. Maar dat ergert moeder; ze vindt dat hij daarmee het probleem onderschat. Omdat hij er zo luchtig over doet gaat zij met nog meer toewijding Lisa in het oog te houden.

- Het gezin is minder flexibel om zich aan te passen aan de nieuwe fasen in de gezinscyclus.

> Doordat Lisa's eten zo centraal staat krijgt Joris minder aandacht wanneer hij begint na te denken over verder studeren. Hij wil naar de universiteit. Hij wil op kamers gaan. Zijn ouders vinden dat hij daar nog niet aan toe is en vinden dat hij te snel zelfstandig wil zijn.

- Hulpeloosheid en geen gevoel van invloed meer ervaren.

> Terwijl iedereen zich inzet om Lisa te helpen hebben ze toch het gevoel dat het allemaal weinig nut heeft. Of Lisa wel of niet eet lijkt af te hangen van dingen die ze niet onder controle hebben. Iedereen voelt zich machteloos.

De betrokkenheid van het gezin

Het gezin wordt niet gezien als oorzaak van het psychisch lijden. Het gezin is bekommerd en actief zoekend naar een manier om het lijden te verlichten.[9] Echter, bij veel van de gezinnen die in de GGZ terecht komen draaide hun inzet uit op een mislukking: de gezinsleden van de patiënt zijn vaak teleurgesteld en moe. Ze hebben veel geprobeerd maar het heeft weinig resultaat opgeleverd en ze voelen zich tekortschieten, schuldig of kwaad. En ten einde raad komen ze bij de professional aankloppen. Ze vragen hulp: een diagnose, een pil of een therapie. Soms zijn ze zo leeg dat ze vooral willen dat men hun lijdende zoon, dochter, vader of moeder in een ziekenhuis plaatst; ergens waar er voor hem of haar gezorgd wordt *want wij kunnen het blijkbaar niet*.

Zo begint een systeemtherapie vaak: we zien een lijdende patiënt, en we zien platgeslagen familieleden die soms nog wel betrokken zijn maar die zich vooral moe en mislukt voelen. Vaak zien we dat de familie professionele hulp wil en dat de diegene die als patiënt is aangemeld heel aarzelend is om die hulp te aanvaarden: *we hebben al zoveel geprobeerd en het lukt ons toch niet*.

Het antwoord van de systeemtherapie

De systeemtherapeut zal proberen aan te sluiten bij het lijden in het gezin.[8] Niet enkel het lijden bij de geïdentificeerde patiënt -diegene met de diagnose, diegene die de aanleiding is voor de verwijzing- maar ook het lijden bij de gezinsleden die hun inzet en betrokkenheid niet beloond hebben gezien. Daarbij zal de expertise van de systeemtherapeut als mediator centraal staan, niet zijn inhoudelijke kennis. In dat verband stelt men vaak dat de systeemtherapeut *not-knowing* moet zijn[20] en dat de patiënt de expert is van hetgeen in het gezin belangrijk is. De diagnose van de patiënt is doorgaans niet het uitgangspunt van de therapie, maar wel in de beleving van de gezinsleden en hun bezorgdheden.[21] Op die manier probeert de systeemtherapeut empathisch te zijn voor de teleurstelling en de machteloosheid van de gezinsleden. Met als doel hun eigen krachten en mogelijkheden opnieuw te mobiliseren om zo de betrokkenheid en de inzet in het gezin nieuwe kansen te geven.[9]

Casus

> Joris, 20 jaar, werd verwezen door de psychiater omwille van een psychose. Hij heeft nog een zus; Emilie van 22.
> We nodigden het hele gezin uit en vroegen hen onze bezorgdhedenvragenlijst in te vullen[21] (zie tabel 1). Dat is een vragenlijst waarin we aan elk gezinslid vragen wie het meest bezorgd is in het gezin en waarover. We vragen ook elk gezinslid of hij/zij zelf bezorgd is, en waarover. We nodigen de gezinsleden uit de ingevulde vragenlijsten *voor* het eerste gesprek terug te sturen.

Tabel 1 Vragenlijsten van het gezin samengevat

	wie is het meest bezorgd?	waarover?	hoe bezorgd (0-10)?	hoe bezorgd ben je zelf (0-10)?	waarover ben je bezorgd?
vader	ik	ik wil dat mijn zoon beter wordt.	10	10	ik wil dat mijn zoon beter wordt.
moeder	vader	psychose zoon.	10	8	hoe kunnen we zoon begrijpen?
joris	vader	hij verstikt mij en maakt mij onzeker.	10	7	mijn ouders begrijpen mij niet.
emilie	vader	toekomst zoon	10	9	vader die depressief is en te veel drinkt sinds zijn ontslag. hij is door de psychose van zijn zoon geobsedeerd.

Iedereen is het erover eens dat vader het meest bezorgd is. Hij is met name bezorgd over de psychose van zijn zoon. Het is opmerkelijk dat de zoon schrijft: *Hij verstikt me en maakt me onzeker*. Dat lijkt aan te sluiten bij wat de dochter schrijft: *Hij is door ... zijn zoon geobsedeerd.* Verder is het ook duidelijk dat niet voor iedereen de psychose van de zoon de eerste zorg is. Moeder stelt centraal: *Hoe kunnen we onze zoon begrijpen?* Dat sluit aan bij de zorg van de zoon: *Mijn ouders begrijpen mij niet*. Dus naast een focus op de psychose van de zoon lijkt er een belangrijk werkpunt te liggen in het contact tussen de zoon en zijn ouders. Opmerkelijk is ook wat Emilie schrijft over haar zorgen: vader is depressief en drinkt te veel. Ze verbindt deze zorg met vaders ontslag.

De eerste sessie met het gezin had deze bezorgdheidvragenlijsten als uitgangspunt: *Dus hierover zijn jullie bezorgd* zei de gezinstherapeut en hij legde de ingevulde vragenlijsten op het tafeltje voor hen. Vader begon uit te leggen dat zijn zoon stemmen hoort, maar de gezinstherapeut stopte hem. Hij zei: *Ja, we moeten zeker tijd maken om daarover te spreken, ook al omdat dit aansluit bij hetgeen de verwijzende psychiater schreef, maar wat mij verraste in jullie antwoorden uit de bezorgdhedenvragenlijsten is toch wat Emilie aanhaalt... jouw ontslag en hoe zwaar het voor je weegt. Kan je dat wat toelichten?* Daarop vertelde de vader dat hij een hoge positie had in een bank, maar dat hij in de naweeën van de financiële crisis ontslagen was. Hij vond sinds zijn ontslag geen nieuwe baan en hij werkt nu 's nachts in de horeca in Antwerpen om zijn gezin te onderhouden. Vader had tranen in zijn ogen terwijl hij dit vertelde. Moeder legde haar hand op zijn knie en zei: *Ja, we zien wat je voor het gezin doet, maar we maken ons ook zorgen over je, want je drinkt te veel en je bent ongelukkig*. De rest van het gesprek ging over de zorgen van alle gezinsleden (inclusief Joris) over vader.

In de gezinscasus zien we hoe de therapeut probeert om met de gezinsleden een gesprek op gang te brengen over hun lijden. Het doel is om ieders bezorgdheden te bespreken, en de verschillende gezinsleden in een verbindende steun samen te brengen in het gesprek. Daarbij werkt men de laatste jaren meer en meer routinematig met de feedback van de gezinsleden.[22, 23] Niet zozeer als een vorm van *outcome-management* maar eerder om aan de hand van ieders feedback de therapeutische alliantie te optimaliseren.[21]

Casus (vervolg)

In de gesprekken met het gezin De Vlaminck gebruikten we de *Dialogische Feedback Schaal* (DFS).[21] Dit is niet echt een meetinstrument, het is eerder een *conversational tool*, gericht op het optimaliseren van de samenwerking met het gezin.[24] De verschillende gezinsleden worden op het einde van elke sessie uitgenodigd om – middels deze DFS – te vertellen hoe ze het gezinsgesprek beleefd hebben, of ze zich begrepen hebben gevoeld door de therapeut, of ze zich begrepen hebben gevoeld door de andere gezinsleden, wat hen vooral geraakt heeft in de sessie, enzovoort. Aan het einde van de eerste sessie schreef moeder in haar Dialogische Feedback Schaal (DFS) dat ze opgelucht is omdat iedereen zijn verhaal heeft kunnen doen over vader, en dat het niet uit de hand gelopen is. Emilie schreef: *Eindelijk hebben we de moed gevonden om hierover te spreken. Ik zag dat het Joris deugd deed*. Joris schreef in zijn DFS: *Weer hoop. Vaders tranen hebben me geraakt*. Vader schreef: *Goed gesprek maar we moeten in de volgende gesprekken ook over Joris spreken*.

Het is voor de gezinstherapeut van belang om niet als vanzelfsprekend de officiële diagnose als uitgangspunt van gesprek te nemen, maar ook open te staan voor andere bezorgdheden die in het gezin leven. Zoals blijkt uit deze korte casus, is het van belang aan te sluiten bij de verschillende perspectieven van de verschillende gezinsleden. Dit is één van de grootste uitdagingen voor de gezinstherapeut. Het eerste doel is daarbij verbinding maken met de gezinsleden en hen helpen zich weer met elkaar te verbinden.

Besluit

De systeemtherapie richt zich op het gezin als steunende context, die zich bij het begin van de behandeling presenteert als teleurgesteld en verslagen, maar die door een zorgvuldige en fijngevoelige benadering van de systeemtherapeut weer de moed vindt om zich in te zetten in een zoeken naar de beste manier om het lijden samen te dragen.

Literatuur

1   Alexander BK, Beyerstein BL, Hadaway PF, Coambs RB. Effect of early and later colony housing on oral ingestion of morphine in rats. Pharmacol Biochem Behav. 1981;15(4):571-6. PubMed PMID: 7291261.
2   Alexander BK, Schweighofer ARF. Redefining "Addiction". Canadian Journal of Psychology. 1988;29:151-63.

3. Hari J. Chasing the Scream: The First and Last Days of the War on Drugs. London: Bloomsbury Publishing; 2015.
4. Hoffman L. Foundations of family therapy. New York: Basic Books; 1991.
5. Hoffman L. A reflexive stance for family therapy. Journal of Strategic and Systemic Therapy. 1991;10(3-4):4-17.
6. White M. Maps of Narrative Practice. New York: Norton; 2007.
7. Shazer S, de. Words were originally magic. New York: Norton; 1994.
8. Rober P. Samen in therapie: Gezinstherapie als dialoog. Leuven: Acco; 2003.
9. Rober P. Gezinstherapie in praktijk. Leuven: Acco; 2012.
10. Seikkula J. Open dialogues with good and poor outcomes for psychotic crises: examples from families with violence. J Marital Fam Ther. 2002;28(3):263-74. PubMed PMID: 12197148.
11. Aaltonen J, Seikkula J, Alakare B, Haarakangas K, Keranen J, Sutela M. Western Lapland Project: A comprehensive family- and network-centered community psychiatric project. ISPS Abstracts and Lectures. 1997;(10):12-6.
12. Rosenzweig S. Some implicit common factors in diverse methods of psychotherapy. Journal of Orthopsychiatry. 1936;6:412-5.
13. Wampold BE, Imel ZE. The Great Psychotherapy Dèbate (2nd Edition): The evidence for what makes psychotherapy work. New York: Routledge; 2015.
14. Assay TP, Lambert MJ. The empirical case for the common factors in therapy: Quantitative findings. In: Hubble MA, Duncan BL, Miller SD, editors. The heart and soul of change: What works in therapy Washington D.C.: APA Press; 1999.
15. Sprenkle DH. Effectiveness research in marriage and family therapy. Alexandria (VA): AAMFT; 2002.
16. Shadish WR, Baldwin SA. Meta-analysis of MFT interventions. J Marital Fam Ther. 2003;29(4):547-70. PubMed PMID: 14593694.
17. Carr A. The evidenc base for family therapy and systemic interventions for child-focused problems. Journal of Family Therapy. 2014;36(107-157).
18. Carr A. The evidence base for couple therapy, family therapy and systemic interventions for adult-focused problems. Journal of Family Therapy. 2014;36(157-194).
19. Eisler I. The empirical and theoretical base of family therapy and multiple family therapy for adolescent anorexia nervosa. Journal of Family Therapy. 2005;27:104-31.
20. Anderson H, Goolishan H. Client Is The Expert: a Not-Knowing Approach to Therapy. In: McNamee S, Gergen KJ, editors. Therapy as Social Construction. London: Sage; 1992. p. 25-39.
21. Rober P. In Therapy Together: Family Therapy as a Dialogue. Londen: Palgrave Macmillan; 2017.
22. Duncan BL, Miller SD. The heroic client: Doing client-directed, outcome-informed therapy. New York: John Wiley; 2000.
23. Duncan BL, Miller SD, Sparks JA, Claud DA, Reynolds LR, Brown J, et al. The Session Rating Scale: Preliminary Psychometric Properties of a 'Working' Alliance Measure. Journal of Brief Therapy. 2003;3:3-12.
24. Sundet R. Collaboration: family and therapist perspectives of helpful therapy. J Marital Fam Ther. 2011;37(2):236-49. doi: 10.1111/j.1752-0606.2009.00157.x. PubMed PMID: 21457287.

6.5 eHealth/mHealth

*Jacqueline Strik**

Inleiding

Traditioneel is psychiatrische hulpverlening geënt op *face-to-face* contacten. Een nieuwe behandelmogelijkheid is hulpverlening via internet. Hiermee is het scala aan behandelmogelijkheden in de geestelijke gezondheidszorg behoorlijk uitgebreid. De ontwikkeling van eHealth (behandeling via internet), recentelijk aangevuld met mHealth (behandeling via mobiele apparaten), brengt een verandering van de behandelpraktijk met zich mee die nog niet overal in de geestelijke gezondheidszorg hartstochtelijk wordt onderschreven. De inzet van eHealth (mHealth) bekijkt men vaak kritisch, omdat nog niet evidence-based vaststaat dat online hulpverlening werkt. De psychiater vertrouwt bij de diagnostiek en in zijn behandeling op zijn visuele en communicatieve relatie met zijn patiënt. Dit zijn voorwaarden voor een empathische interactie. Voor veel psychiaters is eHealth/mHealth dan ook een *add-on*, geen integraal onderdeel van hun behandeling.

Toch is er op dit moment sprake van een fundamentele kentering. Via internet kunnen patiënten zelf informatie zoeken over hun behandeling, behandelaren vergelijken en ervaringen uitwisselen met andere patiënten. Hierdoor krijgen patiënten een grotere vorm van autonomie in hun behandelingsproces en heeft de behandelaar niet meer altijd de 'lead'. Deze ontwikkeling van eHealth in de gezondheidszorg is niet meer te stoppen en de sector zal zich hierop moeten aanpassen. In dit hoofdstuk bespreken we de stand van zaken wat betreft eHealth en mHealth in de GGZ.

Wat is eHealth/mHealth?

eHealth wordt op diverse manieren genoemd en omschreven, zoals: E-Health, internethulpverlening, digitale hulpverlening of online hulpverlening. GGZ Nederland omschrijft eHealth als elektronische *gezondheid*(szorg), ofwel *zorg via internet*. Deze definitie benoemt expliciet het internet als het platform waarop communicatie met betrekking tot de zorg tot stand komt. Een wat meer uitgebreide definitie:

> *eHealth is het gebruik van informatie- en communicatietechnologieën om de geestelijke gezondheidszorg te verbeteren.*[1]

Deze laatste definitie benoemt niet alleen het middel, maar ook het doel; namelijk het verbeteren van de (geestelijke) gezondheidszorg. Het middel (ICT) is hier ook ruimer gedefinieerd als in de definitie van GGZ Nederland (alleen internet) om aan te geven dat niet álle communicatie bij eHealth via internet hoeft te verlopen. In de praktijk

---

* Dr. Jacqueline Strik is psychiater, als zodanig werkzaam bij het MUMC en als opleider bij Mondriaan.

zal dat tegenwoordig bijna altijd wél het geval zijn. In een rapport over de verwachte kosten en baten van eHealth geven Bremmer en Van Es de volgende, meer uitgebreide definitie van eHealth.[2]

> eHealth is het gebruik van nieuwe informatie- en communicatietechnologieën, met name internettechnologie, om gezondheid en gezondheidszorg te ondersteunen of te verbeteren. Middels nieuwe technologieën en vormen van zorg zal eHealth een bijdrage leveren aan kwaliteitsverbetering en doelmatigheid van preventie en zorgtrajecten. eHealth kan daarbij een op zichzelf staand traject zijn, maar is even zozeer van belang als het gaat om de integratie en stroomlijning van bestaande zorgtrajecten. eHealth biedt daarbij de patiënt meer mogelijkheden om zicht en invloed te krijgen op zijn eigen zorgtraject.[2]

In deze definitie wordt ook een koppeling gemaakt tussen het bestaande aanbod van zorg en eHealth: digitale zorg kan helpen om bestaande zorg te verbeteren. Ook stelt men dat de autonomie van de patiënt door eHealth zal toenemen, zodat hij zelf meer grip zal krijgen op zijn behandeling.

Met het toenemende gebruik van mobiele apparaten (zoals smartphones en tablets) is het ook voor hulpverleners mogelijk om patiënten plaatsongebonden feedback te geven via die apparaten. Dit noemt men mHealth *(mobile Health)*. mHealth is een onderdeel van eHealth en maakt het mogelijk om zorg aan te bieden op het moment waarop de patiënt zich in een bepaalde omgeving of een bepaalde situatie bevindt. De digitale vorm kan anders zijn: waar eHealth veelal op websites is georiënteerd, verschijnen de mHealth toepassingen steeds vaker in de vorm van apps (kleine applicaties voor smartphones en tablets).

Geschiedenis van eHealth/mHealth

De geschiedenis van eHealth/mHealth is in te delen in drie fasen: de informatiefase, de communicatiefase en de communityfase. In de toekomst kan nog sprake zijn van een vierde fase, de ontwikkeling van een soort ePerson, waarin door middel van continu verzamelde biomarkers en bijbehorende software automatisch de status van een patiënt wordt opgemaakt en er eventuele aanbevelingen voor behandeling kunnen worden gedaan. Die vierde fase is een verwachte ontwikkeling en bespreken we daarom niet in deze paragraaf.

De informatiefase (begin jaren negentig)

Met de opkomst van het internet werd het goed gebruik voor bedrijven en instellingen om een eigen website te hebben. In de GGZ konden patiënten informatie over behandelingen vinden op een website van de betreffende zorginstelling of ziekenhuis. Waar tot dan toe de informatie over de behandeling van de patiënt voornamelijk mondeling door de behandelaar werd overgedragen kreeg de patiënt nu de mogelijkheid om zich meer in te lezen. Op deze manier was een vergelijking en een verdieping mogelijk voor patiënten. Het ondersteunde de patiënt, die beter geïnformeerd was en mondiger kon zijn. De websites van de zorginstellingen bestonden in deze fase hoofdzakelijk uit tekst, aangevuld met foto's en (soms) video.

De communicatiefase (medio jaren negentig)

Na de introductie van de (communicatief beperkte) websites van de zorginstellingen, verschenen in de jaren negentig van de vorige eeuw programma's, cursussen en behandelingen op het internet die zich in een face-to-face setting bewezen hadden. Patiënten kregen nu de mogelijkheid om zelf antwoorden in te vullen en testen uit te voeren. Het verhoogde de interactie met de digitale omgeving van de zorginstelling en de behandelaars. In die periode nam het gebruik van e-mail toe, net als dat van sociale media (zoals MSN) en nieuwsgroepen. Niet alleen was er sprake van een toename van de digitale communicatie tussen de patiënt en de behandelaar maar ook tussen de patiënten onderling. De patiënt hoefde op deze manier niet zelf alle informatie op internet op te zoeken en als gevolg daarvan ging de verspreiding van informatie over behandelingen en behandelaars nu veel sneller.

Met de introductie van mobiele communicatietechnologieën (smartphones, tablets, enzovoort) en de daarbij behorende software (apps) ontwikkelde eHealth zich inmiddels in de richting van mHealth. Deze ontwikkeling is toe te schrijven aan de communicatiefase, waarin de digitale mogelijkheden voor communicatie verder vorm zijn gegeven: van e-mail en nieuwsgroepen naar sociale media en communities.

De communityfase

Het toenemende gebruik van sociale media en de mogelijkheid om daarbinnen eigen platformen (communities) op te zetten stuwt de toepassing van eHealth concepten in de GGZ in de richting van geïntegreerde netwerken, waarvan patiënten en behandelaars gezamenlijk deel uitmaken. Het kan daarbij gaan om een groep patiënten en een groep behandelaren die via zo'n community berichten en ervaringen met elkaar uitwisselen. Daarnaast biedt de digitale omgeving van zo'n community de mogelijkheid om ook andere digitale producten daaraan te verbinden. Dit kunnen tests zijn, games, vragenlijsten, nieuwe toepassingen (apps) die relevant zijn voor de community, enzovoort. Het logische gevolg is dat de community niet uitsluitend zal bestaan uit patiënten en behandelaars (of vertegenwoordigers van zorginstellingen). Tests, games en apps worden bijvoorbeeld geproduceerd door computerbedrijven en -experts, vragenlijsten worden geproduceerd door onderzoekers of hulpverleners van buiten de GGZ-sector. Geïnteresseerden (bijvoorbeeld gezins- of familieleden van patiënten) en oud-patiënten kunnen ook deel uitmaken van de community. Kortom, iedereen met een interesse of belang zal zich bij het platform aansluiten, waardoor een zo breed mogelijk informatie-aanbod en -vraag op één plek samenkomt, nl. in de community.

Waar in de *communicatiefase* het contact nog veelal verliep tussen de zorgaanbieder en de patiënt, zo zal dat soort contact in de communityfase slechts een klein onderdeel vormen van de totale communicatie binnen een community. De patiënt is veel meer zelf in de 'lead' en wisselt informatie uit met andere patiënten, andere behandelaars en hulpverleners en wellicht ook met producenten (designers) van games of apps. Dit biedt de mogelijkheid aan de patiënt om in verschillende situaties en op verschillende plaatsen direct de juiste zorgkeuze te maken en eventueel via apps, die gekoppeld zijn aan de community, de antwoorden en ervaringen te delen.

Voordelen van eHealth/mHealth

Voordelen van eHealth en mHealth zijn te beschrijven vanuit het perspectief van de patiënt[1] of vanuit het perspectief van de zorginstelling en de behandelaar.

Voordelen voor de patiënt

De mogelijkheid om meer zélf de regie te nemen in hun behandelproces. Doordat meer informatie beschikbaar is zijn de patiënten niet alleen afhankelijk van het oordeel en de plannen van een behandelaar. Dit vereist wel een investering in kennis en leidt daardoor tot een grotere betrokkenheid van de patiënt bij zijn eigen behandeling.

De komst van mobiele apparaten maakt de behandeling van een patiënt meer onafhankelijk van plaats en van tijd. Hierdoor kan de patiënt behandeling verkrijgen op het moment en de plek waarop behoefte is aan hulp, waarmee eHealth de mogelijkheid biedt voor context gebonden interventies.

De patiënt hoeft niet altijd in een wachtkamer te zitten totdat hij wordt binnengeroepen door de behandelaar. De patiënt kan ook vanuit zijn eigen huis contact hebben met een hulpverlener. Dit verlaagt dan ook nog eens de drempel tot behandeling, doordat ook meer anonieme vormen van communicatie en zelfs behandeling mogelijk zijn.

De digitale interactie tijdens een behandeling kan ertoe leiden dat patiënten veel eerder met hun directe omgeving communiceren over die behandeling. In de face-to-face behandeling vindt alles in de spreekkamer plaats, waarbij de kans groot is dat veel van de behandeling ook beperkt blijft tot die ruimte.

Door de vele verschijningsvormen van behandelingen in de eHealth- en mHealth-omgeving is het mogelijk om veel effectiever aan te sluiten bij de belevingswereld van de patiënten. Sommige patiënten hebben een voorkeur voor het uitwisselen van mails, anderen voelen zich prettiger in een sociale mediaomgeving en weer anderen spelen liever een game.

De geschiedenis van een (individuele) behandeling wordt in een eHealth-omgeving automatisch opgeslagen. Patiënten kunnen in hun eigen geschiedenis zoeken naar bepaalde antwoorden of ervaringen. In die zin werkt het digitale geheugen (ook in de vorm van digitaal opgeslagen informatie) als een fijne uitbreiding van het menselijke geheugen. Deze eigenschap zorgt er tevens voor dat de patiënt veel duidelijker inzicht heeft in de voortgang van zijn behandeling.

Omdat in de eHealth- en mHealth-omgeving geen sprake is van face-to-face contact kan, door het ontbreken van zien en horen, de patiënt meer openheid tonen in zijn behandeling. De patiënt is anoniemer en ervaart binnen de digitale omgeving meer veiligheid. Dit kan er ook toe leiden dat in een situatie van *blended* behandelen (een combinatie van face-to-face behandeling en eHealth/mHealth) de face-to-face contacten ook opener zijn.

Minder reiskosten voor de patiënt omdat er minder (reguliere) face-to-face afspraken met de behandelaar nodig zijn.

Voordelen voor de zorginstelling

Omdat eHealth/mHealth in de meeste GGZ-instellingen nog geen geïntegreerd onderdeel is van het productenpakket is een uitputtende lijst van voordelen voor deze instellingen niet te geven. Hieronder staan twee voor de hand liggende voordelen:

Is eHealth/mHealth integraal onderdeel van het productenpakket van de zorginstelling dan zal deze vorm van behandeling de traditionele face-to-face behandeling voor een deel vervangen. Dit draagt bij aan een grotere efficiëntie binnen de organisatie van de zorginstelling, hetgeen gepaard kan gaan met verlaagde kosten (bijvoorbeeld huisvesting).

Daar waar men de eHealth- en vooral mHealth-toepassingen effectief kan inzetten bij een actute vraag naar geestelijke gezondheidszorg is het mogelijk om crisisopnamen te voorkomen. Een vermindering van het aantal crisisopnamen kan dus een resultaat zijn van de integratie van eHealth/mHealth in het huidige productenpakket van GGZ-instellingen.

Voordelen voor de behandelaar

Ook voor de behandelaars geldt dat eHealth/mHealth nog geen integraal onderdeel vormt van hun dienstenpakket omdat het vaak óf extra óf helemaal niet wordt aangeboden. Volledige integratie van eHealth/mHealth in het werkproces van de behandelaar brengt een andere manier van werken met zich mee, vaak meer vraaggericht dan aanbod gestuurd. Toch zijn er al een aantal voordelen voor de behandelaar te onderscheiden.

De patiënt heeft via eHealth en vooral via mHealth de mogelijkheid om een zorgvraag neer te leggen in een situatie of op een plek waar op dat moment de zorg nodig is.

Dit geeft de behandelaar de mogelijkheid om contextgerelateerd te werken. Op het moment dat er zich in een bepaalde context iets problematisch voordoet kan een interventie aldaar plaatsvinden. Het is voor de behandelaar effectiever werken. De behandelaar hoeft niet tijdens een gesprek deze situaties proberen terug te halen maar kan direct reageren op de actuele toestand.

Voor elke patiënt kan een *blended* behandeling er anders uitzien. Sommige patiënten hebben meer behoefte aan directe gesprekken, anderen vinden de digitale behandeling fijner. Dat betekent dat de behandelaar efficiënter kan werken en voor iedere patiënt een optimale mix kan aanbieden.

Dit biedt zelfs de mogelijkheid voor de behandelaar om vanuit de thuissituatie te werken, hetgeen kan leiden tot een hogere werksatisfactie. eHealth leidt ook tot minder face-to-face contacten omdat de behandelaar minder plaatsgebonden is.

Nadelen van eHealth/mHealth

De meeste negatieve gedachten over de toepassing van eHealth/mHealth in de GGZ worden vooral gevormd door de risico's van (en dus de bedreigingen voor) die ontwikkeling.

eHealth in de GGZ kan leiden tot het wegvallen van de zintuiglijke waarnemingen. Verbale en non-verbale uitingen van de patiënt vormen belangrijke informatie voor de behandelaar. Het zou een verarming van de communicatieve interactie, in zowel de diagnostiek als de behandeling, kunnen betekenen. Tegenover deze waarnemingen komen nu digitale uitingen van de patiënt te staan. Verder wetenschappelijk onderzoek moet aantonen hoe deze uitingen zich tot elkaar verhouden binnen de kaders van het behandelingsproces.

Geestelijke gezondheidszorg is een specifiek vakgebied, net als het design en de productie van internettoepassingen. Effectieve inzet van eHealth in de GGZ behelst iets meer dan het fraai weergeven van vragenlijsten, zeker in de communityfase. Het is niet uitgesloten dat bepaalde, goede toepassingen van eHealth/mHealth het niet redden door een gebrek aan kennis op het gebied van ICT en design. Er is dus een noodzaak tot intensieve multidisciplinaire samenwerking (tussen patiënten, behandelaars en ICT-deskundigen) op het gebied van de eHealth ontwikkeling.

Bedreigingen van de toekomst van eHealth vloeien voort uit de risico's van deze ontwikkeling. Allereerst zijn er de technologische risico's.

Goed functionerende eHealth in de GGZ is natuurlijk afhankelijk van goed functionerende technologie. Een goede computer of goed mobiel apparaat en een betrouwbare verbinding met het internet zijn cruciaal voor het welslagen van eHealth. Een interessante kwestie hierbij is ook de vraag wélke patiënten daarover beschikken. Hoewel de toegang tot internet bijna universeel is zijn het vooral mensen met een lage sociaal-economische status die het minst toegang hebben tot internet. Zij kunnen dan geen gebruik maken van eHealth of mHealth.

De status van eHealth in zorginstellingen en bij behandelaars is nog niet heel hoog. Op dit moment vormt eHealth in de meeste instellingen geen integraal onderdeel van het productenpakket, los van de *content* die via een website of via evidence-based toepassingen wordt aangeboden. eHealth doet men 'erbij', meestal gebaseerd op vertalingen van bestaande protocollen die niet los te zien zijn van de reguliere zorg. Het zorgaanbod via internet moet ook rekening houden met de manier waarop patiënten hiermee omgaan, hetgeen meestal niet tijdens kantooruren plaatsvindt. Toepassing van eHealth houdt dan in dat instellingen en behandelaars ook op ongewone tijdstippen invulling kunnen geven aan de digitale zorg.

Juridische en ethische aspecten van eHealth vormen op dit moment nog een beperking in de ontwikkeling van de digitale zorg. Daarbij gaat het om privacy, veiligheid en aansprakelijkheid. Het gebruik van internet voor geestelijke gezondheidszorg levert dezelfde (veiligheids)risico's op als het gebruik van internet voor andere doeleinden (zoals internetbankieren, online betalen en DigiD). Instellingen en behandelaars moeten zich bewust zijn van deze risico's en voldoende ICT-kennis in huis halen om het maximale beveiligingsniveau van digitale zorg te bereiken.

Acceptatie van eHealth door behandelaars (en instellingen) moet nog groeien. Omdat de effectiviteit van eHealth (en zeker mHealth) nog onvoldoende is onderzocht kiezen behandelaars soms liever 'voor het zekere'. In combinatie met het verlies aan regie van een behandelaar in zijn relatie met de patiënt als gevolg van eHealth kan dit leiden tot een keuze van de behandelaar om zelf het dossier van de patiënt te blijven beheren en de behandeling daarop af te stemmen. Deze bedreiging voor eHealth in de GGZ kan dan nog worden versterkt als de behandelaar niet over de juiste kennis en vaardigheden beschikt om een digitaal behandelingsproces te ondersteunen.

De benodigdheden voor eHealth/mHealth

De ontwikkeling van eHealth/mHealth in de geestelijke gezondheidszorg staat voor een deel nog in de kinderschoenen. Als we kijken naar de geschiedenis van eHealth in de GGZ, dan kunnen we concluderen dat de meeste GGZ-instellingen informatieve websites hebben, waarop de patiënt informatie kan vinden over behandelingen en protocollen.

Op het gebied van de communicatie bestaan er inmiddels toepassingen op internet die de patiënt kunnen helpen om:
- zelf te communiceren met instellingen en behandelaars;
- tests in te vullen voor een self-assessment;
- in contact te treden met andere patiënten of hulpverleners buiten de sector.

Om de ontwikkeling van eHealth 3.0 (communityfase) goed tot stand te brengen is er echter meer nodig. Hieronder een overzicht van enkele belangrijke benodigdheden.

De regie

Het besef zal moeten groeien dat patiënten zelf de regie hebben over hun behandeling. Dit is een ingewikkeld proces. De traditionele behandelwijze, waarbij de behandelaar de regie heeft en de patiënt volgt, zal men moeten loslaten. Dat vergt een fundamentele verandering bij beide groepen en zal moeten worden ondersteund door de GGZ-instellingen.

De behandelaar zal moeten leren om zijn vertrouwen op zijn eigen dossier en regie los te laten, om flexibel te reageren op de zorgvraag van de patiënt, ook als dat niet zijn eigen patiënt is. De ene behandelaar kan zich via eHealth bemoeien met de patiënt van de andere behandelaar, een proces waarvan behandelaars zich bewust moeten zijn.

Patiënten zullen allengs tot de conclusie komen dat zij zelf de regie moeten voeren over hun eigen behandeling. Dat vereist inzicht en vaardigheden die niet bij alle patiënten aanwezig zijn. eHealth in de GGZ zal ook moeten voorzien in de (geautomatiseerde) begeleiding van patiënten via voorlichting, video's en digitale spreekuren.

GGZ-instellingen leveren het productenpakket voor de geestelijke gezondheidszorg. Binnen deze instellingen zal de verandering van de regie hoog op de agenda staan en resulteren in voldoende investeringen in digitale producten om deze verandering tot stand te brengen en te (blijven) begeleiden.

De opleiding

Behandelaars moeten tijdens hun opleiding voldoende kennis en vaardigheden verwerven om competente online hulpverleners te worden. Dit vereist een aanpassing van de opleidingen in de geestelijke gezondheidszorg. Delespaul et al.[1] definiëren zeven kenmerken van de competente online hulpverlener:

- *Schriftelijke taalvaardigheid*: behandelaars moeten beschikken over goede schriftelijke uitdrukkingsvaardigheden en (typ)snelheid.
- *ICT-vaardigheden*: behandelaars hebben kennis van en ervaring met computer en internet.
- *Kennis van de beperkingen en mogelijkheden van eHealth*: behandelaars zijn op de hoogte van de mogelijkheden en de beperkingen van online hulpverlening.
- *Neutrale, liefst positieve houding ten aanzien van eHealth*: behandelaars hebben een positieve houding ten aanzien van het gebruik van internet voor behandeling van patiënten.
- *Online communicatievaardigheden*: behandelaars zijn zich bewust van het verschil tussen online- en face-to-facecommunicatie met patiënten. Zij kunnen op het juiste moment de juiste gesprekstechnieken inzetten.
- *Veranderende regie*: behandelaars zijn in staat om te bepalen welke regie op welk moment nodig is voor de patiënt en kunnen daarnaar handelen.
- *Omgaan met transparantie*: behandelaars moeten weten dat hulpverlening via internet transparanter is dan reguliere hulpverlening. Zij stellen zich open en leerbaar op.

In de opleiding van de behandelaar is een multi-disciplinaire benadering van eHealth nodig om digitale hulpverlening mogelijk en effectief te maken.

De technologie

GGZ-instellingen zullen de technologie moeten omarmen, moeten investeren en moeten verbreden naar ICT-gebaseerde concepten om eHealth in de geestelijke gezondheidszorg mogelijk te maken.

eHealth moet een strategisch doel worden van de instellingen, geïntegreerd met de bestaande technologie binnen de instelling.

eHealth is geen losstaand project, iets om 'erbij te doen', maar een nieuwe werkwijze om behandelaars en patiënten op een nieuwe manier met elkaar te laten communiceren.

De nieuwe technologie brengt met zich mee dat nagedacht moet worden over de status van informatie over patiënten.

Veiligheid en privacy zijn maatgevend voor de ontwikkeling van nieuwe systemen, die vanuit de GGZ-instellingen worden aangeboden voor behandelingen.

Juridische en ethische aspecten zijn leidend in deze ontwikkeling en geven de GGZ- instellingen een handvat om te investeren in eHealth- (en mHealth)-technologie.

De (gebruikelijke) gevaren van internet zullen operationeel en juridisch moeten worden afgedekt.

Toepassingen van eHealth/mHealth
eHealth

Er is inmiddels een ruim aanbod van eHealth-toepassingen.

De beschikbare preventieve online eHealth-programma's voorzien meestal in:
- informatie en advies;
- zelftests;
- gesuperviseerde en niet-gesuperviseerde zelfhulpprogramma's;
- eHealth is vooralsnog m.n. van waarde gebleken bij de volgende psychiatrische syndromen: depressie, verslaving, eet- en voedingssyndroom en suïcidaliteit.

Grote GGZ-instellingen bieden via online portalen diverse hulpmiddelen aan. Verzekeraars investeren in de ontwikkeling van online aanbod voor het omgaan van rouwverwerking, burn-out, gameverslaving en slaapproblemen.

Enkele actuele voorbeelden:
- www.99gram.nl, dat is opgezet voor jonge vrouwen met een eet- en voedingssyndroom. Binnen een jaar ontving deze site 100.000 bezoekers, waarvan 120 zich registreerden voor online behandeling;
- www.drinktest.nl, waarbij 42% van de mannelijke drinkers na 1 maand minder dronk;
- www.minderdrinken.nl, waarbij deelnemers ten opzichte van een groep drinkers zonder eHealth minder dronk na 6 maanden;
- www.gripopjedip.nl, die 250 jonge bezoekers met depressieve klachten c.q. depressiesyndroom jaarlijks helpt en ongeveer 100 bezoekers helpt te verwijzen naar een passend behandelprogramma;
- De suïcide-hulplijn 113Online schat dat een gemiddelde van 2 personen iedere maand beslist om geen suïcide te plegen na advies van de website. Vrijwilligers zorgen voor een gemiddelde van 19 online chatdiscussies en 15 telefoongesprekken iedere dag.

mHealth

Bij mHealth-toepassingen denkt men veel meer aan hulp via sociale media, zoals via Twitter, via mobiele diagnosetools of een app waarin men bijvoorbeeld zelf medische gegevens kan bijhouden. Apps om lichamelijke aspecten als gewicht, bloeddruk en calorie-inname bij te houden bestaan al. Apps die bijhouden hoe men zich gemiddeld voelt in de afgelopen weken zijn er nog weinig en mensen zijn dit ook niet gewend te doen. Toch zijn er voorbeelden van apps voor GGZ doeleinden.

- *Psy-mate:* Een app waarmee dagelijks, meerdere keren per dag gedurende een bepaalde periode psychische symptomen en omgevingsfactoren worden vastgelegd. Dit geeft de mogelijkheid om veranderingen van symptomen in ernst, frequentie en impact te meten gerelateerd aan omgeving of persoonlijke veranderingen. Deze variatie en samenhang is ook zichtbaar te maken voor patiënten en behandelaar, zodat zij meer inzicht krijgen waar, wanneer en hoe bepaalde problemen optreden. Dit geeft de mogelijkheid tot een meer persoonlijke behandeling. Er is een veelheid aan mogelijke toepassingen beschreven (zie onder andere www.psymate.nl).[3-5]
- *Life chart app:* een app waarmee de patiënt het verloop van zijn eigen stemmingssyndroom kan bijhouden. De resultaten worden dan bijvoorbeeld bijgehouden in een patiëntenportaal, waarin zowel de patiënt als behandelaar inzicht in hebben. Het kan zelfs zover gaan dat de behandelaar een bericht kan sturen op het moment dat de patiënt niets heeft ingevuld.
- *adhd-app:* een app gericht op de ouders van kinderen met ADHD. De app kan de ouders ondersteunen bij het in kaart brengen van het verloop van het gedrag van hun kind. Deze gegevens kunnen eenvoudig worden teruggekoppeld aan de behandelaar, waardoor een efficiëntere behandeling kan worden bereikt. Ook kan de app dienen als geheugensteuntje voor de inname van medicatie.
- *Eetstoornissen app:* met een app kun je bijhouden wat je eet en of er een eetbui is geweest. Ook kan je de BMI bijhouden en in een grafiek weergegeven.
- *Stemming app:* een app die de patiënt op willekeurige momenten van de dag een korte lijst geeft met vragen over hoe hij zich voelt. Daarmee krijgen patiënten en hulpverleners beter inzicht in psychische klachten en relevante omgevingsfactoren.

Ontwikkelingen in de toekomst bestaan, naast verdere ontwikkeling van e- en m-Health, uit onder andere het ontwikkelen van (computer)spelletjes die een combinatie van spel, denken en doen integreren op een manier die informatie, kennis en vaardigheden genereert voor de gebruiker. *Virtual reality exposure* bijvoorbeeld stelt de patiënt niet bloot aan echte situaties in het dagelijks leven of aan stresssituaties maar aan situaties in een virtuele wereld. Dit kan een effectieve methode zijn om patiënten met een angstsyndroom te behandelen zoals hoogte- of vliegangst. Verdere ontwikkeling van deze computerspelletjes zijn echter noodzakelijk.

Conclusie

eHealth in de GGZ zou niet zo'n *big issue* moeten zijn. Patiënten zijn in staat om informatie over hun behandeling te verzamelen en daarop te reageren. Sociale media en nieuwsgroepen dragen bij aan de kennisverbreding en het mondiger maken van patiënten. e- en m-Health zal leiden tot grote veranderingen in de geestelijke gezondheidszorg: de regie van een behandeling zal meer verschuiven naar de patiënt, meer mogelijkheden voor context gebonden behandelingen en meer flexibiliteit in de behandeling voor zowel patiënt als behandelaar. Dit zal voordelen opleveren voor de efficiëntie van de zorg, waarin men een steeds groter wordende doelgroep moet zien te bereiken, en dus op den duur kostenbesparend zijn en economisch voordeliger.

Literatuur

1. Delespaul P, Milo M, Schalken F, Boevink W, van Os J. Goede GGZ! Nieuwe concepten, aangepaste taal en betere organisatie. Leusden: Diagnosis uitgevers; 2016.
2. Bremmer F, van Es M. Een analyse van de verwachte kosten en baten van eHealth In: Nedeland G, editor. 2010.
3. Delespaul PAEG. Assessing Schizophrenia in Daily Life: The Experience Sampling MethodPhD Thesis. Maastricht: Maastricht University; 1995.
4. Myin-Germeys I, Oorschot M, Collip D, Lataster J, Delespaul P, van Os J. Experience sampling research in psychopathology: opening the black box of daily life. Psychol Med. 2009;39(9):1533-47. doi: 10.1017/S0033291708004947. PubMed PMID: 19215626.
5. Verhagen SJ, Hasmi L, Drukker M, van Os J, Delespaul PA. Use of the experience sampling method in the context of clinical trials. Evid Based Ment Health. 2016;19(3):86-9. doi: 10.1136/ebmental-2016-102418. PubMed PMID: 27443678.

7 Onderzoek en diagnostiek

In de psychiatrie is de wijze van onderzoek en diagnostiek in principe identiek aan die van de andere medische specialismen. Alleen ligt de nadruk meer op het gesprek of de anamnese als diagnostisch instrument. Aanvullend onderzoek middels vragenlijsten, laboratoriumonderzoek of een hersenscan heeft weliswaar een belangrijke waarde maar is niet van doorslaggevende betekenis in de diagnostiek. Het gesprek is feitelijk de basis van alle psychiatrische interventies.

De basale principes van communicatie komen aan bod in hoofdstuk 7.1. Indien er geen sprake is van een goede contactname of open communicatie heeft dat meteen consequenties voor de kwaliteit van het psychiatrisch onderzoek, de betrouwbaarheid van de verkregen informatie, de diagnostiek en het opstellen van een passend behandelplan. Met het onderzoek stellen we vast welke problemen of klachten aanwezig zijn en op welke wijze mensen al hebben gepoogd om met die problemen of klachten om te gaan. Maar een psychiatrisch (hoofdstuk 7.2) en psychologisch (hoofdstuk 7.3) onderzoek heeft meerdere doelstellingen. Het gaat om 3 niveaus van onderzoek:
1. verzamelen van klachten en symptomen;
2. vaststellen van de mate van disfunctioneren (en de zorgbehoefte);
3. inzicht krijgen in de oorzaak van de klachten; de verklarende mechanismen (verklaringsmodel).

Het status mentalis-onderzoek en eventueel het aanvullend (neuro-)psychologisch onderzoek hebben als doel om de symptomen te inventariseren en een differentiaaldiagnose te kunnen opstellen. Symptomen zijn samen te clusteren tot groepen van symptomen, die weer te classificeren zijn in syndromen. Samen met een bepaling van de mate van disfunctioneren is dit het domein van het DSM-classificatiesysteem. Een diagnose gaat echter een stap verder omdat daarin ook de oorzaak en/of de verklarende mechanismen worden meegenomen. Een diagnose is persoonlijk en op de specifieke patiënt toegesneden. Het beschrijven van symptomen, de mate van ernst en de verklarende mechanismen noemen we een structuurdiagnose. Deze structuurdiagnose of persoonlijke diagnose geeft aanwijzingen voor gerichte interventies en hulp.

Binnen het psychiatrisch onderzoek gaat het om het verzamelen van gerichte persoonlijke informatie:
- verheldering van de klacht en de hulpvraag: de anamnese;
- status mentalis-onderzoek;
- de psychiatrische voorgeschiedenis;
- de familieanamnese (psychiatrisch & somatisch);
- de sociale anamnese;
- het psychologisch en neuropsychologisch onderzoek
  - naar persoonlijkheidsdiagnostiek;
  - naar cognitief functioneren;
- achtergrondinformatie waarom iemand bepaalde klachten heeft:

- biografie;
 - heteroanamnese;
- somatische anamnese en lichamelijk onderzoek (lichamelijke problemen kunnen immers leiden tot verandering in gedrag en emoties.
- intoxicaties (middelengebruik kan immers leiden tot veranderingen in gedrag en emoties).

Communicatie

7.1 Patiëntgericht communiceren

Remke van Staveren*

Inleiding

Communicatie is de belangrijkste vaardigheid in het werk van de hulpverlener. Wat je ook doet, je succes hangt maar voor een klein deel af van kennis en ervaring, en voor het overgrote deel van hoe goed je kunt communiceren met de patiënt.

Patiëntgericht communiceren is al jaren dé medische communicatiemethode in de Engelssprekende landen. De methode is zoveel mogelijk wetenschappelijk bewezen.[1] Patiëntgericht communiceren biedt een efficiënte, effectieve en prettige samenwerking met de patiënt. De patiënt voelt zich begrepen, gesteund en erkend. Patiënt en hulpverlener delen de verantwoordelijkheid. Dat vergroot de zelfredzaamheid van de patiënt, wat -zeker op termijn- positieve gezondheidseffecten oplevert.

Wat is patiëntgericht communiceren?

Patiëntgericht communiceren is een respectvolle, empathische wijze van gesprek voeren, waarbij de hulpverlener het perspectief van de patiënt probeert te achterhalen, wederzijds begrip en overeenstemming probeert te bereiken en zoveel mogelijk de regie en de verantwoordelijkheid met de patiënt deelt.[2]

De patiëntgerichte hulpverlener stimuleert het oplossingsvermogen en de zelfredzaamheid van de patiënt zoveel mogelijk. Daarbij past de hulpverlener zijn communicatiestijl aan de individuele patiënt en diens situatie aan, terwijl hij toch zichzelf blijft. Hij doet dit om de patiënt verantwoorde, liefst wetenschappelijk bewezen, haalbare zorg te bieden, met als uiteindelijke doel hulp te bieden bij het bevorderen van de psychische en lichamelijke gezondheid van de patiënt.

De patiëntgerichte hulpverlener wil weten waar de patiënt last van heeft en wat er in hem omgaat. Hij wil niet alleen de ziekte begrijpen maar ook de klacht van de patiënt:

- Wat is er met je gebeurd?
- Waar heb je last van?
- Wat is je kwetsbaarheid en je weerbaarheid?
- Wat vind je belangrijk?
- Waar hoop je op?
- Waar wil je naartoe?
- Wat heb je nodig?
- Wil en kun je meedenken en meebeslissen over het beleid?

---

* Dr. Remke van Staveren is psychiater. Ze is auteur van verschillende succesvolle vakboeken en werkt als FACT-psychiater in de GGZ.

Let wel, patiëntgericht communiceren is niet 'u vraagt, wij draaien'. De hulpverlener respecteert en accepteert de patiënt maar dat betekent niet dat hij al het gedrag van de patiënt goedkeurt of geen grenzen mag stellen. Integendeel. Respecteren en accepteren betekent grenzen stellen aan lastig gedrag, zonder de mens zelf af te wijzen, zoals een ouder begripvol grenzen stelt aan het lastige gedrag van een kind maar zonder bevoogdend te worden.

Als patiëntgerichte hulpverlener wil je weten wat het probleem van de patiënt is en waarvoor hij hulp zoekt. Je wil een structuurdiagnose stellen. We noemen dit *ziektegerichte, biomedische communicatie*.

> Hulpverlener, belangstellend: *Voelt u zich somber, terneergeslagen?*
> Patiënt: *Ja, nou…(zucht). Ik ben de laatste tijd niet vooruit te branden.*
> Hulpverlener: *En hoe lang hebt u dat gevoel al, dat u niet vooruit te branden bent?*
> Patiënt: *Tja, wat zal ik zeggen?* De patiënt fronst, denkt na. *Toch al zeker een paar maanden, denk ik…*
> Hulpverlener: *Kunt u nog in allerlei dingen plezier hebben?*

Daarnaast wil je weten wat er in de patiënt omgaat. Hoe denkt en voelt de patiënt over zijn klachten? Wat vindt hij belangrijk? Waar hoopt hij op? Wat zijn de gevolgen van zijn ziekte of klachten voor zijn dagelijks leven? Dit noemen we *klachtgerichte, psychosociale communicatie*.

> Hulpverlener, belangstellend: *Wat is er gebeurd?*
> Patiënt kijkt weg, beschaamd: *Ik ben ontslagen …* Hij zucht diep: *Tja, hoe zal ik het zeggen? Ik vind dat een vader voor zijn gezin moet zorgen…*
> Patiënt, geëmotioneerd nu: *Mijn eigen vader zou dat schandalig hebben gevonden!* De patiënt verbergt zijn gezicht in zijn handen en snikt.
> Hulpverlener, meelevend: *Nou…* Laat even een respectvolle stilte vallen. *Moeilijk hoor.*
> Hulpverlener, na een tijdje: *En uw vrouw? Hoe gaat het tussen u en uw vrouw de laatste tijd?*

Patiëntgerichte communicatie is een naadloze integratie van zowel de klassieke ziektegerichte, biomedische communicatie, als de klachtgerichte, psychosociale communicatie. De kunst is om beide invalshoeken om te vormen tot één geheel zodat er een gesprek ontstaat van mens tot mens.[3]

Waarom patiëntgericht communiceren?

Wat wil een patiënt in het contact met een hulpverlener? Onderzoekers van het Nederlands instituut voor onderzoek van de gezondheidszorg (NIVEL) hebben daar uitgebreid onderzoek naar gedaan. De uitslag is weinig verrassend: de patiënt wil genezen worden *(the need to be cured)* én verzorgd worden *(the need to be cared for)*.[4,5] De patiënt heeft een cognitieve behoefte: hij wil weten en begrijpen hoe zijn symptomen geïnterpreteerd moeten worden, of er iets mis is en, zo ja, wat er aan gedaan kan worden. Verder heeft de patiënt een affectieve behoefte: hij wil zich gekend en begrepen voelen, zijn zorgen kunnen uiten en gerustgesteld worden. Meestal is sprake van beide behoeften, hoewel de patiënt de behoefte zich gekend en begrepen te voelen vaak niet expliciet verwoordt.[5]

Met een patiëntgerichte benadering komt de hulpverlener aan beide behoeften van de patiënt tegemoet. Met een ziektegerichte, biomedische benadering, zoals het afnemen van een speciële anamnese en het stellen van een diagnose, komt de hulpverlener tegemoet aan de cognitieve behoefte van de patiënt. Met een klachtgerichte, psychosociale communicatie, zoals het stellen van open vragen en erkenning geven, komt de hulpverlener tegemoet aan zijn affectieve behoefte.

Een goede samenwerkingsrelatie, waarin de patiënt sociale steun ervaart, draagt in hoge mate bij aan een beter resultaat: meer tevredenheid en een gezondere patiënt.[1] De patiëntgerichte hulpverlener betrekt de patiënt actief bij de zorg. Wanneer informatie en advies nauw aansluiten bij de ideeën, verwachtingen en zorgen van de individuele patiënt dan leidt dit tot grotere tevredenheid en indirect ook tot een grotere belangstelling van de patiënt voor therapie (een betere therapietrouw).[5]

Gezamenlijke besluitvorming zorgt verder voor een gedeelde verantwoordelijkheid over het behandelplan, dat daardoor haalbaar en uitvoerbaar wordt omdat het plan is afgestemd op het dagelijks leven van de patiënt en zijn naasten. Tot slot helpt goede communicatie en een prettige werkrelatie misverstanden en conflicten te voorkomen en draagt het in belangrijke mate bij tot het werkplezier van de hulpverlener zelf.

Kernwaarden van de patiëntgerichte hulpverlener

Wat zijn de kernwaarden waaraan een patiëntgerichte hulpverlener moet voldoen? Carl Rogers, grondlegger van de cliëntgerichte therapie, noemde in 1957 waarden als echtheid, respect en acceptatie, en empathie.[6] Naast deze waarden moet de patiëntgerichte hulpverlener de patiënt nabij kunnen zijn, compassie hebben en flexibel zijn. Deze houdingsaspecten dragen niet alleen in psychotherapie, maar in álle contexten bij aan het opbouwen van een vertrouwensrelatie en zijn dus voor alle hulpverleners van belang.

Echtheid

'Echt zijn' betekent jezelf zijn in het contact. Als je echt bent verschuil je je niet achter een beroepsfaçade en kom je niet geforceerd over. Je bent authentiek, natuurlijk en spontaan. Je voelt je op je gemak. Je wilt de patiënt en zijn hulpvraag leren kennen vanuit oprechte belangstelling en werkelijke betrokkenheid. Je non-verbale en verbale communicatie zijn in overeenstemming met wat je denkt en voelt. Als je echt bent ben je het meest effectief. Echt zijn is natuurlijk voor iedereen iets anders. Om echt te kunnen zijn in het contact met de patiënt moet je weten wie je bent. Je moet inzicht hebben in je persoonlijkheid, je voorkeuren en je preoccupaties. Je moet open staan voor je eigen gevoelens en gedachten.[7]

Respect en acceptatie

Respect en acceptatie hebben zoveel overeenkomsten dat ze vaak samen worden genoemd. Je accepteert de patiënt als je hem aanvaardt zoals hij is en als je zijn klachten zonder oordeel aanvaardt zoals hij deze naar voren brengt. Je respecteert de patiënt als je, binnen de grenzen van wat haalbaar en reëel is, gelooft in zijn zelfstandigheid, zelfredzaamheid, oplossingsvermogen, verantwoordelijkheid en gezond verstand.

Empathie en professionele nabijheid

Empathie is inlevingsvermogen: je kunnen verplaatsen in de belevingswereld van de patiënt en hem als het ware van binnenuit kunnen begrijpen.[8] Empathie stelt je in staat professioneel nabij te zijn. Als je empathisch bent dan ben je betrokken, gericht op je patiënt. Je bent beschikbaar en bereikbaar, letterlijk en figuurlijk. Je levert maatwerk want je zorg sluit nauw aan bij de behoeften en doelen van je patiënt. Dat levert de patiënt goede zorg op en jou voldoening in je werk, plezier en energie. Toch moet je niet té nabij zijn. Houd je meer afstand en gun je elkaar wat meer ruimte dan houd je namelijk beiden ook meer vrijheid van denken en handelen. Het gevaar is namelijk dat je een objectieve kijk op de zaken verliest als je té betrokken bent. Alleen van een afstand kun je de berg overzien.

Ben je té betrokken dan verlies je je vrijheid. Maar ben je té afstandelijk dan kun je onverschillig of zelfs cynisch worden. De kunst is om de juiste balans te vinden tussen afstand en nabijheid; dat noemen we *professionele nabijheid*.

Compassie

Compassie of mededogen is het vermogen om je betrokken te voelen bij pijn en lijden, zowel dat van jezelf als dat van anderen. Compassie is niet hetzelfde als empathie. Empathie is weliswaar een essentieel onderdeel van compassie, maar inlevingsvermogen op zich is in de zorg niet genoeg. Compassie voelen gaat samen met de wens pijn en lijden te verlichten en de bereidheid daarin verantwoordelijkheid te nemen. Leidraad daarbij is: behandel de ander zoals je zélf behandeld wilt worden.[9] Of, als het kan: behandel de ander zoals deze graag behandeld wil worden.

Er is een kanttekening. Het lijden van de patiënt is soms zó erg dat het moeilijk te verdragen is. Bovendien hebben onze goedbedoelde inspanningen om dat lijden te verminderen niet altijd de gewenste resultaten. Je kunt je om die reden als hulpverlener incompetent en machteloos gaan voelen en de neiging krijgen je uit de zorg terug te trekken of er helemaal niet aan te beginnen. Als we niet oppassen, worden we compassie-moe of raken we zelfs burn-out.

Het boeddhisme kent een andere vorm van compassie. Anders dan in het westen, waar compassie vertroebeld kan raken door onze professionele verantwoordelijkheid en het heroïsche streven de patiënt beter te maken, beoefenen boeddhisten een nietgehechte vorm van compassie. Net als wij voelen boeddhisten oprechte compassie en zorgzaamheid maar ze hechten minder aan de uitkomst van hun inspanningen om het lijden te verzachten. Ze doen hun best en accepteren de uitkomst, hoe die ook uitvalt. Nietgehechte compassie zou wel eens een veel gezondere vorm van compassie kunnen zijn.[3]

Flexibiliteit

Naast bovengenoemde waarden is de effectieve hulpverlener ook flexibel. Als je flexibel bent dan kun je je aanpassen aan de individuele patiënt en zorg op maat leveren – dat wordt ook wel meebewegen, aansluiten of invoegen genoemd. Daarnaast heb je flexibiliteit nodig om soepel te kunnen schakelen naar een andere dan je eigen vertrouwde omgangsstijl, als de situatie daarom vraagt. Welke stijl nodig is is namelijk voor iedereen en in iedere situatie weer anders.

Ouderen hebben meestal een andere benaderingswijze nodig dan jongeren. Met chronische patiënten ga je anders om dan met iemand in acute nood. Soms ben je de geduldige coach die zijn patiënt volgt en aanmoedigt, andere keren ben je de strenge expert die de richting bepaalt. Maar wat je ook doet, hoe je het ook doet: het werkt alleen als het vanuit jezelf komt, als het echt is. En als het in dienst is van het herstel van de patiënt.

Enkele rollen

– Therapeut: *Hoe gaat u dat aanpakken?*
– Adviseur: *Ik zou het zó gaan doen, als ik u was.*
– Interventionist: *Dit is wat er nu gaat gebeuren...*
– Coach: *Wat zou een oplossing kunnen zijn, denkt u?* Of: *Laten we er eens samen over nadenken.*
– Ervaringsdeskundige: *Ik heb ooit iets dergelijks meegemaakt. Vind je het goed als ik je daar iets over vertel?*
– Hoopverlener: *Straks, als het beter gaat...*

Basisvaardigheden van de patiëntgerichte hulpverlener
Invoegen

Invoegen betekent je subtiel aansluiten bij de ander, terwijl je toch jezelf blijft. Invoegen betekent verbinding maken, zoeken naar wat bij deze patiënt in deze situatie passend is. Je wilt de patiënt op zijn gemak stellen en voorkomen dat hij vroegtijdig afhaakt. Door je enigszins aan te passen verklein je gevoelsmatig de onderlinge afstand en vergroot je de kans op een succesvolle werkrelatie. De woorden 'subtiel' aansluiten en 'enigszins' aanpassen geven al aan hoe belangrijk het is dat je in het contact wel jezelf blijft, echt bent. Zou je jezelf forceren dan kan de patiënt zich belachelijk gemaakt of zelfs genept voelen. Invoegen en tegelijk echt zijn voorkomt dat je grenzeloos wordt. Juist die grenzen duiden op wederzijds respect, bewaken de juiste afstand en nabijheid en zijn voorwaarden voor een echte ontmoeting.[7]

Iemand het gevoel geven dat hij of zij welkom is zit in de kleine dingen. Beeld je even in dat je niet zomaar een patiënt op het spreekuur ontvangt maar je tante, op wie je bijzonder gesteld bent. Wat doe je? Je laat haar niet wachten. Je haalt haar uit de wachtkamer op, glimlacht geruststellend, biedt haar iets te drinken aan, vraagt of ze gemakkelijk de weg kon vinden. Je bent gastvrij. Zo wil de patiënt natuurlijk ook ontvangen worden. Met kleine, hoffelijke attenties.[3]

Woordeloos (non-verbaal) communiceren

Het grootste en belangrijkste deel van alle communicatie is woordeloos: non-verbaal. We 'spreken' ook zonder woorden, vaak zonder dat we ons daar van bewust zijn. Volgens Watzlawick[10] communiceren we altijd, ook als we niets zeggen. *Je kunt niet niet communiceren.* We zeggen iets met de inrichting van onze spreekkamers, met de positie waarin we de stoelen hebben neergezet, met ons uiterlijk en onze kleding, de lichaamshouding die we aannemen, onze gezichtsuitdrukking, bewegingen als knikken, stemklank, spreektempo, handgebaren, aanraking, nabijheid en, vooral, oogcontact. De kunst is om je bewust te zijn van wat jij, en ook je patiënt, zonder woorden tot uitdrukking brengen, zodat je daar optimaal gebruik van kunt maken.

Laten we ook vooral niet vergeten om af en toe een weldadige stilte in het gesprek te laten vallen, of de patiënt aan te raken als dat gepast en gewenst is (bij twijfel gewoon even vragen: *vind u het goed als ik nu even uw handen vastpak?).* Een welgemeende aanraking kan compassie uitdrukken waar geen woorden voor zijn. Een hand op een hand, een hand op een schouder (geen 'bemoedigend' klopje!) kan helend werken.

Luisteren

Er zijn drie goede redenen om goed naar de ander te luisteren. Met *de ander* bedoel ik trouwens niet alleen de patiënt maar ook je collega, je leidinggevende, je partner, je kind of de receptioniste. Je luistert om verbinding te leggen en een vertrouwensrelatie op te bouwen, je luistert om te begrijpen en tot slot luister je om begrepen te worden.[3]

Je doel is goede zorg leveren zodat de patiënt kan herstellen. Daarvoor moet je hem wel eerst begrijpen. Jij hebt een diagnose nodig, in de breedste zin van het woord. Diagnose (gnosis = weten, dia = door en door) betekent niet voor niets door en door kennen.[11] Dit gaat dus niet over alleen een etiket of een classificatie maar om het begrijpen en verklaren van het probleem van de patiënt in al zijn kwetsbaarheden, beschermende factoren en context. Om een goede diagnose te kunnen stellen moet je het verhaal van de patiënt dus door en door kennen. Zoals de Canadese arts en opleider William Osler in 1880 al zei: *listen to your patiënt, he is telling you the diagnosis.*

Luisteren is niet alleen gericht op de diagnose of het probleem maar ook op de oplossing. Naarmate de patiënt de gelegenheid krijgt om zijn gedachten en gevoelens onder woorden te brengen komt hij misschien zelf wel met een oplossing voor zijn probleem.

Tot slot luister je om begrepen te worden. Je hebt je ondertussen een idee gevormd over wat er aan de hand kan zijn en hoe je dat eventueel kunt aanpakken. Dat is ons vak. Nu wil je weten of de patiënt iets aan je visie kan hebben. Misschien wil je hem zelfs wel advies geven. Ooit geprobeerd om advies te geven zonder eerst naar de ander te luisteren? Als je eerst goed luistert naar de ander dan is de ander ook eerder bereid naar jou te luisteren.[12]

Samen beslissen

Samen beslissen levert een behandeling op die aan de ene kant zoveel mogelijk aan de geldende richtlijnen voldoet en aan de andere kant overeen komt met de waarden en voorkeuren van de patiënt. Samen beslissen draagt bij tot een betere werkrelatie, levert meer tevredenheid op en bezorgt de patiënt een betere kwaliteit van leven. Of samen beslissen ook de therapietrouw bevordert, tijd bespaart en gezondheidseffecten oplevert staat nog niet vast. Uit onderzoek blijkt dat ook psychiatrische patiënten samen met hun behandelaren willen beslissen, vooral over medicatie.[13, 14]

Drie vragen kunnen de patiënt helpen bij het maken van een eigen keus (www.3goedevragen.nl):
- Wat zijn mijn opties of mogelijkheden?
- Wat zijn de voordelen en nadelen van die opties of mogelijkheden?
- Wat betekent dat in mijn situatie?

Hoe doe je dat: samen beslissen (zie ook hoofdstuk 3, De positie van de hulpverlener)? Eerst wisselen behandelaar en patiënt informatie uit, beiden vanuit hun eigen expertise. De patiënt is expert op het gebied van zijn eigen leven. Wat zijn zijn ideeën en wensen? Heeft hij misschien al een bepaalde voorkeur? Vervolgens informeert de behandelaar de patiënt vanuit zijn professionele kennis en ervaring. Liefst krijgt de patiënt daarna de gelegenheid om over de opties na te denken, een beslissingsbalans te maken, met anderen te overleggen of een keuzehulp te raadplegen. Een keuzehulp is een kaart, een cd-rom of een website, die samen met de behandelaar of door de patiënt thuis wordt bekeken. Een goede keuzehulp geeft de patiënt inzicht in de verschillende opties, de mogelijke consequenties, maar ook de persoonlijke waardering van die consequenties.[15] Een mooi voorbeeld van een keuzehulp is de PAK-wijzer, een keuzehulp voor patiënten die overwegen gebruik te maken van een antipsychoticum.

Conclusie

Er is maar één manier om beter te worden in patiëntgericht communiceren: oefenen, oefenen, oefenen. Maak er een gewoonte van om regelmatig je consulten op te nemen, liefst op video (dat stelt je in staat ook op de non-verbale communicatie te letten), maar desnoods op audio. Leertherapie, supervisie, intervisie, feedback van je collega's, de ervaringsdeskundige, je partner, je kinderen, maar vooral van je patiënten: ze kunnen je allemaal helpen een betere hulpverlener en een beter mens te worden. Als je je maar toetsbaar opstelt en jezelf kritisch durft te bevragen. Je raakt nooit uitgeleerd.

Literatuur

1. Silverman J, Kurtz S, Draper J. Vaardig communiceren in de geoznheidszorg. Den Haag: Lemma; 2006.
2. Mead N, Bower P. Patient-centredness: a conceptual framework and review of the empirical literature. Social science & medicine. 2008;51:1087-110.
3. Staveren Rv. HART voor de GGZ. Werken met compassie in een nieuwe GGZ. Utrecht: De Tijdstroom; 2016.
4. Bensing JM. Impliciete theorieën in onderzoek naar de arts-patiënt communicatie. Huisarts & Wetenschap. 1991;34:311-9.
5. Brink-Muinen Avd. Tweede nationale studie naar ziekten en verrichtingen in de huisartsenpraktijk. Oog voor communicatie: huisarts/patiëntcommunicatie in Nederland. Utrecht: NIVEL; 2004.
6. Rogers CR. The necessary and sufficient conditions of therapeutic personality change. Journal of Consulting Psychology. 1957;21:95-103.
7. Staveren Rv. Patiëntgericht communiceren in de GGZ. Utrecht: De Tijdstroom; 2013.
8. Remmerswaal J. Persoonsdynamica. Houten: Bohn Stafleu an Loghum; 2012.
9. Armstrong K. Compassie. Amsterdam: De Bezige Bij; 2011.
10. Watzalawick P, Beavin J, Jackson D. Pragmatics of human communication. New York: W.W Norton; 1967.
11. Pol Hvd. Harthorend. Ede: Vanbinnenuit; 2010.
12. Covey SR. De zeven eigenschappen van effectief leiderschap. Amsterdam: Business Contact; 2010.
13. Hamann J, Cohen R, Leucht S, Busch R, Kissling W. Do patients with schizophrenia wish to be involved in decisions about their medical treatment? Am J Psychiatry. 2005;162(12):2382-4. doi: 10.1176/appi.ajp.162.12.2382. PubMed PMID: 16330606.
14. Mistler LA, Drake RE. Shared decision making in antipsychotic management. J Psychiatr Pract. 2008;14(6):333-44. doi: 10.1097/01.pra.0000341889.97759.54. PubMed PMID: 19057236.
15. Veenendal H, Rietmeijer C, Voogdt-Pruis H, Raats. I. Samen beslissen is beter. Huisarts & Wetenschap. 2014;57:524-7.

7.2 Status mentalis en psychiatrische diagnostiek

*Patrick Domen en Maarten Bak**

De psychiatrische diagnose
Een psychiatrische diagnose heeft twee kernelementen:
- de ordening van psychische klachten, symptomen en gedragingen;
- het verzamelen van gegevens die de klachten, symptomen en gedragingen kunnen verklaren – de onderliggende basale mechanismen (zie ook hoofdstuk 1 en 2).

Psychische functies zijn zowel middel (subject) als doel (object) van het psychiatrisch onderzoek.

Het diagnostisch onderzoek van een patiënt die zich presenteert met psychische klachten is in beginsel niet anders dan het diagnostisch onderzoek van een patiënt met lichamelijk georiënteerde klachten. De opbouw van het onderzoek is hetzelfde, waarbij de arts door middel van anamnese, speciële anamnese, lichamelijk onderzoek en aanvullend onderzoek tot een werkhypothese en diagnose komt. Het psychiatrisch onderzoek verschilt echter van een somatisch-diagnostisch onderzoek doordat het psychiatrisch onderzoek:
- zich vooral richt op veranderingen in de psychische functies als waarnemen, denken en voelen;
- veel aandacht geeft aan de subjectieve beleving van ervaringen en symptomen;
- de anamnese het belangrijkste diagnostische middel is.

De etiologie van de stoornis wordt verklaard vanuit de biologische, psychologische en contextuele (omgevingsgerelateerde) factoren. Om deze in kaart te brengen moet men informatie vergaren en inzicht krijgen over:
- de levensgeschiedenis van iemand, waartoe een biografie wordt afgenomen;
  - vroegkinderlijke ontwikkeling;
  - motorische ontwikkeling (incl. taal);
  - leerervaringen;
  - stressvolle of traumatische ervaringen;
  - reacties en strategieën ten aanzien van omgaan met stress en tegenslagen;
- psychiatrische voorgeschiedenis;
- gezinssamenstelling;
- familiaire belasting.

Waarbij aanvullend onderzoek nog kan bestaan uit:

---

* Voor de personalia van dr. Patrick Domen en dr. Maarten Bak zie hoofdstuk 1.

- neuropsychologisch onderzoek (NPO) (zie hoofdstuk 7.3);
- persoonlijkheidsonderzoek (PO) (zie hoofdstuk 7.3);
- lichamelijk onderzoek.

Systematiek van het psychiatrisch onderzoek

Het psychiatrisch onderzoek berust op historisch gegroeide conventies, medische tradities en klinische ervaring.[1] Binnen het bestek van dit boek wordt volstaan met het benoemen van de verschillende onderdelen van het psychiatrisch onderzoek, te weten:
- personalia;
- reden van verwijzing of contact zoeken met hulpverlening;
- speciële anamnese;
- status mentalis-onderzoek;
- psychiatrische voorgeschiedenis (eerdere behandelingen of aandoeningen);
- gebruik van middelen en geneesmiddelen;
- (psychiatrische en somatische) familieanamnese (familiare belasting);
- biografie (levensgeschiedenis);
- heteroanamnese;
- somatische tractusanamnese en lichamelijk onderzoek;
- aanvullend laboratorium- en/of beeldvormend onderzoek;
- (neuro)psychologisch onderzoek.

Status mentalis-onderzoek

Psychische functies vormen een continuüm van 'normaal' of 'gezond' tot 'afwijkend' of 'ziek' (zie hoofdstuk 1 en 2). Afwijkende psychische functies kunnen bij iedereen ontstaan en hoeven niet per se te duiden op een psychiatrische aandoening. Deze fenomenen kunnen ook een uiting zijn van een neurologische aandoening, metabole of hormonale ontregeling of vergiftiging.

De basis voor het onderzoek naar deze functies wordt gevormd door tijdens de anamnese en verder onderzoek de patiënt *te observeren* en de klachten en ervaringen van de patiënt *te exploreren*. Tevens is de arts bezig met zelfobservatie. Het is daarbij van essentieel belang dat je niet alleen luistert naar *wat* de patiënt vertelt maar ook *hoe* de patiënt zijn klachten en ervaringen bespreekt. Je beoordeelt of de klachtenpresentatie betrouwbaar wordt weergegeven of dat er inconsistenties zijn te bespeuren tussen verbale en non-verbale informatie.

> De heer Janssen loopt vlot jouw kamer binnen zonder om te kijken of rond te kijken. Hij geeft je een hand die niet klam aanvoelt. Je bemerkt ook geen lichte tremor van de hand. Vervolgens vertelt hij heel angstig te zijn en zeker te weten in de gaten te worden gehouden.

In deze set van waarnemingen kun je (mogelijke) inconsistenties bespeuren tussen wat de patiënt jou verbaal meedeelt aan klachten en wat je in zijn non-verbale gedrag opmerkt. Het is van belang te ontdekken wat voor gevoel een patiënt bij jou oproept en je af te vragen waarom deze patiënt dat gevoel bij je oproept. Dergelijke gevoelens kunnen aanwijzingen zijn voor inconsistenties tussen verbaal en non-verbaal gedrag of direct wijzen op aanwezigheid van psychopathologie. Dit

betekent dat je tijdens het mentale status-onderzoek met drie zaken tegelijk bezig bent, te weten:
- observatie;
- zelfobservatie;
- exploratie.

Observatie

Al gedurende het ophalen van de patiënt uit de wachtkamer, op een afdeling, of tijdens de anamnese observeert de arts de patiënt. Observaties bieden bij uitstek de mogelijkheid om informatie te verzamelen ter ondersteuning of juist ter verwerping van diagnostische veronderstellingen die voor of tijdens de anamnese gevormd zijn. Probeer zo objectief mogelijk te observeren en wees er bewust van dat jouw observaties niet alleen worden bepaald door de psychische stoornis zelf maar ook door de context waarin het psychiatrisch onderzoek plaatsvindt, door de interactie tussen jou en de patiënt en het functioneren van jouw eigen psychische functies op dat moment.

Exploratie

Gedurende de anamnese exploreert de arts de klachten en ervaringen van de patiënt. De structuur van de anamnese is doorgaans overeenkomstig met die van de somatische anamnese, waarbij de arts de volgende zeven dimensies bespreekt.

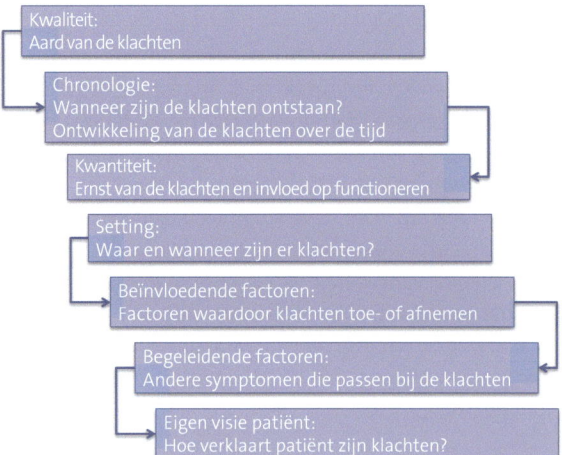

Figuur 1 Volgorde van items ter exploratie

Het is belangrijk om vooral *de aard van de (hoofd)klacht* goed uit te vragen. Verplaats je zoveel mogelijk in het referentiekader van de patiënt en laat hem uitleggen of beschrijven wat hij bedoelt met zinnen als: *ik voel me zo leeg of ik hoor stemmen.* Ga daarna pas verder met de zes andere dimensies.

Rapportage

Een uniforme rapportage van het status mentalis-onderzoek heeft het voordeel dat de mentale status bij een patiënt systematisch wordt onderzocht en weergegeven en dat derden snel de belangrijkste gegevens kunnen terugvinden. Realiseer je dat de mentale status van een patiënt in de loop van de tijd kan veranderen (dynamisch is) en dus een beschrijving geeft van het toestandsbeeld van een patiënt ten tijde van het onderzoek. Het status mentalis-onderzoek wordt hier weergegeven in termen van jouw eerste indrukken en in de hoofdgroepen van cognitieve, affectieve en conatieve functies met daarnaast in detail de psychische functies.

Tabel 1   Overzicht van het Status Mentalis Onderzoek in hoofdgroepen

hoofdgroepen	beoordeel
eerste indrukken	uiterlijke kenmerken, geschatte leeftijd, contactname, houding, klachtpresentatie, gevoelens en reactie opgewekt bij de onderzoeker
cognitieve functies	
bewustzijn	helder, daling, vernauwing (neurologische indeling)
aandacht	te trekken, te behouden, te verplaatsen
concentratie	volhouden van het cognitieve proces
oriëntatie	tijd, plaats en persoon bepaling
geheugen	inprenting, korte en lange termijn geheugen
intellectuele functies	oordeels- en abstractie vermogen, realiteitsbesef, uitvoerende functies, (geschatte) intelligentie, taal, rekenen
ziektebesef en -inzicht	besef van symptomen, begrijpen van de betekenis van symptomen
waarnemen	invloed en realiteitswaarde van zintuigelijke ervaringen en gewaarwordingen, zelfwaarneming, illusies
denken	vorm, tempo, en samenhang van het denken inhoud van het denken
affectieve functies	
stemming	de subjectief ervaren grondtoon van het gevoelsleven
affect	actuele zichtbare en hoorbare uitdrukking van het gevoelsleven
somatische kenmerken	lichamelijke klachten en verschijnselen
vitale kenmerken	in- of doorslaapproblemen, dagschommeling, eetlustverlies, libidoverlies
conatieve functies	
psychomotoriek	bewegingen die uitdrukking geven aan emoties; algemeen, mimiek, gestiek, spraak
motivatie en gedrag	impulsiviteit, agressie, suïcidaliteit

Begrippenbetekenis en verwijzing naar de syndromen

Vanaf het eerste contactmoment met een patiënt zijn al belangrijke verschijnselen te observeren, zoals de fysieke presentatie en gedrag. Deze te observeren verschijnselen kunnen zonder betekenis zijn maar kunnen ook duiden op psychiatrische of lichamelijke problemen. Hieronder zullen we meer in detail een aantal eerste indrukken bespreken.

Eerste indrukken (observatie)
Uiterlijke kenmerken
Zelfzorg

> De zorg die iemand aan zichzelf besteedt.

- De zelfzorg kan verminderd zijn of er kan sprake zijn van zelfverwaarlozing. Bij een huisbezoek: let ook op de zorg voor de woning.
- Er kan sprake zijn van een overdreven nette zelfzorg. Iemand is binnen de gegeven situatie 'te' goed verzorgd. Of iemand heeft opvallend rode en droge handen. Bij een huisbezoek is het overdreven schoon, alles ligt kaarsrecht of symmetrisch.
- Mogelijk heeft een patiënt bijzonder overdadige of opvallende kleding en/of make-up.
- Elk van die waarnemingen kan een bijzondere (misschien symbolische) betekenis hebben. Mogelijk biedt het de patiënt bescherming.

Leeftijd

> Let op een opvallend verschil tussen de biologische en de kalenderleeftijd.

- De patiënt ziet er jonger uit dan conform de biologische leeftijd verwacht mag worden.
- De patiënt ziet er uit zoals conform de biologisch leeftijd verwacht mag worden.
- De patiënt ziet er ouder uit dan conform de biologische leeftijd verwacht mag worden.

Gewicht

> Lichaamsgewicht van een patiënt.

- Ondergewicht. Cave somatisch oorzaak.
- Overgewicht. Naast psychische problemen denk aan ongewenste effecten van psychofarmaca.

Huid en ledematen
- Prikgaatjes voor sieraden, versieringen passend bij tatoeages, littekens ten gevolge van automutilatie of geamputeerde ledematen. Hematomen en abcessen. Let ook op purpura of exanthemen.

Contact
Oogcontact, van een doordringend tot een vermijdend oogcontact; iemand kijkt langs je heen of telkens van je weg. Iemand kan ook veel om zich heen kijken, wat het contact bemoeilijkt. Iemand kan ook afwerend in het contact zijn; door zich van je weg te draaien of helemaal niet op jou te reageren.

Houding
Beschouw en beoordeel opvallende fysieke houdingskenmerken.
- De houding is in principe in overeenstemming met de klachtenpresentatie en het contact. Houding wijst alleen op pathologie als er een discrepantie is tussen de klachtenpresentatie enerzijds en de vorm van beweging, de positionering van het lijf of het gedrag anderzijds.
- Het loop- en het bewegingspatroon moet worden beoordeeld. Differentieer van onder andere bewegingsstoornissen door ongewenste effecten van psychofarmaca.
- Wees alert op katatonie (het veelal geheel verstijfd zijn bij helder bewustzijn).

Klachtenpresentatie
Normaliter is er overeenstemming tussen 'wat' de patiënt vertelt en 'hoe' de patiënt zijn klachten met non-verbaal gedrag nader ondersteunt. Let op inconsistenties.

Gevoelens en reacties opgewekt bij de onderzoeker
Welke gevoelens en reacties roept een patiënt bij je op? Deze gevoelens en reacties kunnen je hinderen tijdens het contact maar kunnen ook diagnostische betekenis hebben en een aanwijzing zijn voor psychopathologie bij de patiënt. Deze gevoelens en reacties dien je altijd te exploreren.

Cognitieve functies
Bewustzijn (observatie)
Bij de meeste psychiatrische aandoeningen is er in principe sprake van een helder bewustzijn. Uitzonderingen kunnen voorkomen bij een delier en bij gebruik of misbruik van middelen. Het bewustzijn kan dan op uiteenlopende wijzen afwijken.
- Somnolent bewustzijn: patiënt reageert alleen na krachtig aanspreken.
- Soporeus bewustzijn: patiënt geeft geen antwoord meer, maar voert wel nog opdrachten uit.
- Subcomateus bewustzijn: patiënt reageert alleen nog op pijnprikkels. Somatische oorzaak uitsluiten.
- Mutisme: patiënt vertoont een schijnbaar helder bewustzijn maar geeft geen reactie.
- Stupor: patiënt volgt de gebeurtenissen en heeft de ogen open maar reageert niet; soms zijn er gerichte bewegingen. Er zijn geen emotionele reacties maar wel reacties op pijnprikkels. Primair organische oorzaak zoals hersentumor, CVA, encefalitis of een metabole ontregeling uitsluiten.
- Vernauwd bewustzijn: patiënt blijkt volledig geconcentreerd te zijn op een bepaalde ervaring en is verder afgesloten van prikkels van buitenaf. Naast psychiatrische beelden ook passend bij epileptische schemertoestanden.

Aandacht (observatie)
- Aandacht trekken: bij aanspreken reageert patiënt meteen op de gestelde vraag.
- Aandacht vasthouden: patiënt blijft betrokken bij het gesprek.
- Aandacht is snel afgeleid:
  – vertraagd: patiënt heeft moeite om de aandacht op nieuwe prikkels te richten (de patiënt reageert dan niet of traag of alleen met korte antwoorden op vragen: *hypovigiliteit*);

- verhoogd: reageert snel op nieuwe prikkels: *hypervigiliteit*.

Concentratie (observatie)
De patiënt raakt draad kwijt bij langere antwoorden: *hypotenaciteit*. De concentratie is tijdens de anamnese te testen door de patiënt de rekensom 100 -7, -7, -7, -7, enzovoort te laten uitrekenen. Het gaat hier niet om de uitkomsten van dit rekenproces maar of om de vraag of de patiënt blijft doorgaan met rekenen en weet waar hij is in dit rekenproces. Ook kan een patiënt overmatig geconcentreerd zijn op één onderwerp en moeilijk op een ander onderwerp overschakelen: *hypertenaciteit*

Oriëntatie (observatie)
De patiënt kan geen kloppend verhaal vertellen over recente gebeurtenissen. Hij heeft een verkeerd idee over waar hij is óf weet niet meer wie hij is. De oriëntatie wordt altijd ingedeeld in oriëntatie in tijd, plaats en de persoon. Stoornissen in de oriëntatie komen vaak voor in combinatie met stoornissen in bewustzijn en in aandacht.

Geheugen (exploratie)
Het geheugen is het vermogen om de door inprenting opgeslagen ervaringen, gebeurtenissen en vaardigheden op te roepen, respectievelijk tot uitvoering te brengen.

Inprenting: de patiënt kan recente informatie niet meer weergeven (bijvoorbeeld de naam van de arts) of drie net genoemde voorwerpen (boek, plant, molen) niet herhalen. Bij stoornissen in de inprenting is veelal ook de oriëntatie gestoord, vooral in tijd en plaats. Als gevolg van een inprentingsstoornis ontstaan lacunes in het korte-termijngeheugen. Deze kunnen worden opgevuld met wisselende verhalen en gebeurtenissen. Dit noemt men *confabuleren*.

Korte- en lange-termijngeheugen: het korte-termijngeheugen betreft het herinneren van zaken die recent hebben plaatsgevonden met een uitloop tot een dag. Daarbuiten spreken we over het lange-termijngeheugen. Stoornissen in het geheugen vallen in de regel bij exploratie op als de patiënt belangrijke gebeurtenissen of jaartallen niet (meer) weet.

Soms is de korte of de lange termijn in de geheugenfunctie niet relevant. Onderstaande driedeling refereert aan de inhoud van wat wordt onthouden.
- Episodisch geheugen: gebeurtenissen uit de levensgeschiedenis.
- Semantisch geheugen: belangrijke algemene feiten of naar interessegebieden.
- Procedureel geheugen: kunnen uitvoeren van aangeleerde vaardigheden zoals autorijden of een muziekinstrument.

Intellectuele functies (exploratie)
Oordeelsvermogen
Dit is het vermogen om de betekenis van de eigen situatie te begrijpen en in context te plaatsen en is tegelijk het vermogen om passende doelstellingen te kiezen via sociaal aanvaardbare middelen.

Intelligentie
Dit is het vermogen om kennis te vergaren, deze kennis op te roepen en op een rationele manier te gebruiken voor het oplossen van nieuwe situaties. Een inschatting van de hoogte van de intelligentie baseert men op het genoten opleidingsniveau maar

ook op de beoordeling van de gebruikte woordenschat en het oplossend vermogen tijdens de anamnese. Men onderscheidt grofweg zwakbegaafd, beneden-, gemiddelde- en boven-gemiddelde intelligentie. Meer specifiek onderzoek naar de intelligentie is gebaseerd op neuropsychologische testbatterijen. Niet alleen een verstandelijke handicap maar ook een daling van intelligentie kan passen bij een scala aan psychiatrische syndromen.

Abstractievermogen

Dit is het vermogen om nieuwe en complexe situaties adequaat op te lossen. Een stoornis in het abstractievermogen betekent dat de patiënt niet goed meer kan generaliseren en veelal een concrete manier van denken heeft *(concretisme)*.

Uitvoerende (executieve) functies

Deze representeren het vermogen om plannen te maken voor het initiëren, opeenvolgen, controleren en stoppen van ingewikkelde handelingen. Voorwaarden voor goede uitvoerende functies zijn aandacht, enig abstractievermogen en goede inprenting.

Ziektebesef en -inzicht (exploratie)

Dit is het vermogen van de patiënt om op cognitief niveau zijn klachten te kunnen verklaren, begrijpen en zo mogelijk te aanvaarden. In beginsel spreken we van ziektebesef en ziekte-inzicht. Ontbrekend ziektebesef betekent dat patiënt niet in staat is om tekenen of symptomen van ziekte te onderkennen. Bij een afwezig ziekte-inzicht wordt de oorzaak (of worden de oorzaken) van symptomen van ziekte aan iets anders toegeschreven en is het voor de patiënt onmogelijk om alternatieve verklaringen te aanvaarden.

Waarneming (observatie en exploratie)

Erg is een vijftal stoornissen in de (zelf)waarneming te onderscheiden.

Illusie (of illusionaire vervalsing)

Dit betreft een foutieve interpretatie van een reële zintuiglijke prikkel De patiënt ziet bijvoorbeeld een boom of struik aan voor een mens. Bij nadere beschouwing herstelt men gewoonlijk deze foutieve interpretatie.

Hallucinatie

Er zijn vijf typen hallucinaties:
- de akoestische hallucinatie: het horen van geluiden of stemmen;
- de visuele hallucinatie: het zien van schimmen, mensen of voorwerpen (cave oogaandoening, epilepsie of migraine);
- de olfactorische hallucinatie: het ruiken van geuren (cave organisch probleem);
- de gustatoire hallucinatie: iets proeven of een nare smaak hebben in de mond (cave een neurologisch probleem als epilepsie);
- de haptische hallucinatie: iets aan of onder de huid voelen of iets voelen in het lichaam.

Derealisatie

Dit is een, doorgaans onaangename, subjectieve ervaring van vervreemding ten opzichte van de omgeving. Deze ervaring heeft nooit werkelijkheidswaarde voor de patiënt maar altijd een 'alsof'-karakter.

Depersonalisatie
Dit is een doorgaans onaangename, subjectieve ervaring van vervreemding ten opzichte van zichzelf of het eigen lichaam. Deze ervaring heeft geen werkelijkheidswaarde voor de patiënt maar altijd een 'alsof'-karakter.

Stoornis in de lichaamsbeleving
Hierbij ontkennen mensen de aanwezigheid van hun lichaam of delen ervan. Daar tegenover staat de morfodysforie, waarbij de patiënt een preoccupatie heeft met een vermeende onvolkomenheid van het uiterlijk (de patiënt voelt zich bijvoorbeeld te groot, te asymmetrisch).

Denken (observatie en exploratie)
Dit wordt in twee onderdelen verdeeld: de vorm van het denken en de inhoud.

Denken is het vermogen om een doelgerichte, logische volgorde van voorstellingen, ideeën, symbolen en associaties te genereren die ontspringen aan een probleem of taak en die leiden tot een op de werkelijkheid gerichte conclusie.

Het formele denken
Het proces van denken kenmerkt zich door een normaal denktempo en een volgorde van associaties tussen gedachten die men als samenhangend en logisch ervaart. Tijdens de anamnese kunnen stoornissen in de vorm van het denken opvallen maar die zijn niet altijd objectief. Altijd nog eens checken, eventueel rechtstreeks bij de patiënt.

Er kunnen zich een hoop afwijkingen van normaal formeel denken voordoen.

- Het *geremde (of vertraagde)* denken betekent dat de patiënt zelf ervaart dat het denktempo laag is of soms helemaal stopt. Men observeert dan een vertraagde reactie op vragen met eventueel onderbrekingen of zelfs het geheel stoppen van antwoorden. Het denktempo kan bij observatie ook vertraagd overkomen, terwijl de patiënt bij exploratie subjectief een normaal denktempo rapporteert maar aangeeft heel veel overwegingen te moeten nalopen om tot een uitspraak te komen.
- Het *versnelde (gestuwde)* denken betekent dat de patiënt zich onder druk voelt van een groot aantal invallen of telkens terugkerende gedachten die elkaar snel opvolgen. Dit gaat doorgaans gepaard met *tachyfrenie* (versnelde spraak) en *logorroe* (woordenvloed). Het *wijdlopig* denken betekent dat de patiënt een onvermogen heeft om hoofd- en bijzaken van elkaar te onderscheiden, waardoor hij zich verliest in details. *Associatiezwakte* betekent dat het proces van denken is gekenmerkt door het verlies van een normale associatieve gedachtestroom. Dit verlies kan zich uiten in een verhoogd associatief denken (gedachtevlucht) waarbij het denken veelvuldig van inhoud verandert door nieuwe associaties, bijvoorbeeld klankassociaties.
- *Incoherentie*. Dat betekent het verlies van een normale associatieve gedachtestroom, zodanig dat er geen begrijpelijke samenhang meer is in wat de patiënt zegt, ook niet na een vraag om verheldering.
- *Concretisme*. Dit betekent het zeer letterlijk betekenis geven aan een abstract denkbeeld.

Het inhoudelijke denken

Door observatie van het gedrag kan de arts vermoeden dat een patiënt bezorgd is over bepaalde zaken en dat deze bezorgdheid in meer of mindere mate de inhoud van de gedachten van een patiënt bepaalt.

Stoornissen in de inhoud van het denken stelt men echter uiteindelijk vast door exploratie van de gedachte-inhoud (de denkbeelden) van de patiënt.

- *Gedachtearmoede* betekent dat de patiënt weinig ideeën heeft of zich vastklampt aan een beperkt aantal onderwerpen. Deze gedachtearmoede gaat vaak gepaard met een beperking van de hoeveelheid gesproken woord *(alogie)*;
- *Preoccupatie* betekent dat de patiënt juist veel spreekt over een beperkte set van gedachten.
- *Obsessie* betekent dat de patiënt alleen maar bezig is met een beperkte set van gedachten en zich daar door laat leiden, zonder verlies van realiteitsbesef. Bij obsessies ervaart de patiënt de gedachten als opdringend, die alleen met heel grote inspanning losgelaten kunnen worden. De gedachten zijn vrijwel altijd beangstigend, vooral omdat de patiënt ze ervaart als een inbreuk op zijn autonomie.
- *Rumineren* is verwant aan de obsessie en betekent dat de patiënt een al dan niet reëel probleem telkens moet heroverwegen, peinst, piekert, zonder dat het tot een oplossing komt;
- *Koesteren van betrekkingsideeën*. Dit fenomeen houdt in dat een patiënt binnen zijn situatie aan allerlei gebeurtenissen een speciale betekenis toekent maar daarin nog wel corrigeerbaar is.
- *Waanwaarnemingen* houden in dat een patiënt aan correcte waarnemingen een verkeerde mystieke of bedreigende interpretatie geeft.

Wanen

> Wanen houden in dat een patiënt denkbeelden (overtuigingen) heeft die in strijd zijn met de werkelijkheid en niet corrigeerbaar zijn, ondanks veel (afdoende) bewijs van het tegendeel.

Er zijn basaal twee soorten wanen: betrekkingswanen en beïnvloedingswanen. Bij betrekkingswanen heeft de inhoud van de waan een onjuiste en vaak onlogische overtuiging aangaande de relatie die de patiënt heeft met de buitenwereld. Bij de beïnvloedingswaan wordt de buitenwereld als intrusief (binnendringend) ervaren.

Betrekkingswanen kunnen naar inhoud nader worden onderverdeeld: paranoïde wanen (achterdochts-, vergiftigings- en jaloersheidswanen), erotomane wanen, megalomane (almachts)wanen, godsdienstwanen, onsterfelijkheidwanen, paranormale wanen, nihilistisch gekleurde wanen (schuld-, zonde-, armoede- en wereldondergangswanen), somatische wanen met een nihilistische inhoud (de patiënt denkt geen lijf of organen meer te hebben of denkt dat hij langzaam maar zeker levend wegrot) of somatische wanen zonder nihilistische inhoud (bijvoorbeeld een dysmorfe waan, waarbij de patiënt denkt een ontsierende lichamelijke afwijking te hebben), hypochondere wanen (waarbij de patiënt altijd bang is voor ziekte), seksuele wanen (waarbij de patiënt sex ziet waar het niet is) en misidentificatiewaan (waarbij de patiënt de oncorrigeerbare overtuiging heeft dat een naaste is vervangen door een bedrieger).

Nadere indeling van beïnvloedingswanen:
- gedachte-inbrenging (de overtuiging dat niet-eigen gedachten van buiten af worden ingebracht);
- gedachtebelemmering (van buitenaf);
- gedachte-uitbreiding (gedachten worden gedeeld met andere mensen en zijn dus ook van anderen);
- gedachte-uitzending (gedachten zijn voor iedereen hoorbaar);
- gedachtelezing (anderen kunnen de gedachte lezen).

Denk bij (vermeende) wanen ook altijd aan organische problemen als epilepsie en fronto-temporale hersenaandoeningen.

Affectieve functies
Stemming (exploratie)
Binnen de grenzen van een zekere variatie heeft de stemming bij de meeste mensen een relatieve constantheid en een duur van enkele uren tot dagen. De stemming omschrijft men ook wel als 'de grondtoon van ons gevoelsleven' waarop onze emoties zijn gesuperponeerd. Pas als deze grondtoon zich voor een langere periode buiten deze grenzen bevindt spreken we van een stoornis in de stemming. De verschillende stemmingscomponenten omschrijft men in de volgende termen:
- normofoor, normale stemming;
- somber, niet vrolijk;
- anhedonisch, niet kunnen genieten;
- angstig;
- dysfoor, bozig, geïrriteerd;
- eufoor, te vrolijk;
- expansief, zelfoverschattend, mededeelzaam.

Combinaties van deze stemmingscomponenten zijn mogelijk. Tijdens de anamnese is het van belang zicht te krijgen op de wisselingen in stemming, zowel in amplitude als in frequentie, en op de subjectieve ervaringen en gedachten betreffende de stemming. De stemming is reactief op gedachten en ervaringen.

Affect (observatie)
Het affect is de zichtbare en hoorbare expressie van emotionele reacties van een patiënt op zowel externe gebeurtenissen als op interne ervaringen (gedachten, herinneringen). Affecten zijn observeerbare reacties op externe en interne stimuli en moduleren als het ware op de stemming. Ze onderscheiden zich van de stemming doordat zij op de voorgrond staan en kort van duur zijn. Stoornissen in deze expressie van emotionele reacties vallen in de regel bij observatie op via de gelaatsuitdrukking, de autonome reacties, de psychomotoriek, de stem en de woordkeus.

Modulaties in het affect worden beschreven als:
- een normale modulatie: passend bij de situatie of inhoud van het gesprek;
- een vlak affect: er is zeer weinig of geen reactie op interne of externe stimuli;
- een labiel affect: zeer wisselende reacties (weinig tot geen beheersing van de reactie op interne en externe stimuli);
- een incongruent affect: de arts ervaart geen relatie tussen de expressie van de emoties en het gevoelsleven van de patiënt;

- een aangezet, overdreven of theatraal affect: een overdreven uiting van de gevoelens, niet passend bij de situatie.

Somatische affectieve kenmerken (observatie)

Somatische affectieve kenmerken zijn ook eventueel te beschrijven onder 'eerste indrukken' en betreffen spanningskenmerken als spierspanning, blozen, tachycardie, kortademigheid, transpireren en klamme handen.

Vitale kenmerken (exploratie)

De volgende vitale (lichamelijke) klachten zijn doorgaans verbonden met het depressief syndroom en betreffen:

- *slaapproblemen:* mensen worden meermalen per nacht wakker of worden veel vroeger dan gepland wakker;
- *moeheid:* mensen voelen zich 's ochtend niet uitgeslapen en zijn overdag moe;
- *dagschommeling:* er is een wisseling in stemming en energieniveau gedurende dag, waarbij een positieve dagschommeling betekent dat mensen zich 's avonds beter (of minder ellendig) voelen dan 's ochtends;
- *eetlustverlies:* mensen hebben geen of minder zin om te eten, vaker smaakt het eten ook niet of is er minder smaakervaring;
- *gewichtsverandering:* mensen zijn ongewild afgevallen of aangekomen in gewicht;
- *libidoverlies:* mensen hebben verminderd seksueel verlangen.

Conatieve functies
Psychomotoriek (observatie)

Conatieve functies betreffen alle bewegingen die uitdrukking geven aan emoties. We onderscheiden er drie.

Mimiek of gelaatsuitdrukking

Emoties zijn non-verbaal aan de gezichten van mensen af te lezen. Gelaatsuitdrukkingen zijn te herkennen als blijdschap, verdriet, belangstelling, wederzijdse interesse, angst, somberheid, geprikkeldheid, schaamte, walging of boosheid. De expressie van mimiek kan levendig (normaal) zijn, maar ook overdreven. Ook kan de mimiek vertraagd, gering of afwezig zijn.

Gestiek

Uitdrukkingsbewegingen door middel van gebaren. De gestiek is (samen met de mimiek) de non-verbale uitdrukking van emoties. De levendigheid is mede afhankelijk van subcultuur en temperament. De uitdrukkingen kunnen (te) traag zijn, of juist (zeer) levendig, of opvallend beweeglijk.

Spraak

Het spreken, het spreektempo en de vorm van het spreken. Heeft de patiënt veel woorden nodig om iets duidelijk te maken (logorroe)? Is de toon waarmee hij spreekt normaal, (te) hoog, (te) laag? Spreekt hij niet (mutisme), monotoon, juist met veel variatie in toonhoogte, juist met veel articulatie of eerder binnensmonds of zacht?

Motivatie en gedrag (observatie en exploratie)

Stoornissen in het driftleven stelt men vooral vast tijdens de anamnese en heteroanamnese. In de regel vallen deze symptomen bij observatie direct op:

- decorumverlies: gedrag dat niet past binnen de sociale omgeving;
- *witzelsucht*: ongepast 'grappig' of 'humorvol' zijn gegeven de context;
- inactiviteit en lethargie: ernstige vertraging in handelen;
- avolitie: dit is het gebrek aan aandrift, waarbij een patiënt het ontbreekt aan het ontwikkelen van ideeën en energie om tot activiteit te komen;
- compulsies (dwangmatig gedrag); zich herhalende handelingen die tegen de bewust ervaren wil van de patiënt worden uitgevoerd; ze worden verricht om onacceptabele gedachten of wensen af te weren; ze zijn wezensvreemd (ego-dystoon) voor de patiënt, in tegenstelling tot impulsief gedrag of dranghandelingen (bij verslaving);
- dranghandelingen of drangmatig gedrag: dit type gedrag is ego-syntoon (niet wezensvreemd) voor de patiënt; er is een voortdurend innerlijk verlangen aanwezig om bepaald gedrag uit te voeren; uitstel van de handeling geeft een gevoel van spanning of opwinding, terwijl het uitvoeren van de handeling geen gevoel van voldoening of opluchting geeft, maar eerder schuld;
- impulsieve handelingen of impulsief gedrag: dit type gedrag is een directe uiting van een impuls, waarbij niet overwogen is wat de consequenties zijn; het kan dan gaan om automutilatie, suïcidepoging, woede-uitbarstingen, overmatig riskant gedrag,
- (actieve of passieve) suïcidaliteit (al of niet met concrete plannen of gedachten om het leven te beëindigen); vermoedens van suïcidaliteit moeten altijd bij de patiënt worden gecheckt;. het navragen biedt een opening om juist over bestaande problematiek te spreken, wat een aantal mensen als bevrijdend ervaart;
- zelfverwaarlozing, (sociaal) vermijdingsgedrag of ontremd gedrag.
- gedragingen op het grensvlak van de psychiatrie en neurologie, zoals bewegingsstoornissen (ook als bijwerkingen van medicatie): tremoren, (vocale) tics, acathisie (bewegingsonrust), dystonie (aanhoudende samentrekking van de spieren), dyskinesie (abnormale bewegingen, bijvoorbeeld in het gelaat).

Het status-mentalisonderzoek is geen apart onderdeel van de anamnese, maar is verweven in het gehele psychiatrisch onderzoek. Het richt zich op de actuele toestand van de psychische functies, op dat moment in de spreekkamer, en kan dus per gesprek verschillen. Bij elk gesprek verricht je, bij toenemende ervaring vaker onbewust en automatisch, een nieuw status mentalis-onderzoek. Voor uitgebreidere informatie over het MSO verwijzen we graag naar *Het psychiatrisch onderzoek* van Hengeveld en Schudel.

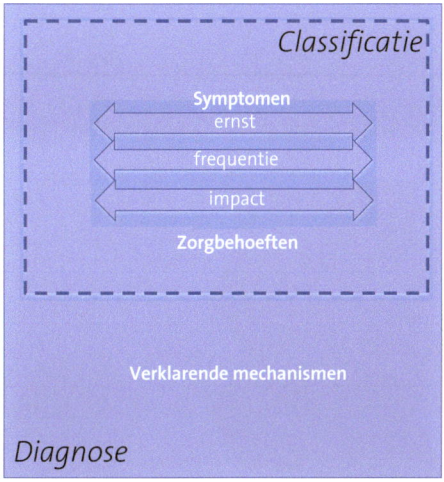

Figuur 2 Diagnose en classificatie
De (structuur)diagnose omvat een classificatie plus de verklarende mechanismen. De classificatie omvat de variatie van symptomen (ernst, frequentie, impact) en zorgbehoeften.

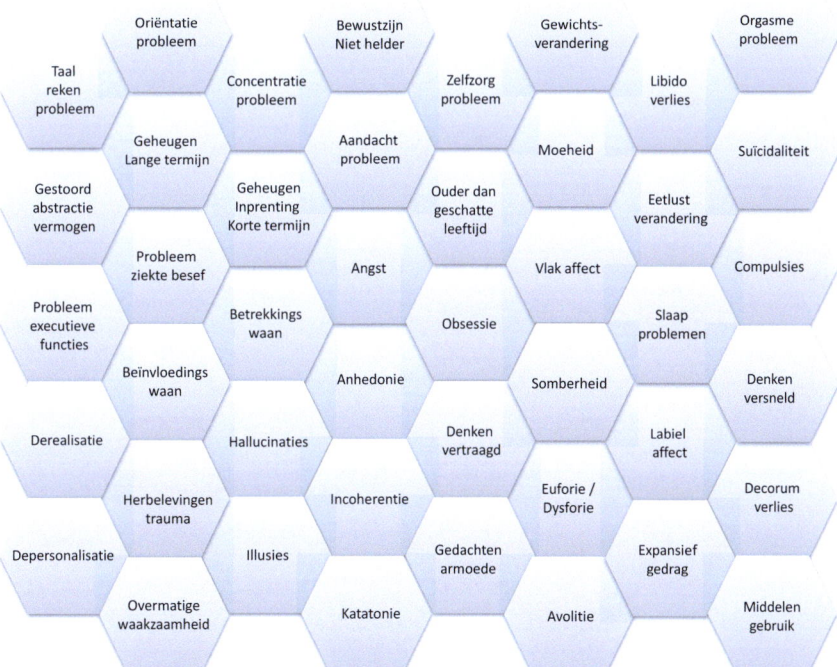

Figuur 3 De 15 psychiatrische syndromen afgebeeld door middel van de tijdens het MSO verzamelde (kern)symptomen. Elk syndroom heeft een aantal hiërarchisch belangrijkere kernsymptomen, maar daarnaast zijn er vaak nog diverse andere symptomen aanwezig, waar patiënten last van kunnen hebben en hulp voor zoeken.

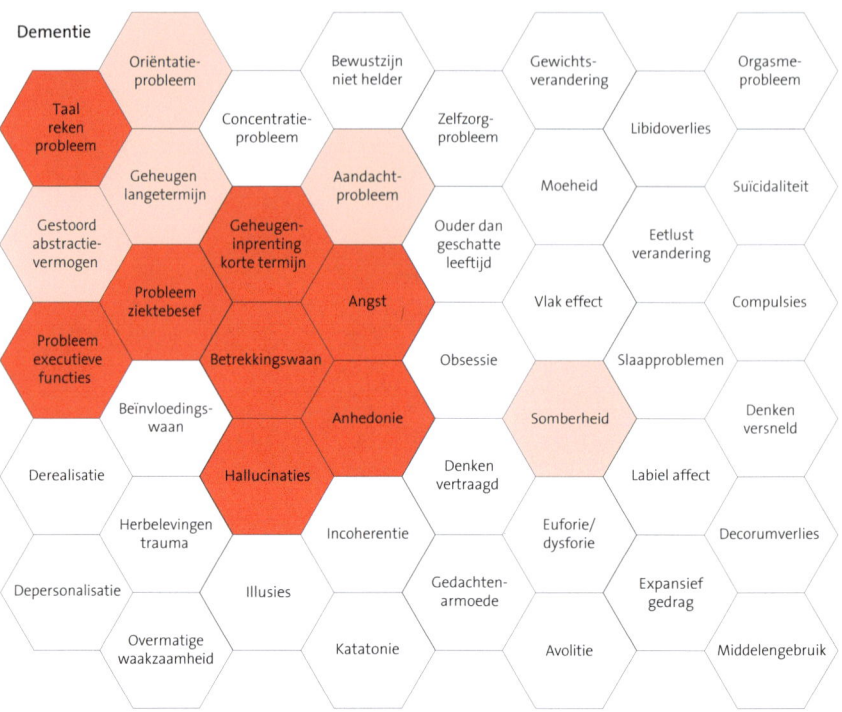
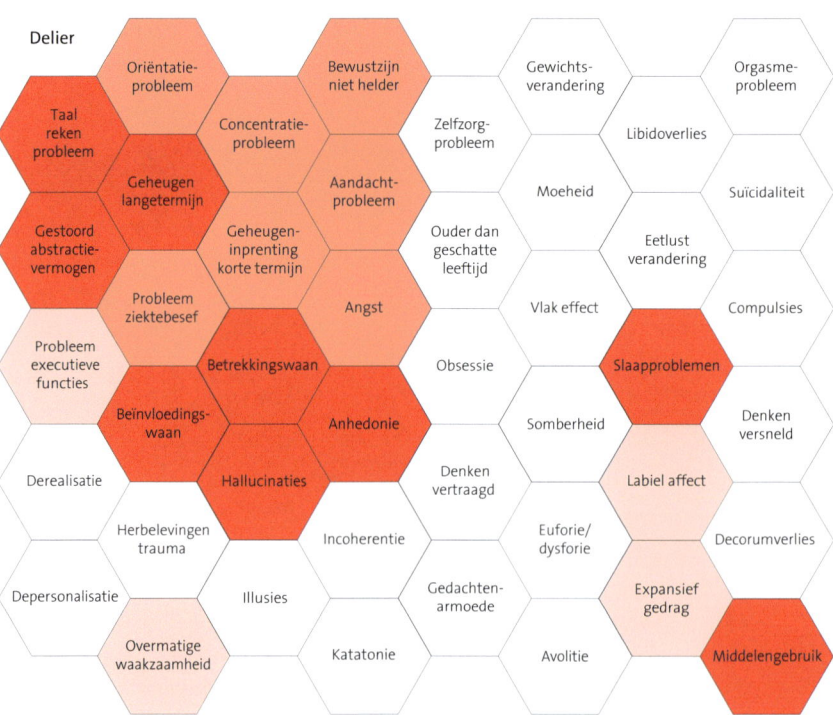

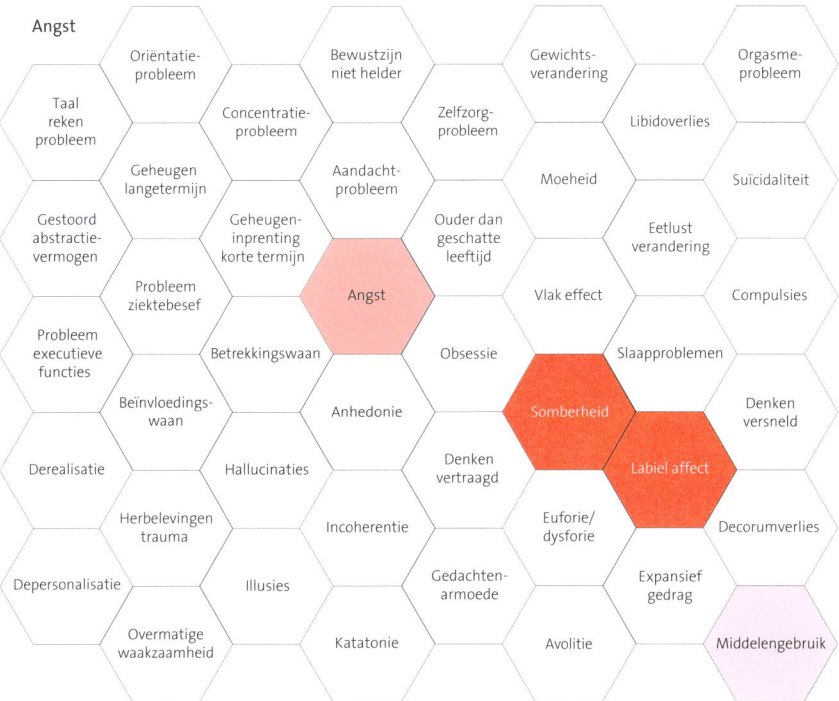

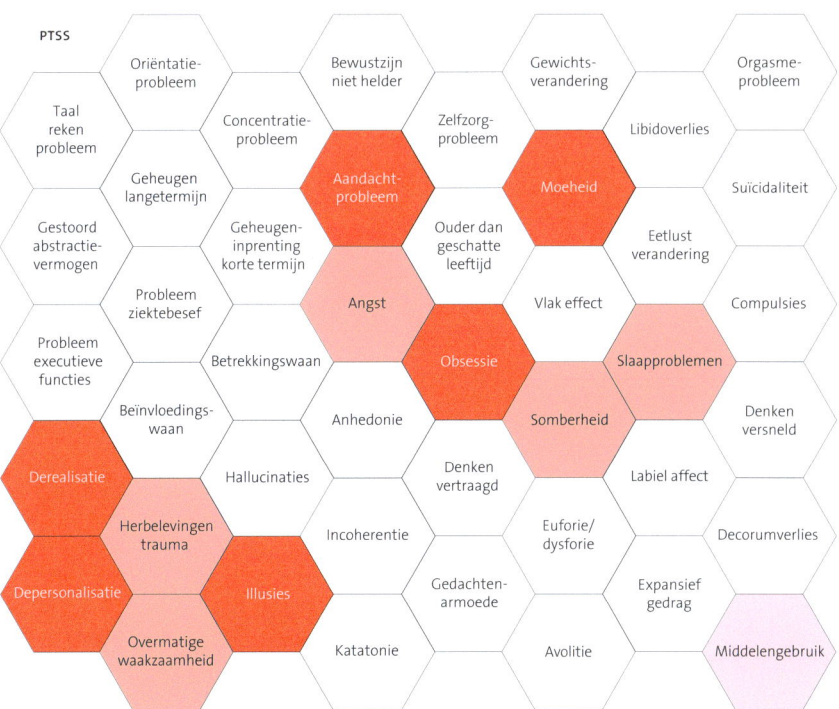

innovatief leerboek persoonlijke psychiatrie

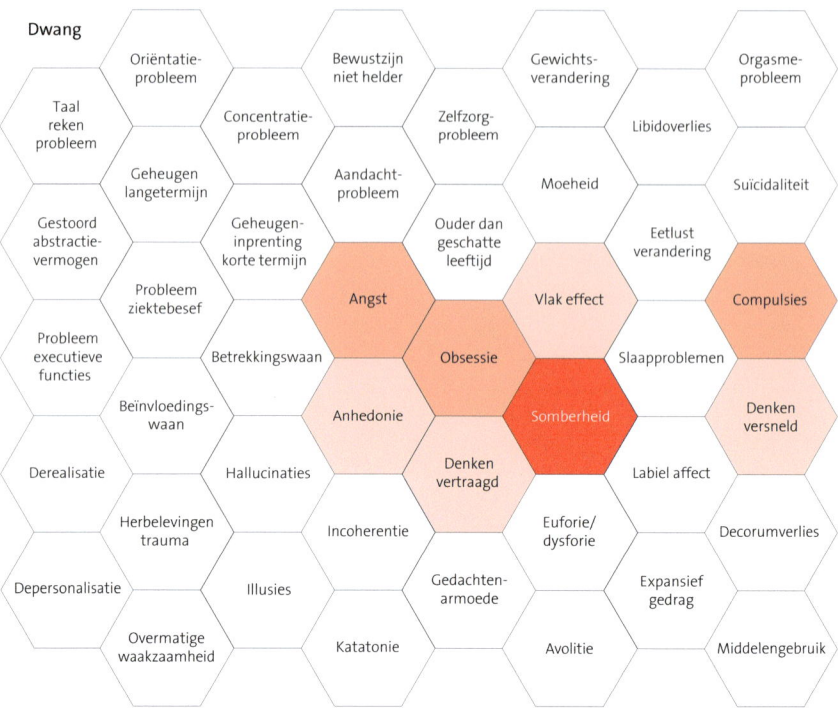

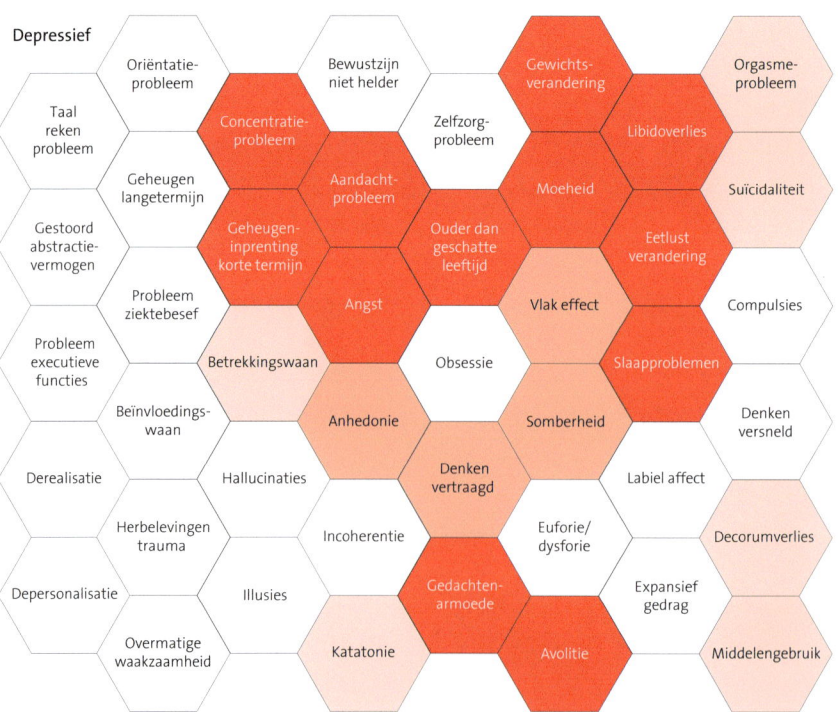

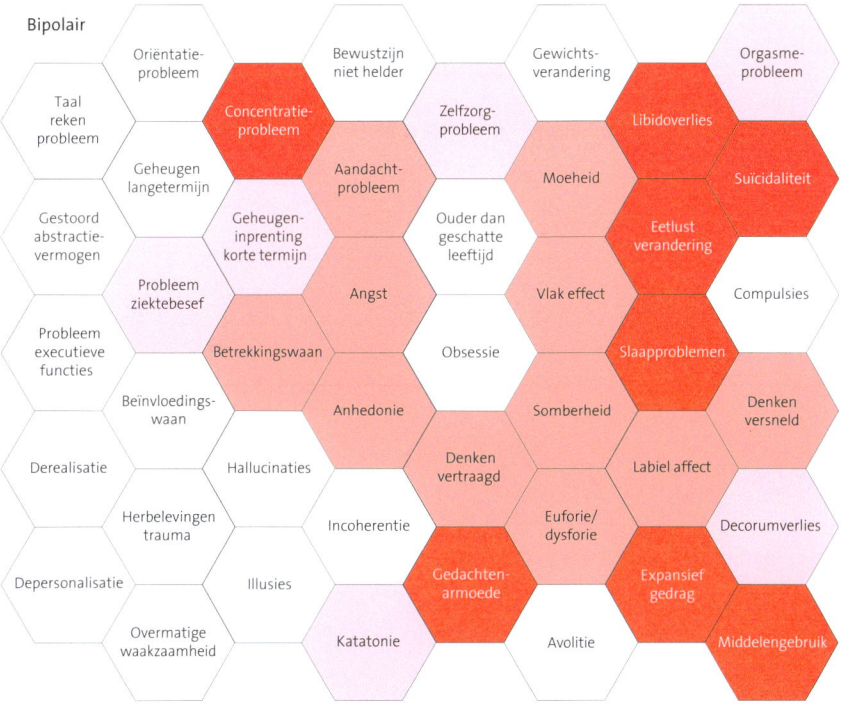

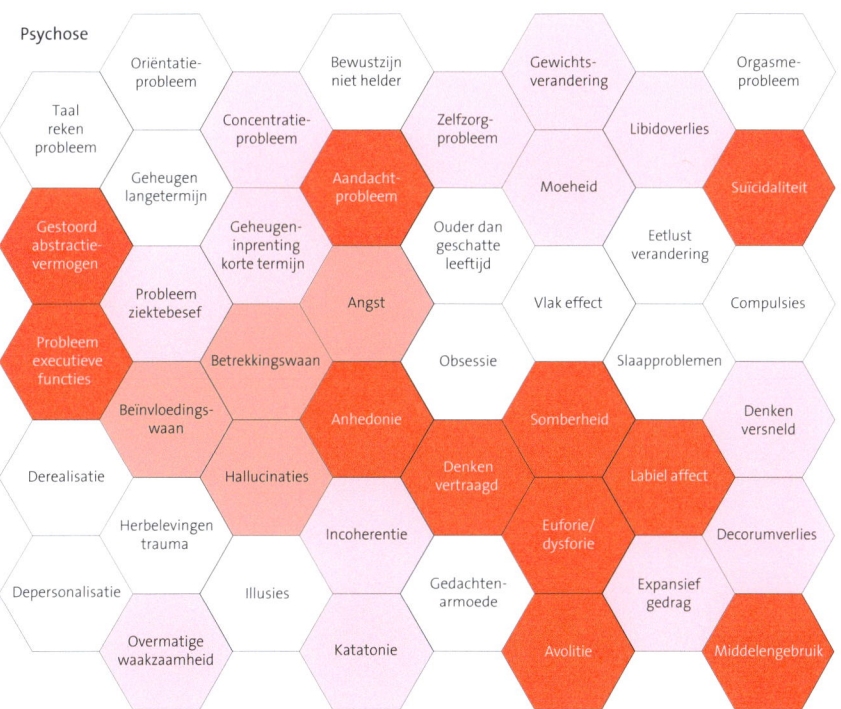

innovatief leerboek persoonlijke psychiatrie

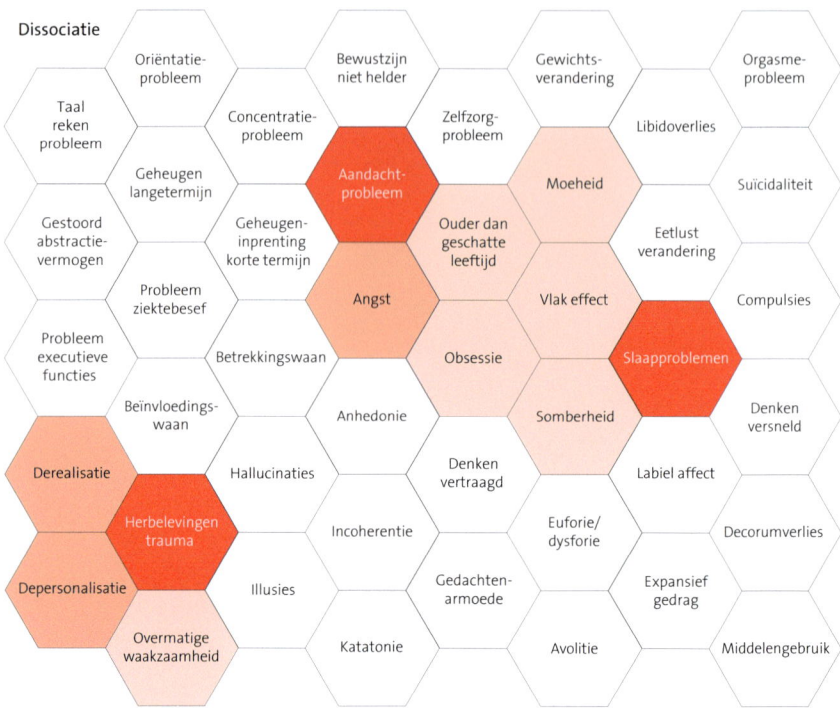

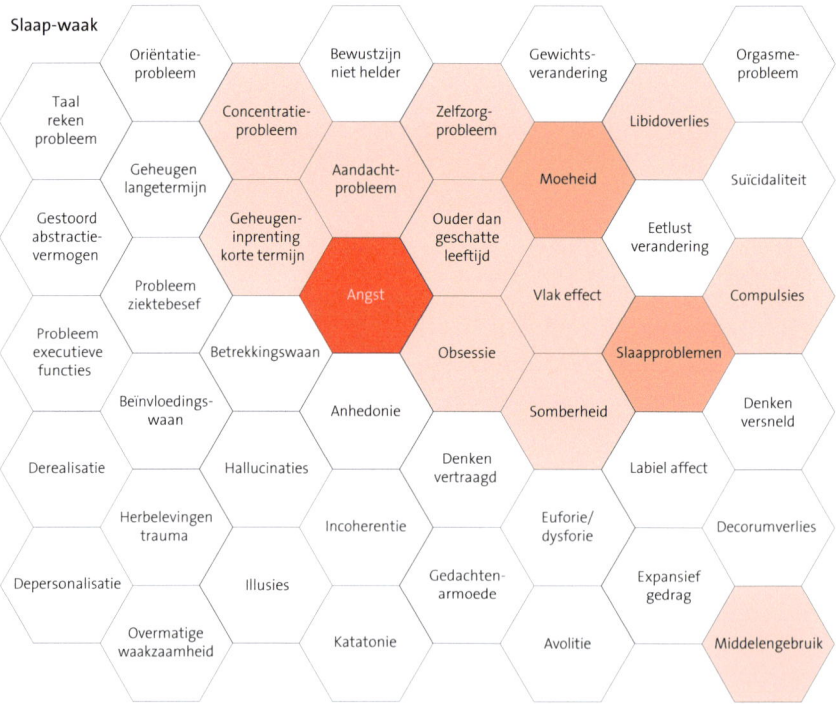

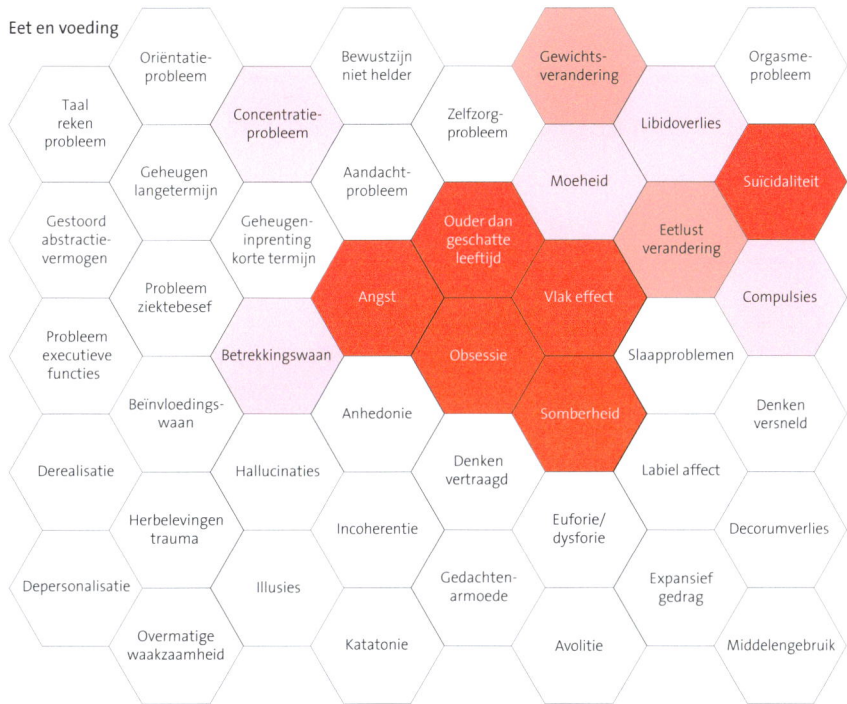

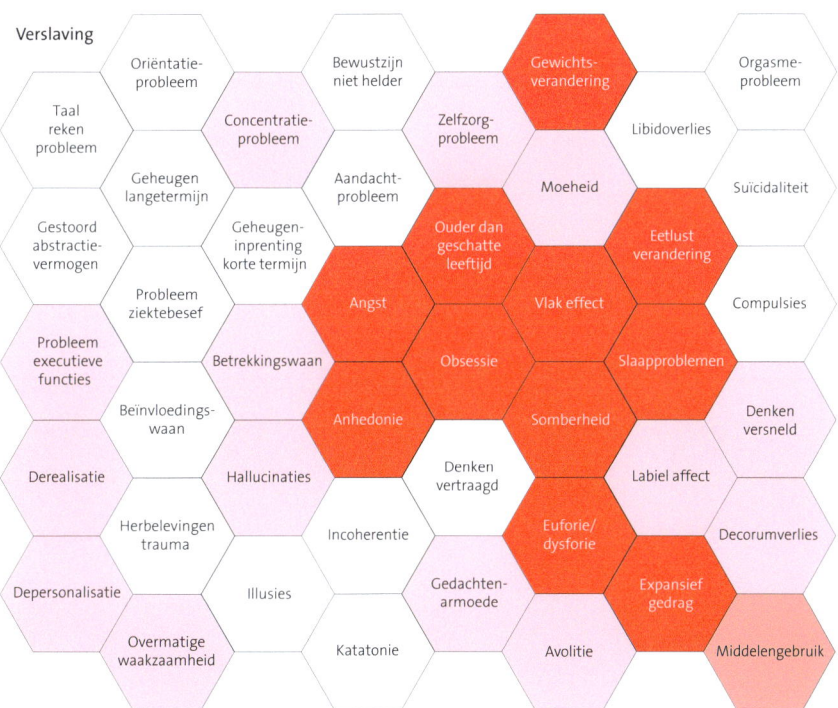

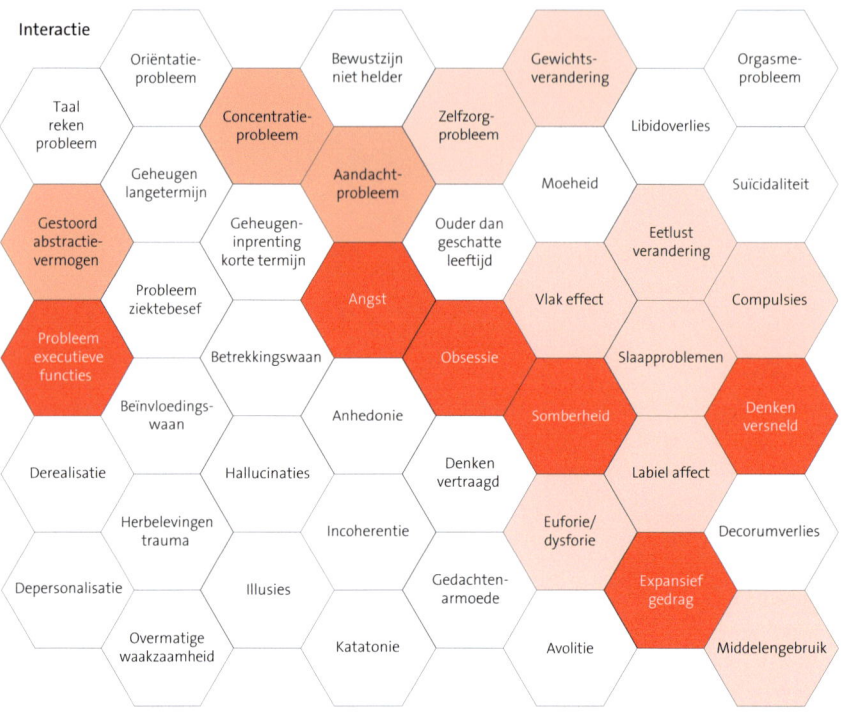

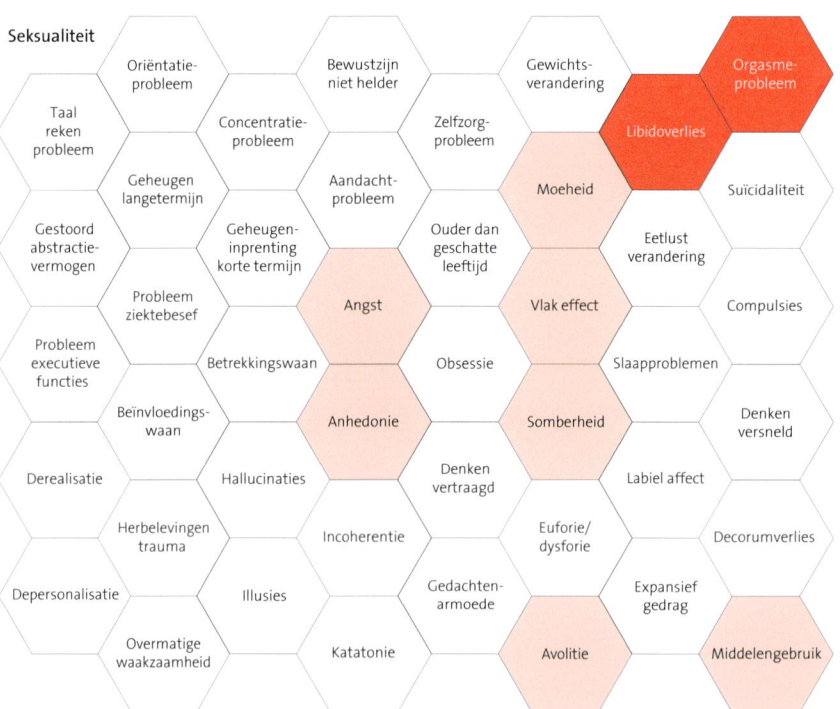

Conclusie

Het uiteindelijke doel van het psychiatrisch onderzoek is het opstellen van een zogeheten structuurdiagnose (fig. 2): de beschrijving van de symptomen en hun ontstaanswijze. Wanneer de verschillende symptomen, verzameld middels anamnese en het status mentalis onderzoek, geordend zouden worden zoals in fig. 3, valt op hoe groot de overlap is van de (kern)symptomen tussen de verschillende syndromen. Er kan dus beslist niet gesproken worden van syndroom-specifieke psychische symptomen. Bij elk syndroom zijn vaak meerdere cognitieve, affectieve en conatieve functies tezamen in meer of mindere mate verstoord, afhankelijk van de ernst van het toestandsbeeld op dat moment. Belangrijk is om de symptomen vervolgens te ordenen in een hiërarchisch principe, zodat men een differentiaal diagnose (lijst met meest waarschijnlijke syndromen) of werkdiagnose kan opstellen. De (hetero)anamnestische informatie en het aanvullend onderzoek is nodig om samen met de patiënt een persoonlijk verklaringsmodel op te stellen, rekening houdend met biologische, psychologische en contextuele predisponerende (kwetsbaarheden en beschermende elementen), precipiterende (uitlokkende) en instandhoudende factoren. Vanuit deze structuurdiagnose en de hulpvraag van patiënt zal men dan gezamenlijk een persoonlijk behandelplan opstellen (zie hoofdstuk 3 'De gedeelde besluitvorming').

Literatuur

Dit hoofdstuk is gebaseerd op Bak e.a[2]

1. Sno HN. The psychiatric assessment and mental status examination from an EBM perspective. Tijdschr Psychiatr. 2008;50(6):353-8. PubMed PMID: 18548413.
2. Bak M, van Diest R, de Ruyter M. Het psychiatrisch onderzoek: Het status mentalis onderzoek. Maastricht: Mediview; 2012.

Testen

7.3 Psychodiagnostiek

Rudolf Ponds[*]

Inleiding
Aanvullend op het psychiatrisch onderzoek (zie hoofdstuk 7.2) is er de mogelijkheid het diagnostisch proces te ondersteunen met psychodiagnostische onderzoeken.
Met behulp van psychologische tests en vragenlijsten:
- inventariseert men de aard en ernst van klachten en symptomen;
- poogt men inzicht te krijgen in de onderliggende oorzaken zoals:
    - disfunctionele persoonskenmerken of
    - cognitieve beperkingen.

Het toepassen en interpreteren van psychologische tests en vragenlijsten is voorbehouden aan daartoe gekwalificeerde psychologen. Het psychodiagnostisch onderzoek bestaat verder nog uit een gesprek met patiënt *(anamnese)* en vaak ook een naastbetrokkene *(heteroanamnese)*. De uitkomsten kunnen ondersteunend zijn bij het vaststellen van de meest geschikte behandelvorm *(indicatiestelling)* en hoe deze verder vorm te geven, doordat zowel patiënt als behandelaar meer inzicht krijgen over de aard van de psychische problemen in samenhang met de sterke en minder sterke persoonlijke kwaliteiten en eigenschappen.

Achtergronden en opbouw
Een goede vraagstelling
Zonder een goede vraagstelling heeft het psychodiagnostisch onderzoek weinig waarde. Niemand zal zijn haperende auto naar een garage brengen met de opmerking *kijk er maar eens naar* om aan het eind van de dag, na betaling van een forse rekening, een hoop informatie te hebben over de kwaliteiten van de auto, terwijl het probleem niet is opgelost. Toch komt deze situatie bij het aanvragen van een psychodiagnostisch onderzoek nog vaak voor. In het slechtste geval bestaat de verwijzing naar de psycholoog uit *Gaarne uw onderzoek* of plant men een psychodiagnostisch onderzoek in zonder gerichte vraag omdat het nu eenmaal hoort bij de standaardroutines van desbetreffende zorginstelling.

Het is aan de verwijzer om, al dan niet in samenspraak met de psycholoog, tot een zo scherp mogelijke vraagstelling te komen, zodat men een qua inhoud en omvang passend psychodiagnostisch onderzoek kan opzetten.

De vraagstelling heeft doorgaans betrekking op een of meer van de volgende onderwerpen.
- Beschrijving van het toestandsbeeld: het objectiveren van de aard en ernst van

---
[*] Prof.dr. Rudolf Ponds is klinisch neuropsycholoog, werkzaam als hoogleraar Medische Psychologie bij de Universiteit Maastricht.

(neuro)psychologische klachten (bijvoorbeeld stemmingsklachten, dwanggedachten, geheugenklachten), waarmee onder andere de psychiatrische structuurdiagnose kan worden opgesteld.
- Causaliteit: in hoeverre bepalen persoonlijkheidskenmerken zoals copingstijlen, rigiditeit, narcisme of cognitieve beperkingen (mede) het klinische toestandsbeeld. Wat is hierbij het onderliggende causale 'model'?
- Evaluatie: het herhaald onderzoeken met behulp van geselecteerde tests en vragenlijsten om veranderingen in het klinisch toestandsbeeld te monitoren.
- Wilsbekwaamheid. Bij verdenking op ernstige cognitieve beperkingen (verwardheid) in het kader van een psychiatrisch dan wel neurologisch toestandsbeeld. Men probeert dan vast te stellen of de patiënt nog in staat is om verantwoord en weloverwogen te kunnen beslissen over materiële en immateriële kwesties.
- Leerbaarheid en veranderbereidheid. Deze, misschien wel belangrijkste, vraagstelling heeft vooral betrekking op de mate van ziekte-inzicht, ervaren ziekte-last en de daarmee vaak samenhangend behandelmotivatie of feitelijk leervermogen (gegeven eventuele cognitieve beperkingen). De vraag is zeer belangrijke omdat het niet alleen richting geeft aan de juiste vorm van behandeling maar ook duidelijk grenzen stelt aan wat niet kan; daarmee wordt voorkomen dat men overbodige en frustrerende behandelingen start.

Bouwstenen van het psychodiagnostisch onderzoek

De drie bouwstenen van het psychodiagnostisch onderzoek zijn de (hetero)anamnese, gedragsobservaties, psychologische tests en/of -vragenlijsten.

Anamnese

De anamnese heeft meerdere functies en doelen.
- Het in kaart brengen van het ontstaan, het beloop en de ernst van de klachten en symptomen.
- Het in kaart brengen van beperkingen (in het dagelijks leven) die het gevolg zijn van die symptomen.
- Het uitvragen van belangrijke en ingrijpende gebeurtenissen die mogelijk relevant zijn voor het actuele klinische toestandsbeeld.
- Biografische elementen (opvoeding, opleiding, werkcarrière).
- Sociale anamnestische informatie (het sociale netwerk, huidige relatie(s), gezinssituatie).

De anamnese kan onbetrouwbaar zijn door cognitieve beperkingen, verwardheid of simpelweg omdat de patiënt niet alles wil vertellen. Ook komt het voor dat de patiënt juist teveel klachten rapporteert in reactie op de vragen van de psycholoog. Omdat veel vragen over het verleden gaan kunnen herinneringen ook onvolledig of vertekend zijn. Een heteroanamnese is vaak nodig om een meer betrouwbaar en volledig beeld te krijgen. Maar ook hier geldt dat herinneringen door naasten ook emotioneel gekleurd kunnen zijn.

De anamnese en heteroanamnese hebben een relatief open karakter. Het maakt dat men flexibel kan reageren in het gesprek, afhankelijk van de antwoorden van de patiënt. Bij *semi-gestructureerde interviews* ligt dat anders. Daarbij liggen de vragen en de volgorde van de vragen min of meer vast, wat de objectiviteit uiteraard ten goede komt. De bekendste voorbeelden van semi-gestructureerde interviews zijn de

Structured Clinical Interview for dsm-iv Axis i en *ii* (SCID I en SCID II), waarbij men systematisch alle mogelijke psychische symptomen uitvraagt. Een nadeel van deze vragenlijst, en het gehele DSM-classificatiesysteem, is dat er geen rekening wordt gehouden met een continuüm van symptomen en overlap van de verschillende syndromen, waardoor er relatief vaak meerdere classificaties uit voortkomen.

Gedragsobservatie

Hoe stelt de patiënt zich op naar de psycholoog (onderzoeker) (bijvoorbeeld: wantrouwend of juist heel toegankelijk), is er sprake van opvallende onzekerheid of tics, doet men opvallend lang (of kort) over het invullen van de vragenlijsten, is er normale 'contactname' (oogcontact, opkijken), zijn er opvallende uiterlijke kenmerken, moet de patiënt vaak zoeken naar antwoorden of vallen geheugenlacunes op? Observatie is cruciaal, ook t.a.v. de betrouwbaarheid van het onderzoek. Het verschaft informatie over de uitvoering van een opdracht (is de patiënt bijvoorbeeld zeer traag bij een eenvoudige tekenopdracht als het natekenen van een vierkant?), die belangrijker kan zijn dan de feitelijke uitkomst (een correct gekopieerd vierkant). Ook kan de patiënt vermoeid raken waardoor opdrachten niet meer goed worden uitgevoerd.

Gestandaardiseerde psychologische vragenlijsten en -tests

Ze zijn er in vele soorten en maten. Meestal bestaan ze uit een reeks vragen of stellingen die aspecten van een of meer psychologische concepten meten, te beantwoorden met ja of nee, de mate van ernst (... heel erg, licht) of het voorkomen (heel vaak, niet). Zoals in de inleiding al vermeld, hebben psychologische vragenlijsten en -testen betrekking op:
- klachten en symptoom inventarisatie;
- persoonskenmerken; of
- cognitief functioneren.

De kwaliteit van een vragenlijst of test wordt bepaald door de mate van standaardisatie, psychometrische kwaliteiten en beschikbare normgegevens. Zijn de handleiding en het scoringssysteem helder voor degene die de test of vragenlijst afneemt, zijn de instructies helder omschreven en begrijpelijk voor de patiënt en is er sprake van een goede conceptuele onderbouwing? Belangrijk is ook de betrouwbaarheid en de validiteit van de test. Betrouwbaarheid heeft hier vooral betrekking op test-hertestbetrouwbaarheid. Zou de patiënt de vragenlijst op twee verschillende tijdstippen op dezelfde wijze invullen of de test op twee verschillende tijdstippen even goed maken? Anders gezegd: is de test of vragenlijst enigszins bestand tegen dagelijkse individuele variatie 'binnen en buiten' de patiënt? Validiteit heeft vooral betrekking op de vraag of de test of vragenlijst ook echt meet wat deze pretendeert te meten (begripsvaliditeit) of op de vraag in hoeverre de uitslag of score ook een goede voorspeller is van gedrag of problemen in de toekomst (criteriumvaliditeit). Zo voorspelt hoge rigiditeit en zelfgenoegzaamheid op een persoonlijkheidsvragenlijst bijvoorbeeld dat een inzichtgevende psychotherapie weinig kans van slagen heeft.

Het beoordelen van individuele scores op tests en vragenlijsten gebeurt vrijwel altijd op basis van normgegevens bij een gezonde normale populatie. Deze populatie dient groot genoeg te zijn om betrouwbare referentiewaarden te geven, waarbij meestal ook een differentiatie op basis van geslacht, opleiding en leeftijd moet worden gemaakt. Een slechte of een beperkte set van normgegevens maakt een test of vragenlijst van weinig nut, hoe psychometrisch solide deze ook mag zijn. Voor de bepaling van 'abnormaliteit' van individuele scores (test, vragenlijsten) maakt men gebruik van de welbekende normaalverdeling (zie figuur 1). Scores die twee of meer standaarddeviaties van het gemiddelde van de normpopulatie liggen, beschouwt men gewoonlijk als afwijkend. Vaak gebruikt men in plaats van standaarddeviaties decielen of percentielen om de mate van abnormaliteit te bepalen. Zo betekent een score in het tweede deciel dat 80% van de normgroep hoger presteert of meer klachten heeft; bij een score overeenkomend met het 2e percentiel is dit 98%. Decielen en percentielen kunnen hierbij soms ten onrechte de indruk geven van 'te laag' of 'te hoog'. Een deciel score van 2 of 9 mag afwijkend klinken, maar in termen van standaarddeviaties valt dit nog heel ruim binnen de twee standaarddeviaties. Ditzelfde geldt voor percentielscores van respectievelijk 5 of 95 (zie ook figuur 1).

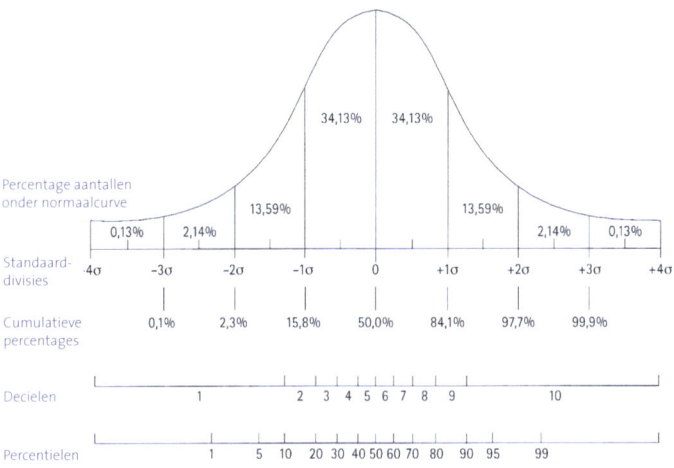

Figuur 1 De normaalverdeling bij een gezonde populatie

De gangbare psychologische tests en vragenlijsten zijn meestal op kwaliteit beoordeeld door de beroepsvereniging van psychologen (Nederlands Instituut voor Psychologen, NIP). Deze beoordeling is een belangrijke leidraad bij de keuze van testen en vragenlijsten door diagnostisch werkzame psychologen.

Interpretatie, advies en rapportage

Het interpreteren van de veelheid aan informatie, verkregen uit (hetero)anamnese, gedragsobservaties en psychologische tests en vragenlijsten is geen eenvoudige opgave. Gegevens uit de verschillende informatiebronnen wijzen niet altijd in dezelfde richting. Dan gaat het erom de grootste gemene deler uit alle informatie te filteren, ofwel het meest consistente patroon.

Bij de interpretatie van de resultaten is het verschijnsel van *symptoomvaliditeit* van belang: de inzet bij neurocognitieve tests is onvoldoende en de prestaties vallen lager uit dan je bij deze patiënt eigenlijk zou verwachten. Het komt frequent voor in de klinisch praktijk, waarbij vaak meer interne motieven spelen, waarvan de patiënt zich niet altijd bewust is. Voorbeelden zijn het aanzetten van klachten als *cry for help* of een vergaande overtuiging hebben een bepaalde ziekte te hebben en zich daarnaar te gedragen. Psychologen houden er rekening mee in het onderzoek door speciale *symptoomvaliditeitstests* te gebruiken. Terughoudendheid bij de interpretatie van de uitslagen en scores, gebaseerd op onderprestatie of overrapportage, is op zijn plaats aangezien deze geen betrouwbare afspiegeling zijn van de klachten van de patiënt of zijn cognitieve kwaliteiten.

De volgende stap is het helder opschrijven van de bevindingen en conclusies zodat zowel de verwijzer als de patiënt deze begrijpt. Vaak is er sprake van onnodig vakjargon zoals gestuwde gevoelens, gelaagdheid van de persoon, verborgen tendenties, vertraagde conceptshifting of performaal IQ. De aanvrager begrijpt dit zelden, laat staan de patiënt om wie het allemaal te doen is.

Lees bijvoorbeeld de volgende passage uit een rapport.[1]

> ... in zijn gedrag speelt een sterke, waarschijnlijke neurotisch bepaalde, behoefte aan vrijheid een rol. Vermoedelijk legt de onbewust geïnternaliseerde dwang van een tirannieke vader hem nog steeds lam en doet dit angst in hem leven zodra hij iets moet etc...

Hier staat in meer alledaagse bewoordingen het volgende:

> ... patiënt geeft aan een grote behoefte te hebben aan vrijheid. Het zoeken naar vrijheid heeft een dwangmatig karakter. Hij heeft grote problemen zich te binden en verplichtingen na te komen. Mogelijkerwijs is dit te zien als een verlaat verzet tegen zijn vader, die op onplezierige wijze verplichtingen bij de patiënt probeerde af te dwingen....

Een ander bekend probleem is dat men diagnostische conclusies en therapeutische behandeladviezen met veel mitsen en maren opschrijft *(zou kunnen/mogelijk/niet uit te sluiten)* waardoor de vraagstelling *de facto* onbeantwoord blijft. Tenslotte komt het vaak voor dat het rapport uitsluitend spreekt over tekortkomingen en negatief pathologische trekken en niet over de sterke kanten van de persoon. Daarmee gaat de kans verloren dat de patiënt moed kan putten uit het psychodiagnostisch onderzoek en dat bij de behandeling de sterke kant, belangrijk voor bereiken van herstel, onderbelicht blijft. Het onderzoek moet immers voor de patiënt niet alleen begrijpelijk maken waar klachten en symptomen vandaan komen maar zou vooral ook aanknopingspunten moeten bieden hoe deze in de toekomst te voorkomen. Begrijpen waar je gevoeligheden vandaan komen en in welke situaties je kwetsbaar bent kan je weerbaarheid sterk vergroten.

Box 1. Symptoomvaliditeit

Zoals eerder vermeld rapporteren patiënten niet altijd eerlijk of volledig over hun klachten en problemen. Ook komt het voor dat de inzet bij neurocognitieve tests onvoldoende is en de prestaties lager uitvallen dan de patiënt eigenlijk zou kunnen. Dit fenomeen van onderpresteren en overrapporteren staat in de literatuur wel bekend onder de noemer *symptoomvaliditeit*. Het willens en wetens veinzen van klachten en symptomen is welbekend bij psychodiagnostische onderzoeken in de forensische context of bij expertises, waarbij grote individuele belangen op het spel staan, zoals het ontlopen van een veroordeling of het verkrijgen van een uitkering. De neiging tot overrapportage wordt getoetst aan de hand van vragenlijsten waarbij bizarre of ongeloofwaardige klachten en symptomen worden nagevraagd (bijvoorbeeld: *soms is mijn been verlamd vanaf de knie en kan ik niet meer lopen* of *ik weet niet meer wat ik een uur geleden heb gedaan*). Bij tests gericht op onderpresteren krijgen patiënten opdrachten voorgelegd die moeilijk ogen maar dit niet zijn. Vaak betreft het hier een geheugentaak, waarbij men een lange reeks items te zien krijgt met de opdracht deze zo goed mogelijk te onthouden, zoals bijvoorbeeld 50 foto's van gezichten. Direct na de aanbieding wordt elke foto opnieuw getoond samen met een niet eerder getoonde foto en wordt aan de patiënt gevraagd de eerder getoonde foto aan te wijzen. Herkennen van eerder aangeboden informatie is een erg gemakkelijke geheugentaak. Zo zullen de meeste mensen, en zelfs patiënten met enige geheugenstoornis, vrij moeiteloos scores van 45 goed of hoger halen op een dergelijke herkenningstest. Scores die hier substantieel onder liggen zijn indicatief voor onderpresteren.

Wanneer er bij het psychodiagnostisch onderzoek sprake is van onderpresteren of overrapporteren op symptoomvaliditeitstests, zal de psycholoog dit bespreken met de patiënt om te zien wat er aan de hand kan zijn. Het spreekt voor zich dat de psycholoog in dat geval ook zeer terughoudend is met de interpretatie van de uitslagen en scores omdat deze aannemelijk geen betrouwbare afspiegeling zijn van de klachten van de patiënt of zijn cognitieve kwaliteiten.

Psychologische tests en vragenlijsten

Voor een uitgebreid overzicht van de (neuro)psychologische tests en vragenlijsten die men in Nederland-België gebruikt, alsmede verdere achtergronden van het psychodiagnostisch onderzoek, verwijzen we naar Kooreman en Hendriks e. a.[1,2] Hieronder zullen we de meest gebruikte tests bespreken.

Intelligentietests

Het is nog altijd onduidelijk wat intelligentie nu precies inhoudt. Sommigen pleiten voor de combinatie van zowel geleerde vaardigheden als oplossingsvaardigheden. Anderen zien vooral de oplossingsvaardigheden als representatie van intelligentie. Oplossingsvaardigheden zijn overigens niet onafhankelijk van geleerde vaardigheden, beide kunnen elkaar immers versterken.

Het intelligentieonderzoek is vaak standaardonderdeel van een psychodiagnostisch onderzoek. Intelligentie is namelijk een betrouwbare voorspeller van veel *soorten* gezond en ongezond gedrag of van een te behalen opleidings- of werkniveau. Ook is intelligentie medebepalend voor de keuze van de therapeutische interventie. Als vuistregel kan gesteld worden dat naarmate de intelligentie hoger is inzichtgevende therapieën, gericht op kritische zelfreflectie door de patiënt over zijn denken, voelen en handelen, meer haalbaar zijn. Is de intelligentie lager dan zal de behandeling meer sturend zijn, minder gericht op zelfinzicht en meer gericht op het aanpassen en informeren van de omgeving van de patiënt ter voorkoming van terugval van probleemgedrag. Een intelligentiebepaling is vaak ook onderdeel van het persoonlijkheidsonderzoek. Belangrijke vraag daarbij is of het intelligentieprofiel en -niveau medebepalend is voor de problemen en klachten van de patiënt. Zo komt het maar al te vaak voor dat bij onderzoek blijkt dat een ernstige overspannen patiënt werkzaamheden verricht die feitelijk boven zijn intellectuele capaciteiten liggen en dat dit jarenlang is gecompenseerd door een zeer hoge inzet die uiteindelijk heeft geleid tot cognitieve en emotionele uitputting.

Een intelligentietest bestaat doorgaans uit een reeks subtests, die verschillende cognitieve kwaliteiten meten zoals taalvaardigheid en -kennis, rekenen, ruimtelijk inzicht of het leggen van logische verbanden. Hierbij maakt men vaak een onderscheid tussen *verbale* subtests en *performale* subtests. Verbale subtests doen meer een beroep op geleerde schoolse vaardigheden *(wat weet ik?)* zoals algemene kennis of rekenen, terwijl bij performale subtests taken worden voorgelegd die veel meer een beroep doen op oplossingsvaardigheden *(wat kan ik?)* en waarbij het materiaal vaak visueel van aard is, zoals het herkennen van onvolledige afbeeldingen of het oplossen van puzzels. Wanneer er sprake is van cognitieve achteruitgang (dementie, hersenletsel) blijken vaak de prestaties op verbale subtests intact ten opzichte van het premorbide niveau, terwijl de performale prestaties juist afnemen.

De drie meeste gebruikte intelligentietesten:
- De wereldwijd bekendste en meest gebruikte intelligentietest is de Wechsler *Adult Intelligence Scale* (WAIS). De WAIS (WAIS-IV-NL) bestaat momenteel uit 15 subtesten, waaruit men vier indexscores afleidt:
    - *verbaal begrip* (min of meer synoniem aan verbale intelligentie uit de eerdere versies);
    - *perceptueel redeneren* (oude *performale intelligentie*) en *neurocognitieve maten*;
    - *werkgeheugen*;
    - *verwerkingssnelheid*.

  Men hoeft niet alle 15 subtests af te nemen om de verschillende indexscores te berekenen. De vier indexscores leiden tot een uiteindelijk totaal IQ-score, waarvan de range loopt van 45 tot 155, met een gemiddelde score van 100. Afnameduur ligt, afhankelijk van het aantal afgenomen subtests, tussen de 70-120 minuten.
- Een tweede veel gebruikte test in Nederland is de *Groninger Intelligentie Test* (GIT-2). Deze bestaat uit totaal 10 subtests gericht op onder andere verbaal begrip, logisch redeneren, waarnemen, ruimtelijk inzicht, rekenen en woordvlotheid. De GIT geeft een totaal-IQscore met een range van 38-157 en een gemiddelde van 100. De afname duurt ongeveer 90 minuten voor de gehele test, waarbij er ook een verkorte versie (afname 30-45 minuten) is. De twee subtesten van woordvlotheid of *fluency* (het in een minuut opnoemen van zoveel mogelijk verschillen dieren of beroepen) gebruikt men ook als schatter voor het semantisch geheugen.
- Intelligentietests als de WAIS en de GIT zijn taal- en cultuurgevoelig waardoor

deze bij in oorsprong niet-Nederlandstalige of niet Europese patiënten minder geschikt zijn. Om toch een schatting te krijgen van het intelligentieniveau neemt men vaak de *Raven Progressive Matrices* af; een niet-verbale intelligentietest die bestaat uit een reeks in moeilijkheidsgraad oplopende opgaven waarbij patronen worden getoond met een ontbrekend element. Het passende ontbrekende element moet worden gekozen uit een meerdere elementen (meerkeuze, zie figuur 2). De afname vraagt weinig uitleg en de test wordt gemakkelijk begrepen en kan mede daardoor al worden afgenomen vanaf jonge leeftijd. Afnameduur is in de regel 20-30 minuten. Uit de totaalscore leidt men een intelligentieschatting af (range 69-130).

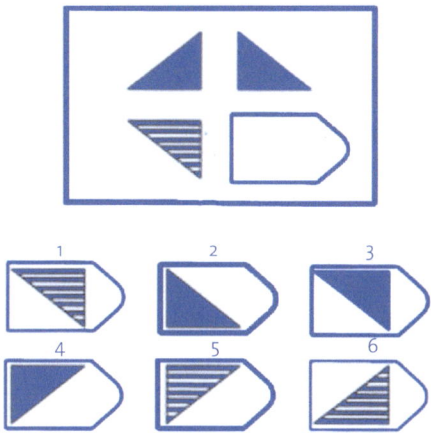

Figuur 2 Voorbeeld vraag uit de Raven Progressive Matrices

Screeningslijsten

Om de 'klinische inschatting' n.a.v. een psychiatrisch onderzoek (i.h.b. status mentalis-onderzoek) verder te onderbouwen, is er een scala aan korte vragenlijsten naar psychische klachten en cognitieve screeningstests. We noemen hier de meeste gebruikte.

- Symptom Checklist Inventory 90 (SCL-90): biedt een inventarisatie van een breed scala aan psychische en psychosomatische klachten. De SCL-90 kan al worden afgenomen vanaf 12 jaar. Ondanks het grote aantal vragen (90) is de afnameduur relatief kort, ongeveer 20 minuten. De SCL-90 heeft 8 subschalen (agorafobie, angst, depressie, somatische klachten, cognitieve klachten, wantrouwen of sensitiviteit, hostiliteit, slaapproblemen). De totaalscore geeft een indicatie voor de ernst van psychisch disfunctioneren (psycho-neuroticisme score).
- De Brief Symptom Inventory (BSI) is een verkorte versie van de SLC-90, bestaande uit 53 vragen, af te nemen vanaf 18 jaar.
- De Cognitive Failures Questionnaire is een vragenlijst voor het ervaren cognitieve functioneren en bestaat uit 25 vragen naar het voorkomen van alledaagse cognitieve vergissingen op het gebied van geheugen, waarneming, spreken, aandacht en planning. Voorbeelden zijn de wegbewijzering over het hoofd zien, afspraken vergeten, iets lezen en dit weer vergeten, niet op namen of woorden kunnen komen of afgeleid raken als je met iets bezig bent. Er bestaan normgegevens van 24 tot 86 jaar.

- De Hospital Anxiety and Depression Scale (HADS) bestaat uit 14 vragen die kunnen wijzen op angst- of depressieve klachten zoals ervaren in de afgelopen week. Vragen/stellingen zijn bijvoorbeeld: ik voel me opgewekt (met als antwoorden: helemaal niet, niet vaak, soms en meestal) of ik krijg plotseling gevoelens van panische angst (zeer vaak, tamelijk vaak, niet erg vaak, helemaal niet).
- De Mini-Mental State examination (MMSE) bestaat uit 10 vragen over oriëntatie in tijd en plaats en enkele eenvoudige opdrachten om het geheugen (onthouden van drie woorden), de concentratie (repetitieve rekensom 100-7 of een woord achterstevoren spellen), taal (twee voorwerpen benoemen, begrijpend lezen, herhalen van een zin), praxis (uitvoeren van een handelingenreeks) en tekenvaardigen (natekenen van twee elkaar overlappende vijfhoeken) te toetsen. De MMSE screent m.n. op cognitieve problemen.

Let wel, bovenstaande instrumenten zijn louter bedoeld als eerste inventarisatie of screening, waarbij de diagnostische waarde beperkt is. Aan het refereren naar afkappunten (bij een score van x is er sprake van diagnose y) moet men in de regel niet teveel waarde hechten. De instrumenten zijn wel bruikbaar om de klinische indruk over de ernst van het toestandsbeeld (psychisch dan wel cognitief disfunctioneren) verder te onderbouwen en op grond daarvan een beter gemotiveerd besluit te nemen om al dan niet te verwijzen voor verdiepend psychodiagnostisch onderzoek.

Persoonlijkheid en persoonlijkheidstrekken

- De Minnesota Multiphasic Personality Inventory (MMPI) is veruit de bekendste en meest gebruikte vragenlijst om de persoonlijkheid in kaart te brengen. Het omvat ruim 550 items waaruit een veelheid aan klinische schalen en subschalen kunnen worden afgeleid zoals depressief syndroom, somatisch symptoomsyndroom, psychosesyndroom, masculiniteit of sociale introversie. De MMPI omvat daarnaast validiteitsschalen waarmee men kan nagaan of de patiënt eerlijk en consistent antwoordt en niet alleen sociaal wenselijke antwoorden geeft. Men veronderstelt dat de MMPI een beter beeld van de onderliggende persoonlijkheidsstructuur geeft dan de meeste andere zelfrapportage persoonlijkheidsvragenlijsten, waarbij de kritiek vaak is dat de patiënt eerder invult wat hij zou willen zijn in plaats van wie hij is.
- De NEO-PI-R (Neuroticism Extraversion Openness Personality Inventory-Revised) een persoonlijkheidsvragenlijst die snel aan populariteit wint. De vragenlijst is gebaseerd op het zogenaamde Big-Five model van persoonlijkheid en omvat 240 vragen. Dit model veronderstelt dat men met behulp van slechts vijf dimensies de persoonlijkheid goed kan karakteriseren. Dit zijn neuroticisme (mate van emotionele stabiliteit), extraversie, openheid (openstaan voor nieuwe ervaringen), consciëntieusheid (bewustheid van eigen handelen) en altruïsme (gerichtheid op de ander) (zie ook hoofdstuk 8.14 persoonlijkheidssyndroom). Met de NEO-PI-R bepaalt men in hoeverre deze dimensies op iemand van toepassing zijn. Elk van de dimensies omvat een aantal deelfacetten die men weer afzonderlijk kan interpreteren. Zo zijn doelmatigheid, ordelijkheid, betrouwbaarheid, ambitie, zelfdiscipline en bedachtzaamheid facetten van de dimensie consciëntieusheid. Een voordeel van de NEO-PI-R ten opzichte van de MMPI is niet alleen dat de lijst veel korter is maar vooral ook dat patiënten zich vaak goed herkennen in de uitslagen door de relatief eenvoudige opzet waarmee de uitslagen worden gepresenteerd.

Er bestaat ook een verkorte NEO (60 vragen).
- De Utrechtse Copinglijst (UCL) is een relatief korte vragenlijst (47 vragen) om voorkeurscopingstijlen van patiënten te inventariseren ofwel de wijze waarop iemand probeert tegenslagen of stressvolle situaties het hoofd te bieden (oplossingsstijl) en wat daarvan de emotionele impact is. Men onderscheidt zeven copingstijlen: actief aanpakken, palliatieve reactie, vermijden, sociale steun zoeken, passief reactiepatroon, expressie van emoties en geruststellende gedachten (zie ook hoofdstuk 4.2.2 Coping).
- De Prestatie Motivatie Test (PMT) bestaat uit drie subschalen (Prestatiemotief, Positieve en Negatieve faalangst), afgeleid uit 90 vragen die vooral gericht zijn op de oriëntatie op werk en opleiding. De subschaal Prestatiemotief meet vooral de mate van ambitie om goed te willen presteren. Met de subschalen Positieve en Negatieve Faalangst wordt de mate weergegeven waarin de persoon in relatief nieuwe en ongestructureerde situaties, respectievelijk juist gemotiveerd wordt (met prestatieverbetering tot gevolg) of juist gedemotiveerd wordt en verkrampt raakt (met verlies van prestatie).

Neuropsychologische tests

Met behulp van het neuropsychologische diagnostische onderzoek verkrijgt men een beeld van de neurocognitieve functies waarvan de belangrijkste zijn:
- geheugen en leren;
- mentale tempo of informatieverwerkingssnelheid;
- aandacht (verdeelde aandacht, gerichte aandacht en volgehouden aandacht);
- planning;
- evaluatie van handelen (executieve functies).

Verstoring van de neurocognitieve functies komt voor na hersenletsel of neurodegeneratieve aandoeningen zoals dementie of de ziekte van Parkinson. Maar ook bij veel vormen van psychopathologie is het neurocognitieve functioneren vaak verstoord, in het bijzonder bij psychosen en ernstige stemmingsproblemen (depressief en bipolair syndroom).

We noemen enkele van de meest gangbare testen.
- *Cijferreeksen voor- en achterwaarts*. Hierbij krijgt de patiënt een willekeurige reeks cijfers aangeboden (9-6-2-5- ....) met de instructie deze direct na te zeggen in de juiste volgorde. De taak stopt als de patiënt zich tot tweemaal toe de cijfers niet meer in de juiste volgorde weet te herinneren. Dit is een maat voor het directe korte termijngeheugen (bij een ongestoord geheugen ligt het aantal cijfers dat onthouden worden om en nabij de 7). Vervolgens biedt men opnieuw opklimmende cijferreeksen aan maar nu met de opdracht deze van achter naar voren te herhalen (6-8-5-1 wordt dan 1-5-8-6). Het verschil tussen de score bij het voorwaarts en achterwaarts opnemen is normaliter om en nabij 2. Dit is een maat voor het werkgeheugen. Het werkgeheugen kan worden beschouwd als onze 'cognitieve werkbank'. Hoe groter deze werkbank, hoe meer cognitieve taken tegelijkertijd kunnen worden uitgevoerd en hoe minder verstoring er optreedt.
- *15-Woorden leertaak*. De patiënt krijgt vijf maal een lijst van 15 niet-samenhangende woorden voorgelezen of visueel gepresenteerd. Na elke aanbieding vraagt men de patiënt zoveel mogelijk van de aangeboden woorden te benoemen (aan-

leerfase waarbij een leercurve zichtbaar moet worden). Na pakweg 15 minuten vraagt men opnieuw zoveel mogelijk van de eerder aangeboden 15 woorden te noemen, zonder deze opnieuw aan te bieden. Hiermee bekijkt men in hoeverre de informatie ook echt is geconsolideerd ('vastgelegd') in het lange termijn geheugen. Dit wordt gevolgd door een herkenningstrial waarbij men 30 woorden aanbiedt; de 15 eerder aangeboden woorden te midden van 15 nieuwe woorden. De patiënt geeft aan welke woorden hij eerder onthouden moest. Scoort de patiënt hierop slecht dan is dit een extra bevestiging van de verstoorde geheugenconsolidatie. Scoort de patiënt goed dan is de consolidatie wel intact maar ligt het probleem in een verstoord of beperkt zoekproces. Dit laatste komt veel vaker voor en is een minder ernstig geheugenprobleem dan een verstoorde consolidatie.

- Twee bekende neuropsychologische tests voor het meten van zowel mentaal tempo als executieve functies zijn:
  - *Trail Making Test* (TMT): de patiënt moet zo snel en accuraat mogelijk de cijfers 1 tot en met 26 met elkaar verbinden door het trekken van een lijn. De cijfers staan verspreid over een papier van A4 formaat. Soms wordt dit gevolgd door een tweede taak, waarbij men niet cijfers maar de 26 letters van het alfabet in de juiste volgorde moet verbinden. De snelheid waarmee men cijfers en letters verbindt is een maat voor de basale informatieverwerkingsnelheid ofwel het mentale tempo. Bij de laatste taak van de TMT moet men alternerend cijfers en letters verbinden (1-A-2-B-3 .... 13-M). Dit vraagt flexibiliteit in handelen. Naast een goede planning en evaluatie is flexibiliteit een belangrijk aspect van de executieve- of uitvoerende controlefuncties. Hoewel niet geheel overlappend kan deze maat ook worden gezien als een maat voor verdeelde aandacht.
  - *Stroop Kleur Woord Taak*. De proefpersoon moet op de eerste kaart zo snel mogelijk 100 kleurnamen hardop voorlezen (rood, geel, blauw en groen) die door elkaar staan in 10 rijen van 10 woorden. Op de tweede kaart zijn de kleurwoorden vervangen door vakjes met een van de vier kleuren. De opdracht is de kleuren zo snel mogelijk te benoemen. De benodigde tijd op beide kaarten is een indicatie voor het mentale tempo. Op de derde kaart staan weer de vier kleurwoorden gedrukt maar telkens in een andere (verkeerde) kleur. Het woord rood is dan bijvoorbeeld in groene inkt afgedrukt. De opdracht is zo snel mogelijk de kleur te benoemen waarin het kleurwoord is gedrukt en niet het kleurwoord te benoemen. Dit is lastig omdat de sterk geautomatiseerde leesrespons hier telkens actief moet worden onderdrukt. De tijdscore wordt gezien als een maat voor de mate van afleidbaarheid en is daarmee tevens een van de schatters voor het executief functioneren ofwel gerichte aandacht.
- Voor het meten van de volgehouden aandacht (duurconcentratie) zijn veel verschillende taken beschikbaar. Deze staan bekend onder de gemeenschappelijke noemer *continuous performance test*. Kenmerkend voor deze tests is het moeten uitvoeren van een relatief eenvoudige en vooral monotone taak gedurende langere tijd, waarbij verval van prestatie in de tijd (veelal gemeten aan de hand van reactiesnelheid of fouten) een indicatie geeft voor de duurconcentratie. Een voorbeeld is het één voor één aanbieden van een reeks willekeurige cijfers op een

beeldscherm, waarbij de enige instructie is om zo snel mogelijk te reageren als het cijfer 3 wordt gevolgd door het cijfer 7. Daarnaast kan men meer specifiek focussen op taalfuncties, waarneming en ruimtelijke vaardigheden.

- *Behavioral Assessment of the Dysexecutive Syndrome* (BADS). Deze test brengt het cognitief-executief functioneren in kaart. De BADS bestaat uit zes subtesten die elk verschillende aspecten van het executief functioneren meten: Regel-wissel test (het snel aanpassen van een net geleerde responseroutine), Actie-plan test (praktische oplostaak waarbij men het juiste materiaal moet selecteren en in de juiste volgorde moet gebruiken), Sleutel-zoek taak (het maken van een juist 'loop-plan' om een sleutel terug te vinden op een getekend veld), Temporele schatting (tijdschatting van de duur van vier bekende alledaagse gebeurtenissen, zoals bezoek tandarts), Dierentuin-plattegrond test (het plannen van een route door een dierentuin onder bepaalde condities als begin en eindpunt, welke dieren bezocht moet worden en hoe vaak een pad bewandeld mag worden) en de Zes-elementen test (het plannen, uitvoeren en monitoren van zes opdrachten die men binnen 10 minuten moeten uitvoeren).

Tot besluit

Psychodiagnostisch onderzoek tracht bij benadering een beeld te krijgen van de samenhang tussen het denken, voelen en handelen van een patiënt in het dagelijks leven. Daarvoor onderwerpen we hem nu eenmalig aan diverse testen en vragenlijsten buiten de context van het dagelijks leven. Dit geeft uiteraard maar een beperkt inzicht in het functioneren in de maatschappij. Een methode die het functioneren in het dagelijks leven, zowel op gebied van persoonlijkheid als cognities, ecologisch valide in kaart brengt is de *Experience Sampling Methode* (zie Psy-mate: hoofdstuk 6.5, eHealth). ESM en verwante technieken zouden op termijn het traditionele tests- en vragenlijstonderzoek mogelijk geheel kunnen gaan vervangen. Denkbaar is dat patiënten (over enkele jaren), voorafgaand aan een eerste gesprek bij een hulpverlener, een registratie-app ontvangen, waarbij volgens de ESM-methodiek een beeld wordt verkregen van het alledaagse functioneren. Bij het eerste gesprek kan vervolgens meteen een causale uitleg volgen van de klachten en problemen en de behandeling kan worden gestart. Onze huidige vragenlijsten en tests bevinden zich dan nog enkel in de historische vitrinekast op de afdelingsgang.

Literatuur

1   Kooreman A. Het psychologisch rapport: van sluitpost tot visistekaartje. Amsterdam: Pearson; 2006.
2   Hendriks M, Kessels R, Gorissen M, Schmand B, Duits A. Neuropsychologische diagnostiek. De klinische praktijk. Amsterdam: Boom; 2014.

8 Syndromen

In dit hoofdstuk gaan we naar de psychiatrisch beelden en de beschrijving van de verschillende syndromen.

Het diagnostisch proces bestaat uit drie fasen:
1. het verzamelen en clusteren van symptomen;
2. het benoemen van de ernst, frequentie en impact van die symptomen;
3. het achterhalen van de verklaring(en) voor het cluster van symptomen.

In stap 1 en 2 gaat het om vast te stellen welke symptomen op de voorgrond staan. Dit komt overeen met classificeren, zoals dat bijvoorbeeld in de *Diagnostic and Statistical Manual of Mental Disorders* (DSM) gebeurt. Het definiëren van een structuurdiagnose gaat een stap verder. Men probeert de oorzaak van de klachten te achterhalen (de onderliggende verklarende mechanismen) door in het levensverhaal op zoek te gaan naar de samenhang tussen de vastgestelde symptomen en biologische, psychologische en contextuele verklaringsmodellen. Informatie over (biopsychosociale) mechanismen is samen met de hulpvraag van de patiënt richtinggevend voor passende interventies.

Binnen de structuurdiagnose kunnen bepaalde symptomen variëren qua ernst, frequentie en impact. Binnen het syndroom kan er dus variatie zijn van de meest op de voorgrond staande symptomen. Daarnaast kan de wisseling van op de voorgrond staande symptomen betekenen, dat er een verschuiving mogelijk is van het ene naar het andere syndroom. Dat laat onverlet dat er ook veel overlap is tussen de verschillende syndromen en dat veel symptomen transdiagnostisch zijn. Dat wil zeggen: symptomen die bij veel verschillende syndromen voorkomen, zoals angst, somberheid, hallucinaties, enzovoort. De dynamiek op symptoomniveau en de transdiagnostische symptomatologie maakt de psychiatrische diagnostiek complex en benadrukt het belang van de verklarende mechanismen.

Syndromen zijn in principe dimensioneel. Dat wil zeggen dat er een grote mate van variabiliteit is in ernst, frequentie en impact van symptomen en disfunctioneren binnen de syndromen. Klassiek definieert men een syndroom (of in DSM-termen: de stoornis) op basis van de beelden die aan het uiteinde van het spectrum liggen. Hoe uitgesprokener de symptomen qua frequentie van optreden (vaak), mate van ernst (ernstig) en impact op het dagelijks leven (hoge mate van sociaal-maatschappelijk disfunctioneren), hoe beter de syndromen zijn te differentiëren. Het syndroom daarentegen kent ook minder ernstige vormen van expressie, met minder ernst, frequentie en impact op het functioneren. In een 2de- of 3de-lijns (GGZ)-setting zijn syndromen dus meer uitgesproken en dus beter van elkaar te onderscheiden dan bij de huisarts of 1e-lijnszorg. Juist binnen de 1e lijn presenteren patiënten zich met een breder scala aan klachten die minder uitgesproken zijn qua ernst, frequentie en impact op het functioneren. Hierdoor is differentiatie tussen de symptomen en syndromen soms moeilijk.

In de komende hoofstukken beschrijven we de syndromen vertrekkend vanuit de meest uitgesproken vorm, maar met expliciete vermelding van de variabiliteit van de symptomen. Achtereenvolgens komen aan de orde:

1. (neuro)cognitief syndroom;
2. angstsyndroom;
3. posttraumatisch stress-syndroom;
4. dwangsyndroom;
5. depressief syndroom;
6. somatisch symptoomsyndroom;
7. bipolair syndroom;
8. psychosesyndroom;
9. dissociatief syndroom;
10. slaap-waaksyndroom;
11. eet- en voedingssyndroom;
12. seksualiteitgerelateerd syndroom,
13. interactiesyndroom;
14. impulscontrolesyndroom;
15. persoonlijkheidssyndroom.

Cognitie

8.1 Neurocognitief syndroom

Albert Leentjens en Frans Verhey[*]

Inleiding
Onder de term neurocognitief syndroom verstaan we problemen en aandoeningen die gepaard gaan met een verminderde of gestoorde aandacht en concentratie, geheugen, oriëntatie en/of taal. Cognitieve stoornissen variëren sterk in frequentie, ernst en impact van symptomen. Tijdens het ouder worden ervaren veel mensen problemen met het geheugen, hebben soms moeite om een woord te vinden, of weten even niet meer waar ze zijn. In de meest ernstige en invaliderende vorm zijn deze aandoeningen bekend als dementie en delier. Hoewel beide aandoeningen deels een gemeenschappelijk etiologie hebben – dementie is een risicofactor voor delier en delier is een risicofactor voor dementie[1] – zullen we ze afzonderlijk bespreken. Bij dementie is er sprake van een chronische en vaak progressieve hersenziekte die allerlei cognitieve stoornissen veroorzaakt. Bij delier is er sprake van een ontregeld hersenmetabolisme ten gevolge van een lichamelijke ziekte of door gebruik of onttrekking van geneesmiddelen of drugs.

Dementie
Syndroombeschrijving
De aard en de ernst van cognitieve problemen is zeer variabel, mede afhankelijk van de veranderingen in de hersenen, de leeftijd, de persoonlijke voorgeschiedenis en het stadium van de aandoening. Problemen op het gebied van (aspecten van) het geheugen, de aandacht en de uitvoerende functies komen het meest frequent voor. Deze cognitieve beperkingen leiden bij veel ouderen tot klachten over hun functioneren, maar de meesten zijn daardoor doorgaans niet beperkt in hun dagelijks functioneren. Bij een aantal ouderen is wel sprake van cognitieve stoornissen maar zij zijn nog volledig zelfredzaam. Deze situatie duidt men in de medische literatuur vaak aan met lichte cognitieve beperkingen *(mild cognitive impairment*, MCI) en wordt gezien als een overgangssituatie tussen gezonde veroudering en dementie. Mogelijk weten deze mensen nog om te gaan met hun cognitieve achteruitgang of leven ze in een omgeving waar bijvoorbeeld door mantelzorg dagelijkse cognitieve problemen opgevangen worden. Veel mensen met lichte cognitieve beperkingen ontwikkelen echter geen dementie na verloop van tijd (bijvoorbeeld binnen 2-5 jaar). MCI is dus niet per definitie een voorstadium van dementie. Men spreekt van dementie wanneer de geheugenproblemen sterker op de voorgrond komen en leiden tot problemen in het dagelijks functioneren en de zelfredzaamheid bedreigen, waardoor begeleiding noodzakelijk wordt.

---

[*] Dr. A.F.G. Leentjens is psychiater en universitair hoofddocent bij de Universiteit Maastricht. Prof.dr. F.R.J. Verhey is zenuwarts, werkzaam als hoogleraar Ouderen- en neuropsychiatrie bij de Universiteit Maastricht.

In het contact met de persoon met dementie kan men door gerichte observatie vaak al een indruk krijgen van het cognitief functioneren doordat de patiënt vaker hetzelfde zegt, moeite heeft recente gebeurtenissen te beschrijven en zich toenemend moet verlaten op aantekeningen en agenda. Kenmerkende symptomen zijn: geheugenproblemen (vooral als het gaat om recente informatie), neiging tot confabuleren en problemen met plannen en overzicht behouden. Aanvullend neuropsychologisch onderzoek test de afzonderlijke cognitieve domeinen en brengt daarmee de gestoorde en intacte cognitieve functies van het dementiële beeld objectief in kaart.

Dementie gaat vaak gepaard met andere psychiatrische verschijnselen, zoals somberheid, angst, agressie, agitatie en achterdocht. Ook apathie is een veel voorkomend verschijnsel met grote invloed op de omgeving van de patiënt. Mantelzorgers van mensen met dementie bij wie de apathie op de voorgrond staat voelen zich dan vaak erg eenzaam en overbelast. Een citaat: *Het is verschrikkelijk de hele dag te leven met een man die niets meer zegt.* Ouderen die meer besef hebben van het eigen ziekteproces hebben meer kans op angst en depressiviteit, terwijl patiënten met een gering ziektebesef juist meer kans lopen op psychotische verschijnselen en apathie. Grofweg komen neuropsychologische symptomen tien maal zo vaak voor bij mensen met dementie ten opzichte van mensen zonder dementie. Deze verschijnselen leiden, meer dan de cognitieve stoornissen en de problemen in het dagelijkse functioneren, tot problemen met de verzorging en zorgen voor een versnelde opname in een verpleeghuis.

Epidemiologie

Dementie is de meest vóórkomende psychische aandoening bij ouderen; naar schatting lijden ongeveer 250.000 mensen in Nederland aan deze aandoening. De prevalentie van dementie neemt op hogere leeftijd aanzienlijk toe: minder dan 5% van alle mensen met dementie is jonger dan 65 jaar. Op 85-jarige leeftijd is de kans op dementie 40%, en vanaf het 95ste levensjaar meer dan 50%. De incidentie van dementie bedraagt 2/1000 voor mannen en 3/1000 voor vrouwen, ouder dan 65 jaar. Relatief zeldzame vormen van dementie, zoals de erfelijke varianten van de ziekte van Alzheimer en frontotemporale dementie komen vaak op jonge leeftijd voor. Schattingen over het aantal mensen met dementie zijn recent naar beneden bijgesteld: de prevalentie is nu 25% lager dan 25 jaar geleden werd verwacht. Dit is te verklaren door een verbeterd cardiovasculair risicomanagement, betere voedingsgewoonten en meer cognitieve activiteiten in de huidige maatschappij (zie hieronder bij preventie). Desalniettemin zal het aantal mensen met dementie de komende jaren toenemen tot ongeveer 450.000 in 2050.

De zorgkosten voor dementie zijn relatief zeer hoog, zeker als je het vergelijkt met vele andere chronisch aandoeningen. In 2014 bedroegen de kosten van de directe zorg zo'n 5% van de totale gezondheidszorgkosten. Van alle mensen met dementie woont 70% nog thuis en wordt verzorgd door hun naaste familie en/of omgeving, de zogenaamde mantelzorgers. De impact op de directe omgeving is enorm. De gemiddelde leeftijd van de mantelzorger ligt op 65 jaar, en 70% is vrouw. Gemiddeld geven zij gedurende 5 jaar 20 uur zorg per week. Ruim de helft van de mantelzorgers van mensen met dementie voelt zich zwaar belast.

Verklarende mechanismen
Neurobiologische veranderingen
De grens tussen normale cognitieve veroudering en dementie is vaak niet duidelijk te trekken, temeer daar de meeste hersenveranderingen bij dementie sterk samenhangen met veroudering. Neurobiologische veranderingen vallen dan ook binnen een continuüm van ouderen die *niet* dement zijn tot zij die *overduidelijk* dementie hebben.

Ziekte van Alzheimer
Om de neurobiologie goed uit te leggen beginnen we aan de meest ernstige kant van het continuüm; de ziekte van Alzheimer. Deze aandoening is waarschijnlijk de resultante van een opeenstapeling van diverse schadelijke factoren waaraan men gedurende het leven is blootgesteld. Er is geen sprake van één ziekte van Alzheimer. Men zou beter kunnen spreken van een alzheimersyndroom met vele verschillende oorzaken, waaronder veroudering, vasculaire hersenschade, diabetes mellitus en hersentrauma.

De belangrijkste neuropathologische veranderingen die bij de ziekte van Alzheimer voorkomen zijn: het verlies van neuronen, de vorming van neerslagen van het eiwit beta-amyloid-42 (A-42), en de neurofibrillaire kluwens *(neurofibrillary tangles*, NFT).[2] Het A-42 wordt gevormd uit het *amyloïdprecursorproteïne* (APP). Wanneer het APP op een verkeerde manier wordt gesplitst ontstaat een overmaat van A-42. Bij ouderen is er daarnaast sprake van een verminderde klaring van A-42 uit de hersenen als gevolg van (micro)cerebrovasculaire schade. Een cascade van elkaar opvolgende neuronale processen leidt uiteindelijk tot dementie. De belangrijkste ontstaansmechanismen voor de ziekte van Alzheimer worden beschreven in de amyloïdcascadehypothese, en de hyperfosforylering van het tau-eiwit. De amyloïdcascadehypothese gaat ervan uit dat extracellulair gevormde neerslagen van amyloïd (de seniele plaques), ontstaan uit aggregaten van A-42 oligomeren, een centrale rol spelen bij het ontstaan van de ziekte van Alzheimer. Intracellulair samengaan van de oligomeren zou de hyperfosforylering van tau in de hand werken. Hierdoor vermindert de werking van mitochondriën in de zenuwcel en treedt er een calcium-disbalans op. Synapsen gaan verloren, met verminderde neuronale functie en dementie als gevolg.

De tauhypothese stelt dat een overmaat aan het abnormaal gehyperfosforyleerde tau leidt tot neurodegeneratie en de vorming van gepaarde helixfilamenten *(paired helical filament*, PHF) en NFT's.

Daarnaast krijgt de laatste jaren de vasculaire hypothese ook bij de ziekte van Alzheimer opnieuw aandacht. Deze gaat ervan uit dat met het stijgen van de leeftijd en de aanwezigheid van vasculaire risicofactoren een kritische grens bereikt wordt voor de cerebrale doorbloeding. Hierdoor worden cellen in hun functie bedreigd en kunnen zich seniele plaques vormen. Ook worden er ontstekingsmechanismen in gang gezet, die op zichzelf toxisch kunnen zijn voor het zenuwweefsel, met celschade en synapsverlies tot gevolg. Tenslotte zijn er in de loop der tijd nog vele andere hypotheses over de oorzaak van de ziekte van Alzheimer opgesteld, die onder meer de rol van genetische invloeden, hormonen, oxidatieve stress, calciumhomeostase, inflammatie en immunologische factoren hebben benadrukt.

De ziekte van Alzheimer is sterk verweven met normale verouderingsprocessen. Het is de vraag of op afzienbare termijn een eenduidig neurobiologisch mechanisme en een werkzame behandeling te verwachten is. De vaak als oorzakelijk gekenmerkte hersenveranderingen (seniele plaques en NFT's) bieden op zichzelf onvoldoende verklaring

Tabel 1 Van Alzheimer tot normale veroudering

	veroudering	MCI	Alzheimer	vasculaire dementie	frontotemporale dementie	Levy lichaampjes-dementie
verschijnselen	geheugen taal, oriëntatieproblemen	geheugen taal, oriëntatieproblemen	geheugen taal, oriëntatieproblemen		gedrags-veranderingen: emotioneel ontremd, taalstoornissen	
functioneren	kan zich zelfstandig handhaven in de maatschappij mantelzorg beperkt	kan zich moeilijker zelfstandig handhaven in de maatschappij mantelzorg essentieel	kan zich ondanks zorg niet meer handhaven in maatschappij	kan zich ondanks zorg niet meer handhaven in maatschappij	kan zich ondanks zorg niet meer handhaven in maatschappij	kan zich ondanks zorg niet meer handhaven in maatschappij
beloop	geleidelijk	geleidelijk ontstaan, kan voorloper alzheimer zijn	geleidelijk ontstaan	plots begin risicofactor is hypertensie		
biologische kenmerken	verlies van neuronen β-amyloid-42 neurofibrilaire kluwen vasculaire afwijkingen	verlies van neuronen β-amyloid-42 neurofibrilaire kluwen vasculaire afwijkingen	verlies van neuronen β-amyloid-42 neurofibrilaire kluwen vasculaire afwijkingen genetica zeldzaam (1%) verlies acetylcholine producende cellen	dubbelzijdige infarcten infarcten in temporale kwab en thalamus	atrofie frontale en temporale kwab 20% genetische mutatie	lichaampjes lewy (insluitsels in hersencellen van α-synucleïne verlies dopamine producerende cellen in substantia nigra verlies acetylcholine producende cellen

voor de dementie. De meesten ouderen met dementie bleken deze alzheimerafwijkingen in hun hersenen te hebben. Dit was echter ook het geval bij veel ouderen zonder dementie: bij 66% van de demente ouderen en bij 39% van de niet-demente ouderen.[3,4] Vasculaire afwijkingen waren ook frequent in beide groepen aanwezig. In de groep patiënten met dementie iets meer dan bij de niet-demente ouderen (46% versus 33%). De meeste mensen hadden zowel alzheimer- als vasculaire afwijkingen, en alleen de combinatie van deze afwijkingen kon dementie voorspellen. Deze bevindingen waren belangrijk omdat ze de traditionele visie weerspraken dat deze hersenafwijkingen automatisch leiden tot dementie.

Genetische factoren spelen doorgaans slechts een beperkte rol bij de ziekte van Alzheimer. Relatief zeldzaam, nog geen 1% van alle gevallen, zijn de autosomaal dominante genafwijkingen die de ziekte van Alzheimer kunnen veroorzaken. Het risico op de ziekte van Alzheimer is hooguit 10% toegenomen wanneer de ziekte bij een eerstegraads familielid voorkomt. Bij een zeer beperkte groep mensen met dementie op jonge leeftijd zijn specifieke genmutaties beschreven, zoals op de preseneline-1- en preseneline-2-genen (PS1 en PS2)

Vasculaire dementie

Verschillende pathogenetische mechanismen kunnen leiden tot vasculaire dementie, bijvoorbeeld trombo-embolievorming en/of vaatwandbeschadiging. Bij trombo-embolievorming gaat het meestal om verschillende kleine of grote ischemische herseninfarcten. Naast het totale volume aan ischemisch veranderd hersenweefsel wordt de dementie ook bepaald door de plaats van de infarcten. Dubbelzijdige infarcten in de basale kernen, de temporale kwab en de thalamus, maar ook geïsoleerde infarcten veroorzaken vaker dementie wanneer die zich op bepaalde 'strategische' lokalisaties voordoen. Ook een aandoening van de kleine vaten die de witte stof van de hersenen van zuurstof en voedingsstoffen voorzien leidt tot de vasculaire dementie. Langdurende hypertensie leidt tot pathologische veranderingen van deze lange kleine vaten naar de witte stof. Het klinisch beeld wordt dan gekenmerkt door een geleidelijk in plaats van plotseling begin.

Frontotemporale dementie

Frontotemporale dementie (FTD) is eveneens geen homogene aandoening maar een verzameling van klinische, genetische en neuropathologische verschijnselen.[5] FTD wordt gekenmerkt door atrofie van de frontale en temporale kwab. De klinische verschijnselen vormen een spectrum met twee varianten, namelijk met gedragsveranderingen en met taalstoornissen. De gedragsveranderingen betreffen vaak veranderingen van de persoonlijkheid: verminderde empathie, of toegenomen obsessioneel vasthouden aan details. Taalstoornissen betreffen verlies van de spontane en vloeiende taal (de logopene variant van primaire afasie) of het verlies van betekenis van woorden en begrippen (de semantische afasie). Deze FTD-spectrumstoornissen zijn gebaseerd op de abnormale vorming van pathologische eiwitten in de hersenen, vooral het fosfo-tau en het ubiquitine-eiwit. De oorzaak van FTD is in de meeste gevallen onbekend maar bij ongeveer 20% van de gevallen is er een genetische mutatie.

Lewylichaampjesdementie

Het pathologisch substraat bij Lewylichaampjesdementie wordt gevormd door zogenaamde lichaampjes van Lewy. Dit zijn vormsels (insluitlichaampjes) in de hersencellen van het eiwit alfasynucleïne. Zij bevinden zich diffuus in de hersenschors. Deze lichaampjes worden ook gezien bij de ziekte van Parkinson, maar bij deze laatste aandoening vooral in de hersenstam en basale kernen, waaronder de substantia nigra. Bij Lewylichaapjesdementie treedt niet alleen verlies op van dopamineproducerende zenuwcellen in de substantia nigra maar ook, net als bij de ziekte van Alzheimer, van acetylcholineproducerende cellen.

Psychologische verklaringen

De neurobiologische veranderingen zijn voor dementie primair verklarend. Maar hoe de symptomen zich uiten en tot welke problemen ze leiden hangt deels ook samen met psychologische aspecten en de persoonlijkheid. Veel ouderen met dementie verzetten zich tegen diagnostiek uit angst dat het label dementie hun autonomie zal afnemen. Goedbedoelde druk tot diagnostiek van de omgeving werkt daarbij vaak averechts. Ook blijkt dat mensen met een neurotische persoonlijkheid (dat wil zeggen: men is gevoeliger voor stress, gewone situaties worden eerder als bedreigend ervaren, heeft moeite met het verwerken van tegenslagen of kleine frustraties) meer kans lopen om depressieve symptomen te ontwikkelen als ze dement worden. Mensen met dementie kunnen niet altijd even goed uiting geven of omgaan met allerlei ervaringen die kunnen leiden tot allerlei andere psychiatrisch problematiek als angst, somberheid of psychose. Onvervulde behoeftes kunnen ook tot uiting komen in vage lichamelijke klachten die ze vaak niet helder weten te verwoorden of anderszins aan te geven.

Sociale verklaringsmodellen

Symptomen bij de patiënt met dementie kunnen ook samenhangen met of verergeren als gevolg van omgevingsfactoren. De verzorgingsstijl van mantelzorgers is een belangrijke determinant van het probleemgedrag bij de patiënt: zo blijkt dat de kans op agitatie bij de patiënt groter is wanneer de partner een overbetrokken en corrigerende zorgstijl vertoont.

Mensen met dementie kunnen het extra moeilijk hebben vanwege het taboe dat met dementie gepaard gaat. Veel mensen ervaren het als lastig om met een persoon met dementie te communiceren en gaan dat liever uit de weg, waardoor sociale uitsluiting dreigt. Mensen met dementie en hun familie kunnen deze sociale uitsluiting als zeer pijnlijk ervaren.

Sociale kwetsbaarheid

Mensen met dementie zijn sociaal kwetsbaarder.

De laatste jaren is er ook steeds meer aandacht voor de sociale gezondheid van mensen met dementie. Hierbij gaat het niet zozeer om datgene wat de patiënt niet meer kan (de ziekteverschijnselen), maar om de mogelijkheden die hij/zij ondanks deze verschijnselen wél nog heeft. Voorwaarde is een stabiele, accepterende omgeving, die rekening houdt met de beperkingen die de dementie oplegt. Hierdoor kunnen mensen met dementie toch vaak nog een aanvaardbare kwaliteit van leven behouden.

Als een dergelijke beschermende omgeving wegvalt, bijvoorbeeld door het overlijden van een partner, een verhuizing of een acute ziekenhuisopname, kan plotseling een ogenschijnlijke verslechtering optreden en reageert de patiënt met een toename van angstklachten en soms zelfs delirante verschijnselen.

In dit kader is de houding van de maatschappij ook zeker van belang: ziet men de persoon met dementie als een slachtoffer van een bedreigende onttakelende hersenziekte, of als iemand die met een veel vóórkomende beperking probeert te leven? In het eerste geval betekent de diagnose dementie vaak een stigma, omgeven door tal van taboes, terwijl in het tweede situatie juist begrip voor de beperking wordt gevraagd en hulp bij het ermee leren omgaan. Met het oog hierop worden op tal van plaatsen initiatieven genomen voor een *Dementievriendelijke samenleving*.

Interventies
Preventie

De laatste jaren is gebleken dat dementie tot op zekere hoogte is voorkómen. De prevalentie van dementie is lager dan verwacht.[6] Verklarende factoren zijn vooral een verbetering van de algemene gezondheid van de bevolking

Risicofactoren zijn:
- hart- en vaatziekten, zoals hoge bloeddruk en diabetes;
- overgewicht;
- verhoogd cholesterol.

Beschermende factoren zijn:
- behandeling van risicofactoren in een zo vroeg mogelijk stadium;
- voldoende beweging;
- uitgebreid sociaal netwerk;
- cognitief stimulerende activiteiten;
- langdurig een mediterraan voedingspatroon, bestaand uit veel groente en fruit, en plantaardige olie (olijfolie);
- public health-interventies bij ouderen met combinaties van bovenstaande aspecten laten enige cognitieve verbeteringen zien.

Farmacotherapie

De hypothese dat er bij de ziekte van Alzheimer sprake is van een tekort aan acetylcholine (ACH) heeft geleid tot de ontwikkeling van geneesmiddelen die de beschikbaarheid van ACH in de hersenen verhogen, onder meer door remming van het enzym dat ACH afbreekt. Er zijn nu drie verschillende cholinesteraseremmers (cholinesteraseinhibitoren, ChE-I's) geregistreerd voor de symptomatische behandeling van de ziekte van Alzheimer: donepezil, rivastigmine en galantamine. Deze middelen hebben een beperkt effect op de cognitie, overeenkomend met gemiddeld 1-1,5 puntenverschil op de MMSE over een periode van zes tot twaalf maanden. Daarnaast zijn er aanwijzingen dat de middelen ook een bescheiden positieve invloed hebben op het dagelijks functioneren. Er is vooralsnog te weinig bewijs om de ChE-I's voor probleemgedrag bij dementie voor te schrijven. Een vierde middel dat is geregistreerd is memantine. Memantine is een niet-competitieve N-methyl-D-aspartaat- (NMDA-) glutamaatreceptorantagonist. Het middel werd geregistreerd voor de symptomatische behandeling van matige en ernstige dementie van het alzheimertype. Er is sprake van een consistent maar bescheiden effect van memantine bij patiënten met een MMSE-score lager dan 20. De effecten bij minder ernstige dementie zijn minder duidelijk.

De huidige richtlijnen bevelen aan om voor iedere alzheimerpatiënt individueel vast te stellen of het middel werkzaam is.[7] Dit wordt als volgt geoperationaliseerd: met het voorschrijven van de ChE-I's en memantine wordt na een half jaar ten minste een stabilisatie bereikt in het cognitief functioneren en ADL-functioneren, en er is op grond van het klinisch oordeel geen sprake van een duidelijke achteruitgang. Nauw monitoren van het beloop van de cognitie, het dagelijks functioneren en de klinische indruk is daarbij aangewezen, in principe gekwantificeerd met behulp van daartoe geschikte beoordelingsinstrumenten. De keuze met deze middelen te starten is mede afhankelijk van de wens van de patiënt of zijn vertegenwoordiger en vereist dus een goede informatievoorziening. Het moet bij de start ook duidelijk zijn dat men de behandeling na zes maanden zal evalueren en zal staken indien men onvoldoende effect (ten minste stabilisatie) zal waarnemen (stopcriteria).

De laatste 10 jaar heeft het geneesmiddelenonderzoek zich vooral gericht op het ontwikkelen van een geneesmiddel tegen het bèta-amyloïd, als belangrijkste vermeende oorzaak van de ziekte van Alzheimer. Tot dusver zonder noemenswaardig resultaat. Dit zou erop kunnen wijzen dat de heersende amyloïdhypothese onjuist is, of dat de proefpersonen zich in een te ver gevorderd stadium van de ziekte bevonden.

Antipsychotica zijn weliswaar effectief in het bestrijden van agitatie maar dit effect is beperkt.[8] Haloperidol is vooral werkzaam wanneer er ook sprake is van agressie. Van de nieuwere antipsychotica risperidon en olanzapine is eveneens een gunstig, maar beperkt effect aangetoond bij de behandeling van agitatie en agressie. Bij ouderen gaat het gebruik van alle antipsychotica, zowel de klassieke als de atypische middelen, gepaard met niet alleen een grote gevoeligheid voor extrapiramidale verschijnselen maar ook met een toename van cerebrovasculaire bijwerkingen en mortaliteit. Deze overwegingen leiden verder tot de algemene aanbeveling dat men antipsychotica mag pas inzetten wanneer psychologische en omgevingsinterventies onvoldoende effectief zijn gebleken. Evaluatie van het effect en ongewenste effecten zijn noodzakelijk en men moet herhaaldelijk bezien of stoppen mogelijk is. In de praktijk raadt men aan na een aantal maanden de antipsychotica af te bouwen om langetermijn-bijwerkingen te voorkomen en te zien of de indicatie nog aanwezig is. Van belang is voorts te vermelden dat antipsychotica bij patiënten met lewylichaampjesdementie zijn gecontraïndiceerd, omdat zij kunnen leiden tot een verslechtering van de extrapiramidale stoornissen.

Antidepressiva of beter antidepressieve medicatie heeft ook een positief effect op verschijnselen van depressie bij dementie. Er is vooral onderzoek gedaan naar citalopram en sertraline. Deze middelen kunnen ook onrust verminderen die voortkomt uit een depressie bij dementie. De effecten zijn evenwel gering.

Benzodiazepinen werden vroeger veel voorgeschreven maar hebben nu geen plaats meer in het therapeutisch arsenaal, vanwege de grote kans op gewenning en afhankelijkheid, en de bijwerkingen: valneiging en motorische instabiliteit, en een negatief effect op het cognitief functioneren.

Psychosociale behandeling

De medische zorg van een persoon met dementie moet men altijd integreren met gerichte psychosociale zorg. Deze interventies maken gebruik van verschillende componenten, zoals psycho-educatie, counseling, ontspanningsoefeningen, systeeminterventies, cognitief-gedragsmatige interventies en het inzetten van praktische ondersteuning en zorg. De nadruk ligt daarbij op het accepteren en het vinden van een goede aanpassing aan de beperkingen die dementie met zich meebrengt. Aandacht voor de primaire verzorgers van de demente patiënt is daarbij eveneens essentieel: zij lopen zelf een groot risico op psychische overbelasting en depressie.[9] Goede voorlichting en begeleiding zijn in een vroeg stadium van de ziekte van belang omdat vooral aan het begin in de omgeving van de patiënt tal van onzekerheden kunnen bestaan, die vaak ook gepaard gaan met schuldgevoel, schaamtegevoel en onbegrip. Gespreksgroepen voor partners of familieleden van demente patiënten kunnen bij de verwerking en aanvaarding nuttig zijn. Later is ondersteuning van de naasten met daadwerkelijke hulp, zoals gezinszorg, wijkverpleging en mogelijk dagopvang, van belang. Uiteindelijk zal plaatsing in een intramurale voorziening zoals het psychogeriatrisch verpleeghuis niet meer te vermijden zijn.

Een aantal specifieke interventies is goed op effectiviteit onderzocht. De drie bekendste vormen zijn: 1) realiteitsoriëntatietraining (ROT), 2) reminiscentietherapie en de 3) validatie.

Met ROT poogt men de intacte cognitieve functies te stimuleren om desoriëntatie en verwarring tegen te gaan. De therapie is minder in staat gedrag of functioneren te beïnvloeden, zoals het vinden van de weg op een afdeling. Een gunstig maar aspecifiek nevenverschijnsel is dat men bij het invoeren van ROT op een afdeling over het algemeen een positievere en meer therapeutische houding van de verzorgende staf bereikt.

In de reminiscentietherapie haalt men systematisch herinneringen op. Dit kunnen eenvoudige herinneringen zijn, bedoeld om op een plezierige wijze over vertrouwde onderwerpen te kunnen communiceren, met het doel gevoelens van onzekerheid en stress te verminderen en de zelfwaardering te vergroten. Reminiscentietherapie heeft vooral invloed op interactie tussen patiënten en hun verzorgers en niet zozeer op het cognitief functioneren.

Bij validatie tracht men op begrijpende en invoelende wijze de belevingswereld van de patiënt te verkennen en te bereiken dat de patiënt zich zekerder en meer geaccepteerd voelt. Validatie is een vorm van belevingsgerichte zorg, een algemene term voor alle begeleidingsvormen die de belevingswereld van de patiënt centraal stellen en hierop zo veel mogelijk proberen aan te sluiten.

Overige psychosociale interventies zijn onder meer aromatherapie, muziektherapie, psycho-educatie, mantelzorgondersteuning, zintuigactivering, en het bieden van belevingsgerichte zorg. Hierin staat de persoonlijkheid van de persoon met dementie centraal en wordt rekening gehouden met diens beleving over zijn of haar eigen situatie, mogelijkheden en beperkingen

Ook geniet de laatste jaren de *geheugentraining* een brede belangstelling. Doorgaans heeft trainen van het geheugen in de letterlijke zin (het herhaaldelijk inprenten van informatie, analoog aan conditietraining bij sporters) bij demente patiënten geen zin en werkt het vaak eerder frustrerend. In het beginstadium van de dementie kan het wel nuttig zijn aandacht te besteden aan de wijze waarop de patiënt met zijn cognitieve stoornissen omgaat. In een later stadium dient de therapie zich meer te richten op de directe verzorgers van de patiënt. Daarnaast is continuïteit van de zorg, bijvoorbeeld door een casemanager die contact onderhoudt met de patiënt en diens naasten, van groot belang.

Ook op macroniveau is de opstelling van de maatschappij van invloed op het welzijn en functioneren van de persoon met dementie. Men ontwikkelt steeds meer initiatieven voor een meer dementievriendelijke samenleving, zoals campagnes die het begrip voor mensen met dementie vergroten, het openen van restaurants waar mensen met dementie beter ondersteund worden bij eventuele problemen met eten, en bijscholing voor politie en brandweer in het omgaan met mensen met dementie.

Ten slotte

Het biomedisch model heeft de afgelopen jaren de visie op dementie gedomineerd en veel onderzoek richtte zich op het ontrafelen van de biologische ontstaansmechanismen, en het vinden van een geneesmiddel dat hierop aangrijpt. Tot dusver hebben deze inspanningen nog weinig concrete behandelingen opgeleverd. Een goede behandeling en begeleiding van mensen met cognitieve problemen vraagt om het vinden van een balans tussen

- beperkte farmacotherapeutische mogelijkheden,
- psychosociale aspecten van dementie en persoonsgerichte behandelingen,
- oog voor de noden van de mantelzorgers,
- de context waarin de patiënt verblijft.

Daarnaast is de opstelling van de maatschappij mede bepalend voor hoe de persoon met dementie zijn of haar lot ervaart. Hiermee is dementie meer dan een hersenziekte gebleken en kan men van een evenwichtiger biosociaal model spreken.

Het delier

Het delier, ook wel *delirium* genoemd', is een toestand van acute verwardheid die vaak voorkomt bij patiënten met een lichamelijke ziekte, geneesmiddelengebruik, of gebruik (dan wel onttrekking) van verslavende middelen.[10, 11, 12]

Beschrijving van het syndroom

Het centrale symptoom van een delier is een wisselend bewustzijn, met een verminderd vermogen om de aandacht te concentreren, vast te houden of te verplaatsen. Daarnaast is er een verandering in het cognitief functioneren: er kan sprake zijn van desoriëntatie in tijd en/of plaats, geheugenstoornissen of woordvindproblemen. Verder kunnen verstoringen in de waarneming optreden, zoals illusies of hallucinaties. Vaak zien patiënten beestjes of ongedierte in de (ziekenhuis-)kamer of hun bed rondlopen, of zien zij vreemde personen in hun nabijheid, zonder dat de omgeving dit lijkt waar te nemen of zich er druk om lijkt te maken.[12] Naast deze kernsymptomen is er vaak sprake van psychomotorische onrust en agitatie, met bijvoorbeeld plukgedrag, ook wel het *hyperactieve delier* genoemd, of juist psychomotorische remming met apathie, ook wel *hypo-actief delier* genoemd. Het dag/nachtritme is vaak verstoord, met symptomen die 's nachts toenemen, terwijl de patiënt overdag rustig is en een groot deel van de dag slaapt. Ook zijn er regelmatig waanideeën, doorgaans paranoïde wanen, waarbij de patiënt de omgeving (met name familie en artsen) niet meer vertrouwt en zich aan behandeling probeert te onttrekken. Stemmingswisselingen, met snelle overgangen tussen somberheid, euforie, maar ook dysforie met snelle geïrriteerdheid en agressie, kunnen voorkomen. Moeite met schrijven (agrafie), rekenen (acalculie), en het uitvoeren van automatische handelingen (apraxie) kunnen voorkomen. Tenslotte kunnen ook neurologische symptomen, zoals een veranderende spiertonus of reflexen en tremoren. De symptomen ontstaan doorgaans in een kort tijdsbestek en fluctueren in de loop van de dag.[13]

Van alle patiënten die een delier doormaken heeft ongeveer de helft hier achteraf nog herinneringen aan. Pas de laatste jaren komt er meer aandacht voor de beleving van het delier vanuit het patiëntperspectief. Patiënten die zich het doormaken van een delier kunnen herinneren geven aan dat deze beleving met veel angst gepaard ging. Zij voelden zich bedreigd doordat de omgeving niet meeging in hun belevingen en zij hadden het idee zich helemaal alleen teweer te moeten stellen tegen de rest van de wereld. Uiteindelijk ontwikkelt ongeveer 10% van patiënten die een delier doormaken een posttraumatisch stress-syndroom.

Epidemiologie

Het vóórkomen van delier verschilt afhankelijk van de leeftijd en de setting. In de algemene bevolking worden percentages van 1 à 2% genoemd. Dit percentage stijgt met de leeftijd: van 0,4% bij volwassenen boven de 18 jaar, 1,1% voor patiënten ouder dan 55 jaar naar meer dan 10% voor patiënten boven de 85 jaar. In het ziekenhuis liggen deze percentages doorgaans veel hoger: van gemiddeld 21% op afdelingen interne geneeskunde, naar gemiddeld 34% op afdelingen orthopedie tot 80% of hoger op intensive care afdelingen of in palliatieve settings.[10, 11] Het doormaken van een delier heeft meerdere negatieve gevolgen voor de patiënt. De patiënt is doorgaans langer in het ziekenhuis opgenomen en heeft een grotere kans op complicaties en overlijden tijdens de opname. Na ontslag is de kans meer dan 2 maal zo groot om binnen twee jaar in een verpleeghuis opgenomen te moeten worden. Ook is er een 6 maal hogere kans om binnen 3 jaar de diagnose dementie te krijgen.[11]

Verklaringsmechanismen

Bij de oorzaken van het delier maakt men doorgaans het onderscheid tussen predisponerende factoren, ofwel a priori risicofactoren, en precipiterende factoren, ofwel de direct luxerende oorzaken.

Tot de predisponerende factoren horen:
- hogere leeftijd, met name een leeftijd hoger dan 70;
- al bestaande cognitieve achteruitgang;
- verminderd gehoor of slechtere visus;
- problemen met de activiteiten van het dagelijkse leven (de zgn. 'ADL functies');
- gebruik van alcohol of opiaten, en het gebruik van psychotrope geneesmiddelen, dat wil zeggen geneesmiddelen met een (neven-)effect op de hersenen.

Tot de precipiterende factoren behoren:
- ontsteking en infectie;
- koorts;
- uitdroging;
- verstoorde concentraties elektrolyten in het bloed;
- gebruik of onttrekking van geneesmiddelen, alcohol of drugs; vooral het gelijktijdig gebruiken van veel geneesmiddelen (polyfarmacie) of het gebruik van psychotrope geneesmiddelen is dan van belang.

Voor het verduidelijken van de relatie tussen predisponerende en precipiterende factoren wordt vaak gebruik gemaakt van het klinische model van de Canadese internist Sharon Innouye[14] (zie figuur 1).

Dit model laat twee verticale assen zien: op de linker worden het aantal en de ernst van de predisponerende factoren aangegeven, terwijl op de rechter het aantal of de ernst van de precipiterende factoren worden aangegeven. Uit het model blijkt dat bij personen met weinig of geen predisponerende factoren, zoals bij gezonde volwassenen, veel of ernstige precipiterende factoren aanwezig moeten zijn vooraleer een delier ontstaat. Bij iemand met meerdere ernstige predisponerende factoren, zoals bij een ouder iemand die aan enkele chronische ziekten lijdt, meerdere medicamenten gebruikt,

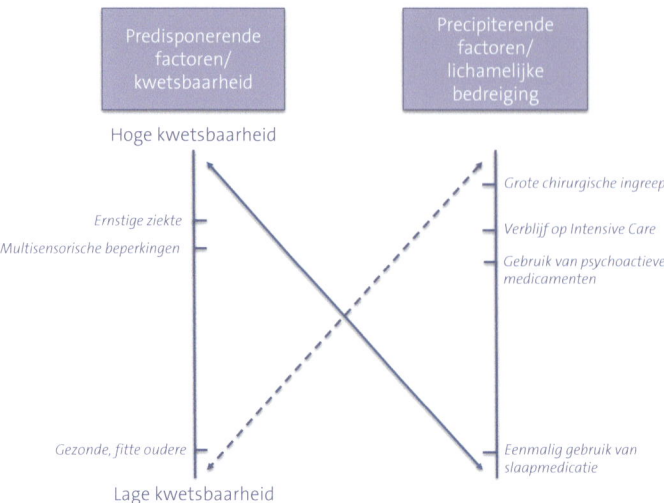

Figuur 1 Klinisch model voor delier
Het klinische model voor delier als voorgesteld door Innouye et al.
(Nederlandse vertaling met toestemming overgenomen).[13]

al enige cognitieve achteruitgang laat zien en niet meer heel goed hoort of ziet, is vaak al een kleine aanleiding voldoende om een delier uit te lokken, bijvoorbeeld een subklinische urineweginfectie waar de patiënt zelf niet eens klachten van hoeft te hebben. Het model is tevens nuttig om preventieve maatregelen te nemen: de predisponerende factoren zijn immers bij opname bekend en hier kan men al actie op ondernemen.

Biologische mechanismen

Van het onderliggende biologische mechanisme bij een delier is nog weinig in detail bekend. Er zijn een drietal, onderling verbonden, hypothesen voor *niet-onttrekkingsdelieren*.[13]

- De neurotransmitterhypothese stelt een disbalans tussen de concentraties van verschillende neurotransmitters als oorzaak van het delier. Het gaat hierbij om een verlaging van acetylcholine en een verhoging van dopamine en serotonine. Verder kan er ook sprake zijn van een toegenomen afgifte van noradrenaline en glutamaat, evenals een toename van de activiteit van gamma-aminoboterzuur (GABA).
- De ontstekingshypothese die stelt dat stoffen die vrijkomen bij elke ontsteking of infectie, de zogenaamde cytokinen, het delier veroorzaken. Deze cytokinen, waaronder de interleukinen IL-1, IL-6, IL-8, tumornecrosefactor (TNF), C-reactief proteïne (CRP) en interferon gamma, brengen veranderingen teweegbrengen in de concentratie van bepaalde neurotransmitters, zoals een verminderde cholinerge en serotonerge activiteit en een toegenomen noradrenerge activiteit. Daarnaast beïnvloedt het de regulatie van de hypothalamus, hypofyse, bijnieras (HPA-as), met toegenomen afgifte van cortisol ofwel stresshormoon.
- De stresshypothese stelt dat activatie van de HPA-as leidt tot een delier. Activatie van de HPA-as leidt tot toegenomen vrijstelling van cortisol uit de bijnieren, dat

op zijn beurt weer leidt tot toegenomen noradrenerge activiteit en veranderde serotonerge transmissie.

Onttrekkingsdelier
Bij landurig gebruik van alcohol of benzodiazepinen is er sprake van een een downregulatie van gamma-aminoboterzuur (GABA)-A-receptoren en upregulatie van van N-methyl D-aspartate (NMDA)-receptoren, onder andere in de hippocampus en het ventrale tegmentum. Acuut staken van alcohol of benzodiazepinen leidt op die manier tot een overgevoeligheidheid van de dopaminerge neuronen in het ventrale tegmentum, die weer projecteren naar de nucleus accumbens en de cerebrale cortex. De toegenomen beschikbaarheid van extracellulair dopamine tijdens onttrekking leidt daarnaast tot een verhoogde omzetting naar noradrenaline. De overgevoeligheid voor dopamine en de toegenomen hoeveelheid catecholamine leidt tot een doorgaans hyperactief onttrekkingsdelier.

Psychologisch mechanismen
Een delier wordt altijd veroorzaakt door een lichamelijke aandoening of gebruik of onttrekking van geneesmiddelen of drugs. Er zijn geen psychologische verklaringsmechanismen bekend.

Omgevingsfactoren
Omgevingsfactoren vormen op zichzelf geen verklaring voor het ontstaan van een delier, maar kunnen wel een belangrijke factor zijn voor de ernst en het beloop van de symptomen. Zo is *oriëntatie* geen alles-of-niets fenomeen: patiënten kunnen zich vasthouden aan externe cues, zoals een klok en kalender, en aangepaste verlichting 's nachts. Patiënten neigen er vaak naar om af te glijden in hallucinaties wanneer ze alleen op hun kamer liggen. Aanwezigheid van familieleden of andere bekenden, of deelname aan een huiskamerproject kunnen patiënt dan *bij de les* houden. Een consequente kalme en vriendelijke bejegening kan patiënt een veilig gevoel geven en paranoïdie verminderen. Uitleg over delier aan patiënt en familie, zo nodig bij herhaling, kan duidelijkheid geven en patiënt en familie geruststellen.

Interventies
De behandeling van een delier bestaat uit drie onderdelen:
- behandelen van de onderliggende oorzaak; als dit niet gebeurt zal het delier niet in remissie gaan;
- het garanderen van de veiligheid van de patiënt;
- symptomatische behandeling, waarbij er zowel niet-medicamenteuze als medicamenteuze mogelijkheden zijn.[10,11,13]

Onderliggende oorzaken.
Primair is het uitzoeken en daarna behandelen van onderliggende ziekte, of symptomatisch behandelen van de ontwenning

Veiligheidsaspecten
Delirante patiënten kunnen een gevaar voor zichzelf of anderen zijn. Zij kunnen plukgedrag vertonen, waardoor ze katheters, infusen of intra-arteriële lijnen kunnen

uittrekken. Ook kunnen ze door hun onrust uit bed vallen. Vanuit paranoïdie kunnen ze zich aan behandeling onttrekken, bijvoorbeeld door weg te lopen van een ziekenhuisafdeling. Zij kunnen agressief worden tegen personeel of medepatiënten. In het geval van gevaar kan men, indien noodzakelijk, dwang- en drangmaatregelen toepassen om de vrijheid van de patiënt te beperken. Gegeven het onderliggend somatisch lijden, kan dit in het kader van de Wet op de Geneeskundige Behandelingsovereenkomst (WGBO) en is een juridische procedure volgens de Wet Bijzondere Opname Psychiatrische Ziekenhuizen (BOPZ), bijvoorbeeld een inbewaringstelling (IBS), niet nodig. Om de veiligheid van de patiënt te waarborgen kan men de patiënt op bed fixeren met een Zweedse band, met eventueel ook pols- en enkelfixatie. In een dergelijke situatie dient men de patiënt ook snel te sederen om gevoelens van agressie en agitatie die met dit fixeren gepaard gaan, te behandelen. Ook kan men gebruik maken van een *tentbed*, waarin de patiënt niet gefixeerd is maar er ook niet uit weg kan lopen (Figuur 2).

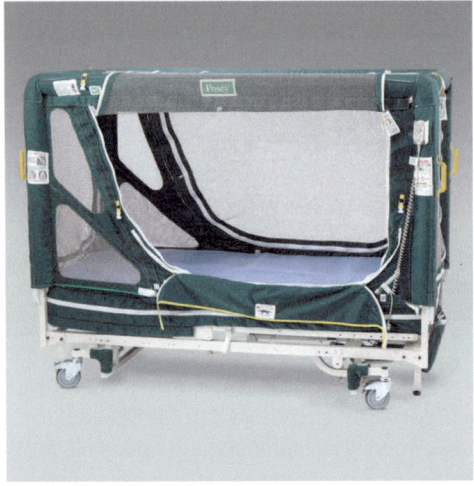

Figuur 2 Tentbed of Posey-bed (naar de Amerikaanse firma Posey die het bed ontworpen heeft)
De wanden bestaan uit doorzichtig gaas en kunnen volledig worden dichtgeritst, zonder dat de patiënt deze zelf weer kan openen.

Symptomatische behandeling
Niet-medicamenteuze behandeling bestaat onder andere uit:
- bevorderen van de oriëntatie van de patiënt, bijvoorbeeld door het aanbrengen van een kalender en een klok in de ziekenhuiskamer;
- aanpassen van de verlichting om het dag-nachtritme te beïnvloeden;
- de patiënt (en familie) zoveel mogelijk, bij herhaling, uitleg geven over het beleid;
- vertrouwd bezoek buiten de bezoekuren toestaan;
- kalme, duidelijke en geruststellende bejegening van de patiënt om de (kans op) agitatie te verminderen.

De medicamenteuze behandeling van een delier die niet het gevolg is van onttrekking van alcohol of benzodiazepinen bestaat uit het toedienen van een antipsychoticum. Wat betreft de effectiviteit is er geen verschil tussen behandeling met klassieke antipsychotica zoals haloperidol, of de nieuwere atypische antipsychotica, zoals risperidon, olanzapine, of quetiapine. Toch geeft men in de praktijk vaak de voorkeur aan haloperidol omdat er veel ervaring is met dit middel bij patiënten met lichamelijk ziekten. Daarnaast is de mogelijkheid tot intraveneuze of intramusculaire toediening een voordeel, hetgeen niet kan met de atypische middelen. De aanbevolen dosering haloperidol is afhankelijk van de leeftijd, het gewicht, de mate van agitatie en van interindividuele verschillen in het metabolisme. Bij behandeling van psychosen wordt een optimaal effect bereikt wanneer 70% van de dopaminereceptoren in de hersenen bezet zijn. Dit wordt doorgaans bereikt bij een dosis tussen 2 en 8 mg haloperidol. Bij volwassenen is 1 mg haloperidol 2 à 3dd1 een gebruikelijke begindosering; bij ouderen 0,5 mg 2dd1.

Indien behandeling met een antipsychoticum niet afdoende is kan men een benzodiazepine toevoegen om meer sedatie te bereiken. Doel van de medicamenteuze behandeling is met name het verminderen van agitatie, onrust, hallucinaties en angst. Of medicamenteuze behandeling van het delier ook de prognose van delirante patiënten verbetert is niet duidelijk.[10, 11]

Bij delieren die het gevolg zijn van onttrekking van alcohol of benzodiazepinen bestaat de voorkeursbehandeling uit het voorschrijven van alleen langwerkende benzodiazepinen. Dit is enerzijds omdat dit rationeler is (benzodiazepinen werken in de hersenen op dezelfde bindingsplaats als alcohol) en anderzijds om de kans op een epileptische insult als gevolg van de onttrekking te voorkomen. Bij een alcoholonttrekkingsdelier moet men bovendien vitamine B1 toedienen, om te voorkomen dat de patiënt het syndroom van Wernicke ontwikkelt (een acute neurologische stoornis die gekenmerkt wordt door delier, verminderde coördinatie ofwel ataxie, en oogbewegingsstoornissen). Een later gevolg hiervan kan het syndroom van Korsakow zijn, waarbij de patiënt ernstige imprintingsstoornissen heeft, die hij invult met confabulaties.

Preventie van het delier

Er wordt veel onderzoek gedaan naar het voorkómen van een delier, bijvoorbeeld middels zogenaamde *proactieve* consultatie, waarbij een geriater of psychiater de patiënt voorafgaande aan een geplande operatie ziet om bepaalde risicofactoren voor een postoperatief delier in kaart te brengen en aan te pakken, zoals het verminderen of aanpassen van psychoactieve medicatie. Dit soort onderzoek heeft wisselend positieve en negatieve resultaten opgeleverd. Ander onderzoek betreft het effect van systematische interventies op bekende risicofactoren bij opname in het ziekenhuis, zoals het optimaliseren van gehoor en gezichtsvermogen, het behandelen van uitdroging, aanpassen van medicatie, enzovoort. Het blijkt dat, wanneer men systematisch aandacht aan dergelijke risicofactoren besteedt, het aantal delieren met 30% afneemt. Preoperatief al starten met antipsychotische of andere medicatie om een delier te voorkomen is niet effectief gebleken.[10, 11]

Conclusie

Een delier is een toestand van acuut ontstane verwardheid die vaak optreedt onder ouderen en met name in het ziekenhuis. Het doormaken van een delier heeft negatieve consequenties voor de prognose van de patiënt. Adequate behandeling is noodzakelijk, en bestaat uit behandeling van de oorzakelijke aandoening, het bevorderen van oriëntatie, het waarborgen van de veiligheid van patiënt en zo nodig een symptomatische behandeling. Of behandeling ook leidt tot een verbetering van de langetermijnconsequenties van een delier is nog onduidelijk.

Literatuur

1. Fong EH, Catagnus RM, Brodhead MT, Quigley S, Field S. Developing the Cultural Awareness Skills of Behavior Analysts. Behavior Analysis in Practice. 2016;9(1):84-94. doi: 10.1007/s40617-016-0111-6.
2. Querfurth HW, LaFerla FM. Alzheimer's disease. N Engl J Med. 2010;362(4):329-44. doi: 10.1056/NEJMra0909142. PubMed PMID: 20107219.
3. Neuropathology Group of the medical Research Council Cognitive Function and Ageing Study Group (MRC CFAS). Pathological correlates of late-onset dementia in a multicentre, community-based population in England and Wales. Neuropathology Group of the Medical Research Council Cognitive Function and Ageing Study (MRC CFAS). Lancet. 2001;357(9251):169-75. PubMed PMID: 11213093.
4. Neuropathology Group. Medical Research Council Cognitive F, Aging S. Pathological correlates of late-onset dementia in a multicentre, community-based population in England and Wales. Neuropathology Group of the Medical Research Council Cognitive Function and Ageing Study (MRC CFAS). Lancet. 2001;357(9251):169-75. PubMed PMID: 11213093.
5. Lashley T, Rohrer JD, Mead S, Revesz T. Review: an update on clinical, genetic and pathological aspects of frontotemporal lobar degenerations. Neuropathol Appl Neurobiol. 2015;41(7):858-81. doi: 10.1111/nan.12250. PubMed PMID: 26041104.
6. Wu YT, Fratiglioni L, Matthews FE, Lobo A, Breteler MM, Skoog I, et al. Dementia in western Europe: epidemiological evidence and implications for policy making. Lancet Neurol. 2016;15(1):116-24. doi: 10.1016/S1474-4422(15)00092-7. PubMed PMID: 26300044.
7. Olde Rikkert MG, van Exel E, Knol W, Lemstra AW, Roks G, Verhey FR.Diagnostic guideline and treatment of dementia. Ned Tijdschr Geneeskd. 2015;159:A8671. PubMed PMID: 25873222.
8. Ballard C, Corbett A. Agitation and aggression in people with Alzheimer's disease. Curr Opin Psychiatry. 2013;26(3):252-9. doi: 10.1097/YCO.0b013e32835f414b. PubMed PMID: 23528917.
9. de Vugt ME, Verhey FR. The impact of early dementia diagnosis and intervention on informal caregivers. Prog Neurobiol. 2013;110:54-62. doi: 10.1016/j.pneurobio.2013.04.005. PubMed PMID: 23689068.
10. Delier. Richtlijn delier: volwassenen en ouderen. Nederlandse Vereniging voor Klinische Geriatrie. Utrecht: 2014.
11. National Clinical Guideline Centre. Delirium: diagnosis, prevention and management (clinical guideline 103). London: National Clinical Guideline Centre, 2010.
12. American Psychiatric Association A. DSM-5: Diagnostic and Statistical Manual of Mental Disorders. Washinton DC.: APA. 2013.
13. Leentjens AF, Eikelenboom P, van der Mast RC. Delier. In: van de Mast RC, Heeren T, Kat M, Stek M, Vandenbulcke M, Verheij F, redactie. Handboek Ouderenpsychiatrie. Utrecht: De Tijdstroom; 2010.
14. Innouye SK. Predisposing and precipitating factors for delirium in hospitalized older patients. Dementie and Geriatric Cognitive Disorders. 1999;10:393-400.

Angst

8.2 Angstsyndroom

*Gabriel Esquivel en Koen Schruers**

Inleiding
Angst is een natuurlijke reactie op een gevaarlijke situatie. Dergelijke situaties behoren tot het leven en angst is dan ook heel normaal. Het woord *angst* is een verzamelnaam voor een groot aantal psychologische, fysiologische en gedragsmatige toestandsbeelden. In het dagelijkse taalgebruik zijn verschillende termen in gebruik om dit fenomeen te beschrijven: angstig, bang, bezorgd, paniekerig, bevreesd, gealarmeerd, onrustig enzovoort. Deze termen vormen een evolutionair ontwikkeld repertoire van defensieve reacties, waardoor het individu effectief kan omgaan met zekere of potentiële bedreigingen van het fysieke en sociale welzijn. Zo zal angst de tijd die een muis besteedt aan het verkennen van een gebied waar de geur van een kat aanwezig is verminderen. Angst zal de tijd die een medisch student besteedt aan het studeren voor de naderende examens vergroten. Angst is dus een universeel fenomeen dat veel voorkomt en in principe een nuttige functie heeft. Het zorgt ervoor dat iemand dreiging of gevaar registreert en er goed mee omgaat.

Beschrijving van het angstsyndroom
Kan angst worden gezien als een kwalitatieve en kwantitatieve extreme reactie op een externe stimulus of als disfunctie van verschillend ontwikkelde adaptieve neurobiologische verdedigingssystemen. Met andere woorden, angst wordt een probleem wanneer:
• de respons onterecht is, of
• de intensiteit of
• de duur buiten proportie is.

Dit soort angst is niet meer adaptief en leidt vaak tot significant lijden en een verslechtering die uiteindelijk de normale werking van de getroffen persoon zal verstoren. De defensieve (zelf-beschermende) reacties van zowel dieren als mensen (zie verder onder biologische verklaringsmodellen) zijn te beschrijven middels een dimensionele neurobiologische indeling in angst, vrees en paniek.[1,2] Er zijn twee elkaar beïnvloedende factoren die bepalen of er sprake is van a) angst, b) vrees of c) paniek. Enerzijds de *afstand* tussen het organisme en de bron van het gevaar en anderzijds de *richting* waarin het organisme beweegt ten opzichte van de locatie van de bedreigingen (benadering vs. vermijding). Zie ook figuur 1.

---

* Dr. Gabriël Esquivel is psychiater in opleiding.
Prof. dr. Koen Schruers is psychiater en werkzaam bij de vakgroep psychiatrie en neuropsychologie van de Universiteit Maastricht.

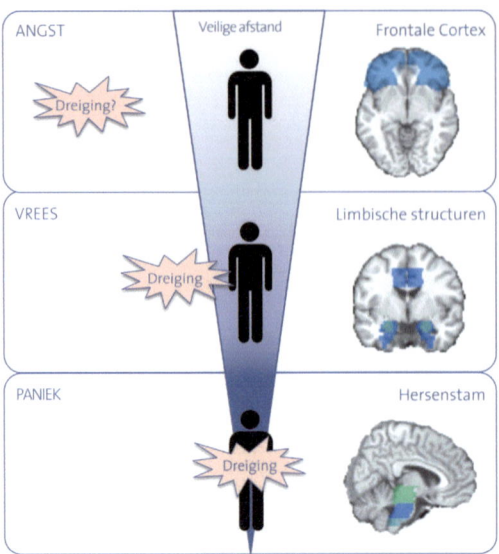

Figuur 1 Gedrags-verdedigingssysteem
Schematische presentatie van het tweedimensionele gedrags-verdedigingssysteem. Afzonderlijke neuro-anatomische structuren zijn gekoppeld aan de defensieve afstand tot de bedreiging en de gedragsmatige respons.[3]

Angst

Een emotionele toestand die optreedt wanneer een bron van gevaar slecht gedefinieerd is. Het is een negatieve of onaangename emotionele toestand die het meest adaptief is en waarschijnlijk het vaakst voorkomt als een reactie op bedreigingen (aan het individuele fysieke en/of sociale welzijn) die veraf zijn. Bij angst heeft de persoon de neiging om de bron van het gevaar te benaderen door ernaartoe te bewegen of door de bedreigende situatie opnieuw te bekijken in gedachten of beelden (de situatie onderzoeken om mogelijke oplossingen te vinden).

Vrees

Een emotionele reactie op bedreigingen die concreet en bekend zijn. Het is een negatieve of onaangename emotionele toestand die het meest adaptief is en het vaakst voorkomt als een reactie op bedreigingen die dichtbij zijn of dichterbij komen. Bij vrees heeft het individu de neiging om de bron van de bedreiging te vermijden door ervan weg te lopen of door gedachten of beelden die verband houden met de gevreesde situatie te onderdrukken.

Paniek

Een in tijd beperkte episode van intense (spontane) angst of intense vrees in confrontaties met een gevreesd voorwerp of situatie (bijvoorbeeld spinnen, hoogte). Paniek is een intense en kortstondige, negatieve of

> onaangename emotionele toestand, los van angst en vrees, die adaptief
> is wanneer de bron van de dreiging zeker of intern is (nul afstand) zoals
> bij levensbedreigende verstoorde evenwichten van het interne milieu
> (bijvoorbeeld pH-disbalans).[3] Bij paniek heeft de persoon geen specifieke
> richting om te benaderen of te vermijden. De aandacht is meestal
> gericht op het eigen lichaam. De persoon kan eventueel proberen om
> te ontsnappen uit een bepaalde kamer, mogelijk als een geëvolueerde
> gedraging om dreigend gevaar te ontsnappen (bijvoorbeeld stikken), of
> om aandacht van anderen te krijgen die misschien zouden kunnen helpen.

Deze emotionele toestanden of defensieve reacties gaan meestal gepaard met niet-specifieke lichamelijke, cognitieve, gedrags- en perceptuele symptomen:
- *Lichamelijke* symptomen zijn: zweten, trillen, spiertrekkingen, rusteloosheid, duizeligheid, paresthesie, droge mond, opvliegers, pijn op de borst, hartkloppingen, buikpijn, diarree, ademhalingsproblemen, vermoeidheid, spierspanning, slaapstoornissen en verlies van eetlust en libido.
- *Cognitieve* symptomen zijn: slechte concentratie, verwarring, catastrofaal denken, waakzaamheid en een gevoel om de controle te verliezen of gek te worden.
- *Gedragssymptomen* zijn: zich terugtrekken, vermijding, prikkelbaarheid, rusteloosheid, en veranderingen in de lichaamstaal inclusief angstige gezichtsuitdrukkingen.
- *Perceptuele* symptomen zijn: depersonalisatie, derealisatie en hyperacusis (overgevoeligheid voor alledaagse geluiden).

Bij het beoordelen van een patiënt met een angstsyndroom moet de arts altijd rekening houden met het feit dat de symptomen het gevolg kunnen zijn van verschillende fysieke omstandigheden (zoals een endocriene, auto-immune, metabole of toxische aandoening) of het gevolg kunnen zijn van de medicatie om deze of andere aandoeningen te behandelen (direct effect, bijwerking, intoxicatie of onthouding). Angstsymptomen zijn vaak comorbide aanwezig bij een stemmingssyndroom of middelengebruik maar kunnen ook aanwezig zijn als secundaire symptomen van psychose, depressie en manie, posttraumatisch stress-syndroom of het somatisch symptoomsyndroom (zie respectievelijk hoofdstuk 8.8, 8.5, 8.7, 8.3 en 8.6). Angstsymptomen of een volledig ontwikkeld angstsyndroom ontstaan ook vaak door de effecten van druggebruik of ten gevolg van ontwenningsverschijnselen.

De meest voorkomende klinische angstsyndromen zijn het panieksyndroom, het fobisch syndroom (waaronder agorafobie), sociale angstsyndroom en het gegeneraliseerde angstsyndroom. Patiënten met een van deze syndromen zullen meestal een klinisch beeld hebben waarbij paniek, vrees of angst de overheersende symptomen zijn.

Panieksyndroom

Het panieksyndroom wordt gekenmerkt door terugkerende *paniekaanvallen*. Een paniekaanval is een in tijd beperkte episode (meestal minuten) van plotselinge, intense negatieve emoties (die zijn hoogtepunt bereikt in een paar minuten) en gepaard gaat met een aantal fysieke, cognitieve en perceptuele symptomen (zie hierboven). Paniekaanvallen zijn onverwacht maar sommige patiënten kunnen situationeel gerelateerde aanvallen melden. Patiënten ervaren een aanhoudende bezorgdheid of *angst* over toekomstige aanvallen en kunnen daarom veranderingen in het gedrag vertonen. Een panieksyndroom is vaak gecompliceerd door de ontwikkeling van *vreessymptomen* of agorafobie (zie verder).

Fobisch syndroom

Het *fobisch syndroom* wordt gekenmerkt door een aanhoudende *vrees*, uitgelokt door de aanwezigheid van of de anticipatie op specifieke objecten of situaties. Confrontatie met het gevreesde object of de gevreesde situatie produceert een onmiddellijke vreesreactie die door de patiënt als excessief of onredelijk wordt beschouwd. Het individu zal de aanraking met het voorwerp of de situatie vermijden. Afhankelijk van de aanwezigheid van het gevreesde voorwerp of de gevreesde situatie zal het individu aanzienlijke anticiperende *angst* (door het gevreesde scenario te benaderen of daarover na te denken) en verslechtering ervaren. De meest frequente gevreesde voorwerpen of situaties zijn beperkt tot fylogenetisch belangrijke bedreigingen zoals dieren (bijvoorbeeld spinnen, slangen), hoogten, kleine ruimten, bloed enzovoort. Bij agorafobie is de gevreesde situatie gerelateerd aan situaties of plaatsen waar paniekaanvallen kunnen optreden. Bij een paniekaanval op deze plaatsen of in deze situaties is de basiscognitie dat ontsnappen moeilijk is, er een gênante situatie zal ontstaan of dat hulp moeilijk beschikbaar is. Typische agorafobische scenario's omvatten drukke gebieden (zoals winkels en markten; vandaar de prefix *agora*), bruggen, voertuigen, enzovoort.

Gegeneraliseerd angstsyndroom

Bij het *gegeneraliseerd angstsyndroom* ervaart het individu overmatige *angst* of bezorgdheid over verschillende alledaagse gebeurtenissen. Het individu heeft moeite met het beheersen van deze angstige gedachten. De angst gaat tevens gepaard met verschillende fysieke en cognitieve symptomen, zoals rusteloosheid, vermoeidheid, spierspanning, slaapstoornissen en concentratieproblemen. Gegeneraliseerde angst komt vaak comorbide voor of secundair aan het depressief syndroom (zie hoofdstuk 8.5).

Sociaal angstsyndroom

Het *sociaal angstsyndroom* wordt gekenmerkt door een aanhoudende *angst* voor sociale situaties waarin het individu blootgesteld kan worden aan een negatief oordeel of controle door anderen. De angst kan ook verband houden met de mogelijke schaamte of vernedering voor het vertonen van angstige symptomen zoals zweten, trillen of blozen. Typische situaties zijn onder andere sociale bijeenkomsten (feesten), spreken in het openbaar, het initiëren van gesprekken of het eten of schrijven in het openbaar. Sociale situaties doorstaat men met intense angst en spanning. Individuen kunnen vrees ontwikkelen en zullen vervolgens de meeste sociale situaties, en situaties waarin zij moeten presteren, vermijden.

Epidemiologie

Angst is een van de meest voorkomende psychische problemen in de algemene bevolking. De Netherlands Mental Health Survey and Incidence Study (NEMESIS) meldt dat angststoornissen (volgens DSM IV-criteria) een lifetime prevalentie hebben van 15,9% voor mannen en 23,4% voor vrouwen en een 12-maandsprevalentie van respectievelijk 7,7% en 12,5%.[4] Volgens deze studie in de Nederlandse bevolking tussen de 18 en 65 jaar is sociale angst het meest voorkomende angstsyndroom met een lifetime prevalentie van 9,3%, gevolgd door een specifieke fobie (7,9%), gegeneraliseerd angstsyndroom (4,5%), panieksyndroom (3,8%) en agorafobie zonder panieksyndroom (0,9%). De één-jaarsprevalentie bij deze populatie is de hoogste voor een specifieke fobie (5,0%), gevolgd door sociale angst (3,8%), gegeneraliseerd angstsyndroom (1,7%), panieksyndroom (1,2%) en agorafobie zonder panieksyndroom (0,4%).

Verklaringsmechanismen
Biologische verklaringsmodellen (zie ook hoofdstuk 4.1.4)

In de laatste decennia is veel aandacht besteed aan de rol van de prefrontale cortex (PFC), de amygdala, de BNST (Bed Nucleus van de Stria terminalis) en het peri-aqueductale grijs (PAG) als de belangrijke neuroanatomische structuren in het vrees-, angst- en paniekcircuit (zie tabel 1).

De *PFC*: men neemt aan dat de ventrolaterale PFC een belangrijke rol speelt bij het verwerven van *vreesconditionering* (het opwekken van vrees door een neutrale prikkel die omwille van ervaring gepaard wordt met een aversieve prikkel). De mediale PFC neemt mogelijk deel aan de onderdrukking van *vreesreacties* (vermijding) die angst of naderend gedrag kunnen toestaan.

De *amygdala*: de amygdalae zijn twee kleine amandelvormige clusters van neuronen, diep gelokaliseerd in de temporale kwabben. De amygdala (het spraakgebruik hanteert het fenomeen meestal als enkelvoudig) heeft een centrale rol in het onderliggende neuroanatomische circuit van defensieve reacties. Het functioneert als coördinerend middelpunt voor de systemen die de opvallendheid van bedreigende stimuli (input) taxeren en de systemen die de expressie van vrees en angst (output) bemiddelen. In het kader van de vreesconditionering speelt de amygdala ook een cruciale rol, zowel bij het vormen van geconditioneerde vreesassociaties als in het organiseren van *vreesreacties*. Wat betreft vreesconditionering fungeert de laterale nucleus van de amygdala (LA) als de primaire poort naar de amygdala, aangezien deze de 'snelle' sensorische informatie van de thalamus en cortex ontvangt. Deze *fast track-projecties* gaan buiten de corticale verwerking om, ondersteunen zo een snelle conditionering en zorgen voor onbewuste *vreesreacties*. De projecties van LA naar de basale amygdalae-kernen bewerken de *interoceptieve* input in verband met lopende homeostatische processen en de informatie over complexe *exteroceptieve* zintuiglijke prikkels die langdurige vreesconditionering vormen. De centrale kern van de amygdala (CE) is de output kern die betrokken is bij de organisatie van emotionele expressies. Efferente banen van de CE naar de kernen in de hypothalamus, middenhersenen en medulla zijn betrokken bij de motorische, autonome en neuro-endocriene systemen om de expressie van vrees te orkestreren (regelen).

De *BNST*: veel van eerdergenoemde structuren ontvangen input van de BNST. *Angst*reacties die samenhangen met de blootstelling aan minder concrete of verre bedreigingen gedurende vele minuten (zoals die verkregen door naderen en exploratie gedrag) worden door de BNST in plaats van de amygdala gecoördineerd.[5] De stress-peptide, corticotropin-releasing hormone (CRH), werkt op receptoren in het BNST in het kader van de langzaam adaptieve responsen op bedreiging of stress door de hypothalamus-hypofyse-bijnier (HPA)-as.

De *PAG*: Met betrekking tot *paniek* is er een vrij exclusieve betrokkenheid van hersenstam structuren, waar de amygdala en de HPA-as geen invloed hebben.[3] Translationeel onderzoek met behulp van CO_2 (een gevalideerde methode voor het produceren van experimentele paniekaanvallen) heeft verschillende zuurgevoelige ion-kanalen in hersenstructuren onthuld, die mogelijk betrokken zijn bij een paniekaanval, zoals de PAG.

De hersenstructuren die verband houden met defensief gedrag omvatten hersenprocessen die lopen via een hiërarchisch continuüm van de prefrontale cortex naar fylogenetisch meer primitieve structuren, zoals de PAG.[2] Hogere hersenprocessen nemen het angstrespons-complex (naderen) voor hun rekening, geschikt om met bedreigingen op afstand om te gaan, terwijl meer primitieve netwerken in de hersenen de snelle en eenvoudige vreesreactie (vermijding) (zie figuur 1) coördineren. Dit hiërarchische continuüm van hersenstructuren komt overeen met het idee dat een paniekaanval een te onderscheiden oer-defensieve reactie is, wanneer de dreiging te dichtbij is en vermijden niet meer mogelijk is.

Tabel 1 Verklarende mechanismen van een angstsyndroom

	kenmerken	biologische mechansimen	psychologische mechanismen	contextuele mechanismen
angst	- reactie op situaties die veraf of bedreigend zijn. - neiging om de bron van het gevaar te benaderen (de situatie onderzoeken om mogelijke oplossingen te vinden).	PFC (prefrontale cortex)-BNST (bed nucleus van de stria terminalis)	conditionering	- overbeschermende opvoeding - negatief opvoedingsgedrag - stressvolle gebeurtenissen
vrees	- reactie op bedreigingen die dichtbij zijn of dichterbij komen. - neiging om de bron van de bedreiging te vermijden.	PFC (prefrontale cortex)-amygdala		
paniek	- reactie op imminent of interne dreiging. - geen specifieke richting om te benaderen of te vermijden. - de aandacht is meestal gericht op het eigen lichaam.	amygdala-PAG (periaqueductale grijs)	interoceptieve conditionering	

Psychologische verklaringsmodellen
Psychodynamisch
Freud[6] zag angst aanvankelijk als gevolg van verdrongen seksuele impulsen waarbij het symptoom vaak voorkwam bij individuen die coïtus interruptus beoefenen. Freud zag angst op dat moment als een puur fysiologische toestand. Tientallen jaren later werkte hij met het concept van signaalangst, waarbij hij angst beschouwde als een belangrijk alarmsignaal voor het ego. Onopgeloste intrapsychische conflicten, gerelateerd aan onderdrukte agressieve en seksuele driften, botsten met de morele en ethische normen van het superego. Er is geen empirisch onderzoek beschikbaar die deze theorie ondersteunt.

Leertheoretisch
Leertheoretische formuleringen over angst, op basis van strenge experimentele methoden die in gedragswetenschappelijk onderzoek sinds de jaren '30 worden gebruikt, hebben het grootste deel van de 20e eeuw gedomineerd. Het basisprincipe is dat een ongeconditioneerde stimulus (OS), zoals een hondenbeet, een ongeconditioneerde respons (OR) zoals pijn, tot gevolg heeft. Een stimulus die de OS voorafgaat, zoals een blaffende hond, wordt een geconditioneerde stimulus (CS), die een imminente OS/OR signaleert en een geconditioneerde respons (CR) uitlokt, zoals vrees. Omdat vrees leidt tot vermijdingsgedrag en succesvol verhindert dat er een nieuwe hond bijt (OS), wordt dit vermijdingsgedrag versterkt. De combinatie van vreesconditionering (het blaffen van honden) en operante conditionering (het vermijden van honden) is bekend als de tweefactor-theorie.

Bij agorafobie, fobieën en sociale angst is het niet moeilijk om voor te stellen hoe terugkerende paniekaanvallen en eerdere trauma's of sociale vernederingen kunnen dienen als een ervaring van klassieke conditionering. Het is echter niet duidelijk waarom niet iedereen die een aversieve ervaring meemaakt een angstsyndroom ontwikkelt. Evenmin is bekend waarom weinig mensen die een angstsyndroom ontwikkelen een voorafgaande ervaring van klassieke conditionering met een relevante ongunstige gebeurtenis hebben. Deze kwestie en het feit dat de gevreesde objecten beperkt zijn tot fylogenetisch belangrijke bedreigingen (zie boven) heeft tot veel kritiek geleid op het perspectief van de leertheorie in de etiologie van angstproblemen.[7] Meer recente formuleringen beschouwen het ontstaan en de ontwikkeling van angst als veel complexer dan eerder werd aangenomen. Conditionering wordt nu beschouwd als het gevolg van een complexe combinatie van kwetsbaarheden, veerkracht en contextuele variabelen.[8]

Recente leertheorie formuleringen over gegeneraliseerde angst, waarbij bezorgdheid centraal staat, hebben ideeën opgenomen om te verklaren waarom bezorgdheid een hardnekkig symptoom is. Deze ideeën hebben betrekking op de waargenomen voordelen en de werkelijke functies van bezorgdheid. De waargenomen voordelen van bezorgdheid betreffen meestal het vermijden van een soort van persoonlijke catastrofe. Functionele bezorgdheid zou de emotionele en fysiologische reacties op aversieve beelden onderdrukken. Volgens deze formulering voorkomt het onvermogen om volledig te ervaren of te verwerken waarover men zich zorgen maakt, verzwakking (extinction) of alternatief leren. Paniekaanvallen zijn per definitie spontaan en komen voor bij de hele bevolking (1 op 4 personen zal ooit een paniekaanval ervaren). Daarom is de rol van leertheorie als verklaringsmodel betwistbaar. Maar de waarnemingen dat sommige paniekaanvallen worden uitgelokt door ogenschijnlijk onschuldige lichamelijke symptomen, zoals hartkloppingen en duizeligheid, hebben een aantal gedragstheoretici doen denken aan de mogelijke rol van interoceptieve conditionering als verklaring voor hardnekkige paniekaanvallen (hoewel het typische verloop van paniekaanvallen sterk verschilt van geval tot geval).

Contextuele verklaringsmodellen

Veel grote patiënt-controleonderzoeken, die het voorkomen van angstsymptomen of angstsyndromen (volgens DSM-criteria) tussen eeneiige tweelingen en twee-eiige tweelingen vergelijken, tonen een hogere overeenstemming van angst als broers of zussen alle genetische materiaal delen.[6] Panieksyndromen hebben blijkbaar de grootste mate van familiale aggregatie van alle angstsyndromen (ongeveer 50%). Dit benadrukt niet alleen de duidelijke rol van genetische factoren maar impliceert ook een sterke rol van de omgevingsfactoren in de etiologie van angstsyndromen. Gegevens uit een meer verfijnde *kinderen-van-tweelingen-studie*, waarbij ouder-kindcorrelaties zijn vergeleken met die van oom of kind in eeneiige en twee-eiige tweelingen, suggereert dat de erfelijkheid van angst hoofdzakelijk wordt verklaard door transmissie uit het ouderlijk milieu, onafhankelijk van genetische confounding (verstoring).[9] Er is enige aanwijzing dat ouders van angstige patiënten overbeschermend zijn en dat deze opvoedingsstijl een negatieve invloed heeft. Hoewel de rol van ouderschap als risicowijzigende factor, gegeven ontwikkelingstheorieën over vroege verstoorde hechting, bijzonder interessant is, zijn de onderliggende mechanismen grotendeels onduidelijk.

De invloed van levensgebeurtenissen is expliciet in de leertheorie over angst, vooral bij fobieën, sociale angst en gegeneraliseerde angst. Stressvolle gebeurtenissen kunnen angstsyndromen eerder verergeren dan dat zij een voorwaarde vormen voor het ontstaan ervan.

Interventies
Farmacologische interventies

De ontdekking in de jaren zestig dat patiënten met een depressie en paniekaanvallen reageerden op imipramine maakte de weg vrij voor de huidige nosologische standpunten van angst, vrees en paniek. Deze farmacologische ontleding stimuleerde ook onderzoek naar de rol van serotonine in de etiologie van paniek en de behandeling ervan. Hoewel men de huidige farmacologische behandeling als even effectief beschouwt als CGT (NNT = 3-5), verkiest men meestal CGT vanwege de lange termijn-effecten en het uitblijven van farmacologische bijwerkingen en toxiciteit. Zie ook hoofdstuk 6.1.

Antidepressiva

Gerandomiseerde, placebogecontroleerde studies hebben in verschillende mate de effectiviteit van selectieve serotonineheropnameremmers (SSRI's; fluoxetine, sertraline, paroxetine, fluvoxamine, citalopram, escitalopram), selectieve serotonine-noradrenalineheropnameremmers (SNRI's; venlafaxine, duloxetine), tricyclische antidepressiva (TCA's; imipramine, clomipramine) en irreversibele MAO-remmers (fenelzine) aangetoond voor de behandeling van paniek, gegeneraliseerde angst en sociale angst. Bewijs voor het gebruik van antidepressiva voor een specifieke fobie is beperkt. Hoewel de verschillende klassen van antidepressiva ongeveer even effectief zijn, zijn SSRI's meestal de eerste keus vanwege hun grotere veiligheid en betere verdraagbaarheid. SSRI's leiden aanvankelijk tot een toename van angstsymptomen die meestal na een paar weken verdwijnen. SSRI's behoort men niet abrupt te stoppen maar geleidelijk af te bouwen vanwege de mogelijkheid op onttrekkingsverschijnselen *(discontinuation syndroom)*, gekenmerkt door angst, prikkelbaarheid, duizeligheid, malaise, slaapstoornissen en concentratieproblemen. SNRI's zijn vergelijkbaar in effectiviteit. TCA zijn na SSRI's en SNRI's een tweede of derde keuze vanwege de toxische bijwerkingen, die voor veel mensen onaanvaardbaar zijn (zie voor bijwerkingen van psychofarmaca hoofdstuk 6.1).

Benzodiazepinen (BDZ)

Deze medicijnen oefenen hun (sedatieve, anxiolytische, anti-epileptische en spierverslappende) werking uit door de verhoging van GABA (gamma-aminoboterzuur) op GABA-A-receptoren. Hoewel BDZ's over het algemeen zeer snel werken, effectief en goed te verdragen zijn, is er een aanzienlijk gevaar voor tolerantie, misbruik, en afhankelijkheid ervan. Bij mensen waarbij vrees of angst beperkt is tot incidentele gevallen (zoals zeldzame triggers of uitvoeringen) kan men laag gedoseerde korte halfwaardetijd BDZ's, zoals alprazolam of lorazepam, op een basis van 'zo nodig' voorschrijven. Een dergelijk gebruik van benzodiazepinen is in noodgevallen ook toe te passen voor de behandeling van paniekaanvallen. BZD's met een lange halfwaardetijd, zoals clonazepam, gebruikt men vaak als een 4-weken-aanvulling op een antidepressivum. Niet alleen om de symptomen te verlichten voordat het antidepressivum zijn therapeutische werking heeft bereikt maar ook om de aanvankelijke toename van de symptomen te beperken die verband houden met initiële bijwerkingen van antidepressiva. BDZ's gebruikt men ook met enig succes bij paniek, gegeneraliseerde angst en sociale angst die niet of slecht reageren op de combinatie behandeling met antidepressiva en CGT.

Psychologische interventies

Cognitieve gedragstherapie (CGT) is een zeer effectieve evidence-based behandeling van angstsyndromen. De blootstellingsprocedure is de belangrijkste component van de behandeling van paniek, fobieën, sociale angst en tot op zekere hoogte gegeneraliseerde angst (waarbij cognitieve technieken ook veel gebruikt worden). Exposuretherapie, het individu confronteren met het bedreigende object of de bedreigende situatie, ofwel met het werkelijke object (bijvoorbeeld een spin), 'in vivo', of door het zich in te beelden. Interoceptieve blootstelling (bijvoorbeeld CO_2-inhalaties) past men vaak toe bij paniek wanneer de patiënt last heeft van hartkloppingen, zweten en andere lichamelijke sensaties.

Cognitieve procedures bij de behandeling van een gegeneraliseerde angstsyndroom zijn gebaseerd op het opsporen van problematische gedachten en gedachtepatronen om deze vervolgens te bewerken. Deel van deze behandeling heeft te maken met voor het individu confronterende en/of bedreigende gedachten. Het gevolg van deze blootstelling is dat de angst afneemt. Zie ook hoofdstuk 6.2.

Prognose

Mensen met een angstsyndroom ervaren een aanzienlijke verstoring van hun sociaal en beroepsmatig functioneren en vormen een hoger risico voor het ontwikkelen van een depressie en drugsmisbruik. De hoge prevalentie in de algemene bevolking, de frequente comorbiditeit met andere psychische problemen en het aanhoudende lijden maken van angstsyndromen een psychisch probleem met aanzienlijke economische kosten, voornamelijk als gevolg van productiviteitsverliezen.

Literatuur

1. Blanchard DC, Hynd AL, Minke KA, Minemoto T, Blanchard RJ. Human defensive behaviors to threat scenarios show parallels to fear- and anxiety-related defense patterns of non-human mammals. Neurosci Biobehav Rev. 2001;25(7-8):761-70. PubMed PMID: 11801300.
2. McNaughton N, Corr PJ. A two-dimensional neuropsychology of defense: fear/anxiety and defensive distance. Neurosci Biobehav Rev. 2004;28(3):285-305. doi: 10.1016/j.neubiorev.2004.03.005. PubMed PMID: 15225972.
3. Leibold NK, van den Hove DL, Esquivel G, De Cort K, Goossens L, Strackx E, et al. The brain acid-base homeostasis and serotonin: A perspective on the use of carbon dioxide as human and rodent experimental model of panic. Prog Neurobiol. 2015;129:58-78. doi: 10.1016/j.pneurobio.2015.04.001. PubMed PMID: 25930682.
4. de Graaf R, ten Have M, van Gool C, van Dorsselaer S. Prevalence of mental disorders and trends from 1996 to 2009. Results from the Netherlands Mental Health Survey and Incidence Study-2. Soc Psychiatry Psychiatr Epidemiol. 2012;47(2):203-13. doi: 10.1007/s00127-010-0334-8. PubMed PMID: 21197531.
5. Walker DL, Toufexis DJ, Davis M. Role of the bed nucleus of the stria terminalis versus the amygdala in fear, stress, and anxiety. Eur J Pharmacol. 2003;463(1-3):199-216. PubMed PMID: 12600711.
6. Hettema JM, Neale MC, Kendler KS. A review and meta-analysis of the genetic epidemiology of anxiety disorders. Am J Psychiatry. 2001;158(10):1568-78. doi: 10.1176/appi.ajp.158.10.1568. PubMed PMID: 11578982.
7. Klein DF. Historical aspects of anxiety. Dialogues Clin Neurosci. 2002;4(3):295-304. PubMed PMID: 22033777; PubMed Central PMCID: PMCPMC3181682.
8. Mineka S, Zinbarg R. A contemporary learning theory perspective on the etiology of anxiety disorders: it's not what you thought it was. Am Psychol. 2006;61(1):10-26. doi: 10.1037/0003-066X.61.1.10. PubMed PMID: 16435973.
9. Eley TC, McAdams TA, Rijsdijk FV, Lichtenstein P, Narusyte J, Reiss D, et al. The Intergenerational Transmission of Anxiety: A Children-of-Twins Study. Am J Psychiatry. 2015;172(7):630-7. doi: 10.1176/appi.ajp.2015.14070818. PubMed PMID: 25906669.

Stress

8.3 Posttraumatisch stress-syndroom

Eric Vermetten en Bart Rutten[*]

Inleiding

> Carla is 28 jaar en heeft voortdurend last van nachtmerries. In deze dromen wordt zij achtervolgd door mannen met bivakmutsen, die haar met een pistool bedreigen. Deze nachtmerries zijn ontstaan nadat Carla twee jaar geleden slachtoffer was van een bankoverval. Zij werkte toen bij een bank en werd met een pistool op de slaap gedwongen geld te overhandigen. Dat gebeuren laat Carla niet los. Als zij op straat een bromfiets tegenkomt schrikt zij nog steeds (de overvallers vluchtten per bromfiets). Doordat Carla volledig verstijft als er 'ongure types' aan de balie komen, kan zij haar werk als bankemployee niet langer uitvoeren. Zij blijft nu veel binnen en zorgt ervoor dat de deuren goed op slot zitten. De laatste tijd is zij erg prikkelbaar en kan bij het minste of geringste kwaad worden. Haar vriendinnen zoekt zij steeds minder op; het contact is er niet meer, zij voelt zich 'een vreemde'.

In de bovenstaande casus heeft een jonge vrouw een schokkende ervaring meegemaakt. Na twee jaar heeft ze meer en meer psychische klachten ontwikkeld, die erg vervelend zijn en haar hinderen in het dagelijks functioneren.

Beschrijving van het syndroom

Ernstige schokkende gebeurtenissen laten niemand onberoerd. Iedereen is van slag, verward, boos, angstig of juist verdrietig. De meeste mensen herstellen na enkele dagen en pakken de draad weer op (zie ook Hoofdstuk 5.1 Veerkracht). Maar bij sommigen gaat het niet over en ontstaan er verschillende klachten die niet vanzelf overgaan. Bij aanwezigheid van specifieke symptomen die langer dan een maand aanhouden spreken we van een stoornis, een discreet aantal samenhangende symptomen en klachten.[1] Dit staat, in DSM- en ICD-termen, bekend als de posttraumatische stress-stoornis (PTSS) en zou in verband met de naamgevingen in dit boek ook traumatische stressgerelateerd syndroom of ook posttraumatisch stress-syndroom (PTSS) genoemd kunnen worden waarbij met deze laatste naamgeving de afkorting niet anders is dan die uit de beide classificatiesystemen.

---

[*] Voor de personalia van prof.dr. E. Vermetten zie hoofdstuk 5.1.2. Voor de personalia van dr. Bart Rutten zie hoofdstuk 4.1.4.

> Het syndroom PTSS vereist het *blootstellingscriterium:* blootstelling aan een feitelijke of dreigende dood, ernstige verwonding of seksueel geweld.

Het kunnen vele gebeurtenissen zijn, bijvoorbeeld bedreiging van iemands leven of fysieke integriteit, of het zien van of horen over een dierbare die ernstig gewond of gedood is door een ongeluk of door geweld.

De blootstelling moet voortvloeien uit één of meer van de volgende scenario's, waarin aan één van de vier volgende criteria voldaan wordt:
- de persoon heeft de traumatische gebeurtenis direct ervaren;
- is als persoon getuige geweest van de traumatische gebeurtenis;
- vernam dat de traumatische gebeurtenis plaatsgevonden heeft bij een naast familielid of vriend;
- is uit eerste hand herhaald blootgesteld aan schokkende details over de traumatische gebeurtenis; bij dit laatste is te denken aan hulpverleners, bij het verzamelen van lichaamsdelen na een ernstig ongeluk of politieagenten die herhaaldelijk blootgesteld zijn aan details van misbruik van kinderen (dit geldt echter niet voor blootstelling via de media, via foto's, televisie of films, tenzij het werkgerelateerd is);
- zich onwillekeurig opdringende herbelevingen *(het komt steeds weer terug),* vaak in de vorm van nachtmerries of flashbacks overdag;
- hardnekkige pogingen om prikkels die bij het trauma horen te vermijden;
- een afstomping van de algemene reactie;
- vermijding van gevoelens en herinneringen *(ik vermijd gelegenheden waar ik voorheen altijd naar toe ging);*
- de onmogelijkheid aspecten van het trauma te herinneren;
- een verminderde belangstelling voor belangrijke activiteiten, gevoelens van onthechting of vervreemding *(ik hoor er niet meer bij);*
- het beperkt kunnen uiten van affect;
- de ervaring van een beperkte toekomst *(ik had in feite al dood moeten zijn);*
- veranderingen in cognities en stemming die gerelateerd zijn aan de traumatische gebeurtenis, en die sindsdien verergerd zijn; zo kan iemands vertrouwen ernstig zijn geschaad, of kunnen er gevoelens van schuld en schaamte zijn die het beeld sterk kleuren;
- een voortdurend verhoogde prikkelbaarheid (moeite met inslapen, gepaard gaande met prikkelbaarheid);
- gevoelens van hulpeloosheid, angst en afschuw;
- een overmatige waakzaamheid;
- geheugen- en concentratieproblemen;
- buitensporige schrikreacties.

De bovengenoemde klachten en problemen zijn diagnostisch relevant als zij beperkingen in het sociaal en/of beroepsmatig functioneren met zich meebrengen.

Kernuitspraken van patiënten met PTSS zijn gebaseerd op:
- angst: het gebeurt steeds weer;
- vermijding en isolement: laat me met rust, niemand snapt het;
- uitputting: het houdt nooit op;
- verlies van betekenis van het leven: waarom allemaal?;

- schaamte: ik kan er niet over spreken;
- en soms overlevingsschuld: ik verdien het niet te leven.

Specificatie en subtypen
Er is een specificatie en een subtype gedefinieerd:
- Specificatie: bij kinderen in de leeftijd van 6 jaar of jonger (het zgn. pre-school subtype).
- Subtype: de PTSS wordt hoofdzakelijk gekenmerkt door dissociatieve symptomen. Deze symptomen worden beschreven als derealisatie- en depersonalisatiefenomenen.

Het dissociatieve subtype beschouwt men ook wel als de 'vervanger' van de complexe PTSS (te onderscheiden van het Dissociatief syndroom, zie voor een uitgebreide beschrijving hoofdstuk 8.9).

Diagnostiek
De diagnose PTSS dient men klinisch vast te stellen, eventueel vooraf gegaan door zelfrapportage-vragenlijsten. Een goed klinisch interview is af te nemen met het semigestructureerde interview: de *Clinician Administered PTSS Scale* (CAPS).[2] Deze vragenlijst is vertaald in het Nederlands als *Klinisch Interview voor PTSS* (KIP). Dit instrument bevat ook een goede trauma-anamnese. Diagnostiek dient men verder aan te vullen met een uitgebreid biografisch onderzoek, eventueel verificatie van feitelijke blootstelling, heteroanamnese, eventueel psychologisch testonderzoek, psychometrisch onderzoek en medisch-psychiatrisch onderzoek. Er zijn veel zelfrapportage-vragenlijsten in omloop die ook in verschillende online- en app-varianten worden aangeboden.

Comorbiditeit
PTSS gaat vaak samen met comorbiditeit. De meest voorkomende syndromen zijn het Depressief syndroom (zie hoofdstuk 8.5) en het Impulscontrolesyndroom-verslaving (zie hoofdstuk 8.13.1). Deze laatste vooral bij mannen. Het is ook een risico voor cardiovasculaire en metabole problemen. Het model hierachter is gerelateerd aan chronische activatie van de stressrespons en van centrale en perifere immuuncellen die cytokinen produceren. Ontregeling van de stress-as in aanwezigheid van verhoogde sympathische en verlaagde parasympathische tonus kan bijdragen aan ontsteking en bijdragen aan effecten op hersengebieden die cruciaal zijn voor de regulering van angst (zoals prefrontale cortex, insula, amygdala en de hippocampus). Een en ander draagt bij aan een vasculaire endotheliale disfunctie, een metabool syndroom en mogelijk ook insulineresistentie.[3]

Beloop
Het beloop na het doormaken van het trauma is vaak typisch met eerst een periode van verdoving, ook wel vervreemding, alsof er weinig aan de hand is. In tegenstelling tot de schrik en de sterke waakzaamheid van het moment. Dit wordt *peritraumatische dissociatie* genoemd. De lengte van deze peritraumatische dissociatie is een belangrijke voorspeller voor het later optreden van het posttraumatisch stress-syndroom.[4] Er kan verder ook amnesie zijn, die gebaseerd is op de ontoegankelijkheid van informatie m.b.t. het trauma. Na een latentietijd (dit kan jaren zijn!) ontstaan er nachtmerries, verhoogde waakzaamheid, vermijding, afstomping, en flashbacks. Men kan verder reageren met een actieve coping, zoals actieve vermijding van traumagerelateerde prikkels. Zo creë-

ren sommigen bijvoorbeeld overvolle werkdagen waarbij er geen tijd meer is om na te denken, of gebruiken ze overmatig drank en/of middelen, niet zelden leidend tot misbruik of verslaving, als poging de gedachten aan de traumatische ervaringen niet meer te hebben. Irritaties kunnen leiden tot spanningen, uitbarstingen. Het gemis aan slaap maakt dat stressgerelateerde reacties en problemen in ernst toenemen, wat weer kan leiden tot ernstige werk- en relatieproblemen.

De duur tussen het optreden van de eerste klachten en het opstarten van hulp is een negatieve voorspeller voor de uitkomst. In het algemeen geldt dat hoe langer de periode tot interventie duurt hoe slechter de prognose is.

Dimensionaliteit

De schokkende ervaring zelf, de beleving van het trauma, de coping met het trauma en dus ook de symptomen en kenmerken van het syndroom, kunnen variëren in ernst, duur, frequentie en impact. In feite is de beleving van de doodsbedreiging en de daarmee gepaard gaande angst de graduele dimensie. De klachten en problemen hebben ook een dimensie, zich uitend in intensiteit en frequentie.

'Complex' versus 'enkelvoudig' trauma

Herhaalde en langdurige blootstelling aan schokkende ervaringen leidt vaak tot een patroon van emotionele ontregeling op verschillende dimensies[5], terwijl bij een enkelvoudig trauma (zgn. type I-trauma) vaak de angst centraal staat. Bij langdurige traumatisering (zgn. type II-trauma), lijkt het vooral te gaan om hechtingsproblemen, verstoord affect en daarbij dissociatie als belangrijke coping. Voorop staan hier verstoringen in de affectregulatie, bewustzijnsveranderingen, veranderingen in zelfperceptie, veranderingen in de perceptie van de ander/dader, veranderingen in relaties met anderen en veranderingen in betekenisgeving. Niet voelen, niet meer weten, en doen alsof het een ander betrof zijn de meest opmerkelijke kenmerken van de gevolgen. Dissociatie wordt daarbij deels gezien als een onvermijdelijke copingstijl maar mogelijk ook als een ernstig gevolg van chronische overbelasting van diverse neuronale systemen. De dissociatieve identiteitsstoornis (zie hoofdstuk 8.9, Dissociatief syndroom) wordt soms gezien als een nog verdergaand gevolg van langdurige traumatisering.[6]

Blootstelling aan schokkende gebeurtenissen en traumatische stress is geassocieerd met veel psychiatrische syndromen maar wordt desalniettemin toch vaak onvoldoende onderkend in de klinische setting. Andere symptomen staan vaak meer op de voorgrond waardoor de trauma-gerelateerde klachten niet direct opmerkzaam zijn. Een vluchtige beoordeling leidt dan tot misdiagnostiek (bijvoorbeeld Psychose-, Bipolair-, Depressiesyndroom), waarbij men mist dat het trauma de onderhoudende, predisponerende of luxerende factor is, waarvoor men specifieke behandeling moet overwegen of aanbieden.

Epidemiologie
Prevalentie

Schokkende gebeurtenissen zijn van alledag. Jaarlijks zijn in Nederland ongeveer vijf per honderd inwoners van vijftien jaar en ouder het slachtoffer van één of meer geweldplegingen. Gemiddeld maakt ongeveer 60% van de mannen en 50% van de vrouwen in hun leven een schokkende gebeurtenis mee, veelal aangeduid met de term *psychologisch trauma*[7-9]. Een 'schokkende ervaring of gebeurtenis' is:

- een directe bedreiging van het eigen leven of van dat van een dierbare ander,
- gepaard met afschuw, hulpeloosheid en intense angst.

Bij een politieoptreden of missies van militairen op uitzending bestaat een grotere kans om geconfronteerd te worden met ernstig letsel en in het ergste geval dood. De impact van 'kleiner' geweld kan echter ook catastrofaal zijn doordat het trauma een individu kan confronteren met gevoelens van intense angst, hulpeloosheid of afschuw.

Blootstelling aan een schokkende ervaring hoeft niet per se te lijden tot een PTSS. De overgrote meerderheid (61%) van blootgestelde mensen ontwikkelt geen klachten. Daar is weerbaarheid en veerkracht op van toepassing (zie hoofdstuk 5.1). Niet dat zij er niet onder hoeven te lijden of ernstig door worden getroffen maar in deze meerderheid is er sprake van een proces van 'normale' graduele uitdoving van angst en vermijding, geassocieerd met het trauma, en leidt het niet tot nachtmerries, prikkelbaarheid en andere traumagerelateerde symptomen (zie hieronder).

Gemiddeld ontwikkelt 39% van hen klachten van stress na het trauma leidend tot PTSS. De lifetime-prevalentie wordt geschat op 7.8% en komt twee keer zo vaak voor bij vrouwen (10,4/100) dan bij mannen (5,2/100). In tegenstelling tot wat er soms in media wordt geschreven is er empirische evidentie dat PTSS eerder onder- dan overgediagnostiseerd wordt.[10] Hoewel er tegenwoordig veel nadruk en belangstelling is voor veerkracht en empowerment is PTSS nog vaak een chronische aandoening. Opmerkelijk is dat er geen duidelijke incubatietijd is tussen blootstelling en het optreden van klachten. Dit kan variëren van enkele weken tot vele jaren.

Voorspellers

Een belangrijke voorspeller voor het optreden van PTSS is de relatie van de schokkende ervaring tot de nabijheid en een dimensie (of dosis-responsrelatie) tot de eigen fysieke integriteit; de voorspellende waarde bij een verkrachting is ongeveer vier maal groter dan bij het getuige zijn van een verkrachting. Andere voorspellers zijn genetische kwetsbaarheid, vroegkinderlijk trauma, vrouwelijk geslacht, ziekenhuisopname, betrokkenheid van kinderen, ervaren (duur van de) bedreiging, peritraumatische dissociatie, afwezige nazorg (zie Tabel 1).

Tabel 1   Risicofactoren van PTSS

persoonlijk	incident	afloop
genetisch	betrokkenheid van kinderen	bagatelliseren
pre-trauma, traumaherhaling	levensbedreigend gevaar persoonlijk	niet erkennen
persoonlijke problemen als uit gebroken gezin komen	levensbedreigend gevaar voor de groep	geen sociale steun hebben ervaren, bij niemand terecht kunnen
sociale isolatie	duur van het incident	ander de schuld geven, schuldig voelen, schaamte
premorbide psychiatrische aandoeningen	gebruik van wapen	verkeerde grapjes ten aanzien van incident
alcohol/middelenmisbruik	hoeveelheid van agressie gebruikt	
vrouw	verwonding en slachtoffers	
	actief of passief deelname	

Onderhoudende factoren

Het syndroom onderhoudende factoren liggen voor de hand: stigmatisering, slechte geleiding naar zorg, het uitblijven van erkenning en subject of object zijn in juridisch processen.

Suïciderisico

Het syndroom hangt samen met suïcidale gedachten en suïcidepogingen. En de aanwezigheid van het syndroom kan bepalen welke mensen uiteindelijk een suïcideplan maken of een -poging doen. Vaak zijn het schaamte en schuld die hierbij leidend zijn.

Verklarende mechanismen

Het biologisch basismechanisme van de pathogenese is de theorie van traumatische stress: bij traumablootstelling is er een toegenomen hoeveelheid catecholaminen in het lichaam, zowel perifeer als in de hersenen. Deze leiden niet alleen tot consolidatie van geheugeninhoud maar in geval van latere PTSS juist ook tot een overconsolidatie, ofwel een toegenomen koppeling van geheugeninhoud en stress. Specifiek gaat het om *affectieve overconsolidatie:* de emotionele of affectieve aspecten van de herinnering persisteren in neurale circuits en in het geheugen. Traumatische herinneringen ervaart men vervolgens als stressvol en leiden tot een verdergaande koppeling met algemene en aspecifieke stimuli. De angstreactie dooft niet uit en er treedt geen habituatie of desensitisatie op. De psychofysiologie wordt geprikkeld door specifieke triggers. Vervolgens worden andere gedragsmatige, cognitieve en biologische (waaronder ook immunologische) gevolgen merkbaar die zich manifesteren als PTSS.[1] Daarmee is PTSS te beschrijven als een klinisch fenotype, gekenmerkt door een onvermogen om te herstellen van de normale effecten van een schokkende ervaring. De functionele gebieden die zijn aangedaan zijn stressregulatie, cognitie (onder andere geheugen), emotionele regulatie en dissociatie.

Biologische mechanismen

Er zijn specifieke premorbide karakteristieken (het zgn. kwetsbare fenotype) die iemand predisponeren voor het verkrijgen van een PTSS bij blootstelling aan traumatische gebeurtenissen in het latere leven. De *nature* richt zich op genetische en epigenetische studies die inzicht geven in epigenetische veranderingen die specifiek zijn voor PTSS en die bijdragen aan kennis over het kwetsbare fenotype.[11]

De *nurture* richt zich op monoaminerge transmittersystemen, de hypothalamus-hypofyse-bijnieras, metabole hormonale systemen, ontstekingsmechanismen, psychofysiologische reactiviteit en neurale circuits.[12]

Bij een ervaren bedreiging van de eigen integriteit zijn twee systemen betrokken: (i) de locus coeruleus, en (ii) de hypothalamus-hypofyse-bijnieras (HPA-as, zie ook hoofdstuk 5.1). PTSS wordt gekenmerkt door onvoldoende extinctie van angst en een versterkte negatieve feedback op centrale hersenstructuren. De hersenstructuren die een rol spelen bij de opslag van informatie, regulering van emotie, uitdoving van de angstrespons zijn de hippocampus, de amygdala, en de orbitofrontale cortex. De hippocampus, als onderdeel van het limbisch systeem, heeft in hoofdzaak twee functies: het reguleren van opslag (encodering) van informatie in het geheugen en het terughalen hiervan en het reguleren (lees: termineren) van de stressrespons.

De structuur is erg afhankelijk van zuurstoftoevoer, is chemisch erg kwetsbaar – in het bijzonder voor hoge of langdurige blootstelling aan corticosteroïden (cortisol). Deze hersenstructuur is bij mensen met het PTSS kleiner in volume dan bij evenzeer getraumatiseerden die het syndroom niet hebben. Een kleiner volume is mogelijk geassocieerd met vermindering van de functie van opslag van nieuwe informatie en onvoldoende effectieve regulering van de stressrespons. Dit zich kan uiten in het blijven 'doorzingen' van de stressrespons alsof er stress is: 'het stopsignaal ontbreekt'. De specificiteit van de bevinding van kleinere volumina is echter niet beperkt tot het PTSS. Er zijn ook studies die dit aantonen bij het depressief syndroom. Waarschijnlijk ligt vooral vroege blootstelling aan schokkende gebeurtenissen ten grondslag aan deze ontsporing in het latere leven bij herhaalde blootstelling aan trauma. Opmerkelijk is dat de hippocampus als enige hersenstructuur kan 'herstellen' van de schade die geleden is. Dierexperimentele studies laten zien dat er groei mogelijk is, ook tijdens het volwassen leven. Hetzelfde wordt gezien bij mensen met hoge aanmaak van corticosteroïden als gevolg van een tumor (ziekte van Cushing). Verwijdering van de tumor en dientengevolge reductie van de corticosteroïd-blootstelling levert verbetering op van de leerprestaties en een herstel van de schade van het volume van de hippocampus.

Bij PTSS is er een nieuw of geadapteerd homeostatisch evenwicht van stress-regulerende systemen, maar wel tegen een prijs.

Dit houdt in:
- door affectieve overconsolidatie is er sprake van een hyperreactiviteit van biologische systemen (zgn. stress sensitisatie);
- vertraagde terugkeer naar baseline na stressbelasting;
- veranderde 'set point' van sommige neuro-hormonale systemen (een verhoogde of verlaagde basale waarde, zoals chronisch verhoogde hartslag in de nacht);
- veranderingen in de structuur en functie van centrale stressverwerkende systemen, zoals hippocampus en amygdala.

Ook is de functionele connectiviteit van de orbitofrontale cortex met het limbische systeem verstoord, waardoor er geen goede normalisering van de stressrespons optreedt. In bijzonder geldt dit voor een inhibitoire respons op de geconditioneerde amygdala-respons. Dit nieuwe evenwicht omschrijft men als een allostatisch evenwicht, dat voor een chronische belasting op het systeem zorgt en een *wear and tear* op neuronale stressregulerende systemen veroorzaakt (zie tabel 2).[13]

Tabel 2   Geadapteerd homeostatisch evenwicht van stress-regulerende systemen

neurale mechanismen	allostatische belasting
stresssensitisatie	noradrenerge hyperreactiviteit
angstconditionering	dysregulatie HPA-as (basale hypocortisolemie, reactieve hypercortisolemie, versterkte suppressie op lage dosering dexamethason, veranderde GR-receptorfunctie)
	gedysreguleerde responsiviteit van de amygdala (kindling)
	verminderd hippocampaal volume (post/propter)
onvermogen tot extinctie	verminderde orbitofrontale functie (brodman 32,24)

Psychologische mechanismen

De op leertheorie gebaseerde visie op trauma duidt men vaak aan als de *emotional processing theory*, waarin men leertheoretische principes met cognitieve aspecten verbindt. PTSS kenmerkt zich door opdringerige en verontrustende herinneringen aan de gebeurtenis, nachtmerries, flashbacks, en sterke emotionele en fysiologische reacties die uitgelokt zijn door die herinneringen. De meeste mensen proberen deze opdringende herinneringen en gevoelens te vermijden, zelfs wanneer ze niet inherent gevaarlijk zijn. Er is een zogenaamd associatief angstnetwerk ontstaan, waarin allerlei meestal zintuiglijke herinneringen aan de gebeurtenis zijn vastgezet. Dit netwerk wordt bijna permanent geactiveerd en zorgt ervoor dat iemand als het ware steeds gericht blijft op overleving. De onderdelen van het netwerk kunnen ook worden gekoppeld aan schendingen van basale ideeën over veiligheid. Het verhaal van deze patiënten is vaak gefragmenteerd en slecht georganiseerd. Gedurende de behandeling verandert de structuur van de traumatische herinnering. Het verhaal wordt meer geordend, meer gearticuleerd en meer gedifferentieerd.

De *cognitieve benadering* legt de nadruk op de invloed van het denken op emotionele en gedragsmatige problemen. Traumatische ervaringen leiden tot een overmaat aan informatie die men moet verwerken. De onvolledige verwerking van de herinneringen zal leiden tot de ontwikkeling van PTSS of andere psychische syndromen.

De *psychodynamische verklaring* is gericht op een innerlijk conflictmodel waarvan de persoon zich veelal niet bewust is. In het geval van een schok is er een conflict tussen de consequenties van geweld *(ik ben machteloos)* en het idee dat men zijn eigen leven kan beheersen. Binnen het psychodynamische model hoort ook de compartimentalisering van psychische functies of het uiteenvallen van de samenhang, ofwel het verlies van integratieve functies. Dissociatie wordt in dit licht gezien als het onvermogen om psychische aspecten van een ervaring te integreren. Dit vermogen kan verminderd of afwezig zijn en bijdragen of zelfs leiden tot PTSS of het Dissociatief Syndroom.

Het systeemperspectief is weinig ontwikkeld. Het ontberen van een sociaal steunsysteem is echter van grote invloed op de gevolgen van traumatische ervaringen.

Behandeling

De behandeling van PTSS bestaat op dit moment meestal uit een combinatietherapie van psychotherapie, ondersteund of aangevuld met medicatie.

Farmacotherapie

Eerste voorkeur medicatie bij PTSS zijn selectieve serotonineheropnameremmers (SSRI), in bijzonder paroxetine, venlafaxine en sertraline.[14] Het gebruik van benzodiazepinen wordt sterk afgeraden. Voor een goede behandelevolutie dient men het gebruik af te bouwen en het liefst te staken. Nachtmerries reageren goed op prazosine of andere alfa-1 adrenerge antagonisten en soms is hiervoor topiramaat in te zetten. Antipsychotica hebben een goed effect wanneer er sprake is van pre-psychotische symptomen met een sterke levendigheid. Te adviseren is deze laag te doseren en kort in te zetten. Deze medicatie is steeds ondersteunend aan de psychotherapie.

Recent zijn nieuwe *golden hour*-middelen geïntroduceerd[15] die direct na blootstelling kunnen worden gegeven met als doel om de overconsolidatie van de traumatische herinneringen te voorkomen, zoals propanolol en corticosteroïden.

Een andere nieuwe ontwikkeling is om D-cycloserine of ketamine te geven, voorafgaande aan de start van een psychotherapeutische behandeling als zogeheten *augmented psychotherapy*, waarbij de reconsolidatie medicamenteus wordt versterkt via deze zgn. cognitieve *enhancers*. Een variant hierop is *medication assisted psychotherapy*. Dit beoogt een vermindering van cognitieve vermijding en vergroot de toegankelijkheid voor emotionele verwerking. Middelen die men hiervoor onderzoekt zijn: N-Methyl-D-aspartate (NMDA), 3,4-methylenedioxy-methamphetamine (MDMA) en ook lysergeenzuur di-ethylamide (LSD). Het is belangrijk dat deze middelen niet verstopt blijven in de recreatieve sfeer en daarmee geen gelegenheid krijgen voor inzet in therapie. Deze middelen verkeren nog in een experimenteel stadium en worden derhalve niet aanbevolen in evidence-based richtlijnen.[16]

Psychologische behandeling

Een op exposure gerichte behandeling wordt als 'gouden standaard' in de richtlijn geadviseerd.[17] Exposure betekent blootstelling aan traumatische herinneringen en aan de daarbij gepaard gaande gevoelens en gedachten. Op die manier kunnen al die koppelingen tussen de elementen van het netwerk verzwakt (lees: gedesensitiseerd) worden. De angstherinneringen komen dan minder op de voorgrond te staan. In de behandeling gaat het om vormen van exposure (imaginair of in vivo): de herhaalde confrontatie met situaties en objecten die stress veroorzaken en het herzien van de traumatische herinnering, waarbij de oorspronkelijk aangeleerde reactie vermindert.

Natuurlijk is een taxatie van de mate waarin de patiënt de exposure kan verdragen een belangrijk element voorafgaand aan de behandeling. Dit betekent dat men onder andere het steunklimaat beoordeelt. Na de op exposure gerichte interventie is een belangrijk element het creëren van perspectief en het integreren van het trauma in het eigen levensverhaal.

De toegepaste methoden: *eyemovement desensitisation and reprocessing* (EMDR), *cognitieve gedragstherapie* (CGT), *prolonged exposure* (PE), *narratieve exposure-therapie* (NET) en *brief eclectic psychotherapy for ptsd* (BEPP), hebben veel gemeen met elkaar.[18] Bij EMDR beoogt men een ontkoppeling van de traumatische gebeurtenis(sen) en de daarbij behorende emoties, waardoor de herinnering aan die gebeurtenis(sen) en de daaraan verbonden context als minder emotioneel belastend worden ervaren. Rituelen kunnen belangrijk zijn: rouwrituelen, brieven schrijven, het letterlijk begraven van herinneringen of het herdenken door middel van jaarfeesten. Vooral bij BEPP geeft men hier expliciet aandacht aan. Rituelen kunnen een onderstroom van onbewerkte emotie kanaliseren, betekenis geven en daarmee een sociale coherentie genereren. Ook zgn. non-verbale therapieën zijn belangrijk maar onvoldoende onderzocht in wetenschappelijke studies. Te denken valt aan psychomotorische therapie, yoga, en andere lichaamsgerichte therapieën.

De mogelijkheden van eHealth-behandelmethoden worden nog nader onderzocht (zie hiervoor hoofdstuk 6.5 eHealth).

Comorbiditeit en behandeling

De differentiatie tussen PTSS en andere syndromen kan, mede door de nodige overlap, erg ingewikkeld zijn. Welk syndroom is primair en welke is secundair, welke diagnose heeft prioriteit in de behandeling? Vaak wordt de diagnostiek bemoeilijkt door nadruk van de patiënt op lichamelijk lijden, waar 'onder' zich echter een traumatische gebeurtenis verschuilt.[19] De somatisch-geduide klachten zijn dan veelal onbegrepen, bijvoorbeeld chronische pijn of duizeligheid, en krijgen de voornaamste aandacht. Andere symptomen kunnen uit angstvallige vermijding worden gebagatelliseerd.

Pre-existente psychiatrische toestandsbeelden kunnen het syndroom eveneens compliceren. Doordat de verschillende symptoomclusters in meer of mindere mate op de voorgrond kunnen staan is het onderlinge verschil in presentatie groot.

De diagnostiek bij jonge kinderen is erg gecompliceerd, mede omdat de aard en oorzaak van het trauma niet altijd bekend is. Kinderen vertonen daarbij een ander beeld dan volwassenen. Immers, kinderen hebben niet het verbale repertoire als volwassenen hebben en er is bij deze specificatie een nadruk op gedragsfenomenen.

Vaak gaan de symptomen van PTSS vooraf aan comorbide (depressieve) symptomen of andere lichamelijke klachten. Dit is een belangrijk gegeven bij de behandeling. Mits er een goede reductie of stabilisering van de comorbide problematiek mogelijk is, kan er met psychotherapeutische behandeling van PTSS begonnen worden. Medicamenteuze behandeling kan op ieder moment starten. In het algemeen is men er ervan overtuigd geraakt dat de medicamenteuze behandeling ondersteunend is aan de psychotherapeutische behandeling. Een uitzondering hiervoor kan een symptoomgerichte behandeling van specifieke PTSS klachten zijn zoals nachtmerries en insomniaklachten, pre-psychotische symptomen, of prikkelbaarheid.

Prognose en preventie

Alle richtlijnen ten spijt reageert ongeveer tweederde van alle patiënten onvoldoende op een evidence-based interventie en bereikt geen symptomatisch herstel. Er zijn derhalve diverse nieuwe interventies nodig die specifieker zijn. Mogelijk zijn ofwel intensivering van de behandeling ofwel op empowerment gerichte interventies met apps hoopvol. Vele werkgevers (m.n. de geüniformeerde managers bij defensie en politie) hebben afgelopen jaren geïnvesteerd in destigmatisering en vroege signalering op de werkvloer. In algemeen geldt dat hoe eerder iemand zich meldt voor therapie na het ontwikkelen van klachten hoe gunstiger de prognose. Indien aan deze voorwaarde is voldaan kan volledige remissie van klachten optreden, waarna de patiënt weer inzetbaar is en weer volledig kan participeren in het (oude) werk. Voor sommige groepen (vluchtelingen, gegijzelden, slachtoffers van marteling) zijn specifieke interventies, vanwege een taalbarrière en afstand van familie en thuisland, noodzakelijk maar complicerend.

PTSS en slachtofferziekten

PTSS is een recent erkend en daardoor niet altijd goed begrepen syndroom, vooral door het attribuut van het trauma dat ten grondslag ligt aan de klachten. Soms is dit onterecht. Sommigen scharen PTSS onder de sociale cultuur van slachtofferziekten. De persoon met de 'slachtofferzieke' heeft geen uitgesproken klachten, geen nachtmerries, maar rumineert meer dan dat er uitgesproken gedragsmatige *reenactments* zijn. Diagnostisch is het vaak lastig de patiënt met terechte PTSS te onderscheiden van de patiënt die een belang heeft PTSS te hebben en deze aanwendt.

Juridisering en claims

Vele schadeclaims, zoals die van militairen die geen of gebrekkige nazorg hebben gekregen na uitzending, zijn gebaseerd op tekortschietende richtlijnen of een onjuist gebruik ervan. Tegenwoordig zijn vanuit goed werkgeverschap, in samenwerking met organisaties zoals Slachtofferhulp Nederland, Stichting

Impact of het Instituut voor Psychotrauma, diverse goede protocollen voorhanden. Geüniformeerde beroepen hebben de laatste jaren een inhaalslag gemaakt in het bieden van *peersupport* en destigmatisering na hoge traumabelasting van de geüniformeerde professional.

Literatuur

1. Yehuda R, Hoge CW, McFarlane AC, Vermetten E, Lanius RA, Nievergelt CM, et al. Posttraumatic stress disorder. Nat Rev Dis Primers. 2015;1:15057. doi: 10.1038/nrdp.2015.57. PubMed PMID: 27189040.
2. Blake DD, Weathers FW, Nagy LM, Kaloupek DG, Gusman FD, Charney DS, et al. The development of a Clinician-Administered PTSD Scale. J Trauma Stress. 1995;8(1):75-90. PubMed PMID: 7712061.
3. Dedert EA, Calhoun PS, Watkins LL, Sherwood A, Beckham JC. Posttraumatic stress disorder, cardiovascular, and metabolic disease: a review of the evidence. Ann Behav Med. 2010;39(1):61-78. doi: 10.1007/s12160-010-9165-9. PubMed PMID: 20174903; PubMed Central PMCID: PMCPMC3219414.
4. Marmar CR, McCaslin SE, Metzler TJ, Best S, Weiss DS, Fagan J, et al. Predictors of posttraumatic stress in police and other first responders. Ann N Y Acad Sci. 2006;1071:1-18. doi: 10.1196/annals.1364.001. PubMed PMID: 16891557.
5. Jongedijk RA, Carlier IV, Schreuder BJ, Gersons BP. Complex posttraumatic stress disorder: an exploratory investigation of PTSD and DES NOS among Dutch war veterans. J Trauma Stress. 1996;9(3):577-86. PubMed PMID: 8827657.
6. Spiegel D, Lewis-Fernandez R, Lanius R, Vermetten E, Simeon D, Friedman M. Dissociative disorders in DSM-5. Annu Rev Clin Psychol. 2013;9:299-326. doi: 10.1146/annurev-clinpsy-050212-185531. PubMed PMID: 23394228.
7. Kessler RC. Posttraumatic stress disorder: the burden to the individual and to society. J Clin Psychiatry. 2000;61 Suppl 5:4-12; discussion 3-4. PubMed PMID: 10761674.
8. Kessler RC, Sonnega A, Bromet E, Hughes M, Nelson CB. Posttraumatic stress disorder in the National Comorbidity Survey. Arch Gen Psychiatry. 1995;52(12):1048-60. PubMed PMID: 7492257.
9. Wichers MC, Barge-Schaapveld DQ, Nicolson NA, Peeters F, de Vries M, Mengelers R, et al. Reduced stress-sensitivity or increased reward experience: the psychological mechanism of response to antidepressant medication. Neuropsychopharmacology. 2009;34(4):923-31. doi: 10.1038/npp.2008.66. PubMed PMID: 18496519.
10. Vermetten E, Baker DG, Jetly R, McFarlane AC. Concerns Over Divergent Approaches in the Diagnostics of Posttraumatic Stress Disorder. Psychiatric Annals. 2016;46(9):498-509.
11. Zannas AS, Provencal N, Binder EB. Epigenetics of Posttraumatic Stress Disorder: Current Evidence, Challenges, and Future Directions. Biol Psychiatry. 2015;78(5):327-35. doi: 10.1016/j.biopsych.2015.04.003. PubMed PMID: 25979620.
12. Michopoulos V, Norrholm SD, Jovanovic T. Diagnostic Biomarkers for Posttraumatic Stress Disorder: Promising Horizons from Translational Neuroscience Research. Biol Psychiatry. 2015;78(5):344-53. doi: 10.1016/j.biopsych.2015.01.005. PubMed PMID: 25727177; PubMed Central PMCID: PMCPMC4520791.
13. McEwen BS. Allostasis and allostatic load: implications for neuropsychopharmacology. Neuropsychopharmacology. 2000;22(2):108-24. doi: 10.1016/S0893-133X(99)00129-3. PubMed PMID: 10649824.
14. Hoskins M, Pearce J, Bethell A, Dankova L, Barbui C, Tol WA, et al. Pharmacotherapy for post-traumatic stress disorder: systematic review and meta-analysis. Br J Psychiatry. 2015;206(2):93-100. doi: 10.1192/bjp.bp.114.148551. PubMed PMID: 25644881.
15. Vermetten E, Zhohar J, Krugers HJ. Pharmacotherapy in the aftermath of trauma; opportunities in the 'golden hours'. Curr Psychiatry Rep. 2014;16(7):455. doi: 10.1007/

s11920-014-0455-y. PubMed PMID: 24890991.
16 Mithoefer MC, Wagner MT, Mithoefer AT, Jerome L, Martin SF, Yazar-Klosinski B, et al. Durability of improvement in post-traumatic stress disorder symptoms and absence of harmful effects or drug dependency after 3,4-methylenedioxymethamphetamine-assisted psychotherapy: a prospective long-term follow-up study. J Psychopharmacol. 2013;27(1):28-39. doi: 10.1177/0269881112456611. PubMed PMID: 23172889; PubMed Central PMCID: PMCPMC3573678.
17 Multidisciplinaire richtlijn Angststoornissen (3e revisie) (1.0). Utrecht: Trimbos; 2013.
18 Schnyder U, Ehlers A, Elbert T, Foa EB, Gersons BP, Resick PA, et al. Psychotherapies for PTSD: what do they have in common? Eur J Psychotraumatol. 2015;6:28186. doi: 10.3402/ejpt.v6.28186. PubMed PMID: 26290178; PubMed Central PMCID: PMCPMC4541077.
19 Gupta MA. Review of somatic symptoms in post-traumatic stress disorder. Int Rev Psychiatry. 2013;25(1):86-99. doi: 10.3109/09540261.2012.736367. PubMed PMID: 23383670.

Dwang

8.4 Dwangsyndroom

Judith Rickelt en Koen Schruers[*]

Inleiding

Drie keer op hout kloppen om een ongeluk af te wenden, een kaarsje laten branden om voor je examen te slagen en op vrijdag de 13e geen belangrijke activiteiten plannen. Niemand zal beweren dat er een logisch verband bestaat tussen dit gedrag en het voorkomen van een ongeluk. Toch voelen veel mensen zich onprettig of innerlijk onrustig bij de gedachte hieraan. Ze hebben de behoefte om geruststellende handelingen uit te voeren, ook al weten ze dat dit irrationeel is. Een ander voorbeeld hiervan is controlerend gedrag bij (onterechte) twijfel of deuren goed op slot gedraaid zijn en het fornuis uitgezet is wanneer iemand zijn huis verlaat. Het gebruik van een openbaar toilet geeft bij veel mensen, ook al is het schoon, aanleiding tot hygiënische maatregelen die ze thuis waarschijnlijk niet zouden nemen. De behoefte om een scheef hangend schilderij recht te willen hangen zal velen bekend voorkomen. Dit zijn allemaal voorbeelden van veel voorkomende en in beginsel geenszins pathologische gedragingen. Maar ook kan hier sprake zijn van kenmerken van het dwangsyndroom.

Beschrijving van het syndroom

De ernst, frequentie en impact van de dwanggedachten en dwanghandelingen liggen op een continuüm, van het ene uiterste waar symptomen aanwezig zijn maar geen probleem of klacht vormen, tot het andere uiterste waarbij de symptomen dermate invaliderend zijn dat ze het leven van de persoon en zijn directe omgeving helemaal beheersen. Ergens op deze glijdende schaal ligt het punt waarbij de symptomen voor de individuele persoon als dermate problematisch worden ervaren dat er sprake is van het dwangsyndroom.

De kern van het dwangsyndroom, oftewel obsessief-compulsief syndroom, zijn obsessies en compulsies (figuur 1).

Obsessies

Obsessies zijn opdringende, terugkerende gedachten, beelden of impulsen, die men maar moeilijk kan negeren of loslaten. Ze zijn onaangenaam en roepen een negatief gevoel op, dat zich kan uiten in angst, walging, of innerlijke onrust.

---

[*] Dr. Judith Rickelt is psychiater, werkzaam bij GGzE.
Voor de personalia van prof. dr. Koen Schruers zie hoofdstuk 8.2.

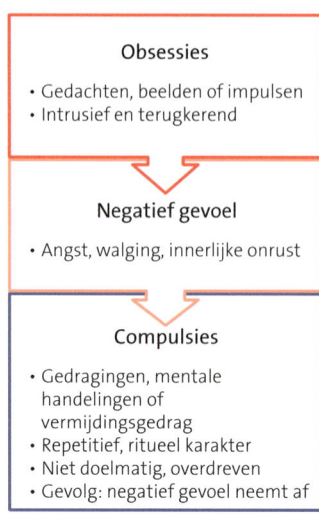

Figuur 1 Kernsymptomen van het dwangsyndroom

> **Compulsies**
>
> Compulsies zijn zich herhalende gedragingen, die meestal volgens een vast patroon uitgevoerd worden. Ze kunnen zichtbaar zijn in de vorm van complexe motorische handelingen maar kunnen zich ook uiten in mentale handelingen zoals tellen, in neutraliserende gedachten of vermijdingsgedrag. Iemand met het dwangsyndroom hoopt door de compulsie de inhoud van de obsessie ongedaan te maken of de consequenties hiervan te voorkomen. De compulsieve handelingen zijn echter niet doelmatig of op zijn minst overdreven. Het uitvoeren hiervan leidt wel tot een vermindering van het negatieve gevoel dat de obsessie oproept. Het niet uitvoeren zorgt voor een toename van het negatieve gevoel (angst), die zelfs kan oplopen tot een paniekachtige aanval.

Meestal gaan obsessies en compulsies samen maar het kan voorkomen dat mensen zich niet (meer) bewust zijn van de obsessies en alleen het negatieve gevoel waarnemen wanneer ze het uitvoeren van de compulsie proberen te onderdrukken of te verhinderen.

Obsessies en compulsies zijn egodistoon en worden door mensen waargenomen als niet passend bij de eigen persoon. Echter, veel mensen geven aan zich gedwongen te voelen om de handelingen uit te voeren, ook al weten ze dat het irrationeel is. Er is een kleine groep die de compulsies niet als onaangenaam ervaart en aan het uitvoeren hiervan zelfs een prettig gevoel overhoudt. Zij beoordelen de bestaande dwangklachten eerder als egosyntoon.

Het inzicht dat de dwanghandelingen irrationeel of overdreven zijn is niet altijd aanwezig. Bij een kleine groep mensen lijkt er sprake van een verstoorde realiteitstoetsing: zij zijn ervan overtuigd dat hun dwanghandeling wel degelijk het gevreesde onheil kan voorkomen. Ofwel deze inhoudelijke denkstoornis varieert in ernst van obsessies met goed of redelijk inzicht naar obsessies met weinig inzicht, waarbij de obsessie de grens van een gestoord realiteitsbesef overschrijdt. In wezen is er dan sprake van waanvorming en dus een psychose (zie hoofdstuk psychosesyndroom). Hoewel het idee bestaat dat er een duidelijk afgrenzing is tussen dwang- en psychosesyndroom hoeft dat niet zo evident te zijn. Bij deze subgroep lijkt er naast de dwangklachten een psychotische kwetsbaarheid aanwezig te zijn. De mate van realiteitsbesef kan bij hen wisselen in de tijd.

Binnen het dwangsyndroom zijn vier symptoomdimensies te onderscheiden (figuur 2).[1] De verschillende dimensies hebben veel overlap en veel mensen hebben kenmerken die bij meer dan één dimensie passen.

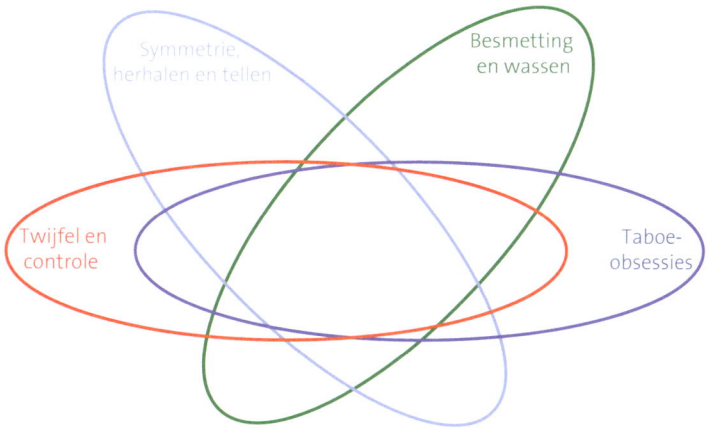

Figuur 2 Symptoomdimensies van het dwangsyndroom

Twijfel en controle

Controlerende dwanghandelingen, twijfel, de gedachte anderen ongewild iets aan te doen en somatische obsessies. Mensen zijn bang dat door hun nalatigheid iets ergs gebeurt of iemand iets overkomt. Ze voelen zich verantwoordelijk om dit te voorkomen. Ze zijn bijvoorbeeld bang dat er brand uitbreekt in hun huis omdat ze de elektrische apparatuur niet hebben uitgeschakeld, of dat er ingebroken wordt omdat ze de deur niet goed op slot gedaan hebben. Vervolgens gaan ze dit uitgebreid en volgens een vast patroon controleren.

Taboe-obsessies

Zoals seksuele, religieuze of agressieve gedachten. Het hebben van deze ongewenste gedachten, beelden of impulsen is voor deze mensen moreel verwerpelijk. Ze zijn bang om de controle over zichzelf te verliezen en ernaar te handelen, terwijl hiervoor geen risico bestaat. Vervolgens vermijden ze situaties waarin ze deze handelingen zouden kunnen uitvoeren, zoeken ze steeds geruststelling en neutraliseren ze de ongewenste gedachten of beelden door aan tegenovergestelde dingen te denken. Een voorbeeld is iemand die bang is om zijn ouders neer te steken, als gevolg waarvan hij geen messen meer aanraakt. Elke keer wanneer hij een gedachte heeft over de dood van zijn ouders roept hij in zijn gedachte een beeld op waarbij zijn ouders in leven zijn. Taboe-obsessies vertonen veel overlap met de controle-dimensie.

Symmetrie, orde en tellen

Symmetrie-behoefte, preoccupatie met getallen, herhalen en tellen. Als er geen orde in de dingen is, niet zoals het voor het gevoel van de persoon hoort, dan leidt dit tot innerlijke onrust en het gevoel dat het *niet klopt*. Vervolgens worden dingen, vaak op een symmetrische manier, herschikt of geteld of worden handelingen herhaald totdat het *goed* voelt. Dit gaat vaak ook gepaard met *magisch denken*, de gedachte dat er wanneer men iets niet op een bepaalde manier uitvoert iets ergs zal gebeuren. Voorbeelden hiervan zijn dat de volumeknop van de autoradio op een even getal moet staan of dat iemand 's ochtends dezelfde kleren meermaals aan- en weer uittrekt totdat het 'goed' voelt.

Smetvrees

De inhoud van deze obsessie behelst besmetting met schadelijke stoffen, waarbij men het risico op besmetting en de gevolgen daarvan duidelijk overschat. Hierbij gaat het vaak om ziektekiemen zoals HIV, kankerverwekkende stoffen zoals asbest of pesticide of lichaamssecreten zoals ontlasting, sperma of bloed. Het kan echter ook om niet besmettelijke dingen gaan zoals moreel verwerpelijk gedrag. Vaak staat vooral een gevoel van walging op de voorgrond en minder angst. De compulsies bestaan uit uitgebreide wasrituelen en vermijding van mogelijke besmettingsbronnen of 'wegpoetsen' van de moreel verwerpelijke gedragingen.

Dwangmatig gedrag is een gezamenlijk kenmerk van een aantal symptoomclusters, die samengevat zijn in het obsessief-compulsieve spectrum. Kenmerkend voor dit spectrum is het compulsieve gedrag, dus repetitieve en vaak stereotiepe gedragingen, die niet doelmatig zijn. De functie van het compulsieve gedrag verschilt (afbeelding 3).

De dwanghandelingen, zoals hierboven beschreven, voorkomen of verminderen het negatieve gevoel. Dit geldt ook voor verzameldwang (gedragingen waarbij mensen moeite hebben om waardeloze dingen weg te gooien), voor hypochondrische angsten of een verstoorde lichaamsbeleving. Bij de laatste twee symptoomclusters zijn de compulsieve handelingen een vorm van controlegedrag, dat angst vermindert en geruststelt.

Bij impulsregulatieproblemen, zoals het uittrekken van haren (trichotillomanie) of het friemelen aan de huid (dwangmatige excoriatie), leidt het compulsieve gedrag tot een aangenaam of opgelucht gevoel. Ook verslavingen en tics kunnen hieronder gerekend worden.

Soms heeft het compulsieve gedrag geen duidelijke functie en lijkt het geautomatiseerd, zoals bij organische afwijkingen, maar ook bij het interactiesyndroom, bij ontwikkelingsproblemen en bij zeer langdurige dwang- of verslavingssymptomen.

Daarnaast komen dwangsymptomen ook vaak voor bij andere psychiatrische syndromen. Meer dan de helft van de mensen met het dwangsyndroom heeft andere comorbide psychiatrische syndromen en ongeveer 90% heeft hier ooit gedurende hun leven last van.[2]

Epidemiologie

Het probleem voor de epidemiologie is dat de overgang van *gezond* naar *ziek* geleidelijk is. Het is complex de criteria voor het dwangsyndroom te bepalen.

Ongeveer 2% van de algemene bevolking ontwikkelt ooit in zijn leven een dwang-

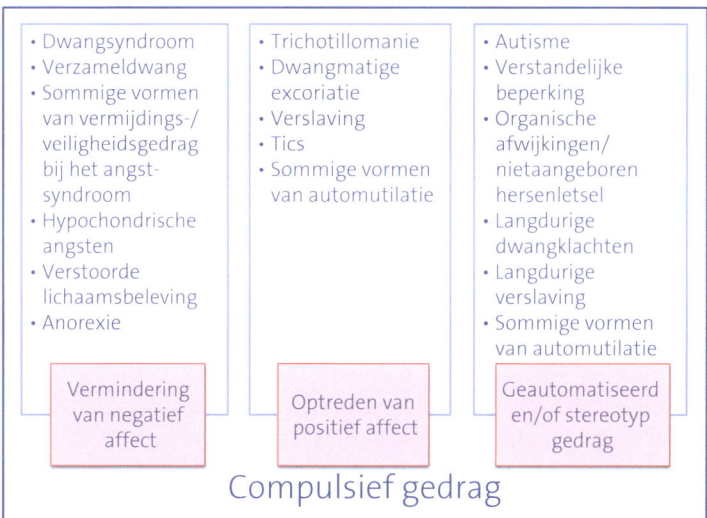

Figuur 3 Compulsief gedrag transsyndromaal

syndroom.[3] De incidentie is ongeveer 200 op de 100.000 (0,2%).[4] Hier worden echter veel mensen gemist die wel obsessief-compulsieve klachten hebben maar (net) niet aan de categoriale en strikte classificatie voldoen. De lifetime-prevalentie van breder gedefinieerde obsessief-compulsieve klachten schat men op 10 tot 28%, met een jaarlijkse prevalentie van 2,5% tot 13.5%.[5]

Bij ongeveer 50% van de mensen beginnen de klachten op kinderleeftijd. Perioden van dwangmatig gedrag zijn onderdeel van de normale ontwikkeling van kinderen tussen de twee en vier jaar en bij bijna eenderde van de schoolgaande kinderen. Obsessief-compulsieve symptomen treden bij 5-20% op[6] en het dwangsyndroom, zoals beschreven in dit hoofdstuk, wordt bij ongeveer 2% van de kinderen gediagnosticeerd.[7]

De kenmerken van het dwangsyndroom op kinderleeftijd komen grotendeels overeen met die van volwassenen. De man-vrouwverdeling verschilt echter. Terwijl op volwassenleeftijd het dwangsyndroom iets vaker voorkomt bij vrouwen dan bij mannen, is het op kinderleeftijd andersom. Daarnaast hebben kinderen met dwangklachten ook vaker last van tics en komt het symptoomcluster symmetrie, herhalen en tellen bij hen vaker voor.

Bij het dwangsyndroom wordt een onderscheid gemaakt tussen een groep met een vroeg begin, die de klachten ontwikkelt voor hun 20e levensjaar met een piek rond 12-13 jaar, en een groep met een laat begin, waar de klachten pas na het 20e levensjaar beginnen met een piek rond 24- 25 jaar.[8] Het eerste optreden van dwangklachten na een leeftijd van 35 jaar is zeldzaam en wordt vaker gerelateerd aan neurologische pathologie.

Etiologie
Biologische verklaringsmodellen
Het dwangsyndroom bestaat uit meerdere symptoomdimensies, die een aantal eigenschappen delen en daarnaast afzonderlijke kenmerken hebben. Ook het biologische verklaringsmodel gaat uit van een heterogeen syndroom dat uit verschillende

dimensies bestaat, met zowel gedeelde als specifieke etiologische factoren. Genetische en neuroimaging-onderzoeken onderbouwen deze hypothese.

Afhankelijk van de symptoomdimensie wordt de manier waarop zich het dwangsyndroom uit voor 38 tot 44% door genetische en voor de rest door omgevingsfactoren bepaald.[9] Uit familiestudies blijkt dat het risico op het ontwikkelen van obsessief-compulsieve klachten duidelijk verhoogd is als ook in de familie dwangklachten voorkomen. De familiare belasting is sterker wanneer er sprake is van een vroeg begin. Tevens zijn bij gezonde familieleden dezelfde veranderingen in de hersenactiviteit en neuropsychologische afwijkingen gevonden als bij mensen met een dwangsyndroom.[10]

CSTC-circuits

Een interactie tussen de verschillende genetische kwetsbaarheden en de omgevingsfactoren leidt tot een disregulatie binnen de corticostriatale-thalamocorticale (CSTC) circuits.[10] Binnen de CSTC-circuits bestaat een directe route en een indirecte route, zoals weergegeven in figuur 4. Een disbalans tussen deze routes *(loops)*, dus tussen initiatie en inhibitie, leidt tot compulsieve symptomen.

De directe loop is nodig voor initiatie en het continueren van gedrag. De indirecte loop is nodig voor inhibitie en het switchen van gedrag. Het betreft hier echter niet één loop, maar meerdere parallelle circuits, die met elkaar communiceren en met elkaar geïntegreerd zijn.

Voor compulsief gedrag spelen er vier circuits een rol, namelijk:
- het dorsale cognitieve circuit, dat belangrijk is voor de executieve functies;
- het ventrale cognitieve circuit, dat een rol speelt bij de respons-inhibitie;
- het affectieve circuit, dat belangrijk is voor affectieve en beloningsprocessen;
- het sensomotorische circuit, dat een automatische respons en transitie van doelgericht naar habitueel gedrag medieert (afbeelding 4).

Veranderingen in de CSTC-circuits zijn kenmerkend voor alle symptoomclusters van het obsessief-compulsieve spectrum. Bepaalde veranderingen komen voor bij alle symptoomclusters en zijn geassocieerd met het dwangsyndroom algemeen. Daarnaast zijn er zowel binnen als buiten dit netwerk verschillende neuro-anatomische correlaten, die geassocieerd zijn met één symptoomcluster maar niet gerelateerd zijn aan de andere. Deze structuren spelen een rol in het ontwikkelen van de vorm van de dwangsymptomen en zijn dus specifiek voor het betreffende symptoomcluster.[11] Al deze structuren zijn onderling in loops verbonden, wat een mogelijke verklaring is waarom zich het dwangsyndroom vaak in meer dan één symptoomdimensie uit.[12]

Ondanks de centrale rol van de CSTC-circuits bij het dwangsyndroom kan men niet alle symptomen hierdoor verklaren. Het leertheoretische model beschrijft in wezen een verstoorde angstextinctie (angstuitdoving), die een belangrijke drijfveer is voor de obsessief-compulsieve klachten. Neuroimaging studies laten zien dat de structuren die een rol spelen bij de angstconditionering en -extinctie en structuren die verband houden met het dwangsyndroom, zoals de ventromediale prefrontale cortex, de dorsale anterior cingulate cortex, de amygdala, de insula en het cerebellum, identiek zijn.[12]

Psychologische verklaringsmodellen
Psychodynamisch model
Binnen de psychodynamische theorie zijn er twee belangrijke modellen.
- Dwangmatig gedrag ziet men als afweermechanisme tegen ongewenste im-

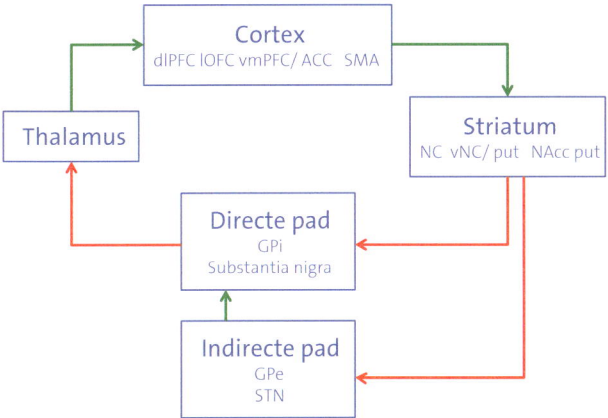

Figuur 4 CSTC-circuits[13]
→ Excitatoir → Inhibitoir.
dlPFC = dorsolaterale prefrontale cortex. LOFC = laterale orbitofrontale cortex. ACC = anterior cingulate cortex. vmPFC = ventromediale prefrontale cortex. SMA = sensomotorische area. NC = nucleus caudatus. VNC = ventrale nucleus caudatus. put = Putamen. NACC = Nucleus accumbens. GPi = Globus pallidus interna. GPe = Globus pallidus externa. STN = Subthalamische nucleus.

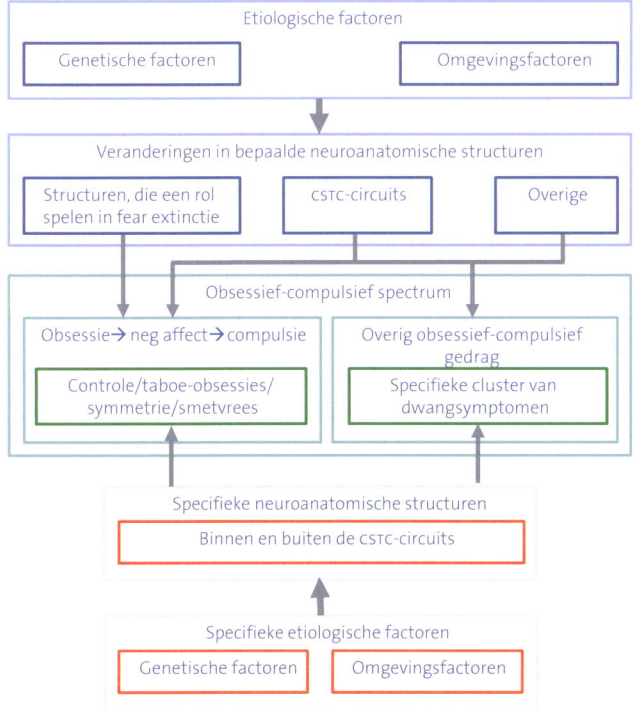

Figuur 5 Biologisch verklaringsmodel van het dwangsyndroom

innovatief leerboek persoonlijke psychiatrie

pulsen. De afweer voorkomt dat angstgevoelens de overhand nemen. Middels compulsies worden de angstige gedachten afgeweerd.
- De object-relatie theorie richt zich daarentegen meer op de ambivalente interne representatie van het zelf en anderen, wat kan leiden tot het onvermogen om onzekerheid te verdragen, zich uitend in controle en rigiditeit.

De wetenschappelijke onderbouwing van deze theorieën is echter zeer beperkt. Daarnaast is de effectiviteit van psychodynamische interventies in de behandeling van het dwangsyndroom niet aangetoond, waardoor het psychodynamische verklaringsmodel praktisch geen rol speelt in de diagnostiek en behandeling.

Leertheoretisch model

Het psychologische verklaringsmodel met de meeste wetenschappelijke evidentie is het leertheoretisch model (figuur 6).

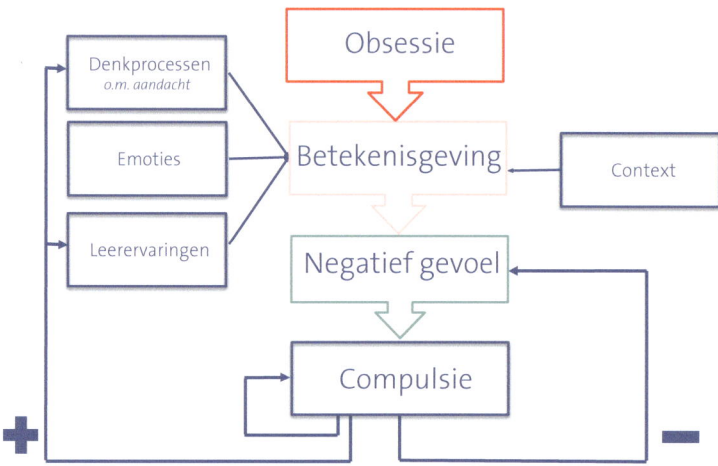

Figuur 6 Het leertheoretisch model

Obsessies kunnen spontaan optreden of als respons op een stimulus. Zo kan bijvoorbeeld een persoon met smetvrees die iemand anders een hand moet geven plots denken: *Wie weet of de hand wel helemaal schoon is*. Deze gedachte vormt op zich geen gevaar maar kan toch een gevoel van angst of walging oproepen. Volgens het cognitieve model komt dit niet door het optreden van de gedachte op zich maar door de betekenis die men eraan geeft. Mensen met het dwangsyndroom interpreteren het optreden en de inhoud van de dwanggedachte op een bepaalde manier en maken hem daardoor belangrijk. Deze interpretatie wordt beïnvloed door allerlei factoren, zoals leerervaringen, de emotionele toestand, aandacht en andere denkprocessen. Hierbij spelen ook contextuele factoren een rol.

De cognities bij mensen met het dwangsyndroom zijn vaak gecentreerd rondom een sterk verantwoordelijkheidsgevoel, een overschatting van het risico, moeite om onzekerheid te verdragen en *thought-action fusion:* het hebben van de obsessionele gedachte betekent dat de inhoud van die gedachte ook daadwerkelijk zal plaatsvinden. Terugkomend op het voorbeeld zou de persoon de gedachte *Wie weet of de hand wel helemaal schoon is* van een betekenis voorzien zoals *Als ik dat denk dan zal de hand wel niet schoon zijn. Ik ga besmet raken met miljoenen ziektekiemen en dan ben ik een vies persoon*. Deze betekenisgeving leidt tot de negatieve emotie, zoals angst of walging.

De negatieve emotie gaat gepaard met veel ongemak en het is vervolgens een normale reactie om dat te willen verminderen. Dit bereikt men door het uitvoeren van de compulsies. De persoon uit ons voorbeeld zal, nadat hij een hand gegeven heeft, uitgebreid zijn handen gaan wassen. Vervolgens zal het ongemak snel afnemen. Het uitvoeren van de compulsie vormt dus een snelle en op de korte termijn effectieve oplossing want het negatieve gevoel verdwijnt spoedig. Wanneer de obsessies en het negatieve gevoel opnieuw optreden zal de persoon weer de dwanghandelingen uitvoeren want hij heeft geleerd dat het onprettige gevoel op deze manier snel verdwijnt. Tevens is het gevreesde onheil, de besmetting, niet uitgekomen. We noemen dit een negatieve bekrachtiging want het ongewenste gevoel is weg maar het compulsieve gedrag blijft aanwezig.

In plaats van een hand te geven en vervolgens was-rituelen uit te voeren kan de persoon uit ons voorbeeld ook een smoesje verzinnen om geen hand te hoeven geven. Dat is vermijdingsgedrag en het voorkomt dat het negatieve gevoel überhaupt optreedt. De consequenties zijn dezelfde.

Samengevat in termen van de operante conditionering betekent dit dat de compulsies, zowel het uitvoeren van dwanghandelingen als het vermijdingsgedrag, leiden tot een afname dan wel het uitblijven van het negatieve gevoel op zeer korte termijn, wat een sterke (negatieve) bekrachtiging is van de compulsie en daarom uiteindelijk tot een toename hiervan leidt. Vanuit het cognitief perspectief is het tevens zo dat men door de uitvoering van de compulsies de foutieve veronderstellingen over de obsessies niet weerlegt en de belangrijkheid van de obsessies bevestigt, waardoor de aandacht voor de obsessies toeneemt. Op deze manier onderhoudt men de dwangsymptomen.

Omgevingsfactoren

Er zijn verschillende omgevingsfactoren onderzocht die mogelijk verband houden met het dwangsyndroom, zoals perinatale complicaties, leeftijd van ouders, zwangerschap en postpartum-periode, miskraam, opvoedingsstijlen, stressvolle levensgebeurtenissen, trauma en infecties. De opvoedingsstijl blijkt geen duidelijk verband te houden met het dwangsyndroom maar voor de overige onderzochte factoren is een causaal verband noch aangetoond noch uitgesloten.[14]

Behandeling

De behandeling van het dwangsyndroom bestaat uit cognitieve gedragstherapie (CGT) of medicatie, of een combinatie van beide, waarbij de voorkeur van de patiënt leidend is. In principe start men met CGT. Uitzondering: een bijkomend ernstig depressief syndroom. In dat geval begint men met farmacotherapie, waaraan men vervolgens CGT toevoegt. De stappen voor de behandeling zijn weergegeven in de afbeelding 7. De behandeling van kinderen met een dwangsyndroom verschilt niet van die van volwassenen.

Farmacologische interventies

De eerste keuze voor de medicamenteuze behandeling van het dwangsyndroom zijn serotonerge antidepressiva, zoals selectieve serotonine heropnameremmers

(SSRI's), sommige serotonine-noradrenaline heropnameremmers (SNRI's) zoals venlafaxine en tricyclische antidepressiva (TCA) met een serotonerg profiel zoals clomipramine. Noradrenerge antidepressiva en benzodiazepinen hebben geen effect.

Functionele neuroimaging-studies hebben aangetoond dat succesvolle therapie met SSRI's de afwijkende activatie binnen de CSTC-circuits normaliseert. Hetzelfde effect is ook aangetoond voor gedragstherapie.

In tegenstelling tot behandeling van het depressieve syndroom en angstsyndroom treedt bij het dwangsyndroom het effect van de serotonerge antidepressiva pas na ongeveer 12 weken op en is hiervoor een hoge dosis nodig. Daarom is het belangrijk, dat men de medicatie voldoende lang en op een maximaal te verdragen dosis inneemt.[15]

Antipsychotica als monotherapie zijn niet effectief gebleken bij de behandeling van het dwangsyndroom. Sommige antipsychotica, voornamelijk clozapine, worden zelfs in verband gebracht met het uitlokken of verergeren van obsessief-compulsieve symptomen. Antipsychotica hebben wel een rol binnen de behandeling van het dwangsyndroom als augmentatie. Wanneer de behandeling met antidepressiva onvoldoende effect heeft kan men een lage dosis van een atypisch antipsychoticum zoals risperidon of aripiprazol toevoegen aan de SSRI of TCA.[16]

Medicamenteuze behandeling van het dwangsyndroom bestaat op dit moment uit een langdurige onderhoudsbehandeling van minimaal een jaar. Een nieuwe insteek is om de positieve leerervaringen die men tijdens de gedragstherapeutische sessie opdoet te bekrachtigen middels D-cycloserine, een partiële NMDA-receptor agonist, en op deze manier het effect van de gedragstherapie te vergroten. De resultaten zijn op dit moment echter nog tegenstrijdig, mede door de methodische heterogeniteit van de studies.[17]

Niet-farmacologische biologische interventies

Naast de genoemde farmacotherapeutische interventies zijn er nog andere biologische behandelmogelijkheden, die men kan overwegen bij zeer ernstige therapieresistente dwangklachten: laesiechirurgie en hersenstimulatie *(Deep Brain Stimulation,* DBS).

Middels laesiechirurgie beschadigt men verbindingen binnen de CSTC-circuits door ablatieve neurochirurgie of stereotactische radiochirurgie *(gamma knife)* om zo de activiteit van dit systeem te normaliseren. DBS heeft dezelfde aangrijpingspunten maar met het grote voordeel dat het reversibel is. Bij deze invasieve methode brengt men elektrodes in die bepaalde structuren binnen de CSTC-circuits stimuleren. Ongeveer 60% van de patiënten ervaart een duidelijke klinische verbetering en gemiddeld nemen de klachten met 45% af. Naast chirurgie-gerelateerde complicaties is er vaak sprake van stimulatie-gerelateerde neveneffecten, zoals een hypomane stemming, een toename van angstklachten, depressieve symptomen of geheugenproblemen, die echter als mild en voorbijgaand worden beschreven.[18] Deze techniek is nog volop in ontwikkeling.

Een niet-invasieve neuromodulatieve interventie is repetitieve transcraniële magnetische stimulatie (rTMS). Hierbij plaatst men een spoel op het hoofd van de patiënt en stimuleert men de hersengebieden middels snel veranderende elektromagnetische velden. Deze techniek is ook nog in ontwikkeling en de klinische toepasbaarheid is nog onduidelijk.

Psychologische interventies

De behandeling van het dwangsyndroom begint met uitleg over: de klachten, bijbehorend verklaringsmodel, uitlokkende en onderhoudende factoren en de behandelmogelijkheden; kortom psycho-educatie. Volgens de geldende multidisciplinaire GGZ-richtlijn[19] heeft cognitieve gedragstherapie (CGT) de voorkeur bij de behandeling van het dwangsyndroom. De effectiviteit hiervan is voor zowel volwassenen als voor kinderen veelvuldig aangetoond.[20, 21] Andere psychotherapeutische interventies zoals inzichtgevende therapie of psychoanalyse zijn in het verleden toegepast maar niet effectief gebleken bij de behandeling van het dwangsyndroom.

CGT voor het dwangsyndroom bestaat uit exposure met responspreventie en cognitieve interventies. Exposure met responspreventie houdt in dat men de patiënt blootstelt aan de obsessie (exposure), maar vervolgens geen compulsie laat verrichten (responspreventie). Voor de eerder beschreven casus uit dit hoofdstuk betekent dit dat de persoon iemand een hand geeft maar vervolgens het was-ritueel niet mag uitvoeren. Dit zal in eerste instantie leiden tot een toename van de angst of walging maar vervolgens zal deze ook weer afnemen zonder dat de dwanghandelingen uitgevoerd zijn. Bij herhaling zal de patiënt leren dat het ongemak ook verdwijnt wanneer hij de dwanghandelingen niet uitvoert en zullen de dwangklachten afnemen. Tevens ervaart hij dat de inhoud van de obsessies niet uitkomt, ondanks dat de compulsies niet zijn uitgevoerd. Op deze manier worden nieuwe leerervaringen opgedaan, die de disfunctionele cognities corrigeren.

Bij cognitieve interventies neemt men de interpretaties van de obsessies en de betekenisgeving onder de loep en daagt men de patiënt uit om deze in gedragsexperimenten te testen. Zo kan men bijvoorbeeld gedachten over het risico op besmetting uitdagen en bij wijze van experiment afspreken om iemand een hand te geven zonder deze vervolgens te wassen, om te kijken of hij daadwerkelijk besmet wordt.

Het werkzame element van de CGT is exposure met responspreventie en wanneer men dit weglaat treedt er geen verbetering van de klachten op. Ook de gedragsexperimenten uit de cognitieve therapie kan men beschouwen als een vorm van exposure. Naast de exposure zijn cognitieve interventies echter wel belangrijk. Ze verlagen de drempel om de blootstelling aan te gaan.

Contextuele interventie

Binnen de sociale omgeving van de mensen met het dwangsyndroom komt het vaker voor dat naasten betrokken zijn geraakt in de dwanghandelingen, door bijvoorbeeld vermijdingsgedrag te ondersteunen, geruststelling te geven of mee dwanghandelingen uit te voeren. Ondanks dat dit vaak goed bedoeld is onderhouden ze op deze manier de klachten. Daarom is het belangrijk om ook aan naasten psycho-educatie te geven en gedurende de behandeling af te spreken hoe zij het beste kunnen omgaan met de dwangklachten en hun naaste bij de behandeling kunnen ondersteunen.

Prognose

Het dwangsyndroom kent over het algemeen een chronisch beloop maar dit verschilt nogal per individu. Bij ongeveer een op de vijf mensen verdwijnen de dwangklachten weer volledig voor 5 jaar of langer en bij ongeveer een kwart verbeteren de klachten voor een lange termijn zodanig dat ze geen beperkingen meer ervaren. Ruim een derde kent een episodisch beloop met korte periodes zonder dwangklachten of

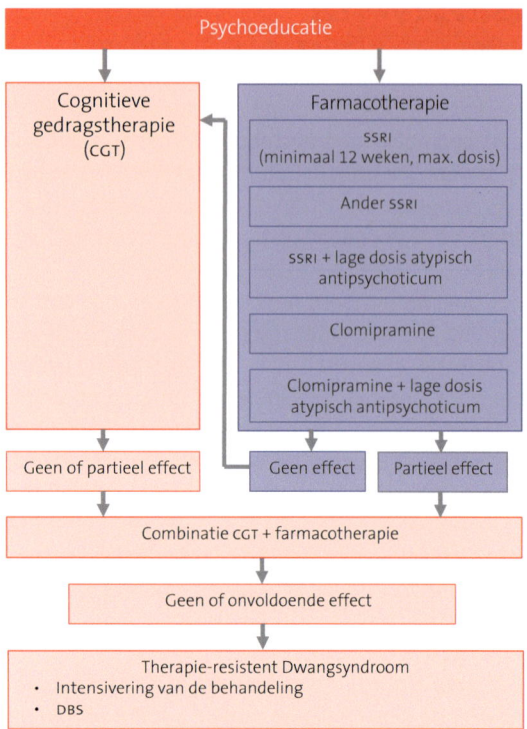

Figuur 7 Stappenplan behanlingsinterventies dwangsyndroom

een duidelijke verbetering hiervan. Bij ongeveer 20% blijven de klachten onveranderd of verergeren ze zelfs.[22] Factoren die gepaard gaan met een ongunstige prognose zijn een vroeg ziektebegin, een lange duur van de obsessief-compulsieve klachten, de aanwezigheid van meerdere symptoomdimensies, comorbide tics, depressieve symptomen en een hoge psychiatrische comorbiditeit.

Literatuur

1. Mataix-Cols D, Rosario-Campos MC, Leckman JF. A multidimensional model of obsessive-compulsive disorder. Am J Psychiatry. 2005;162(2):228-38. doi: 10.1176/appi.ajp.162.2.228. PubMed PMID: 15677583.
2. Hofmeijer-Sevink MK, van Oppen P, van Megen HJ, Batelaan NM, Cath DC, van der Wee NJ, et al. Clinical relevance of comorbidity in obsessive compulsive disorder: the Netherlands OCD Association study. J Affect Disord. 2013;150(3):847-54. doi: 10.1016/j.jad.2013.03.014. PubMed PMID: 23597943.
3. Ruscio AM, Stein DJ, Chiu WT, Kessler RC. The epidemiology of obsessive-compulsive disorder in the National Comorbidity Survey Replication. Mol Psychiatry. 2010;15(1):53-63. doi: 10.1038/mp.2008.94. PubMed PMID: 18725912; PubMed Central PMCID: PMCPMC2797569.
4. De Graaf R, Bijl RV, Ravelli A, Smit F, Vollebergh WA. Predictors of first incidence of DSM-III-R psychiatric disorders in the general population: findings from the Netherlands Mental Health Survey and Incidence Study. Acta Psychiatr Scand. 2002;106(4):303-13. PubMed PMID: 12225498.

5   Angst J, Gamma A, Endrass J, Goodwin R, Ajdacic V, Eich D, et al. Obsessive-compulsive severity spectrum in the community: prevalence, comorbidity, and course. Eur Arch Psychiatry Clin Neurosci. 2004;254(3):156-64. doi: 10.1007/s00406-004-0459-4. PubMed PMID: 15205969.
6   Voltas N, Hernandez-Martinez C, Arija V, Aparicio E, Canals J. A prospective study of paediatric obsessive-compulsive symptomatology in a Spanish community sample. Child Psychiatry Hum Dev. 2014;45(4):377-87. doi: 10.1007/s10578-013-0408-4. PubMed PMID: 24077908.
7   Boileau B. A review of obsessive-compulsive disorder in children and adolescents. Dialogues Clin Neurosci. 2011;13(4):401-11. PubMed PMID: 22275846; PubMed Central PMCID: PMCPMC3263388.
8   Anholt GE, Aderka IM, van Balkom AJ, Smit JH, Schruers K, van der Wee NJ, et al. Age of onset in obsessive-compulsive disorder: admixture analysis with a large sample. Psychol Med. 2014;44(1):185-94. doi: 10.1017/S0033291713000470. PubMed PMID: 23517651.
9   Iervolino AC, Rijsdijk FV, Cherkas L, Fullana MA, Mataix-Cols D. A multivariate twin study of obsessive-compulsive symptom dimensions. Arch Gen Psychiatry. 2011;68(6):637-44. doi: 10.1001/archgenpsychiatry.2011.54. PubMed PMID: 21646580.
10 Pauls DL, Abramovitch A, Rauch SL, Geller DA. Obsessive-compulsive disorder: an integrative genetic and neurobiological perspective. Nat Rev Neurosci. 2014;15(6):410-24. doi: 10.1038/nrn3746. PubMed PMID: 24840803.
11 van den Heuvel OA, Remijnse PL, Mataix-Cols D, Vrenken H, Groenewegen HJ, Uylings HB, et al. The major symptom dimensions of obsessive-compulsive disorder are mediated by partially distinct neural systems. Brain. 2009;132(Pt 4):853-68. doi: 10.1093/brain/awn267. PubMed PMID: 18952675.
12 Milad MR, Rauch SL. Obsessive-compulsive disorder: beyond segregated corticostriatal pathways. Trends Cogn Sci. 2012;16(1):43-51. doi: 10.1016/j.tics.2011.11.003. PubMed PMID: 22138231.
13 van den Heuvel OA, van Wingen G, Soriano-Mas C, Alonso P, Chamberlain SR, Nakamae T, et al. Brain circuitry of compulsivity. Eur Neuropsychopharmacol. 2015. doi: 10.1016/j.euroneuro.2015.12.005. PubMed PMID: 26711687.
14 Brander G, Perez-Vigil A, Larsson H, Mataix-Cols D. Systematic review of environmental risk factors for Obsessive-Compulsive Disorder: A proposed roadmap from association to causation. Neurosci Biobehav Rev. 2016;65:36-62. doi: 10.1016/j.neubiorev.2016.03.011. PubMed PMID: 27013116.
15 Fineberg NA, Reghunandanan S, Simpson HB, Phillips KA, Richter MA, Matthews K, et al. Obsessive-compulsive disorder (OCD): Practical strategies for pharmacological and somatic treatment in adults. Psychiatry Res. 2015;227(1):114-25. doi: 10.1016/j.psychres.2014.12.003. PubMed PMID: 25681005.
16 Veale D, Miles S, Smallcombe N, Ghezai H, Goldacre B, Hodsoll J. Atypical antipsychotic augmentation in SSRI treatment refractory obsessive-compulsive disorder: a systematic review and meta-analysis. BMC Psychiatry. 2014;14:317. doi: 10.1186/s12888-014-0317-5. PubMed PMID: 25432131; PubMed Central PMCID: PMCPMC4262998.
17 Xia J, Du Y, Han J, Liu G, Wang X. D-cycloserine augmentation in behavioral therapy for obsessive-compulsive disorder: a meta-analysis. Drug Des Devel Ther. 2015;9:2101-17. doi: 10.2147/DDDT.S68994. PubMed PMID: 25960632; PubMed Central PMCID: PMCPMC4410826.
18 Alonso P, Cuadras D, Gabriels L, Denys D, Goodman W, Greenberg BD, et al. Deep Brain Stimulation for Obsessive-Compulsive Disorder: A Meta-Analysis of Treatment Outcome and Predictors of Response. PLoS One. 2015;10(7):e0133591. doi: 10.1371/journal.pone.0133591. PubMed PMID: 26208305; PubMed Central PMCID: PMCPMC4514753.
19 Multidisciplinaire richtlijn Angststoornissen (3e revisie) (1.0). Utrecht: Trimbos; 2013.
20 McGuire JF, Piacentini J, Lewin AB, Brennan EA, Murphy TK, Storch EA. A Meta-Analysis

of Cognitive Behavior Therapy and Medication for Child Obsessive-Compulsive Disorder: Moderators of Treatment Efficacy, Response, and Remission. Depress Anxiety. 2015;32(8):580-93. doi: 10.1002/da.22389. PubMed PMID: 26130211; PubMed Central PMCID: PMCPMC4515191.

21 Ost LG, Havnen A, Hansen B, Kvale G. Cognitive behavioral treatments of obsessive-compulsive disorder. A systematic review and meta-analysis of studies published 1993-2014. Clin Psychol Rev. 2015;40:156-69. doi: 10.1016/j.cpr.2015.06.003. PubMed PMID: 26117062.

22 Skoog G, Skoog I. A 40-year follow-up of patients with obsessive-compulsive disordersee commetns. Arch Gen Psychiatry. 1999;56(2):121-7. PubMed PMID: 10025435.

Depressie

8.5 Depressief syndroom

Jan Spijker[*]

Inleiding

Iedereen voelt zich weleens een dag somber, moe of lusteloos. Het kan zelfs wel eens langer duren als er bijvoorbeeld een tegenslag is geweest of er is een dierbare overleden. Dan gaat het gepaard met gevoelens van verdriet en slechter slapen. Wanneer past het eerder bij een rouwproces of is het een normale reactie op een nare gebeurtenis of gewoon een slechte dag? En wanneer noemen we dit nu een depressie? Deze vragen zullen we proberen te beantwoorden in dit hoofdstuk over het depressief syndroom.

Beschrijving van het syndroom

Het belangrijkste symptoom bij een depressief syndroom is het gevoel van somberheid, dat kan variëren van een verdrietig gevoel tot het ontbreken van enig gevoel. Alsof niets er meer toe doet. Er is sprake van neerslachtigheid of zich ellendig voelen. Er komt vaak spanning en onrust bij. Somberheid is anders dan verdriet, waarbij er meer sprake is van het missen van iets of iemand. Een sombere stemming is continu aanwezig maar kan variëren in ernst gedurende de dag en in de loop van de dagen. Er is niet altijd een uitgesproken somberheid; er kan ook sprake zijn van een verminderde gevoelsbeleving, een vervlakking van het affect. Naast deze sombere stemming is er vaak geen interesse meer voor zaken die voorheen wel belangstelling konden opwekken. Men beleeft geen plezier meer aan doorgaans prettige activiteiten. Dit noemen we *anhedonie*. Somberheid en anhedonie zijn de affectieve kernsymptomen van het depressief syndroom.

Men heeft vaak moeite om zich te concentreren, normale werkzaamheden verlopen moeilijk of kosten veel tijd. Men heeft moeite om iets te onthouden (geheugenproblemen) of om zich informatie te herinneren. Dit kan zo erg worden dat het gevolgen heeft voor het dagelijks functioneren (onder andere huishouden, werk). Het denken kan vertraagd zijn en bestaat meestal uit piekeren, waarbij de inhoud van de gedachten kan gaan over de mogelijke oorzaak van de somberheid maar ook over wat er verkeerd is gegaan of wat degene zelf verkeerd heeft gedaan. Gevoelens van waardeloosheid gaan overheersen en er kunnen schuldgevoelens optreden over gedane zaken. Dit kan in ernst toenemen en de vorm van een waan aannemen die niet meer voor externe correctie vatbaar is. Het depressief syndroom krijgt dan een psychotische component. Er zijn vaak gedachten van hopeloosheid over de situatie en hulpeloosheid wat betreft de oplossing. Over het algemeen wordt het denken beheerst door een preoccupatie met negatieve zaken in heden, verleden en toekomst. Gedachten komen vaak uit op

---

[*] Prof.dr. Jan Spijker is psychiater, werkzaam als bijzonder hoogleraar Chronische Depressie aan de Radbouduniversiteit.

de dood omdat het leven niet meer aangenaam is. Er is vaak een passieve doodswens *(het is niet erg als ik morgen niet meer wakker word)* tot een actieve wens om het leven te beëindigen (suïcidaliteit).

Er zijn ook somatische symptomen: een grote vermoeidheid en weinig energie om iets te ondernemen. Desondanks is het slapen verstoord: *het kost moeite om in te slapen en men wordt regelmatig 's nachts wakker of heel vroeg 's ochtends wakker*. Maar het omgekeerde komt ook voor: heel veel slapen en de hele dag op bed liggen. Er kunnen ook allerlei lichamelijke klachten zijn zoals pijnklachten (hoofd- en nekpijn) en maag-darmklachten. De spijsvertering gaat meestal traag en men heeft last van obstipatie. De eetlust is vaak afgenomen: het eten smaakt niet lekker en het kost moeite om iets binnen te krijgen, waardoor men gewicht kan verliezen. Maar ook hier kan er een omgekeerd patroon ontstaan: een grote behoefte aan eten (vaak koolhydraten) om zich beter te voelen met een gewichtstoename tot gevolg. Er zijn vaak seksuele problemen in de vorm van afgenomen libido. Bij vrouwen kan de menstruatie uitblijven.

Tenslotte ziet men vaker apathie en traagheid in beweging, of juist een soort opwinding (agitatie) en onrust. Ook de motivatie om tot handelen te komen neemt af met passief gedrag tot gevolg.

Tabel 1 Symptomen van het depressief syndroom

	passief-somber	geagiteerd-piekerend
affectief	somberheid anhedonie vervlakt affect	dysfoor, geprikkeld beperkte affect modulatie
cognitief	vertraagd denken gedachtenarmoede concentratie en geheugenproblemen nihilistische waan	piekeren, zorgen maken preoccupatie met negatieve zaken gevoelens of gedachten van waardeloosheid schuldgevoelens hulpeloosheid, passieve of actieve doodswens
somatisch	verminderde energie in- en doorslaapproblemen verminderde eetlust gewichtsverlies obstipatie seksuele problemen menstruatie problemen	moeheid veel slapen en continu in bed liggen toegenomen eetlust gewichtstoename
conatief	apathie traagheid	agitatie

Het syndroom is gesplitst in een passief-sombere variant en een geagiteerd-piekerende variant, waarbij een mengvorm van de symptoomgroepen eerder de regel is

Diagnose

Het stellen van de diagnose depressie berust op het klinisch oordeel van de professional en vindt plaats na afname van een volledig psychiatrisch onderzoek. Dit onderzoek kan men ondersteunen met zogenaamde gestructureerde psychiatrische diagnostische interviews zoals de *Schedule for Clinical Assessment in Neuropsychiatry* (SCAN) en de *Composite International Diagnostic Interview* (CIDI) maar dat is geen vereiste. Het gebruik van meetinstrumenten om de ernst van de depressie te meten met bijvoorbeeld een *Hamilton Rating Scale for Depression* (HRSD) of de *Inventory for Depressive Symptomatology* (IDS) wordt aangeraden (zie ook Multidisciplinaire richtlijn Depressie[1]).

Binnen de diagnose depressief syndroom onderkennen we meerdere aspecten van stemmingsproblematiek. Men dient (1) vast te stellen of de stemmingsklachten het gevolg zijn van een 'normale' aanpassingsreactie op een stressvolle gebeurtenis, vervolgens (2) in hoeverre de persoon lijdt onder de klachten en in (3) in welke mate er sprake is van disfunctioneren (op diverse levensgebieden). Als voorbeeld de volgende casus:

> Een 25-jarige vrouw meldt in een consult bij de huisarts dat ze erg verdrietig is, slecht slaapt en nauwelijks meer eet sinds haar echtgenoot haar een week geleden heeft laten weten een andere relatie te hebben. Haar emoties wisselen tussen verdriet en boosheid. Ze is tijdelijk bij haar moeder gaan wonen. Met haar kan ze goed praten en zoekt ze ook ontspanning door samen leuke dingen te doen. Haar werk als receptioniste geeft haar gelukkig veel afleiding.
> De huisarts legt haar uit dat de klachten een normale aanpassingsreactie zijn op de situatie die haar is overkomen. Hij geeft haar adviezen ten aanzien van slapen en eten en adviseert haar veel steun te zoeken bij familie en vrienden en weer contact met hem te zoeken als haar klachten aanhouden.
> Zes weken later belt de moeder van patiënte. Ze maakt zich zorgen over haar dochter die nog steeds bij haar is, nauwelijks de deur uitkomt en de hele dag apathisch op de bank ligt. Moeder zegt dat haar dochter zichzelf verwijten maakt dat de relatie is misgelopen en zegt dat ze nooit meer een nieuwe partner zal vinden. Moeder meldt ook dat haar dochter nog steeds erg slecht slaapt, weinig eet en dat het haar niet meer lukt om haar op te vrolijken.
> De huisarts plant nu snel een consult in voor patiënte en bedenkt dat hij moet onderzoeken of er nu toch geen depressie is ontstaan.

Het meenemen van de context waarin de depressieve klachten ontstaan en voorkomen is van groot belang bij de inschatting van deze facetten. Een diagnose is richtinggevend voor een behandeling, die men zo goed mogelijk moet afstemmen op de wensen, de vragen en de specifieke situatie van de patiënt.

Een depressief syndroom gaat primair over somberheidsproblematiek, waarbij de stemming in de loop van de tijd alleen aan de sombere kant van het spectrum blijft (unipolair). Hiermee onderscheidt het depressief syndroom zich van het bipolaire syndroom (zie hoofdstuk 8.7). De unipolaire depressie is de prototypische vorm van depressie, waarbij de somberheid en anhedonie centraal staan.

Binnen het depressief syndroom zijn enkele subtypen van depressie te onderkennen, gebaseerd op symptoomclusters, ernst, duur of contextgebonden factoren. Deze subtypen zijn van belang omdat ze soms een wat andere benadering cq. behandeling vragen.

Er zijn drie depressievarianten, gekenmerkt door de aanwezigheid van bepaalde symptomen.
- *Melancholische depressie* (met vitale kenmerken): gekenmerkt door een sterk verlies van plezier in alle activiteiten, dagschommeling, vroeg ontwaken, eetlustvermindering en sterke schuldgevoelens.
- *Psychotische depressie:* een depressie waarbij ook psychotische symptomen aanwezig zijn, met als uitgesproken voorbeeld een stemmingscongruente waan, zoals een schuldwaan of armoede waan.
- *Depressie met atypische kenmerken:* een depressie met een zeer reactieve stemming, een grote gevoeligheid voor interpersoonlijke afwijzing, gewichtstoename, teveel slapen en grote vermoeidheid.

Er zijn eveneens drie depressievarianten gebaseerd op ernst, duur en context.
- *Dysthymie:* een milde, chronische (duurt langer dan 2 jaar) vorm van depressie, met minder symptomen en een minder ernstige somberheid.
- *Postpartum depressie:* een depressie die optreedt na een zwangerschap en bevalling.
- *Seizoensgebonden depressie:* een depressie die sterk gekoppeld is aan een bepaald seizoen in het jaar. Het betreft meestal de winterdepressie die waarschijnlijk veroorzaakt wordt door een tekort aan blootstelling aan zonlicht (als gevolg van de kortere dagen met minder zon-uren in het najaar).

Differentiaaldiagnose

Een aantal syndromen vertoont een grote overlap met een depressie. Zo kan het angstsyndroom ook vooral bestaan uit overmatige bezorgdheid of overmatig piekeren en gepaard gaan met onrust en slecht slapen.

Bij de stresssyndromen zoals *burn out* en overspannenheid zijn de somberheid en andere symptomen gerelateerd aan activiteiten en bezigheden die de stress hebben veroorzaakt.

Het onderscheid met rouw na het verlies van een dierbare is ook belangrijk om te maken, waarbij rouw, verdriet om en missen van de dierbare centraal staan.

Als grote vermoeidheid, gebrek aan energie en eetlust-verlies centraal staan kan het beeld veel lijken op depressie. Overweeg ook altijd de volgende somatische problemen:
- neurologische aandoeningen als hersentumoren, cerebrovasculaire stoornissen,
- cardiale aandoeningen als myocardinfarct,
- hormonale aandoeningen als diabetes mellitus, hypothyroïdie,
- infecties,
- gebruik van bèta-blokkers, corticosteroïden of cytostatica,
- overmatig alcoholgebruik en drugsgebruik zoals amfetamines en cannabis.

Een goede somatische anamnese met aandacht voor drug- en medicatiegebruik, aangevuld met eventueel vervolgonderzoek (lab-onderzoek) is van groot belang.

Het depressieve syndroom treedt vaak op in samenhang met andere psychiatrische klachten. Bijzondere aandacht verdient de depressie die optreedt bij een bipolaire stoornis. Men moet nooit vergeten uit te vragen of er (eerder) ook drukke, eufore, ontremde perioden zijn geweest in het leven van de patiënt (zie hoofdstuk 8.7). Ook bij een psychose kan depressie voorkomen. Men moet dan vooral het tijdsverloop beoordelen. Wat was er eerst: de stemmingsproblematiek of juist de psychose? Onderzoek van de persoonlijkheid is van belang omdat mensen met een persoonlijkheidssyndroom kwetsbaarder zijn voor het ontwikkelen van ernstige somberheid en een depressief syndroom kunnen ontwikkelen. Anderszins kunnen somberheid, stemmingswisselingen, anhedonie of negatief zelfbeeld weer veel lijken op bepaalde persoonlijkheidstrekken. In principe kan bij elke psychiatrische stoornis ook een depressie optreden.

Epidemiologie

Het depressief syndroom komt veel voor in Nederland en België.[2] De *Nederlandse Mental Health and Incidence Study* (NEMESIS-I) die het voorkomen en beloop van psychische aandoeningen in Nederland in kaart bracht, vond een jaarprevalentie van depressie van 5.8%.[3] NEMESIS-II onderzoek bevestigde dat de prevalentie van depressie in Nederland vergelijkbaar is met andere westerse landen.[4] De 12-maandsincidentie van een allereerste episode van depressie bedroeg per 100 mensjaren in NEMESIS-I 2,72 en 1,64 in NEMESIS-II.[4,5] Depressie vormt een continuüm: het aantal mensen met slechts enkele depressieve symptomen ligt weer vele malen hoger dan het aantal mensen met een diagnose depressie (gemeten met een interview schaal (CIDI)) en dat ligt weer hoger dan het aantal mensen die bij een zorgprofessional de diagnose depressie krijgt.

Depressie kan op elke leeftijd voorkomen maar de piek ligt tussen het 25ste en 45ste levensjaar. Vrouwen hebben tweemaal zo vaak een depressie als mannen. De duur en het beloop van een depressie is erg variabel. Het aantal mensen dat volledig symptomatisch herstel bereikt is 70-80%. Grofweg 50% van degenen die een depressie hebben meegemaakt krijgt ook weer een tweede depressie en het risico op een recidief neemt toe bij elke episode. Een chronisch beloop waarbij de klachten niet overgaan komt voor bij ongeveer 20% van de mensen.[6] De risicofactoren voor een ongunstig beloop zijn vooral klinische kenmerken zoals de ernst van de klachten, eerdere episodes, comorbiditeit, en persoonlijkheidskenmerken.

Verklaringsmodellen

Het ontstaan van depressie is een complex geheel omdat veel verschillende factoren een rol spelen die per individu anders tot uiting komen.

Biologische modellen

Een genetische aanleg wordt als een van de belangrijkste biologische verklaringen gezien voor het ontstaan van depressie. De mate van erfelijkheid bij depressie is echter maar 35-40%, wat lager is dan bijvoorbeeld bij de bipolaire stoornis (70-80%). Het onderzoek naar kandidaat-genen voor depressie heeft tot nu toe dan ook weinig opgeleverd. De opvatting is dat er waarschijnlijk veel genen betrokken zijn die ieder maar een klein aandeel leveren aan de genetische kwetsbaarheid voor depressie.

Andere neurobiologische modellen bij depressie zijn die van de afwijkende stressregulatie met een betrokkenheid van de hypothalamus-hypofyse-bijnierschors (HPA)-as. De mono-amine-hypothese gaat uit van een verstoring in de productie en beschikbaarheid van diverse neuro-amines als serotonine, noradrenaline en dopamine in het brein.

Ook wordt gedacht dat inflammatie een rol speelt, gezien de nauwe samenhang van depressie met somatische aandoeningen, vooral diverse chronische aandoeningen. Ook verhoogt een depressie weer de kans op het ontstaan van bijvoorbeeld hart- en vaatziekten, hypertensie, beroerte, diabetes, overgewicht, kanker en cognitieve afwijkingen of beperkingen.[7]

Psychologische modellen

Er is veel onderzoek dat een verband laat zien met bepaalde persoonlijkheidskenmerken en het ontstaan van depressie. Neuroticisme (negatieve affectiviteit) uit het *Neo Big Five*-model blijkt een belangrijke voorspeller te zijn voor het krijgen van een depressie.[8]

Het cognitieve model van depressie volgens Beck legt de nadruk op de disfunctionele cognities als in standhoudende en mogelijk veroorzakende factoren van depressie. De ervaringen die een persoon opdoet in het leven vormen de basis voor de zogenaamde cognitieve schema's die een weergave zijn van de gedachten die iemand heeft over zichzelf, de wereld en de toekomst. Vanuit deze schema's kunnen disfunctionele cognities optreden (bijvoorbeeld: *niemand vindt mij aardig*) die aanleiding kunnen geven tot depressie.

In het psychodynamische model gaat men ervan uit dat bewuste en onbewuste conflicten en emoties, die hun oorsprong hebben in vroeg-kinderlijke ervaringen een rol spelen in het ontwikkelen van depressie. Zo wordt vaak gesteld dat onderdrukte agressie een oorzaak kan zijn van een depressie. Een andere verklaring kan gevonden worden een streng Super-Ego (mensen hebben een hoog streefniveau), maar kunnen daar niet aan voldoen. Dit leidt tot een intern conflict zich uitend in gevoelens en gedachten van onmacht, waardeloosheid, niets voorstellen en ongeschikt zijn voor deze maatschappij.

Contextuele modellen

Omgevingsfactoren kunnen zeker van invloed zijn op het ontstaan van een depressie. Deze zijn in te delen in predisponerend, in de zin dat ze het risico op een depressie vergroten, en uitlokkend, in de betekenis dat ze de aanleiding zijn voor een depressie.
- *Traumatische ervaringen in de jeugd*. Dat kan variëren van (seksueel) misbruik tot emotionele en pedagogische verwaarlozing. Individuen met dergelijke jeugdervaringen hebben een 2 tot 3 maal zo grote kans om later in hun leven depressief te worden.
- *Ingrijpende gebeurtenissen* zoals verlies van een partner, werk of gezondheid. Het is dan vooral de impact van de situatie op de persoon zelf, hoe hij deze situatie beoordeelt en ermee omgaat.
- *Aanhoudende zorgen* zoals slechte economische omstandigheden kunnen de kans op depressie vergroten.
- *Gebrek aan steun* uit je omgeving (familie, vrienden, buren, collega's) is een andere belangrijke variabele die een rol kan spelen. Dit wordt vooral een onderhoudende factor in het voortduren van een depressie.

De invloed van de omgeving(stressoren) is groot maar lijkt af te nemen als depressies vaker in het leven voorkomen. Dit wordt het zogenaamde *kindling*-fenomeen genoemd, waarbij er minder stress nodig is om een nieuwe episode uit te lokken.[6]

Stress-kwetsbaarheidsmodel

De balans tussen stress en kwetsbaarheid is niet statisch maar verandert door de tijd heen en er is wederzijdse beïnvloeding. Zo hebben individuen de neiging om een omgeving te zoeken die past bij hun aanleg. Zo kunnen mensen die gevoelig zijn voor interpersoonlijke afwijzing juist een omgeving zoeken waar dit regelmatig plaatsvindt, waardoor herhalende patronen ontstaan die depressies onderhouden of opnieuw uitlokken. Omgevingsfactoren kunnen zelfs invloed hebben op de expressie van genen (epigenetica) waardoor veranderingen in de biologie optreden die de kwetsbaarheid voor depressie kunnen vergroten.[9]

Behandeling

Depressie is een zeer heterogene aandoening met zeer grote verschillen in ernst en duur van de klachten. De behandeling van depressie moet gepersonaliseerd zijn binnen deze grote verscheidenheid. De minst intensieve vorm van behandeling *(stepped care)*, aangepast aan de ernst en de duur van de klachten heeft doorgaans de voorkeur om mee te starten. In Nederland is een *multidisciplinaire richtlijn depressie* (MDR Depressie[1]) opgesteld door alle relevante partijen die leidend is voor de zorg depressie in Nederland.

In de MDR Depressie onderscheidt men verschillende soorten interventies. Basisinterventies die men altijd moet toepassen zijn:
- psycho-educatie: inhoudelijke informatie geven over depressie, hetzij mondeling maar het liefst op papier of online;
- dagstructurering: adviezen geven hoe de patiënt kan zorgen voor een goede dagstructuur; het volgen van een dagstructuur helpt om de gevolgen van een depressie tegen te gaan;
- actief opvolgen: een follow-up afspraak maken om het beloop van de klachten te volgen.

Eerste stap-interventies zijn relatief extensieve behandelmogelijkheden bij een lichte, recent ontstane depressie:
- bibliotherapie of zelfmanagement: hulp bieden middels een schriftelijke (zelfhulp-) module waarbij de patiënt een soort cursus doorloopt met informatie en adviezen;
- eHealth: er bestaan diverse internet-interventies, meestal ook in cursusvorm met minimale begeleiding, die effectief zijn om depressieve klachten te verminderen;
- activerende begeleiding: het helpen behouden of verwerven van zinvolle dagbesteding, het helpen behouden of hervatten van arbeid, opleiding en/of vrijwilligerswerk;
- fysieke inspanning, running therapie: intensief bewegen of sporten lijkt van positieve invloed op depressie waarbij minimaal een dosis van drie keer per week een half uur intensief trainen wordt aangehouden;
- psychosociale interventies: een scala aan interventies, die het beïnvloeden van de alledaagse leefsituatie van de patiënt als kern hebben, waarbij men moet denken aan inzet van maatschappelijk werk om bijvoorbeeld praktische problemen rond inkomen en wonen aan te pakken.

Psychologische behandelingen

Korte vormen van gespreksbehandeling die effectief zijn bij depressie zijn de volgende.
- *Problem-solving therapy* kan geleverd worden door een getrainde verpleegkundige in de eerste lijn. Hier bekijkt men samen met de patiënt hoe men langer bestaande problemen kan oplossen middels vergroten van coping-vaardigheden (zie hoofdstuk 4.2.2 coping).

- Kortdurende behandeling, bestaande uit vijf gesprekken, gericht op het versterken van het eigen probleemoplossend vermogen van de patiënt.
  Voor langere psychotherapie bij depressie zijn vijf opties.
- Gedragstherapie (GT): probleemgedrag en de omstandigheden waarin die voorkomen staan centraal. Men zoekt naar passender gedrag en stimuleert dit toe te passen. Bij depressie ligt de nadruk op activering.
- Cognitieve gedragstherapie (CGT): het accent ligt enerzijds op de activering passend bij gedragstherapie en anderzijds op de cognitieve mechanismen die betrokken zijn bij depressie. Men pakt de disfunctionele cognities aan middels uitdagen en corrigeren van negatieve opvattingen, belemmerende gedachten en probleem in stand houdende gedragspatronen.
- Interpersoonlijke therapie (IPT): het onderliggende principe is dat veranderingen in belangrijke sociale relaties een depressie kunnen uitlokken bij mensen die daar gevoelig voor zijn. In de behandeling onderzoeken patiënt en behandelaar hoe die veranderingen bijdragen aan het ontstaan en/of in stand houden van de depressieve gevoelens. De thema's die aan bod kunnen komen zijn rouw, conflict, rolveranderingen en een tekort aan sociale contacten.
- Kortdurende psychodynamische psychotherapie (KPP): is bedoeld om de patiënt meer inzicht te geven in de achtergrond van de psychische klachten. (Het adjectief kortdurend is hier wat misleidend.) In de behandeling bekijkt men vooral op welke manieren iemand de werkelijkheid ervaart en vorm geeft. Deze manieren – die in het verleden zijn ontstaan – zorgen nu voor problemen en worden in verband gebracht met de huidige klachten. Een voorbeeld kan zijn dat de patiënt door zijn opvoeding geleerd heeft eigen behoeftes en wensen niet te noemen en daardoor in zijn huidige relatie emotioneel tekort komt.
- Systeemtherapie: kan geïndiceerd worden als het duidelijk lijkt dat relatie- of gezinsproblemen de depressie hebben uitgelokt of in stand houden.

Biologische behandelingen

De belangrijkste mogelijkheid betreft hier de toepassing van antidepressiva. Antidepressiva zijn alleen geïndiceerd bij ernstige depressies. (De MDR Depressie adviseert bij de niet ernstige depressies alleen eerste-stap-interventies en vormen van gesprekstherapie toe te passen.) De volgende groepen antidepressiva zijn op basis van hun biochemische werkingsprofiel te onderscheiden: de klassieke, tricyclische antidepressiva (TCA's), de selectieve serotonine heropnameremmers (SSRI's), de serotonine-noradrenaline heropnameremmers (SNRI's) en daarnaast nog enkele soorten die niet in deze groepen in te delen zijn. De MDR Depressie adviseert ten aanzien van de antidepressiva (AD) een stappenplan te volgen. Verschillende antidepressiva komen in aanmerking om als eerste voorkeursmiddel te gebruiken omdat de effectiviteit tussen de middelen nauwelijks verschilt.

Aangezien het bijwerkingenspectrum bij de SSRI's wat gunstiger is, is er een lichte voorkeur om te starten met een SSRI.

Wanneer patiënten na vier weken niet reageren op behandeling met een antidepressivum raadt men aan te switchen naar een ander antidepressivum. Verlenging van de duur van de behandeling is te overwegen als er wel enige respons is op het AD tot 6 (maximaal 10) weken.

Als effect ook uitblijft na een tweede antidepressivum raadt men aan een middel toe te voegen, waarbij de meeste effectiviteit is aangetoond bij een toevoeging met lithium (stap 3).

Een vierde medicatiestap betreft de klassieke MAO-remmers, zoals tranylcypromine en phenelzine (niet in Nederland geregistreerd).

Electro-convulsieve therapie (ECT) is de vijfde stap in de biologische behandeling voor de depressie maar kan al in een eerdere stadium overwogen worden, afhankelijk van ernst van de depressieve episode (bijvoorbeeld met katatone of psychotische symptomen), bijwerkingen van medicatie en somatische karakteristieken van de patiënt. ECT wordt alleen aangeboden in daartoe gespecialiseerde centra en wordt in een frequentie van tweemaal per week toegepast totdat een verbetering van depressie zichtbaar is.

Lichttherapie is de eerste keus bij een seizoensgebonden depressie. Bij een depressie met psychotische kenmerken is de combinatie van een antidepressivum en een antipsychoticum het meest effectief en bij de depressie met atypische kenmerken moet er eerder gedacht worden aan een behandeling met een MAO-remmer. Daarnaast onderzoekt men momenteel nieuwe biologische behandelvormen zoals repeterende transcraniële magnetische stimulatie (rTMS) en Deep Brain Stimulation (DBS).

Literatuur

1 Spijker J, Bockting CJH, Meeuwissen JAC. Multidisciplinaire richtlijn Depressie (Derde revisie): Richtlijn voor de diagnostiek, behandeling en begeleiding van volwassen patiënten met een depressieve stoornis. Utrecht: Trimbos Instituut; 2013.
2 Bruffaerts R, Bonnewyn A, Demyttenaere K. Het voorkomen van depressie in België. Stand van zaken en reflecties voor de toekomst. Tijdschrift voor Psychiatrie. 2008;50(10):655-65.
3 Bijl RV, Ravelli A, van Zessen G. Prevalence of psychiatric disorder in the general population: results of The Netherlands Mental Health Survey and Incidence Study (NEMESIS). Soc Psychiatry Psychiatr Epidemiol. 1998;33(12):587-95. PubMed PMID: 9857791.
4 de Graaf R, ten Have M, van Gool C, van Dorsselaer S. Prevalence of mental disorders and trends from 1996 to 2009. Results from the Netherlands Mental Health Survey and Incidence Study-2. Soc Psychiatry Psychiatr Epidemiol. 2012;47(2):203-13. doi: 10.1007/s00127-010-0334-8. PubMed PMID: 21197531.
5 Bijl RV, De Graaf R, Ravelli A, Smit F, Vollebergh WA, Netherlands Mental Health S, et al. Gender and age-specific first incidence of DSM-III-R psychiatric disorders in the general population. Results from the Netherlands Mental Health Survey and Incidence Study (NEMESIS). Soc Psychiatry Psychiatr Epidemiol. 2002;37(8):372-9. doi: 10.1007/s00127-002-0566-3. PubMed PMID: 12195544.
6 American Psychiatric Association A. DSM-5: Diagnostic and Statistical Manual of Mental Disorders. Washinton DC.: APA.; 2013.
7 Penninx BW, Milaneschi Y, Lamers F, Vogelzangs N. Understanding the somatic consequences of depression: biological mechanisms and the role of depression symptom profile. BMC Med. 2013;11:129. doi: 10.1186/1741-7015-11-129. PubMed PMID: 23672628; PubMed Central PMCID: PMCPMC3661358.
8 Ormel J, Jeronimus BF, Kotov R, Riese H, Bos EH, Hankin B, et al. Neuroticism and common mental disorders: meaning and utility of a complex relationship. Clin Psychol Rev. 2013;33(5):686-97. doi: 10.1016/j.cpr.2013.04.003. PubMed PMID: 23702592; PubMed Central PMCID: PMCPMC4382368.
9 Ormel J, Oldehinkel AJ, Brilman EI. The interplay and etiological continuity of neuroticism, difficulties, and life events in the etiology of major and subsyndromal, first and recurrent depressive episodes in later life. Am J Psychiatry. 2001;158(6):885-91. doi: 10.1176/appi.ajp.158.6.885. PubMed PMID: 11384895.

Somatisatie

8.6 Somatisch symptoomsyndroom

*Christina van der Feltz-Cornelis**

Inleiding

Dimensioneel denken in de psychiatrie omvat het idee dat er in de algemene bevolking een continuüm van ernst en aantal psychische symptomen bestaat, waarbij er een geleidelijke overgang is van psychische problemen naar psychische stoornissen. De dimensie van lichamelijke symptomen kan men hieraan toevoegen voor het somatisch symptoomsyndroom en subsyndromen. Tot op heden gebruikt men nog vaak de categorale termen van somatisch verklaarde en onverklaarde lichamelijke klachten, waarbij de onverklaarde klachten louter uit de psyche zouden voortkomen. Dit beschouwen van lichaam en geest als twee verschillende entiteiten leidt vaak tot problemen omdat die scheidslijn nu eenmaal niet te maken is. Als het gaat om dimensioneel denken en de verbinding leggen tussen lichaam en geest volgens een spectrum van weinig tot veel symptomen cq. klachten, gebaseerd op een beschikbaar verklaringsmodel, dan zijn het somatisch symptoomsyndroom en subsyndromen een mooi voorbeeld van een nieuwe ontwikkeling in de psychiatrie.

Bij het somatisch symptoomsyndroom en subsyndromen gaan we uit van cosyndromaliteit van klachten: lichamelijke en psychische klachten komen tegelijkertijd voor en zijn een uiting van stressgerelateerde problematiek die zich zowel lichamelijk als psychisch kan uiten. Zij kunnen zowel gepaard gaan met psychische syndromen zoals het depressie- of angstsyndroom, als met lichamelijke ziekten zoals hypertensie, cardiovasculaire ziekten en diabetes mellitus. Cosyndromaliteit (op probleemniveau) en multimorbiditeit (op het niveau van aandoeningen of ziekten) is bij deze syndromen eerder regel dan uitzondering. Bij de somatisch symptoomsyndromen is dan ook sprake van multidimensionaliteit.

Bij lichamelijke klachten hanteren we de term *aandoening* in geval van symptomen en *ziekte* indien een lichamelijke ziekte bekend is, zoals bijvoorbeeld diabetes. Bij psychische klachten spreken we van *probleem* of *syndroom*, afhankelijk van de ernst. Met recht kunnen we bij psychische syndromen spreken van een glijdende schaal, van lichte tot ernstige symptomen, en van schuivende panelen van lichamelijke en psychische dimensies, die onderling samenhangen en waarin men preventief, diagnostisch, therapeutisch en herstelgericht kan insteken op meerdere, gerelateerde dimensies langs een spectrum van stressgerelateerde reversibele symptomen tot lichamelijke ziekten en psychische syndromen. Er is dan ook een noodzaak tot zorgvuldige afweging voordat men de diagnose somatisch symptoomsyndroom stelt. Deze multi-dimensionaliteit is weergegeven in figuur 1.

---

    *   Prof.dr. Christina van der Feltz-Cornelis is psychiater, werkzaam als bijzonder hoogleraar Sociale Psychiatrie bij de Universiteit Tilburg.

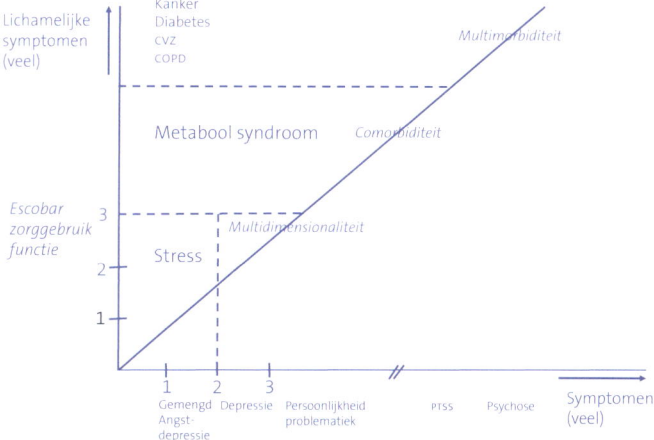

Figuur 1 Multidimensionaliteit bij het somatisch symptoomsyndroom

Beschrijving van het syndroom

Het somatisch symptoomsyndroom heeft een aantal subsyndromen, waarvan we naast het koepelsyndroom de volgende meer uitgebreid zullen bespreken: het ziekteangstsyndroom, de conversie, en psychische factoren die somatische aandoeningen beïnvloeden. Het gaat daarbij in alle gevallen om lichamelijke symptomen die gepaard gaan met disfunctioneren en psychische klachten. Het prikkelbaredarmsyndroom (IBS) en fibromyalgie kunnen daar bijvoorbeeld onder vallen mits de persoon in kwestie daarbij lijdt onder disfunctionele cognities, emoties en gedrag. Het nagebootste syndroom zullen we hier niet bespreken.

Somatisch symptoomsyndroom

Het somatisch symptoomsyndroom heeft twee hoofdkenmerken: de hoofdklacht betreft a) een lichamelijke klacht, die b) het dagelijks leven verstoort. (Sommige patiënten hebben meerdere lichamelijke klachten.)

Zowel aan criterium a als aan criterium b met worden voldaan.

Een lichamelijke klacht kan verklaard zijn of onverklaard of een combinatie van beide. De ernst kan variëren van meer of minder ernstig. De duur varieert van lang tot kort. Pijn kan aanwezig zijn en variëren in intensiteit. Iemand heeft disfunctionele cognities, emoties en gedrag bij deze lichamelijke klacht.

Het komt vaak voor dat iemand gedurende enige of langere tijd lichamelijke klachten ervaart waar hij of zij last van heeft, zonder duidelijke oorzaak of zonder dat het ernstig genoeg lijkt om naar een oorzaak te zoeken. Doorgaans doet die persoon er zelf iets aan of hij wacht af totdat het vanzelf overgaat.

Echter, bij het somatisch symptoomsyndroom kan iemand van die lichamelijke klachten zo angstig of zo somber worden dat de angst of somberheid het probleem verergert. Veel patiënten bezoeken veelvuldig de huisarts in de verwachting dat hij of zij een lichamelijke diagnose zal stellen en dat behandeling voornamelijk vanuit de lichamelijke dimensie zal plaatsvinden. Wanneer de arts geen somatische verklaring voor de klachten kan vinden, in de zin van een somatische ziekte, is de patiënt vaak niet gerustgesteld. Hij blijft aandringen op een verwijzing naar een somatisch specialist. De klachten zijn volgens de arts eerder te verklaren door stress of lijken gerelateerd aan een onderliggend psychisch syndroom zoals een depressief syndroom. Wanneer de patiënt wordt teleurgesteld in zijn verwachting kan dit leiden tot meer stress en meer klachten en zo de klachten en het doktersbezoek in stand houden. De klachten gaan gepaard met een hoge individuele lijdensdruk voor patiënt en zijn belangrijke naasten, met onmacht bij de arts en met hoge zorgkosten en productiviteitsverlies. Psychische klachten die men bij de somatisch symptoomsyndromen in dat verband vaak ziet zijn angst en somberheid. Het hele scala aan psychische klachten kan echter voorkomen.

Ziekteangstsyndroom

Een kortdurende angst voor een (ernstige) ziekte bij een lichamelijke klacht kennen we allemaal wel maar meestal gaat dat snel over. Bij het ziekteangstsyndroom is iemand in hoge mate bang voor een ziekte, en snel verontrust over de eigen gezondheidstoestand. Een ziekteangstsyndroom is heviger en kan zich uiten in:
- het frequent zoeken van medische hulp;
- het vermijden ervan uit angst voor een ernstige ziekte.

Gewoonlijk is het bijvoorbeeld zo dat als iemand hees is hij kan bedenken dat hij waarschijnlijk verkouden is en dat het met een paar dagen wel over zal gaan. Maar bij het ziekteangstsyndroom heeft iemand zogenaamde catastrofale cognities over zijn lichamelijke klacht.

> Jan is plots hees. Hij is gisteravond wel naar de kroeg geweest en heeft daar veel en hard gepraat maar toch vraagt hij zich af of het geen eerste symptoom van keelkanker is. Hij kijkt enkele malen met een spiegeltje in zijn mond. Misschien is er een bult te zien. Hij maakt diezelfde middag een spoed afspraak bij zijn huisarts. Deze kan niets vinden. Jan heeft grote moeite dit te geloven. Er moet een reden zijn waarom hij opeens hees is.

In bovenstaande casus ontdekt Jan dat hij hees is en heeft daar vervolgens catastrofale cognities over. Bij de ziekteangststoornis is vaak sprake van een angst voor een specifieke ziekte. In dit geval is Jan ervan overtuigd dat het kanker is en verwacht dat er bult in zijn keel zit. Dat de huisarts geen pathologie kan vinden stelt hem niet gerust. Hij blijft angstig op basis van de catastrofale gedachten. Een dergelijke reactie noemde men vroeger wel *hypochondrie*.

Daarnaast kan iemand juist doktersbezoek vermijden uit angst voor ziekte. Als er inderdaad een grote kans op een ernstige ziekte bestaat is dit gedrag disfunctioneel te noemen. Natuurlijk is dit mede afhankelijk van de behandelmogelijkheden voor die ziekte.

> Henk heeft het gevoel niet goed te kunnen slikken. Bang dat het kanker is durft hij niet naar zijn huisarts te gaan, uit angst voor slecht nieuws. Hij krijgt steeds meer moeite met slikken en pas hij als hij geen slokje water meer binnen kan houden gaat hij noodgedwongen naar zijn huisarts. Deze stelt vast dat er zeer vermoedelijk sprake is van keelkanker en verwijst Henk met spoed naar de KNO-arts, die bevestigt dat het om een

> vergevorderd stadium van keelkanker gaat, dat niet meer te behandelen is. In een vroegere fase was behandeling nog mogelijk geweest.

In dit geval was het uitstellen van een doktersconsult disfunctioneel. Maar hoe disfunctioneel dat uitstellen is staat niet altijd vast. Iemand kan er ook weloverwogen voor kiezen om zo lang mogelijk geen rekening te houden met de ziekte omdat het zijn inschatting is dat de doktors toch niet kunnen helpen. Dat kan een juiste inschatting zijn. Het diagnosticeren van een ziekteangstsyndroom vraagt dan ook aandacht voor de afwegingen die een patiënt heeft gemaakt en in hoeverre die realistisch zijn, dan wel ingegeven door disfunctionele angst. In de diagnostiek dient men derhalve (i) eventuele behandelmogelijkheden, (ii) persoonlijke afwegingen van de patiënt en (iii) contextuele factoren mee te wegen.

Psychische factoren die somatische aandoeningen beïnvloeden

Psychische factoren kunnen de ontwikkeling van een somatische aandoening beïnvloeden of het herstel ervan vertragen, bijvoorbeeld het verergeren van een astma aanval door angst. Of de psychische factoren interfereren met de behandeling van de somatische aandoening, bijvoorbeeld slechte therapietrouw bij hypertensie. Psychische factoren kunnen ook leiden tot extra, aantoonbare gezondheidsrisico's voor de betrokkene.

> Peter moet een voordracht houden maar krijgt kort van tevoren hevige buikpijn. Hij denkt dat het komt door plankenkoorts en dat het zo wel overgaat als hij zich ontspant. Hij gaat op een bankje zitten maar de pijn wordt alleen maar erger. Iemand vraagt hem of het wel goed met hem gaat, maar nog denkt hij dat het gewoon buikpijn van de zenuwen is. Als hij vervolgens flauwvalt van de pijn wordt snel een ambulance geroepen. In het ziekenhuis blijkt dat hij een geperforeerde blindedarm heeft en met spoed geopereerd moet worden. De chirurg vertelt hem naderhand dat hij in levensgevaar was. (Zie ook hoofdstuk 4.2, de invloed van stress op lichamelijk functioneren).

Conversie

Bij de *conversie* lijdt iemand onder motorische of sensorische uitval of problemen, zoals verlammingsverschijnselen, een doof gevoel in een lichaamsdeel, of vreemde bewegingen, die bij neurologisch onderzoek niet compatibel zijn met een bekende neurologische aandoening. Conversie werd voor het eerst beschreven aan het eind van de 19e eeuw door Charcot, Janet en Freud en behoort daarmee tot de eerste beelden die in de psychiatrie werden beschreven. Conversie kan zich snel ontwikkelen tot een hardnekkig beeld wanneer een patiënt met conversie zich eenmaal bij de psychiater, neuroloog of revalidatie arts presenteert.

> Marieke is een jonge vrouw die in een beschermd milieu is opgegroeid. Als ze een eerste vriendje krijgt gaat iedereen ervan uit dat zij het

ouderlijk huis zal verlaten om met hem te trouwen en een eigen leven op te bouwen. Dan zakt zij plotseling door haar benen en kan niet meer lopen. Zij wordt opgenomen op de afdeling neurologie waar geen enkel onderzoek aanwijzing oplevert voor multiple sclerose, waarvoor de ouders vrezen noch voor een andere neurologische aandoening. Marieke reageert echter nauwelijks op dat bericht van de neuroloog en maakt tegen de verwachtingen in geen aanstalten om weer naar huis te willen. Ze confisqueert een rolstoel waarmee zij zich met grote snelheid door het ziekenhuis voortstuwt. De geconsulteerde psychiater heeft dan de diagnostische uitdaging om haar onder ogen te laten zien dat zij niet ziek is en fysiek wel degelijk op eigen benen kan staan. En vervolgens met haar te exploreren of er iets zou kunnen zijn dat haar stress geeft, bij het vooruitzicht terug te gaan naar haar ouders, haar vriendje en hun verwachtingen van haar.

Conversie komt echter vaker in mildere vormen voor, soms niet eens als zodanig herkend en van voorbijgaande aard.

Een gevierd zangeres is met haar echtgenoot, ook zanger, op vakantie. In hun 30 jarig huwelijk reisden zij veel en afzonderlijk van elkaar vanwege optredens. Nu ze weer wat langer samen zijn vertelt haar echtgenoot haar dat hij het huwelijk wenst te beëindigen. Zij komt letterlijk met stomheid geslagen thuis en kan geen noot meer zingen of spreken. De huisarts ziet niet veel bijzonders aan haar keel en hoort van de op handen zijnde scheiding. Vervolgens vertelt hij haar dat zij tijdelijk haar stem kwijt is door geïrriteerde stembanden en dat zij moet rusten. Dat doet zij en na een week of zes heeft zij de eerste schok verwerkt en pakt zij geleidelijk de draad en haar stem weer op.

Epidemiologie

Men schat de prevalentie van het somatisch symptoomsyndroom met subsyndromen rond de 5-7%. Daarbinnen is echter sprake van grote mate van variatie. In de huisartsensetting presenteren mensen zich vaak met klachten die in 30% van de gevallen vanzelf weer overgaan, met name wanneer het om maar één klacht ging. Heeft iemand drie of meer lichamelijke klachten dan heeft dit negatieve gevolgen op het zorggebruik, het welbevinden en functioneren. Er is dan vaker sprake van psychopathologie zoals depressie, angst en drugsgebruik of alcoholverslaving, ongeacht de vraag of die klachten aan een lichamelijke ziekte toegeschreven kunnen worden of niet.[1]

In de huisartsenpraktijk komen de zeer ernstige beelden van het somatisch symptoomsyndroom ongeveer 1 à 2 op de 1000 voor. Het gaat vaak om clusters van symptomen, waarbij men drie symptoomfocussen onderscheidt:
- pijn en vermoeidheid;
- benauwdheid en hartkloppingen;
- buikklachten met het karakter van het prikkelbaredarmsyndroom.

Mensen die met dit soort klachten een polikliniek interne geneeskunde bezoeken, hebben vaak opeenvolgend of tegelijkertijd last van deze symptoomclusters. Daarnaast kunnen mensen met somatische aandoeningen last hebben van bijkomende psychische klachten, zoals een depressie of angstsyndroom, met een prevalentie van rond de 30%.

De prevalentie van de meer ernstige gevallen van conversie waarbij men neuroloog, revalidatiearts of psychiater consulteert, ligt rond de 4%.

De prevalentie van het somatisch symptoomsyndroom, in de zin van disfunctionele cognities, emoties en gedrag in het kader van een lichamelijke ziekte, is nog onbekend en zou hoger kunnen liggen dan bovengenoemde 5-7%.

Verklaringsmodellen

Het somatisch symptoomsyndroom met subsyndromen zijn nauw verbonden met elkaar vanuit het stress-kwetsbaarheidsmodel, waarin iemand zowel lichamelijk als psychisch met een afwijkende stressreactie reageert op een sociale stressor. Als intermediair beeld en voorloper van de daarmee samenhangende lichamelijke en psychiatrische morbiditeit kan men het als een metabool syndroom zien.

Men spreekt van een metabool syndroom als minstens drie van de vijf volgende elementen aanwezig zijn:
- overgewicht, met buikomvang rond de navel > 80 cm bij vrouwen en > 94 cm bij mannen;
- verhoogde nuchtere glucosespiegel >100 mg/dl (5,6 mmol/l) of diabetes;
- verstoorde vetzuurhuishouding (triglyceriden 1,7 mmol/l) of in behandeling hiervoor;
- HDL-cholesterol <40 mg/dl bij mannen, < 50 mg/dl bij vrouwen, of in behandeling hiervoor;
- verhoogde bloeddruk (> 130/85 mmHg) of in behandeling voor hypertensie.

Het metabool syndroom ontstaat wanneer er een disbalans bestaat tussen voedselopname en lichamelijke activiteit met een veranderende stofwisseling tot gevolg. Het metabool syndroom kan ontstaan door een leefstijl waarbij men veel eet en weinig beweegt. Stress en verstoorde slaap spelen mede een luxerende rol omdat de hersenen daardoor de stofwisseling modereren. Er is een familiaire component, en medicatiegebruik kan het luxeren, zoals bijvoorbeeld gebruik van een antipsychoticum of een antidepressivum. Het metabool syndroom hangt dus samen met stress, lichamelijke en psychische symptomen. Het is te zien als een voorloper van lichamelijke aandoeningen als hart- en vaatziekten en diabetes mellitus, maar ook van psychiatrische syndromen als een depressief syndroom, omdat het de kans daarop aanzienlijk verhoogt.[2]

Het bestaan van lichamelijke klachten kan samenhangen met een dergelijk metabool syndroom, maar het kan ook gaan om lichamelijke klachten waar geen lichamelijke ziekte zoals hypertensie, diabetes en dergelijke aan ten grondslag ligt. Dergelijke klachten hangen meestal samen met stress, in die zin dat stress lichamelijke reacties oproept die op kunnen vallen, zoals transpireren, snelle hartslag, duizeligheid, hyperventileren en dergelijke. Maar stress kan er ook toe leiden dan men door hyperarousal meer waakzaam is en daardoor allerhande, in principe normale, lichamelijke sensaties opmerkt. De contextuele, psychologisch en biologisch verklarende mechanismen beïnvloeden elkaar uiteraard, maar vanuit didactisch oogpunt bespreken we ze hier zoveel mogelijk apart.

Biologische mechanismen
Hormonaal

Het betreft hier inadequate stressreacties. De stressreactie dooft bijvoorbeeld niet uit, waardoor iemand voortdurend in een staat van hyperarousal verkeert, gepaard gaand met een chronisch verhoogde cortisolspiegel. Hiervan is sprake bij het door Nimnuan[3] beschreven cardiorespiratoire cluster van klachten met daaraan gerelateerde depressieve symptomen en paniekaanvallen, die vaak als comorbiditeit optreden of zelfs als cosyndromaal zijn te beschouwen. Deze associatie tussen cardiale klachten en benauwdheid is te vinden op symptoomniveau, dus als stressreactie, maar ook op het niveau van cardiale ziekte en het depressieve syndroom. Depressie komt namelijk vaker voor bij cardiale aandoeningen en heeft een negatieve invloed op de prognose. Men veronderstelt dat deze verbinding bestaat via de nervus vagus, op het niveau van het autonome zenuwstelsel, hetgeen een rol speelt op symptoomniveau. Er is ook een relatie op het niveau van cytokines en de functie van bloedplaatjes, parameters uit het metabool syndroom. Over het hele spectrum van dimensionaliteit is deze hart-breinas derhalve relevant.

Een vergelijkbare inadequate stressreactie wordt gevonden bij het prikkelbaredarmsyndroom *(Irritable Bowel Syndrome*, IBS), waarbij sprake is van viscerale hypersensitiviteit. De darmen verkeren dan in een staat van voortdurende overprikkeling. Serotonine, een neurotransmitter, speelt daarin een belangrijke rol, naast andere moleculen, en 90% van de serotonine-receptoren in het lichaam bevindt zich in de darmen tegen 10% in het brein. Omdat serotonine zowel in de darm als in de hersenen een sleutelrol speelt bij het mediëren van stressoren, samenhangt met IBS in de darm en angstsyndromen en depressieve syndromen in de hersenen, spreekt men ook wel van een darm-breinas.

Een andere inadequate stressreactie is die waarin het stresssysteem gecrasht is, het cortisolniveau juist stabiel laag is en de persoon daarbij vermoeidheid, pijn en demoralisatie ervaart. Dit betreft het door Nimnuan[3] beschreven cluster pijn/vermoeidheid en komt voor bij het chronisch vermoeidheidssyndroom (CVS), chronische pijn en het posttraumatisch stress-syndroom. Relevant hierbij is dat de pijn die men ervaart door een lichamelijke prikkel net zo sterk wordt ervaren, en op dezelfde plaats in het brein wordt gerepresenteerd, als pijn die men ervaart door sociale uitsluiting.

Genetisch

Uit genetisch onderzoek onder discordante tweelingen voor chronische pijn, CVS en IBS blijkt dat er een duidelijke genetische samenhang is tussen deze klachten. Deze is te verklaren door twee van elkaar onafhankelijke factoren. Één factor die de functionele syndromen verbindt is chronische pijn. De andere, daarvan onafhankelijke factor omvat depressie en angst.[4] Dit is goed te relateren aan de hierboven genoemde symptoomclusters en aan het feit dat depressie en angst vaak comorbide vóórkomen bij het somatisch symptoomsyndroom en subsyndromen.

Immunologisch

Vanuit het referentiekader van de immunologie hanteert men de cytokinehypothese. Deze hangt ook samen met het stressconcept omdat bij stress de cytokines toenemen. Een chronische stressreactie gaat daardoor samen met een langdurige zogenaamde laaggradige ontstekingsreactie in het lichaam en in de hersenen. Deze geeft aanleiding tot zowel lichamelijke als psychische klachten, zoals prikkelbaarheid, vermoeidheid, slaapproblemen, concentratiestoornissen en een somber gevoel. Dit noemt men ziektegedrag – *sickness behaviour* –, hetgeen nadrukkelijk niet moet worden verward met het psychodynamische concept ziektewinst. Door een langdurige stressrespons kan een dergelijke reactie leiden tot klachten van een somatisch symptoomsyndroom, comorbide depressie en angstsyndroom, een metabool syndroom, hart- en vaatziekten, diabetes en op de lange termijn zelfs kanker. Op deze wijze zijn dus te verklaren: niet alleen het ontstaan van lichamelijk onverklaarde klachten maar ook het ontstaan van lichamelijke ziekten in combinatie met psychische klachten (depressie en angst) zoals bij het somatisch symptoomsyndroom (zie voor meer achtergrond hoofdstuk 5.1).

Psychologische mechanismen

Stress leidt tot angstgevoelens die de cognities beïnvloeden, bijvoorbeeld iemand doen denken dat er iets mis is. Catastrofale cognities ten aanzien van een lichamelijke klacht kunnen vervolgens de stressreacties en de daarbij behorende emoties onderhouden, zoals in het reeds eerder beschreven geval van heesheid bij Jan. Denk daarbij bijvoorbeeld aan de cognitie dat een klacht duidt op kanker of aan bewegingsangst vanuit de gedachte dat bewegen iets in het lichaam zal beschadigen. Ziekteperceptie is geassocieerd met duur en ernst van lichamelijke en psychische klachten. Dat geldt zeker op het moment dat de patiënt zich voor het eerst bij de huisarts meldt. Een negatieve ziekteperceptie voorspelt ook hoe het de komende tijd met iemand zal gaan. De gedachte dat niets zal helpen of dat de klacht nooit meer zal overgaan voorspelt namelijk meer lichamelijke en psychische klachten van langere duur en slecht functioneren na twee jaar.

Contextuele mechanismen

Contextuele mechanismen spelen een uitlokkende rol, zoals bijvoorbeeld het ervaren van lichamelijke pijn bij sociale uitsluiting, lichamelijk onwelbevinden bij trauma of vermoeidheid bij verlies. Zij spelen ook een onderhoudende rol, zoals bijvoorbeeld een gezin dat een adolescent met conversie zo vertroetelt dat het schier ondoenlijk zal worden voor die adolescent om op eigen benen te leren staan. Of bij doorgaand seksueel misbruik of mishandeling in het gezin waarin iemand leeft. Indien dat misbruik tijdens de behandeling doorgaat dan kan dat ook de behandeling ernstig verstoren, iets waar behandelaars van trauma door misbruik altijd beducht voor moeten zijn. Ook grote armoede waardoor iemand geen mogelijkheden heeft om zich te ontworstelen aan een ziekmakende omgeving kan een uitlokkende of onderhoudende factor zijn. Echter, bij deze patiënten kan men ook de artsen en gezondheidszorg als contextuele factoren zien omdat de wijze waarop zij de patiënt en zijn klachten benaderen klachtonderhoudend kan zijn.

Resumerend is de onderliggende pathogenetische factor bij het *somatisch symptoomsyndroom* en subsyndromen een door een stressor veroorzaakte, langdurige verstoring van de balans tussen kracht en kwetsbaarheid, waardoor de adaptatie is verstoord. Dit wordt gemedieerd door biologische, psychologische en (sociale c.q.) contextuele factoren, die daarmee een aangrijpingspunt kunnen zijn voor diagnostiek en behandeling.

Diagnostiek

Lichamelijke uitingsvormen van het *somatisch syndroomsyndroom* en subsyndromen overlappen sterk en hangen samen met depressie en angstklachten.[5] Indien de diagnostiek alleen focust op de lichamelijke fenomenologie dan blijft ongrijpbaar waar men mee te maken heeft omdat de klachten als het ware steeds van gedaante (lijken te) wisselen.[3] Dat verklaart ook waarom patiënten met deze problematiek vaak langdurig diverse medisch specialisten bezoeken met de vraag wat hen toch mankeert. Men schrijft dit vaak toe aan een karakterologisch kenmerk van de patiënt maar dat hoeft het niet te zijn, gezien de veelzijdige verschijning van stressreacties.

Ook voor de *conversie* geldt dat er een diagnostisch probleem is. Daar heeft weliswaar een positieve ontwikkeling plaatsgevonden door de introductie van de CT- en MRI-scan, waardoor het aantal fout-positieve conversie-diagnoses aanzienlijk is afgenomen. Het komt nu nog maar zelden voor dat na enkele jaren blijkt dat de zogenaamde conversie het begin van een zich langzaam ontwikkelende neurologische aandoening was. Toch kan de neuroloog ondanks de beschikbaarheid van diverse tests bij het klinisch onderzoek nog niet altijd zeker kan zijn van de diagnose.[6]

Patiënten lijden eronder dat zij door dit soort problematiek in de diagnostische fase vaak lange diagnostische trajecten afleggen, zoekend naar een mogelijke lichamelijke ziekte. Tegelijk ontberen ze adequate behandeling van hun klachten omdat men meestal eerst de diagnose wil afwachten. Dit soort klachten zoeken artsen vaak niet goed uit, vanuit de gedachte dat het toch wel psychisch zal zijn, en dus somatische diagnostiek daarom niet nodig is dan wel een eventuele somatische fixatie van de patiënt op de somatische kant zou kunnen versterken. Deze aanpak is echter herroepen.[7] Het vermijden van adequate somatische diagnostiek kan leiden tot een slechte arts/patiënt-relatie, hetgeen een adequate aanpak in de toekomst hindert. Om die reden verricht men vaak uiteindelijk toch diagnostiek. De aard van de bevindingen echter, namelijk dat de klachten duiden op functionele klachten in het kader van een stressreactie, legt de medisch-specialist vaak niet goed uit. Deze meldt bijvoorbeeld: *niets op mijn gebied te vinden* en stuurt de patiënt retour huisarts.

Tenslotte is het zo dat als de medisch specialist de link met stress dan wel psychische problemen wél aan de patiënt heeft uitgelegd dit door de patiënt lang niet altijd goed begrepen wordt. Hier kan een rol spelen dat de patiënt zoveel informatie in één keer krijgt dat hij belangrijke zaken vergeet of dat de patiënt niet beseft hoezeer stress een rol speelt doordat de aan stressgerelateerde emoties zoals angst, moedeloosheid of boosheid overheersen.

De stressreactie zelf verhindert namelijk reflectie over die stressreactie als oorzaak van de symptomen. Dit kenmerk van stress noemt men ook wel de ontkoppeling van de evaluatieve stressreactie.[8]

Om die reden is het verstandig om bij de diagnostiek een tweesporenbeleid te voeren, waarin men zich niet alleen richt op de lichamelijke symptomen, maar juist ook de psychische klachten in kaart brengt en daar al begeleiding voor aanbiedt. Indien de klachten stressgerelateerd zijn zal het stressniveau dalen omdat de patiënt zich serieus genomen voelt. Daarmee zal ook voornoemde ontkoppeling verdwijnen en zullen besef en zelfreflectie toenemen. Dit zorgt voor betere aanknopingspunten voor behandeling dan een strijd om somatische diagnostiek.

Interventies

We delen dit in naar de drie eerder genoemde symptoomclusters van het *somatisch symptoomsyndroom*, te weten: pijn en vermoeidheid, benauwdheid en hartkloppingen, buikklachten met het karakter van het prikkelbaredarmsyndroom. Voorts ook naar de subsyndromen, *ziekte-angstsyndroom*, conversie en *psychische factoren die somatische aandoeningen beïnvloeden* in het kader van een chronische ziekte.

Farmacologische interventies

De farmacologische behandeling van het *somatisch symptoomsyndroom* is nog niet als zodanig onderzocht maar we kunnen putten uit diverse meta-analyses gericht op onderdelen ervan. Voor *chronische pijn* blijkt dat zowel amitryptiline als pregabaline effectief zijn. Voor het *somatisch symptoomsyndroom* met cardiorespiratoire symptomen blijkt uit een Cochrane-review dat SSRI's een klein effect hebben en dat dit iets toeneemt wanneer men een antipsychoticum toevoegt.[9] Voor het prikkelbaredarmsyndroom blijkt uit een Cochrane-review dat het gebruik van vezels de klachten niet doet afnemen. Spasmolytica hebben enig effect op buikpijnklachten. Antidepressiva, met name SSRI's en TCA's, hebben goed effect op buikpijn en andere klachten van het prikkelbaredarmsyndroom. Het *ziekte-angstsyndroom* is te behandelen met SSRI's. Bij de *psychische factoren die somatische aandoeningen beïnvloeden* in het kader van een chronische ziekte blijken voor depressie bij diabetes sertraline en fluoxetine effectief, zowel op depressieve uitkomsten als op de bloedsuikerspiegel.[10] Voor depressie bij een acuut cardiaal syndroom blijken SSRI's, met name sertraline, een klein effect te hebben op zowel depressie als cardiale uitkomsten.[11] Het effect van ontstekingsremmers bij het *somatisch symptoomsyndroom* is niet onderzocht.

Psychologische interventies

Bij psychologische interventies probeert men meestal middels cognitieve gedragstherapie (CGT) disfunctionele cognities, emoties en gedrag ten aanzien van de klachten te bewerken en te verminderen. Voor *chronische pijn* en *chronisch vermoeidheidssyndroom* blijkt CGT niet zozeer de klachten te verminderen maar wel de patiënt in staat te stellen om er beter mee om te gaan. Men werkt dan volgens het gevolgenmodel. Men probeert dan om de lichamelijke klachten niet te attribueren aan een psychische oorzaak omdat dat vaak weerstand oproept maar om systematisch in kaart te brengen welke gevolgen de lichamelijke klachten hebben voor de patiënt op psychisch en sociaal functioneren. Vervolgens bespreekt men wat de patiënt kan doen om beter met die gevolgen om te gaan. Bij een *somatisch symptoomsyndroom* van andere aard, zoals met cardiorespiratoire symptomen, blijkt dat CGT een matig groot effect heeft.[12] Het blijkt echter ook dat CGT niet door iedereen wordt afgerond; de uitval is aanzienlijk. Voor het prikkelbaredarmsyndroom blijkt dat CGT een klein effect heeft. Het *ziekte-angstsyndroom* behandelt men bij voorkeur met CGT. Voor effectiviteit van behandeling van *conversie* is nog weinig evidentie; er zijn aanwijzingen dat hypnose dan wel CGT enig effect zouden kunnen hebben. Bij de *psychische factoren die somatische aandoeningen beïnvloeden* in het kader van een chronische ziekte blijkt voor depressie bij diabetes CGT gericht op het verbeteren van zelfmanagement effectief in het verminderen van depressieve klachten; het effect op glycemische controle is ambigu. Bij cardiovasculaire ziekten met comorbide depressie is het effect van CGT verwaarloosbaar.

Contextuele interventies

Bij de problematiek van het *somatisch symptoomsyndroom* en subsyndromen is van belang luxerende en onderhoudende factoren in de omgeving te identificeren en zo mogelijk te benaderen met een systeeminterventie (zie ook hoofdstuk 6.4, systeemtherapie). Voor behandeling en herstel is het bevorderen van zowel de lichamelijke als mentale zelfkennis als het aanleren van nieuwe coping mechanismen ten aanzien van die factoren tevens van belang. Zo kan de patiënt mogelijkheden verkrijgen te werken aan zijn of haar herstel. Aangezien de artsen in deze patiëntengroep vaak deel zijn gaan uitmaken van onderhoudende contextuele factoren is ook op behandelniveau een systeemaanpak gewenst. Men kan hierbij denken aan consultatiemodellen in de eerste lijn en in de ziekenhuissetting, waarbij de consulent/psychiater beschikbaar is voor diagnostiek en behandeladvies. Ook kan men denken aan *collaborative care*, waarbij huisarts, medisch specialist en psychiater samenwerken en waarbij het patiëntperspectief en het belang van herstel expliciet wordt meegenomen als aandachtspunt in de behandeling. Daarbij combineert men een antidepressivum en *Problem Solving Therapy* (PST), een aanpak gericht op het bevorderen van de actieve coping, tezamen met monitoring van de symptomen en het herstel door een verpleegkundige, in nauw overleg met de medisch specialist, psychiater en patiënt.

Bij *chronische pijn* in combinatie met depressie blijkt een dergelijke collaborative care-behandeling in de GGZ-setting, in combinatie met systematische pijnstilling, effectiever dan een antidepressivum alleen.[15]

Het effect van psychiatrische consulten aan de huisarts voor de behandeling van het *somatisch symptoomsyndroom* inclusief cardiorespiratoire klachten in de huisartsenpraktijk is groot.[13] Hierdoor brengt men deskundigheid samen in de huisartsenpraktijk van de patiënt en voorkomt men een lange zwerftocht langs vele medisch specialisten. Ook behandeling van het *somatisch symptoomsyndroom* en subsyndromen in de derdelijns-GGZ middels gezamenlijke besluitvorming (Shared Decision Making) blijkt effectief. Kern van deze benadering is het expliciteren van verwachtingen en doelen van de patiënt in aanvang van de behandeling, van de diagnostische en behandelmogelijkheden, en van monitoring middels ROM daarvan.[14]

Bij *conversie* is gebleken dat het gebruikmaken van een consultatiemodel in de ziekenhuis-setting, waarbij psychiater en neuroloog nauw samenwerken in een vroege fase, leidt tot positieve uitkomsten.

Ook bij de *psychische factoren die somatische aandoeningen beïnvloeden*, zoals bij diabetes en cardiovasculaire ziekten, is collaborative care effectief.[16]

Conclusie

Bij het somatisch symptoomsyndroom en subsyndromen lijdt de patiënt onder de wijze waarop hij of zij met een lichamelijke klacht omgaat, al dan niet in het kader van een lichamelijke ziekte. Bij afwezigheid van een bekende lichamelijke ziekte zijn de klachten zeker niet onverklaard en is er een duidelijk verklaringsmodel. Dit syndroom is stressgerelateerd, waarbij sprake is van een chronisch inadequate stressreactie die een adequate adaptatie verstoort. In het medisch circuit is de communicatie met de patiënt en tussen de artsen onderling echter vaak ontoereikend. Een gezamenlijke aanpak via consultatiemodellen en collaborative care tussen artsen werkzaam in de huisartsensetting of het algemeen ziekenhuis enerzijds, en psychiaters en verpleegkundigen in de GGZ anderzijds, en aandacht voor goede communicatie met de patiënt en gezamenlijke besluitvorming, is van groot belang en effectief gebleken. Goede communicatie en samenwerking tussen behandelaars en patiënt is dus de grote gemene deler en heeft het grootste behandeleffect bij het *somatisch symptoomsyndroom* en subsyndromen. Op individueel niveau is het bevorderen van zowel de lichamelijke als mentale zelfkennis en het aanleren van nieuwe coping-mechanismen bij de patiënt van belang voor herstel.

De lay out van figuur 1 is van de hand van Rosalie van der Feltz.

Youtube
- www.youtube.com/watch?v=WgZ3qtnQgdY;
- www.youtube.com/watch?v=rpMosTz-Zp8;
- www.sg.uu.nl/videos/tussen-de-oren;
- www.centrumlichaamgeestengezondheid.nl.

Literatuur
1. Escobar JI, Cook B, Chen CN, Gara MA, Alegria M, Interian A, et al. Whether medically unexplained or not, three or more concurrent somatic symptoms predict psychopathology and service use in community populations. J Psychosom Res. 2010;69(1):1-8. doi: 10.1016/j.jpsychores.2010.01.001. PubMed PMID: 20630257; PubMed Central PMCID: PMCPMC2905311.
2. van der Feltz-Cornelis CM. Het Stressbeeld. Amsterdam: Uitgeverij Nieuwerzijds; 2014.
3. Nimnuan C, Hotopf M, Wessely S. Medically unexplained symptoms: an epidemiological study in seven specialities. J Psychosom Res. 2001;51(1):361-7. PubMed PMID: 11448704.
4. Kato K, Sullivan PF, Evengard B, Pedersen NL. A population-based twin study of functional somatic syndromes. Psychol Med. 2009;39(3):497-505. doi: 10.1017/S0033291708003784. PubMed PMID: 18578896; PubMed Central PMCID: PMCPMC3947533.
5. Kanaan RA, Armstrong D, Wessely SC. Neurologists' understanding and management of conversion disorder. J Neurol Neurosurg Psychiatry. 2011;82(9):961-6. doi: 10.1136/jnnp.2010.233114. PubMed PMID: 21325661; PubMed Central PMCID: PMCPMC3191819.
6. Vermeulen M, Willems MH.Conversion disorder: from DSM IV to DSM 5 or from a psychiatric to a neurological diagnosis. Tijdschr Psychiatr. 2015;57(8):569-76. PubMed PMID: 26402892.
7. Lucassen PL, Olde Hartman TC, Borghuis M. Somatische fixatie. Een nieuw leven voor een oud begrip. Huisarts en Wetenschap. 2009;50(1):11-5.
8. Hellhammer DH, Wust S, Kudielka BM. Salivary cortisol as a biomarker in stress research. Psychoneuroendocrinology. 2009;34(2):163-71. doi: 10.1016/j.psyneuen.2008.10.026. PubMed PMID: 19095358.
9. Kleinstauber M, Witthoft M, Steffanowski A, van Marwijk H, Hiller W, Lambert MJ. Pharmacological interventions for somatoform disorders in adults. Cochrane Database Syst Rev. 2014;(11):CD010628. doi: 10.1002/14651858.CD010628.pub2. PubMed PMID: 25379990.
10. van der Feltz-Cornelis CM, Nuyen J, Stoop C, Chan J, Jacobson AM, Katon W, et al. Effect of interventions for major depressive disorder and significant depressive symptoms in patients with diabetes mellitus: a systematic review and meta-analysis. Gen Hosp Psychiatry. 2010;32(4):380-95. doi: 10.1016/j.genhosppsych.2010.03.011. PubMed PMID: 20633742.
11. Baumeister H, Hutter N, Bengel J. Psychological and pharmacological interventions for depression in patients with coronary artery disease. Cochrane Database Syst Rev. 2011;(9):CD008012. doi: 10.1002/14651858.CD008012.pub3. PubMed PMID: 21901717.
12. van Dessel N, den Boeft M, van der Wouden JC, Kleinstauber M, Leone SS, Terluin B, et al.

Non-pharmacological interventions for somatoform disorders and medically unexplained physical symptoms (MUPS) in adults. Cochrane Database Syst Rev. 2014;(11):CD011142. doi: 10.1002/14651858.CD011142.pub2. PubMed PMID: 25362239.

13. van der Feltz-Cornelis CM, Van Os TW, Van Marwijk HW, Leentjens AF. Effect of psychiatric consultation models in primary care. A systematic review and meta-analysis of randomized clinical trials. J Psychosom Res. 2010;68(6):521-33. doi: 10.1016/j.jpsychores.2009.10.012. PubMed PMID: 20488268.

14. van der Feltz-Cornelis CM, Andrea H, Kessels E, Duivenvoorden HJ, Biemans H, Metz M.Does routine outcome monitoring have a promising future? An investigation into the use of shared decision-making combined with ROM for patients with a combination of physical and psychiatric symptoms. Tijdschr Psychiatr. 2014;56(6):375-84. PubMed PMID: 24953511.

15. De Heer E, De Wilde-Timmerman L, Dekker J, Beekman ATF, Van Marwijk HWJ, Holwerda TJ, Bet PM, Van der Feltz-CornelisCM. Efficacy of Collaborative Care versus antidepressant treatment in chronic pain and major depression: a multi center proof of concept study, Journal of Psychosomatic Research 2016 June DOI: 10.1016/j.jpsychores.2016.03.149.

16. Roberts RG, Gask L, Arndt B, Bower P, Dunbar J, van der Feltz-Cornelis CM, et al. Depression and diabetes: the role and impact of models of health care systems. J Affect Disord. 2012;142 Suppl:S80-8. doi: 10.1016/S0165-0327(12)70012-5. PubMed PMID: 23062862.

Bipolariteit

8.7 Bipolair syndroom

*Ralph Kupka**

Inleiding

De menselijke stemming vertoont een grote variatie. Men kan zich, soms zonder duidelijke aanleiding, opgewekt en energiek voelen, maar ook neerslachtig en futloos. Bovendien is de ene mens van nature goedgemutst en optimistisch, terwijl een ander eerder neigt tot zwaarmoedigheid. Ook zijn er mensen met vaak wisselende gemoedsbewegingen: *stemmingsstoornis* . Bij deze stemmingen is er een onscherpe grens tussen de normale variatie zoals die past bij het temperament van een bepaalde persoon en een voor die persoon abnormale stemmingsverandering. Deze wordt vaak het eerst opgemerkt door iemand die de persoon goed kent en kan het begin zijn van ernstige verstoringen van het emotionele evenwicht. In extreme vorm zijn manie en depressie goed herkenbaar als psychopathologische tegenpolen, temeer daar het contrast met het normale functioneren van de persoon in kwestie dan evident is. Daarmee zijn twee kernelementen van het bipolaire syndroom benoemd: polariteit (de manische en de depressieve dimensie) en cycliciteit (een episodisch verloop met tussenliggende perioden van normaal functioneren). Hoewel men manie en depressie veelal categoriseert als een *stemmings*stoornis zijn deze syndromen in feite een verstoring van de algehele vitaliteit, waarbij naast de stemming ook het cognitieve (het denken), het intentionele (de doelgerichte activiteit) en het fysieke (het energieniveau) domein zijn betrokken: bij een manie is er van alles teveel en bij een depressie is er van alles te weinig. Bij mengbeelden lopen beide polariteiten echter op verwarrende wijze door elkaar.

Het bipolaire syndroom noemt men ook wel 'manisch-depressiviteit'. De essentie ervan is in hoge mate ongewijzigd gebleven sinds de eerste beschrijvingen van *mania* en *melancholia* door Hippocrates. Toch zijn de aard van dit syndroom, de afgrenzingen van andere psychopathologische syndromen, laat staan de onderliggende etiologische en pathofysiologische mechanismen, nog altijd onopgehelderd. Is hier sprake van één bipolair syndroom (c.q. bipolaire stoornis), waarbij de manische en de depressieve dimensie onlosmakelijk met elkaar verbonden zijn, en soms zelf gelijktijdig of in zeer snelle afwisseling optreden? Of gaat het om twee syndromen (manie en depressie) die bij een bepaalde persoon toevallig afwisselend (of zelfs gelijktijdig) voorkomen?[1] Zijn alle unipolaire depressies en bipolaire aandoeningen varianten van eenzelfde onderliggende kwetsbaarheid, zoals zij door Kraepelin[2] werden geschaard onder de diagnose manisch-depressieve psychose? Of lopen de maniforme ontremming en de depressieve ontstemming eigenlijk dwars door de gehele psychopathologie heen en classificeren wij alleen de meest uitgesproken vormen als bipolaire (stemmings)stoornis? Op het

---

* Prof.dr. Ralph Kupka is psychiater bij GGzinGeest en Altrecht en als hoogleraar bipolaire stoornissen werkzaam bij het VUmc.

grensvlak van normale stemmingsvariaties en de ernstige stemmingsstoornissen vinden we de hypomanie, de dysthymie en de cyclothymie. Op de grens van de unipolaire depressie en de 'klassieke' bipolaire I-stoornis classificeren we de bipolaire II-stoornis, gekenmerkt door depressies en slechts hypomanische maar nooit volledige manische episoden. Een episode van een unipolaire depressie kan ook gemengde (lees: manische) kenmerken hebben zonder dat we van een bipolair syndroom spreken. Op de grens van de stemmingssyndromen en de psychosen plaatsen we de schizoaffectieve stoornis. Verdwenen of vergeten zijn de cycloïde psychosen, gekenmerkt door polymorfe psychotische symptomen met veelal bipolair karakter, een episodisch beloop en een gunstige prognose.[3]

Mensen die lijden aan manie en depressie hebben daarnaast vaak andere problemen, zoals angstklachten, middelen-afhankelijkheid, persoonlijkheidsproblematiek en lichamelijke aandoeningen. Als men al deze aspecten apart benoemt resulteert dit in een hoge mate van comorbiditeit, in sommige epidemiologische onderzoeken tot bijna 100%.[4]

Beschrijving

Het manisch syndroom is gekenmerkt door een veranderde stemming, die aanvankelijk wordt beleefd als euforie maar later steeds meer ervaren wordt als prikkelbaar, ongeduldig, opgejaagd en opgefokt zijn. Deze ontstemming noemt men ook wel expansief of uitdijend, een beeldende aanduiding van het gevoel als toeschouwer weggedrukt te worden. Er is daarnaast een opvallende toename van doelgerichte activiteit, die in het begin wel productief kan zijn maar zich geleidelijk ontwikkelt tot een niet te stuiten dadendrang die niet zelden roekeloos of zelfs destructief wordt. Ook de verhoogde afleidbaarheid en impulsiviteit maken dat men zaken niet afmaakt en verzandt in een toenemende chaos. Het moet en het moet nu! Slaap is niet meer nodig want ook in de nacht komt men niet meer tot rust. Gedachten jagen door het hoofd, wilde ideeën komen en gaan, de spraak versnelt. Het gevoel voor realiteit verzwakt, wat blijkt uit irreële plannen (en de uitvoering daarvan), zelfoverschatting, overmoed of zelfs grootheidswanen. Er is een verlies van inzicht in het eigen (dis)functioneren: eindelijk voelt men zijn ware zelf! Men stort zich met een overweldigende en ongeremde energie in beroepsmatige, financiële en seksuele avonturen zonder dat men zich laat afschrikken door de gevolgen daarvan. Wat aanvankelijk wordt beleefd als een plezierige, creatieve, productieve vitaliteit ontaardt in een voor de patiënt en zijn naastbetrokkenen rampzalig scenario, dat kan leiden tot grote emotionele, relationele, beroepsmatige en financiële schade. Niet zelden eindigt het met een (gedwongen) opname op de gesloten psychiatrische afdeling. De reputatie en ook het zelfbeeld kunnen zware schade oplopen.

Beloop

Een manie begint meestal geleidelijk in de loop van weken, waarbij men vaak pas achteraf de veranderingen in het juiste perspectief kan plaatsen. Dit is met name bij een eerste manische episode het geval. Bij sommige mensen is er binnen uren of dagen een meer abrupte stemmingsomslag van depressiviteit naar manie, die gepaard gaat met het gevoel: *ik ben er weer!* Een welbespraakte en intelligente manische patiënt kan in het vrij korte en gestructureerde moment van diagnostische beoordeling de hulpverlener nogal eens om de tuin leiden. In dergelijke gevallen kan de familie doorslaggevende informatie geven. Vragen naar geobserveerde overmatige en voor de persoon ongewone activiteit is daarbij betrouwbaarder dan vragen naar stemming en emoties.

De manie varieert in intensiteit, ernst en impact. Is deze minder ernstig dan spreekt men van hypomanie. De hypomanische toestand heeft dezelfde kenmerken maar is minder hevig, met behoud van realiteitsbesef en zonder dat er grote problemen ontstaan. Een hypomanie kan daarom zelfs als een positieve en productieve geestestoestand worden beleefd (zij het voor gezinsleden erg vermoeiend) en is, als het daarbij blijft, zelden een reden om hulp te zoeken. Een hypomanie duurt veelal relatief kort (dagen tot weken) maar kan natuurlijk ook de aanloop vormen tot een manie. Achteraf wordt pas zichtbaar hoe ernstig de voorbije episode was en hoe groot de noodzaak om in te grijpen bleek te zijn. Hypomanische toestanden mag men dan ook niet onderschatten, zeker niet bij iemand die al eerder depressies of manieën heeft doorgemaakt.

De depressie die optreedt in het kader van een bipolair syndroom is niet essentieel anders dan de unipolaire depressie, waarvoor we verwijzen naar de beschrijving in hoofdstuk 8.5. Ook depressieve toestanden kunnen alle graden van ernst aannemen, van een lichte somberheid en gebrek aan energie tot aan een psychotische depressie met suïcidaliteit. Slechts het beloop op langere termijn kan uitsluitsel geven of er sprake is van een unipolaire depressie of een bipolaire stoornis.

Tabel 1 Overzicht van de belangrijkste kenmerken en fenomenen passend bij een manie of depressie

	manie	depressie
stemming	eufoor, prikkelbaar	somber
aandacht en concentratie	hypervigiliteit, verhoogd afleidbaar	hypovigiliteit, concentratiestoornis
tempo van het denken	versneld, gejaagd,	vertraagd, geremd
vorm van het denken	verhoogd associatief, vluchtig	gedachtearmoede
inhoud van het denken (evt. wanen)	grootheid, almacht	schuld, zonde, armoede, nihilisme
gevoel van eigenwaarde	zelfoverschatting	waardeloosheid, insufficiëntie
ziekte-inzicht	afwezig	aanwezig
energieniveau	hoog	laag
slaap	hoeft niet te slapen	kan niet slapen
activiteit	toegenomen, niet te stuiten	afgenomen, niet op gang te krijgen
eetlust en libido	toegenomen	afgenomen
spraak	versneld	vertraagd
contact	overrompelend	aarzelend
sociaal gedrag	overactief, expansief, intrusief	teruggetrokken, vermijdend
risico	roekeloosheid, (zelf)destructie	zelfverwaarlozing, suïcide

Bij zowel manische als depressieve toestanden kunnen psychotische verschijnselen optreden, zoals wanen en hallucinaties. De inhoud hiervan kan stemmingscongruent zijn, dat wil zeggen in lijn met de euforische (bijvoorbeeld grootheidswanen) of depressieve (bijvoorbeeld armoedewanen) stemming. Maar psychotische verschijnselen kunnen ook los lijken te staan van de stemming (stemmingsincongruent), zoals achtervolgingswanen zonder de achterliggende gedachte verafgood dan wel verguisd te worden. Daarnaast komen zowel bij manische als depressieve toestanden allerlei andere psychopathologische fenomenen voor, zoals katatonie, angst en paniek.

Na een doorgemaakte manische of depressieve episode (symptomatisch herstel) is er vaak een langer durende weg naar functioneel, persoonlijk en maatschappelijk herstel nodig, waarbij het emotionele, cognitieve en sociale functioneren geleidelijk weer op gang komt. Soms keert iemand niet geheel terug naar het oude niveau. Het symptoomvrije interval kan jaren duren voordat er een nieuwe episode optreedt. Er zijn echter mensen bij wie de stemmingsepisoden kort op elkaar volgen, waardoor de mogelijkheden voor herstel beperkt worden.

Een andere vorm van de bipolaire dimensionaliteit wordt gevormd door een variatie in de frequentie van stemmingswisselingen. Dit zijn mensen die van nature perioden van dagen tot weken hebben met een zekere mate van neerslachtigheid, verminderde energie en gebrek aan inspiratie, en dan weer perioden met aanstekelijke opgewektheid, veel energie en sprankelende creativiteit. Deze wisselende vitaliteit staat veelal los van wat er in hun leven gebeurt en is dan ook niet daardoor te verklaren. Het zit in hun temperament en zij zoeken hiervoor geen hulp. Dit wordt wel *cyclothymie* genoemd, en het is zelfs de vraag of we dit als (psycho-)pathologisch moeten beschouwen. Doorslaggevend is echter of mensen er last van hebben of erdoor gehinderd worden in hun functioneren. Bij frequent optredende stemmingsepisoden van grotere intensiteit spreekt men wel van een *rapid cycling*-beloop.

Dit alles geeft aan dat er bij het bipolaire syndroom naast bovengenoemde kernfenomenen een grote variatie is aan verschijningsvormen tijdens een symptomatische episode en aan longitudinale beloopsvormen. Dit kan de diagnostiek aanzienlijk bemoeilijken. Naast de zogenoemde bipolaire spectrumstoornissen, waarbij overigens perioden met depressieve klachten bij de meeste patiënten overheersen, kunnen kortdurende stemmingswisselingen ook wijzen op instabiele persoonlijkheidsproblematiek (zie hoofdstuk 8.15, persoonlijkheidsyndroom), problemen in de aandacht (zie hoofdstuk 8.14, interactiesyndroom; ADHD) of middelenmisbruik, bijvoorbeeld met amfetaminen. Soms persisteren psychotische verschijnselen nadat de manie of depressie in remissie is gegaan, waarbij men de term *schizoaffectief* gebruikt om dit classificatiedilemma op te lossen.

Bij iemand die voor de eerste keer een psychische decompensatie met overwegend manische verschijnselen doormaakt is het eigenlijk niet juist om al van een bipolair syndroom te spreken omdat men het verdere verloop nog niet kent. Men kan wel kijken naar andere risicofactoren die geassocieerd zijn met een toekomstig bipolair beloop, zoals een familiare belasting en een eerste episode in de adolescentie. Deze zijn echter nooit doorslaggevend voor de prognose. Al met al doet deze variatie vermoeden dat ook de onderliggende genetische, neurobiologische en ontwikkelingspsychologische kwetsbaarheden zeer uiteenlopend zijn.

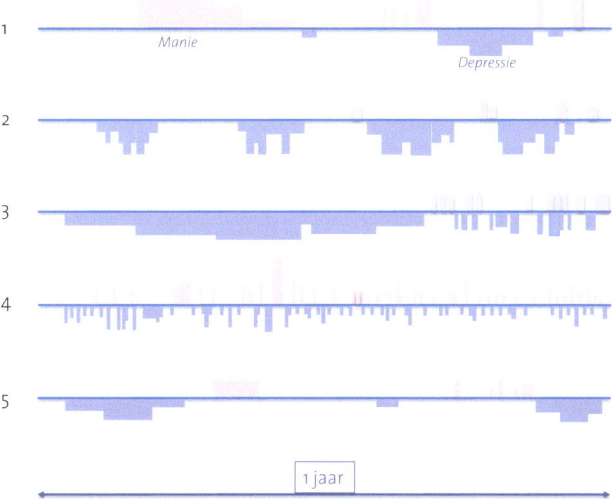

Figuur 1 Heterogene beloopsvormen bij vijf behandelde patiënten met een bipolair syndroom
1 Manische en depressieve episoden. 2 Frequent recidiverende depressies met hypomanie. 3 Langdurige depressie overgaand in gemengde episode. 4 Aanhoudende stemmingsinstabiliteit (ultra-rapid cycling). 5 Depressieve en hypomanische episoden gescheiden door interval.
Prospectieve LifeCharts, © Stanley Foundation Bipolar Network.

Epidemiologie

De grote lijn in wereldwijde epidemiologische studies is dat het bipolaire syndroom voorkomt bij ongeveer 0,5-2% van de bevolking en even vaak bij mannen als bij vrouwen.[5] In Nederland (NEMESIS-II;[6]) werd een lifetime-prevalentie van manie (bipolair type I) en hypomanie samen (bipolair type II) gevonden van 1.2% bij mannen en 1.4% bij vrouwen.

De eerste manifestaties zijn meestal depressieve episoden en veel minder vaak manische episoden; ze treden veelal op tussen het 15e en 25e levensjaar maar ook wel daarna. Het voorkomen van bipolariteit bij prepuberale kinderen is controversieel omdat psychopathologie bij kinderen veel minder eenduidig is. In Nederland is men dan ook erg terughoudend om deze diagnose bij kinderen te stellen. Het bipolair syndroom neigt sterk tot een recidiverend beloop, en dooft niet uit met het stijgen van de leeftijd. Men schat het suïciderisico bij mensen met een bipolair syndroom 20-30 maal hoger dan in de algemene populatie.

Verklaringsmodellen
Biologische modellen

Genetische factoren verklaren naar schatting 85% van de variantie van het bipolaire syndroom.[7] Er zijn vooralsnog geen specifieke genen gevonden die ermee geassocieerd zijn. Er is veel genetische overlap met onder andere het depressieve en psychotische syndroom. Deze transdiagnostische overlap betreft ook vele andere neurobiologische bevindingen, inclusief structurele en functionele beeldvorming van de hersenen. Hieruit kan men afleiden dat de etiologie en pathogenese van psychiatrische verschijnselen niet een rechtstreeks verband hebben met fenotypische syndromen, laat staan met diagnostische categorieën.

Psychologische modellen

De psychoanalyticus Abraham opperde in 1912 dat de manie het resultaat is van mislukte pogingen om een onderliggende depressieve stemming af te wenden. Hoewel deze *manic defense*-hypothese in vergetelheid is geraakt past zij wel enigszins in het klinische beeld dat de manische patiënt niet echt vrolijk is, eerder prikkelbaar en opgefokt, en dat velen ook tijdens een manische episode momenten hebben van angst en somberheid.

Een hedendaagse, cognitieve variant is dat het zelfbeeld van de manische patiënt, indien rechtstreeks onderzocht, weliswaar positief is maar bij indirecte exploratie eerder negatief uitvalt, terwijl bij depressieve toestand beide methoden een negatief zelfbeeld opleveren. Ook bij bipolaire patiënten in een gelijkmoedige stemming werd een opvallend instabiel zelfbeeld gemeten.[8] Cognitieve stijlen die specifiek bij het bipolaire syndroom voorkomen zijn geassocieerd met een neiging tot het nastreven van persoonlijke doelen die tot beloning leiden, perfectionisme, zelfkritiek en autonomie.[9]

Integratieve modellen

Een model dat biologische, psychologische en omgevingsfactoren beoogt te integreren is het *Behavioral Approach System* (BAS) en het *Behavioral Inhibition System* (BIS), dat het opwekken respectievelijk afremmen van doelgericht gedrag aanstuurt.[10] Bij relevante omgevingsprikkels wordt het BAS geactiveerd en initieert doelgericht gedrag door een toename van stemming, zelfvertrouwen, energieniveau en spraakzaamheid. Dit zijn gedragingen die nodig zijn om het doel te kunnen nastreven. Bij het bipolaire syndroom zou er sprake zijn van een disregulatie van dit systeem. Hierdoor treedt er bij gebeurtenissen of omstandigheden die een toename van doelgericht handelen noodzakelijk maken een overmatige activering van het BAS op ('doorschieten'), wat uiteindelijk uitmondt in manische symptomen. Andersom zouden gebeurtenissen die worden gekenmerkt door falen of door oncontroleerbaar verlies gepaard gaan met een disproportionele BAS-deactivering c.q. BIS-activering, resulterend in depressieve symptomen zoals een verminderde activiteit, een afname van energie en anhedonie.

De kindling-hypothese postuleert een interactie tussen psychosociale stress en neurobiologische veranderingen, met name expressie van genen die invloed hebben op de stress-responsiviteit, die het reciderende beloop van het bipolaire syndroom zou kunnen verklaren.[11] Dit model veronderstelt dat levensgebeurtenissen een grote rol spelen bij de eerste ziekte-episoden maar dat in het latere beloop van de ziekte de episoden een meer autonoom karakter krijgen als gevolg van stress-sensitisatie (het steeds gevoeliger reageren op herhaalde stress) en episode-sensitisatie (het steeds gemakkelijker ontregelen van de stemming na herhaalde episoden).

Instabiliteit en verstoring van circadiane ritmen spelen mogelijk een rol bij het ontstaan van een stemmingsepisode.[12] Vooral interferentie met sociale *zeitgebers* (dit is een extern fenomeen dat de interne biologische klok synchroniseert met de licht/donker-cyclus van de aarde) zou een manie kunnen luxeren.[13] Voorbeelden hiervan zijn verstoringen van de regelmaat van het dag/nacht-ritme bij het werken in ploegendiensten, door jetlag, en mogelijk ook de slaapstoornissen die optreden als gevolg van een (langdurige) bevalling en aanleiding kunnen geven tot post partum-decompensatie.

Interventies

Bij de behandeling van het bipolaire syndroom onderscheidt men de *acute behandeling* van een manie of depressie, de *voortgezette behandeling* om de symptomatische remissie te bestendigen en om terugval te voorkomen en de *profylactische onderhoudsbehandeling* om een toekomstig recidief te voorkomen (figuur 2).[14]

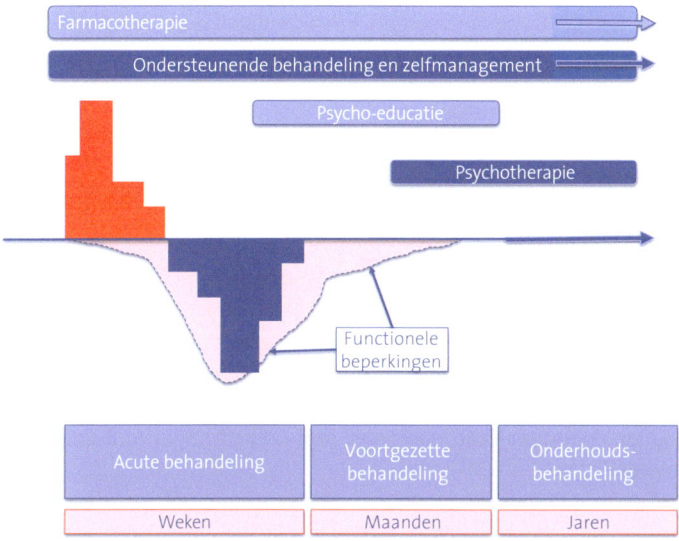

Figuur 2 Fasering van de behandeling van het bipolaire syndroom

Farmacologische interventies
Manie

Gegeven de ernst van een manie zal men veelal kiezen voor krachtig interveniëren waarbij op de korte termijn effectiviteit vooralsnog zwaarder weegt dan eventuele bijwerkingen. De meest effectieve farmacologische interventie bij een manie is behandeling met een antipsychoticum. Indien de manie niet zo ernstig is kan men stemmingsstabilisatoren (lithium of valproïnezuur) overwegen. Lamotrigine is niet effectief tegen manie. Agitatie en slaapstoornissen behandelt men met het toevoegen van een benzodiazepine. Indien de patiënt een antidepressivum gebruikt moet dit worden gestaakt. Als een ingezette behandeling bij een adequate dosering niet binnen twee weken een effect toont moet men een andere medicamenteuze strategie kiezen, zoals het wisselen van medicatie of het combineren een antipsychoticum met een stemmingsstabilisator. Bij een gunstige respons wordt de behandeling ongewijzigd gedurende twee tot zes maanden voortgezet. Nadien moet men besluiten of er een indicatie is voor preventieve onderhoudsbehandeling.

Bipolaire depressie

De behandeling van de bipolaire depressie is minder eenduidig dan die van de unipolaire depressie. Antidepressiva zijn veelal minder effectief en kunnen bij sommige patiënten bovendien tot sterke agitatie of zelfs een manische ontregeling leiden. Daarom schrijft men antidepressiva niet als monotherapie voor maar altijd in combinatie met een stemmingsstabilisator of een antimanisch middel. De atypische antipsychotica quetiapine en olanzapine (deze laatste ook in combinatie met het antidepressivum fluoxetine) zijn effectief bij de bipolaire depressie en beschouwt men als eerste-keuze-middelen. Bij een matig ernstige depressie kan men ook de stemmingsstabilisatoren lithium, valproïnezuur of lamotrigine overwegen. Als een adequaat gedoseerde farmacotherapie niet binnen vier tot zes weken tot een respons leidt moet men een andere strategie overwegen. Ernstige depressies, met name als er sprake is van psychotische verschijnselen, katatonie of suïcidegevaar, kan men ook behandelen met elektroconvulsietherapie (ECT).

Onderhoudsbehandeling

Voor de preventieve onderhoudsbehandeling is lithium nog steeds eerste keuze, en daarna de anticonvulsiva valproinezuur en lamotrigine, en de antipsychotica quetiapine en olanzapine.[14] Lamotrigine is overigens alleen effectief ter voorkoming van depressieve episoden. De evidentie voor de werkzaamheid van lithium is bij farmacotherapeutisch onderzoek in de afgelopen jaren, waarbij het vaak als vergelijkingsstof fungeerde, verder toegenomen. Lithium is effectief in het voorkomen van zowel manische als depressieve episoden. Het moet adequaat worden gedoseerd op geleide van de bloedspiegel, waarbij 0,6 – 0,8 mmol/l als normaal therapeutisch interval wordt aangehouden. Eventueel kan een lager (0,4-0,6) of hoger (0,8-1.2) interval worden aangehouden.

Lithium is in hogere doseringen toxisch en men moet patiënten daarom goed op de hoogte brengen van mogelijke tekenen van lithiumintoxicatie, zoals:
- tremoren, spierzwakte, loopstoornissen;
- misselijkheid, braken, diarree;
- slaperigheid, traagheid en sufheid.

Lithium kan het concentrerend vermogen van de nieren verminderen, waardoor polyurie en polydipsie optreden (diabetes insipidus). Een deel van de met lithium behandelde patiënten krijgt na een langdurige behandeling nierfunctiestoornissen.

Daarnaast kan lithium de schildklierfunctie remmen (hypothyreoïdie), wat door suppletie met levothyroxine is te behandelen. Vanwege deze somatische aspecten moet men regelmatig (tenminste tweemaal per jaar) bloedonderzoek verrichten.[14]

De duur van een onderhoudsbehandeling is moeilijk van tevoren in te schatten maar is tenminste twee tot vijf jaar, of zelfs onbeperkt. Men neemt immers aan dat de onderliggende kwetsbaarheid niet geneest en terugkomt als de medicamenteuze behandeling wordt gestaakt.

Psychologische interventies

De meest toegepaste en effectieve psychologische interventie bij het bipolaire syndroom is psycho-educatie.[15] Deze geeft men bij voorkeur na de acute behandelfase in groepsverband, waarbij zowel patiënten als naastbetrokkenen participeren. Hierbij worden achtergronden van de aandoening en de behandeling toegelicht; voorts wordt een persoonlijk signaleringsplan opgesteld om vroege signalen van een recidief te herkennen en daarop actie te ondernemen.

Daarnaast zijn er enkele specifiek op het bipolaire syndroom afgestemde psychotherapieën.

Bij cognitieve-gedragstherapie (CGT;[16]) bereikt men een afname van klachten door detectie en verandering van disfunctionele gedachten en daaruit voortvloeiend gedrag. De interpersoonlijke en sociale ritme-therapie (IP-SRT;[17]) combineert IPT zoals die oorspronkelijk is ontwikkeld voor depressies met interventies gericht op het verbeteren van een regelmatig circadiane ritme (slaap-waakcyclus, dagactiviteiten, maaltijden, sociale contacten). CGT en IPT kunnen individueel of in groepsverband worden gegeven in de depressieve fase of in het symptoomarme interval.

Gezinsgerichte therapie[18] richt zich op het verbeteren van probleemoplossende en communicatieve vaardigheden binnen een gezin, met als doel de stemming van de patiënt te verbeteren en te stabiliseren.

Al deze psychotherapievormen hebben naast een specifieke focus veel psycho-educatieve elementen en kunnen zowel gericht zijn op depressieve en manische symptomen als op het voorkomen van recidieven. De manische patiënt is doorgaans nauwelijks toegankelijk voor psychotherapie en moet men vooral structureren en begrenzen. De werkzaamheid van deze psychologische interventies is overigens alleen aangetoond in combinatie met farmacotherapie.

Langdurige begeleiding

Essentieel in de acute behandelfase is dat men de patiënt beschermt tegen de potentiële schade die een ernstige manie of depressie teweeg kunnen brengen, inclusief suïcide. Een klinische opname kan noodzakelijk zijn. Bij ernstig gevaar en een gebrekkig ziekte-inzicht is een gedwongen opname veelal onvermijdelijk. De meeste behandelingen vinden echter ambulant plaats. Behandeling is vaak langdurig en van wisselende intensiteit vanwege het recidiverende karakter van de aandoening. Na een acute episode (symptomatisch herstel) moet langere tijd aandacht besteed worden aan functioneel herstel. Dit omvat zowel persoonlijk herstel alsook maatschappelijk herstel (zie ook hoofdstukken 5).

De acceptatie van het gegeven kwetsbaar te zijn om de controle over de stemming en activiteit tijdelijk kwijt te raken is niet gemakkelijk. Niet zelden krijgt iemand pas na enkele doorgemaakte episoden zicht op deze kwetsbaarheid. Vooral de manie blijkt vaak moeilijk als pathologie te accepteren. Een diagnose als bipolair syndroom of 'manisch-depressief', met de implicatie dat het waarschijnlijk om een langdurige, zo niet levenslange aandoening gaat, moet men dan inpassen in het zelfbeeld: welke van mijn gevoelens en gedragingen zijn een uiting van mijn 'gezonde ik' en, en wat hoort bij mijn 'ziekte'? Het feit dat de diagnose slechts hard te maken is op grond van het klachtenpatroon en beloop maakt acceptatie niet gemakkelijker. Het is een steeds terugkerend onderwerp in de behandeling, dat maatwerk in uitleg en aanpak vergt. Dit geldt vooral ook voor het advies om langdurig medicatie te gebruiken, ook in goede perioden.

Manie en depressie hebben grote invloed op de mensen rondom de patiënt: partners, ouders, kinderen, vrienden en collega's. Vooral de manie leidt tot onbegrip en ruzies, nadat men vruchteloze pogingen heeft gedaan om in contact te blijven en bij te sturen. Begeleiding van naastbetrokkenen is dan ook een essentieel onderdeel van de behandeling, zowel in de acute fasen als nadien. In dit verband spreekt men over de triade in de behandeling: patiënt, naastbetrokkene en behandelaar werken samen om de meest passende zorg te bieden.

Literatuur

1. Joffe RT, Young LT, MacQueen GM. A two-illness model of bipolar disorder. Bipolar Disord. 1999;1(1):25-30. PubMed PMID: 11256651.
2. Kraepelin E. Psychiatrie. Ein Lehrbuch für Studirende und Aerzte. II. Band. Sechste Auflage. Leipzig: Verlag Barth; 1899.
3. Kuyck WGE, Vonk R. Cycloide Psychose: een vergeten diagnose? Tijdschrift voor Psychatrie. 2003;45(2):97-108.
4. Merikangas KR, Akiskal HS, Angst J, Greenberg PE, Hirschfeld RM, Petukhova M, et al. Lifetime and 12-month prevalence of bipolar spectrum disorder in the National Comorbidity Survey replication. Arch Gen Psychiatry. 2007;64(5):543-52. doi: 10.1001/archpsyc.64.5.543. PubMed PMID: 17485606; PubMed Central PMCID: PMCPMC1931566.
5. Goodwin FK, Jamison KR. Manic-depressive illness (2e edition). New York: Oxford University Press; 2007.
6. de graaf R, ten Have M, van Dorsselaer S. De psychische gezondheid van de Nederlandse bevolking. NEMESIS-2: opzet en eerste resultaten. Utrecht: Trimbos Instituut; 2010.
7. Barnett JH, Smoller JW. The genetics of bipolar disorder. Neuroscience. 2009;164(1):331-43. doi: 10.1016/j.neuroscience.2009.03.080. PubMed PMID: 19358880; PubMed Central PMCID: PMCPMC3637882.
8. Knowles R, Tai S, Jones SH, Highfield J, Morriss R, Bentall RP. Stability of self-esteem in bipolar disorder: comparisons among remitted bipolar patients, remitted unipolar patients and healthy controls. Bipolar Disord. 2007;9(5):490-5. doi: 10.1111/j.1399-5618.2007.00457.x. PubMed PMID: 17680919.
9. Lam D, Wright K, Smith N. Dysfunctional assumptions in bipolar disorder. J Affect Disord. 2004;79(1-3):193-9. doi: 10.1016/S0165-0327(02)00462-7. PubMed PMID: 15023494.
10. Urosevic S, Abramson LY, Harmon-Jones E, Alloy LB. Dysregulation of the behavioral approach system (BAS) in bipolar spectrum disorders: review of theory and evidence. Clin Psychol Rev. 2008;28(7):1188-205. doi: 10.1016/j.cpr.2008.04.004. PubMed PMID: 18565633; PubMed Central PMCID: PMCPMC2606106.
11. Post RM. Transduction of psychosocial stress into the neurobiology of recurrent affective disorder. Am J Psychiatry. 1992;149(8):999-1010. doi: 10.1176/ajp.149.8.999. PubMed PMID: 1353322.
12. Moore TH, Zammit S, Lingford-Hughes A, Barnes TR, Jones PB, Burke M, et al. Cannabis use and risk of psychotic or affective mental health outcomes: a systematic review. Lancet. 2007;370(9584):319-28. doi: 10.1016/S0140-6736(07)61162-3. PubMed PMID: 17662880.
13. Grandin LD, Alloy LB, Abramson LY. The social zeitgeber theory, circadian rhythms, and mood disorders: review and evaluation. Clin Psychol Rev. 2006;26(6):679-94. doi: 10.1016/j.cpr.2006.07.001. PubMed PMID: 16904251.
14. Kupka RW, Goossens P, van Bendegem M, Daemen P, Daggenvoorde T, Daniels M, et al. Multidisciplinaire Richtlijn Bipolaire Stoornissen. Utrecht: De Tijdstroom; 2015.
15. Colom F, Vieta E, Sanchez-Moreno J, Palomino-Otiniano R, Reinares M, Goikolea JM, et al. Group psychoeducation for stabilised bipolar disorders: 5-year outcome of a randomised clinical trial. Br J Psychiatry. 2009;194(3):260-5. doi: 10.1192/bjp.bp.107.040485. PubMed PMID: 19252157.
16. Basco M, Rush A. Cognitive-behavioral treatment of manic-depressive disorder (2e edition). New York: Guildford Press; 2005.
17. Frank E. Treating bipolar disorder: A clinician's guide to interpersonal and social rhythm therapy. New York: Guildford Press; 2005.
18. Miklowitz DJ. Bipolar disorder: A family-focused treatment (2e edition). New York: Guildford Press; 2008.

Psychose

8.8 Psychosesyndroom

Wim Veling, Lieuwe de Haan en Jim van Os[*]

Inleiding

Er zijn wel honderd definities van psychose te geven. Mensen die zelf ervaring hebben met psychose en professionals uit de GGZ omschreven een psychose als volgt (www.psychosenet.nl/wp-content/uploads/2015/09/Wat-is-psychose.pdf).

> Een ontregeling in betekenisgeving en waarneming met verlies van grip op eigen denken en veranderingen in emotie en gedrag
> Het verlies van alle zekerheden in het leven: lichaam, omgeving, tijdsbesef, identiteit en besef
> Beangstigend en fascinerend tegelijk
> Een verwarde toestand waarin je verkeert, waarbij jij de wereld niet begrijpt en de wereld jou niet
> Verdrinken in mezelf
> Verliezen van grip op de werkelijkheid
> Topsport informatieverwerking

De enorme variatie in beschrijvingen maakt duidelijk dat psychose vele gezichten heeft. Het spreekt tot de verbeelding en is tegelijkertijd mysterieus en ongrijpbaar. Het is heftig, ontregelend, slaat de basis onder je bestaan weg. Een psychose kan zelfs tot ernstige blijvende beperkingen leiden. Tegelijk is het ook zo dat een psychose geen sporen hoeft na te laten, voor sommige mensen een verrijkende ervaring is en niet altijd behandeling nodig heeft. Door deze verschillen in ervaringen, definities en beloopsvormen is er veel discussie over psychose. Wat is psychose, welke vormen van psychose zijn er, kun je ervan herstellen en wat is daar voor nodig? We introduceren de term psychosesyndroom (PS), om recht te doen aan de heterogeniteit van psychose en om duidelijk te maken dat het bij psychose gaat om verschillende clusters van symptomen en problemen, met een grote variatie in zorgbehoefte en beloop.

Beschrijving van het syndroom

Bij PS komt een heel aantal verschillende symptomen voor. Niet iedereen heeft

---

[*] Dr. Wim Veling is psychiater, werkzaam als hoofd Behandelzaken bij de afdeling Psychosen, Universitair Centrum Psychiatrie van het UMC Groningen.
Prof.dr. Lieuwe de Haan is psychiater, werkzaam als hoogleraar Psychotische Stoornissen bij de Universiteit van Amsterdam.
Voor de personalia van prof.dr. Jim van Os zie hoofdstuk 1.

alle symptomen. Alle combinaties komen voor in verschillende mate van ernst. Er wordt onderscheid gemaakt in psychotische, negatieve, cognitieve en affectieve symptomen.

Psychotische symptomen

Hallucinaties zijn zintuiglijke waarnemingen zonder dat er een externe prikkel is. Dit kan optreden in het domein van horen, zien, voelen, proeven en ruiken. Bij PS komen akoestische hallucinaties vaak voor, dat wil zeggen dat mensen geluiden horen die anderen niet waarnemen. Vaak zijn dit stemmen, die negatief commentaar of vervelende opdrachten geven.

Wanen zijn sterke en vaak emotioneel geladen denkbeelden die botsen met de overtuigingen van mensen uit de omgeving maar waarvan iemand stevig overtuigd is, zelfs als er redelijk bewijs voor het tegendeel wordt gepresenteerd. Bovendien veroorzaken wanen problemen in het functioneren: mensen komen alleen te staan in hun rotsvaste overtuiging. En hun gedrag, dat voortkomt uit de wanen, beschouwen anderen als ongepast. Als iemand gelooft dat buitenaardse wezens een chip in haar hoofd hebben geplaatst en haar van afstand besturen is het relatief gemakkelijk om vast te stellen dat dit een waanidee is. Bij de overtuiging de gave te hebben om energieën van andere mensen in kleuren te zien en telepathisch te beïnvloeden is het onduidelijker of dit een waan is. Er zijn namelijk veel mensen die geloven dat zulke dingen mogelijk zijn en bovendien leidt een dergelijke overtuiging vaak niet tot problemen. Het is belangrijk om bij familie of vrienden na te gaan of een denkbeeld passend is bij de sociale en culturele omgeving waarin iemand zich bevindt alvorens een oordeel te geven of het passend is voor een waan of niet.

Negatieve symptomen

Deze term slaat op het verlies van normale psychische functies en is het best te begrijpen als een verandering in de motivatie en het vermogen om de dagelijkse dingen te doen. Het gaat om het vermogen om initiatief te nemen, actief te zijn (apathie), te plannen, knopen door te hakken *(avolitie)*, en om plezier te voelen (anhedonie). Ook het vermogen om via gebaren en psychomotoriek duidelijk te maken welke emoties iemand heeft is aangedaan. Dit zorgt voor een afname of zelfs afwezigheid van gedragskenmerken en emotionele uitingen die de interactie tussen mensen gewoonlijk bepalen. Het geeft het gevoel dat er geen echte ontmoeting of interactie is met de ander. Sommige mensen met negatieve symptomen bewegen weinig. Mensen kunnen letterlijk *(alogie)* en figuurlijk stilvallen. De motor hapert. Motivatieveranderingen zijn moeilijker te behandelen dan psychotische symptomen, terwijl ze wel grote invloed hebben op het dagelijks functioneren.

Cognitieve symptomen

Neurocognitieve functies kunnen bij PS verminderd zijn. De belangrijkste domeinen zijn: snelheid van informatieverwerking, (volgehouden) aandacht, werkgeheugen, verbaal leren, visueel leren en probleemoplossend vermogen. Het beloop van cognitieve problemen varieert. Cognitieve beperkingen zijn vaak tijdelijk maar kunnen ook aanwezig blijven, zelfs als psychotische symptomen verdwenen zijn. Studie of werk kunnen daardoor minder goed gaan vanwege problemen in concentratie of geheugen.

Een ander aspect van cognitie is het vermogen emoties en intenties van andere mensen te herkennen en te begrijpen. Dit noemt men *sociale cognitie* en kan bij mensen met PS verminderd zijn, zoals bij mensen met kenmerken van het *interactiesyndroom* (zie hoofdstuk 8.13). Hierdoor is het voor hen ingewikkeld om zich staande te houden in complexe sociale situaties zoals vriendschappen, een relatie met een partner of op het werk met collega's. Een goede sociale cognitie is op de lange termijn nog belangrijker dan neurocognitie voor sociaal-maatschappelijk functioneren.

Affectieve symptomen

Ernstige depressieve en manische symptomen kunnen samengaan met psychotische verschijnselen, bijvoorbeeld in de vorm van schuldwanen bij een depressie of grootheidswanen bij een manie. Andersom is het begrijpelijk dat psychotische symptomen angst en somberheid veroorzaken. Het is zwaar om stemmen te horen schreeuwen dat je niets waard bent, of je in het nauw gedreven te voelen omdat je ervan overtuigd bent achtervolgd te worden op straat.

Nadat een psychose is verdwenen ontstaan ook vaak depressieve klachten, als mensen zich realiseren wat er allemaal is gebeurd en wat ze hebben verloren.

De laatste jaren is gebleken dat emoties als angst en depressie ook een belangrijke rol spelen bij het ontstaan van psychotische symptomen, doordat ze kunnen leiden tot negatieve interpretatie van gebeurtenissen, vergroten van denkfouten en toename van achterdocht.

Dimensionaliteit en onderverdeling binnen PS

Zonder een psychotisch symptoom (waan en/of hallucinaties) kan er geen sprake zijn van het PS. De andere symptomen zijn begeleidende verschijnselen die niet per se aanwezig hoeven te zijn. De psychotische symptomen variëren sterk in ernst, frequentie en impact. Van mensen die enkel een stem horen of een waan hebben en daar mee weten om te gaan (bijvoorbeeld functioneren binnen de maatschappij), tot patiënten die veel last ervaren van de psychotische symptomen, andere begeleidende symptomen hebben, zeer beperkt zijn en veel zorg nodig hebben. Het PS-continuüm gaat van subsyndromale psychotische symptomen (in de ultra-hoog risicogroep), naar (intermitterende) psychotische syndromen met affectieve en/of cognitieve componenten tot de meest ernstige chronische vorm met beperkt functioneren. Staan affectieve symptomen meer op de voorgrond naast de psychotische symptomen dan is het zaak ook de onderliggende manische, depressieve of angstsymptomen goed in kaart te brengen en te behandelen (figuur 1). Staan cognitieve symptomen op de voorgrond dan kan de psychose secundair zijn aan een cognitief syndroom of aan een interactiesyndroom. Ook bij persoonlijkheidssyndroom, traumasyndroom, dwangsyndroom of verslavingssyndroom kunnen psychotische symptomen aanwezig zijn. Psychose is dus een zogenaamd transdiagnostisch fenomeen: soms staat het op de voorgrond, soms is het meer de op achtergrond in combinatie met andere syndromen.

De beschrijvende diagnose is van belang om de verschillende symptomen in samenhang met elkaar te beschrijven maar ook om de predisponerende, luxerende en onderhoudende factoren in kaart te brengen. Deze beschrijvende diagnose geeft onderbouwd aanwijzingen voor geschikte, op de persoon toegesneden interventies.

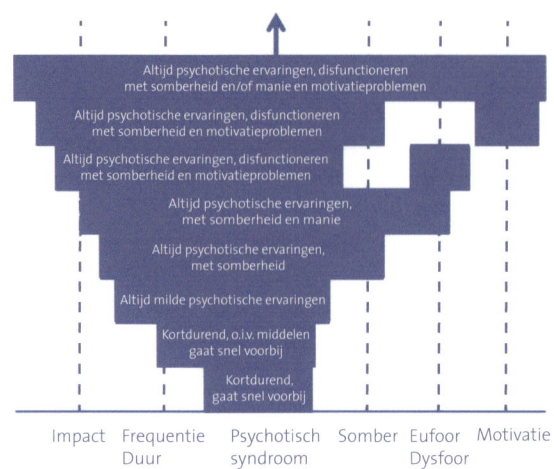

Figuur 1 Continuüm van PS
Frequentie en impact nemen toe, alsmede ernst en aantal symptomen.

Epidemiologie

Psychose komt in verschillende gradaties voor (figuur 2). Uit bevolkingsonderzoeken weten we dat ongeveer 8% van alle mensen weleens een psychotische ervaring heeft gehad; een hallucinatie of een waanidee zonder dat iemand daar last van had of hulp voor zocht.[1] Vier procent van de bevolking heeft psychotische symptomen die wel voor stress en/of een hulpvraag zorgen, en bij 3% van de bevolking zijn de symptomen zodanig ernstig dat er van PS gesproken kan worden. Dat is het geval als de psychotische symptomen frequent, intens en stressvol zijn, gepaard gaan met hierboven beschreven andere symptomen en het normaal functioneren in het dagelijks leven belemmeren. Bij 0,7% van de bevolking bestaan deze klachten en problemen langdurig[2]; conform de internationaal gebruikte diagnostische classificaties spreekt men dan van schizofrenie. De term schizofrenie gebruikt men dus om aan te geven dat ongeveer een kwart van de mensen met PS een relatief ongunstige prognose heeft.

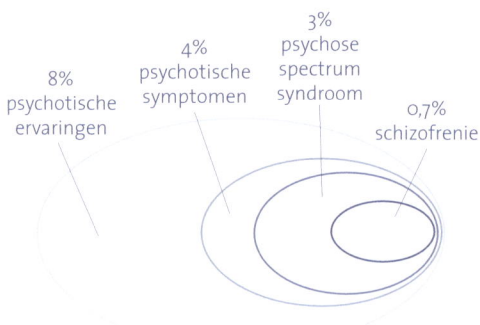

Figuur 2 Gradaties van ernst van psychose.[1]

Op basis van incidentiestudies van psychotische stoornissen in Nederland wordt geschat dat elk jaar ongeveer 3000 mensen voor het eerst een psychose krijgen in het kader van het PS.[3] Een PS ontstaat meestal in de late adolescentie of vroege volwassenheid (tussen 17 en 35 jaar), bij mannen gemiddeld enkele jaren eerder dan bij vrouwen.

Doorgaans zijn psychotische symptomen niet de eerste verschijnselen van het PS. In de periode daarvoor (maanden, soms zelfs jaren) zijn er vaak al subtiele cognitieve problemen en gaat het sociaal functioneren achteruit. Mensen voelen zich mentaal niet zo goed, hebben de neiging om zich terug te trekken, hebben depressieve klachten of zijn angstig. Helaas is het pas achteraf vast te stellen of dit voortekenen van een PS waren (ook wel *prodromen* genoemd), want meestal zijn verschijnselen van mentale onevenwichtigheid in de adolescentie onschuldig en gaan ze gewoon over. De laatste jaren is er veel onderzoek naar manieren om vast te stellen bij wie mogelijke voortekenen, psychotische ervaringen en symptomen uiteindelijk tot het PS zullen leiden en om deze ongunstige ontwikkeling met behandeling te voorkomen.[4]

Het beloop van PS is heel wisselend. Bij 60-70% van de mensen die voor het eerst een psychose krijgen verdwijnen alle psychotische symptomen na start van behandeling helemaal. Uit onderzoeken die mensen met PS langere tijd hebben gevolgd bleek dat na drie tot vijf jaar 40% geen psychotische of negatieve symptomen heeft, 40-50% wel symptomen heeft maar daarbij redelijk functioneert en 10-20% veel symptomen heeft met veel beperkingen in functioneren.[5,6]

Bij de subgroep van mensen die de diagnose schizofrenie krijgt, is het beloop minder gunstig. Een Nederlands onderzoek vond dat 2,5 jaar na de eerste psychose eenderde van de mensen met de diagnose schizofrenie één psychose had gehad met compleet of gedeeltelijk herstel van symptomen maar ook dat 40% onafgebroken psychotische symptomen bleef houden.[7]

Het beloop van symptomen en sociaal functioneren zegt overigens weinig over de vraag of iemand een zinvol en bevredigend leven heeft. Naast de medische dimensie van herstel van symptomen zijn ook de persoonlijke en maatschappelijke dimensies van herstel belangrijk (zie de hoofdstukken 5.2.1 en 5.2.2).

Verklarende mechanismen
Biologische verklaringsmechanismen

Het meeste biologische onderzoek naar psychose is gedaan bij mensen die de diagnose schizofrenie hebben gekregen. Het is uit tweelingonderzoeken al lang bekend dat er een genetische component is bij de diagnose schizofrenie, met een erfelijkheid van rond de 60%.[8] In grote genetische onderzoeken werden heel veel genvarianten – waarschijnlijk duizenden – gevonden, die allemaal geassocieerd zijn met een iets groter risico op het krijgen van de diagnose schizofrenie.[9] Hoe meer van die varianten samen voorkomen des te groter de kans dat men de diagnose schizofrenie krijgt. Aangezien iedere persoon een heel aantal van die genetische risicovarianten voor de diagnose schizofrenie heeft is het onwaarschijnlijk dat genetische aanleg alleen een voldoende verklaring biedt voor het ontstaan van psychose.

Het onderliggende biologische mechanisme van PS is tot op heden niet opgehelderd. Men vermoedt dat psychose te maken heeft met een te sterke dopamine-activiteit in het mesolimbisch gebied in de hersenen. Door een hyperdopaminerge toestand worden prikkels anders ervaren. Zowel innerlijke ervaringen als omgevingsprikkels krijgen een vertekende, vaak versterkte betekenis (overmatige importantie of *salience*). Dit kan een proces in gang zetten dat uitmondt in waanideeën en/of hallucinaties. Door de dopaminetransmissie in dat gebied gedeeltelijk te blokkeren met medicijnen verminderen psychotische symptomen. Negatieve symptomen hangen daarentegen juist mogelijk samen met een te lage dopamine-activiteit in de prefrontale hersenschors. Een andere hypothese gaat uit van een centrale rol voor glutamaat. Middelen die glutamaat-receptoren van het type N-methyl-D-aspartaat (NMDA) blokkeren kunnen psychotische symptomen uitlokken en neurocognitieve problemen veroorzaken die erg lijken op die van het PS. Glutamaat blijkt de dopamine-afgifte te reguleren, waardoor de hyperdopaminerge staat bij psychose secundair zou kunnen zijn aan glutamaat-disfunctie. Er is ook een hypothese over een verband tussen psychose en inflammatie. In het bloed van mensen met het PS is er mogelijk sprake van een verhoogde hoeveelheid antilichamen, cellen en eiwitten die de immuunrespons van het lichaam reguleren. Het immuunsysteem is mogelijk verhoogd geactiveerd, waarbij microglia in de hersenen, geactiveerd door endocriene veranderingen, stress of infecties, het functioneren van hersencircuits zouden verstoren, waardoor psychose kan ontstaan bij mensen die daar gevoelig voor zijn.

Psychologische verklaringsmechanismen

Psychologische modellen van PS hebben zich vooral gericht op het ontstaan van psychotische symptomen.[10] Bij mensen die psychosegevoelig zijn kunnen bepaalde gebeurtenissen de aanzet geven tot een verstoring in waarnemen, denken en emoties. Zintuiglijke prikkels worden versterkt of vertekend ervaren, toevallige gebeurtenissen lijken plotseling met elkaar te maken te hebben en emoties wordt negatiever. Mensen zoeken een verklaring voor deze veranderingen, waardoor waanideeën ontstaan. Denkfouten versterken dit proces, zoals

- de neiging om te snel conclusies te trekken *(Jumping to conclusions)*,
- een te eenzijdige aandacht hebben voor negatieve prikkels (selectieve aandachtsbias),
- moeite hebben met het lezen van de emoties en intenties van anderen *(Theory of Mind*-probleem: zie ook interactiesyndroom hoofdstuk 8.14).

Kwetsbaarheid voor het ontstaan van psychotische symptomen lijkt te maken te hebben met stressgevoeligheid. Mensen die in de loop van hun kindertijd en adolescentie veel negatieve, stressvolle of traumatische gebeurtenissen hebben meegemaakt, zijn vaak gevoeliger voor psychosociale stress.[11] Hun psychologische reactie op grote en ook kleine dagelijkse stressvolle gebeurtenissen is sterker dan bij anderen. In de loop van de adolescentie en vroege volwassenheid kan de stressreactie zo sterk worden dat uiteindelijk de cognitieve en affectieve verstoringen ontstaan die de aanzet vormen tot psychotische symptomen.

Contextuele verklaringsmechanismen

Omgevingsfactoren spelen een belangrijke rol bij het ontstaan van het PS. Traumatische ervaringen op jonge leeftijd (zie hoofdstuk 4.1.3, omgeving) blijken een verhoogd risico op een PS geven. Daarnaast is etnische minderheidsstatus een risicofactor. Epidemiologisch onderzoek heeft aangetoond dat eerste- en tweede-generatie migranten vaker PS krijgen[12], vooral als ze wonen in wijken met relatief weinig anderen van hun etnische groep.[13] In Nederland is het risico het meest verhoogd voor Marokkaanse Nederlanders.[14] Het gebruik van cannabis is ook geassocieerd met het ontstaan van het PS, vooral bij mensen die er op jonge leeftijd mee begonnen en die veel gebruiken.[15]

Gedurende de vroege jeugd opgroeien in een grote stad (urbanisatie) vergroot de kans op een PS later in het leven[16], en volgens sommige studies kunnen ongunstige omstandigheden rond de geboorte, zoals zuurstoftekort, ernstige ondervoeding of een virale infectie van de moeder tijdens de zwangerschap het risico op een PS ook beïnvloeden.

Behandeling

Mensen met een PS verschillen sterk van elkaar in aard en ernst van symptomen, problemen met functioneren en behoefte aan zorg. Behandeling is maatwerk met een focus op: symptomatisch, persoonlijk en maatschappelijk herstel (zie hoofdstukken 5.2, herstel).

Farmacotherapie

Antipsychotische medicatie is effectief tegen wanen, hallucinaties en verwardheid (desorganisatie van het denken). Het werkingsmechanisme berust vooral op het verminderen van de werking van dopamine door het bezetten van dopaminereceptoren in hersengebieden die zijn geassocieerd met de importantie *(salience*, zie ook hoofdstuk 8.13) die mensen toekennen aan hun ervaringen en gedachten en daarmee met de ernst van psychotische symptomen. Beïnvloeding door andere neurotransmitters, zoals serotonine, glutamaat en gamma-amino boterzuur (GABA), lijkt echter ook een rol te spelen. Er bestaan meer dan twintig antipsychotica, die allemaal enigszins verschillen in hun beïnvloeding van verschillende receptoren. Alle antipsychotica werken (in wisselende mate) op dopamine type 2-receptoren. Sommige antipsychotica werken ook op serotonerge, alfa-adrenerge, histaminerge of cholinerge receptoren. Het antipsychotisch effect is voor de meeste medicijnen ongeveer even sterk.[17] Bij een eerste psychose geldt: beginnen met een zo laag mogelijke dosis (haloperidol equivalent 1 mg) en langzaam verhogen als dat nodig is. Vaak is een dosering van 1-2 mg haloperidol equivalent voldoende om de psychotische symptomen te laten verdwijnen. Bij recidiverende psychosen is er meestal een wat hogere dosering vereist (Zorgstandaard Psychotische stoornissen, 2017).

Het receptorprofiel van het medicijn bepaalt niet alleen de antipsychotische werking maar ook ongewenste werkingen die bij het medicament kunnen optreden.

Bewegingsstoornissen worden veroorzaakt door dopamine-blokkade en komen dus relatief vaak voor bij medicijnen die sterk antidopaminerg werken.
- Bij dystonie verkrampen spieren, waardoor een abnormale houding ontstaat die pijnlijk kan zijn.
- Acathisie is innerlijke onrust, waardoor iemand het gevoel heeft steeds te moeten bewegen.
- Bij sommige mensen ontstaat er na langere tijd gebruik van antipsychotica *tardieve dyskinesie*: onwillekeurige en doelloze bewegingen van spieren rond de mond, in de romp of in ledematen.

Negatieve symptomen kunnen door dopamineblokkade veroorzaakt of verergerd worden:
- metabole ontregelingen of metabool syndroom: gewichtstoename, stijging van cholesterol, triglyceriden en glucose;
- sedatie en slaperigheid;
- seksuele functiestoornissen.

Voorafgaand aan de start met medicatie en regelmatig daarna is het aangewezen om deze bijwerkingen te blijven volgen. Daarvoor is regelmatig lichamelijk onderzoek en aanvullend laboratoriumonderzoek nodig. Als bijwerkingen optreden zijn de opties: zo mogelijk de dosering van de medicatie verlagen of switchen naar een ander middel. Soms kan een aanvullend medicijn bijwerkingen verminderen, zoals een anticholinergicum bij dystonie of metformine bij gewichtstoename.

Een aparte plaats neemt clozapine in, dat mogelijk een sterker antipsychotisch effect heeft dan de andere medicijnen[18] maar vanwege relatief veel en mogelijk gevaarlijke bijwerkingen in de praktijk pas wordt ingezet als twee andere antipsychotica onvoldoende effect hebben gehad. Bij ongeveer 1% van de clozapinegebruikers ontstaat agranulocytose, een sterke daling van witte bloedcellen die noodzakelijk zijn voor de afweer tegen infecties.

Psychologische behandeling

Cognitieve gedragstherapie (CGT) en, in mindere mate, Mindfulness, Acceptance and Commitment Therapy (ACT) en stemmenhoren groepstherapie worden bij verschillende symptomen van een PS ingezet (zie www.gedachtenuitpluizen.nl en www.psychosenet.nl). De mate waarin deze psychologische behandelingen bewezen effectief zijn op groepsniveau varieert maar bij individuele patiënten kunnen ze soelaas bieden. Hallucinaties verdwijnen niet door psychotherapie maar negatieve gedachten over de betekenis en macht van de stemmen of beelden kan men wel leren bijstellen. Bij stemmen horen zijn er daarnaast veel manieren om ze de baas te worden of er beter mee te leren omgaan. Door afleiding te zoeken of door activiteiten waarbij je taalgebieden in je hersenen activeert (praten, zingen, rekensommen of sudoku's maken) worden de stemmen vaak minder.

Negatieve symptomen zijn bij sommige mensen voor een deel te verklaren door medicatie, die verminderd kan worden maar ook door demoralisatie. Men geeft het als het ware op omdat veel dingen niet zo goed lukken als vroeger. Met psychotherapie en een stapsgewijze activatie (gestructureerd activiteitenprogramma), waarin men succes ervaart, kan men deze demoralisatie bestrijden en de apathie verminderen. Een andere verklaring is dat mensen door hun psychotische ervaringen overspoeld raken en in zichzelf gekeerd raken, waardoor zij minder contact kunnen maken. Met het afnemen van de wanen en hallucinaties zou dan ook een verbetering van negatieve symptomen kunnen optreden.

Omdat trauma vaak voorkomt bij mensen met het PS kan een psychologische traumabehandeling nodig zijn, met EMDR of *imaginary exposure*-therapie. Lang bestond het idee dat zulke behandelingen bij een PS niet verantwoord waren omdat mensen er psychotischer van zouden worden maar traumabehandeling bij het PS is mogelijk en effectief.[19]

Psychologische interventies die zich richten op familieleden van mensen met een PS zijn erg belangrijk maar zet men in de praktijk weinig in. Ze kunnen helpen om een opname te voorkomen, risico op terugval in psychose te verkleinen, cannabisgebruik te verminderen, en natuurlijk ook om familieleden te ondersteunen de zorg vol te houden. Er bestaan verschillende methodieken, zoals training van interactievaardigheden, motiverende gespreksvoering maar ook groepsbijeenkomsten van meerdere families met hun zieke familielid, die van elkaar leren hoe ze het beste kunnen omgaan met klachten en gedrag die samenhangen met PS.

Contextuele interventies

Mensen met PS hebben dezelfde wensen en doelen als andere burgers. Afhankelijk van de ernst van de symptomen (zeker bij cognitieve symptomen) missen patiënten met een PS soms de vaardigheden en de hulpbronnen om concrete doelen te kiezen, te behalen en te behouden. Hoe moet het verder, hoe kunnen stappen gezet worden, wat is nodig om de doelen te bereiken en hoe is eventuele ondersteuning daarbij te realiseren? Methoden zoals de Individuele Rehabilitatie Benadering (IRB, zie hoofdstuk 5.2.3) helpen om dit proces systematisch aan te pakken.

Eén van de belangrijkste doelen van veel mensen met een PS is om weer mee te doen in de maatschappij. Door de psychose zijn ze vaak uitgevallen op allerlei sociale rollen. Meedoen betekent school of werk weer oppakken, vriendschappen en een partnerrelatie aangaan of herstellen. Sociaal-psychiatrische begeleiding richt zich hier dan ook bij uitstek op. Bij veel behandelteams zijn jobcoaches betrokken, die een netwerk hebben met allerlei werkgevers, om patiënten aan regulier betaald werk te helpen. Uitgangspunt bij de zogeheten Individuele Plaatsing en Steun (IPS)-methode is dat de wensen van de patiënt centraal staan en dat men iemand snel ergens plaatst en *on the spot*, in overleg met de werkgever, traint om de baan vol te houden. Het percentage van mensen met een PS die hiermee aan het werk komen kan hiermee stijgen van 15% tot wel 60%.

Cognitieve problemen staan succesvol werken in de weg. Cognitieve Remediatie Therapie (CRT) is ontwikkeld om geheugen, planning en aandacht te verbeteren. Dit is in bescheiden mate mogelijk en lijkt het beste te helpen als mensen tegelijkertijd ook in het dagelijks leven kunnen toepassen wat ze hebben getraind. Deze behandeling kan men het beste aanbieden in combinatie met programma's, zoals IPS, die deelname aan werk, school of andere sociale bezigheden bevorderen.

Een schokkend gegeven is dat mensen met ernstige vormen van het PS gemiddeld 15-20 jaar korter leven dan mensen zonder een psychiatrische aandoening. Dat heeft voor een deel te maken met onvoldoende lichaamsbeweging, een ongezond eetpatroon, roken en stress. Antipsychotische medicijnen kunnen bovendien lichamelijke complicaties geven, zoals overgewicht en diabetes. In de behandeling hoort dan ook veel aandacht te zijn voor lichamelijke gezondheid. Bij leefstijlinterventies moet men rekening houden met medicatiegebruik en negatieve symptomen, die veranderingen moeilijker maken. Als het lukt om meer te bewegen is dat niet alleen goed voor de lichamelijke gezondheid, er zijn aanwijzingen dat ook psychiatrische symptomen en neurocognitief functioneren kunnen verbeteren bij mensen met een PS.

In toenemende mate is aandacht voor persoonlijk herstel en het bieden van 'herstelgerichte' zorg. In het begin van het PS zijn mensen overweldigd door de klachten. Later ontdekken de meeste mensen met vallen en opstaan dat het PS niet hun leven hoeft te beheersen, dat hun identiteit niet wordt bepaald door psychische belemmeringen. Ervaringswerkers kunnen goed helpen bij deze persoonlijke ontdekkingstocht. Ook zijn de lotgenotengroepen belangrijk, waarbij mensen elkaar steunen en ervaringen uitwisselen over herstel. Een methodiek die bij persoonlijk herstel wordt ingezet is bijvoorbeeld het *Wellness and Recovery Action Plan* (WRAP; zie www.hee-team.nl/wrap-in-nl). Veel mensen ervaren problemen op het gebied van intimiteit en seksualiteit. Dit wordt vaak uit het oog verloren terwijl een goede analyse kan bijdragen aan oplossingen.

Tenslotte staat het bestrijden van negatieve stereotypen over psychose hoog op de agenda. In de maatschappij bestaat helaas een verkeerd beeld van psychose. Men ziet mensen met PS vaak als crimineel, gevaarlijk, eng of achterlijk. Ook in de gezondheidszorg bestaan deze vooroordelen, waardoor somatische en ook psychische hulp soms niet goed wordt geleverd. Interventies kunnen erop gericht zijn mensen met het PS weerbaarder te maken tegen negatieve stereotypen, bijvoorbeeld door overwegingen en manieren aan te reiken rond de vraag of iemand wel of niet wil vertellen over het PS in relaties of werksituaties. Iemand met een PS kan ook negatieve onjuiste opvattingen over het PS op zichzelf gaan betrekken – men spreekt wel van geïnternaliseerd stigma of zelfstigma. Zelfstigma kan leiden tot een *selffulfilling prophecy*. Als je gaat geloven dat je niet in staat bent een goede baan te behouden omdat je een PS hebt is de kans groot dat dit inderdaad mislukt. Trainingen om zelfstigma te verminderen gebruiken twee strategieën: veranderen van zelfstigmatiserende opvattingen en attitudes enerzijds en anderzijds verbeteren van het zelfbeeld en aanleren van weerstandtechnieken, zoals de aandacht verplaatsen naar andere aspecten van de persoonlijke identiteit.

Literatuur

1. van Os J, Linscott RJ, Myin-Germeys I, Delespaul P, Krabbendam L. A systematic review and meta-analysis of the psychosis continuum: evidence for a psychosis proneness-persistence-impairment model of psychotic disorder. Psychol Med. 2009;39(2):179-95. doi: 10.1017/S0033291708003814. PubMed PMID: 18606047.
2. McGrath J, Saha S, Chant D, Welham J. Schizophrenia: a concise overview of incidence, prevalence, and mortality. Epidemiol Rev. 2008;30:67-76. doi: 10.1093/epirev/mxn001. PubMed PMID: 18480098.
3. Veling W, Van der Wal M, Jansen S, van Weeghel J, Linszen DH. Handboek vroege psychose. Utrecht: SWP; 2012.
4. Fusar-Poli P, Borgwardt S, Bechdolf A, Addington J, Riecher-Rossler A, Schultze-Lutter F, et al. The psychosis high-risk state: a comprehensive state-of-the-art review. JAMA Psychiatry. 2013;70(1):107-20. doi: 10.1001/jamapsychiatry.2013.269. PubMed PMID: 23165428; PubMed Central PMCID: PMCPMC4356506.
5. Bertelsen M, Jeppesen P, Petersen L, Thorup A, Ohlenschlaeger J, Le Quach P, et al. Course of illness in a sample of 265 patients with first-episode psychosis--five-year follow-up of the Danish OPUS trial. Schizophr Res. 2009;107(2-3):173-8. doi: 10.1016/j.schres.2008.09.018. PubMed PMID: 18945593.
6. Lambert M, Naber D, Schacht A, Wagner T, Hundemer HP, Karow A, et al. Rates and predictors of remission and recovery during 3 years in 392 never-treated patients with schizophrenia. Acta Psychiatr Scand. 2008;118(3):220-9. doi: 10.1111/j.1600-0447.2008.01213.x. PubMed PMID: 18699954.
7. Selten JP, Veen ND, Hoek HW, Laan W, Schols D, van der Tweel I, et al. Early course of schizophrenia in a representative Dutch incidence cohort. Schizophr Res. 2007;97(1-3):79-87. doi: 10.1016/j.schres.2007.07.008. PubMed PMID: 17683911.
8. Lichtenstein P, Yip BH, Bjork C, Pawitan Y, Cannon TD, Sullivan PF, et al. Common genetic determinants of schizophrenia and bipolar disorder in Swedish families: a population-based study. Lancet. 2009;373(9659):234-9. doi: 10.1016/S0140-6736(09)60072-6. PubMed PMID: 19150704; PubMed Central PMCID: PMCPMC3879718.
9. Schizophrenia Working Group of the Psychiatric Genomics C. Biological insights from 108 schizophrenia-associated genetic loci. Nature. 2014;511(7510):421-7. doi: 10.1038/nature13595. PubMed PMID: 25056061; PubMed Central PMCID: PMCPMC4112379.
10. Garety PA, Kuipers E, Fowler D, Freeman D, Bebbington PE. A cognitive model of the positive symptoms of psychosis. Psychol Med. 2001;31(2):189-95. PubMed PMID: 11232907.

11 Varese F, Smeets F, Drukker M, Lieverse R, Lataster T, Viechtbauer W, et al. Childhood adversities increase the risk of psychosis: a meta-analysis of patient-control, prospective- and cross-sectional cohort studies. Schizophr Bull. 2012;38(4):661-71. doi: 10.1093/schbul/sbs050. PubMed PMID: 22461484; PubMed Central PMCID: PMCPMC3406538.
12 Bourque F, van der Ven E, Malla A. A meta-analysis of the risk for psychotic disorders among first- and second-generation immigrants. Psychol Med. 2011;41(5):897-910. doi: 10.1017/S0033291710001406. PubMed PMID: 20663257.
13 Veling W, Susser E, van Os J, Mackenbach JP, Selten JP, Hoek HW. Ethnic density of neighborhoods and incidence of psychotic disorders among immigrants. Am J Psychiatry. 2008;165(1):66-73. doi: 10.1176/appi.ajp.2007.07030423. PubMed PMID: 18086750.
14 Veling W, Selten JP, Veen N, Laan W, Blom JD, Hoek HW. Incidence of schizophrenia among ethnic minorities in the Netherlands: a four-year first-contact study. Schizophr Res. 2006;86(1-3):189-93. doi: 10.1016/j.schres.2006.06.010. PubMed PMID: 16839747.
15 Moore TH, Zammit S, Lingford-Hughes A, Barnes TR, Jones PB, Burke M, et al. Cannabis use and risk of psychotic or affective mental health outcomes: a systematic review. Lancet. 2007;370(9584):319-28. doi: 10.1016/S0140-6736(07)61162-3. PubMed PMID: 17662880.
16 Vassos E, Pedersen CB, Murray RM, Collier DA, Lewis CM. Meta-analysis of the association of urbanicity with schizophrenia. Schizophrenia Bulletin. 2012;38(6):1118-23.
17 Leucht S, Cipriani A, Spineli L, Mavridis D, Orey D, Richter F, et al. Comparative efficacy and tolerability of 15 antipsychotic drugs in schizophrenia: a multiple-treatments meta-analysis. Lancet. 2013;382(9896):951-62. doi: 10.1016/S0140-6736(13)60733-3. PubMed PMID: 23810019.
18 Samara MT, Dold M, Gianatsi M, Nikolakopoulou A, Helfer B, Salanti G, et al. Efficacy, Acceptability, and Tolerability of Antipsychotics in Treatment-Resistant Schizophrenia: A Network Meta-analysis. JAMA Psychiatry. 2016;73(3):199-210. doi: 10.1001/jamapsychiatry.2015.2955. PubMed PMID: 26842482.
19 van den Berg DP, de Bont PA, van der Vleugel BM, de Roos C, de Jongh A, Van Minnen A, et al. Prolonged exposure vs eye movement desensitization and reprocessing vs waiting list for posttraumatic stress disorder in patients with a psychotic disorder: a randomized clinical trial. JAMA Psychiatry. 2015;72(3):259-67. doi: 10.1001/jamapsychiatry.2014.2637. PubMed PMID: 25607833.

8.9 Dissociatief syndroom

Onno van der Hart en Suzette Boon[*]

Beschrijving van het syndroom

Alle psychische functies, zoals bewustzijn, perceptie, lichaamsbeleving (waaronder sensorische gewaarwording), emotie en gedrag, zijn bij gezonde mensen geïntegreerd en beïnvloeden elkaar voortdurend. De mate van integratie van deze functies in iemands persoonlijkheid is bepalend voor het functioneren. Een gebrek aan integratie kan leiden tot een dissociatieve opdeling, hoe rudimentair of complex ook, van iemands persoonlijkheid, ofwel van het gehele dynamische, biopsychosociale systeem dat de kernmerkende mentale en gedragsmatige handelingen van een persoon bepaalt.[1,8]

Er is nog veel discussie over wat nu precies dissociatieve symptomen zijn. Volgens sommige auteurs vormen zij een continuüm, met aan het ene uiteinde verschijnselen als *dagdromen* en de zogenaamde *highway trance*, alsmede lichte depersonalisatie- en derealisatie-verschijnselen, en aan het andere uiterste de meest extreme vorm van dissociatie: ernstige dissociatieve amnesieën en identiteitswisselingen, ofwel de *dissociatieve identiteitsstoornis* (DIS).[2] Zij spreken hierbij van *normale* en *pathologische* dissociatie. Deze visie is steeds vaker aan kritiek onderhevig. Andere auteurs spreken dan ook uitsluitend van dissociatie wanneer er een opdeling van de persoonlijkheid, hoe rudimentair ook, kan worden vastgesteld.[3,4] Zij zijn van mening dat verschijnselen als *dagdromen* en *highway trance*, maar ook sommige vormen van depersonalisatie en derealisatie, niet per definitie zijn te herleiden tot een dissociatieve opdeling van de persoonlijkheid. Zij vonden in onderzoek dat patiënten die zouden lijden aan het zogeheten dissociatief syndroom, grote verschillen in aard en ernst maar ook in de beschrijving van dissociatieve verschijnselen, variërend van geheugenproblemen, depersonalisatie, derealisatie en identiteitsproblemen.[4-6] Absorptie- en depersonalisatieverschijnselen doen zich vaak voor als onderdeel van andere psychische syndromen zoals een psychosesyndroom, angst- of stemmingssyndroom, stress-traumasyndroom, persoonlijkheidssyndroom of het eet- en voedingssyndroom. Zij kunnen zich ook voordoen bij *psychisch gezonde* mensen, bijvoorbeeld als gevolg van oververmoeidheid of forse spanningsklachten.

De verschillende theoretische opvattingen, de variabiliteit aan uitingen van symptomen en symptoomcomplexen en de daarmee gepaard gaande verwarring over het begrip dissociatie kunnen zorgen voor een vertraging in de diagnostiek, alsmede onder- als overdiagnostisering van patiënten met een dissociatief syndroom. We spreken nu uitsluitend van dissociatie, wanneer een opdeling van de persoonlijkheid, hoe

---

[*] Prof.dr.Onno van der Hart is klinisch psycholoog, emeritus hoogleraar psychopathologie bij de Universiteit Utrecht.

Dr. Suzette Boon is klinisch psycholoog en werkzaam als psychotherapeut in haar eigen praktijk.

rudimentair ook, kan worden vastgesteld. Is er alleen sprake van derealisatie of depersonalisatie dan kan dit zonder (ernstige) betekenis zijn of er moeten andere syndromen worden overwogen. Volgens deze opvatting is de kern van het dissociatief syndroom het bestaan van twee of meer dissociatieve delen van de persoonlijkheid, die op bepaalde momenten het bewustzijn en handelen van de persoon domineren en/of dat van binnenuit beïnvloeden. Deze opdeling van de persoonlijkheid komt tot uiting in positieve en negatieve dissociatieve verschijnselen (zie hieronder). Zij kunnen allerlei gradaties vertonen in ernst, frequentie en impact. Echter, ongeacht wat men nu onder dissociatie wil verstaan, het is essentieel dat clinici het onderscheid kunnen maken tussen dergelijke symptomen en de genoemde absorptieverschijnselen.

Dissociatieve delen van de persoonlijkheid vervullen functies en kunnen een uiteenlopend aantal verschillende mentale en gedragsmatige handelingen omvatten. Zij kunnen in latente staat verkeren of, wanneer geactiveerd, sequentieel (elkaar opvolgend) of parallel (gelijktijdig) aanwezig zijn. Elk dissociatief deel van de persoonlijkheid omvat minimaal zijn eigen, tenminste rudimentair eerste-persoonsperspectief. Elk dissociatief deel kan, in principe, interacteren met andere dissociatieve delen en met iemand anders (zoals de therapeut).

Er zijn twee prototypen van dissociatieve delen te onderscheiden. Het ene prototype heeft betrekking op de delen die gericht zijn op het functioneren in het dagelijks leven en angstvallig vermijdend zijn ten opzichte van het andere prototype, namelijk de delen die de traumatische herinneringen *bewaren* of omvatten. Dergelijke dissociatieve delen kunnen geactiveerd worden door een trigger die overeenkomt met de oorspronkelijke traumatiserende situatie. Hierdoor krijgen de traumatische herinneringen het karakter van herbelevingen in de vorm van flashbacks of meer complete herhalingen van de oorspronkelijk traumatische ervaringen *(re-enactments)*.[3] In het laatste geval kunnen dergelijke dissociatieve delen het bewustzijn en de bijbehorende emoties, gedragingen en lichamelijke sensaties overnemen van het deel dat doorgaans het dagelijkse leven leidt.

Hoewel in eerste instantie een integratief falen is deze opdeling van de persoonlijkheid ook een adaptatie: de persoon kan in zijn dagelijks leven doorgaans toch in meerdere of mindere mate blijven functioneren. Het levert echter ook grote beperkingen op omdat dissociatieve delen met traumatische ervaringen niet steeds op afstand gehouden kunnen worden. Deze delen en hun ervaringen kunnen het dagelijks leven ontregelen in de vorm van flashbacks, angsten, depressies, hallucinaties, onbegrepen angstklachten, eetproblemen en ernstige slaapproblemen met onder andere nachtmerries. Hoe meer de dissociatieve delen die de traumatische herinneringen bewaren het bewustzijn gaan domineren, hoe slechter de persoon doorgaans georiënteerd is in het heden en kan functioneren in het dagelijks leven. Vanuit de beleving van dergelijke delen reageren mensen op vastliggende defensieve manieren op al dan niet vermeend gevaar, zoals zij tijdens de traumatiserende gebeurtenis deden.

Dissociatieve symptomen kunnen worden ingedeeld als negatief of positief en psychoform (cognitief-emotioneel) of somatoform (sensorimotorisch).[3,7]

Tabel 1 Psychoforme en Somatoforme Dissociatieve Symptomen

	psychoform (cognitief-emotioneel)	somatoform (sensorimotorisch)
negatief	amnesie (blokken 'tijd kwijt'; fugues, dingen gedaan hebben die men zich niet herinnert) depersonalisatie derealisatie verlies van vaardigheden	verlies van sensatie en motorische controle, waaronder anesthesie, analgesie, contracturen, dissociatieve blindheid, dissociatieve aphonie
positief	flashbacks cognitieve en emotionele intrusies van dissociatieve delen positieve psychotische symptomen; onder andere stemmen horen, paranoïde wanen	pijn, onvrijwillige bewegingen zoals tics pseudo-epileptische aanvallen sensorische percepties sensorimotorische intrusies van dissociatieve delen

Epidemiologie

De prevalentie van het dissociatief syndroom in de algemene bevolking varieert van 1.7 tot 18%; bij de meest complexe variant van het dissociatief syndroom (DIS) betreft het 1.1 tot 3.1%. Bij psychiatrische patiënten loopt de prevalentie van het dissociatief syndroom uiteen van 4-8 tot 21%, met een prevalentie van DIS van 1,2-7%.[8] Een deel van de verschillen in prevalentie valt te verklaren door:
- de locatie van de betreffende instelling; in een wijk met veel getraumatiseerde mensen vond men een prevalentie van het syndroom van 30%;[9]
- het gebruik van verschillende diagnostische interviews.[11]
- comorbide syndromen die het zicht op de dissociatie vertroebelen.[8]

Onderdiagnostiek van het dissociatief syndroom is om deze redenen te verwachten.

Verklaringsmodellen

Verklaringsmodellen vanuit het biopsychosociale systeem sluiten elkaar wederzijds niet uit. Zo hebben de psychologische verklaringsmodellen in hoge mate betrekking op reacties van het individu op zijn omgeving.

Biologische verklaringsmodellen

Traumatisering is geassocieerd met genetische veranderingen en hypothalamus-hypofyse-bijnieras (HPA)-disfunctie (zie hoofdstuk over stress).

Onderzoek naar de onderliggende biologische (brein)processen bij dissociatie is beperkt, waarbij men zich vooral richt op het DIS gezien de complexiteit en relatieve autonomie van de te onderscheiden dissociatieve delen. Beeldvormend onderzoek beschrijft een *emotioneel deel* en een *ogenschijnlijk normaal* deel van de persoonlijkheid, die verschillend reageren op aangeboden stimuli. Het ogenschijnlijk normale deel reageert hetzelfde op neutrale en traumatische stimuli als controle-proefpersonen, terwijl het emotionele deel heftiger reageert op traumatische stimuli in diverse hersengebieden die ook geassocieerd zijn met een problematische posttraumatische stressproblematiek.[12, 13]

Psychologische verklaringsmodellen

Het meest gebruikte psychologische verklaringsmodel van het dissociatief syndroom is het zogenoemde *traumamodel* (TM). Daar tegenover staat het zogenoemde *fantasiemodel* (FM). Beide modellen zijn evenwel in hoofdzaak gericht op de meest complexe en ernstigste variant: DIS.

Traumamodel (TM)

Traumatische ervaringen liggen ten grondslag aan het bestaan van het dissociatief syndroom; bij de complexere vormen zien we vaker chronische vroegkinderlijke traumatisering.[5] Bij potentieel traumatiserende gebeurtenissen ontstaat er een opdeling van de persoonlijkheid in twee of meer dissociatieve delen wanneer het individu het vermogen mist om dergelijke bedreigende ervaringen te integreren. Binnen het TM zijn tal van variaties waaraan verschillende theoretische opvattingen over het concept dissociatie ten grondslag liggen. Soms beschouwt men alleen negatieve dissociatieve symptomen als depersonalisatie en derealisatie als dissociatief van aard en worden de positieve dissociatieve symptomen over het hoofd gezien, zoals dissociatieve reacties (bijvoorbeeld flashbacks) waarin iemand voelt en handelt alsof zij de traumatiserende gebeurtenis opnieuw beleeft.[1] Ook blijven de somatoforme (sensorimotorische) dissociatieve symptomen nog te vaak onderbelicht, mede doordat zij in de DSM-traditie als *conversiesymptomen* worden aangeduid. In dergelijke gevallen is er een gevaar voor vals-negatieve diagnoses.

> Een voorbeeld van een dissociatief somatoform symptoom is de contractuur van een hand *(main d'accoucheur)* van een patiënte: restverschijnsel van een gebroken pols ten gevolge van een verkeersongeval en drie operaties, waarvoor geen medische verklaring kon worden gevonden. Bij nader onderzoek bleek dat een bepaald deel van haar persoonlijkheid de contractuur in stand hield. Zij was het deel dat het verkeersongeluk had veroorzaakt in een poging zich te suïcideren. Zij hield de contractuur in stand 'omdat dan toch al iets dood is.' Voor haar was de bijbehorende fysieke pijn, die het dissociatieve deel dat in het dagelijks leven functioneerde niet voelde, beter te verdragen dan de emotionele pijn van eenzaamheid.

Fantasiemodel (FM)

Volgens het FM, dat zich vooral richt op de meest complexe vorm van het dissociatief syndroom (DIS), gaat het om een sociale constructie, een door patiënt en therapeut gedeelde fantasie, die vooral kan ontstaan als gevolg van suggestieve beïnvloeding door de therapeut bij daarvoor vatbare patiënten. Hiermee is het FM ook een contextueel verklaringsmodel.

Contextuele verklaringsmodellen

Sociale achtergronden en actuele omgevingsfactoren zijn geïntegreerd in de hierboven besproken psychologische verklaringsmodellen. Volgens het TM zijn bij de complexe vormen van het dissociatief syndroom ernstige emotionele verwaarlozing en mishandeling, fysieke mishandeling en/of seksueel misbruik, begonnen in de (vroege) kindertijd belangrijke verklarende factoren. De impact is des te heviger als de eigen ouders hieraan schuldig zijn.[13] Het ontbreken van enige steun of troost hierbij, die integratie van de traumatische belevingen zou kunnen bevorderen, draagt bij aan het voortbestaan van de dissociatie van de persoonlijkheid.

Voor het FM hebben de omgevingsfactoren louter betrekking op de suggestieve beïnvloeding van de media, ruimere socioculturele verwachtingen en uiteindelijk de therapeut van de patiënt. Deze beïnvloeding zou dan zowel betrekking hebben op het geloof dat men aan DIS lijdt, als op het geloof dat men een geschiedenis van traumatisering (in het bijzonder seksueel misbruik) heeft.

Interventies

Bij het dissociatief syndroom dienen interventies gebaseerd te zijn op zorgvuldige diagnostiek. Hierbij gaat het niet alleen om de aard, frequentie en ernst van de dissociatieve symptomen maar is het tevens van belang breder te kijken: de organisatie van de persoonlijkheid, de ernst van vroege gehechtheidsproblemen en comorbiditeit.[14,15] Psychologische interventies voor het dissociatief syndroom hebben de voorkeur.[16] Dit neemt niet weg dat men vaak psychologische interventies in combinatie met farmacologische en contextuele interventies moet toepassen.

Farmacologische interventies

Er bestaat geen evidentie dat farmacologische interventies het dissociatief syndroom kunnen genezen, ofwel tot een (her)integratie van de persoonlijkheid kunnen leiden. Wel kunnen zij een – soms noodzakelijke – ondersteuning van de psychologische interventies vormen, bijvoorbeeld als schokbrekers.[16] De te onderscheiden dissociatieve delen van de persoonlijkheid kunnen verschillend reageren op medicatie.
- Antidepressiva worden het meest gebruikt voor de behandeling van depressieve of posttraumatische symptomatologie.
- Anxiolytica worden soms gebruikt voor behandeling op korte termijn van hevige angst of bij slaapproblemen. Deze medicatie dient kortdurend te worden voorgeschreven om gewenningsproblemen te voorkomen.
- Antipsychotica kan men voorschrijven, in een lage dosering, ten behoeve van angstreductie en het bevorderen van meer rust.

Al deze middelen zijn alleen effectief als zij onderdeel vormen van een psychologische aanpak, inclusief het overleg met de betrokken dissociatieve delen. Naarmate de psychologische interventies, eventueel ondersteund door medicijnen, een positief effect sorteren, hebben patiënten in de regel minder medicatie nodig.[16] Alert blijven op afbouw van psychofarmaca is dus essentieel.

Psychologische interventies

Bij de eenvoudige varianten van het dissociatief syndroom, waarbij er sprake is van een rudimentaire opdeling van de persoon in een deel dat (stabiel) functioneert in het dagelijks leven en een deel dat de traumatische herinnering bewaart, kan men in de regel een kortdurende therapie toepassen.[17] Men kan dan volstaan met een korte fase, gericht op stabilisatie en het leren hanteren van intense emoties en flashbacks.

Zodra de patiënt beter in staat is zijn of haar emoties te reguleren kan de behandeling zich vervolgens richten op de integratie van de traumatische herinneringen. Een veel gebruikte methode daarvoor is EMDR *(Eye Movement Desensitisation and Reprocessing)*, maar ook andere methoden zoals hypnotische benaderingen, cognitieve gedragstherapie (CGT) en *prolonged exposure*. Bij dergelijke directe toepassingen van traumagerichte benaderingen is het van groot belang om eerst na te gaan of de betreffende traumatische herinnering (en het bijbehorend dissociatieve deel van der persoonlijkheid) al dan niet het topje van de ijsberg vormt. Hiervoor kan amnesie bestaan. Het risico is dat de confrontatie met het trauma kettingreacties teweegbrengt van gereactiveerde dissociatieve delen en hun traumatische herinneringen, waarvoor de weerbaarheid van de patiënt onvoldoende is.

Bij de meer *complexe* variaties van het dissociatief syndroom, met aanwijzingen voor het bestaan van een groter aantal dissociatieve delen, is derhalve een fasegerichte benadering de *standard of care*.[16] Een fasegerichte benadering bestaat in grote lijnen uit de volgende drie fasen, elk met zijn eigen specifieke taken en uitdagingen:
- het bevorderen van veiligheid, stabilisering, symptoomreductie en het zich eigen maken van vaardigheden;
- de behandeling van traumatische herinneringen; en
- het (re)integreren van de persoonlijkheid en rehabilitatie.[3]

Het behandelmodel is spiraalvormig, dat wil zeggen dat de verschillende fasen elkaar meer zullen afwisselen naarmate het dissociatief syndroom complexer van aard is. Een fasegerichte benadering kent doorgaans twee complementaire dimensies, die beide als uitgangspunt hebben dat de dissociatie van de persoonlijkheid in stand wordt gehouden door een aantal fobieën, die geleidelijk aan overwonnen moeten worden; de kernfobie is die van de traumatische herinneringen.

De eerste benadering is gericht op de therapeutische relatie en staat in het teken van het overwinnen van de angst van de patiënt – c.q. van de te onderscheiden dissociatieve delen van zijn persoonlijkheid – voor het aangaan van een samenwerkings- en vertrouwensrelatie met de therapeut. Een belangrijk aandachtspunt hierbij is dat tal van patiënten ernstige gehechtheidsproblemen hebben, hetgeen de ontwikkeling van een stabiele therapeutische relatie ernstig kan belemmeren.[18]

De tweede benadering is probleemoplossend van aard en richt zich vooral op de samenwerking tussen de dissociatieve delen onderling. De patiënt leert daarbij niet alleen (in fase 1) om beter met klachten en symptomen om te gaan maar leert ook dat deze vaak een uiting zijn van een poging van de dissociatieve delen om bepaalde problemen op te lossen (bijvoorbeeld, zelfbeschadiging om overmatige spanning te verminderen). De samenwerking tussen de delen binnenin wordt bevorderd zodat zij meer en meer gaan functioneren als een *team* (in plaats van een innerlijke anarchie of dictatuur). Het overwinnen van de fobie van andere delen, met name delen die agressief en zelfdestructie vertonen of de oorspronkelijke daders imiteren, is daarbij een hoofdopgave.[3, 20] De patiënt moet hiertoe gaan inzien dat deze dissociatieve delen zijn ontstaan om hem of haar als kind te beschermen voor nog meer geweld door de dader(s).

Goed teamwerk van de dissociatieve delen is essentieel voor het werk in fase 2, waarin de traumatische herinneringen stap voor stap geïntegreerd zullen worden: het delen van de traumatische herinneringen tussen de dissociatieve delen en met de therapeut, om op die manier uit hun gevangenschap in *traumatijd* bevrijd te worden.

Dit maakt ook de weg vrij voor fase 3, waarin de dissociatieve delen, ontdaan van hun herbelevingen, geleidelijk aan één kunnen worden: de (re)integratie van de persoonlijkheid. De patiënt zal steeds beter in staat zijn om een leven in het heden op te bouwen en zijn blik op de toekomst te richten, terwijl tegelijkertijd het traumatische verleden door hem gerealiseerd wordt en met rouwreacties gepaard zal gaan (zie voor een uitvoerigere beschrijving van de doelen, taken en technieken van fasegerichte behandeling.[3,19]

Contextuele interventies

Men dient de psychologische interventies veelal te ondersteunen door contextuele interventies gericht op de omgevingsfactoren die de dissociatie van de persoonlijkheid in stand houden. Tal van patiënten met complexe vormen van het dissociatief syndroom leven in sociale en maatschappelijke omstandigheden die het oplossen van de problematiek c.q. het integreren van de persoonlijkheid in de weg staan. Hiertoe moeten vooral de contacten met de traumatiserende ouders, met daarin soms doorgaand misbruik, gerekend worden. Het geldt ook voor het ontbreken van werk of een goede dagstructuur en een gezond netwerk van sociale contacten (zie ook de hoofdstukken over omgevingsfactoren en herstel).

De behandeling zal dan ook eclectisch moeten zijn en mede bestaan uit sociaalpsychiatrische, farmacotherapeutische en gerichte psychotherapeutische interventies.

Casus

Mevrouw K. is een 35-jarige alleenstaande vrouw die zich aanmeldt bij een polikliniek voor eetstoornissen met fors ondergewicht. Daarnaast rapporteert zij al langer slecht te slapen. Zij is sinds haar 20ste jaar meerdere malen in behandeling geweest voor eetproblemen (vooral ondergewicht maar ook boulimia nervosa), depressieve- en angstklachten. Zij heeft zowel individuele als groepstherapie gehad. Haar klachten lijken steeds te wisselen. Zij heeft een parttime baan als verpleegkundige in een verzorgingstehuis voor demente bejaarden en werkt vooral in nachtdiensten. Zij heeft geen idee waarom haar eetproblemen opnieuw zijn toegenomen. Bij het zorgvuldig uitvragen van recente belastende ervaringen vertelt zij over een incident op haar werk waarbij een mannelijke patiënt erg agressief gedrag vertoond had. Sinds die tijd heeft zij meer moeite om in slaap te komen en heeft ze soms last van nachtmerries. De nachtmerries gaan over situaties van vroeger maar daar wil ze liever niet over spreken. Ze zegt dat ze dat allemaal achter zich heeft gelaten. Zij ziet geen samenhang met haar huidige eetproblemen. In het gesprek lijkt patiënte soms wat afwezig en meerdere malen niet goed gehoord te hebben wat er wordt gevraagd. Tijdens een vervolgintake lijkt zij zich niet alles meer te herinneren van het eerste gesprek. Zij vertelt dat zij seksueel is misbruikt als kind. Zij vraagt aan de behandelaar of de nachtmerries daarmee te maken kunnen hebben. Ook meldt ze zich soms af te vragen of ze dingen verzint. Hoewel zij gemotiveerd is om wat te gaan doen aan het ondergewicht lijkt zij hier in de eerste maanden van de individuele psychotherapie nauwelijks enige greep op te krijgen. Haar behandelaar besluit haar voor nader onderzoek te verwijzen in verband met mogelijke dissociatieve klachten. Uit dit onderzoek wordt duidelijk dat patiënte ook in het heden geheugenverlies heeft. Zij vertelt dat zij blijkbaar ' slaapwandelt' omdat zij soms 's morgens in de keuken komt en merkt dat zij blijkbaar wat heeft gegeten. Ook heeft zij laxantia gevonden. Ze weet niet of ze die gebruikt maar ze kan zich niet herinneren deze zelf gekocht te hebben. Met moeite vertelt zij dat zij soms uit haar lichaam treedt en dan van een afstand naar zichzelf kijkt en zichzelf ziet handelen. Dit gebeurt regelmatig op haar werk. Ze voegt toe dat ze vroeger dacht dat iedereen dit kon. Ook kan ze zich soms niet herinneren dat ze is gaan werken, waarbij ze zich opeens op haar werk bevindt. Hetzelfde vertelt zij over de nachten: ze weet niet altijd wanneer ze naar bed is gegaan en hoe de avond is verlopen. Er is veel schaamte en angst maar ook enige opluchting om dit te delen. Ze maakt geen contact meer als de onderzoeker vraagt of ze ooit stemmen hoort.

Alle gegevens bij elkaar maken duidelijk dat patiënte lijdt aan een dissociatief syndroom, waarschijnlijk DIS omdat zij ook amnesie lijkt te hebben in haar dagelijks functioneren. Zij wordt verwezen naar een specialistisch centrum voor de behandeling van dissociatieve stoornissen. In de loop van de behandeling blijkt dat verschillende delen van haar persoonlijkheid hun emoties reguleren door te veel of juist helemaal niet te eten. Al deze delen bewaren traumatische herinneringen. Een deel dat met regelmaat stopt met eten lijkt geactiveerd te worden door bepaalde situaties op het werk en de angst om zwanger te worden. Dit 14-jarig deel zit als het ware nog vast in *traumatijd*: het blijkt indertijd een traumatische abortus te hebben ondergaan na misbruik door haar vader. Een behandeling van een complex dissociatief syndroom is nooit kort, maar mevrouw K. heeft in de loop der tijd steeds meer controle gekregen over haar eetproblemen. Haar dissociatieve delen leerden intern steeds beter samen te werken en zij maakte zich constructievere manieren van emotieregulering eigen. Uiteindelijk kon zij in een volgende fase van de behandeling traumatische herinneringen integreren, waardoor de eetproblematiek geheel verdween. Ook werd hiermee een belangrijke vooruitgang naar de integratie van haar persoonlijkheid geboekt.

Conclusie

Het dissociatief syndroom omvat een groep van problemen die kunnen ontstaan door traumatische ervaringen, de meer complexe vormen door ernstige vroegkinderlijke traumatisering. Patiënten met een dissociatief syndroom presenteren zich doorgaans met diverse andere psychische klachten, waardoor men de dissociatieve organisatie van iemands persoonlijkheid gemakkelijk over het hoofd ziet. Als gevolg hiervan worden deze patiënten vaak jarenlang, doorgaans met weinig succes en steeds weer met andere klachten, gerelateerd aan de traumatisering, behandeld. Aldus is vroegdetectie van dissociatieve symptomatologie en het begrijpen van het klachtenpatroon vanuit de onderliggende dissociatie van de persoonlijkheid essentieel.

Literatuur

1. American Psychiatric Association A. DSM-5: Diagnostic and Statistical Manual of Mental Disorders. Washinton DC.: APA.; 2013.
2. Bernstein EM, Putnam FW. Development, reliability, and validity of a dissociation scale. J Nerv Ment Dis. 1986;174(12):727-35. PubMed PMID: 3783140.
3. Van der Hart O, Nijenhuis E, Steele K. Het belaagde zelf: Structurele dissociatie en de behandeling van chronische traumatisering. Amsterdam: Boom; 2010.
4. Boon S. Multiple personality disorder in the Netherlands. Lisse: Swets & Zeitlinger; 1993.
5. Boon S, Draijer, N. Screening en diagnostiek van dissociatieve stoornissen. Lisse: Swets & Zeitlinger; 1995.
6. Waller NG, Putnam FW, Carlson EB. Types of dissociation and dissociative types: A taxonomic analysis of dissociative experiences. Psychological Methods. 1996;1:300-21.
7. Nijenhuis ER, Van der Hart O. Dissociation in trauma: a new definition and comparison with previous formulations. J Trauma Dissociation. 2011;12(4):416-45. doi: 10.1080/15299732.2011.570592. PubMed PMID: 21667387.
8. Sar V. Epidemiology of dissociative disorders: An overview. Epidemiology Research International. 2011;2011(Article ID 404538):8.
9. Foote B, Smolin Y, Kaplan M, Legatt ME, Lipschitz D. Prevalence of dissociative disorders in psychiatric outpatients. Am J Psychiatry. 2006;163(4):623-9. doi: 10.1176/appi.ajp.163.4.623. PubMed PMID: 16585436.
10. Friedl MC, Draijer N. Dissociative disorders in Dutch psychiatric inpatients. Am J Psychiatry. 2000;157(6):1012-3. doi: 10.1176/appi.ajp.157.6.1012. PubMed PMID: 10831486.
11. Schlumpf YR, Nijenhuis ER, Chalavi S, Weder EV, Zimmermann E, Luechinger R, et al. Dissociative part-dependent biopsychosocial reactions to backward masked angry and neutral faces: An fMRI study of dissociative identity disorder. Neuroimage Clin. 2013;3:54-64. doi: 10.1016/j.nicl.2013.07.002. PubMed PMID: 24179849; PubMed Central PMCID: PMCPMC3791283.
12. Schlumpf YR, Reinders AA, Nijenhuis ER, Luechinger R, Van Osch MJ, Jancke L. Dissociative part-dependent resting-state activity in dissociative identity disorder: a controlled FMRI perfusion study. PLoS One. 2014;9(6):e98795. doi: 10.1371/journal.pone.0098795. PubMed PMID: 24922512; PubMed Central PMCID: PMCPMC4055615.
13. Freyd JJ. Betrayal trauma: The logic of forgetting childhood trauma. Cambrige MA: Harvard University Press; 1996.
14. Boon S. The treatment of traumatic memories in DID: Indications and contra-indications. Dissociation. 1997;10:65-80.
15. Steele K, Boon S, Van der Hart O. trauma-related dissociation: A practical integrative approach. New York: Norton; 2017.
16. International Society for the Study of Trauma and Dissociation. Guidelines for treating dissociative identity disorder in adults, third revision. Journal of Trauma & Dissociation. 2011;12(2):115-87.
17. Van der Hart O. Trauma, dissociatie en hypnose (4e gewijzigde druk). Lisse: Swets & Zeitlinger; 2003.
18. Draijer N, Langeland W, Boon S. Klinische diagnostiek van complexe traumagerelateerde stoornissen. In: Vermetten E, Kleber RJ, Van der Hart O, red.. Handboek posttraumatische stress-stoornissen. Utrecht: De Tijdstroom; 2012. p. 491-510.
19. Boon S, Steele K, Van der Hart O. Omgaan met traumagerelateerde dissociatie: Vaardigheidstraining voor patiënten en hun therapeuten. Amsterdam: Pearson; 2012.

Slapen

8.10 Slaap-waaksyndroom

*Loes Gabriëls**

Inleiding

Slapen doen we allemaal en we weten al lang dat een voldoende lange en goede slaap onderdeel is van een gezonde levenswijze. Het is een levensbehoefte, net als voedsel, water en zuurstof. En net als eten, drinken en ademen hebben we maar in beperkte mate controle over dit gebeuren. In tegenstelling tot voedsel, water en zuurstof die we van buitenaf opnemen is slaap een intern proces, beïnvloedbaar door externe factoren. Te weinig slapen, teveel slapen, niet kunnen slapen, niet kunnen wakker blijven, dag-nacht ritme omkeren, jetlag, slaapwandelen: slapen lijkt een heel ingewikkelde vaardigheid. Nochtans kunnen we het vanaf onze geboorte allemaal maar is er een grote variatie in slaapduur en -behoefte.

Beschrijving van het slaap-waaksyndroom

Slaap is een dagelijks terugkerende toestand van verminderd bewustzijn waarin lichamelijke en psychische functies herstellen. Slaapgebrek blijkt het functioneren van onze hersenen sterk te beïnvloeden en heeft een negatieve impact op uiteenlopende cognitieve en executieve functies zoals geheugen, concentratievermogen, woordvinding, reactiesnelheid, besluitvorming en planningsvermogen. Daarnaast beïnvloedt het onze emoties en fysieke gezondheid.

Mensen ervaren regelmatig problemen met hun slaap. De perceptie van het eigen slaap-waakpatroon en onze houding tegenover slaap speelt hierin een belangrijke rol. Bovendien berusten klachten over slapen en waken vaak op irreële verwachtingen omtrent de slaap. Een volwassene slaapt gemiddeld 7 à 8 uur per nacht. Sommigen komen met minder slaap toe (kortslapers), anderen slapen gemiddeld langer (langslapers). Deze slaapduur is sterk individueel bepaald en verandert met de leeftijd.[1] Een korte slaapduur betekent dus niet automatisch een slaapstoornis.

Ontregeling van ons slaap-waaksysteem is in eerste instantie een klacht, een symptoom, eerder dan een apart syndroom. De ernst van de klacht staat niet altijd in rechtstreekse verhouding tot de impact op het dagelijks functioneren. Gezien de frequentie en regelmaat waarmee we slapen en de complexe biologische en mentale basisvoorwaarden die nodig zijn voor een gezond slaap-waakpatroon kan het bijna niet anders dan dat het slaap-waakpatroon wel eens ontregelt. Als dit slechts af en toe gebeurt hoeven we daar geen hinder van te ondervinden. Het wordt pas een probleem wanneer het slaap- en waakritme zodanig ontregeld is dat ons dagelijks functioneren en onze levenssfeer er ernstig door verstoord geraakt. Soms is de impact van een ge-

---

* Prof.dr. Loes Gabriëls is psychiater, was eerder hoogleraar aan de Katholieke universiteit Leuven en werkt momenteel bij het UPC van de KU Leuven (Campus Gasthuisberg) en in haar eigen praktijk.

stoorde slaap op onze waaktoestand of van een gestoord waakpatroon op onze slaap zo ernstig dat de patiënt zijn of haar psychische problemen primair als een slaap-waaksyndroom ervaart,[2] en de andere eruit voortvloeiende psychische klachten en symptomen als secundair hieraan.

Vanuit dit psychiatrisch perspectief is het slaap-waaksyndroom onder te verdelen in drie groepen:
- wanverhouding slaaphoeveelheid versus slaapbehoefte;
- afwijkingen van het slaap-waakritme;
- rare fenomenen tijdens de slaap.

Wanverhouding slaaphoeveelheid versus slaapbehoefte

Slaapbehoefte wordt sterk erfelijk bepaald en beïnvloed door hieronder genoemde factoren. De variabiliteit van slaapbehoefte tussen individuen is groot maar is opmerkelijk stabiel per individu.

Er bestaat een sterke evolutie van de slaap tijdens onze levensloop.[3] Bij onze geboorte slapen we gemiddeld 16,5 uur per etmaal, terwijl ouderen nog maar gemiddeld 6,5-7 uur slapen. Niet enkel de kwantiteit daalt met de leeftijd, ook de slaapkwaliteit neemt af, met in een toenemende slaapfragmentatie en een vermindering van de hoeveelheid diepe slaap. Maar dit hoeft niet noodzakelijk een probleem te zijn. Vaak vullen ouderen hun slaap aan met een dutje overdag.

Slaapbehoefte wordt beïnvloed door:
- erfelijk factoren;
- leeftijd;
- afname kwantiteit met de leeftijd;
- afname kwaliteit met de leeftijd;
- omgevingsfactoren (licht/donker, temperatuur, stilte/omgevingslawaai);
- activiteit (beweging);
- lichamelijke/psychische problemen;
- medicatie voor lichamelijke/psychische problemen;
- middelenmisbruik.

Te weinig slaap
Insomnia

Insomnia betekent dat mensen problemen ondervinden met inslapen, doorslapen of te vroeg wakker worden. Er wordt voldoende slaaptijd voorzien, in een geschikte slaapomgeving, maar er wordt op chronische basis niet voldaan aan de slaapbehoefte. Dit leidt ertoe dat mensen onvoldoende uitgerust geraken.

Een bijzondere vorm in deze categorie is paradoxale insomnia, wat men voorheen slaapmisperceptie noemde. Hierbij hebben patiënten de stellige ervaring nauwelijks of in het geheel niet te slapen, terwijl men bij objectief slaaponderzoek een duidelijk langere periode van slaap meet.

Vaak ontstaat acute slapeloosheid na een duidelijk uitlokkend moment, zoals een stressvolle gebeurtenis. Deze acute insomnia kan spontaan verdwijnen of overgaan in chronische insomnia. Ondanks het verdwijnen van de uitlokkende stressor blijven er insomniaklachten omdat onderhoudende factoren (te lang in bed blijven liggen, negatieve associaties ten aanzien van het bed en de slaapkamer, piekeren) de insomnia laten voortduren.

Slaapdeprivatie

Bij slaapdeprivatie lukt het slapen wel goed maar wordt er te weinig tijd voorzien om aan de slaapbehoefte te voldoen. Het gaat hier als het ware om een zelfopgelegd slaaptekort. In onze drukke maatschappij vinden steeds meer mensen slaap tijdverlies. We kunnen het lichtniveau beheersen door een eenvoudige tik op de schakelaar. Hierdoor kunnen we boeiende dingen beleven op de momenten die óns best uitkomen. Onze dagen zijn goed gevuld en te kort, dus stappen we af van ons natuurlijk ritme. We willen slapen wanneer het ons uitkomt en vinden het lastig als onze biologische klok dat tegenwerkt. Als we niet aan onze slaapbehoefte voldoen bouwen we een slaapschuld op met negatieve gevolgen op onze levenskwaliteit overdag.

Chronisch slaaptekort

Chronisch slaaptekort (ten gevolge van insomnia of slaapdeprivatie) leidt tot functieverlies overdag, met bijvoorbeeld moeheid, slaperigheid, aandachts-, concentratie- of geheugenstoornissen, prikkelbaarheid en verminderde motivatie als gevolg. We zijn minder alert en maken meer fouten. Creativiteit, groei en geheugenconsolidatie komen in het gedrang. Daarnaast geven ze soms aanleiding tot een toestand van overdrive: we merken niet meer dat onze cognitieve functies door slaaptekort verder achteruitgaan en ook de subjectieve vermoeidheid bereikt een plafond. Wat ook verder achteruitgaat zijn onze psychomotore vaardigheden, met soms dramatische fouten en ongevallen als gevolg.

Teveel slaap (hypersomnia)

Excessieve slaperigheid overdag, zonder dat hieraan een verstoring van de kwaliteit van de nachtelijke slaap ten grondslag ligt. Bepalend hierbij is dat deze slaperigheid zich voordoet ondanks voldoende slaap 's nachts en een normaal circadiaan ritme. De slaperigheid leidt vaak tot meer slaapperiodes overdag, die echter niet steeds een verkwikking of gevoel van herstel opleveren. Een gebrek aan alertheid overdag kan echter een ernstige belemmering zijn voor het functioneren in onze samenleving, met bijvoorbeeld een verhoogd risico op ongevallen thuis, op de werkvloer of in het verkeer.

De meest voorkomende oorzaak van overmatige slaperigheid overdag bij jonge mensen is een zelfopgelegd chronisch slaaptekort en valt onder slaapdeprivatie. Ook wel gedragsmatige hypersomnia genoemd. Hypersomnia gaat frequent samen met geheugenproblemen, aandachts- en concentratiestoornissen, chronische hoofdpijn en excessieve transpiratie.

Afwijkingen van het slaap-waakritme

Aan stoornissen van het slaap-waakritme ligt een ontregeling van de biologische klok ten grondslag. Die ontregeling kan endogeen zijn of door externe factoren worden uitgelokt. Ze gaat gepaard met verstoord slapen 's nachts, en/of overmatige slaperigheid overdag.

In een normale populatie komen ochtend- en avondmensen voor en vaak is dit een familiaal (zowel door genetische- als omgevingsfactoren bepaald) gegeven. De fase waarop iemand slaapt bepaalt zijn chronotype. Met uitzondering van narcolepsie behoeven het vooruitgeschoven of vervroegd slaap-waakritme en het uitgesteld of vertraagd slaap-waakritme enkel behandeling bij een ernstige impact op het functioneren op school, werk en/of in het sociale leven.

Vooruitgeschoven of vervroegd slaap-waakritme

Wanneer mensen extreem vroeg naar bed willen en in slaap vallen, en ook erg vroeg wakker worden zijn er argumenten voor een vooruitgeschoven of vervroegd slaap-waakritme. Op zich is hun slaapduur eigenlijk normaal, maar verschoven naar een erg vroeg tijdstip. Meestal kunnen deze mensen zich in redelijke mate aanpassen aan de maatschappelijke eisen, maar ze ondervinden soms moeilijkheden of beperkingen bij sociale contacten.

Uitgesteld of vertraagd slaap-waakritme

Bij het uitgesteld of vertraagd slaap-waakritme is de voornaamste klacht dat men niet op de gewenste tijd in slaap kan vallen. Ernstige inslaapstoornissen treden op wanneer men op een normale bedtijd (22.00-23.00 uur) wil gaan slapen. Als men later naar bed gaat, gaat het inslapen vlot en is de slaap ongestoord en normaal van lengte. Het slaap-waakritme is naar een uitgesproken later tijdstip verschoven zodat patiënten pas diep in de nacht in slaap kunnen vallen en laat op de dag wakker worden. Indien men echter vroeger moet opstaan dan gewenst (in verband met werk, school of andere verplichtingen), ontstaat snel een te groot slaaptekort. Vaak wordt dit uitgestelde of vertraagde slaap-waakritme gedragsmatig geïnduceerd. Bijvoorbeeld bij adolescenten met een slechte slaap-waakhygiëne omdat ze zich overgeven aan gamen en digibesitas. Of bij volwassenen en ouderen met weinig dagstructuur omdat ze vaak tot 's avonds laat televisie kijken of op internet actief zijn,

Deze verschuiving van het slaap-waakritme zorgt, enerzijds door een tekort aan lichtblootstelling overdag, anderzijds door overmatige blootstelling aan kunstlicht 's avonds, voor een opschuiving van het circadiaan ritme naar latere uren. Uitgesteld slaap-waakritme kan ook vóórkomen in het kader van andere psychiatrische syndromen zoals binnen het interactiesyndroom.

Variabel slaap-waakritme (ploegendienst)

Al geruime tijd vergt onze maatschappij een 7x24 uurs beschikbaarheid van diensten. Parallel hieraan ontwikkelt zich een algemene trend naar flexibelere werktijden en werkperiodes met glijdende aanvangstijden. Hierdoor worden we letterlijk uit een vast slaap-waakritme gezogen, bijvoorbeeld bij ploegendienst. Soms zijn de ploegendiensten vast (bijvoorbeeld steeds nachtdienst: een circadiane mismatch) maar soms roteren ze, waardoor eenzelfde individu steeds naar een ander slaap-waakritme moet omschakelen.

Jetlag

Lange oost- of westwaartse vliegreizen veroorzaken een tijdelijke mismatch tussen de interne biologische klok en de externe tijdsaangevers (ook wel *Zeitgeber* genoemd), bekend onder de naam jetlag. Tijdsaangevers zijn externe elementen die ervoor zorgen dat onze biologische klok gesynchroniseerd wordt en gelijk gaat lopen met de periode van de plaatselijke licht/donkerafwisseling. Degelijke tijdsaangevers zijn in eerste plaats de lichtintensiteit, maar verder ook tijdstip van activiteiten (werk/rust) en maaltijden. Bij jetlag ontstaan problemen van in- of doorslapen, slaperigheid en verminderde waakzaamheid, concentratie- en geheugenproblemen en vaak ook een verstoorde maag/darmwerking.

Ongewone fenomenen tijden de slaap (parasomnieën)

Parasomnieën gaan gepaard met ongewenste en onverwachte gebeurtenissen of ervaringen ín de slaap, of bij de overgang van waak naar slaap, of bij het ontwaken.

De fenomenen slaapwandelen en pavor nocturnus *(sleep terror)* ontstaan op kinderleeftijd, maar kunnen ook bij volwassenen voorkomen. Ze doen zich voor vanuit de diepe slaap. Pavor nocturnus is een kortdurende aanval tijdens de eerste helft van de slaap, waarin kinderen gillend wakker worden en erg angstig zijn maar zich dat naderhand niet meer kunnen herinneren. In tegenstelling tot het ontwaken vanuit een nachtmerrie. Als ze zich al iets herinneren is het een vaag angstgevoel of een vaag beeld van iets angstaanjagends. Personen reageren bij het wakker worden nauwelijks op troost of geruststelling.

REM-*sleep behavior disorder* (RBD) is de belangrijkste REM-slaapgebonden parasomnie. Tijdens een normale REM-slaap treedt een volledige verlamming van de skeletspieren op (atonie). Bij RBD ontbreekt deze verlamming waardoor (abnormale) bewegingen tijdens de REM-slaap voorkomen en patiënten hun droombeleving kunnen uitvoeren.

Overige ongewone fenomenen tijdens de slaap zijn geïsoleerde slaapverlamming, nachtelijke eetbuien, slaapgerelateerde hallucinaties, *catatherenie* (katachtig kreunen), *exploding head syndrome*. Bij dit laatste syndroom hoort de patiënt explosies van geluid of ziet hij lichtflitsen bij het indoezelen. Soms komen ze enkele malen per nacht tijdens het inslapen voor, waardoor men niet meer durft te slapen. Deze aandoening is goedaardig.

Diagnostiek

De diagnostiek van het slaap-waaksyndroom start met een grondige anamnese om de duur en ernst van de slaapklachten in kaart te brengen. Het bijhouden van een slaap-waakdagboek, met eventueel bijkomende informatie over alcohol-, medicatie- en druggebruik is hierbij zeer nuttig om beïnvloedende factoren en/of oorzaken vast te stellen.

Afwijkingen van het slaap-waakritme kan men vaststellen door het tijdstip te bepalen waarop de melatonine-productie in gedempt licht op gang komt *(dim light melatonin onset,* DLMO). Dit gebeurt aan de hand van speekselstalen maar de betrouwbaarheid en validiteit zijn nog onvoldoende getest waardoor men ze nog niet gebruikt in de klinisch praktijk.

Polysomnografie (PSG) is de gouden standaard voor het objectiveren van een groot aantal slaapstoornissen. Vooral bij hypersomnolentie gebruikt men deze diagnostische techniek om onderliggende organische pathologie uit te sluiten. PSG berust op de registratie van fysiologische parameters via lichaamssignalen en video (EEG, ademhalingsfrequentie, -inspanning, -geluid, spierspanning, oxymetrie, oog- en beenbeweging, ECG en bloeddruk) gedurende de nacht. PSG kan aanwijzingen geven over pulmonologische of neurologische gebeurtenissen die de slaap verstoren. Ook overdag kan men met behulp van fysiologische parameters slaperigheid (multipele slaaplatentie-testen (MSLT)) of waakzaamheid *(maintenance of wakefullness test* (MWT)) objectiveren. Voor het kwantificeren van insomnia klachten is het bijhouden van een slaap-waakdagboek erg nuttig.

Epidemiologie

Epidemiologische gegevens over de prevalentie van insomnia lopen zeer sterk uiteen, naargelang de gebruikte criteria en de onderzoeksmethode. Bij weinig restrictieve criteria rapporteert 33-76% van de algemene bevolking klachten die te kaderen zijn binnen insomnia. In de huisartsenpraktijk varieert de prevalentie van insomnia met verminderd functioneren tot gevolg tussen 10% en 34%.[4] Een recent overzichtsartikel rapporteert een prevalentie voor insomnia (volgens welomschreven) criteria van 18.5%.[5]

Er zijn geen exacte gegevens bekend over het voorkomen van hypersomnia in de algemene bevolking maar een brede schatting ligt tussen 0,002%–0,010%, waarbij dit even vaak bij mannen als bij vrouwen zou voorkomen. In sterk contrast hiermee is de prevalentie van 10,3%–28.5% voor (idiopathische) hypersomnia bij patiënten die verwezen worden naar een gespecialiseerd slaapcentrum. Bij 1 op 3 van deze patiënten blijkt er een familiale geschiedenis van hypersomnia te zijn. Bij patiënten met een depressief syndroom is de meest gehoorde klacht insomnia, maar 9-26% meldt hypersomnia.[6]

De prevalentie van het uitgesteld slaap-waaksyndroom varieert sterk afhankelijk van de onderzochte populatie. Het komt voor bij 7-16% van de jong-volwassenen, en bij 10% van patiënten die een slaapkliniek consulteren vanwege insomnia is dit syndroom de onderliggende oorzaak.[7] De prevalentie van het vooruitgeschoven of vervroegd slaap-waaksyndroom is lager en varieert tussen 1-7% afhankelijk van de onderzochte populatie. De hoogste prevalentie vindt men bij oudere populaties, vooral bij mannen. Voor de andere afwijkingen in ritmiciteit van het slaap-waakritme (ploegendienst en jetlag) zijn geen exacte cijfers bekend maar aangezien hier de oorzaak bekend is en toeneemt zal ook de prevalentie ervan in de toekomst stijgen.

Een onderzoek naar de prevalentie gedurende de levensloop van parasomnia's in Noorwegen toont aan dat deze frequent voorkomen, met prevalenties voor slaapwandelen (22,4%), praten tijdens de slaap (66.8%), pavor nocturnus (10,4%), nachtmerries (66.2%), REMsleep behavior disorder (15.0%), catathrenie (31.3%), nachtelijke eetbuien (4.5%). Ongeveer 12% rapporteerde 5 of meer parasomnia's.[8] Slaap-waaksyndromen zijn sterk geassocieerd met allerlei psychiatrische problemen. Ongeveer 50% van de mensen met slaapproblemen heeft psychische problemen. Veranderingen in hoeveelheid slaap en slaap-waakritme worden gezien bij depressie en het bipolaire syndroom, angstsyndroom, posttraumatisch stress-syndroom, eet- en voedingssyndroom, psychosesyndroom, interactiesyndroom, en impulscontrolesyndroom.

Verklarende mechanismen
Biologische mechanismen

Zowel slapen als waken zijn *actieve* processen. Twee basale systemen regelen onze slaap-waakcyclus.
- Het circadiane proces (C) is essentieel voor het cyclisch aansturen van ons slaap-waakritme overdag en 's nachts en wordt aangestuurd vanuit klokcellen in de nucleus suprachiasmaticus. Deze primaire biologische klok wordt beïnvloed door onder andere lichtintensiteit en afscheiding van melatonine. Daarnaast zijn er secundaire klokcellen in de meeste organen, die lokaal een circadiaan ritme opleggen per orgaan of klier. Een toename van bloeddruk, hartfrequentie, glucose en cortisol *(cortisol awakening response)* bereidt ons voor op een dagpatroon en

toename van activiteit. Anderzijds zal de epifyse op het gepaste tijdstip melatonine, een hormoon dat ons slaperig maakt, afscheiden. Overigens beïnvloedt melatonine ook vele perifere orgaanstelsels.
- Het homeostatische proces (S) houdt verband met een geleidelijke opbouw van slaapdruk die toeneemt tijdens de waakperiode en afneemt tijdens de slaap.

Vroeger werden beide processen los van elkaar bestudeerd maar meer en meer blijkt er een belangrijke interactie te bestaan tussen C- en S-factoren. Afwisseling van slapen en waken wordt wel beïnvloed door C maar de invloed van dit interne tijdsmechanisme is niet erg sterk. Ze voorspelt wanneer de volgende nacht eraan komt en bepaalt de optimale tijd om te gaan slapen. Actuele omstandigheden bepalen of we hieraan gehoor zullen geven. We kunnen gemakkelijk besluiten een dutje te doen overdag, we kunnen besluiten (veel) later dan normaal te gaan slapen of (veel) vroeger op te staan. Het homeostatisch mechanisme maakt dat onze slaap een reactie is op voorafgaande activiteit: een langere voorafgaande wakkerduur veroorzaakt een toenemende behoefte aan slaap. Omgekeerd zal de slaapbehoefte afnemen als men voldoende heeft geslapen.

Flip-flopsysteem

Een belangrijke bijkomende regelingsfactor hierin is het flip-flopsysteem[9] dat een rol speelt in de overgang van slaap- naar waaktoestand (of omgekeerd) en in de stabiliteit van de betreffende (slaap- of waak)toestand. Waak en slaap komen nooit tegelijk voor. Er bestaat een reciproke inhibitie van waak op slaap en omgekeerd. Als het slaapsysteem actief is, onderdrukt dit het waaksysteem en daarmee ook de inhiberende feedback van het waaksysteem op het slaapsysteem. Deze dubbele inhibitie zorgt voor een continuering van, en dus een stabiele slaaptoestand. Hetzelfde stabiliserende principe geldt als het waaksysteem actief is.

Chronobiologie

Neurobiologische aspecten van de controle over slaap en waakzaamheid beïnvloeden elkaar in een wederkerige relatie maar hebben daarnaast een interactie met het circadiaan timingsysteem dat ons dag-nachtritme bepaalt. Er zijn meerdere systemen die de waakzaamheid en het slapen reguleren.
- Het ascenderend activerend systeem (AAS). Een complex netwerk van hersenkernen die elkaar via zowel positieve als negatieve feedback beïnvloeden, via diverse neurotransmitters. De neurotransmitter voor arousal en waakzaamheid is acetylcholine, afgescheiden door zowel de pediculopontiene tegmentale én de latero-dorsale tegmentale nucleus in de pons alsook vanuit de nucleus basalis van Meynert in de basale voorhersenen via exciterende projecties naar de thalamus en thalamocorticale banen.
- Noradrenaline (vanuit de locus coeruleus), serotonine (uit de mediale en dorsale raphekernen), en dopamine (vanuit de ventraal tegmentaire regio) hebben ook een rol in waakzaamheid, vooral in reactie op externe stimuli.
- Histamine vrijgekomen uit axonen vanuit de tuberomamillaire kern naar de cortex speelt een belangrijke rol (antihistaminica veroorzaken slaperigheid).
- Hypocretine, gesecreteerd door neuronen in de laterale hypothalamus, zorgt voor stabiliteit van de waaktoestand.

Neuronale controle over de slaap wordt vooral geregeld door neuronen in de ventrolaterale preoptische kern, met inhiberende werking op de bovengenoemde waakgerelateerde nuclei, voornamelijk via de inhiberende neurotransmittor gamma-aminoboterzuur (GABA).

De twee systemen die slaap en waakzaamheid controleren vertonen (als ze goed functioneren) een wederzijdse inhibitie: een actief slaapsysteem inhibeert het waaksysteem voor een stabiele slaaptoestand, en omgekeerd. Hypocretine stabiliseert dit systeem, en bij gebrek aan hypocretine ontstaat er een zeer onstabiele waak- (en dus ook slaap-)toestand.

Slapen en waken zijn onlosmakelijk met elkaar verbonden. Een gezond functionerend slaap-waaksysteem interacteert met zeer uiteenlopende fysiologische functies zoals:
- hormoonafscheiding;
- motoriek en spierspanning;
- ademhaling;
- autonome en cardiovasculaire regulatie;
- immuunsysteem;
- thermoregulatie;
- eetlust, voedselkeuze en energiemetabolisme;
- cognitieve en executieve functies.

Disfunctioneren van één van deze systemen heeft invloed op het slaap-waaksysteem en omgekeerd.

Slaapstoornissen door somatische problematiek of hun behandeling zullen in dit hoofdstuk buiten beschouwing blijven. Pijn en pijnsyndromen, nachtelijke epilepsie en narcolepsie (neurologie), tandenknarsen (tandartsen), slaapgerelateerde ademhalingsstoornissen (longziekten), cardiovasculaire aandoeningen en slaapgerelateerde bewegingsstoornissen horen in andere medische disciplines thuis.

Psychologische mechanismen

Werkdruk of druk vanuit de sociale omgeving kan via een verhoogd stressniveau de slaap verstoren, waardoor we in een spiraal terechtkomen van fysieke en psychische uitputting, en uit evenwicht raken. Slaapproblemen en een verstoorde slaap-waakregeling predisponeren tot psychiatrische stoornissen. Anderzijds kan een toegenomen arousal door psychologische factoren, die samenhangen met de psychiatrische problematiek, slaapproblemen induceren. Verder kunnen een verstoorde slaap én een psychiatrische stoornis veroorzaakt worden door een gemeenschappelijke onderliggende biologische ontregeling.

Contextuele mechanismen

Slaapbehoefte en slaap-waakritme zijn erg individueel. Maar mensen worden ook gevormd door hun context. En deze context kan aan de basis liggen van slaap-waaksyndromen. Hier volgen enkele voorbeelden.

Vanuit het kerngezin krijgen we een basisvisie mee over het fenomeen slaap. Hoe men binnen een gezin slaap waardeert kan erg divers zijn. Voorbeelden hiervan zijn *slaap is tijdsverlies; slaap er nog eens een nachtje over; een goede nacht slaap is noodzakelijk om fit te zijn*. Ook leeft er binnen het kerngezin een basiskwantificatie over *voldoende* en *goede* slaap omdat erfelijke factoren mee aan de basis liggen van de slaapbehoefte. Bij adolescenten komen er andere invloeden om het hoekje kijken: een eigen levensstijl zoeken, een natuurlijke (tijdelijke) evolutie naar uitgesteld of vertraagd slaap-waakritme, media die veel jongeren aanspreken maar een negatieve invloed uitoefenen op het slaapgedrag (later opblijven, interactiviteit van en met het medium met een hogere alertheid, meer psychologische arousal). Deze factoren individualiseren het slaapgedrag binnen het gezin waardoor ze niet langer overeenstemmen met andere waarden binnen het gezin (sportief zijn, voldoende studeren). Als zo'n conflict tot verstarring leidt, waarbij de *slaapbehoefte* binnen een gezin een absolute waarde wordt, geeft dit aanleiding tot slaap-waakklachten.

Een gelijkaardig fenomeen speelt soms tussen partners met sterk uiteenlopende slaapbehoeften. Zeker als ze de overtuiging hebben dat slaap een gemeenschappelijke activiteit moet zijn. Als een kortslaper (bijvoorbeeld 5-6 uur) en een langslaper (9-10 uur) vinden dat ze steeds samen en even lang het bed moeten delen zal hetzij de kortslaper een deel van de tijd wakker liggen (en last krijgen van insomnia) of de langslaper zal niet aan zijn slaapbehoefte kunnen voldoen (en last krijgen van slaapdeprivatie en hypersomnolentie overdag). Hetzelfde doet zich voor bij partners met sterk uiteenlopend slaap-waakritme, waarbij de vroege slaper vaak aan onvoldoende nachtrust toekomt, de late slaper eerder inslaapproblemen ontwikkelt.

Interventies

Slaap-waaksyndromen zijn sterk geassocieerd met allerlei psychiatrische problemen (zie epidemiologie). Veranderingen in zowel ritmiciteit als de hoeveelheid van de melatoninesecretie zijn aangetoond bij de meeste van bovengenoemde syndromen.[10] Het zorgvuldig in kaart brengen van het slaap-waakpatroon is van groot belang voor behandeling en preventie van psychische problemen. Te vaak gaat men er immers vanuit dat het slaap-waaksyndroom vanzelf zal verdwijnen bij adequate behandeling van het psychiatrische syndroom. Dat het slaap-waaksyndroom eerder een uitlokkende of verergerende factor kan zijn en adequate behandeling van de psychiatrische problemen in de weg kan staan, of een recidief kan uitlokken, wordt vaak genegeerd.

Indien het slaap-waaksyndroom secundair is aan een primaire psychiatrische of somatische problematiek kan het behandelen van deze problematiek tot een spontaan herstel van het slaap-waaksyndroom aanleiding geven maar dit is eerder uitzondering dan regel. Talrijke psychofarmaca (antidepressiva, antipsychotica, benzodiazepinen) kunnen zélf de slaapkwaliteit grondig verslechteren door bijvoorbeeld het induceren van rusteloze benen, myoclonieën, tandenknarsen en nachtelijke transpiratie.

Normaliseren van het slaappatroon is essentieel. De focus ligt dan op herstel van ritme en slaapduur door het aanleren van een vast slaapritueel. Het terugvalrisico is beduidend groter als na behandeling het slaappatroon verstoord blijft.

Farmacotherapie

Primaire insomnia en farmacotherapie is een veelbesproken onderwerp. Insomnia is immers een veelvoorkomende klacht en patiënten met insomnia zijn soms obsessioneel op zoek naar opties om te kunnen slapen. Bij insomnia kan men ingrijpen volgens twee farmacologische principes:
- de neuronale activiteit van het centraal zenuwstelsel dempen door het versterken van neuronale inhibitie (benzodiazepinen en de non-benzodiazepinen);
- neuronale(hyper)excitatie afremmen door off-label gebruik van sederende an-

tidepressiva (trazodone, amitryptiline, mirtazapine), antihistaminica en antipsychotica met sterke antihistaminerge werking (promethazine, quetiapine).

Bij de farmacologische behandeling van insomnia moet er voldoende aandacht zijn voor neveneffecten. Men moet de patiënt duidelijk instrueren over het correcte gebruik (continu-intermitterend), over het tijdstip van inname, over de impact op concentratie, geheugen en algehele psychomotoriek en op de rijvaardigheid of het besturen van machines in het bijzonder. Verder dient men het fenomeen van een *hangover* de volgende dag, en de afhankelijkheid en het risico op misbruik te bewaken. Het gebruik van benzodiazepinen moet men beperken tot maximaal 14 dagen om afhankelijkheid en tolerantie te voorkomen. Het voornaamste doel is om het slaapritme te herstellen na een acute uitlokkende factor.

Psychologische interventies

De niet-medicamenteuze aanpak van insomnia omvat verschillende behandelvormen, waaronder adviezen over slaaphygiëne, therapie gericht op stimuluscontrole of op slaaprestrictie, relaxatietraining, paradoxale intentie, biofeedback, cognitieve therapie en *multimodale cognitieve gedragstherapie voor insomnia* (CGT-I). Deze laatste spitst zich toe op zowel cognitieve als gedragsmatige onderhoudende factoren die in de etiologie van chronische insomnia een centrale rol toebedeeld krijgen. Betrouwbare en duurzame effecten op de slaapkwaliteit werden duidelijk aangetoond.[11] Op korte termijn evenaart de effectiviteit van deze interventies de resultaten van farmacotherapie, terwijl op lange termijn de gunstige effecten van de psychologische en gedragsmatige interventies beter behouden blijven.[12] De behandeling is goed geprotocolleerd maar te weinig psychologen hebben ervaring met deze technieken; ze zijn bovendien onvoldoende vertrouwd met chronische insomnia en de gevolgen ervan, waardoor CGT-I slechts beperkt beschikbaar is.

Hypersomnia

De behandeling van hypersomnia hangt uiteraard af van de onderliggende oorzaak en berust op farmacotherapie:
- stimulantia;
- schildklierhormoon ingeval van hypothyreoïdie;
- antidepressiva in geval van onderliggende depressie;
- afbouw van sederende medicatie;
- gedragsmatige aanpak; CGT;
- slaaphygiëne;
- behandeling van middelenmisbruik.[6]

Verstoring van het slaapritme

Problemen in ritmiciteit van waak en slaap komt vaak voort uit een endogene of exogene ontregeling van de biologische klok. Chronotherapie is dan een effectieve behandeling. Het doel hiervan is de bedtijden weer in overeenstemming brengen met het 24-uursritme of vice versa. Zowel voor het vooruitgeschoven en het uitgestelde slaap-waakritme als voor de jetlag zijn chronotherapie-protocollen uitgewerkt. Het is een combinatie van melatonine met lichttherapie en gedragsmatige aanpassingen om verschuiving van het slaap-waakritme te bewerkstelligen.[8]

Vreemde slaappatronen

Bij slaapwandelen en pavor nocturnus dient men eerst en vooral nachtelijke epilepsieaanvallen uit te sluiten via PSG. Slaapdeprivatie, jetlag, stress en heftige emoties kunnen de frequentie ervan doen toenemen en dienen vermeden te worden. Ook cafeïne, alcohol, of sommige farmaca (lithium, amitryptiline, zolpidem) kunnen een rol spelen in het ontstaan. Behalve het vermijden van hierboven genoemde problemen of middelen bestaat er geen specifieke behandeling. Uitleg en geruststelling zijn primair. Eventuele preventiemaatregelen om verwonding te voorkomen kunnen veel leed voorkomen (bijvoorbeeld: het verwijderen van raamkrukken om uit het raam vallen of iets het raam gooien te voorkomen; alarm of nachtslot op de voordeur plaatsen opdat men niet nietsvermoedend de straat oploopt).

REMsleep behavior disorder (RBD) is vaak een prodromaal syndroom bij de ziekte van Parkinson of een neurodegeneratieve aandoening en uitgebreid onderzoek naar een onderliggende neurologische aandoening is hier aan de orde. Clonazepam heeft zijn nut bewezen voor behandeling van deze stoornis maar in een populatie met toegenomen risico op vallen en verminderd cognitief functioneren moet men voorzichtig zijn met het gebruik van benzodiazepinen.

Nachtelijke eetbuien *(night eating syndrom)* krijgen de laatste tijd veel aandacht. Ze kunnen uitgelokt worden door medicatie zoals zolpidem, olanzapine, risperidone, lithium, tricyclische antidepressiva en anticholinerge middelen. Gedragsinterventies (zoals het op slot doen van de slaapkamerdeur) helpen zelden. Naast het stoppen van uitlokkende medicatie (indien mogelijk) is het gebruik van topiramaat, in te nemen voor het naar bed gaan, in individuele casusliteratuur beschreven als effectief.

Geïsoleerde slaapverlamming, slaapgerelateerde hallucinaties, catatherenie en *exploding head syndrome* kunnen erg angstaanjagend zijn maar zijn eerder goedaardig. Herkennen, uitleg geven en geruststellen is vaak al voldoende. Er zijn geen geregistreerde geneesmiddelen voor deze aandoeningen maar casussen in de wetenschappelijke literatuur over exploding head syndrome wijzen op een mogelijk positief effect van clomipramine.

Literatuur

1. Ohayon MM, Carskadon MA, Guilleminault C, Vitiello MV. Meta-analysis of quantitative sleep parameters from childhood to old age in healthy individuals: developing normative sleep values across the human lifespan. Sleep. 2004;27(7):1255-73. PubMed PMID: 15586779.
2. van Bemmel AL, van Diest R. Slaapstoornissen. In: Vandermeulen JAM, Den Boer JA, Derix M, editors. Onderzoek naar bewustzijn. Amsterdam: Boom; 2011.
3. Bes F, Schulz H, Navelet Y, Salzarulo P. The distribution of slow-wave sleep across the night: a comparison for infants, children, and adults. Sleep. 1991;14(1):5-12. PubMed PMID: 1811320.
4. Simon GE, VonKorff M. Prevalence, burden, and treatment of insomnia in primary care. Am J Psychiatry. 1997;154(10):1417-23. doi: 10.1176/ajp.154.10.1417. PubMed PMID: 9326825.
5. Jiang XL, Zheng XY, Yang J, Ye CP, Chen YY, Zhang ZG, et al. A systematic review of studies on the prevalence of insomnia in university students. Public Health. 2015;129(12):1579-84. doi: 10.1016/j.puhe.2015.07.030. PubMed PMID: 26298588.
6. Sowa NA. Idiopathic Hypersomnia and Hypersomnolence Disorder: A Systematic Review of the Literature. Psychosomatics. 2016;57(2):152-64. doi: 10.1016/j.psym.2015.12.006. PubMed PMID: 26895727.
7. Abbott SM, Reid KJ, Zee PC. Circadian Rhythm Sleep-Wake Disorders. Psychiatr Clin North Am. 2015;38(4):805-23. doi: 10.1016/j.psc.2015.07.012. PubMed PMID: 26600110.

8. Bjorvatn B, Gronli J, Pallesen S. Prevalence of different parasomnias in the general population. Sleep Med. 2010;11(10):1031-4. doi: 10.1016/j.sleep.2010.07.011. PubMed PMID: 21093361.
9. Saper CB, Chou TC, Scammell TE. The sleep switch: hypothalamic control of sleep and wakefulness. Trends Neurosci. 2001;24(12):726-31. PubMed PMID: 11718878.
10. Pacchierotti C, Iapichino S, Bossini L, Pieraccini F, Castrogiovanni P. Melatonin in psychiatric disorders: a review on the melatonin involvement in psychiatry. Front Neuroendocrinol. 2001;22(1):18-32. doi: 10.1006/frne.2000.0202. PubMed PMID: 11141317.
11. Morgenthaler T, Kramer M, Alessi C, Friedman L, Boehlecke B, Brown T, et al. Practice parameters for the psychological and behavioral treatment of insomnia: an update. An american academy of sleep medicine report. Sleep. 2006;29(11):1415-9. PubMed PMID: 17162987.
12. Smith MT, Perlis ML, Park A, Smith MS, Pennington J, Giles DE, et al. Comparative meta-analysis of pharmacotherapy and behavior therapy for persistent insomnia. Am J Psychiatry. 2002;159(1):5-11. doi: 10.1176/appi.ajp.159.1.5. PubMed PMID: 11772681.

Eten

8.11 Eet- en voedingssyndroom

*Annemarie van Elburg en Roger Adan**

Inleiding
Eten is een basale behoefte die voor de meeste mensen vanzelfsprekend is. Toch is voor een deel van hen eten of voeding tot zich nemen problematisch. De problemen variëren van bepaalde voedingsmiddelen niet lusten, een zeer eenzijdig menu hebben, ongebruikelijke zaken eten, tot zeer veel moeite hebben met eten en daardoor een ernstig ondergewicht ontwikkelen of juist een ongebreidelde eetlust hebben met ernstig overgewicht (obesitas) tot gevolg. Een eetprobleem wordt een eet- of voedingssyndroom als het de gezondheid of de ontwikkeling nadelig beïnvloedt of het vermogen deel te nemen aan het sociaal verkeer aantast. Eet- en voedingssyndromen zijn ernstige psychische aandoeningen die meestal op jeugdige leeftijd al aanvangen, vaak een comorbide probleem zijn bij andere syndromen of somatische aandoeningen, redelijk vaak een chronisch verloop hebben en gepaard gaan met grote persoonlijke, familiaire en maatschappelijke problemen en kosten.

Beschrijving van het syndroom
Het eet- en voedingssyndroom is onder te verdelen in een eet- en een voedingssyndroom.

Bij *voedingssyndromen* is er sprake van een abnormale voedingsopname maar niet van een preoccupatie met het gewicht of de lichaamsvorm. Het betreft problemen als:
- pica: het eten van niet voor consumptie bestemde zaken;
- ruminatiestoornis: het weer uit de maag omhoog brengen van mondjes voedsel die vervolgens worden herkauwd en doorgeslikt of uitgespuugd;
- vermijdende/restrictieve voedselinnamestoornis: als gevolg van een te selectief eetpatroon (bijvoorbeeld door een sensorische overgevoeligheid van het mondgebied) een ondergewicht ontwikkelen;
- morbide obesitas: mensen eten veel meer dan nodig is om een gezond lichaamsgewicht te houden.

Bij de *eetsyndromen* is abnormaal eetgedrag gekoppeld aan een overmatige preoccupatie met het eigen gewicht of fysiek voorkomen. Het zijn problemen als:
- anorexia nervosa (AN): leidend tot ondergewicht (BMI< 18,5);
- boulimia nervosa (BN): verstoord eetpatroon waarin beperking en eetbuien el-

---

* Prof.dr. Annemarie van Elburg is (kinder)psychiater, werkzaam als hoogleraar Eetstoornissen bij de Universiteit Utrecht.
Prof.dr. Roger Adan is medisch bioloog, werkzaam als hoogleraar Moleculaire Farmacologie bij de Universiteit Utrecht.

kaar kunnen afwisselen en compensatiemaatregelen zoals laxeermiddelmisbruik en braken voorkomen, bij een normaal gewicht;
- eetbuistoornis (BED: *binge eating disorder):* korte momenten waarin men erg veel eet, vaak calorierijk voedsel, leidend tot overgewicht of obesitas.

Anorexie betekent dat mensen geen eetlust hebben of minder voedsel tot zich nemen en (ernstig) ondervoed geraken. Anorexie heeft meerdere oorzaken:
- ernstige lichamelijke ziekten (tumoren, aids, hypothyreoïdie, gastro-intestinale aandoeningen; bijvoorbeeld ziekte van Crohn of colitis);
- psychiatrische syndromen als depressie, angst- of dwangsyndroom;
- anorexia nervosa (AN).

Veranderingen in eetlust of gewicht ten gevolge van somatische aandoeningen, de inname van middelen of het optreden van andere psychiatrische stoornissen hebben vaak als belangrijk kenmerk dat de betrokken patiënt eronder lijdt en/of erover klaagt.

In dit hoofdstuk beperken we ons tot anorexia nervosa, boulimia nervosa en BED omdat deze het meeste voorkomen.

Anorexia nervosa

Het kernsymptoom van AN is een te beperkt eetpatroon dat leidt tot een veel te laag gewicht, vaak samengaand met een grote mate van activiteit. Het jezelf willens en wetens uithongeren heeft een heel onnatuurlijk karakter. Er is een intense angst om dik te worden, waarbij iemand zijn of haar lichaamsgewicht of -vorm op een afwijkende (nl. veel dikker dan in werkelijkheid) manier ervaart. Deze verstoorde lichaamsbeleving kan een waanachtig karakter hebben.

Bij AN is de ontkenning typerend. Patiënten doen zich *normaal* of zelfs *supergezond* voor. Binnen de AN zijn twee subvormen te onderscheiden:
- *restrictieve* AN-patiënten: hierbij wordt vooral te weinig gegeten en soms teveel bewogen; bij volwassenen gaat het dan om de meer angstige, vermijdende of dwangmatige persoonlijkheden;
- *purgerende* AN-patiënten: hierbij wordt het vasten afgewisseld met eetbuien, braken en laxeren. Bij volwassenen zijn dit dikwijls mensen met meer impulsieve kenmerken.

Bij de meeste patiënten begint AN tijdens de adolescentie of eerder. Vaak blijft het voortbestaan op volwassen leeftijd. Bij de volwassenen is vaker dan bij jeugdigen sprake van comorbiditeit: depressie, angst- en dwangsyndromen, of een persoonlijkheidssyndroom, waarbij angst en rigiditeit belangrijke problemen zijn. Bij volwassenen is een deels herstelde vorm van AN herkenbaar. Het dagelijks leven kenmerkt zich dan door een zeer rigide eetpatroon, waarbij men het gewicht op een te laag niveau houdt. Hoewel ze dikwijls wel een opleiding kunnen volgen is hun sociaal leven zeer beperkt, hebben zij geen intieme relatie en vaak ook geen betaald werk. Hun lichamelijke toestand is nogal eens matig tot slecht, met een laag energieniveau, osteoporose, darmproblemen als gevolg van het laxeren of electrolytstoornissen als gevolg van braken. Op de langere termijn ontstaan somatische gevolgen van een lang bestaand verstoord eetpatroon, zoals botbreuken, darmproblemen en gebitsproblemen. Factoren die een ongunstige prognose voorspellen zijn: braken, eetbuien, purgeren, voorafgaande problemen met de ontwikkeling, langdurig bestaan van het syndroom, obsessief-compulsieve persoonlijkheidsproblemen.[1]

Boulimia nervosa

Mensen met Boulimia nervosa (BN) hebben een gewicht in de normale range. Hierdoor duurt het lang voordat men BN ontdekt. Er is sprake van een verstoord eetpatroon: vasten wordt afgewisseld door eetbuien, met een gevoel van controleverlies. Veel patiënten compenseren hun overeten door te braken of te laxeren en bij periodes te vasten. Het lichaamsbeeld is negatief en veel patiënten beleven zichzelf als 'mislukte anorecten' omdat ze het lijnen niet volhouden. BN komt vaak voor bij een persoonlijkheidsontwikkeling met veel emotieregulatieproblematiek of binnen een persoonlijkheidssyndroom met borderlinedynamiek. De kans op een zelfmoordpoging is bij BN sterk verhoogd, tot zo'n zesmaal hoger dan bij mensen zonder BN.

Eetbuistoornis

Een eetbuistoornis *(binge eating disorder, BED)* en obesitas liggen dikwijls in elkaars verlengde. Mensen die emoties weg-eten en daardoor in gewicht toenemen, ontwikkelen nogal eens eetbuien, die ze – in tegenstelling tot de situatie bij BN – niet compenseren. Deze eetbuien bestaan uit een hoeveelheid eten die buiten de normale behoefte valt. Men beleeft een mate van controleverlies en mensen voelen zich na afloop van een eetbui vaak erg schaamtevol. Het gewicht stijgt en de klachten die erbij optreden zijn, afgezien van schaamte en somberheid, van lichamelijke aard. Deze klachten hangen samen met overgewicht: hoge bloeddruk, diabetes mellitus type 2 et cetera.

Obesitas zonder eetbuien verdeelt men in situaties a) waar het overeten staat voor emotieregulatie of b) waarbij het van een meer verslavende of gewoonte-aard is.

Epidemiologie

De 12-maands prevalentie van AN in geïndustrialiseerde landen bedraagt naar schatting 0,4% onder meisjes en jonge vrouwen (15-29 jaar); slechts ongeveer een derde hiervan komt in de geestelijke gezondheidszorg terecht. De hoogste jaarincidentie, – ruim 100 per 100.000 vrouwen – vindt men in de leeftijd van 15 tot 19 jaar. In minder dan één op de tien gevallen betreft het jongens. De prognose varieert per leeftijdsgroep: bij de jongste groep schommelt het symptomatisch herstel rond de 75%, bij volwassenen is er 50% kans op herstel, waar bij 30% van de patiënten AN chronisch zal zijn. De mortaliteit is 5-10%, met een piek tussen de 20 en 30 jaar. De doodsoorzaak is 50% door somatische complicaties en de andere helft door suïcide.

De prevalentie van BN is waarschijnlijk hoger dan die van AN maar doordat slechts een minderheid van de patiënten in behandeling komt is hiervan veel onzeker. Recente epidemiologische studies laten een afnemende incidentie zien. Ook hierbij is het aantal mannen sterk in de minderheid.

BED is net als BN vaak onontdekt, de sekseverhouding is veel meer gelijk tussen mannen en vrouwen dan bij AN of BN en het voorkomen wordt geschat op 2%. Samen met het Nachtelijk Eetsyndroom (een syndroom waarbij men meer dan een derde van de voedselinname 's nachts tot zich neemt) zijn dit de twee eetsyndromen die leiden tot obesitas. Samen maken ze er 13-35% van uit. Bij mensen die in aanmerking komen voor bariatrische chirurgie (BMI > 40) blijkt het aandeel mensen met een Nachtelijk Eetsyndroom meer dan de helft te zijn.

Obesitas, tenslotte, komt in de Westerse wereld zeer veel voor, met een gelijke genderverdeling, waarbij de percentages oplopen tot boven de 35% bij volwassenen en tot 15% bij jongeren. In het jaar 2000 waren er meer mensen met overgewicht dan met ondergewicht op de wereld. Wel lijkt het percentage mensen met obesitas (BMI>30) niet verder op te lopen, in Nederland neemt het zelfs wat af.

Verklarende mechanismen
Vanuit ontwikkelingsperspectief

Voor een normale ontwikkeling van eetgedrag is een succesvolle integratie van fysiologische factoren, een goede fysieke conditie van het kind, een normaal verlopende emotionele ontwikkeling en een adequate ouder-kind relatie nodig (tabel 1).

Tabel 1 Noodzakelijke factoren voor de ontwikkeling van normaal eetgedrag

	ontwikkeling	bepalend voor
fysieke factoren	anatomie mond en keel ademhaling autonome czs hartfunctie maag-dam functie	bijten zuigen kauwen slikken transporteren en verwerken voedsel
psychische factoren	karakter kind vermogen emotie regulatie	ontwikkeling perfectionisme, conflictvermijding
sociale factoren	interacties ouders kind	gezonde ontwikkelingsgang, veerkracht

Omdat biologische, psychische en sociale factoren bijdragen aan de ontwikkeling van eetgedrag is het eet- en voedingssyndroom het beste te verklaren vanuit een biopsychosociaal perspectief.

Peuter- en kleuterleeftijd

Lichamelijk gezond ontwikkelende peuters en kleuters kunnen hun ouders tot wanhoop drijven door koppig weigerend gedrag ten aanzien eten (van zeer kieskeurig tot helemaal niet eten). De reactie van ouders omvat vaak allerlei aspecten van bezorgdheid en angst voor een lichamelijke bedreiging. Dit vergroot de kans dat ouders vanuit een gevoel van machteloosheid overgaan tot een inconsistente aanpak. Het gevolg is negatieve bekrachtiging van het afwijkende eetgedrag. Dit kan leiden tot een voedingssyndroom, pica en ruminatiestoornis en kan voortduren tot in de volwassenheid.

Overgewicht is, behalve in uitzonderingsgevallen met een somatische oorzaak, eveneens pedagogisch van aard. Jonge kinderen overeten zichzelf niet van nature maar kunnen wel aangeleerd overeetgedrag vertonen.

Basisschoolleeftijd

Problemen bij basisschoolkinderen uiten zich vaak in te selectief eten. Gevolg hiervan is dat ze te weinig relevante voedingsstoffen binnenkrijgen, wat blijkt uit gewichtsverlies, onvoldoende gewichtstoename tijdens de groei, een voedingsdeficiëntie en een verstoring van het psychosociaal functioneren. Er is geen sprake van een verstoord lichaamsbeeld. Oorzaak kan een negatieve conditionering zijn na een medische ingreep, bijvoorbeeld een oesofagoscopie, of een stikervaring of hevig braken maar het kan ook ontstaan op basis van overgevoeligheid in het mondgebied. Daarnaast kan zich overeetgedrag voordoen dat in het verlengde ligt van aangeleerd gedrag uit de kleutertijd.

Puberteit

De puberteit is een periode met grote lichamelijke, hormonale, en geestelijke veranderingen. Hormonale veranderingen leiden tot veranderde voedselinname, waarbij de voedselbehoefte tussen jongens en meisjes uiteen gaat lopen. *Peer-pressure* en groepsgedrag leiden dikwijls tot veranderingen in eetgedrag. Vaak lijnen jongeren, afgewisseld door 'snacken' en periodes met (teveel) ongezond eten en drankgebruik. Lichamelijke veranderingen, onzekerheid over uiterlijke verschijning en onevenwichtige stemming als gevolg van hormonale veranderingen spelen ook een rol. In combinatie met een kwetsbare aanleg kan zich dan via het lijnen een gestoord eetgedrag ontwikkelen, uitmondend in anorexia of boulimia nervosa. Overeten wijdt men in het algemeen aan de 'toxische omgeving', waar makkelijk relatief goedkoop, calorierijk voedsel te verkrijgen is. Jongeren gebruiken dit eten ook om zich beter te voelen, dikwijls gestimuleerd door hun directe omgeving.

Volwassenheid

In de (vroege) volwassenheid ontstaan ook nog wel AN, BN en BED, of het is een voortzetting vanuit de adolescentie. Werk- of studiestress, een relatiebreuk of een kinderwens spelen in de ontwikkeling en het blijven voortbestaan van een eet- of voedingssyndroom een rol. Overeetgedrag of lang bestaand ondergewicht wordt op deze leeftijd dikwijls problematisch door de somatische bijverschijnselen. In sommige bevolkingsgroepen, met name die met een lagere sociale-economische status, lijkt een ongezond eetpatroon daadwerkelijk stress te reduceren maar veel van dit eetgedrag wordt sterk beïnvloed door familie en vrienden. De kans op overeetgedrag neemt sterk toe als men een partner of een goede vriend krijgt die teveel eet (niet door buren of collega's waar men geen sociale relatie mee heeft).

Oudere leeftijd

Een eet- en voedingssyndroom kan nog op oudere leeftijd ontstaan. Echter, veel vaker is het een comorbide probleem bij een depressief, angst- of een somatisch symptoomsyndroom.

Vanuit biopsychosociaal perspectief
Biologische mechanismen

Voor AN wordt de erfelijkheidskans geschat op 58% (bereik 48–88%). Voor BN wordt de erfelijkheidsbijdrage geschat van 28–83% en voor BED op 38%. Geen van de eerder gevonden genetische associaties in diverse transmittersystemen met anorexia nervosa kon echter worden gerepliceerd. Recentelijk zijn de eerste loci in het genoom gevonden waar genen liggen die predisponeren voor anorexia nervosa. Hoe deze genen dat doen is nog onbekend. Voor obesitas zijn al veel genen geïdentificeerd die de kans erop verhogen. Veel van deze genen (waaronder leptine en de melanocortine MC4-receptor) werken m.n. in de hypothalamus.

Vanuit biologisch perspectief bestaat eetgedrag uit drie processen:
- Initiatie van eetgedrag. Maaltijdinitiatie wordt vooral gereguleerd op het niveau van de hypothalamus waar het hongerhormoon ghreline (vrijgemaakt uit de

lege maag) aangrijpt op verschillende hersenkernen zoals de nucleus arcuata.
- Maaltijdkeuze. De keuze van wat men eet wordt sterk beïnvloed door eerdere ervaringen met het gegeten voedsel. Zowel de eerdere smaakbeleving als de ervaring met *post-ingestive response* (gekarakteriseerd door veranderingen in nutriënten en hormonen in het bloed) van het gegeten voedsel zijn hierin bepalende factoren.
- Beëindigen van de maaltijd. Maaltijdbeëindiging wordt geregeld op het niveau van de hersenstam met een belangrijke rol voor het verzadigingshormoon CCK en de maagrek.

Naast hormonen uit het maagdarmstelsel (die allemaal verzadigend weken met uitzondering van ghreline) spelen ook hormonen uit de pancreas (insuline, amyline) en vet (m.n. leptine) een rol in verzadiging. Deze hormonen grijpen aan in de hypothalamus en hersenstam maar ook in hersengebieden die betrokken zijn bij cognitie en beloningsgedrag. Naast honger en verzadiging die regulerend werken op *homeostatisch* eetgedrag, onderscheidt men het *hedonisch* eetgedrag. Denk hierbij aan het nemen van een toetje na een maaltijd die al verzadigend was. Het mesolimbisch dopaminerg systeem speelt hier een belangrijke rol. Al is men verzadigd, een smaakvol toetje zal nog steeds het beloningssysteem activeren. Bij mensen met obesitas heeft deze reactie in grote lijnen overeenkomst met de biologische reactie van verslaving.

In het kader van het eet- en voedingssyndroom is het van belang een onderscheid te maken tussen korte-termijn-verzadiging *(satiation)* en lange-termijn-verzading *(satiety)*. De processen die een rol spelen bij het beëindigen van de maaltijd horen bij satiation. Hier horen m.n. de hormonen als CCK bij die uit het proximale deel van de dunne darm komen en vrijgemaakt worden als voedsel in de darm arriveert. Als het voedsel in de meer distale delen van de darm arriveert worden daar de verzadigingshormonen PYY en GLP-1 vrijgemaakt.

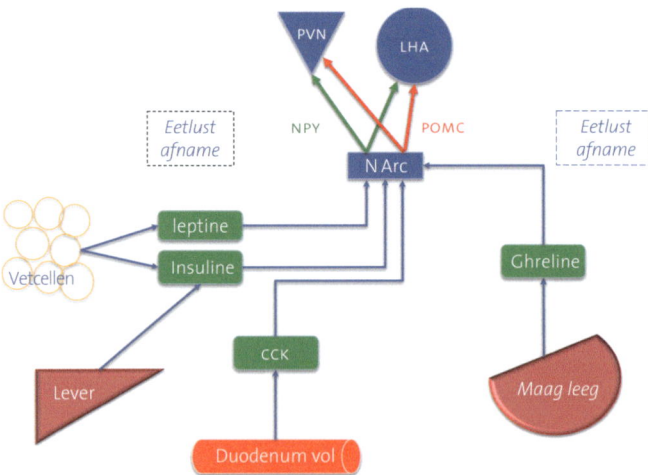

Figuur 1 De belangrijkste systemen betrokken bij eetlust en verzadiging
N Arc = Nuclei arcuati. LHA = Laterale hypothalamus. PVN = Nucleus paraventricularis. CCK = Cholecystokinine. POMC = Pro-opiomelanocortine. NPY= Neuropeptide-Y

Bij gewichtsverlies (lijngedrag) zal men ook vet verliezen en zal het bloedgehalte aan leptine dalen. Deze daling is voor de hypothalamus (m.n. de nucleus arcuata) een hongersignaal. Iemand met een laag leptinegehalte (zoals een anorexia nervosa-patiënt die een relatief grote maaltijd neemt) kan gelijktijdig korte-termijn-verzadiging (de maag voelt vol) en een hongergevoel ervaren. Dit kan bij anorexia nervosa patiënten het idee geven dat eten het hongergevoel niet wegneemt. Dit hongergevoel verdwijnt pas als er voldoende vetvoorraden zijn aangelegd. Er treedt pas langere-termijn-verzadiging op als leptineniveaus zijn genormaliseerd en voldoende voedsel de meer distale delen van de darm heeft bereikt.

Verhoging van serotonine ($5HT_{2c}$)-signalering in de hersenen leidt tot verzadiging en vermindering van eetlust. Een van de aangrijpingspunten van serotonine in dit kader is de nucleus arcuata. Ook het omgekeerde proces is mogelijk; is er sprake van een blokkering van het $5HT_{2c}$ signaal dan ontstaat er een toename van eetlust en afname van verzadigingsgevoel. Dit kan een rol spelen bij het gebruik van enkele antidepressiva of antipsychotica.

Psychologische mechanismen

Verklarende mechanismen zijn in te delen in predisponerende, luxerende en onderhoudende factoren. Hoewel dit voor alle eet- en voedingssyndromen in meer of mindere mate geldt, staan in Tabel 2 de specifieke factoren die een rol spelen bij AN. Bij AN ziet men bij een deel van de patiënten het zogeheten:

- set-shiftingprobleem (het vermogen om van oplossingsstrategie te wisselen),
- centrale-coherentieprobleem (het vermogen het groter geheel in een plaatje te zien).

Deze twee oorzaken kunnen leiden tot een beperkte manier van problemen oplossen. Wanneer dit samengaat met een verkeerd aangeleerde gewoonte te weinig te eten, met de angst die eten teweegbrengt en met een verstoord lichaamsbeeld (waarbij men zichzelf als dikker ziet, zich dikker voelt en zelfs dikker beweegt) is het voortbestaan van AN verzekerd.

Bij BN speelt nogal eens emotieregulatieproblematiek in de vorm van heftig oplopende frustratie of automutilatie een rol. Soms is er ook sprake van impulsiviteit, bijvoorbeeld in de vorm van een aandachtstekortprobleem zonder hyperactiviteit (zie hoofdstuk 8.13, interactiesyndroom). Veel eten tijdens eetbuien gebruikt men als demping van deze emoties. De schaamte die erop volgt werkt men weg door middel van braken, laxeren of vasten. Na behandeling van deze onderliggende emoties is de aangeleerde slechte eetgewoonte niet zomaar weg en moet men eerst weer een normaal eetpatroon aanleren.

Bij obesitas spelen zowel verslavingsaspecten als gewoontegedragingen een rol. Men gebruikt eten om stress te reduceren, wat belonend werkt. Minder eten voelt vervolgens als *afkicken*.

Tabel 2 Psychologische verklaringen van anorexia nervosa

	(neuro-) psychologische factor	cognities	gedrag
predisponerend	set-shiftingsproblemen	cognitieve rigiditeit, perfectionisme	neiging tot sterke routines
	zwakke centrale coherentie	focus op details	onzekerheid op sociaal vlak
luxerend	coping met 'life events'	controle mechanismen	controle eetgedrag
	coping met slankheidsideaal	zelfwaardering stijgt bij voldoen aan ideaalbeeld	lijngedrag
onderhoudend	versmalling interesse gebied	preoccupatie met eten	focus op eten en op lichaamsomvang
	verstoorde interpretatie lichaamsomvang	verstoord lichaamsbeeld	verstoorde lichaamsomvang beweging
	negatief affect	bij eten interne cue leidt eten tot angst	vermijding van angst zorgt voor vermijding van voedsel
	defect 'reward' systeem	eten beloont niet, maar geeft angst	vermijding voedsel

Contextuele mechanismen

Er zijn in de loop van de voorbije decennia allerlei verklaringen voor het ontstaan van eet- en voedingssyndromen gegeven. Zo zou de opvoeding een rol spelen (de moeder, het gezin) of de maatschappij of, recent, de media. Voor geen van deze beweringen is ooit bewijs gevonden. Wel wordt er aandacht besteed aan het modebeeld dat het slankheidsideaal benadrukt. De druk van presteren, met name bij adolescenten op de catwalk, ziet men als een reëel risico waartegen door verschillende landen maatregelen zijn genomen zoals bijvoorbeeld een minimaal BMI. Hetzelfde geldt voor de balletwereld en een aantal topsporten, met name die waarbij men werkt met gewichtsklassen. Culturele factoren spelen ook een rol. Zo is bijvoorbeeld uit onderzoek gebleken dat op Curaçao de incidentie van AN onder de blanke en gemengde bevolkingsgroepen even hoog is als die in Nederland en de Verenigde Staten, maar er werd geen AN gevonden onder de zwarte bevolkingsgroep, die 79% van de Curaçaose bevolking uitmaakt.[2] Een verklaring hiervoor zou kunnen zijn dat men in die bevolkingsgroep aan overgewicht geen negatieve waarde toekent.

Interventies
Selectief eten (vermijdende/restrictieve voedselinnamestoornis)
- Biologisch: het kind/de jongere moet leren wennen aan het gevoel van eten in de mond, van doorslikken en van vreemde geuren, substanties en smaken.
- Psychologisch: het daadwerkelijk oefenen met het eten van als angstig beleefde etenswaren. De behandeling bestaat uit gedragstherapie: exposure met responspreventie (bijvoorbeeld de angst dat men stikt of moet overgeven).
- Contextueel: het gezin cq. het systeem moet men meenemen in de behandeling. Ouders zijn vaak erg angstig en mede vermijdend geworden en moeten het weer aandurven om eten als een gewone bezigheid te zien.

Anorexia nervosa
Farmacologisch

Feitelijk is er geen farmacologische behandeling van AN. Bij irreële angst en bewegingsdrang kan een antipsychoticum (olanzapine) effectief zijn. Bij een depressieve stemming zonder andere duidelijke vitale kenmerken wacht men eerst op het effect van de gewichtsstijging. Bij een comorbide depressief syndroom is een tricyclisch antidepressivum bij een laag gewicht onder strikte ECG-controles zinvol, of men moet wachten tot er een goede gewichtsstijging op gang is gekomen voordat men een SSRI kan geven.

Biologisch

Voedingsmanagement en somatisch management zijn bij veel behandelingen een integraal onderdeel. Wilsonbekwaamheid (ten aanzien van de noodzakelijke behandeling) komt veel voor bij een zeer laag gewicht (BMI < 15). Soms kan dit ertoe leiden dat mensen er dusdanig lichamelijk slecht aan toe zijn dat een gedwongen opname en dwangbehandeling middels *refeeding* (hervoeden) de enige optie nog is.

Psychologisch: bij volwassenen zijn er verschillende individuele mogelijkheden. Ten eerste de eetstoornis-specifieke cognitieve gedragstherapie (CGT), die focust op het veranderen van cognities en gedrag die het eetsyndroom in stand houden. Daarnaast is er een nieuwe therapie in opkomst: MANTRA *(Maudsley an-treatment for adults)* die zich zowel op de irrationele eetgestoorde cognities als op de onderliggende emotieregulatieproblematiek (affect fobie) richt. Tot slot de behandeling van de meer chronisch vorm van AN, die zich vooral richt op het verbeteren van de kwaliteit van leven en niet zozeer op genezing van de AN.

Een aanvullende behandeling die zich richt op de neuropsychologische beperkingen die zijn gevonden bij een deel van de AN-patiënten, is de *Cognitieve Remediatie Therapie* (CRT). Het doel van de behandeling is patiënten flexibeler en minder rigide in hun handelen te maken, waardoor ze meer 'speelruimte' gaan ervaren, hun kwaliteit van leven toeneemt en ze een betere motivatie tot behandeling krijgen.

Ook ervaringsdeskundigheid vindt meer en meer zijn plek in de behandeling. Ervaringsdeskundigen kunnen enerzijds patiënten steunen de stap naar behandeling te nemen, anderzijds de behandelaars van feedback voorzien over hun handelen.

Voor het herstel van het lichaamsbeeld is een specifiek hierop gerichte vorm van psychomotorische therapie nuttig.

Contextueel

Een gezinsgerichte behandeling blijkt effectiever dan individuele gesprekstherapie bij jonge patiënten met AN, vooral wanneer men dit combineert met het daadwerkelijk oefenen van eetsituaties.[3] Focus bij de ouders ligt op het ondersteunen in het helpen normaliseren van het eetpatroon van hun kind. Ook psycho-educatie speelt hierbij een belangrijke rol. Jongeren en jongvolwassenen hebben daarnaast veel aan onderlinge steun van lotgenoten.

Boulimia nervosa
Farmacologisch

Een hoge dosis fluoxetine (60 mg/dag) kan ondersteunend zijn bij het overwinnen van de eetbuien.

Biologisch
Het braken en laxeren kan een verstoring in de electrolytenbalans veroorzaken. Daarmee gepaard gaande hartritmestoornissen kunnen tot levensbedreigende situaties leiden en behoeven, dikwijls in het begin van de behandeling, aandacht.

Psychologisch
De beste evidentie voor behandeling bestaat uit een specifieke vorm van CGT, waarbij het niet louter om de cognities gaat maar ook om de uitdaging en het oefenen van moeilijke situaties. Terugvalpreventie is onderdeel hiervan. Als er een terugval optreedt is dit in de eerste maanden na afronden van de therapie.

Contextueel
Bij zeer jonge patiënten is het van belang de ouders bij de behandeling te betrekken, middels psycho-educatie en hulp bij het herstellen van een normaal eetpatroon.

Binge eating disorder
Farmacologisch
Ondanks het ontbreken van sterke evidentie, gebruikt men topiramaat steeds vaker om eetbuien te onderdrukken.

Biologisch
Omdat BED in de regel gepaard gaat met overgewicht, met alle consequenties van dien, is somatische begeleiding vaak aangewezen.

Psychologisch
Net als bij BN werkt men vooral met CGT, vaak in combinatie met sport- en bewegingstherapie. Veel patiënten willen bijzonder graag afvallen als ze in behandeling komen, terwijl een regelmatig eetpatroon juist de basis van herstel vormt.

Contextueel
Eetbuien vinden vaak in het geheim plaats, reden waarom het betrekken van het systeem van de patiënt een van de pijlers van herstel is evenals het hebben van werk en een sociaal bestaan. De kwaliteit van leven van BED-patiënten is dikwijls bijzonder laag.

Obesitas zonder eetbuien
De behandeling van obesitas is in het algemeen slechts matig succesvol, hoewel het effect bij jongeren wat beter is dan bij volwassenen.

Farmacologisch
Topiramaat, orlistat en sibutramine (dat overigens cardiovasculaire bijwerkingen heeft) worden met matig succes toegepast en alleen ter ondersteuning van verdere behandeling aangeraden.

Biologisch
De chirurgische behandeling van extreme obesitas met somatische bedreiging (zoals diabetes en hartproblemen) is bariatrische chirurgie, waarbij men een deel van

de maag afsluit of een omleiding van de slokdarm naar de dunne darm maakt. Nadelen zijn de complicaties en het risico dat iemand uiteindelijk toch geen gewicht verliest.

Psychologisch

Gedragstherapeutische programma's gevolgd door maandelijkse terugvalpreventiesessies hebben het beste resultaat.

Contextueel

Vooral bij de behandeling van jongeren speelt de omgeving een belangrijke rol. In de Verenigde Staten worden van overheidswege allerlei interventies voorgesteld zoals het verwijderen van frisdrankautomaten uit scholen, een voorbeeld dat op kleinere schaal in Nederland navolging vindt. Men moet ouders nauw betrekken bij de pogingen van hun kinderen om gewicht te verliezen.

Conclusie

Volledig herstel van AN betekent dat iemand weer normaal kan eten, het gewicht op een gezond niveau is, de menstruatie hersteld is en er geen eetgestoorde gedachten en of lichaamsgevoelens meer aanwezig zijn. Terugval komt vooral in de eerste 18 maanden na een succesvol verlopen behandeling veel voor. Terugval-preventie is dan ook een vereist onderdeel van de behandeling. Bij BN en BED is de prognose mogelijk iets beter dan bij AN, maar precieze getallen zijn niet te noemen. Terugval komt in ieder geval zeer vaak voor, vooral kort na de behandeling. Bij obesitas zijn de resultaten ronduit matig te noemen.

Met betrekking tot preventie van eetsyndromen komt men vooral uit bij *resilience* (veerkracht), het vermogen van vaak zeer jonge mensen om te leren omgaan met de druk vanuit de (social) media ten aanzien van het ideale figuur en de ideale manier van in het leven staan. Het is nog onduidelijk wat er aan preventieve maatregelen te nemen valt om het ontstaan van een eetsyndroom te voorkomen.

Literatuur

1. Multidisciplinaire Richtlijn Eetstoornissen. Utrecht: CBO: Trimbos instuut; 2006.
2. Hoek HW. Incidence, prevalence and mortality of anorexia nervosa and other eating disorders. Curr Opin Psychiatry. 2006;19(4):389-94. doi: 10.1097/01.yco.0000228759.95237.78. PubMed PMID: 16721169.
3. Forsberg S, Lock J. Family-based Treatment of Child and Adolescent Eating Disorders. Child Adolesc Psychiatr Clin N Am. 2015;24(3):617-29. doi: 10.1016/j.chc.2015.02.012. PubMed PMID: 26092743.

Seksualiteit

8.12 Seksualiteitgerelateerd syndroom

Matthijs Eendebak, Marion Mulder-Paalman, Jona Gardien, Rikus Knegtering[*]

Inleiding

Veel mensen in de samenleving ervaren problemen met seksualiteit. Uit een representatieve steekproef van mensen tussen 15 en 71 jaar blijkt dat 19% van de mannen en 27% van de vrouwen seksuele disfuncties ervaren.[1] Van deze mensen heeft 39% van de mannen en 46% van de vrouwen twee of meer seksuele klachten. Seksuele disfuncties worden het meest gemeld door mannen en vrouwen tussen de 15 en 24 jaar en door vrouwen met een hoog opleidingsniveau. Doorgaans komen seksuele disfuncties bijna twee keer zo vaak voor bij mensen die in hun jeugd fysiek seksueel grensoverschrijdend gedrag hebben meegemaakt dan bij mensen zonder seksuele geweldservaringen.[1]

Seksuele disfuncties kunnen samenhangen met de levensgeschiedenis, partnerkeus, medische, sociale of psychische problemen. Seksuele problemen kunnen primair zijn of samenhangen met andere psychische klachten en aandoeningen of ontstaan tijdens of na de behandeling van lichamelijke en/of psychische problemen, bijvoorbeeld als gevolg van medicatiegebruik.[2] Er is een duidelijke samenhang tussen seksuele problemen en een verminderde ervaren kwaliteit van leven.

Professionele hulpverlening rond seksuele problemen behoeft kennis van:
- normale seksualiteit,
- seksualiteit in verschillende levensfasen,
- seksuele fysiologie bij mannen en vrouwen,
- kennis over de invloed van lichamelijke en psychische problemen,
- de invloed van medicatie op seksueel functioneren.

Uiteraard bestaan er grote individuele verschillen in seksuele behoefte en in seksueel gedrag. Seksuele hulpverlening vraagt om een goede gesprekstechniek, met aandacht voor het individu, de relationele en de sociale context.

De normale seksuele ontwikkeling en de seksuele levensfasen

In de tweede helft van de vorige eeuw beschreven Masters en Johnson[3] het sek-

---

[*] Drs. Matthijs Eendebak, msc, is psychiater in opleiding bij Lentis in Groningen.
Marion Mulder-Paalman is verpleegkundig specialist bij Lentis in Groningen
Drs. Jona Gardien, is arts in opleiding bij umc Groningen.
Voor de personalia van dr. Rikus Knegtering zie hoofdstuk 6.1.
Met dank aan Marrit de Boer, psychiater Universitair Centrum Psychiatrie in Groningen en Thalia Herder, psychiater in opleiding bij Lentis, voor het beschikbaar stellen van bronteksten en de figuur.

sueel functioneren aan de hand van vijf verschillende fasen, de zogenaamde seksuele responscyclus. Deze seksuele responscyclus kent 5 fasen.
1. Verlangen: een speciale rol is weggelegd voor het geheugen; door een (zintuigelijke) prikkel te koppelen aan (seksuele) herinneringen kunnen lustgevoelens worden opgewekt of worden gedempt.
2. Opwinding: lichamelijke en psychische reacties op zintuigelijke prikkels; hierbij vullen de zwellichamen van de penis zich en vindt er lubricatie van de vagina plaats.
3. Plateau: het lichaam bereidt zich voor op de lichamelijke ontknoping. Repetitief stimulerende prikkels onderhouden de plateaufase en kunnen leiden tot een orgasme.
4. Orgasme: het hoogtepunt van zich opbouwende seksuele opwinding, gepaard gaande met het ervaren van plezier (bevrediging) bij een ritmisch samentrekken van spieren in de bekkenregio en bij mannen meestal gepaard gaande met ejaculatie. Bij mannen is er na een orgasme een latentie tijd nodig om weer een volgend orgasme te kunnen beleven. Vrouwen kunnen een langer durende of herhaalde orgasmebeleving ervaren.
5. Ontspanning: de lichamelijke aanpassingen keren weer terug naar uitgangssituatie.

Tijdens het doorlopen van de verschillende fasen spelen eerdere ervaringen, interpretaties, lichamelijke sensaties, en (geanticipeerde) beloningen een belangrijke rol. Het uitblijven van één van deze factoren kan leiden tot het blijven hangen in één van deze fasen met stagneren van de responscyclus als uiteindelijk gevolg.

Masters en Johnson maken een duidelijk onderscheid tussen de fases waarin solo-functioneren een rol speelt (verlangen en orgasme) en de fases waarin interactie

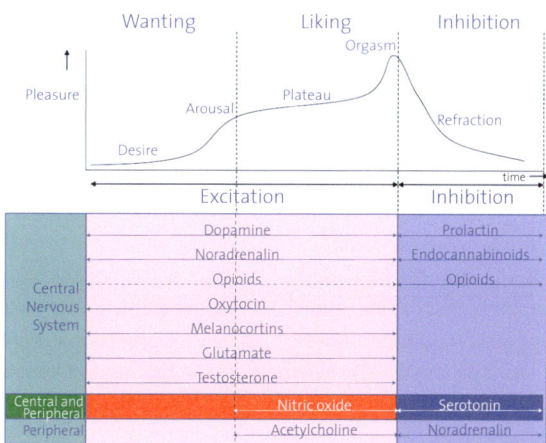

De Boer & Knegtering, 2014 ©

Figuur 1 Seksueel functioneren
Fasen van seksueel functioneren, gerelateerd aan algemene gedragspatronen (wanting, liking, excitatie, inhibition) en hierbij betrokken neurotransmitter- en hormoonsystemen in het centrale en perifere zenuwstelsel.

van groter belang is (opwinding, ontspanning). Voor het seksueel functioneren is het dan ook noodzakelijk dat de capaciteit en de mogelijkheid bestaat voor zowel solistisch handelen als voor het komen tot samenspel.

De fasen van de responscyclus worden beïnvloed door allerlei systemen waarop diverse hormonen en neuronale netwerken invloed uitoefenen. Figuur 1 toont de seksuele responscyclus, waarin inzichten uit de (neuro)biologie en leertheorieën zijn verwerkt. Neuronale netwerken blijken verschillende neurotransmitters te gebruiken die betrokken zijn bij min of meer afgegrensde fasen in de responscyclus. Hormonen als testosteron hebben een algemeen stimulerend effect op seksueel functioneren, terwijl de piek van het hormoon prolactine die tijdens een orgasme optreedt, betrokken is bij het ervaren van seksuele verzadiging.

Testosteron en oestrogenen bevorderen in de vroege puberteit de lichamelijke seksuele rijping en de psychische ontvankelijkheid voor seksuele prikkels. Indien in de loop van het leven een goed seksueel leven met prettige ervaringen is opgebouwd, kunnen seksuele relaties tot op hoge leeftijd voortduren, ook al is de directe hormonale motor op latere leeftijd minder actief. Op latere leeftijd hoeft daarbij niet altijd de seksuele bevrediging centraal te staan maar kan meer ruimte zijn ontstaan voor een bredere opvatting van intimiteit.

Vooral in de puberteit en vroege volwassenheid doet men seksuele ervaringen op die voortborduren op (veilige) hechting met ouderfiguren in de vroege kinderleeftijd. Wanneer er in de vroege kinderleeftijd sprake is van onveilige hechting aan ouderfiguren, uit zich dit niet zelden in psychische, relationele en daarmee ook seksuele problemen op latere leeftijd.

Seksuele functieproblemen in het algemeen

Er is een grote variëteit in seksuele uitingen, deels individueel of cultureel bepaald, deels relatie- of levensfasespecifiek. Wat normaal of juist abnormaal seksueel gedrag is, is arbitrair. Maar ook de mate van ervaren last rondom seksuele problemen kan zeer verschillen van persoon tot persoon. De ervaren hinder of klachten, of het dagelijks of relationeel functioneren kan zodanig verstoord zijn dat een zorgbehoefte ontstaat, ofwel dat de klachten zodanig ernstig zijn dat er sprake is van seksueel disfunctioneren. Bij seksueel problematisch functioneren helpt de seksuele responscyclus bij het onderzoeken van de aard en de mogelijke oorzaken van het probleem. Er kan sprake zijn van het niet op gang komen van één van de fases of het niet kunnen overgaan naar een volgende fase. Dit kan zowel lichamelijke, psychische of sociale oorzaken hebben. Een bekend voorbeeld van een seksuele disfunctie is een erectiestoornis. Genderdysforie (onvrede met de eigen seksuele identiteit) en parafilie (bijzondere seksuele voorkeuren) vallen binnen deze visie niet onder de seksueel functionele problemen in engere zin; er is geen directe disfunctie van de seksuele responscyclus. Indirect kan wel een verstoord verloop van de cyclus en van lijdensdruk in relationele en culturele context ontstaan, waardoor een beroep op de geestelijke gezondheidszorg kan worden gedaan.

Oorzaken van seksuele functieproblemen

Er is een veelheid aan lichamelijke veranderingen of aandoeningen die een veranderd seksueel functioneren tot gevolg kunnen hebben, zoals atherosclerose, menopauze, diabetes mellitus, neurologische problemen, schildklieraandoeningen of bijvoorbeeld postoperatief door een operatie die direct of indirect het functioneren van de geslachtsorganen beïnvloedt. Daarnaast kan sommige medicatie het seksueel functioneren beïnvloeden, zoals hormonale behandeling van tumoren en veel psychofarmaca. In het vervolg van dit hoofdstuk wordt ingegaan op seksuele problemen die samenhangen met psychiatrische problemen en het gebruik van psychofarmaca.

Seksuele functieproblemen in de psychiatrie

Alle facetten die nodig zijn voor een goed en tevreden seksueel functioneren kunnen bij psychiatrische syndromen verstoord raken, waarbij oorzaak en gevolg niet altijd duidelijk te onderscheiden zijn. Zo kan een primaire erectiele disfunctie leiden tot een depressie maar kan een depressie ook de oorzaak zijn van een erectieprobleem. Seksuele functieproblemen en psychiatrische syndromen kunnen elkaar dan ook induceren, onderhouden en versterken. Hierna volgt een uitwerking bij de verschillende psychiatrische syndromen.

Depressief syndroom

Meer dan 40% van de mannen en 50% van de vrouwen die een depressie doormaakt, rapporteert een afname in seksueel verlangen en problemen van opwinding. Erectieproblemen komen 1,8 keer vaker voor bij mannen die lijden aan een depressie. Ook blijkt dat 15% van de depressieve mannen en 20% van de depressieve vrouwen moeilijker of geen orgasme krijgt. Bij een depressie is het beleven van plezier, inclusief plezier beleven aan (seksuele) stimuli, verminderd. Seksuele stimuli interpreteren mensen dan niet als seksueel prikkelend, waardoor het verlangen niet op gang komt. Een gedaalde zelfwaardering, toegenomen gevoelens van schuld en onbehagen, moeheid en lusteloosheid belemmeren tevens het seksueel functioneren. Mensen met depressieve gevoelens masturberen minder frequent en melden dat masturbatie de reeds bestaande gevoelens van eenzaamheid en nutteloosheid vaak versterkt. Bij ernstige depressies kunnen neurofysiologische verstoringen de lichamelijke ontspanning, nodig voor seksuele opwinding, bemoeilijken.

In enkele gevallen gaat een depressie gepaard met een toename van seksuele behoeften en handelingen. De verkregen bevestiging die door het seksuele contact plaatsvindt samen met de (tijdelijke) beloning, zorgt soms voor het herhaaldelijk opzoeken en aangaan van seksuele intimiteit. Seks functioneert in dit geval als een copingmechanisme.

In sommige gevallen leiden fatalistische opvattingen en/of een suïcidale gedachten tot seksueel riskant gedrag; vanuit de opvatting *ik doe er toch niet toe* worden gemakkelijk grenzen overschreden.

Depressie kan echter niet alleen een oorzaak van seksuele functieproblemen zijn, depressie kan ook het gevolg zijn van dit disfunctioneren. Seksuele functieproblemen, zoals een primaire opwindingsstoornis of een probleem met het verkrijgen van een orgasme, kunnen gevoelens van angst en schaamte opwekken en een verstoord zelfbeeld laten ontstaan. Tevens hebben primaire seksuele functieproblemen vaak een effect op de relatie en op het psychosociaal functioneren van de partner. Dit alles kan er toe leiden dat een seksueel functie probleem een depressie in de hand werkt en/of onderhoudt.

Angstsyndromen

Mensen die leiden aan een angstsyndroom ervaren vaak een verhoogde alertheid en stressniveau, een verminderd vermogen om te genieten, een onvermogen tot ontspannen en zich over te geven. Karakteristiek is het vermijden van situaties waarin angst of stress uitgelokt kunnen worden, inclusief seksueel functioneren. De (faal)-angst en het onvermogen tot ontspannen dragen bij tot (angst voor) problemen in de seksuele opwinding (vaginale vochtigheid en erectie) en anorgasmie. Ongeveer een derde van de patiënten met een sociale fobie melden bij gericht doorvragen seksueel functieproblemen, vooral een verminderd verlangen en verminderde opwinding. Een verhoogd stressniveau zorgt er soms ook voor dat men (seksuele) prikkels niet als seksueel interpreteert, waardoor men moeilijk de fase van opwinding bereikt. Opvallend is dat mannen met een angstsyndroom seks, en dan voornamelijk masturbatie, als stressregulator kunnen gebruiken.

Driekwart van de patiënten met paniekklachten geeft aan problemen te ervaren op het gebied van seksueel functioneren. In de helft van de gevallen vermeldt men seksuele aversie. Meestal is er sprake van angst voor een paniekaanval tijdens seks en een verminderd verlangen. Conditionering maakt dat handelingen, herinneringen of zintuigelijke stimuli de angst en paniek kunnen uitlokken. Dit kan leiden tot vermijding van seksuele gedachten, prikkels, handelingen en uitlokkende situaties.

Dwangsyndroom

Dwanggedachten kunnen gaan over seksuele taboe-beladen onderwerpen. Hierdoor kan men de (seksuele) gedachten die men normaal als (niet) prikkelend ervaart op een tegenovergestelde manier interpreteren of vertalen. Een voorbeeld hiervan is dat het kijken naar kinderen vertaald wordt als het hebben van pedofiele gevoelens, zonder dat hier daadwerkelijk sprake van is. Een herkenbaar voorbeeld van dwanghandelingen is smetvrees of een wasdrang die een negatieve belevingen kan veroorzaken bij seksueel functioneren, vaak met de neiging alles te vermijden wat met seks te maken heeft. Sporadisch kan dwangsyndroom zich in hyperseksualiteit uiten. Seksuele dwanggedachten of –handelingen leiden dan tot toename van seksuele verlangens of handelingen. In de meeste gevallen zijn deze repetitief van vorm en inhoud en voor de patiënt moeilijk te remmen.

Posttraumatisch stress-syndroom (PTSS)

Bij het posttraumatisch stress-syndroom hangen traumatische seksuele ervaringen niet zelden samen met seksueel disfunctioneren. Een belangrijk voorbeeld is seksueel misbruik op de kinderleeftijd. Vrouwen met een seksueel traumatische ervaring in de voorgeschiedenis melden vaak een verminderde interesse in seks, angst voor seks, verminderde opwinding en lubricatie, orgasmeproblemen en pijn bij gemeenschap. Echter ook PTSS gebaseerd op een niet-seksuele traumatische ervaring, zoals betrokkenheid bij rampen of oorlogshandelingen, kan gepaard gaan met een verstoring van het seksueel functioneren. Opvallend hierbij is dat er vaak sprake is van een normaal verlangen maar dat problemen worden ervaren op het gebied van opwinding, erectie en orgasme.

Eet- en voedingsyndroom

Bij (vooral) vrouwen met eetproblemen zijn drie groepen te onderscheiden.
- Het eet- en voedingssyndroom heeft geen invloed op de psychoseksuele ontwikkeling.
- Seksuele functieproblemen treden op, vaak in samenhang met een seksueel trau-

ma. De seksuele problemen komen dan ook overeen met de patiënten die leiden aan PTSS.
- Een verstoorde psychoseksuele ontwikkeling, bij een lichamelijk onvermogen tot seksueel functioneren. Ondergewicht kan tot een tekort aan geslachtshormonen leiden en daarmee de seksuele rijping stagneren. Er is dan nauwelijks borstvorming en de menstruele cyclus komt niet op gang of is ernstig verstoord. Het seksuele verlangen en de opwinding is vaak afwezig. Bij normalisering van het gewicht herstelt meestal het seksueel functioneren.

Bipolair syndroom

Tijdens de manische fase van een bipolair syndroom blijkt bij 57% sprake te zijn van hyperseksualiteit, 40% benoemt promiscuïteit (steeds wisselende partners), en 30 tot 78% meldt een hogere coïtusfrequentie. Dit hyperseksueel functioneren gaat gepaard met een verhoogd risico op seksueel overdraagbare aandoeningen, ongewenste zwangerschappen en het verkeren in seksueel ongewenste situaties. Samen met de ongeremdheid en grenzeloosheid leidt dit na afloop van een manische periode vaak tot gevoelens van schaamte en relationele problemen. In depressieve fasen wordt vaak een verminderd seksueel verlangen gemeld.

Psychosesyndroom

De seksuele behoeften van mensen met een psychose is in het algemeen gelijk aan de behoeften van de normale bevolking. Toch meldt, bij gericht vragen, 50% van deze patiënten problemen op het gebied van seksueel functioneren. Dit lijkt onder andere samen te hangen met doorgemaakte trauma, onderliggende ziekten, problemen met sociaal functioneren en- of moeilijkheden met communiceren. Het seksueel functioneren wordt daarnaast beïnvloed door de aard en de ernst van psychotische symptomen. Negatieve symptomatologie als anhedonie en apathie leiden vaak tot verminderde seksualiteit.

Gebrek aan sociaal inzicht en een verminderd vermogen de gevolgen van seksueel contact te overzien, kunnen leiden tot kwetsbaarheid voor het oplopen van seksueel overdraagbare aandoeningen, of slachtoffer worden van seksueel geweld of ongewenste zwangerschap.

Neurocognitief syndroom

Meer dan 50% van de mannelijke patiënten met de ziekte van Alzheimer noemt verlies van erectiecapaciteit en een groot deel is verminderd seksueel actief. Naast initiatiefverlies heeft ook verminderd geheugen, verminderd verlangen, desinteresse (apathie), verdriet en wrok een aandeel in verminderde seksuele activiteit. In sommige gevallen is men niet meer op de hoogte van de lichamelijke mogelijkheden en worden de stimuli niet meer als seksueel geïnterpreteerd. Daartegenover kan ook sprake zijn van seksuele ontremming en impulsief gedrag. Zo kunnen mensen die leiden aan een dementieel syndroom de hele dag, ongeacht situatie en locatie, masturberen of seksuele handelingen verrichten (decorumverlies). Voor mensen uit de sociale omgeving kan dit tot pijnlijke situaties leiden.

Ook bij de ziekte van Parkinson, deels gerelateerd aan minder beschikbaar zijn van dopamine, treedt vermindering van seksueel functioneren op.

Interactiesyndroom (autisme en aandachtstekort)

Mensen met autisme problematiek ervaren moeilijkheden op het terrein van omgang met anderen, de communicatie en het vermogen zich in anderen te verplaatsen. Bij seksueel functioneren zijn deze drie terreinen van belang, vooral in de fasen waarin interactie een rol speelt. Vaak is er geen verstoring van de seksuele responsfasen maar ervaren deze patiënten problemen met de seksuele wederkerigheid. De seksuele activiteit uit zich onder deze patiëntengroep vaak in solo-handelingen en kan bestaan uit ritueel gedrag of fascinatie voor bepaalde stimuli. Dit wordt echter niet altijd als probleem ervaren door de betrokkene zelf.

Patiënten met aandachtstekort problematiek ervaren doorgaans geen seksuele problemen. Opvallend is wel dat deze groep op relatief jonge leeftijd hun eerste seksuele ervaring heeft en tevens meer seksuele contacten opdoet gedurende hun leven in vergelijking met de algemene bevolking. Impulsiviteit en onoplettendheid kan bijdragen tot seksueel risicovol gedrag.

Persoonlijkheidssyndromen

Hoewel vaak verondersteld, is de causaliteit tussen seksuele trauma's en persoonlijkheidssyndroom nooit overtuigend aangetoond. Over borderline persoonlijkheidsproblematiek is het meest te zeggen. Bij hen spelen seksuele problemen vaak een rol. Hun kenmerkende impulsiviteit kan leiden tot onveilig vrijen en het aangaan van wisselende seksuele contacten (promiscuïteit). Een deel vermijdt seksuele contacten en vaak zijn ze onzeker over hun seksuele identiteit of wisselt deze geregeld. Het is discutabel of er ook vaker sprake is van seksuele functieproblematiek in engere zin.

Psychosociale factoren

Life-events, zoals rouw, verhuizing en wisseling van baan of ontslag dragen bij tot ontstaan van seksuele problemen. Ook het krijgen van een kind of verandering van gezinssamenstelling kan seksueel functioneren beïnvloeden. In deze gevallen is er vaak sprake van een verminderd verlangen of worden er problemen ervaren op het gebied van opwinding en orgasme. Relationele problematiek, een ervaren discrepantie in seksuele behoeften, het niet kunnen beantwoorden van elkaars verlangens, niet vervulde verwachtingen of onuitgesproken eerdere ervaringen kunnen bijdragen aan het ervaren van seksuele problemen. Bij diagnostiek van seksuele functieproblemen is het dan ook van belang om naar beïnvloedende psychosociale factoren te kijken.

Invloed van geneesmiddelen op seksueel functioneren

Seksuele ongewenste effecten van psychofarmaca (bijwerkingen) komen relatief vaak voor, hoewel ze relatief weinig zijn onderzocht. Deze ongewenste effecten op seksualiteit hangen samen met een verminderde kwaliteit van leven en zijn niet zelden reden medicatiegebruik te staken. Patiënt en behandelaar staan vaak voor een lastig dilemma, de nadelen van een geneesmiddel afwegen tegen de voordelen. Kennis over farmacologische mechanismen helpt in overleg met de patiënt beargumenteerde keuzes te maken (zie hoofdstuk 6.1, psychofarmacologie). Hierbij is het nodig om effecten van geneesmiddelen te onderscheiden van seksuele problemen die primair samenhangen met de psychische klachten, en van sociale, relationele of lichamelijke problemen.

Psychofarmaca kunnen verschillende fasen van de seksuele respons beïnvloeden, zoals seksueel verlangen, seksuele opwinding, ejaculatie en orgasme. Het meest gemelde probleem is afgenomen seksueel verlangen bij gebruik van antidepressiva of antipsychotica. Andere problemen zijn opwindingsproblemen (erectieproblemen of afgenomen vaginale vochtigheid), orgasmeproblemen en een afgenomen hoeveelheid sperma (droge ejaculatie wordt gemeld bij sommige antipsychotica). Zeldzaam treedt priapisme op (langdurige en veelal pijnlijke erectie) of pijn bij het orgasme. Priapisme is altijd reden voor een spoedconsult bij de uroloog, om blijvende schade te voorkomen.

Bij het gebruik van antipsychotica kunnen tevens menstruatiestoornissen, borstvorming (gynaecomastie) en tepelvloed (galactorroe) voorkomen, samenhangend met een verhoging van de prolactinespiegel.

Beïnvloeding van het seksueel functioneren door medicatie kan op verschillende manieren plaatsvinden:

Bij een anticholinerge werking (zoals bij onder andere sommige antidepressiva) worden de slijmvliezen droger, met als gevolg een droge vulva, droge glans penis en een droge mond. Zoenen is dan minder aantrekkelijk, zeker als daarbij ook een vieze geur in de mond is ontstaan.

Bij slaperigheid en sufheid kan iemand bij het voorspel al in slaap vallen.

Andere vormen van ongemak zijn hevige transpiratie, hoofdpijn, misselijkheid en duizeligheid. Ook het uiterlijk kan veranderen en daarmee de aantrekkelijkheid voor de partner, bijvoorbeeld door gewichtstoename.

Bij antipsychoticagebruik kan door soms optredende problemen in de motoriek (stijve spieren, traagheid, beven, verminderde mimiek) de patiënt minder aantrekkelijk worden bevonden. Met name klassieke antipsychotica in hogere doseringen kunnen bijdragen aan veranderingen in de emotionele expressie en hierdoor de interactie met de partner beïnvloeden.

De behoefte aan seksualiteit kan door sommige psychofarmaca toenemen, het gaat daarbij onder andere om antiparkinsonmedicatie die de beschikbaarheid van dopamine laat toenemen en sommige geneesmiddelen die (partiële) $5HT_{1a}$ agonisten zijn, zoals aripiprazol.

In hoeverre bij dit soort problemen de psychofarmaca of de primaire psychiatrische problemen (depressie, psychose, initiatief verlies) oorzakelijk zijn, is niet altijd evident. Hieronder zal ingegaan worden op de prevalentie van effecten op seksueel functioneren bij de verschillende psychofarmaca en de betrokken farmacologische mechanismen.

Antipsychotica

Een review waarin verschillende antipsychotica vergeleken worden in relatie tot seksuele bijwerkingen, concludeert dat risperidon het meest frequent seksuele disfunctie veroorzaakt, gevolgd door klassieke antipsychotica (zoals haloperidol, zuclopentixol, flupentixol), olanzapine, quetiapine, en met de laagste prevalentie voor aripiprazol.[4] Veel klassieke antipsychotica, maar ook risperidon en paliperidon, zijn sterke dopamine antagonisten, en veroorzaken een stijging van de prolactinespiegel in het bloed. Deze hogere prolactinewaarde hangt vaak samen met vermindering van seksueel verlangen en een verminderd vermogen tot erectie, lubricatie en orgasme. Clozapine en quetiapine zijn zwakke dopamine-antagonisten; hun invloed op het seksueel functioneren is relatief beperkt. Wel zijn de slaapverwekkende effecten van deze middelen soms problematisch tijdens het seksuele contact. Aripiprazol is een zogenaamde partiële dopamine agonist, en partiële serotonine ($5HT_{1a}$) agonist. Bij gebruik van aripiprazol is er nauwelijks verandering van seksueel functioneren gemeld; sommigen ervaren juist een licht stimulerend effect.

Antidepressiva

Seksuele nevenwerkingen komen veel voor bij gebruik van antidepressiva. Tot 80% van de patiënten die een SSRI gebruikt, rapporteert ongewenste seksuele effecten. Ook bij Tricyclische Antidepressiva (TCA's) lijken ongewenste seksuele effecten veel voor te komen, hoewel bij meer noradrenerg werkende TCA's mogelijk minder dan bij SSRI's. Bij bupropion, mianserine, mirtazapine, moclobemide, trazodon en agomelatine (antidepressiva die geen TCA of SSRI zijn) zijn veel minder vaak ongewenste seksuele effecten gemeld. Een afgenomen seksueel verlangen en een uitgesteld orgasme zijn de meest gerapporteerde seksuele bijwerkingen van serotonerge antidepressiva. Hoewel erectiestoornissen bij SSRI's vaak worden genoemd, blijkt uit onderzoek met niet-depressieve vrijwilligers dat vooral een uitgesteld orgasme wordt gerapporteerd. Om deze reden kan een SSRI ingezet worden als behandeling van premature ejaculatie. Minder voorkomende seksuele bijwerkingen zijn onder andere het zeldzaam optreden van priapisme (vooral bij trazodon) en het restless genital syndroom. Seksuele bijwerkingen van SSRI's zijn meestal reversibel en verdwijnen bij staken van het gebruik.

Anxiolytica

Benzodiazepinen, zoals diazepam en oxazepam werken doorgaans sederend (versuffend), slaapverwekkend en spierverslappend. Een dosisafhankelijke vertraging van het orgasme en een verminderd seksueel verlangen worden gemeld. Van buspiron (een aan antidepressiva verwant anxiolyticum) zijn geen seksuele nevenwerkingen bekend (waarschijnlijk samenhangend met $5HT_{1a}$-agonistische eigenschappen). Het middel kan in theorie de bij SSRI optredende seksuele functieproblemen helpen te verminderen.

Stemmingsstabilisatoren

Bij lithium rapporteren gebruikers vrij vaak een afname van zin in seks en erectie- en orgasmeproblemen. Carbamazepine en valproïnezuur laten de SHBG (sex-hormone binding globulin)-spiegel stijgen, waardoor minder (vrij) testosteron beschikbaar blijft. De verlaging van het vrije testosteron zou een oorzaak kunnen zijn voor een afname van de zin in seks, hoewel wetenschappelijk onderzoek beperkt is.

Stimulantia

Twee veel gebruikte stimulantia in Nederland zijn methylfenidaat en dexamfetamine. Er zijn enkele gevalsbeschrijvingen van toegenomen verlangen en opwinding bij acuut gebruik in hoge doseringen. Daarnaast zijn er enkele gevallen van priapisme gerapporteerd.

Kennis van de effecten van psychofarmaca op seksueel functioneren, naast kennis over andere oorzaken van problemen op het seksueel functioneren, kan helpen een optimale keus voor een middel te maken of te wisselen van middel (zie tabel 1). Dit is vooral van belang als mensen langdurig geneesmiddelen moeten gebruiken. In de meeste gevallen is hulp mogelijk. Daarvoor is echter gerichte diagnostiek en kennis van psychopathologie en farmacologie noodzakelijk.

Tabel 1 Prevalentie van ongewenste seksuele effecten bij psychofarmaca

	hoog	gemiddeld	laag	onbekend
antipsychotica	haloperidol risperidon paliperidon zuclopentixol* flufenazine*	olanzapine quetiapine clozapine	aripiprazol	lurasidon
antidepressiva	paroxetine citalopram fluoxetine sertraline duloxetine venlafaxine clomipramine	fluvoxamine escitalopram nortryptiline imipramine fenelzine	mirtazapine bupropion trazodon agomelatine moclobemide mianserine vortioxetine	tranylcypromine
anxiolytica		benzodiazepinen	alprazolam buspiron	pregabaline
stemmings- stabilisatoren	carbamazepine*	lithium* valproïnezuur*	lamotrigine*	
stimulantia			methylfenidaat*	dexamfetamine

* Weinig gegevens van bekend.

Praten over seks, van diagnostiek tot behandeling

Het bespreken van seksuele problemen blijkt vaak niet vanzelfsprekend.[4] Dit geldt voor zowel de hulpverlener als ook voor de patiënt. Goede diagnostiek van veel voorkomende seksuele problemen in de persoonlijke context van de patiënt, tegen de achtergrond van de medische, sociale en psychische problemen, maakt voorlichting en behandeling goed mogelijk. Het door de hulpverlener structureel en gericht bespreken van seksueel functioneren en (eventuele) seksuele problemen hoort dan ook bij het standaard medisch handelen. Patiënten ervaren hierbij hulp en erkenning bij het bespreekbaar maken van problemen die vaak niet spontaan worden gemeld.

In de psychiatrie is tijdens de diagnostische fase het onderwerp seksualiteit altijd van belang. Leidend hierbij zijn vragen over seksuele problemen op dit moment, of er hieromtrent een hulpvraag is en of er een relatie is tot andere problematiek (somatisch, psychisch, relationeel, behandeling-gerelateerd). Een ander geschikt moment het onderwerp seksualiteit te bespreken, is tijdens een medicatieconsult of na een medische behandeling waarvan bekend is dat het het seksuele leven kan beïnvloeden.

Het heeft de voorkeur in individuele gesprekken seksualiteit en de beleving daarvan te bespreken. Bij een (vervolg)gesprek kan ervoor gekozen worden om de partner erbij te betrekken. Patiënten blijken seksuele problemen slechts in zo'n 10% van de gevallen op eigen initiatief te bespreken. Bij mensen die antidepressiva, lithium of antipsychotica gebruiken, blijkt dat bij actief vragen van de hulpverlener tot 60% van de mensen klachten aangeeft.[4, 5]

Vragenlijsten kunnen een aanvulling zijn op de anamnese, waarbij de uitkomsten een hulpmiddel zijn om het thema seksualiteit te introduceren in het gesprek met de patiënt. Geschikte vragenlijsten zijn onder andere de Antipsychotics and Sexual Functioning Questionnaire (ASFQ), de Changes in Sexual Function Questionnaire-14

(CSFQ-14) en Psychotropic-Related Sexual Dysfunction Questionnaire (PRSexDQ).[4, 6] Het gesprek met de patiënt blijft het belangrijkste diagnostische instrument om seksuele problemen en eventueel oorzakelijke factoren, zoals ook (vroegere) grensoverschrijdende ervaringen, op het spoor te komen. Het is belangrijk de vragen gericht en respectvol te formuleren. Open vragen nodigen de patiënt en diens eventuele partner uit het probleem met eigen woorden te omschrijven. De meer specifieke informatie wordt het best verkregen door het stellen van gesloten vragen.

> **Een aantal voorbeeldvragen**[7]
>
> – Bij deze aandoening/klachten hebben sommige patiënten ook seksuele klachten. Herkent u dat?
> – Mag ik u iets vragen over seksualiteit/het vrijen/uw relatie?
> – Heeft uw aandoening/behandeling/situatie geleid tot verandering van seksualiteit/het vrijen/uw relatie?
> – In hoeverre hebt u daar last van?
> – Wilt u hier hulp voor?

Diagnostische modellen

Het is van belang onderscheid te maken tussen primaire seksuele problemen (vanaf de kinderleeftijd aanwezig), en later optredende problemen. Bij de later optredende seksuele problemen zoekt men naar onderliggende psychische, relationele, sociale, somatische, farmacologische of gecombineerde oorzakelijke factoren (biopsychosociale model). Deze spelen een belangrijke rol in het ontstaan/onderhouden van het seksuele probleem en zijn bepalend voor behandeling en of eventuele verwijzing.

In tabel 2 is de seksuele responscyclus volgens Masters en Johnson ingepast in een breder verband. Wanneer een probleem optreedt, kan dit de hele cyclus beïnvloeden en de seksuele respons verstoren. De seksuele responscyclus gericht uitvragen via het LOOPS-model (libido, opwinding, orgasme, pijnklachten en subjectieve beleving) biedt een handvat voor systematisch uitvragen (zie tabel 3). De diagnose seksuele dis-

Tabel 2 Veel voorkomende seksuele functieproblemen per fase van de seksualiteit

fase van seksualiteit	mogelijke problemen (seksuele disfuncties)
seksueel verlangen	verminderde seksuele-interesse-/opwinding bij de vrouw of de man
opwinding	mannen: erectieproblemen (verminderd vermogen om een stijve penis te krijgen en/of te houden, al dan niet onvoldoende erectie om penetratiemogelijk te maken) vrouwen: lubricatieproblemen (onvoldoende vaginale vochtigheid, wat kan leiden tot pijn bij het vrijen) genito-pelviene-pijn-/penetratieproblemen (oude term "vaginisme")
orgasme	moeite of onvermogen om een orgasme te krijgen, of veranderingen in de kwaliteit van de orgasmebeleving mannen: te vroeg orgasme en/of ejaculatie (oude term ejaculatio preacox)
ejaculatie	mannen: afgenomen hoeveelheid sperma bij de zaadlozing, afwezige ejaculatie of vertraagde ejaculatie

functie wordt gesteld als er sprake is van een symptoom, waarbij er voor betrokkene en/of de partner behoefte is aan hulp.

Tabel 3 Vragen omtrent seksueel functioneren (LOOPS)

L	heeft u veranderingen gemerkt tijdens de seks sinds uw ziekte?
O	ervaart u problemen in het krijgen of behouden van een erectie? ervaart u problemen bij het vochtig worden of blijven tijdens seks?
O	ervaart u problemen met het krijgen van een orgasme?
P	heeft u pijnklachten tijdens de seks?
S	is de seks bevredigend voor u?

Behandeling van seksuele problemen bestaat uit het bieden van voorlichting, psychologische interventies en biomedische interventies. Alvorens de behandeling te starten is het van belang de patiënt te informeren over de mogelijk oorzakelijke en onderhoudende factoren (biologisch, psychologisch, sociaal en relationeel opzicht) van het seksuele probleem (zie tabel 4).

Tabel 4 Veel voorkomende belemmeringen in seksueel functioneren

belemmering	omschrijving
seksueel	inadequate stimulatie (seksuele prikkels)
	beperkt seksueel (erotisch) repertoire
	prestatiegerichte seksuele activiteit
	seksuele problemen bij partner
	irreële of ongelijke verwachtingen (mythes)
lichamelijk	anatomische, hormonale, neurologische, cardiovasculaire aandoeningen
	medicatiegebruik
	behandeling (chirurgie, bestraling bekkengebied, chemotherapie)
psychologisch	stress en life-events
	depressie, woede, angst
	belemmerende negatieve gedachten
	negatief zelf- of lichaamsbeeld
	negatieve seksuele ervaringen
	sociale belemmeringen
	relatieproblemen
	miscommunicatie over wensen en grenzen
	angst voor ongewenste zwangerschap of soa
	repressieve culturele of religieuze waarden en normen
	geen partner
	geen privacy

Interventies

Na vaststellen van seksuele problemen kan in samenspraak met de patiënt voor de best passende behandelvorm gekozen worden. Een eerste stap in de behandeling is het bieden van voorlichting en psycho-educatie. Het aanreiken van kennis is vaak voldoende en verdere behandeling is dan niet nodig. Ter ondersteuning kunnen NHG-patiëntenbrieven meegegeven worden (zie voor een overzicht van alle NHG-patiëntenbrieven www.nhg.org, rubriek patiëntenvoorlichting).

Biologisch

Als men langere tijd psychofarmaca dient te gebruiken, die seksuele functieproblemen veroorzaken, kan men gericht zoeken naar een alternatief middel met dezelfde werking, of kan men bepaalde combinatiebehandelingen overwegen. Hiervoor kan het nuttig zijn een consult aan te vragen bij een gespecialiseerde psychiater. Bij complexe seksuele problemen kan, afhankelijk van de oorzaak, verwijzing naar een seksuoloog, gynaecoloog, uroloog of relatietherapeut zinvol zijn.

Psychologisch

Cognitieve gedragstherapie is de meest toegepaste behandelvorm bij seksuele problemen. Men maakt onderscheid tussen de *sensate focus*-therapie (exposure in vivo) volgens het model van Masters en Johnson en behandeling vanuit een cognitief model.

De sensate focus-therapie gaat ervan uit dat seksuele remmingen en een gebrek aan kennis over seksualiteit kunnen leiden tot verstoringen van de seksuele respons. Cognitieve therapie richt zich op het leren vervangen van belemmerende cognities door helpende cognities, eventueel aangevuld met imaginatie technieken (seksuele fantasietraining).

Wanneer er sprake is van ernstige relatieproblemen kunnen relatiegesprekken geïndiceerd zijn, waarbij niet zelden informatievoorziening en een gesprek tussen de partners op gang helpen voldoende is. Binnen de systeemtherapie gaat men uit van het feit dat een seksueel probleem een interpersoonlijk gegeven is. Het gedrag en de seksuele responsiviteit wordt beïnvloed door behoeften, motieven en angsten wat effect kan hebben op de interpretatie en het gedrag van de partner. Een belangrijk doel van de behandeling is het reduceren van angst, en het leren communiceren over wensen, verlangens en grenzen. In andere gevallen kan individuele psychotherapie zoals bijvoorbeeld bij onderliggende traumatische ervaringen geïndiceerd zijn.

Bij psychiatrische problemen, kan het behandelen van het primaire syndroom soms voldoende zijn om ook de seksuele problemen op te lossen.

Literatuur

1. Kedde H. Seksuele disfuncties in Nederland: prevalentie en samenhangende factoren. Tijdschrift voor Seksuologie 2012;36(2):98-108.
2. Herder T, de Boer MK, Knegtering H. Seksualiteit bij de mens met psychatrisch problemen. GGZ Wetenschappelijk. 2016;1:50-68.
3. Masters WH, Johnson VE. Human Sexual Response. Toronto / New York: Bantham Books; 1966.
4. de Boer MK, Castelein S, Wiersma D, Schoevers RA, Knegtering H. The facts about sexual (Dys)function in schizophrenia: an overview of clinically relevant findings. Schizophr Bull. 2015;41(3):674-86. doi: 10.1093/schbul/sbv001. PubMed PMID: 25721311; PubMed Central PMCID: PMCPMC4393701.

5 Hatzichristou D, Kirana PS, Banner L, Althof SE, Lonnee-Hoffmann RA, Dennerstein L, et al. Diagnosing Sexual Dysfunction in Men and Women: Sexual History Taking and the Role of Symptom Scales and Questionnaires. J Sex Med. 2016;13(8):1166-82. doi: 10.1016/j.jsxm.2016.05.017. PubMed PMID: 27436074.
6 Rizvi SJ, Yeung NW, Kennedy SH. Instruments to measure sexual dysfunction in community and psychiatric populations. J Psychosom Res. 2011;70(1):99-109. doi: 10.1016/j.jpsychores.2010.05.009. PubMed PMID: 21193105.
7 NHG. NHG staandard seksuele klachten. www.nhg.org/standaarden/samenvatting/seksuele-klachten. 2015.

8.13 Impulscontrole

Verslaving

8.13.1 Impulscontrolesyndroom: verslaving

*Geert Dom**

Inleiding

Verslaving is een belangrijk probleem in de impulscontrole. Impulscontrole is een belangrijk aspect binnen het geheel van (cognitieve) processen en functies die een rol spelen bij de regulatie van doelgericht gedrag. Dit omvat een brede waaier van essentiële processen, die mens (en dier) helpen om een aangepaste reactie te hebben op een stimulus. Aangepast betekent hier het bereiken van een gewenst doel (of het vermijden van een gevaarlijk doel), rekening houdend met onder andere de omgevingsomstandigheden, voorafgaande ervaringen en eventuele wisselende kenmerken van het te bereiken doel. Het geheel van de benodigde cognitieve functies noemt men executieve functies, die zijn op te delen in vijf fasen:

- keuze van het doel en inschatten van de huidige omgeving;
- een stappenplan maken;
- uitvoeren van het plan;
- controle op de uitvoering;
- eventuele bijsturing van de gekozen strategie.

Impulscontrole of zelfregulatie vormen een essentieel onderdeel van de executieve functies. De kwaliteit en functionaliteit van iemands executieve cognities en impulscontrole wordt door vele elementen bepaald.

- Impulscontrole-(hersen)systemen (in de prefrontale cortex) komen pas laat in de ontwikkeling tot volledige rijpheid (pas rond 24-jarige leeftijd).
- Er is sprake van een grote interindividuele genetische variabiliteit.
- Omgevingsomstandigheden gedurende de ontwikkeling van impulscontrole zijn zeker van invloed: (vroeg)kinderlijke verwaarlozing of opgroeien in sociaaleconomische (kans)armoede remmen de ontwikkeling van impulscontrole-competenties.

Chemische beïnvloeding, zoals gebruik van alcohol of drugs tijdens de zwangerschap en/of vroege adolescentie, heeft negatieve gevolgen.

De interactie tussen al deze factoren bepaalt in grote mate de individuele capaciteit tot impulsregulatie, dat als een kenmerk deel uit maakt van iemands persoonlijkheid. De impulscontrolecapaciteit is echter een dynamisch kenmerk, dat kan schommelen door de dag. Moeheid, slaaptekort, suikertekort, uitgesproken heftige emotionele omstandigheden en acuut gebruik van drugs of alcohol, kunnen de impulsregulatie sterk beïnvloeden.

---

* Prof.dr. Geert Dom, psychiater, werkzaam als hoogleraar Verslavingspsychiatrie bij de Universiteit Antwerpen.

Beperkingen in de impulsregulatie spelen een belangrijke rol bij het ontstaan van verschillende psychische symptoomgroepen. Vaak gebruikt men het begrip 'externaliserende stoornissen': psychiatrische aandoeningen die als belangrijk gemeenschappelijk kenmerk hebben dat gedragsstoornissen (bijvoorbeeld impulsiviteit, agressiviteit, onrust, regelverstorend gedrag) op de voorgrond staan. Deze verschillende symptoomgroepen zou men kunnen samenvatten onder de noemer Impulscontrolesyndroom. In dit hoofdstuk beperken we ons tot de verslaving.

Beschrijving van het syndroom

Het verband tussen beperkingen in de impulscontrole en verslaving is niet nieuw. Door de eeuwen heen beschouwde men een gebrekkige zelfcontrole als een van de hoofdoorzaken voor verslavingsproblemen. Het concept verslaving als een vorm van *wilszwakte* was en is nooit veraf. Vanuit het perspectief van impulscontroleproblemen legt men vaak een verband tussen verslaving en agressief gedrag. Inderdaad, het gebruik van drugs (voornamelijk alcohol) vermindert de zelfcontrole en kan tot agressieve ontsporingen leiden. Soms gebruikt men dit bewust of gepland; soldaten in de oorlog kregen op moment van strijd alcohol of andere psychoactieve middelen om angst te dempen en agressie op te wekken. Ook het feit dat men in meer dan de helft van de (geslaagde) suïcides alcohol heeft gebruikt kan hiermee te maken hebben. De associatie tussen verslaving en agressie is zo diepgeworteld in de *volksgeest* dat men verslaving vaak automatisch koppelt aan (agressieve) overlast en er zo ook naar handelt. Dit resulteert frequent in angst, afwijzing en vermijding, wat stigma bevordert. Opmerkelijk, want diverse onderzoeken laten zien dat de meerderheid van mensen die aan een of andere vorm van verslaving lijden, nooit tot een agressieve daad zullen overgaan.

Beschrijving van het verslavingssyndroom

Het gebruik van psychoactieve middelen is historisch en actueel diep in onze leefwereld ingeburgerd. Er is een continuüm van mensen die nooit een middel gebruiken tot mensen die veel en zelfs op een extreme, *verslaafde* wijze met middelen omgaan. Naast het gebruik van psychoactieve middelen gaat het ook om handelingen die aanleiding kunnen geven tot een belonend effect: gokken, shoppen, actief zijn op sociale media, internetgamen enzovoort. De belonende effecten zijn ofwel:
- primair: het middel zorgt voor een chemische *feel good-reactie*;
- meer complex: beloningsvormen als geldelijk gewin (de *high* van kansspelen);
- sociaal: beloning door het aannemen van een identiteit binnen een virtuele sociale omgeving (sociale media of computergames).

Mensen met een willekeurig verslavingsprobleem laten gedurende de actieve ziekteperiode veel overeenkomend gedrag zien. In die periode is er sprake van *aanhoudend gebruik* van een drug (of de *aanhoudende activiteit* van gokken, gamen) dat men *voortzet* ondanks (vaak ernstige) *negatieve gevolgen* op vele terreinen; lichamelijk, geestelijk (emotioneel, cognitief), familiaal en maatschappelijk.

Essentiële kenmerken bij een verslaving zijn het ontwikkelen van momenten met uitgesproken *zucht* (zin, trek, *craving*) naar een middel. Vaak treedt zucht op als reactie op:
- contact met het middel *(priming:* dat wil zeggen een heel klein beetje drinken of gokken);
- weer in een situatie komen waarin men vroeger gebruikte *(conditionering)*;

- momenten van forse stress, zoals ten gevolge van negatieve levensgebeurtenissen.

Daarnaast is het concept *controleverlies* essentieel voor verslaving. Blijven gebruiken (of gokken), ondanks negatieve gevolgen en tegen beter weten in, is voor velen de kern van hun verslaving.

Vroeger werd veel aandacht gegeven aan het begrip *lichamelijke afhankelijkheid* (en de bijkomende ontwenningsverschijnselen bij het staken van een middel). Tegenwoordig weet men dat het lichaam afhankelijk (het lichaam past zich aan) kan worden van allerlei middelen (bijvoorbeeld ook van antidepressiva of bloeddrukverlagende middelen) en vormt dit geen essentieel kenmerk meer van verslaving.

De scheidingslijn tussen gebruik, *overmatig gebruik* (met verhoogd risico op negatieve gevolgen) en *verslaafd* zijn (aanhoudend, compulsief gebruik) is artificieel en niet eenduidig. Het natuurlijk verloop van problematisch gebruik van middelen (over gedragsverslavingen weten we veel minder) kenmerkt zich doordat iemand gedurende zijn leven, met perioden in meer of mindere mate, vat heeft op zijn gebruik. Zeker voor alcohol ziet men dat de meeste mensen met vallen en opstaan hun gebruik gedurende het leven onder controle krijgen. Een zelfde patroon is ook herkenbaar bij druggebruik.[1]

Er is echter ook een kleine maar consistente groep mensen met blijvende ernstige verslavingsproblemen. Het betreft hier veelal mensen die, naast hun verslaving (aan vaak verschillende middelen en/of gecombineerd met gedragsverslavingen) ook andere psychiatrische en medisch-somatische problemen hebben, vaak nog gecombineerd met cognitieve en sociale kwetsbaarheden. Deze groep treft men het meest frequent aan binnen de verslavings- en geestelijke gezondheidszorg.

Effecten van psychoactieve middelen

Effecten van middelen kunnen vóorkomen bij (sociaal) gebruik, intoxicatie en in het kader van ontwenning. Het neuro-chemisch werkingsprofiel, met name de beïnvloeding van het neuroreceptorsysteem, bepaalt voor een groot deel de richting van het effect van het middel (Tabel 1). Ruwweg kan men de middelen in drie grote categorieën indelen.

- *Sederende middelen*, die meestal GABA- en/of opioïde receptorsystemen stimuleren (agonisten). Voorbeelden zijn alcohol, benzodiazepinen en opiaten zoals heroïne, morfine of oxycodone.
- *Stimulerende middelen*, die meestal de dopaminerge en/of adrenerge neurotransmissie stimuleren. Voorbeelden zijn amfetamines, cocaïne en in mindere mate XTC (MDMA).
- *Hallucinerende middelen*, waarbij vaak sprake is van een beïnvloeding van glutamaat of serotonerge neurotransmissiesystemen. Voorbeelden zijn ketamine, LSD, psilocybine (paddestoelen) en ayahuasca.

Per jaar komen er ongeveer 70-80 nieuwe drugs op de (illegale) markt. Vaak zijn dit chemische aanpassingen van bestaande moleculen. Uiteraard zijn deze middelen niet getest op veiligheid. Effecten zijn dan ook erg onvoorspelbaar. Naast de illegale middelen zijn, vreemd genoeg, ook veel van deze producten officieel *legaal* verkrijgbaar. Door de snelheid van innovatie loopt de wet inderdaad vaak achterop en staan ze niet op de lijst van verboden producten. Deze zogenaamde *Legal highs* zijn dan ook heel vlot (vaak via internet) verkrijgbaar en worden aangeboden door dubieuze producenten. Legal highs zijn vooral populair in club- en uitgaansgelegenheden (zie voor info ook

Tabel 1 Overzicht van onttrekkings- en intoxicatiesymptomen van de meest frequent gebruikte psychoactieve middelen[2]

middel	wijze gebruik	effect gebruik	onttrekking	intoxicatie
alcohol	drinken	in lage dosissen rustgevend, lichte ontremming (sociaal glijmiddel); in hoge doseringen agitatie en ontremming bevorderend	tachycardie, transpireren, tremor, slapeloosheid, misselijkheid, braken, angst epileptisch insult, delirium	dubbele tong, coördinatiestoornissen, onzekere gang, aandacht–stoornissen, nustagmus, ongepast gedrag, stupor, coma
heroïne	roken, intraveneus	rustgevend, affectief, motorisch	prikkelbaarheid, dysforie, koorts, misselijkheid, braken, spierpijn, tranenvloed, loopneus, kippenvel, wijde pupillen, diarree, geeuwen, slapeloosheid, tachycardie	onduidelijke spraak, aandachts- en concentratiestoornissen, bradycardie, nauwe pupillen, slaperigheid, verhoging pijndrempel, sufheid, ademhalingsdepressie, coma
cocaïne	nasaal, roken, intraveneus	stimulerend, cognitief, motorisch	dysforie, angst, vermoeidheid, levendige, onaangename dromen, prikkelbaarheid, slapeloosheid	euforie, verhoogd zelfgevoel, angst, verwardheid, achterdocht, agressie, tachycardie, pijn op de borst, hypertensie, hyperthermie, wijde pupillen, psychomotorische agitatie, spierzwakte, misselijkheid, braken, epileptisch insult
cannabis	roken, eten	rustgevend	misselijkheid, malaise, hoofdpijn	tachycardie, grote pupillen, bruxisme, droge mond, meer praten, helder en alert, minder snel moe, psychose

xtc of amfetamine	oraal, nasaal, in traveneus	stimulerend, motorisch en cognitief, beïnvloedt gemoedstoestand (xtc)	somberheid	tachycardie, grote pupillen, bruxisme, droge mond, meer praten, helder en alert, minder snel moe, psychose
GHB	oraal	rustgevend	zie alcohol	zie alcohol
nicotine	roken, kauwen	stimulerend, verbetert aandacht en concentratie	dysforie, somberheid, slapeloosheid, prikkelbaarheid, angst, concentratie-stoornis, rusteloosheid, bradycardie, verhoogde eetlust	misselijkheid, spekselvloed, buikpijn, diarree, hoofdpijn, duizeligheid

http://clubdrugclinic.cnwl.nhs.uk of www.emcdda.europa.eu). Tot slot dient nog vermeld dat het onderscheid tussen legale en niet-legale middelen veelal een juridisch-politieke basis heeft en in veel mindere mate een reflectie is van de evidence-based kennis van de schadelijkheid/gevaarlijkheid van een middel op zich. Zo heeft alcohol (legaal) bijvoorbeeld een veel negatievere impact dan bijvoorbeeld cannabis of xtc (illegaal).[3]

Epidemiologie

De onderzoeken tonen vooral de cijfers van de mensen met een (ernstige) verslaving (afhankelijkheid) aan een middel. Men weet dus (relatief) veel over de prevalentie van de meest ernstige vormen, maar veel minder over de rest van het continuüm van middelengebruik. Verslavingsproblemen komen bij ongeveer 6% van de volwassen bevolking voor en zijn verantwoordelijk voor veel individueel, familiaal en maatschappelijk lijden. Men kan een onderscheid maken tussen mensen die (sociaal) gebruiken, problematisch gebruiken en zij die echt verslaafd (afhankelijk) zijn. Ruwweg schat men dat wat betreft drugs, ongeveer 9% van de gebruikers evolueert naar (ernstig) problematisch-verslaafd gebruik. Deze groep lijkt kwetsbaarder voor ontspoord gebruik dan andere gebruikers. Verschillende redenen hiervoor zijn onder meer startleeftijd van eerste gebruik, omgevingsomstandigheden (vroegkinderlijk en actueel) en genetische factoren.[4]

Tabel 2 schetst het voorkomen binnen de Nederlandse algemene bevolking. Voor Vlaanderen en België liggen de cijfers in dezelfde lijn. Via www.vad.be kan men de meest recente Vlaamse cijfers verkrijgen. Belangrijk bij cijfers over middelengebruik in de bevolking: gebruikspatronen en soorten middelen kunnen, zeker wat betreft drugs, sterk (ook per regio) veranderen in relatief korte tijd. Zo zijn bijvoorbeeld binnen een Europa op dit moment cannabis en stimulerende middelen de meest gebruikte middelen. Om goed op de hoogte te zijn van de meest recente cijfers en trends kan men terecht op www.emcdda.europa.eu, waarjaarlijks een rapport verschijnt met de meest recente cijfers in Europa maar ook per land.

Tabel 2 Prevalentiecijfers van middelengebruik in Nederland

primaire problematiek	omvang in de bevolking 15-64 jaar (% of aantal)	% of aantal in behandeling 2014	
alcohol	recent gebruik	81%	
	misbruik	395.000	8%
	afhankelijkheid	82.000	37%
opiaten	probleemgebruik	14.000	70%
cocaïne	recent gebruik	55.000	
cannabis	recent gebruik	7%	
	misbruik	40.200	25%
	afhankelijkheid	29.300	35%
amfetamine	recent gebruik	0,2%	
XTC	recent gebruik	0,4%	
GHB	recent gebruik	0,2%	
slaap- en kalmeringsmiddelen	recent gebruik	10,1%	
	misbruik	35.000	2%
	afhankelijkheid	22.000	4%
nicotine (sigaretten)	dagelijks roken	24,2%	
	afhankelijk (dagelijks > 20)	17%	
gokken probleemspelers		20.300	13%
gaming (internet)		544	

Bron: Trimbos-Instituut en Kerncijfers Verslavingszorg 2014-Stichting ivz.

Het is nog onduidelijk of de omvang van de drugsproblematiek binnen de bevolking toeneemt. Enkele belangrijke factoren voor toename van gebruik zijn:
- grotere beschikbaarheid en bereikbaarheid van producten;
- vergrote maatschappelijke en juridische aanvaarding van gebruik;
- toename van maatschappelijke problemen, zoals (langdurige) werkloosheid in periodes van economische crisis.

In de vs toonde een vergelijking tussen 2001-2002 en 2012-2013 een verdubbeling van de 12-maands prevalentie en een 50% toename van de life-time prevalentie van stoornissen in het gebruik van drugs.[5] Of er een vergelijkbare ontwikkeling in Nederland en Vlaanderen heeft plaatsgevonden is nog onduidelijk.

Wat betreft de niet-chemische vormen van verslaving is nog onduidelijk wat de impact binnen de algemene bevolking is. Een gokstoornis komt in de bevolking voor bij 0,6% van de volwassenen. Slechts een heel beperkt deel van hen is in behandeling. Wat betreft andere vormen (internet, gamen) zijn er nog weinig betrouwbare cijfers.

Gevolgen van gebruik

In Europa en de Verenigde Staten neemt problematisch alcoholgebruik de vijfde plaats in als het gaat om het verlies van het aantal – voor kwaliteit gecorrigeerde – levensjaren. In 2001 was roken verantwoordelijk voor ongeveer 14% van alle sterfgevallen (mortaliteit). Opvallend blijft hier het geslachtsverschil. Zo was roken, in 2012, verantwoordelijk voor 22% van de sterfgevallen bij mannen en voor 6% bij de vrouwen. De laatste jaren is er een dalende trend in het roken bij mannen maar helaas een licht stijgende trend bij vrouwen.

Het aantal verslaafden aan illegale middelen en de gevolgen ervan voor de gezondheidstoestand, is veel kleiner dan bij alcohol en tabak. Dit neemt niet weg dat het individuele lijden van deze patiënten groot is en de maatschappelijke overlast – mede ten gevolge van de illegale status van deze middelen – aanzienlijk.

Verslaving en criminaliteit

Hoewel de meeste mensen die kampen met een verslaving niet in aanraking komen met justitie, komen verslavingsproblemen wel beduidend meer voor bij mensen in detentie. Cijfers verschillen per land en type voorziening maar gemiddeld genomen blijkt ongeveer de helft van de mannelijke gedetineerden een levensprevalentie van alcohol en/of drugverslaving te kennen. Vaak gaat het om polydruggebruik.[6,7]

Verklarende mechanismen

Een voor elk individu unieke mengeling van kwetsbaarheden en elementen van veerkracht bepaalt uiteindelijk of, en op welk moment in het leven, verslavingsproblemen ontstaan, zich continueren of zich oplossen (figuur 1).

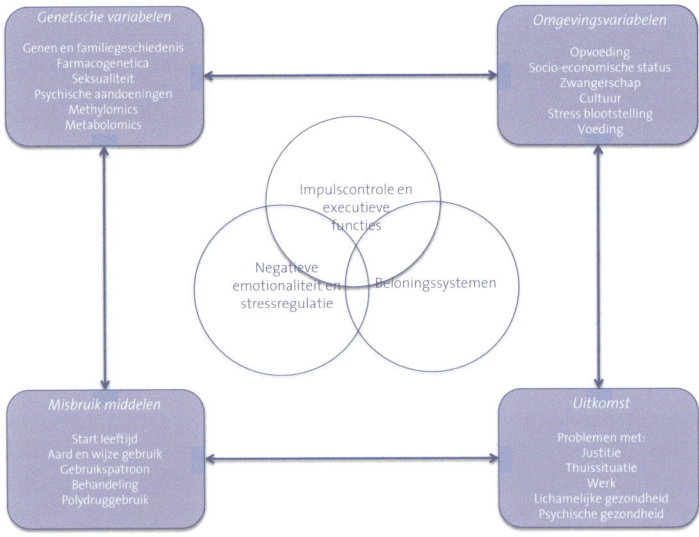

Figuur 1 Biopsychosociaal verklaringsmodel van verslaving.[8]

Biologische verklaringsmechanismen

Er is een belangrijke genetische basis bij het ontstaan van ernstige verslavingsproblemen. Cijfers variëren maar gemiddeld schat men dat het aandeel van genetica tussen 50 en 70% ligt bij het ontwikkelen van ernstige verslavingsproblemen. Opvallend is dat genetica in mindere mate een rol speelt bij de initiatie van gebruik maar een grotere rol bij de kwetsbaarheid voor transitie van gebruik naar misbruik en vooral naar verslaving. Het betreft hier, net zoals voor alle psychiatrische aandoeningen, complexe genetica waarbij verschillende genen en hun polymorfismen elk voor een (heel) klein deel betrokken zijn. Ook is er een belangrijke rol voor gen/omgevingsinteracties.

Neurobiologisch zijn, sterk vereenvoudigd, drie grote functionele hersensystemen betrokken bij de ontwikkeling van een verslavingsprobleem:
* impulscontrole- (en executieve functies-)systeem;
* hersen-beloningssysteem (zie hoofdstuk over neurobiologie);
* (stress-)emotieregulatiesysteem (zie hoofdstuk over stress).

Belangrijk is dat disfuncties in een of meer van deze systemen zowel een gevolg kunnen zijn van langdurig middelengebruik als een oorzaak (kwetsbaarheid om de controle over het gebruik te verliezen). Beide aspecten samen leiden vaak tot een vicieuze cirkel, waarbij aanhoudend gebruik de zelfregulatie verder verstoort, wat aanhoudend gebruik weer in de hand werkt. Hierdoor spreekt men, ook neurobiologisch, van een verslavingsproces, waarbij van de fase van initiatie tot aan volledige verslaving (craving, controleverlies, gewoontevorming) ook verschillende neurobiologische systemen zijn betrokken (tabel 3).

Tabel 3 Neurobiologische systemen betrokken bij de verschillende fasen van verslaving

proces	neurobioogische structuur	neurotransmitter
initiatie (belonende effecten) anhedonie	ventrale tegmentale gebied (VTA) nucleus accumbens (NAcc)	endorfinen (mu-receptoren) dopamine
continuering conditionering hunkering (zin, craving)	nucleus accumbens (NAcc) (ventrale striatum) amygdala thalamus prefrontale cortex (OFC)	dynorfinen (kappa-receptoren) dopamine CRH glutamaat
importantie (salience) selectieve aandacht	orbitale prefrontale cortex (OFC)	dopamine
terugval motorische inhibitie conflictregistratie	dorsolaterale prefrontale cortex (dlPFC) anterieure cingulaire cortex (ACC)	norepinefrine 5HT GABA glutamaat
gewoontevorming	putamen nucleus caudatus (dorsale striatum)	dopamine dynorfine (kappa-receptoren)

Zie ook Dom.[9]

> ACC = anterieure cingulaire cortex. CRH = corticotropine-'releasing' hormoon. dlPFC = dorsolaterale prefrontale cortex. GABA = gamma-aminobutyric acid (gamma-aminoboterzuur). OFC = orbitale prefrontale cortex. VTA = ventral tegmental area (ventrale tegmentale gebied).

Psychologische verklaringsmechanismen

Mensen geven veelal de voorkeur aan een snelle behoeftebevrediging in plaats van aan uitgestelde bevrediging (of beloning). Dit is een belangrijk persoonlijkheidselement dat het risico op verslaving verhoogt. Kinderen die op jonge leeftijd kenmerken van een hoge impulsiviteit vertonen blijken meer risico te hebben op het ontwikkelen van verslaving in de jong volwassenheid. Dit noemt ook wel eens de externaliserende pathway. Maar ook kinderen en jongeren met internaliserende problemen hebben een, zij het minder uitgesproken, verhoogd risico op latere verslavingsproblemen. Zo is depressie op jonge leeftijd (14 jaar) geassocieerd met een verhoogd risico op *binge drinking* en latere alcoholproblemen (internaliserende pathway).

Recent is er meer aandacht om verslavingsgedrag te verklaren vanuit afwijkende leer- en besluitvormingsprocessen.[10] Ook hier blijft de overlap met de onderliggende (neuro)biologie relevant. Neurowetenschappelijk onderzoek toont aan dat voor mensen, intrinsiek sociale dieren, sociale contacten en waardering zeer krachtige positief belonende (en gezondheid bevorderende) effecten hebben. Het is niet ondenkbaar dat in de toekomst (naast een toename van psychoactieve producten) ook de mogelijkheden tot sociale (technologische) beloningen sterk zullen uitbreiden en er dus nieuwe vormen van verslavingsgedrag zullen opkomen. Denk in dit kader aan de overvloed van telkens nieuwe berichten in sociale media (het brein denkt telkens *hé, iets belangrijks)* of de belonende effecten van het bereiken van een hogere level bij internetgames. Deze positief belonende effecten zijn krachtige psychologische effecten die het verslavingsgedrag in stand houden (zie ook hoofdstuk 4.1.1., leertheorie).

Contextuele verklaringsmechanismen

Bekende omgevingsfactoren die het risico op verslaving verhogen zijn:
- vroegkinderlijke traumatisering en/of verwaarlozing;
- acute en chronische stress zoals langdurige sociaal-economische problemen;[2, 11, 12]
- opgroeien in een omgeving waar men veel middelen gebruikt en men positieve verwachtingen creëert ten aanzien van de effecten.

Al deze factoren spelen een rol bij het ontstaan en onderhouden van verslavingsproblemen. De actuele context waarin men leeft is inderdaad vaak doorslaggevend voor het al dan niet kunnen ontsnappen uit de cirkel van verslaving. Het hebben van een steunend sociaal netwerk, van (betaald en sociaal gevalideerd) werk en voldoende materiële basisvoorwaarden, zijn essentieel om een groeiproces, duurzaam, toe te laten. Omgekeerd, als deze beschermende factoren wegvallen, zeker voor een langere tijd, neemt het risico op verslaving toe. Zo is het opvallend dat langdurige werkloosheid (wellicht ten gevolge van een economische crisis) het risico op gebruik en misbruik van middelen (vooral bij mannen) doet toenemen.

Tot slot zullen intrinsieke kwetsbaarheden in impulscontrole en zelfregulatie er ook voor zorgen dat men minder flexibel en veerkrachtig met uitdagingen en negatieve levensomstandigheden kan omgaan. En omgekeerd leiden negatieve levensomstandigheden, zeker in de vroege kinderjaren, tot een slechtere ontwikkeling van het vermogen tot zelfregulatie.

Integratief model

Wat betreft verslavingsproblemen hebben stoornissen in de impulscontrole drie belangrijke consequenties:
- ze spelen een rol bij de initiële kwetsbaarheid om (vroeg) te starten met gebruik en daarna snel te evolueren naar problematisch gebruik;[13]

- bij een ontwikkelde verslaving spelen ze een rol bij het onderhouden van de verslaving (meer terugval, slechtere respons op behandeling);[13]
- zelfregulatieproblemen liggen aan de basis van het frequent samengaan van verslaving met andere problematische gedrags- en stemmingsproblemen (psychiatrische comorbiditeit).

Dit sluit aan bij de hypothese dat stoornissen in hersencircuits die aan de basis liggen van de executieve functies een gemeenschappelijke neurobiologische basis vormen voor diverse psychiatrische aandoeningen.[14]

Het uiteindelijk verloop van het verslavingsgedrag wordt vooral bepaald door de interactie van de verschillende factoren. Reële of subjectief ervaren stress in interactie met iemands (on)vaardigheid tot impulscontrole (impulsiviteit) blijkt bijvoorbeeld bepalender voor succesvol stoppen met roken dan stress of impulsiviteit afzonderlijk (figuur 1).[15] De zelfregulatiecapaciteit staat sterk onder regie van de interne 'fysiologische' status. Ben je moe en uitgeput (door fysieke of mentale inspanning of tijdens en na een lichamelijke ziekte) dan heeft dit een negatieve invloed op je impulscontrolevermogen. Ook chemische veranderingen, hypoglykemie of de effecten van psychoactieve middelen veranderen je zelfregulatievermogen. Terugval in middelengebruik hangt dus niet enkel af van je intrinsieke kracht tot zelfregulatie maar ook van diverse interne en

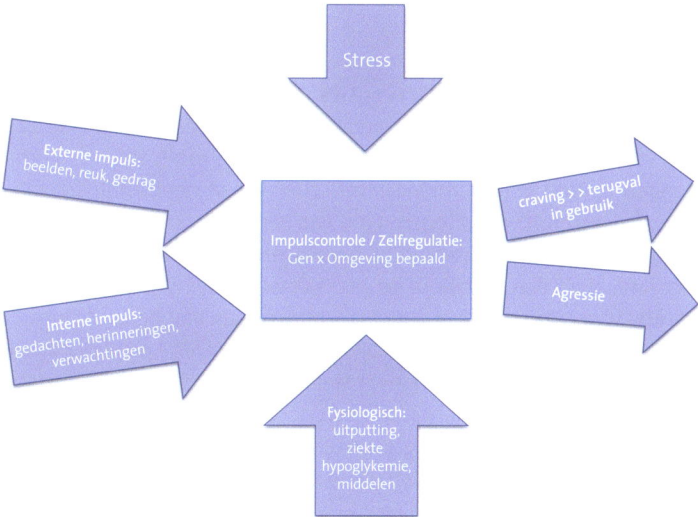

externe omstandigheden (figuur 2).

Figuur 2 Model voor ontstaan van terugval in middelen gebruik of agressie

Interventies

De behandeling van verslaving is idealiter altijd een combinatie van farmacologische, psychologische en contextuele behandelingen. Globaal geldt ook hier dat hoe vroeger men een behandelinterventie aanbiedt, hoe hoger het succes ervan. De behandeling richt zich op twee pijlers:
- behandeling van de verslaving;
- schadebeperking.

Farmacologische en neurobiologische interventies

Het arsenaal aan psychofarmaca voor de behandeling van verslavingsproblemen blijft beperkt (zie voor overzicht [16]). Behandelingen zijn gericht op vier aspecten.

- Verzachten van onttrekkingssymptomen: meestal agonisten (middelen die chemisch min of meer hetzelfde werkingsprofiel hebben als alcohol of de drug in kwestie) in afbouw, zoals benzodiazepinen bij ontwenning van alcohol of een verslaving aan kalmeringsmiddelen.
- Verminderen van craving(trek): acamprosaat (antagonisme glutamaat) en naltrexon (antagonisme µ-opioide-receptor) voor alcoholcraving. Recent probeert men ook om via neuromodulatie craving te onderdrukken. Het betreft hier technieken zoals repetitieve transcraniele magnetische stimulatie (rTMS), Direct Current Stimulation (DCS) of Diepe Brein Stimulatie (DBS).
- Terugval voorkomen: disulfiram bij alcohol problemen of, met een veel lagere graad van bewijs voor effectiviteit, cocaïne. Bij voorkeur combineren met een gedragstherapeutisch aanpak.
- Onderhoudsmedicatie (substitutie): het gaat hier over (partieel) agonisten/antagonisten zoals: nicotine substitutie (pleisters, spray), varenicline (partieel agonist) voor nicotineafhankelijkheid, methadon (agonist) ten behoeve van heroïnesubstitutie, buprenorfine (partiële agonist) bij heroïnesubstitutie.

Psychologische interventies
Motivatiebevorderende interventies

Een van de hoekstenen van de verslavingsbehandeling vormt de zogenaamde *motivatiebevorderende interventie* (MBI). Schommelende motivatie ten aanzien van gedragsverandering (wat betreft middelenmisbruik) is een hoofdkenmerk van patiënten met een verslavingsprobleem. Proberen om van een verslaving af te komen vraagt veel doorzettingsvermogen. Is iemand niet of onvoldoende gemotiveerd dan is terugval een groot risico. MBI biedt een specifieke gespreksaanpak gericht op het bevorderen van de motivatie. MBI is een van de meest onderzochte vormen van behandeling. MBI is gebaseerd op de theorieën die Prochaska en DiClemente[17] ontwikkeld hebben rond motivatie en gedragsverandering. Kort samengevat stellen zij dat motivatie tot gedragsverandering geen stabiel kenmerk is maar veranderlijk door de tijd. In dit motivatieproces zijn er verschillende fasen, gaande van niet gemotiveerd (*pre-contemplatie*) tot duidelijk gemotiveerd en klaar om actie te ondernemen (*actie-stadium*). Vaak doorlopen mensen deze fasen (*motivatiecirkel*) verschillende malen vooraleer tot een stabiele verandering te komen. MBI biedt interventietypes die ontwikkeld zijn om mensen te helpen naar een volgende fase te gaan om uiteindelijk tot actie en verandering over te gaan. Kortdurende MBI's hebben een duidelijk effectiviteit vooral bij beginnende verslavingsproblemen en zijn uitermate geschikt voor diverse behandelsettings (eerste lijn, spoeddiensten, enzovoort).

Cognitieve gedragstherapie (CGT)

Bij de behandeling van verslavingsproblemen middels CGT ligt het accent op het analyseren van risico- en gedragspatronen en het aanleren van alternatieve gedrags- en cognitieve copingstrategieën. De effectiviteit van psychologische interventies is vergelijkbaar met de farmacologische interventies (kleine tot matige effect grootte). CGT heeft niet alleen effect op gedragsniveau maar induceert ook biologische veranderingen in de Nucleus accumbens en het Ventrale tegmentum.[18] CGT beïnvloedt vooral functionele hersencircuits die betrokken zijn bij inhibitie en impulscontrole en mogelijk chronisch hypoactief zijn tijdens een verslaving. Door therapie kunnen ze worden geactiveerd en getraind. Mogelijk spelen de veranderingen ter hoogte van deze functionele hersencircuits een rol bij de bevinding dat CGT ook na het stoppen van de behandeling effect lijkt te hebben en mogelijk een leerproces op gang heeft gebracht dat zichzelf verder onderhoudt (oefent).

Acceptance and Commitment Therapy (ACT) en Mindfulness

Hier ligt de nadruk op het ontwikkelen van strategieën gericht op affectregulatie.[19] Dit blijkt effectief voor mensen met een verslavingsprobleem. Bij deze behandeling verandert niet alleen het gebruik (abstinentie, vermindering gebruik en craving) maar blijkt het ook bredere effecten te hebben op stressregulatie en kwaliteit van leven.

Contextuele interventies

Recent zijn er ook interventies ontwikkeld, waarbij men de bredere sociale context van de patiënt prominenter betrekt binnen het behandelaanbod. Het betreffen goed geprotocolleerde vormen van behandeling, zoals *Community Reinforment Approach* (CRA) en *Netwerk Therapie*. Essentieel in beide manieren is dat men de sociofamiliale omgeving van de patiënt sterk betrekt bij het motiveren en onderhouden van gedragsveranderingen. Essentieel, binnen bijvoorbeeld CRA, is dat men de patiënt op weg helpt naar een zinvolle daginvulling (dagbesteding, IPS, IRB), het liefst betaald, gestructureerd werk. In het algemeen geldt dat het bij de behandeling van mensen met een psychiatrische aandoening en problemen op diverse levensgebieden belangrijk is om de gehele leefcontext te verbeteren. Wonen (*housing first* programma's), werk (opleiding) en een voldoende materiële/financiële basis zijn essentieel wil men enige vorm van verandering duurzaam handhaven.

In dezelfde lijn ligt ook de *Contingency Management* (CM) waar men vormen van materiële beloning (bijvoorbeeld voedselbonnen als bekrachtiger van een abstinente week) hanteert om gedragsverandering te ondersteunen. CM, dat men ook kan combineren met andere vormen van psychosociale interventies zoals CRA, heeft in recente studies duidelijk aantoonbare effecten laten zien.[20] Ook bij traditioneel moeilijk behandelbare patiënten met complexe multiple problematiek.

Kenmerkend voor de verslavingshulpverlening is de historische ontwikkeling van de zelfhulpinitiatieven, waaronder de meest bekende: *Anonieme Alcoholisten (*AA*)*. Hier ligt de grondslag van het 12-stappen programma (*Minnesotamodel*), zoals erkennen dat men niet met drank of drugs kan omgaan, toegeven dat men hulp nodig heeft, bereidheid om de schade te herstellen die men heeft aangericht, enzovoort. AA, NA (*Narcotics Anonymus*) en een aantal behandelcentra (meestal in VS) hanteren dit op abstinentie gerichte behandelmodel, waarin vooral de *peersupport* een centrale rol speelt.

Recent is er een groeiende aandacht voor de mogelijkheden van *online* hulpverlening (eHealth en mHealth)[21] zowel via volledige online programma's als zogenaamde *blended* werkvormen (combinatie van online- en fysiek contact met een therapeut). Verschillende doelstellingen zijn realiseerbaar online: van laagdrempelige screening en psycho-educatie tot volledig geprotocolleerde (gedragstherapeutische) behandelprogramma's. Vooral blended programma's blijken effectief bij het behandelen van patiënten met ernstige verslavingsproblemen.

Schadebeperkingsstrategieën

Schadebeperkingsstrategieën, specifiek gericht op verslaving, leiden ook daadwerkelijk tot beperking van de schade (*harm reduction*) en dit op vele levensdomeinen. Voor opiaat- (heroïne)-verslaafden heeft behandeling middels substitutiemedicatie, gecombineerd met psychosociale interventies (onder andere spuiten ruil), een uitgesproken gunstig effect op niveau van morbiditeit, mortaliteit en sociale integratie.

Beperkingen van behandeling

De huidige behandeling van mensen met een verslaving kent een aantal belangrijke beperkingen.

- Het beperkte bereik van de verslavingszorg. Het behandelbereik is erg beperkt en vaak nog onvoldoende in kaart gebracht. Zo is maar 10% van alle mensen met een alcoholprobleem in behandeling. Ook voor cannabis, nicotine en stimulantia is er een grote *behandel-gap*. De uitzondering vormen de heroïneverslaafden; meer dan 70% van deze verslaafde patiënten is op een of andere wijze binnen behandeling aangehaakt.
- Het gebrek aan mogelijkheden tot een meer gepersonaliseerd behandelaanbod. De meeste centra bieden eenzelfde type behandeling voor alle patiënten. Dit minimaliseert een op de persoon toegesneden aanpak.

Heel veel mensen lukt het om zonder behandeling hun overmatig of zelfs verslaafd gebruik, gedurende hun leven, onder controle te krijgen (te minderen of te stoppen). We weten nog te weinig over welke werkzame factoren van veerkracht een rol spelen bij dit natuurlijk herstel.

Zorgorganisatie

Wat betreft behandelsetting en programma's is een aantal belangrijke algemene aspecten aan de orde (zie ook de paragraaf hierboven).

- *Bereik van de zorg.* Voor de meeste vormen van verslaving geldt dat het overgrote deel van de mensen die ermee kampen niet of onvoldoende bereikt worden door de zorg (Tabel 2). Deze zogenaamde treatment-gap vormt een van de belangrijkste uitdagingen voor de toekomstige zorgorganisatie.
- *Eerste lijn.* Veel van de beginnende en minder ernstige verslavingen kunnen aangepakt worden binnen de eerste lijn van de gezondheidszorg. Huisartsen en eerstelijns GGZ hebben hier specifiek een belangrijke opdracht. Jammer genoeg blijft de basisopleiding van deze zorgprofessionals wat betreft competenties bij het screenen en behandelen van verslavingsproblemen erg beperkt.
- *Ambulant of klinisch.* De meerderheid van patiënten kan men ambulant (of *outreach*) prima helpen. Verslaving is immers sterk contextgebonden en het *leren omgaan met* moet uiteindelijk in de leefomgeving zelf gebeuren.

Hoewel men vroeger binnen de traditionele drughulpverlening ook langdurige klinische trajecten hanteerde (Therapeutische Gemeenschappen), indiceert men momenteel in de meeste landen klinische behandeling uitsluitend wanneer men de ernst van de verslaving of het risico op mogelijke complicaties hoog inschat:

- ernstige en complexe multiproblematiek, de zogeheten dubbeldiagnose (comorbiditeit); zowel medisch-somatisch als psychiatrisch (bijvoorbeeld suïcidaliteit, acute psychose);
- risico op ernstige complicaties bij ontwenning (insult, delier);
- gevaar voor zichzelf en anderen (gedwongen opnamecriteria).

Tot slot blijft in vele landen, waaronder ook Nederland en België, het pijnpunt dat verslavingszorg van de geestelijk gezondheidszorg afgesplitst is. Dit gegeven druist in tegen de realiteit dat comorbiditeit tussen verslaving en andere psychiatrische aandoeningen de regel is. Opgesplitste zorgsystemen zijn dan ook niet ideaal voor een geïndividualiseerde omvattende zorg.

Comorbiditeit

Comorbiditeit verwijst naar het samengaan van verslavingsproblemen met zowel psychiatrische als medisch-somatische aandoeningen. Somatische problemen hebben een enorme impact op de kwaliteit van leven maar ook de mortaliteit. Zo blijken mensen met een ernstig alcoholverslaving gemiddeld 24-28 jaar korter te leven dan de te verwachten levensduur.[22] Een flink deel van deze verloren jaren is te wijten aan lichamelijke complicaties.

Daarnaast is er een uitgesproken grote overlap tussen verslaving en psychiatrie (dubbeldiagnose). Een derde van de mensen met een depressief-, bipolair- of psychosesyndroom en de helft van de mensen met persoonlijkheidssyndroom kampt met een bijkomende verslaving.[23] Belangrijk is dat het samengaan van verslaving met andere psychiatrische syndromen het verloop ernstig negatief beïnvloedt. Vaak met verstrekkende gevolgen zoals meer hospitalisatie, lichamelijke complicaties, dak- of thuisloos zijn. Een goede behandeling moet dan ook alle aspecten (geïntegreerd) benaderen.[24] De timing van het aanbieden van interventies kan hierbij variëren. Bij stemmings- en angstsyndromen is het vaak belangrijk eerst te starten met een periode van abstinentie. Hierdoor vermindert bij een belangrijk deel van de patiënten vaak al de ernst van de affectieve klachten. Echter, bij ernstige psychiatrische aandoeningen (bipolair, psychosesyndroom) of bij een eerder gestelde diagnose van (ernstige) depressie is het aangewezen de verslaving en psychiatrische aandoening bij aanvang gelijktijdig, geïntegreerd te behandelen.

Conclusie

Het gebruik van psychoactieve middelen en in toenemende mate het gokken en internet-gamen blijken erg frequent voor te komen binnen onze bevolking. De negatieve gevolgen voor het individu en zijn directe omgeving, bij overmatig gebruik en verslaving, zijn massaal. Verschillende factoren spelen een rol bij de initiatie, continuering en het uiteindelijk chronisch worden van het verslavingsgedrag. Centraal staan (neurobiologische) problemen in de impulsregulatie, specifiek ten aanzien van controle over het gebruik. De beschikbare psychosociale en farmacologische behandelingen hebben een duidelijke (maar matige) effectiviteit, waarbij een van de grootste problemen nog steeds het beperkte bereik is. Uitbreiding hiervan en een verder doorgevoerde integratie van verslavings- en psychiatrische zorg zijn belangrijke uitdagingen voor de toekomst.

Literatuur

1. Heyman GM. Quitting drugs: quantitative and qualitative features. Annu Rev Clin Psychol. 2013;9:29-59. doi: 10.1146/annurev-clinpsy-032511-143041. PubMed PMID: 23330937.
2. Dom G, Brink W, van den. Middelengerelateerd stoornissen en verslavingsstoornissen. Neurobiologische behandelingen. Hengeveld MW, Balkom AJJMv, Van Heeringen C, Sabbe BGC, red. Utrecht: de Tijdstroom; 2016.

3   Hoskins M, Pearce J, Bethell A, Dankova L, Barbui C, Tol WA, et al. Pharmacotherapy for post-traumatic stress disorder: systematic review and meta-analysis. Br J Psychiatry. 2015;206(2):93-100. doi: 10.1192/bjp.bp.114.148551. PubMed PMID: 25644881.
4   Volkow ND, Swanson JM, Evins AE, DeLisi LE, Meier MH, Gonzalez R, et al. Effects of Cannabis Use on Human Behavior, Including Cognition, Motivation, and Psychosis: A Review. JAMA Psychiatry. 2016;73(3):292-7. doi: 10.1001/jamapsychiatry.2015.3278. PubMed PMID: 26842658.
5   Grant BF, Saha TD, Ruan WJ, Goldstein RB, Chou SP, Jung J, et al. Epidemiology of DSM-5 Drug Use Disorder: Results From the National Epidemiologic Survey on Alcohol and Related Conditions-III. JAMA Psychiatry. 2016;73(1):39-47. doi: 10.1001/jamapsychiatry.2015.2132. PubMed PMID: 26580136.
6   Soyez V, De Wilde J, Vandervelde S, Vander Beken T, Todts S, Broekaert E. Screening en assessment van psychiatrische stoornissen in Belgisch gevangenissen.. Verslaving. 2010;1.
7   Bulten BH, van Tilburg W, Limbeek. v. Psychopathologie bij gedetineerden. Tijdschift voor psychiatrie. 1999;41(10):575-85.
8   Kwako LE, Momenan R, Litten RZ, Koob GF, Goldman D. Addictions Neuroclinical Assessment: A Neuroscience-Based Framework for Addictive Disorders. Biol Psychiatry. 2016;80(3):179-89. doi: 10.1016/j.biopsych.2015.10.024. PubMed PMID: 26772405; PubMed Central PMCID: PMCPMC4870153.
9   Dom, G, Van den Brink, W. Motivatie, gedrag en verslaving. In Hengeveld et al. red. Leerboek Psychiatrie, 3de geheel herziene druk, hoofdstuk 3.3.13, 116-120. De Tijdstroom; 2016.
10 Lewis MD. Dopamine and the Neural "Now": Essay and Review of Addiction: A Disorder of Choice. Perspect Psychol Sci. 2011;6(2):150-5. doi: 10.1177/1745691611400235. PubMed PMID: 26162132.
11 Dom G, Samochowiec J, Evans-Lacko S, Wahlbeck K, Van Hal G, McDaid D. The Impact of the 2008 Economic Crisis on Substance Use Patterns in the Countries of the European Union. Int J Environ Res Public Health. 2016;13(1). doi: 10.3390/ijerph13010122. PubMed PMID: 26771628; PubMed Central PMCID: PMCPMC4730513.
12 Martin-Carrasco M, Evans-Lacko S, Dom G, Christodoulou NG, Samochowiec J, Gonzalez-Fraile E, et al. EPA guidance on mental health and economic crises in Europe. Eur Arch Psychiatry Clin Neurosci. 2016;266(2):89-124. doi: 10.1007/s00406-016-0681-x. PubMed PMID: 26874960.
13 Moeller SJ, Bederson L, Alia-Klein N, Goldstein RZ. Neuroscience of inhibition for addiction medicine: from prediction of initiation to prediction of relapse. Prog Brain Res. 2016;223:165-88. doi: 10.1016/bs.pbr.2015.07.007. PubMed PMID: 26806776.
14 Goodkind M, Eickhoff SB, Oathes DJ, Jiang Y, Chang A, Jones-Hagata LB, et al. Identification of a common neurobiological substrate for mental illness. JAMA Psychiatry. 2015;72(4):305-15. doi: 10.1001/jamapsychiatry.2014.2206. PubMed PMID: 25651064; PubMed Central PMCID: PMCPMC4791058.
15 Ansell EB, Gu P, Tuit K, Sinha R. Effects of cumulative stress and impulsivity on smoking status. Hum Psychopharmacol. 2012;27(2):200-8. doi: 10.1002/hup.1269. PubMed PMID: 22389084; PubMed Central PMCID: PMCPMC3582663.
16 van den Brink W. Evidence-based pharmacological treatment of substance use disorders and pathological gambling. Curr Drug Abuse Rev. 2012;5(1):3-31. PubMed PMID: 22126708.
17 Prochaska JO, DiClemente CC. Stages of change in the modification of problem behaviors. Prog Behav Modif. 1992;28:183-218. PubMed PMID: 1620663.
18 Zilverstand A, Parvaz MA, Moeller SJ, Goldstein RZ. Cognitive interventions for addiction medicine: Understanding the underlying neurobiological mechanisms. Prog Brain Res. 2016;224:285-304. doi: 10.1016/bs.pbr.2015.07.019. PubMed PMID: 26822363.
19 De Groot F, Morrens M, Dom G. [Acceptance and commitment therapy (ACT) and

addiction: a literature review]. Tijdschr Psychiatr. 2014;56(9):577-85. PubMed PMID: 25222094.
20 Walter KN, Petry NM. Motivation and Contingency Management Treatments for Substance Use Disorders. Curr Top Behav Neurosci. 2016;27:569-81. doi: 10.1007/7854_2015_374. PubMed PMID: 25762429.
21 Riper H, Blankers M, Hadiwijaya H, Cunningham J, Clarke S, Wiers R, et al. Effectiveness of guided and unguided low-intensity internet interventions for adult alcohol misuse: a meta-analysis. PLoS One. 2014;9(6):e99912. doi: 10.1371/journal.pone.0099912. PubMed PMID: 24937483; PubMed Central PMCID: PMCPMC4061051.
22 Westman J, Wahlbeck K, Laursen TM, Gissler M, Nordentoft M, Hallgren J, et al. Mortality and life expectancy of people with alcohol use disorder in Denmark, Finland and Sweden. Acta Psychiatr Scand. 2015;131(4):297-306. doi: 10.1111/acps.12330. PubMed PMID: 25243359; PubMed Central PMCID: PMCPMC4402015.
23 Toftdahl NG, Nordentoft M, Hjorthoj C. Prevalence of substance use disorders in psychiatric patients: a nationwide Danish population-based study. Soc Psychiatry Psychiatr Epidemiol. 2016;51(1):129-40. doi: 10.1007/s00127-015-1104-4. PubMed PMID: 26260950.
24 Dom G, Moggi F. Co-occurring Addictive and Psychiatric Disorders. Edition: 1st Edition. In: Dom G, Moggi F, editors. Subtitle: A Practice-Based Handbook from a European Perspective2015. p. 375-89.

> Agressie

8.13.2 Impulscontrolesyndroom: agitatie en agressie

*Chris Bervoets**

Inleiding

Mensen leren al in hun vroege kinderjaren dat het niet altijd mogelijk is om hun primaire impulsen te bevredigen en zich dus moeten beheersen. Beheersing is gewoon nodig omdat niet altijd alles beschikbaar is of dat men niet alles meteen tot zich kan nemen wanneer men dat wil. Beheersing is ook van belang om een aanvaardbare balans te verkrijgen tussen wat sociaal maatschappelijk aanvaardbaar is en wat niet. Het ervaren van ongenoegens als iets niet beschikbaar is, of het idee tegengewerkt te worden in het bereiken van een doel (bevredigen van behoeften), of het omgaan met mensen die op een of andere manier in de weg zitten, het vraagt allemaal om het leren beheersen van zijn impulsen.

Een *impuls* is de ingeving die iemand spontaan kan krijgen en daar het liefst meteen naar handelt. In dit hoofdstuk gaat het over mensen die moeite hebben om zich te beheersen. Ze hebben een beperkte impulsbeheersing, die leidt tot periodiek impulscontroleverlies met problemen op diverse levensgebieden tot gevolg. Er is sprake van agitatie die vaak kan leiden tot agressie of dreiging met agressie.

Definitie van de begrippen

Voordat mensen tot agressie komen zijn er een aantal voorstadia aan te wijzen: van irritatie naar agitatie, uiteindelijk accumulerend in agressie.
- Bij *irritatie* ergeren mensen zich aan iets.
- *Agitatie* is veel meer de (psychomotore) opwinding of het opgewonden zijn.
- Bij *agressie* gebruiken mensen daadwerkelijk geweld.

Een minder goede impulscontrole kan bijdragen tot het (frequenter) optreden van agressieve gedragspatronen. Hier kan men spreken van een continuüm.

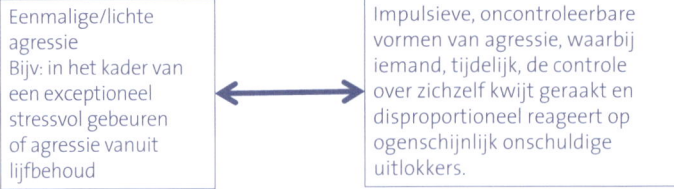

Figuur 1 *Continuüm van agressie*

---

*   Dr. Chris Bervoets, psychiater, werkzaam bij het universitair psychiatrisch centrum van de Katholieke Universiteit Leuven.

Agitatie omvat verschillende symptoomgroepen die in wisselende combinaties en intensiteit kunnen voorkomen.
- *Psychomotorische* symptomen van onrust zijn handenwringen, doelloos ijsberen, impulsieve en onverwachte bewegingen van de ledematen.[1]
- *Cognitieve* symptomen van onrust zijn jagende gedachten, verhoogd associatief denken, concentratiezwakte en een te snelle besluitvorming *(jumping to conclusions)*.
- *Autonome disregulatie* is waarneembaar zoals toegenomen transpiratie en pupilverwijding.

De variatie van bovengenoemde symptomen varieert van enkelvoudig tot multipel (meerdere symptomen samen). Daarmee is er een continuüm in ernst, frequentie en impact: incidentele, kortdurende, lichte agitatie kan dan uitgroeien tot ernstigere vormen.

Onbehandelde agitatie leidt frequent tot agressie tegenover zichzelf of anderen; vandaar de associatie tussen beide. De agressie kan ook variëren van een klein eenmalig incident tot frequente impulsieve oncontroleerbare ernstige vormen van agressie (zie figuur 1). Vaak is er bij zo'n impulsieve impulsdoorbraak sprake van een crisissituatie.

Oorzaken voor agitatie en agressie

Er zijn meerdere oorzaken die er toe bijdragen dat mensen een verminderde impulscontrole hebben.[2]

Psychiatrische oorsprong

Vaak gebeurt dit in het kader van een comorbide psychiatrische aandoening en spreekt men in deze context beter over een agitatiesyndroom omdat agressie en agitatie meestal hand in hand gaan met elkaar. Een vijftal syndromen kan gepaard gaan met agitatie en agressie.
- *Psychosesyndroom*. Vanuit onbegrip of achterdocht kan men triviale prikkels als bedreigend ervaren, waartegen men zich tegen teweer moet stellen. Men heeft bepaalde overtuigingen waaraan niet tegemoet gekomen wordt of die door anderen bestreden worden. Dit kan dan irritatie, agitatie en uiteindelijk agressie oproepen.
- *Bipolair syndroom*. Vooral bij een manie kan er sprake zijn van overwaardige (waan)ideeën, die botsen met de realiteit. Dit zorgt voor frustratie en een gevoel van miskenning, irritatie, agitatie en agressie.
- *Persoonlijkheidssyndroom*. Met name bij mensen met een impulsief temperament, heftige stemmingsschommelingen en een beperkt ontwikkelde gewetensfunctie kan er bij stress-situaties sprake zijn van een snel oplopende agitatie met agressie, naar derden of op zichzelf gericht.
- *Cognitief syndroom*. Bij dementie in de latere fase of bij de fronto-temporale variant kan er sprake zijn van agitatie en agressie naar (mantel)zorgverleners door onmachtgevoelens, geheugenklachten, een verkeerde interpretatie van de omgeving en een afgenomen (motorische) inhibitie.
- *Impulscontrolesyndroom – Verslaving*. Door het gebruik van drugs is er een andere ervaring en interpretatie van de context en een veranderde emotionele beleving. Net als bij psychose en manie kan dit leiden tot het ontstaan van waarnemings-

en denkstoornissen, leidend tot agitatie en agressie. Daarnaast leiden de meeste drugs tot verminderde (motorische) controlemogelijkheden van impulsen.[3, 4] Vaak is sprake van intoxicatie door middelen of het effect van de onttrekking van middelen.

Somatische oorsprong

Agitatie en agressie kunnen ook samenhangen met lichamelijke problemen van neurologische of internistische aard, zoals: intoxicaties (al dan niet in het kader van een verslavingssyndroom), bijwerkingen van medicatie, onttrekkingsdelier, (hoofd)trauma, metabole ontregeling, intracerebrale processen of infecties.

Hier kan agitatie en agressie vrij plots optreden zonder veel voorafgaande alarmsignalen. Mogelijk houdt de beperkte voorspelbaarheid in deze laatste groep verband met het feit dat psychische agitatie dikwijls vooraf gaat aan motorische agitatie waarbij men de laatste klinisch uiteraard sneller zal opmerken. Bij symptomen van motorische agitatie is het risico op fysieke agressie groter. Vandaar de waarschuwing dat men bij intoxicatie of ontwenning van middelen extra beducht moet zijn op het optreden van dit symptoom.

Epidemiologie

De Wereldgezondheidsorganisatie (WHO) heeft verklaard dat geweld een majeur *Public Health*-probleem is. Gezien de grote variatie in soorten (impulsief, gepland) en contexten (oorlogsgeweld, criminaliteit, neurologische problemen) van agressief gedrag, zijn goede cijfers die een totaal beeld geven niet voorhanden. Enige voorzichtigheid bij de interpretatie is dan ook aangewezen. Hoewel agressief gedrag iets meer voorkomt bij mensen die kampen met een psychiatrische aandoening blijft de vuistregel dat patiënten met een psychische aandoening vaker slachtoffer dan dader zijn van geweld (de agressie is een gevolg, geen oorzaak van de psychische aandoening).

Ook als men kijkt naar de meest extreme vorm van agitatie/agressie zijn er weinig bruikbare epidemiologische gegevens aanwezig. Maar agitatie en agressie komen allicht vaak voor. Men schat dat in de Verenigde Staten ongeveer 1,7 miljoen ziekenhuisopnames veroorzaakt worden door agitatie/agressie. Bij één op tien patiënten tijdens een spoedconsult (op de SEH van een algemeen ziekenhuis of binnen de acute dienst van een psychiatrisch centrum), is er een risico op het ontwikkelen van agitatie met vervolgens agressie.

Verklarende mechanismen

Ook bij agressie kan men een onderscheid maken tussen neurobiologische, psychologische (impulsieve persoonlijkheidstrekken, leerprocessen, verwachtingspatronen), en contextuele verklaringsmechanismen (figuur 2).

Biologische verklaringsmodellen

Stoornissen of disfuncties in hersencircuits (motorische en autonome regulatie) en neurotransmitters (noradrenaline, dopamine) geassocieerd met executieve en impuls-controlefuncties, veroorzaken dat iemand sneller zijn controle verliest en overgaat tot agressief gedrag (zie hoofdstuk 4.1.4, neurobiologie). Deze disfuncties zijn voor een stuk aangeboren (genetisch vastgelegd) maar kunnen deels ook gedurende het leven verworven worden. Lichamelijke aandoeningen zoals een frontaal hersenletsel (na een val of tumor) en metabole stoornissen (hypoglykemie, middelenintoxicatie) kunnen bijdragen tot een verhoogde kwetsbaarheid. Tot slot speelt ook het biologische stress-regulatiesysteem een belangrijke rol. Reageren met een hoge *arousal* (lichamelijke en geestelijke opwinding) op stress versterkt de zelfregulatieproblemen.

Psychologische verklaringsmodellen

Een neiging tot agressief gedrag brengt men vaak in verband met gedragsregulatie of temperament. Mensen met een hoge impulsiviteit en lage frustratietolerantie zijn doorgaans meer vatbaar voor agressief gedrag. Vaak gaat dit ook gepaard met verminderde zelfregulatie- en cognitieve coping-vaardigheden. Leerprocessen en (aangeleerde) verwachtingspatronen, vaak contextueel van oorsprong (zie hieronder), spelen ook een belangrijke rol. Tot slot speelt instrumentele agressie (doelgericht, gepland gebruik om een bepaald doel te bereiken) vaak een belangrijke rol bij criminele intenties. Indien dit gedrag positief wordt bekrachtigd zal het zich herhalen om andere gewenste doelen te bereiken.

Contextuele verklaringsmodellen

Agressief gedrag komt voor binnen een groot aantal (sociale) contexten en kan een functioneel karakter hebben. Het is gepast gedrag in geval van zelfbehoud in oorlogssituaties of in competitieve situaties, en is disfunctioneel indien niet aangepast aan de vereisten van de context. In wezen is de context vrijwel altijd voorwaardelijk voor het ontstaan van agitatie en agressie, gegeven de psychologische en biologische constitutie van een persoon.

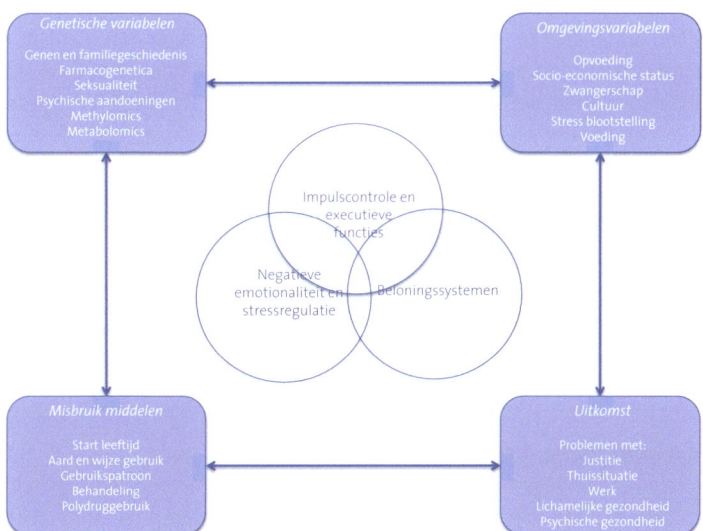

Figuur 2 Overzicht van de interacties tussen verschillende factoren en variabelen bij agitatie en agressie.[5]

Interventies

Gezien de verschillende soorten agressief gedrag en hun betekenis binnen de (verschillende) maatschappelijke contexten moet men er zich voor hoeden om elke vorm van agressief gedrag vanuit een hulpverlenerscontext te bekijken en een behandeling voor te stellen. De meeste ervaring is opgedaan wat betreft behandeling en aanpak van agressief gedrag binnen het kader van een psychische aandoening.

Farmacologische en neurobiologische interventies

Agitatie en agressie bij patiënten met een psychiatrische aandoening zijn acute psychiatrische toestandsbeelden en ideaal om met psychofarmaca aan te pakken. De medicamenteuze behandeling is gericht op het snel onder controle krijgen van zowel de psychische als de motorische onrust. Het primaire doel is het verkrijgen van rust en kalmte opdat men daarna in gesprek kan gaan met de patiënt om naar de onderliggende oorzaak van zijn agitatie en agressie te zoeken. Hiervoor worden omwille van hun kalmerend effect op psychische en motorische onrust (klassieke) antipsychotica en anxiolytica gebruikt. De combinatie die men vaak toepast maar die matig is onderzocht is lorazepam met haloperidol. Veel beter onderzocht is de combinatie haloperidol/promethazine.[6] Deze combinatie blijkt effectiever en veiliger te zijn met minder kans op een acute dystonie. Men kan ook andere antipsychotica inzetten. Zo is er recent een duidelijk effect aangetoond voor droperidol en olanzapine intramusculair. Een goed en veilig alternatief is het gebruik van lorazepam, vooral als de oorzaak onduidelijk is. In een acute situatie heeft de orale toepassing van de genoemde middelen de voorkeur. Het voordeel is dat dit door patiënten vaak wat makkelijker wordt geaccepteerd en als minder bedreigend wordt ervaren. Bij weigering door de patiënt kan men dan alsnog overgaan op de intramusculaire toediening. Bedenk bij de toepassing van deze middelen dat veel onderzoek gedaan is in homogene patiëntengroepen (meestal psychose of manie), waardoor de overdraagbaarheid van de resultaten naar andere patiënten moeilijk is. Tot slot is er weinig tot geen onderzoek beschikbaar naar de veiligheid van deze gebruikte strategieën.

Naast farmacologische behandeling zijn er ook nog vrijheid-beperkende interventies zoals afzondering, separatie en mechanische fixatie (*holding*). Ze worden dikwijls apart of in combinatie met acute ingrijp-medicatie gebruikt op *High & Intensive Care* (gesloten opname-)afdelingen. Voor wat betreft deze vrijheid-beperkende interventies is er onderzoek naar hun effectiviteit maar de generaliseerbaarheid van dit onderzoek is beperkt omdat er grote heterogeniteit is in de onderzochte patiëntengroepen. Publicaties binnen dit domein zijn meestal opiniërend van aard en betreffen zelden goed methodologisch onderzoek naar therapeutische resultaten en veiligheid. Hoewel men deze technieken regelmatig (intramuraal) gebruikt om gevaar in te dammen moet men er zich steeds van bewust zijn dat dit niet mag horen tot de standaardaanpak van agitatie en agressie.

Psychologische interventies

In tegenstelling tot onderzoek naar en aanbevelingen voor een farmacologische aanpak is het aanbod van psychologische interventies beperkter onderzocht. Binnen het kader van forensische psychiatrie zijn er modules ontwikkeld rondom agressieregulatie-training. De meeste van deze modules zijn (groeps)trainingen, die erg gedragsmatig (analyse, oefeningen) zijn, gericht op het herkennen van uitlokkende factoren en trainen van coping-vaardigheden.

Contextuele interventies

Weinig specifieke contextuele interventies zijn ontwikkeld voor de aanpak van agressief gedrag. Aangezien agressie dikwijls leidt tot juridische gevolgen worden er behandelingen georganiseerd binnen een verplicht kader. Het blijft echter nog onduidelijk of deze *verplichte* behandelingen op lange termijn inderdaad leiden tot vermindering van agressief gedrag en recidief *delict*.

Hoewel niet onderzocht is het van belang om de (ziekenhuis)omgeving (het gebouw en de kamers) zo in te richten dat ze enerzijds een kalmerend effect hebben en tegelijk veilig zijn voor medewerkers en andere patiënten. Zo kan een open ruimte een goed overzicht geven voor medewerkers maar kunnen patiënten dat ook als onveilig ervaren of beperkend in hun privacy, wat juist dan weer irritatie, agitatie en mogelijk agressie opwekt.

Conclusie

Zelfregulatieproblemen kunnen aan de basis liggen van een brede waaier van gedragsproblemen. Agressie is geen alleenrecht van psychiatrische patiënten maar veel voorkomend binnen de algemene bevolking. Ze komen in meer of mindere mate gewoon voor binnen de bevolking zonder een duidelijk afkappunt dat bepaalt waar normaliteit eindigt en pathologie begint. Agitatie en agressie gaan vaak echter gepaard met andere psychische problemen en zijn vanwege het verhoogde risico op persoonlijke en maatschappelijke ontregeling erg relevant voor de GGZ. Agitatie/agressie ontstaat door (een interactie van) neurobiologische, psychologische en contextuele factoren en de behandeling dient zich dan ook zoveel mogelijk tegelijk op deze drie onderdelen te richten. Bij agressie is het primaire doel tot kalmte te komen om in een rustige situatie nader te onderzoeken wat de onderliggende reden voor de agitatie of agressie zijn.

Literatuur

1 Heyman GM, Dunn B. Decision biases and persistent illicit drug use: an experimental study of distributed choice and addiction. Drug Alcohol Depend. 2002;67(2):193-203. PubMed PMID: 12095669.
2 Garriga M, Pacchiarotti I, Kasper S, Zeller SL, Allen MH, Vazquez G, et al. Assessment and management of agitation in psychiatry: Expert consensus. World J Biol Psychiatry. 2016;17(2):86-128. doi: 10.3109/15622975.2015.1132007. PubMed PMID: 26912127.
3 Grant BF, Saha TD, Ruan WJ, Goldstein RB, Chou SP, Jung J, et al. Epidemiology of DSM-5 Drug Use Disorder: Results From the National Epidemiologic Survey on Alcohol and Related Conditions-III. JAMA Psychiatry. 2016;73(1):39-47. doi: 10.1001/jamapsychiatry.2015.2132. PubMed PMID: 26580136; PubMed Central PMCID: PMCPMC5062605.
4 Volkow ND, Swanson JM, Evins AE, DeLisi LE, Meier MH, Gonzalez R, et al. Effects of Cannabis Use on Human Behavior, Including Cognition, Motivation, and Psychosis: A Review. JAMA Psychiatry. 2016;73(3):292-7. doi: 10.1001/jamapsychiatry.2015.3278. PubMed PMID: 26842658.
5 Kwako LE, Momenan R, Litten RZ, Koob GF, Goldman D. Addictions Neuroclinical Assessment: A Neuroscience-Based Framework for Addictive Disorders. Biol Psychiatry. 2016;80(3):179-89. doi: 10.1016/j.biopsych.2015.10.024. PubMed PMID: 26772405; PubMed Central PMCID: PMCPMC4870153.
6 Bak M, van Os J, Marcelis M. [Rapid tranquillisation; review of the literature and recommendations]. Tijdschr Psychiatr. 2011;53(10):727-37. PubMed PMID: 21989751.

Interactie

8.14 Interactiesyndroom: aandachts-, contact- en gedragsproblemen

*Bram Sizoo**

Inleiding

Interactie tussen mensen is eigenlijk zo vanzelfsprekend dat we er meestal niet bij stilstaan. Toch gaat het niet vanzelf. Interactie komt tot stand tussen personen; het impliceert een wisselwerking en is dus moeilijk toe te schrijven aan één persoon; *it takes two to tango*.

In dit hoofdstuk gaat het over situaties waar iemand (direct of indirect) last ondervindt vanwege moeilijke interacties met andere mensen. Om op een goede manier met anderen te kunnen communiceren en met hen samen te leven is het nodig dat men beschikt over intacte aandacht-, contact- en gedragsfuncties. Mensen met aandacht-, contact- en gedragsproblemen kunnen last hebben van het zogeheten interactiesyndroom. Dit is bij uitstek een dimensioneel syndroom, zowel voor wat betreft de inter- als de intra-persoonlijke variatie. Interactievaardigheden verschillen namelijk niet alleen sterk tussen mensen maar ook bij één en dezelfde persoon op verschillende momenten.

Beschrijving van het syndroom

Voor een adequate interactie tussen mensen zijn tenminste drie factoren van belang: *aandacht*, *contact* en *gedrag* (zie voorbeeld hieronder). Mensen met problemen op tenminste een van deze drie factoren ondervinden problemen in de interactie, met bijvoorbeeld een verstoorde communicatie. Niet helemaal juist begrepen worden, anderen niet helemaal goed begrijpen, of zich niet realiseren dat men iets van je verwacht in de interactie. Afhankelijk van de ernst kunnen deze interactieproblemen tot allerlei andere symptomen, of soms zelfs tot andere syndromen leiden.

De interactie wordt medebepaald door de context: een oude bekende herkennen op een Spaanse camping is heel wat anders dan haar onverwacht tegenkomen in je eigen huis. Er hoeft niet altijd overeenstemming te bestaan over de kwaliteit van de interactie. Wat de ene gesprekspartner normaal vindt kan voor de ander een beangstigende of juist inspirerende interactie zijn. Dat betekent dat *de* context (omgeving hier en nu) niet bestaat omdat het een subjectieve beleving is (zie ook hoofdstuk 4.1.3, omgeving). Toch is er in het algemeen consensus over de context, anders zouden we ook niet met elkaar in redelijke harmonie kunnen samenleven. Doorgaans stemmen mensen tijdens interactie intuïtief op elkaar af binnen die (grotendeels) gedeelde con-

---

* Dr. Bram Sizoo is jurist en psychiater, werkzaam als hoofd Specialistisch Centrum Ontwikkelingsstoornissen bij Dimence

text. We doen dat *vanzelf*, althans zonder dat we er bij na hoeven te denken. Pas als er iets afwijkt van het intuïtieve verwachtingspatroon worden we ons ervan bewust en gaan we nadenken over de interactie.

> Stel: je bent op een feestje maar je bent ook erg moe. Opeens schrik je omdat je de drie mensen met wie je mee stond te praten hoort lachen. Je hebt geen idee waar het over gaat. Als je niet zo moe was had je waarschijnlijk begrepen waar ze om lachten. Nu begrijp je er niets van. Je vindt het wel heel gek om nu te vragen waarom ze lachten. Je voelt je onbegrepen, angstig en plotseling erg alleen. Je hebt het idee dat de mensen met wie je stond te praten om jou lachen.

Wat is er gebeurd? Het kan zijn dat je de aandacht niet bij het gesprek kon houden. Misschien hadden die drie het over een onderwerp waar je niks van begreep en was de context voor jou niet meer herkenbaar en niet *salient*. Met andere woorden: de interactie voelt voor jou verstoord omdat er op dat moment geen sprake meer was van een gedeelde context en je even niet weet wist wat *salient* is op dat moment. Het kan best zijn dat de andere drie niets aan jou merken, terwijl jij je toch heel ongemakkelijk voelt. Een andere verklaring voor het afdwalen van de gedachten is dat je wel degelijk weet waar het gesprek over gaat en dat ook wilt volgen maar dat het niet lukt omdat je steeds afgeleid wordt door dingen of gedachten die de *salience* als het ware kapen; een knipperende lamp, een opvallend muziekje, een voorbijrijdende bus, de bel, of een schaal met bitterballen. Je aandacht schiet alle kanten op en je mist de grap.

> Om je uit de situatie te redden mompel je wat en loopt gauw naar buiten om daar even bij te komen. De drie zijn heel verbaasd, vinden je gedrag erg vreemd en onbeleefd. Later maken ze daar een opmerking over. Je begrijpt hen niet en de opmerking valt verkeerd bij je. Het was immers helemaal niet de bedoeling om onbeleefd te zijn. Door de opmerking keer je helemaal in jezelf en voel je je een sukkel. Dit is de zoveelste keer is dat dit gebeurt als je met andere mensen bent.

Laten we nu deze casus kunnen eens bekijken vanuit de verschillende factoren van het interactiesyndroom.

Aandacht
Aandacht is een neuropsychologisch begrip dat veel kwalificaties kent[1] (zie ook hoofdtuk 7.3, Neuro-Psychologisch onderzoek). Het is niet alleen belangrijk om voldoende aandacht te hebben maar die aandacht moet ook op iets gericht zijn dat relevant is in de context. Aandacht is dus een vector; het heeft een grootte en richting. Als je alleen bent kan die focus een boek of een handeling zijn maar als je met anderen interacteert is de aandacht op dat moment gericht op de gedeelde context.

Mensen kunnen in meer of mindere mate problemen hebben met de aandacht. De grootte van de aandacht kan onvoldoende zijn als er sprake is van een verlaagd bewustzijn door slaperigheid of middelengebruik. De aandacht kan ook onvoldoende richting hebben, zodat we de aandacht niet vast kunnen houden en snel afgeleid zijn. 'Interne dialogen' maken we niet af; steeds dringt zich weer een nieuwe gedachte op. We lopen dan het risico iets impulsiefs te doen waar we later spijt van krijgen omdat we er niet genoeg over hebben nagedacht.

Een aantal kenmerken zijn herkenbaar bij aandachtsproblemen:
- vaak niet op details letten of slordigheidsfouten maken;
- moeite om aandacht bij een spel of taak te houden;
- niet (lijken te) luisteren als iemand tegen je praat;
- vaak moeite hebben met het opvolgen van instructies;
- vaak moeite om taken te organiseren, uit te voeren of af te maken;
- vaker taken vermijden die een langdurige mentale inspanning vereisen;
- vaker dingen kwijtraken;
- vaker afgeleid zijn door externe factoren;
- vaker vergeetachtig zijn bij dagelijkse bezigheden.

Aandachtsveranderingen zijn dimensioneel verdeeld en zijn deels voor iedereen wel herkenbaar als momenten van interne chaos, gejaagd doen, van de hak op de tak springen. Maar er bestaat ook die uiterste variant die voor problemen in het dagelijks functioneren zorgt. Deze vorm in het spectrum noemen we het *aandachttekortsyndroom* (ADD). Is er in de uiterste vorm ook sprake van onevenredig veel hyperactiviteit en impulsiviteit dan spreken van *aandachttekort/hyperactiviteitsyndroom* (bekend onder de afkorting ADHD). De overgangen zijn subtiel, waarbij men terughoudendheid dient te betrachten met etikettering (of classificatie).

Gebrekkige aandacht leidt tot een problemen in het contact met anderen doordat men zich niet gehoord of begrepen voelt. Het leidt ook tot misinterpretaties van gebeurtenissen of interacties, wat kan leiden tot reacties die niet worden begrepen door de persoon met aandachtsproblemen of door de anderen. Problemen in de aandacht kan iemand zelf opmerken. De omgeving merkt het vaak pas als de aandachtsproblemen ook leiden tot gedrag dat opvallend of afwijkend is. Gedrag kun je zien maar aandacht niet. Het komt dus ook vaak voor dat men mensen terechtwijst op hun gedrag, terwijl onderliggend de aandachtsfunctie niet optimaal was.

Contact

Een verstoorde interactie kan ook het gevolg zijn van contactproblemen. Bij contactproblemen is er geen gedeelde context waarbinnen consensus is over wat wel of niet *salient* is. Daarin bestaan twee varianten. Laten we Emma als voorbeeld nemen.

Emma houdt sterk vast aan haar eigen opvattingen en kan zich eigenlijk niet voorstellen dat een ander die opvatting niet deelt, of: Emma heeft geen idee wat de *juiste* opvatting is en doet haar uiterste best om dat te beredeneren, wat tijd kost en waardoor antwoord geven op een vraag ongewoon lang kan duren.

In het eerste geval leidt dit veelal tot conflicten in het contact, zeker als Emma's opvattingen wat ongebruikelijk zijn. Mensen voelen zich dan aangevallen of niet serieus genomen als alle mogelijkheden voor onderhandeling door Emma zijn afgewezen. Voor haar geldt immers: *er is maar één uitleg mogelijk, dus wat doen ze nou moeilijk*. In het andere geval ontstaat het conflict in het contact doordat het nadenken over wat het 'juiste' antwoord is veel tijd kost, wat de indruk kan wekken dat Emma niet geïnteresseerd is of zich slomer voordoet dan ze is. In alle variaties kan het zijn dat Emma moeite heeft goed af te stemmen op te ander omdat ze niet weet wat ze moet zeggen

of in meer of mindere mate rigide vasthoudt aan haar opvattingen, interesses of handelingen. Dit zou kunnen wijzen op wat men in het Engels wel een zogeheten *autism spectrum condition* (ASC) noemt, in het Nederlands autismespectrumstoornis (ASS). Er is een aantal kenmerken te benoemen waaraan ASS te herkennen is:
- kwalitatieve beperkingen in sociale interacties;
- kwalitatieve beperkingen in communicatie;
- beperkte, zich herhalende stereotype patronen van gedrag, belangstelling of activiteiten.

In deze opsomming zit een grote mate van subjectieve beoordeling en, mede afhankelijk van de context, ook variatie in ernst, frequentie en impact van de problematiek.

Deze uiterste vorm van het contactproblemenspectrum is een buitengewoon vervelende handicap, die niets te maken hoeft te hebben met intelligentie. Mensen die hier last van hebben doen vaak hun uiterste best om 'gewoon' te zijn en maken vaak gebruik van hele ingewikkelde eigen (ideosyncratische) manieren om de omgeving te begrijpen. Dat gaat niet altijd goed en men ervaart ze dan ook regelmatig als *vreemd*. Voor veel mensen met ASS geldt dat als zij in de omgeving veel structuur, duidelijkheid en voorspelbaarheid ervaren beter kunnen functioneren en de symptomen minder manifest zijn. Voor andere mensen met ASC is de wereld altijd bedreigend, zelfs onder de meest ideale omstandigheden. Let wel: net als bij aandachtproblemen geldt ook hier dat lang niet alle contactproblemen voldoen aan de diagnostische criteria van ASS maar zich bevinden in het mildere deel van het spectrum.

Gedrag

Gedragsproblemen vallen meestal eerst bij anderen op. De reden dat anderen het gedrag als problematisch benoemen is, omdat men de gemeenschappelijke norm overschrijdt en dat is bedreigend. Vanuit het perspectief van de groep is de normoverschrijding ongewenst. Dit moet men zo snel mogelijk repareren en in de toekomst voorkomen. Je kunt dan denken aan gedrag dat voortkomt uit egoïsme (bij een buffet niets voor anderen overlaten), jaloezie (je vriendin verwijten dat ze met aan ander een kopje koffie is gaan drinken), of onzekerheid (iemand onterecht verwijten maken).

Defensief gedrag, zich uitend in agressie, is een bekend gedragsprobleem. We onderscheiden:
- openlijk antisociaal gedrag (*overt*): een kind of een volwassene scheldt of richt vernielingen aan zodat anderen daar duidelijk last van hebben;
- verborgen antisociaal gedrag (*covert*): stiekem en geniepig qua karakter.
Bij agressie maakt men verder onderscheid:
- agressie als reactie op een situatie: daar is nog wel begrip voor;
- proactieve agressie: wordt doorgaans sociaal maatschappelijk afgekeurd.[2]

Vanuit het perspectief van mensen die moeite hebben om hun aandacht gericht te houden of die niet weten wat er op dat moment (volgens de groep) belangrijk is kan een reprimande voor de (onbedoelde) normoverschrijding hard aankomen. Het is daarom heel belangrijk om de vraag te stellen waarom iemand gedragsproblemen laat zien. Voelt hij zich gepasseerd, onheus bejegend, wil hij graag bij een groep horen of weet hij misschien helemaal niet dat dit gedrag voor anderen vervelend of kwetsend is? Gedragsproblemen kunnen dus samen voorkomen en/of ontstaan uit aandachts- en/of contactproblemen. Afwijkend gedrag als symptoom komt overigens niet alleen bij het interactiesyndroom voor maar ook bijvoorbeeld bij het neurocognitief syndroom, psychosesyndroom, het impulssyndroom of het persoonlijkheidssyndroom.

Samenvattend kun je aandachts-, contact- en gedragsproblemen alleen begrijpen bij het stellen van de juiste vragen, waarbij het essentieel is om door te vragen totdat je echt snapt wat iemand beweegt en je hypothese bij die persoon te toetsen.

Epidemiologie

Er bestaan geen prevalentiecijfers over het interactiesyndroom aangezien het bij iedereen in verschillende uitingsvormen en wisselende mate voorkomt.

Er zijn wel prevalentiecijfers bekend over de uiterste vormen binnen het continuüm van het interactiesyndroom. ASS heeft een prevalentie van ongeveer 1%[3], aandachtsproblematiek als ADHD heeft een prevalentie van ongeveer 4%[4] en kinderen met stelselmatig verstorend gedrag komen ongeveer in een percentage van 2 tot 3 voor.[5] De prevalentie van ASS, aandachts- en gedragsstoornissen wordt sterk beïnvloed door bijkomend overmatig alcohol- of druggebruik, waarmee veel overlap bestaat en wat weer consequenties heeft voor de diagnostiek.

Verklarende mechanismen

Voor het interactiesyndroom is geen allesomvattend verklaringsmodel te bedenken; het is immers een variatie van normaal. Men kan uit de anamnese wel een persoonlijk verklaringsmodel filteren. Hoe zijn de klachten en problemen waar iemand mee te kampen heeft voor diegene te verklaren?

De verklaringsmodellen waarvan we in de literatuur doorgaans gebruik maken zijn gebaseerd op de ernstige vormen van het probleem, uitgesplitst in 1) ADHD, 2) ASS en de 3) gedragsstoornis. Voor elk van deze stoornissen bestaan neurobiologische, psychologische en contextuele verklaringsmodellen, waarbij het nog onduidelijk is of men wel van causaliteit mag spreken.

Het interactiesyndroom is, zoals al gezien, te verdelen in een aandachts-, contact- en gedragscomponent. Deze hangen nauw met elkaar samen en de verklaringsmodellen vertonen dan ook een grote mate van overlap. Mogelijk dat er een gemeenschappelijke genetische kwetsbaarheid is, waarbij meerdere genen betrokken zijn. Dit wordt ondersteund door de observatie dat in gezinnen waar één gezinslid een stoornis als uiterste vorm van het interactiesyndroom heeft ook andere gezinsleden meer dan gemiddeld problemen hebben op het gebied van aandacht, contact en gedrag, maar ook met lezen, schrijven of motoriek. De omgeving heeft een grote invloed op de manier waarop die genetische kwetsbaarheid tot uiting komt.

Neurobiologische mechanismen
Aandachtstekort

Het onderzoek naar aandacht gaat voor een deel over *salience*. Kapur[6] stelt dat te veel of te weinig dopamine-verstoringen veroorzaakt in het toekennen van relevantie aan elementen in de omgeving en dus de *salience* kan beïnvloeden.[6] Dopamine medieert het omzetten van een neuronale representatie van een externe stimulus, waarbij een neutraal stuk informatie *salient* wordt doordat het interessant, bedreigend, of aantrekkelijk wordt. Er is veel neurobiologisch onderzoek gedaan naar de oorsprong van aandachtsproblemen, dat zich echter beperkt tot mensen met ADHD volgens het DSM-classificatiesysteem. Dit heeft niet tot consensus geleid over de oorzaak. Men vermoedt dat een verhoogde concentratie van de dopamine-transporter (DAT) in het striatale gebied van de hersenen zorgt voor een dopamine-tekort en een aandachtprobleem veroorzaakt. De dopamine-transporterconcentratie blijkt gemiddeld 14% hoger bij mensen met ADHD. Dit effect is echter voor een deel toe te schrijven aan behandeling met methylfenidaat. Dit lijkt dus meer op een medicatie-effect dan op een verklaring voor ADHD.[7] Een recent verklaringsmodel voor aandachtsproblemen is dat er afwijkende neuronale routes zijn die los van elkaar tot een aandachtstekort kunnen leiden. Een frontostriatale, een ventraal-frontostriatale en een frontocerebellaire route zouden verklarend zijn voor problemen met cognitie, beloning en timing. Echter, bij 80% van de mensen met ADHD is slechts één route betrokken.[8]

Contactproblemen

Evenmin zijn er eenduidige neurobiologische verklaringen voor contactproblemen, zoals in ASC. De oorzaak van het probleem lijkt multifactorieel te zijn.[9] Ook hier lijkt er een grote genetische kwetsbaarheid te zijn, zoals blijkt uit onder andere tweelingenonderzoek. Er wordt heel veel onderzoek gedaan naar de uiterste vorm binnen het autismespectrum, maar er is geen consensus over de validiteit van de vele neuro-anatomische en neuro-functionele verklaringsmodellen die gaan over structurele variaties, connectiviteit, informatieverwerking en neurotransmitters. Steeds weer duiken verklaringen voor ASS op als zogenaamde *broken brain theories*, die men later dan weerlegt. Zo leidde de observatie dat er verminderde activiteit was in het zogenaamde spiegelneuronsysteem bij mensen met ASS tot de hypothese dat *malfunctie* van dit systeem ASS zou verklaren. Echter, de verminderde activiteit lijkt eerder samen te hangen met bepaalde imitatie problemen, die overigens zowel bij mensen met ASS als bij mensen zonder psychopathologie voorkomen.

Gedragsproblemen

Neurobiologische modellen voor gedragsproblemen wijzen vaak in de richting van de modellen die men hanteert om ADHD en ASC te begrijpen. Daarnaast zijn er afwijkingen gevonden in de serotonine-, dopamine-, cortisol- en hormoonhuishouding bij kinderen met gedragsstoornissen.[10, 11]

Psychologische mechanismen
Aandachtstekort

Psychologische verklaringsmodellen voor aandachtsproblemen leggen de nadruk op cognitieve kenmerken als executieve functies, problemen met het uitstellen van een beloning (*delayed reward processing*) en de timing van beweging, zintuiglijke informatie en vooruitzien in tijd (*protentie*). Deze timingproblemen associeert men met gedragsproblemen zoals impulsiviteit en agressie.[12] Deze kenmerken spelen echter niet bij alle mensen met ADHD een rol.[13]

Contactproblemen

Er zijn drie bekende psychologische verklaringsmodellen voor contactproblemen: (1) de *Theory of Mind* (ToM), (2) de centrale coherentietheorie en (3) de executieve functietheorie.[14]

Bij een ToM-probleem veronderstelt men dat mensen een beperkte mogelijkheid hebben om zich intuïtief in te leven in wat een ander denkt of voelt en dat dit te maken heeft met een vertraagde ontwikkeling van ToM. Het probleem met deze verklaring is dat dit intuïtief begrip geen cognitief proces is maar juist een 'weten' dat in het voorbewuste domein optreedt.

De centrale coherentietheorie refereert aan de observatie dat mensen met een contactprobleem ertoe neigen een perceptuele strategie te hanteren die gericht is op detailwaarneming (*piecemeal strategy*) in plaats van *Gestaltwaarneming* (alle prikkels worden even sterk waargenomen, zonder filtering of onderscheid tussen voor- of achtergrond).[15] Er is dus een bias om zich eerder op lokale dan op globale informatie te richten. Deze verklaring wordt naast de ToM gehanteerd om afstemmingsproblemen in de sociale context en communicatieproblemen te verklaren.

Moeite met plannen, attentie en onthouden omvat de executieve functietheorie.

Deze verklaringsmodellen zijn niet geheel dekkend, en kunnen de contactproblemen niet helemaal verklaren. Daarnaast zijn deze theorieën niet exclusief zijn voor interactieproblemen.

Gedragsproblemen

Bij adolescenten is het ingewikkeld om gedragsproblemen die passen bij de levensfase (bijvoorbeeld het vergroten van de autonomie) te differentiëren van *afwijkende* kenmerken. Daarbij moet men zich steeds de vraag stellen in hoeverre het gedrag berust op een onvermogen dat samenhangt met bijvoorbeeld problematische informatieverwerking. Net als bij de neurobiologische modellen geldt ook bij psychologische verklaringen voor gedragsproblemen dat er veel overlap is met aandachts- en contactproblemen. Kinderen met gedragsstoornissen richten hun aandacht op minder informatie[16] en kennen vaker onterecht een vijandige intentie toe aan anderen.[17] Dit is vergelijkbaar met de afwijkende attributie van *salience* zoals beschreven werd bij aandachts- en contactproblemen. Dit geldt ook voor de observatie dat kinderen met gedragsproblemen vaker egocentrischer ingesteld zijn en meer moeite hebben om te begrijpen wat de ander denkt of voelt.[18]

Contextuele mechanismen

De contextuele verklaringsmodellen zijn, naast de genetische predispositie, waarschijnlijk het meest relevant voor het interactiesyndroom. Er zijn situaties waarin mensen met dit syndroom gewoon adequaat kunnen interacteren met anderen.

Contextuele factoren die bij mensen met een verhoogde kwetsbaarheid voor een interactiesyndroom kunnen leiden tot manifeste klachten als de hoeveelheid of intensiteit van de informatie te groot wordt door: angst, tijdsdruk, veel onduidelijkheid of onzekerheid en openlijke vijandigheid.

Vanuit een leertheoretische benadering zullen mensen die vaak negatieve reacties hebben moeten incasseren eerder geneigd zijn om dat wat voor hen onduidelijk is negatief uit te leggen (negatieve bekrachtiging). Dat belemmert het contact of zorgt voor defensief gedrag, wat tot uiting kan komen in agressie. De contextuele factoren die de interactie negatief beïnvloeden worden omgekeerd beïnvloed door de interactieproblemen (voorbeeld: zie figuur 1).

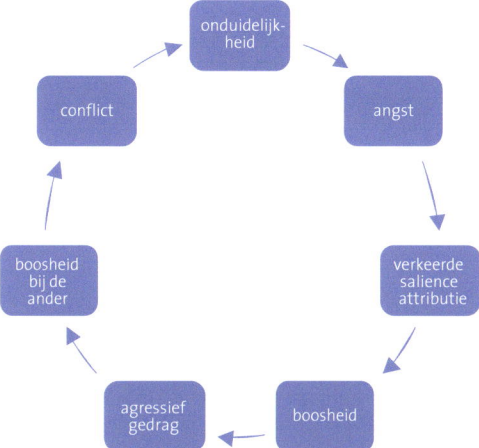

Figuur 1 Voorbeeld van een manier waarop de ander de context kan beïnvloeden

Interventies

Het meest cruciale onderdeel van de behandeling is om in gesprek te komen met mensen die merken dat zij interactieproblemen hebben en zich daardoor min of meer beperkt voelen in hun dagelijks functioneren. Het doel is om gezamenlijk op zoek te gaan naar een oplossing. Er zijn geen farmacologische of psychologische behandelingen voor het interactiesyndroom zolang het in het normale spectrum valt.

Farmacologische interventies
Aandachtstekort

Alleen bij ernstig disfunctioneren, wanneer iemand voldoet aan de extreme criteria van het aandachtsproblemenspectrum (in DSM-termen: ADD of ADHD) moeten stimulantia als methylfenidaat of dexamfetamine worden overwogen. Deze middelen hebben een directe invloed op het verondersteld tekort aan dopamine in de frontale cortex en het striatum en daarmee een gunstige invloed op de aandacht en de beperkte impulsbeheersing.[19] Deze middelen hebben een goed effect bij meer dan 50% van de patiënten. Er is twijfel over de effectiviteit van stimulantia op langere termijn.[20] Vaak voorkomende bijwerkingen van simulantia zijn verlies van eetlust en inslaapproblemen. Behalve stimulantia schrijft men ook wel atomoxetine en buproprion voor bij aandachttekort.

Contactproblemen

Farmacologische interventies zijn alleen gericht op de bijkomende problematiek zoals impulsief en explosief gedrag, of andere comorbiditeit zoals psychose, angst-, dwang-, of stemmingsproblemen. Voor het explosieve gedrag (*irritability*) schrijft men soms een antipsychoticum in lage dosering voor als gedragsinterventies niet doeltreffend zijn. Angst en depressie behandelt men met een antidepressivum, zoals dat zonder contactprobleem ook zou gebeuren, maar waarbij men start met een lagere dosering en langzamer opbouwt (*start low, go slow*). Daarnaast wordt voor comorbide angst of depressie gedragstherapie of mindfulness vaak met succes toegepast.

Gedragsproblemen

Er is geen farmacologische behandeling voor de intuïtieve afstemmingsproblemen (gedragsproblemen) ofschoon experimenten met oxytocine veel aandacht hebben gekregen omdat bleek dat proefdieren 'socialer' werden na het toedienen van oxytcine. Het voorschrijven daarvan wordt in de richtlijn diagnostiek en behandeling van ASS bij volwassenen echter afgeraden omdat de lange-termijn-effecten nog onbekend zijn.[21]

Psychologische interventies

Farmacologische behandeling zonder psychologische ondersteuning is een kunstfout. Psychologische interventies voor aandachts-, contact- en gedragsstoornissen variëren van psycho-educatie en sociale vaardigheidstraining tot cognitieve gedragstherapie en mindfulness-therapie. In het algemeen geldt dat men de therapieën bij mensen met aandachts- en contactproblemen in een rustiger tempo en in kleinere delen moet aanbieden om effectief te zijn.

Contextuele interventies

Belangrijke contextuele voorwaarden voor een non-expressie van het probleem:
- omgevingsfactoren: heldere voorspelbare structuur;
- bejegening: consequent zijn, doen wat je zegt, afspraken nakomen.

Naast een persoonsgerichte behandeling zijn interventies in de context van belang. Immers: *it takes two to tango*. Contextbehandeling heeft twee focussen:
- aanpassingen in het niveau van prikkels in de omgeving; bijvoorbeeld het inrichten van een geluidarm kamertje in huis als toevlucht bij overprikkeling of een aparte werkplek waarvan bij collega's bekend is dat men hierin niets mag veranderen zonder dat de werknemer met een interactieprobleem daarbij betrokken is;
- psycho-educatie van anderen, zoals familieleden, vrienden, collega's en werkgevers.

De interactie verbetert aanmerkelijk als er begrip ontstaat voor de persoon die beperkingen ondervindt. De bejegening door de ander zal niet langer defensief of zelfs offensief zijn vanwege het moeilijke gedrag, het rare contact, of het gebrek aan aandacht, maar authentiek en ondersteunend. Personen (ook zij die zich aan het uiteinde van het interactieprobleem-continuüm bevinden) voelen zich daardoor gehoord en worden gesterkt in hun kracht. De bejegening luistert heel nauw als er sprake is van een interactiesyndroom. Dat komt omdat het voor iemand met een normale intelligentie heel verontrustend is te merken dat er problemen ontstaan in de relatie met andere mensen, zonder dat hij precies weet waar het aan ligt. Diegene voelt zich dan al gauw bedreigd en onzeker en is alert op hoe anderen met hem omgaan.

Een goede bejegening kenmerkt zich door:
- een gepaste bescheidenheid;
- een empathische attitude;
- authenticiteit (echtheid);
- de overtuiging dat de persoon in kwestie centraal staat.

Dit sluit naadloos aan bij herstelgerichte zorg naar de inspirerende ideeën van bijvoorbeeld de groep *Rethink Mental Illness*.[22] Voor een interventie in elk deel van het interactiesyndroomspectrum moet men het verhaal (de narratieve) van het interactieprobleem vanuit het perspectief van de persoon vragenderwijs exploreren: wat is er aan de hand, wat zijn je sterke en kwetsbare kanten, waar wil je naar toe, en wat heb je nodig? Hiervoor moet de professional zich bewust zijn van zijn eigen opvattingen en interpretaties.

Het past niet bij de interventies voor het interactiesyndroom om in termen van strakke definities te denken. Het gaat erom snel in gesprek te komen met mensen die merken dat zij hierdoor beperkt worden, zodat men erger kan voorkomen door wederzijds begrip.

Literatuur

1. Happe F, Booth R, Charlton R, Hughes C. Executive function deficits in autism spectrum disorders and attention-deficit/hyperactivity disorder: examining profiles across domains and ages. Brain Cogn. 2006;61(1):25-39. doi: 10.1016/j.bandc.2006.03.004. PubMed PMID: 16682102.
2. Kempes M, Matthys W, de Vries H, van Engeland H. Reactive and proactive aggression in children--a review of theory, findings and the relevance for child and adolescent psychiatry. Eur Child Adolesc Psychiatry. 2005;14(1):11-9. doi: 10.1007/s00787-005-0432-4. PubMed PMID: 15756511.
3. Brugha TS, McManus S, Bankart J, Scott F, Purdon S, Smith J, et al. Epidemiology of autism spectrum disorders in adults in the community in England. Arch Gen Psychiatry. 2011;68(5):459-65. doi: 10.1001/archgenpsychiatry.2011.38. PubMed PMID: 21536975.
4. NVVP. Richtlijn ADHD bij volwassenen – Fase I: Diagnostiek en medicamenteuze behandeling:. In: Psychiatrie NVv, editor. 2015.
5. Matthys W, van de Glind G. Richtlijn oppositioneel-opstandige stoornis (ODD) en gedragsstoornis (CD) bij kinderen en jongeren. Utrecht: de Tijdstroom; 2013.
6. Kapur S. Psychosis as a state of aberrant salience: a framework linking biology, phenomenology, and pharmacology in schizophrenia. Am J Psychiatry. 2003;160(1):13-23. doi: 10.1176/appi.ajp.160.1.13. PubMed PMID: 12505794.
7. Fusar-Poli P, Rubia K, Rossi G, Sartori G, Balottin U. Striatal dopamine transporter alterations in ADHD: pathophysiology or adaptation to psychostimulants? A meta-analysis. Am J Psychiatry. 2012;169(3):264-72. doi: 10.1176/appi.ajp.2011.11060940. PubMed PMID: 22294258.
8. de Zeeuw P, Schnack HG, van Belle J, Weusten J, van Dijk S, Langen M, et al. Differential brain development with low and high IQ in attention-deficit/hyperactivity disorder. PLoS One. 2012;7(4):e35770. doi: 10.1371/journal.pone.0035770. PubMed PMID: 22536435; PubMed Central PMCID: PMCPMC3335015.
9. Rutter ML. Progress in understanding autism: 2007-2010. J Autism Dev Disord. 2011;41(4):395-404. doi: 10.1007/s10803-011-1184-2. PubMed PMID: 21318644.
10. Snoek H, van Goozen SH, Matthys W, Sigling HO, Koppeschaar HP, Westenberg HG, et al. Serotonergic functioning in children with oppositional defiant disorder: a sumatriptan challenge study. Biol Psychiatry. 2002;51(4):319-25. PubMed PMID: 11958783.
11. Matthys W, Van Loo P, Pachen V, De Vries H, Van Hooff JA, Van Engeland H. Behavior of conduct disordered children in interaction with each other and with normal peers. Child Psychiatry Hum Dev. 1995;25(3):183-95. PubMed PMID: 7736803.
12. Noreika V, Falter CM, Rubia K. Timing deficits in attention-deficit/hyperactivity disorder (ADHD): evidence from neurocognitive and neuroimaging studies. Neuropsychologia. 2013;51(2):235-66. doi: 10.1016/j.neuropsychologia.2012.09.036. PubMed PMID: 23022430.
13. Seidman LJ, Valera EM, Makris N. Structural brain imaging of attention-deficit/hyperactivity disorder. Biol Psychiatry. 2005;57(11):1263-72. doi: 10.1016/j.biopsych.2004.11.019. PubMed PMID: 15949998.
14. Happe FG. Annotation: current psychological theories of autism: the "theory of mind"

account and rival theories. J Child Psychol Psychiatry. 1994;35(2):215-29. PubMed PMID: 8188796.

15 Happe F, Frith U. The weak coherence account: detail-focused cognitive style in autism spectrum disorders. J Autism Dev Disord. 2006;36(1):5-25. doi: 10.1007/s10803-005-0039-0. PubMed PMID: 16450045.

16 Matthys W, Cuperus JM, Van Engeland H. Deficient social problem-solving in boys with ODD/CD, with ADHD, and with both disorders. J Am Acad Child Adolesc Psychiatry. 1999;38(3):311-21. PubMed PMID: 10087693.

17 Orobio de Castro B, Veerman JW, Koops W, Bosch JD, Monshouwer HJ. Hostile attribution of intent and aggressive behavior: a meta-analysis. Child Dev. 2002;73(3):916-34. PubMed PMID: 12038560.

18 Matthys W, De Vries H, Hectors A, Veerbeek M, Heidemann W, Goud M, et al. Differences between conduct disordered and normal control children in their tendencies to escalate or neutralize conflicts when interacting with normal peers. Child Psychiatry Hum Dev. 1995;26(1):29-41. PubMed PMID: 7587478.

19 Volkow ND, Wang GJ, Fowler JS, Telang F, Maynard L, Logan J, et al. Evidence that methylphenidate enhances the saliency of a mathematical task by increasing dopamine in the human brain. Am J Psychiatry. 2004;161(7):1173-80. doi: 10.1176/appi.ajp.161.7.1173. PubMed PMID: 15229048.

20 Buitelaar JK. [Follow-up of the MTA-study in children with ADHD: what do the data tell us, and what not?]. Tijdschr Psychiatr. 2010;52(4):255-7. PubMed PMID: 20503166.

21 Kan CC, Geurts H, van de Bosch K, Forcevill E, van Manen J, Schuurman C, et al. Multidisciplinaire richtlijn diagnostiek en behandeling van autismespectrumstoornissen bij volwassenen. Utrecht: De Tijdstroom; 2013.

22 Slade M, Bird V, Le Boutillier C, Williams J, McCrone P, Leamy M. REFOCUS Trial: protocol for a cluster randomised controlled trial of a pro-recovery intervention within community based mental health teams. BMC Psychiatry. 2011;11:185. doi: 10.1186/1471-244X-11-185. PubMed PMID: 22112008; PubMed Central PMCID: PMCPMC3235965.

Persoonlijkheid

8.15 Persoonlijkheidssyndroom

*Ad Kaasenbrood en Joost Hutsebaut**

Lieben, spielen und arbeiten

Inleiding

Gevraagd naar wat een psychisch gezonde persoon allemaal moet 'kunnen', antwoordde de vader van de psychoanalyse, Sigmund Freud (1856-1933): *arbeiten, spielen und lieben*. Een psychisch gezonde persoon is niet alleen in staat om zijn werk goed te verrichten en daarmee blijk te geven van een adequaat ambitieniveau, een goede planning en dito uitvoering. Hij is ook in staat zijn om zich te verliezen in het spel en dus even de controle opzij te zetten en om te winnen of verliezen. Tenslotte kan hij ook beminnen, zich hechten en relaties over een lange periode vasthouden zonder dat deze door disadaptieve gedragingen worden verstoord.

Arbeiten, spielen und lieben zijn daarmee te beschouwen als doelen die mensen gedurende hun leven hopen te verwezenlijken. Daarvoor maken ze gebruik van samenhangende duurzame patronen van waarnemen van, omgaan met en denken over de omgeving en de eigen persoon. Dit samenstel aan emoties, cognities en gedragingen, die per persoon verschillen, vormen de persoonlijkheid. Dit hoofdstuk gaat over persoonlijkheid en persoonlijkheidstrekken. Het gaat ook over verstoringen in de ontwikkeling van de persoonlijkheid met persoonlijkheidssyndromen als uiteindelijk ongewenste uitkomst.

Wat is persoonlijkheid?

De persoonlijkheid bepaalt de manier waarop je in het leven staat, wat je leuk vindt of niet, hoe je met anderen omgaat, van wie je houdt en van wie niet, hoe je je werk opvat en wat je streefniveau is.

In ons denken over persoonlijkheid[1] staat centraal de mate waarin iemand in zijn of haar persoonlijkheid beschikt over de psychologische capaciteiten om adaptief te functioneren. In welke mate beschikt iemand over de kwaliteiten die nodig zijn om te kunnen *arbeiten, spielen und lieben*? We komen allemaal ter wereld als hulpeloze wezens, die het voorbeeld nodig hebben van ouderfiguren om op te groeien tot gezonde individuen. Gedurende ons leven ontwikkelen we daarbij een range aan adaptieve capaciteiten die onder de noemers van Zelf en Ander vallen.

---

*   Dr. Ad Kaasenbrood is psychiater, lid van FACT-team Centraal Pro Persona in Arnhem, directeur Kenniscentrum Persoonlijkheidsstoornissen Utrecht.
Dr. Joost Hutsebaut is klinisch psycholoog, werkzaam als specialist in persoonlijkheid, gedrag en gezin bij De Viersprong en als medewerker Kenniscentrum Persoonlijkheidsstoornissen Utrecht.

> **Zelf**
>
> We ontwikkelen een beeld van wie we zijn (identiteit) en waar we naar willen streven (zelfsturing).
>
> **Ander**
>
> We leren bovendien intieme en wederkerige relaties aan te gaan (intimiteit), waarin we ons leren afstemmen op de behoeften en gevoelens van anderen (empathie).

Deze capaciteiten zijn het resultaat van interacties met anderen (opvoeding), waarin we leren onze aanleg en behoeftes te beheersen en kanaliseren. Iedereen kan langs de meetlat van deze adaptieve capaciteiten worden gelegd. Mensen kunnen ook verschillen: sommige mensen zullen een uitgesproken ambitie hebben, gericht op ontwikkeling en ontplooiing van zichzelf, anderen zullen erg hechten aan verbondenheid met anderen. Gezonde mensen leren *zichzelf* te zijn en binden zich aan anderen.

De wijze waarop deze adaptieve capaciteiten vorm krijgen in iemands persoonlijkheid, krijgt een bepaalde kleur of stijl. Mensen kunnen een vergelijkbaar niveau van relationeel functioneren hebben maar welk type relaties ze aangaan kan erg verschillen. Sommige mensen zijn wat geremder, anderen meer extravert, sommige wat dominanter, anderen wat onderdaniger. Deze kenmerken of trekken zeggen niet zo veel over gezondheid of pathologie (tenzij ze echt extreem worden), wel over iemands stijl. Decennia van onderzoek en discussie hebben evidentie voor vijf dimensies (NEO-BIG-5) opgeleverd. Iedere persoonlijkheid kan worden getypeerd aan de hand van deze vijf grote dimensies:

- extraversie – als tegenhanger van introversie;
- vriendelijkheid – tegenover onvriendelijkheid of bazigheid;
- gewetensvolheid – tegenover laksheid;
- emotionele stabiliteit tegenover emotionele instabiliteit;
- openheid, bijvoorbeeld voor nieuwe ervaringen, staat tegenover geslotenheid.

Men neemt aan dat deze trekken voor een aanzienlijk worden bepaald door aanleg. De persoonlijkheid ontwikkelt zich (en blijft ontwikkelen) door het samenspel van die aanleg – wat tot uiting komt in het *temperament* – en opvoeding of wat iemand meemaakt. Gedurende de ontwikkeling van baby tot volwassene doen mensen – met hun temperament dus als uitgangspunt – ervaringen op die zich organiseren in structuren of patronen. McWilliams[1] spreekt van de psychologie van een persoon: *een kenmerkende wijze van denken, voelen, relateren en betekenis geven*. Iemands psychologie (of persoonlijkheid) bepaalt niet alleen hoe nieuwe ervaringen betekenis worden gegeven maar zelfs ook welke ervaringen iemand zal opdoen.

Een *gezonde* opvoeding kenmerkt zich door ouders die er in slagen hun kinderen voldoende ruimte te geven om hun eigen emoties te uiten en hun eigen verlangens en behoeftes te ontdekken. Aanleg (temperament) en opvoeding (of context) staan overigens niet los van elkaar. Gescheiden tweelingen blijken opmerkelijk hoge correlaties te laten zien in de aard van negatieve ervaringen die ze meemaken. Dit lijkt erop te wijzen dat de aanleg iemand ook voorbestemt om een bepaald type ervaring mee te maken. Bijvoorbeeld: baby's en kinderen die snel overstuur zijn 'creëren' meer onzekerheid en gebrek aan afstemming bij ouders, opvoeders, leraren en vriendjes, wat de kans op negatieve interacties vergroot. Die interacties vormen vervolgens weer de persoonlijkheid, van waaruit iemand weer nieuwe ervaringen opdoet.

Mensen zoeken omgevingen die passen bij hun persoonlijkheid en zullen doorgaans langere tijd in consistente en stabiele omgevingen leven, waardoor ze een gelijkaardig type van interacties en ervaringen opdoen.[2] Daardoor krijgt persoonlijkheid meer stabiliteit. Niet onveranderlijk evenwel: men neemt nu aan dat de persoonlijkheid na het dertigste levensjaar niet meer ingrijpend verandert. Er zijn echter wel aanwijzingen dat de persoonlijkheid nog minstens tot de leeftijd van 60 jaar aanpassingen ondergaat. Zo neemt extraversie in de regel gedurende het leven af en neemt vriendelijkheid toe.

Flexibiliteit

Naast een herkenbare persoonlijke stijl vertonen gezonde personen ook flexibiliteit in hun persoonlijkheidsfunctioneren. Ze kunnen zich aanpassen aan een veranderende omgeving. Gezonde mensen hebben veerkracht: ze beschikken over een breed scala aan copingmechanismen en afweermechanismen waarmee ze de uitdagingen en stress van het leven kunnen hanteren. Dat uit zich ook in een caleidoscoop van persoonlijkheidstrekken. Gezonde mensen:

- kunnen zich afhankelijk en kwetsbaar opstellen wanneer dat nodig is in een intieme relatie, maar ook leidinggevend en autonoom wanneer dat nodig is in een professionele samenwerking;
- kunnen nauwgezet en volhardend zijn wanneer dat nodig is om een taak te volbrengen maar ook loslaten wanneer een ambitie niet gerealiseerd kan worden;
- kunnen charmeren en verleiden wanneer dat nodig is in de liefde;
- hebben de capaciteiten om tegenslagen te hanteren door de emoties die erdoor getriggerd worden te reguleren en gebruik te maken van hun interpersoonlijke capaciteiten om steun te zoeken in hun omgeving.

Ze vinden – inderdaad – gemakkelijker liefde, werk en plezier.

Verloopt een ontwikkeling minder evenwichtig dan zal dat vaak van invloed zijn op de persoonlijkheid. Bepaalde trekken zullen dan snel en rigide geactiveerd worden zodat iemand *telkens opnieuw* hetzelfde beleeft en voelt en op dezelfde manier reageert. Mensen hebben meer extreme, disadaptieve trekken die hand in hand gaan met disadaptieve niveaus van persoonlijkheidsfunctioneren en vallen sneller terug op primitieve afweer om de stress van het leven te hanteren.

Is er sprake van ernstige disfunctionele patronen, dan spreekt men ook wel van een *persoonlijkheidssyndroom* (in tegenstelling tot een *persoonlijkheidsstoornis* zoals de DSM het classificeert). Deze mensen hebben vaak grote problemen om stabiele relaties aan te gaan, sociaal en maatschappelijk goed te functioneren en ze hebben vaak een sterk verminderde levenskwaliteit.

Dimensionele verdeling

Binnen de algemene bevolking is er een continue verdeling van persoonlijkheidstrekken in ernst en aantal. Het veelgebruikte classificatiesysteem DSM dichotomiseert in wel of geen persoonlijkheidsstoornis op basis van het aantal trekken en gedragskenmerken. Echter, voor één van de persoonlijkheidsstoornissen – de *borderline persoonlijkheidsstoornis* – is uit onderzoek gebleken dat er tegenover iedere persoon die voldoet aan een bepaald DSM-criterium drie personen staan die 3 of 4 van die trekken vertonen en twintig personen met (slechts) 1 of 2. En zelfs voor mensen met 1 of 2 trekken geldt dat ze hun doelen in het leven moeilijker halen dan wanneer ze geen trekken van de persoonlijkheidsstoornis hebben maar minder moeilijk dan wanneer ze 3 of 4 trekken hebben. Het ligt in de rede om te veronderstellen dat dit in feite voor alle persoonlijkheidsstoornissen geldt. Persoonlijkheidspathologie is dus veel eerder dimensioneel dan categoriaal en dat geldt ook voor de aard en de omvang van de ellende die het gevolg er van is, zoals verstoorde relaties en uitval uit werk.

Ook blijkt persoonlijkheidspathologie niet zo onveranderlijk als men eerst dacht. De aard van de persoonlijkheidspathologie blijkt gedurende het leven te veranderen: jonge mensen lijden meer aan zogenaamde *emotionele* of *dramatische* persoonlijkheidspathologie, terwijl naarmate mensen ouder worden ze meer last krijgen van *vreemde*, *angstige*, en *geremde* persoonlijkheidspathologie.[3] Deze verschuiving ligt in lijn met de eerder genoemde afname van *onvriendelijkheid* en toename van *introversie*. Op oudere leeftijd kunnen persoonlijkheidskenmerken meer uitgesproken zijn. Dit kan het gevolg zijn van breinbeschadiging door bijvoorbeeld CVA, trauma (als gevolg van frontaalkwab-pathologie), dementie of als late gevolgen van langdurig en ernstig middelenmisbruik, waardoor er een afname is van de adaptieve vermogens.

Problematische persoonlijkheid

Het voorgaande maakt duidelijk dat het nog niet zo eenvoudig is om een *problematische persoonlijkheid* te objectiveren. De aanwezigheid van opvallende trekken, zoals dwangmatigheid of bazigheid volstaat niet. Zo is het bekend dat een extreme mate van onverschrokkenheid zoals die voorkomt bij mensen met psychopathie het *goed kan doen* bij bestuurders van een multinational of bank. Daar kan het helpen om niet te veel last te hebben van (het nemen van) harde beslissingen in het belang van het bedrijf. Omgekeerd kunnen milde trekken soms al tot erg vervelende problemen leiden. Zo kan iemand die alleen maar iets te impulsief is in ernstige relationele problemen komen met een partner die van orde, reinheid en regelmaat houdt. Het hangt dus sterk van de context af waarin mensen bepaalde doelen willen of moeten halen.

De vigerende classificatie van persoonlijkheidsstoornissen – DSM-5 sectie II – doet nauwelijks recht aan de bovengeschetste dimensionele realiteit. Echter, in Sectie III presenteert men het *alternatieve model voor persoonlijkheidsstoornissen*.[4] Hier is de beschrijving meer in overeenstemming met de dimensionaliteit van persoonlijkheidsproblematiek, doordat er een glijdende schaal is tussen normaal functioneren en je ernstig gehinderd weten door disadaptieve persoonlijkheidstrekken tot aan het niveau van de persoonlijkheidsstoornis toe. Het omvat vier los van elkaar staande en te beoordelen elementen.

De algemene classificatie van een persoonlijkheidstype vindt plaats op basis van:
- de ernst van de beperkingen in persoonlijkheidsfunctioneren (Criterium A);
- de aanwezigheid van een of meer pathologische persoonlijkheidstrekken (Criterium B);
- stabiliteit in verschillende situaties (Criterium C); en
- stabiliteit door de tijd heen (Criterium D).

Er is sprake van een hiërarchisch systeem van 5 trekdomeinen en 25 trekfacetten, dat aansluit bij bovenvermeld Criterium B. In deze beschrijving komen de eerder genoemde Big 5 terug. In feite zijn de vijf genoemde trekdomeinen de 'extremen' van de Big 5, verder verfijnd in 25 persoonlijkheidstrekken.

Uiteindelijk zijn er zes specifieke groepen van persoonlijkheidstypes te onderscheiden.

Types van persoonlijkheidsproblematiek
Antisociale persoonlijkheid
Kernelementen:
- onvermogen zich te conformeren aan de wet of zich verantwoordelijk te gedragen;
- egocentrisch;
- hardvochtig gebrek aan zorgzaamheid voor anderen, gepaard gaande met bedrieglijkheid, onverantwoordelijkheid, manipuleren en/of risicovol gedrag.

De kenmerkende elementen situeren zich allemaal in het domein van *Antagonisme* (de extreme variant van onvriendelijkheid) en *Ongeremdheid* (de extreme tegengestelde variant van gewetensvolheid). Het zelf-functioneren is gericht op persoonlijk gewin en bevrediging, terwijl deze mensen in interpersoonlijke relaties niet in staat zijn tot wederkerigheid en enkel gericht zijn op het bedriegen en domineren van anderen. Deze beperkingen en pathologische trekken zijn herkenbaar aan gedragingen als het bij herhaling komen tot handelingen die een reden kunnen zijn voor arrestatie, oneerlijkheid en liegen, impulsiviteit en onvermogen om vooruit te plannen, prikkelbaarheid en agressiviteit (vechtpartijen), roekeloze onverschilligheid, constante onverantwoordelijkheid en ontbreken van spijtgevoelens.

Vermijdende persoonlijkheid
Kernelementen:
- vermijden van sociale situaties en remmingen binnen interpersoonlijke relaties, gerelateerd aan gevoelens van onbeholpenheid en onvermogen;
- angstige vooringenomenheid met negatieve beoordeling en afwijzing;
- angst om geridiculiseerd of vernederd te worden.

De kenmerkende elementen situeren zich in de domeinen van *Negatieve affectiviteit* (de extreme variant van emotionele instabiliteit) en *Afstandelijkheid* (de extreme variant van introversie). Het zelf-functioneren wordt gekenmerkt door een negatief gevoel van eigenwaarde, met sterke gevoelens van schaamte en een onrealistisch streefniveau met een weerzin om doelen te stellen en risico's te lopen. In interpersoonlijke relaties zijn deze mensen erg bezig met negatieve beoordeling door anderen, waardoor ze zich geremd en gereserveerd opstellen. Deze beperkingen in persoonlijkheidsfunctioneren en pathologische trekken zijn herkenbaar aan gedragingen als het vermijden van beroepsmatige activiteiten die intermenselijke contacten met zich meebrengen uit vrees voor kritiek, de onwil om bij mensen berokken te raken tenzij men zeker is aardig gevonden te worden, de gereserveerdheid in interpersoonlijke relaties uit angst vernederd of uitgelachen te worden, preoccupatie met gedachten bekritiseerd te worden, geremdheid uit angst tekort te schieten, een beeld van zichzelf als onbeholpen en minderwaardig en een onwil om persoonlijke risico's te nemen uit angst in verlegenheid gebracht te worden.

Borderline persoonlijkheid
Kernelementen:
- instabiliteit van het zelfbeeld, van persoonlijke doelstellingen, interpersoonlijke relaties;
- wisselende affecten; gepaard gaande met
- impulsiviteit, risicovol gedrag en/of vijandigheid.

De kenmerkende elementen situeren zich op het gebied van *Negatieve Affectiviteit*, *Ongeremdheid* en *Antagonisme*. Het zelf-functioneren wordt gekenmerkt door een gebrek aan eigenheid, leegte, een negatief en zelfkritisch gevoel van eigenwaarde en instabiliteit in doelen, aspiraties en carrièreplanning. Interpersoonlijke relaties worden gekenmerkt door een sterke interpersoonlijke gevoeligheid en terugkerende intense, instabiele relaties met anderen. Deze beperkingen in persoonlijkheidsfunctioneren en de pathologische trekken zijn herkenbaar aan gedragingen als het ondernemen van krampachtige pogingen om niet in de steek gelaten te worden, intense en instabiele relaties, een aanhoudend en instabiel zelfgevoel, impulsiviteit, recidiverende suïcidale gedragingen of automutilatie, affectlabiliteit, leegte, intense woede en voorbijgaande paranoïde ideeën of dissociatieve verschijnselen.

Narcistische persoonlijkheid
Kernelementen:
- wisselend en kwetsbaar zelfgevoel;
- met pogingen dat te reguleren middels het zoeken van aandacht en goedkeuring;
- openlijke of bedekte grootheidsideeën.

De kenmerkende elementen situeren zich op het gebied van Antagonisme. Het zelf-functioneren wordt gekenmerkt door een buitensporige zelfwaardering en de constante behoefte om zich te vergelijken met anderen om het zelfgevoel te reguleren. Het streefniveau ligt erg hoog. Interpersoonlijke relaties zijn oppervlakkig en staan ten dienste van de behoefte aan waardering, waardoor deze mensen ook overmatig gevoelig zijn voor de reacties van anderen. Deze beperkingen in persoonlijkheidsfunctioneren en pathologische trekken zijn herkenbaar als een opgeblazen gevoel van belangrijkheid, preoccupatie met fantasieën over onbeperkte successen, overtuiging speciaal te zijn, verlangen aan buitensporige bewondering, overtuiging recht te hebben op een bijzondere behandeling, exploiteren van anderen, gebrek aan empathie, afgunst en arrogantie of hooghartig gedrag.

Dwangmatige persoonlijkheid
Kernelementen:
- problemen in het aangaan en onderhouden van persoonlijke relaties;
- rigide perfectionisme en inflexibiliteit;
- beperkte uitingen van emoties.

De kenmerkende elementen behoren tot de domeinen van Bedachtzaamheid (de tegenpool van Ongeremdheid), Negatieve Affectiviteit en Afstandelijkheid. Het zelf-functioneren wordt gekenmerkt door het centrale belang van werk en productiviteit en de beperking van de ervaren range aan emoties, naast een onredelijk hoog streefniveau en daarmee gepaard gaande moeite om doelen te realiseren. In relaties met anderen kunnen deze mensen erg rigide en koppig zijn en hebben ze moeite om zich af te stemmen op de handelswijze van anderen. Deze beperkingen in persoonlijkheidsfunctioneren en de pathologische trekken zijn herkenbaar als preoccupatie met details en regels, perfectionisme, overmatige toewijding aan werk en productiviteit, overdreven gewetensvolheid, niet in staat om versleten voorwerpen weg te gooien, niet goed in staat om taken te delegeren, gierigheid en starheid of koppigheid.

Schizotypische persoonlijkheid
Kern elementen:
- beperkingen in het vermogen tot het aangaan van sociale en intieme relaties;
- merkwaardige stijl van denken, waarneming en gedrag; welke gekoppeld zijn aan een
- verstoorde zelfbeleving en onsamenhangende persoonlijke doelen;
- achterdocht en beperkte uitingen van emoties.

De trekken behoren tot de domeinen van *Psychoticisme* (de extreme variant van Openheid) en *Afstandelijkheid*. Het zelf-functioneren wordt gekenmerkt door verwarde grenzen tussen zichzelf en anderen, een vertekend zelfbeeld en onrealistische of ongepaste doelstellingen. Emoties zijn vaak niet goed afgestemd op de context. In relaties zijn deze mensen erg beperkt om intieme relaties aan te gaan vanuit angst, achterdocht of verwardheid en interpreteren ze de intenties van anderen vaak heel verkeerd. Deze beperkingen in persoonlijkheidsfunctioneren en de pathologische trekken zijn herkenbaar als betrekkingsideeën, eigenaardige overtuigingen of magische denkbeelden, ongewone perceptuele waarnemingen, merkwaardige gedachten en spraak, achterdocht, inadequaat affect, zonderling, excentriek of vreemd gedrag, ontbreken van intieme vrienden en buitensporige sociale angst.

Epidemiologie

Bij 10-15% van de bevolking is er sprake van een persoonlijkheidssyndroom. De frequentie van de meeste specifieke persoonlijkheidssyndromen zoals de vermijdende persoonlijkheid en de borderline persoonlijkheid ligt tussen 1 en 2%. Op het niveau van de algemene gezondheidszorg zijn deze getallen hoger. De schatting is dat één op de vier patiënten in de wachtkamer bij de huisarts een persoonlijkheidssyndroom heeft.[5] En circa 50-60% van de mensen die in zorg zijn bij de GGZ heeft een persoonlijkheidssyndroom. Zo'n 10% van de patiënten in de GGZ heeft vermijdende, afhankelijke of dwangmatige trekken.

Comorbiditeit

Het hebben van een persoonlijkheidssyndroom verhoogt het risico op het ontwikkelen van een andere psychiatrisch syndroom. Voor de borderline persoonlijkheid is dit het beste onderzocht en de uitkomsten van dat onderzoek laten hoge percentages comorbiditeit zien. Hoewel minder gedocumenteerd geldt ook voor andere persoonlijkheidsproblemen dat er een verhoogd risico is op het voorkomen van comorbiditeit. Omgekeerd geldt voor de meeste syndromen ook dat de frequentie van een comorbide persoonlijkheidssyndroom sterk verhoogd is.[6,7] De comorbiditeiten die expliciet worden genoemd zijn[8]: depressief syndroom, bipolair syndroom, angstsyndromen, dissociatief syndroom, dwangsyndroom, impulscontrolesyndromen, posttraumatisch stress-syndroom, eet- en voedingssyndromen en interactiesyndromen. De percentages die hierbij per categorie worden opgegeven variëren van 20-90%. Eigenlijk luidt de boodschap: bij persoonlijkheidssyndromen is comorbiditeit de regel en niet de uitzondering.

Beloop

Persoonlijkheidssyndromen hebben een gunstiger beloop dan men vroeger dacht. Vooral symptomen zoals stemmingsschommelingen, suïcidaal of impulsief gedrag, verdwijnen doorgaans met het vorderen van de leeftijd. Dit betekent niet dat er geen lijden meer is. De chronische leegte en de moeilijkheden om in relaties goed te functioneren blijven vaak bestaan. De meeste patiënten blijven ook na lange tijd nog beperkingen in sociaal en beroepsmatig functioneren ondervinden. Longitudinaal onderzoek laat zien dat slechts een kleine groep volledig herstelt. Vooral patiënten met comorbide middelenmisbruik, posttraumatische of andere angstssyndromen, een familiale psychiatrische belasting en patiënten die al langer in de hulpverlening zitten en duurzame psychosociale problemen hebben, blijken een minder goede prognose te hebben.

Mensen met een persoonlijkheidssyndroom ervaren een lagere kwaliteit van leven. Daarbij kampen ze nog veel vaker dan andere mensen met allerlei gezondheidsproblemen, zoals obesitas, artritis, cardiovasculaire aandoeningen en maligniteiten.[9]

De slechte levenskwaliteit uit zich ook in de hoge mate van suïcidaliteit, in het bijzonder bij patiënten met een bordeline persoonlijkheid. Suïcidaal gedrag komt voor bij 84% van deze patiënten, waarbij 60-70% minimaal één effectieve suïcidepoging doet. Het suïcidecijfer voor mensen met een borderline persoonlijkheid ligt tussen de 6 – 9%. Bij mensen met een antisociale persoonlijkheid, waarvan men beweert dat de lijder geen last ervaart maar de omgeving wel, ligt dit rond de 5%.

Een persoonlijkheidssyndroom betekent niet alleen lijden voor de persoon en zijn of haar directe omgeving maar houdt vaak ook belangrijke maatschappelijke kosten in, onder andere door werk- en schoolverzuim, crisisopnames en hospitalisatie. De zorgconsumptie is hoog: meer dan 80% van de mensen met een borderline persoonlijkheid is ten minsten de helft van de tijd in behandeling geweest gedurende de afgelopen zes jaar. Mensen met een schizotypische persoonlijkheid zijn zelden voor hun persoonlijkheid in behandeling. Dit heeft deels te maken met een beperkte herkenning aangezien deze mensen zich bijvoorbeeld eerder met een depressie melden maar ook dat iemand die uit eigen keuze een kluizenaarsbestaan leidt daar niet snel hulp voor zal zoeken.

Differentiaaldiagnose

De differentiaal diagnostiek van comorbide syndromen bij een persoonlijkheidssyndroom kan problematisch zijn. Het valt immers in de klinische praktijk vaak moeilijk uit te maken of bijvoorbeeld depressieve symptomen of ontremd gedrag tekenen zijn van een comorbide stemmingssyndroom of dat ze deel uitmaken van bij de persoonlijkheid horende stemmingsschommelingen. Evengoed kunnen symptomen van het ontwijken van sociaal contact een teken zijn van een vermijdende persoonlijkheid als van een sociale fobie. Soms biedt de voorgeschiedenis aanknopingspunten als bijvoorbeeld blijkt dat het vermijden van sociaal contact ruim na de adolescentie is begonnen maar het verschil zal lang niet altijd te maken zijn. In die gevallen valt het verschil meestal wel gedurende de behandeling, op grond van gedragsobservaties, het effect van interventies en de interactie met de behandelstaf, te bepalen. Er is zeker een risico dat er eindeloze behandelingen plaatsvinden die gericht zijn op bepaalde psychische klachten, terwijl het persoonlijkheidssyndroom pas erg laat, soms dus te laat, in het behandelbeloop als optie ter sprake komt.

Verklarende mechanismen

In het bovenstaande kwam de etiologie grotendeels al aan de orde. We vatten het hier samen.

Biologische verklaringsmechanismen

Men neemt aan dat er een erfelijke kwetsbaarheid is. Meerdere genen, onder andere voor het coderen van het temperament, vormen gezamenlijk de persoonlijkheid. Deze erfelijke kwetsbaarheid wordt voor een aanzienlijk deel (30-60%) verantwoordelijk geacht voor het ontstaan van een persoonlijkheidssyndroom.

Psychologische verklaringsmechanismen

Een persoon met een erfelijke belasting zal onvoldoende psychologische vaardigheden en capaciteiten ontwikkelen om zijn kwetsbare aanleg te compenseren, waardoor hij gebruik gaat maken van onaangepaste gedragingen – pathologische persoonlijkheidstrekken – om angst of spanning te verlichten. De versterking van pathologische persoonlijkheidstrekken tot een persoonlijkheidssyndroom wordt met name bepaald door psychologische en sociale omstandigheden. Vooral een cumulatie van negatieve ervaringen (verwaarlozing, misbruik, mishandeling, pesten, enzovoort) in cruciale (vroege: vóór de leeftijd van zes jaar) ontwikkelingsfasen spelen een essentiële rol. Wanneer iemand veel onveiligheid, onvoorspelbaarheid en angst ervaart kan een kwetsbare aanleg aan de basis liggen van een verstoorde persoonlijkheidsontwikkeling. Zo zou meer dan de helft van de patiënten met een BPS ernstige traumatische ervaringen voor de leeftijd van 6 jaar hebben meegemaakt. En heeft 40-70% van hen een geschiedenis van seksueel misbruik in de jeugd.

Sociale verklaringsmechanismen

Mensen met een persoonlijkheidssyndroom zijn verhoogd gevoelig voor sociale interacties en omstandigheden. Bovendien lopen deze mensen door hun wijze van omgaan met sociale situaties en contacten een verhoogd risico om in de problemen te geraken. Beide factoren maken dat het risico op een ontregeling en toename van symptomen en lijden groot is. Strikt genomen gaat het dan niet om oorzakelijkheid maar om uitlokking: de kwetsbaarheid is er al, maar door de ontstane problemen (luxerende factoren) die zich kunnen voordoen, wordt die kwetsbaarheid *verzilverd*.

Interventies
Farmacotherapie

Er is geen specifieke farmacologische behandeling van het persoonlijkheidssyndroom. Het belangrijkste is vast stellen of symptomen van stemmingsontregeling bijvoorbeeld terug te voeren zijn op een depressie in engere zin of deel uitmaken van stemmingsontregelingen in het kader van de persoonlijkheid. Gaat het om comorbide syndromen dan zijn voor de behandeling daarvan de betreffende richtlijnen gewoon van toepassing.

Het gevaar bestaat dat mensen met een persoonlijkheidssyndroom die een variatie aan symptomen vertonen voor iedere klacht een ander medicament krijgen zonder dat daar enige ratio voor is en zonder dat men de farmacotherapie regelmatig evalueert. Polyfarmacie is dan vaak het gevolg. Afgezien van het ontbreken van een rationele behandeling leidt het tot schade door afhankelijkheid en bijwerkingen. Tricyclische antidepressiva worden voor mensen met een persoonlijkheidssyndroom ontraden, benzodiazepinen worden *zeer sterk* ontraden. Eigenlijk is er alleen in de behandeling van crisis voor de duur van hooguit enkele dagen een indicatie hiervoor.

Psychotherapie

Psychotherapie is de eerste keus in de behandeling van het persoonlijkheidssyndroom, gericht op de psychische functies, coping- en afweer.[10] Sociotherapie en farmacotherapie zijn slechts ondersteunend aan de psychotherapie en zijn er met name op gericht om de psychotherapie meer kans van slagen te geven. Behandelingen zijn in de regel intensief, langdurend (meerdere jaren) en vinden bij sterke doorgaans ambulant plaats. De behandeling van patiënten met de verschillende persoonlijkheidssyndromen kunnen grote verschillen laten zien. Bij de behandeling van de meer schizotypische persoonlijkheden spelen steun, structuur en medicatie een belangrijker rol dan in de behandeling van de andere persoonlijkheidssyndromen. Voor vijf interventies bestaat er wetenschappelijke evidentie over de werkzaamheid:

Dialectische Gedragstherapie (DGT)

Voortkomend uit de cognitieve gedragstherapie en gericht op het vergroten van de mogelijkheden om spanning en moeilijke emoties te leren verdragen. Focus ligt op het aanleren van nieuwe vaardigheden, het vergroten van stresstolerantie, het verbeteren van de emotieregulatie, het verbeteren van interpersoonlijk gedrag en het bevorderen van een houding van mindfulness.

Mentalization-Based Treatment (MBT)

Psychodynamisch georiënteerde behandeling, die zich richt op het verbeteren van de reflectieve of *mentaliserende* capaciteiten. Het doel is de persoon te helpen de gevoelens die ze bij anderen oproepen en de gevoelens die ze zelf ervaren, beter te herkennen en te begrijpen.

Schema-focused Therapy (SFT)

Integratieve psychotherapeutische behandeling, waarin mensen geholpen worden om de kernthema's, die te maken hebben met onvervulde behoeften in de kindertijd en die zich uiten in de vorm van onaangepast hantering van problemen in de volwassenheid, te veranderen zodat de eigen behoeften beter ingevuld worden.

Transference-focused Psychotherapy (TFP)

Psychoanalytisch georiënteerde behandeling die mensen helpt te komen tot rijkere en meer geïntegreerde voorstellingen van zichzelf en anderen en een duidelijker beeld van zichzelf.

Vaardigheden- en Emotieregulatiestrategieën (VERS of STEPPS)

Gedragstherapeutische interventies, gericht op het aanleren van vaardigheden voor het reguleren van sterke emoties.

Er zijn geen indicatiecriteria op grond waarvan men in specifieke gevallen beredeneerd een keuze voor de ene dan wel de andere behandeling kan maken. Uiteindelijk zullen hulpverlener en patiënt in gezamenlijk overleg tot een keuze komen.

Patiëntpreferenties zijn in die keuze dus van groot belang.

Psychotherapie lijkt onschuldig maar de risico's die psychotherapie bij patiënten opleveren zijn onvoldoende onderzocht en daarmee vermoedelijk onderschat in ernst en frequentie. Ook psychotherapie kan schade opleveren, bijvoorbeeld ten gevolge van ondoordachte crisisinterventies, veelvuldige breuken in hulpverleningsrelaties of juist het tegendeel: ernstige zorgafhankelijkheid. Het is dus belangrijk om behandelingen continu te monitoren.

Enkele algemene kernwaarden voor hulpverleners en effectieve behandelprogramma's:
- gestructureerd zijn (vaste afspraken, duidelijke behandeldoelen, vaste evaluatiemomenten, enzovoort);
- met een coherent en duidelijk theoretisch kader dat consistent wordt toegepast;
- voortdurend bezig zijn om actief de verschillende programmaonderdelen en behandelinterventies te integreren;
- doelgericht zijn;
- voortgang op geregelde tijdstippen evalueren;
- strategieën beschikbaar hebben om dreigende drop-out te voorkomen;
- gericht zijn op motivatie en engagement van patiënten in de behandeling;
- duidelijke protocollen hebben voor crisisinterventies;
- actieve aandacht hebben voor (problemen in) de therapeutische relatie;
- strategieën hebben om de zelfreflectie en zelfobservatie van patiënten te bevorderen;
- gericht zijn op het versterken van patiënten en hun naastbetrokkenen en hen aanmoedigen tot autonomie en eigen verantwoordelijkheid;
- naasten actief betrekken bij de behandeling;
- beschikken over voldoende opleiding, intervisie en supervisie;
- open, authentieke, nieuwsgierige (*not knowing, but wanting to know*), uitnodigende onderzoekende, en actieve (*onderwerpen inbrengende, bevragende*) attitude hebben.

Sociaal-psychiatrische interventies

Lang is gedacht dat er in de behandeling van persoonlijkheidssyndromen geen plaats is voor sociaal-psychiatrische zorg. Gebruik makend van de bovenstaande kenmerken van succesvolle behandelprogramma's richt de sociaal-psychiatrische behandeling zich onder andere op:
- het stabiliseren van de psychische symptomen om de psychotherapeutische behandeling kans van slagen te geven;
- het leveren van effectieve crisisinterventie om het verstoren van de behandeling door crisis zo beperkt mogelijk te houden.

Voor mensen met zeer ernstige symptomen en veel comorbiditeit kan de sociaalpsychiatrische behandeling er uitsluitend op gericht zijn om de betreffende persoon te handhaven in de maatschappij (geld, woonmilieu en daginvulling).

De behandeling van mensen met een persoonlijkheidssyndroom is – enkele specifieke uitzonderingen daargelaten – ambulant. Toch kan het af en toe noodzakelijk zijn om tot een opname in een algemeen psychiatrische setting over te gaan, soms zelfs gedwongen. In die gevallen is het van belang de opname zo kort mogelijk te houden om daarna zo snel mogelijk de draad van de behandeling weer op te pakken.

Comorbiditeit

Comorbide syndromen verhogen de lijdensdruk voor patiënten aanzienlijk. Doorgaans is de behandeling van comorbide syndromen bij een aanwezig persoonlijkheidsyndroom mogelijk, maar zijn de effecten minder goed en is kans op herval groter. Indien er een afzonderlijke behandeling op de comorbide syndromen wordt ingezet – denk aan verslaving bijvoorbeeld – is het van belang om die secundaire behandeling goed te integreren in de hoofdbehandeling, gericht op het persoonlijkheidssyndroom.

Tot slot

De belangrijkste verandermechanismen van behandeling voor patiënten met een persoonlijkheidssyndroom[8, 11] zijn de volgende.

- *Corrective emotional experience*: lang genoeg verblijven in een normaliserende, gestructureerde, betrouwbare en veilige omgeving zet aan tot verandering in de gewenste richting.
- *Reflection*: in elke effectieve behandelingen is er de noodzaak om naar jezelf te kijken, te begrijpen waarom dingen in je leven lopen zoals ze lopen en aansluitend te trachten gedrag van anderen te begrijpen in hun drijfveren en motieven.
- *Work, work, work:* werk houdt je van de straat, geeft je een proeftuin om het in de therapie geleerde in praktijk te brengen en problemen in de uitvoering weer mee te nemen naar de therapie. Werk verbetert de functionaliteit waar psychotherapie alleen dat onvoldoende teweeg zal brengen.

De toekomst van de behandeling van persoonlijkheidssyndromen ligt voor een groot deel in het ontwikkelen van behandelprogramma's waarin men serieus aandacht schenkt aan deze drie principes. Om uiteindelijk dus weer te kunnen *Arbeiten, spielen und lieben*.

Literatuur

1. McWilliams N. Psychoanalytic diagnosis. New York: Guildford Press; 1994.
2. Roberts BW, DelVecchio WF. The rank-order consistency of personality traits from childhood to old age: a quantitative review of longitudinal studies. Psychol Bull. 2000;126(1):3-25. PubMed PMID: 10668348.
3. Newton-Howes G, Clark LA, Chanen A. Personality disorder across the life course. Lancet. 2015;385(9969):727-34. doi: 10.1016/S0140-6736(14)61283-6. PubMed PMID: 25706218.
4. American Psychiatric Association A. DSM-5: Diagnostic and Statistical Manual of Mental Disorders. Washinton DC.: APA.; 2013.
5. Moran P, Jenkins R, Tylee A, Blizard R, Mann A. The prevalence of personality disorder among UK primary care attenders. Acta Psychiatr Scand. 2000;102(1):52-7. PubMed PMID: 10892610.
6. Kool S, Dekker J, Schoevers RA. Depressie en persoonlijkheidspathologie. In: Eurelings-Bontekoe EHM, Verheul R, Snellen WM, editors. Handboek Persoonlijkhiedspathologie. Houten: Bohn Stafleu van Loghum; 2009.
7. Visser S, van Balkom AJ. Angststoornissen en persoonlijkheidspathologie. In: Eurelings-Bontekoe EHM, Verheul R, Snellen WM, editors. Handboek Persoonlijkheidspathologie. Houten: Bohn Stafleu va Loghum; 2009.
8. Bateman AW, Krawitz R. Borderline personality disorder. An evidence based guide for generalist mental health profesionals. Oxford: Oxford Press; 2013.
9. Quirk SE, Stuart AL, Brennan-Olsen SL, Pasco JA, Berk M, Chanen AM, et al. Physical health comorbidities in women with personality disorder: Data from the Geelong Osteoporosis

Study. Eur Psychiatry. 2016;34:29-35. doi: 10.1016/j.eurpsy.2015.12.007. PubMed PMID: 26928343.
10 Stoffers JM, Vollm BA, Rucker G, Timmer A, Huband N, Lieb K. Psychological therapies for people with borderline personality disorder. Cochrane Database Syst Rev. 2012;(8):CD005652. doi: 10.1002/14651858.CD005652.pub2. PubMed PMID: 22895952.
11 Gunderson JG, Links P. Handbook of good psychiatric management for borderline personality disorder. arlington: American Psychiatric Publishing; 2014.

9 Psychiatrie en bepaalde zorgonderdelen

Psychiatrie is allang niet meer het exclusieve domein van de grote GGZ-instellingen. Veel zorg wordt elders geboden. Soms is zorg gekoppeld aan bepaalde omgevingen, die apart aandacht verdienen en vaak ook apart zijn georganiseerd. Psychiatrie is deel van de maatschappij maar juist daarom is het soms van belang dat behandeling plaats vindt in de juiste context en met een specifiek focus.

De huisartsgeneeskunde is het eerst echelon waar mensen met psychisch klachten terecht kunnen. De huisartsenzorg in Nederland en België is maatschappelijk diep geworteld. Logisch dat de huisarts (overigens nog maar sinds kort) officieel functioneert als poortwachter. Dat betekent dat huisarts een deel (misschien wel het grootste deel) van mensen met psychisch klachten ziet en behandelt. De huisarts zal juist de minder uitgesproken psychopathologie zien, waarbij er veel overlap is tussen de verschillende syndromen en de inbedding in de omgeving groot is.

Psychiatrisch problematiek kan ook geassocieerd zijn met lichamelijke problematiek, zoals lichamelijke problematiek ook gepaard kan gaan met psychische ontregeling. Somatische comorbiditeit is bij uitstek een deelgebied van de ziekenhuispsychiatrie. De ziekenhuispsychiater gaat dan ook uit een integrale aanpak van psychische en lichamelijke problemen maar heeft ook oog voor de effecten van de context van het ziekenhuis op gedrag en emoties van mensen die in principe ernstig ziek en kwetsbaar zijn. Consulterend zijn naar collegae medisch specialisten is een belangrijke taak.

Ieder mens heeft zijn eigen culturele achtergrond (met bijbehorende normen en waarden). Dit bepaalt hoe hij/zij tegen zaken aankijkt en is mede bepalend voor kwetsbaarheden en beschermende factoren. Het is van belang daar weet van te hebben. Al was het maar om de zaken niet om te draaien: niet bij iedereen uit ander land zijn klachten cultureel bepaald. Maar natuurlijk geeft de culturele achtergrond van zowel patiënt als hulpverlener(s) vorm aan de ontmoeting, de anamnese, het onderzoek, de verklaringsmodellen en de interventies.

Ook mensen met een verstandelijke beperking (en een psychiatrisch syndroom) verdienen een eigen benadering. Het hebben van een verstandelijke beperking brengt een serieuze kwetsbaarheid voor het ontstaan van psychiatrische problematiek met zich mee en geeft vervolgens ook nog beperkingen ten aanzien van copingmogelijkheden. Ook worden gedrag en emoties soms anders geuit en wijzen dan op specifieke problematiek.

Tot slot is er de (letterlijk) opgesloten mens die als gevolg van een veroordeling beperkt is in diens zijn. Ongetwijfeld heeft detentie invloed op hoe mensen zich voelen en gedragen. Veel mensen die in de gevangenis zitten hebben psychiatrische problemen. Daaraan vooraf gaat de fase waarin de rechter moet bepalen in hoeverre een eventuele psychiatrisch aandoening van belang is voor de strafmaat; mogelijk kiest hij/zij voor een gedwongen behandeling middels TBS (ter beschikking stelling). Dit alles is het werkterrein van de forensische psychiatrie.

Huisarts

9.1 Psychiatrie in de huisartsenpraktijk

Diederd Kronjee

> Mevrouw A. voelt zich de laatste tijd niet zo goed. Ze heeft vaker hoofdpijn en soms een zeurend gevoel in haar onderbuik. Ze voelt zich wat onrustig en opgejaagd. Ook merkt ze dat ze snel geïrriteerd is en soms nachten achter elkaar wakker kan liggen. Ze voelt zich niet ziek maar goed gaat het ook niet. Ze besluit naar de huisarts te gaan.

Inleiding

Iedereen heeft weleens een moment of korte periode dat hij zich niet lekker voelt. Meestal gaat dit vanzelf weer over of kan men het zelf oplossen. Bij sommigen houden de klachten echter aan en belemmeren meer en meer het functioneren en vormt het de reden om hulp te zoeken. Mensen zoeken eerst hulp in de kleine kring van familie of vrienden. De huisarts is in principe de eerste professional om naar toe te gaan voor hulp. In dit hoofdstuk worden de specifieke kenmerken van zowel de omgang met psychische problemen in de huisartsenpraktijk als de samenwerking tussen de huisarts en de psychiater beschreven.

Epidemiologie

43,5% van de Nederlandse bevolking heeft ooit in het leven een psychisch probleem. En 18% heeft in het voorbije jaar een psychisch probleem gehad.[1] Van alle problemen waarmee de Nederlandse huisarts wordt geconfronteerd is 10% psychisch van aard, in 6% van de gevallen is er duidelijk sprake van een psychische of psychiatrische diagnose en dan zijn er nog 3% problemen van sociale aard. De meest gediagnosticeerde psychische klachten zijn depressiviteit, slapeloosheid en angst (spanning, stress).[2]

Kernwaarden

Huisartsenzorg is gezondheidszorg die gericht is op de patiënt en gebaseerd is op kennis over die patiënt en zijn context. Daarbij richt men zich op alle denkbare problemen en probeert men een onderscheid te maken tussen acceptabel of verontrustend, *pluis* of *niet-pluis*. Men maakt tevens een afweging tussen de kenmerken van de problemen en de weerbaarheid van de patiënt om te komen tot noodzakelijke en passende zorg. Niet een bepaalde diagnostiek of therapie maar het inzicht in de beleving van de patiënt en zijn context of omgeving is kenmerkend voor de huisartsenzorg.

De huisartsenzorg heeft drie kernwaarden: generalistisch, persoonsgericht en continu.[3] Het toepassen van deze waarden in de huisartsenzorg betekent concreet het

---

* Dr. Diederd Kronjee is huisarts bij De Baandert Huisartsenpraktijk in Sittard.

volgende:
- de huisarts is bereid en beschikbaar om elk somatisch, psychisch of sociaal probleem te bespreken;
- de patiënt krijgt zo veel mogelijk zorg op maat in de eigen woonomgeving;
- de huisarts houdt rekening met de inbreng van de patiënt bij de besluitvorming over het beleid (gezamenlijke besluitvorming);
- de huisarts maakt zo veel mogelijk gebruik van de eigen expertise;
- de huisarts werkt samen met andere huisartsen en andere hulpverleners om continue zorg te bieden.[4]

> Meneer B. woont samen met zijn vrouw en zijn lichamelijk gehandicapte volwassen dochter in een oude mijnwerkerswoning. De huurwoningen zijn door de gemeente aangemerkt als sloopwoningen en staan op de nominatie voor renovatie, ten gevolge waarvan de woningbouwvereniging de bewoners op korte termijn in een andere woning zal plaatsen. Meneer B. is door deze plannen uit zijn evenwicht geraakt en piekert of de nieuwe woning ook geschikt zal zijn voor met name zijn gehandicapte dochter. Hij slaapt slecht, heeft minder eetlust en is wat afgevallen. Regelmatig wordt hij duizelig en ziet hij kortdurend wazig. Hij bezoekt het spreekuur van de huisarts om te vragen of hij hem kan helpen minder last te hebben van de verstoorde nachtrust en de duizeligheid.

Huisartsenpraktijk

De huisartsenpraktijk is onderdeel van de wijk waarin deze staat. De wijk is de omgeving die in belangrijke mate de gezondheidstoestand van de patiënt bepaalt. De huisartsenpraktijk is laagdrempelig toegankelijk en dat draagt bij aan een snelle herkenning van problemen, waarbij de huisarts onderscheid maakt tussen 'pluis' en 'niet-pluis' en als poortwachter van de specialistische zorg fungeert. De huisarts heeft contacten met andere wijkgebonden hulpverleners (gemeente, thuiszorg, psychologen, fysiotherapeuten, enzovoort) en werkt zo nodig ook bij de patiënt thuis. Een grote groep patiënten consulteert de huisarts gedurende langere tijd. Zo heeft de huisarts zicht op de context van de patiënt: zijn levensloop, woonomgeving, gezinsleven, arbeidscarrière en gezondheidstoestand. Zicht op deze context gebruikt de huisarts bij de verheldering van de hulpvraag, de verklaring van de klachten en problemen en bij de gedeelde besluitvorming (samen met de patiënt) over het beleid. De kennis over de patiënt-specifieke context kan men gebruiken om pro-actief te handelen en preventieve zorg te organiseren, bijvoorbeeld voor het aanvragen van professionele thuiszorg bij dreigende overbelasting van de naasten van de patiënt.

Patiëntendossier

Het consult voorbereiden middels gegevens in het patiëntendossier is van belang om zicht te krijgen op de kwetsbaarheden en beschermende factoren van de patiënt.
Vraagpunten van belang zijn:
- heeft de patiënt eerder psychische problemen besproken?
- heeft hij het spreekuur relatief vaak bezocht met kleine kwalen of onverklaarde

somatische klachten?
- is hij bekend met een chronische somatische aandoening (zoals diabetes mellitus of COPD)?
- gebruikt hij dagelijks meerdere medicijnen?
- zijn er problemen of ziekte bij andere gezins- of familieleden?
- zijn er financiële of andere sociale problemen?

Als één van deze vragen bevestigend beantwoord kan worden, is de kans op psychische problemen verhoogd.[5]

Consult

De huisarts stelt zichzelf bij elk consult de vraag: *Waarom komt deze patiënt op dit moment met deze hulpvraag bij mij?* Hij inventariseert en beschrijft de klachten en symptomen op zowel somatisch, psychisch, als sociaal gebied. Maar ook de factoren die de klachten hebben uitgelokt of nog in stand houden of beïnvloeden, alsmede de gevolgen van de klachten op alle functiegebieden (individueel, gezin, familie, werk) loopt hij na. Hij inventariseert de kenmerken van het ouderlijk gezin van de patiënt, de kenmerken van het huidige gezin of samenlevingsverband en de betekenis van de problemen binnen het huidige gezin. En de huisarts vraagt expliciet naar de eigen ideeën van de patiënt over de klachten en zijn verwachtingen ten aanzien van hulp. Kortom, de problemen van de patiënt worden dimensionaal benaderd.

Dit hoeft de huisarts niet in één consult te doen; het is beter zorgvuldig te zijn dan snel klaar. Hij nodigt de patiënt uit om één of meerdere keren terug te komen. Vaak gebeurt er ook iets tussen de consulten met het probleem van de patiënt. De eerste en meest eenvoudige interventie, waarmee de huisarts de patiënt al helpt, is samen met de patiënt de problemen te ordenen. Dit ordenen maakt dat de patiënt nadenkt over zijn klachten en de factoren die zijn problemen in stand houden of beïnvloeden.

De huisarts heeft een tweeledig doel:
- de patiënt zicht laten krijgen op de problemen, inclusief de eigen kwetsbaarheid, weerbaarheid en zijn vermogen tot veranderen;
- de patiënt grip laten krijgen op de problemen door de eigen coping-vaardigheden te versterken.

> Meneer C. is locatiemanager van een hotelketen. Er is onlangs een nieuwe directie aangetreden en hij krijgt het gevoel dat hij eruit gewerkt wordt. Hij is van middelbare leeftijd en moet nog 10 jaar werken voor zijn pensioen. Hij weet dat zijn kansen op de arbeidsmarkt klein zijn. Hij is thuis prikkelbaar en trekt zich terug in de schuur om te sleutelen aan zijn fietsen. Hij slaapt slecht en maalt over zijn werk, of hij alles, tot op het detail, goed heeft gedaan, zodat ze hem niets kunnen maken. Hij heeft moeite zich te concentreren overdag. De huisarts laat hem een vragenlijst invullen om zijn psychische klachten te inventariseren. Meneer C. scoort sterk verhoogd op distress, matig verhoogd op depressie en somatisatie en laag op angst. De huisarts codeert het probleem volgens de ICPC neurasthenie/surmenage, een codering die vaak gebruikt wordt bij overspannenheid of andere spanningsklachten.

Diagnostiek

De huisarts verkeert in de positie dat hij te maken heeft met de dimensionaliteit van problemen. De symptoompresentatie en probleemdefiniëring variëren sterk in aard, ernst, frequentie en gevolgen voor het functioneren. Deze variatie is groter naarmate men meer op het niveau van de algemene bevolking werkzaam is (zie figuur 1). Het is niet verwonderlijk dat er in de huisartsenpraktijk sprake is van 30-50% onderdiagnostiek, als men uitgaat van classificatiesystemen als DSM of ICD.[6,7] Deze classificatiesystemen vinden hun oorsprong in de specialistische psychiatrie, waar symptoompresentaties meer evident zijn dan op het niveau van de algemene bevolking. De vooraf-kans op ziekte, zoals geformuleerd op specialistisch niveau, is bij de huisarts veel kleiner dan bij de specialist.

Schaamte, stigma en zelfstigma ten aanzien van psychische problemen maken dat mensen hun klachten soms niet, laat of vaag melden bij de huisarts. Het lijkt meer geaccepteerd om somatische klachten te presenteren dan psychisch onwelbevinden. Bij affectieve problemen zoals angst of een depressief syndroom presenteert 76% van de patiënten zich met somatische klachten.[8] De symptoompresentatie kan genuanceerd variëren tussen mensen met verschillende culturele achtergronden (zie hoofdstuk 9.3).

Een diagnose, een probleemdefinitie, hoeft niet exact te zijn maar is voor de huisarts wel van belang om een uitspraak te kunnen doen over de prognose en daarmee over de noodzaak om al dan niet in te grijpen. Hij maakt in het diagnostisch proces, de probleemdefiniëring, gebruik van contextuele informatie. Hij stelt zichzelf en de patiënt de vraag: *Wat is er aan de hand?* Hij denkt daarbij op meerdere sporen tegelijk (erfelijke factoren, aangeleerd gedrag, het gezin, de woning en omgeving, de levensloop, levensfase en levensgebeurtenissen en het werk en de financiële situatie) en weegt de informatie van de patiënt binnen deze context. De huisarts definieert samen met de patiënt het probleem en betrekt daarbij expliciet de context.

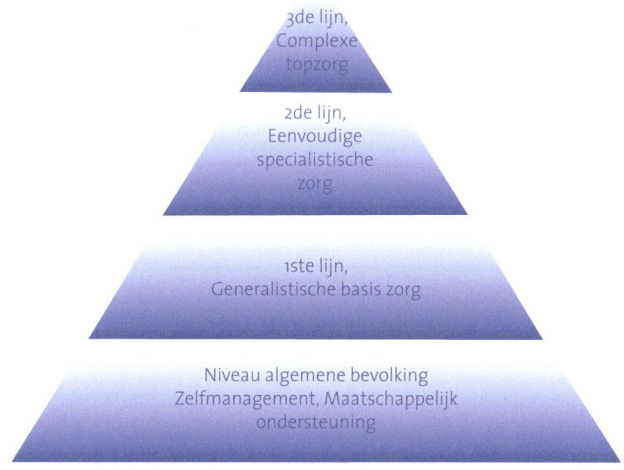

Figuur 1 Opbouw zorgorganisatie

Ondersteunende vragenlijsten

Om de aard, ernst, frequentie en gevolgen voor het functioneren van psychische problemen te inventariseren zijn een aantal praktische hulpmiddelen ontwikkeld, zoals de Vier Dimensionale Klachtenlijst (4DKL). Het is een klachtenlijst voor het onderscheiden van vier dimensies van psychische klachten: distress, depressie, angst en somatisatie. De distress-schaal vraagt naar spanningsklachten en de somatisatieschaal vraagt naar functionele somatische klachten.

Meer dan de diagnostische waarde is het bespreken van de antwoorden en uitkomsten van deze vragenlijst een effectieve manier om samen met de patiënt tot een probleemdefinitie te komen en een plan van aanpak te maken. Naast een screeningsinstrument is het nog veel meer een gespreksagenda. Gedrag dat niet per definitie gepaard gaat met psychisch lijden, zoals problematisch alcohol- of middelengebruik, wordt niet door de 4DKL opgepikt. Het is verstandig daar specifiek naar te vragen.[9]

Classificatie

De huisarts definieert samen met de patiënt een probleem. Een classificatiesysteem dat tegemoet komt aan de huisartsgeneeskundige kenmerken van diagnostiek bij psychische problemen, zoals het coderen op klachtniveau, is de *International Classification of Primary Care* (ICPC). Dit is in Nederland geaccepteerd als standaard voor classificeren en coderen van alle klachten, symptomen en aandoeningen in de huisartsenpraktijk. De ICPC kent 29 codes voor psychische symptomen, 30 codes voor psychische diagnoses (aandoening of stoornis) en 29 codes voor sociale problemen. Classificeren moet men onderscheiden van diagnosticeren (zie ook de inleidende hoofdstukken). Men stelt eerst een diagnose, gebaseerd op een integratie van symptomen en verklaringen, daarna is er plaats voor classificeren.

Behandeling

Het Nederlands Huisartsen Genootschap (NHG) heeft standaarden ontwikkeld die uitgaan van psychische klachten (niet van stoornissen) en die het principe van *stepped care* hanteren, oftewel het toepassen van de meest passende en minst ingrijpende interventie die nodig is (zie tabel 1).[10]

Tabel 1 Behandeling volgens de NHG-standaarden naar ernst van psychische problemen

Psychische problemen	Initiële beleid	Beleid bij onvoldoende effect
Mild	Voorlichting (psycho-educatie) Kortdurende begeleiding	Begeleide zelfhulp
Matig-ernstig	Voorlichting Begeleide zelfhulp	Verwijzing voor psychotherapie en/of voorschrijven psychofarmaca
Ernstig	Voorlichting Verwijzing voor psychotherapie en/of voorschrijven psychofarmaca	Verwijzing voor de specialistische zorg

De effectiviteit van een behandeling volgens de richtlijn is bewezen bij patiënten met (matig-) ernstige symptomen. De patiënt met milde symptomen of degene bij wie men door screening psychische problemen ontdekt worden door de huisarts kortdurend begeleid. Dit blijkt bij deze patiëntengroep even effectief te zijn als cognitieve gedragstherapie bij een psycholoog. Daarbij hebben milde symptomen vaak een gunstig natuurlijk beloop.

> Meneer C., de locatiemanager, heeft weinig vertrouwen in de nieuwe directie. Hij heeft het idee dat hij eruit gewerkt wordt, hoewel hij dat niet zeker weet. Het geeft hem een onzeker en gespannen gevoel. Zijn coping is zich terugtrekken in zijn schuur. Dat ontspant even maar lost niet het probleem op. Zijn kwetsbaarheden zijn te duiden als moeite met omgaan met veranderingen en een vermijdende copingstijl.
> Samen met de huisarts komt meneer C. erachter dat hij uit zijn evenwicht is geraakt door de veranderde situatie, door zijn kwetsbaarheden en door een onvoldoende effectieve beschermende factor daartegenover. Hij besluit samen met de huisarts dat het goed is om een gesprek met de directie aan te gaan om meer duidelijkheid te verkrijgen. Dan weet hij waar hij aan toe is en pakt hij het probleem concreet aan in plaats van erover te piekeren.

Gedeelde besluitvorming

De hulpvraag en de context van de patiënt is ook van belang in de keuze voor de aanpak (*Wat heb je nodig?*). Bijna niemand past precies in een richtlijn en het strak hanteren ervan is vaak niet effectief bij de individuele patiënt. De huisarts hecht belang aan de hulpvraag van de patiënt en sluit met het plan van aanpak aan bij deze hulpvraag. Het is altijd een gezamenlijk besluit van huisarts en patiënt (*shared decision making*, zie ook hoofdstuk 3). In de gezamenlijke besluitvorming is het van belang dat niet alleen helder is wat er aan de hand is, maar ook welk doel de patiënt wil bereiken en wat hij daarvoor nodig heeft. Als de huisarts het beleid laat aansluiten bij de hulpvraag, de beleving en de verwachting van de patiënt, voelt deze zich beter geholpen, neemt de therapietrouw toe en verbetert de uitkomst.[11]

Gespreksmatige hulp

De meeste hulpvragen zijn gericht op ondersteunende of begeleidende gesprekken en minder op medicatie, psychotherapie of een verwijzing.[12] De huisarts kan zelf een kortdurende begeleiding aanbieden. Hij treedt op als coach bij zelfhulp, waarbij de patiënt gebruik maakt van een zelfhulpboek of een online-behandeling (eHealth). Of hij treedt op als coach met behulp van probleemoplossende gesprekstechnieken.[13] Hij geeft perspectief op het realiseren van het doel van de patiënt, is aanwezig en beschikbaar maar neemt daarbij de regie niet over.

Er is voldoende bewijs dat het therapeutische effect voor een belangrijk deel wordt verklaard door de generieke, niet-specifieke vaardigheden en dat de specifieke vaardigheden van deze hulp een groot placebo-effect hebben.[14] Generieke vaardigheden zijn de arts-patiëntrelatie, het erkennen van de klachten, samen met de patiënt op zoek gaan naar een verklaring en een plan van aanpak dat in de context van die patiënt past en perspectief biedt op het bereiken van door de patiënt geformuleerde doelen. Zo helpt men de patiënt zicht en grip te krijgen op het proces waardoor hij uit evenwicht is geraakt en klachten heeft ontwikkeld. Daarmee voorkomt men ook dat de aandacht alleen op de ziekte ligt. Deze benadering is overigens niet specifiek voor psychische problemen maar zeer geschikt voor alle soorten klachten, ook bij somatische aandoeningen.

POH-GGZ

Sinds een aantal jaren (2008) heeft de huisarts ondersteuning bij de zorg voor patiënten met psychische problemen door de *praktijkondersteuner geestelijke gezondheidszorg* (POH-GGZ). Deze is inmiddels in vrijwel elke huisartsenpraktijk lid van het team.[15] De achtergrond van de POH-GGZ varieert van maatschappelijk werk, orthopedagogiek, sociaal-psychiatrische verpleegkunde tot psychologie.

De POH-GGZ werkt autonoom maar onder verantwoordelijkheid van de huisarts. Hij begeleidt of behandelt de patiënt, houdt spreekuur, neemt telefonisch contact op of legt een huisbezoek af. De contacten tussen patiënt en POH-GGZ kunnen langer duren dan tussen patiënt en huisarts omdat de POH-GGZ een minder grote patiëntenstroom te verwerken heeft en hij de patiënt in eerste instantie krijgt doorverwezen door de huisarts.

De aandacht van de POH-GGZ is vrijwel volledig gericht op de psychische en sociale problemen van de patiënten in de huisartsenpraktijk. Zo leert hij de context van de praktijk en de patiënt kennen. Ook zoekt hij contact met hulpverleners buiten de huisartsenpraktijk, zoals maatschappelijk werkers, mensen uit de thuiszorg, fysiotherapeuten, psychologen en hulpverleners van de GGZ. In de loop van de tijd kent hij de sociale kaart (een overzicht van hulpverleners met een al dan niet specifiek hulpaanbod) van de betreffende huisartsenpraktijk.

De POH-GGZ werkt samen met de huisarts en andere hulpverleners, ook van de GGZ. Zo kan hij vragen om consultatie van een psycholoog of psychiater of om een spoedintake na een verwijzing. Vice versa kan de psychiater vragen om terugverwijzing naar de huisartsenpraktijk met nazorg door de POH-GGZ. De zorgverzekeraar heeft modules die deze samenwerking stimuleren. Het belang is uiteraard om te voorkomen dat de patiënt te snel wordt doorverwezen naar, of te lang in behandeling blijft van de doorgaans duurdere specialistische GGZ. Maar behalve deze kostenbesparing is samenwerking tussen disciplines uit de huisartsenpraktijk en de GGZ ook therapeutisch effectief (*collaborative care*).[16]

> Meneer D. is sinds een aantal maanden bij de huisarts en de POH-GGZ bekend vanwege ernstige depressieve klachten en een problematisch gebruik van nicotine en alcohol. Hij is al jaren arbeidsongeschikt vanwege chronische lage rugpijn en COPD. Hij komt wel op de afspraken met de huisarts en de POH-GGZ en lijkt ook trouw een antidepressivum te slikken maar toont verder geen motivatie om zijn problemen aan te pakken. De POH-GGZ heeft met hem al verwijzing naar de psychiater besproken maar daar wil hij niets van weten. Zijn vrouw heeft recent tegen hem gezegd dat zij bij hem weggaat als hij niet wil veranderen. Op het consult met de huisarts uit hij zich suïcidaal, waarop de huisarts hem laat beoordelen door de crisisdienst. Hij wordt urgent ingepland voor een intake bij de specialistische GGZ.

De huisarts en de POH-GGZ kiezen voor verwijzing als blijkt dat men met de interventies in de huisartsenpraktijk het doel van de patiënt niet bereikt. Of als in eerste instantie de psychische problemen dusdanig ernstig en complex zijn dat specialistische zorg noodzakelijk is. Verwijscriteria voor de specialistische zorg zijn:
- psychische problemen met een spoedeisend karakter, bijvoorbeeld concrete suïcidale plannen of agressie naar derden (IBS-criteria);
- psychische problemen met een (langdurig) dreigend gevaar, bijvoorbeeld zelfverwaarlozing, overlast of sociaal-maatschappelijke teloorgang (RM-criteria);
- complexe psychische problemen die vragen om uitgebreide diagnostiek en specialistische behandeling, bijvoorbeeld bij psychotisch syndroom, bipolair syndroom, verslaving aan een middel of een inadequate, persoonsgebonden coping met gevolgen op meerdere functiegebieden.

De huisarts vermeldt bij de telefonische overdracht of in de verwijsbrief aan de psychiater:
- de klacht (met kenmerken zoals ontstaan, duur en beloop) en hulpvraag van de patiënt;
- recente behandeling en effect;
- de psychosociale omstandigheden en relevante comorbiditeit (ook somatisch);
- de psychiatrische voorgeschiedenis en familieanamnese;
- suïcidaliteit (actueel of in het verleden) en risicovol gedrag (bijvoorbeeld het gebruik van middelen);
- motivatie van patiënt voor de verwijzing.

Samenwerking

De huisarts blijft na verwijzing naar de psychiater betrokken bij de patiënt. Hij en de POH-GGZ werken samen met de psychiater, formuleren samen met de patiënt en psychiater de doelstellingen van de aanpak en bewaken de voortgang. Vanwege de dimensionaliteit van de problemen blijft de huisarts medeverantwoordelijk.

De patiënt blijft vaker thuis en wordt in zijn eigen woonomgeving geholpen, zowel door de huisarts, de POH-GGZ als de hulpverleners van de GGZ. Een patiënt die langdurige en ernstige psychische problemen heeft, heeft ook een hogere kans op chronische somatische aandoeningen als gevolg van langdurige stress, zijn leefstijl en de bijwerkingen van psychofarmaca. Belangrijke somatische problemen zijn:
- hart- en vaataandoeningen;
- COPD;
- metabole ontregelingen (mede ten gevolge van psychofarmaca) zoals obesitas en diabetes mellitus;
- lever-, nier- en schildklieraandoeningen;
- huid- en gebitsproblemen.

De psychiater kan deze problemen signaleren, de huisarts blijft de spil in de aanpak ervan. Vice versa blijft de psychiater betrokken en medeverantwoordelijk als hij de patiënt met ernstige maar stabiele psychische problemen terugverwijst naar de huisarts.

Uit bovenstaande volgt dat de huisarts, de POH-GGZ, de psychiater en eventuele andere hulpverleners van de GGZ elkaar op de hoogte houden van essentiële informatie en in onderling overleg bepalen wie de zorg van de betreffende patiënt coördineert.

Samenvatting

Psychische problemen maken een belangrijk deel uit van de huisartsenzorg en staan niet los van de context van de patiënt. De huisarts gaat niet primair uit van een ziekte en definieert samen met de patiënt het probleem en het plan van aanpak. Soms is een gesprek voor een patiënt voldoende om zelf weer vooruit te kunnen. In andere situaties begeleidt de huisarts of de POH-GGZ kortdurend de patiënt. Als een behandeling nodig is, gaat de voorkeur uit naar de meest passende en minst ingrijpende interventie. De aanpak vindt meestal in de huisartsenpraktijk plaats maar soms is het noodzakelijk om de patiënt te verwijzen naar de psychiater.

Literatuur

1. de Graaf R, Ten Have M, van Gool C, van Dorsselaer S. [Prevalence of mental disorders, and trends from 1996 to 2009. Results from NEMESIS-2]. Tijdschr Psychiatr. 2012;54(1):27-38. PubMed PMID: 22237608.
2. Meijer S, Zantinge E, Verhaak P, Scholten M, Pols J. Evaluatie versterking eerstelijns GGZ: Twee interim-rapportage. Nivel, 2003.
3. LHV N. NHG-standpunt Kernwaarde Huisartsgeneeskunde. 2012.
4. LHV N. NHG/LHV-standpunt Geestelijke gzondheidzorg in de huisartsen praktijk. 2015.
5. Hassink-Franke L, Terluin B, van Heest F, Hekman J, van Marwijk H, vna Avendonk M. NHG-Standaard Angst. Huisarts & Wetenschap. 2012;2.
6. American Psychiatric Association A. DSM-5: Diagnostic and Statistical Manual of Mental Disorders. Washinton DC.: APA.; 2013.
7. Drosler SE, Romano PS, Sundararajan V, Burnand B, Colin C, Pincus H, et al. How many diagnosis fields are needed to capture safety events in administrative data? Findings and recommendations from the WHO ICD-11 Topic Advisory Group on Quality and Safety. Int J Qual Health Care. 2014;26(1):16-25. doi: 10.1093/intqhc/mzt090. PubMed PMID: 24334247; PubMed Central PMCID: PMCPMC3914566.
8. van Weel-Baumgarten E, van Gelderen M, Grundmeijer H, Licht-Strunck E, van Marwijk H, van Rijswijk H, et al. NHG-standaard Depressie (2e Herziening). Huisarts & Wetenschap. 2012;6.
9. Terluin B, Terluin M, Prince K, van Marwijk H. Huisarts & Wetenschap. 2012;2008(5):251-55.
10. van der Weele G, de Waal M, van den Hout W, de Craen A, Spinhoven P, Stijnen T, et al. Stepped-care voor depresiev ouderen. Huisarts & Wetenschap. 2012;2012(12):548-52.
11. Veenendal H, Rietmeijer C, Voogdt-Pruis H, Raats. I. Samen beslissen is beter. Huisarts & Wetenschap. 2014;57:524-7.
12. Verhaak P. Geestelijke gezondheidszorg in de huisartsenpraktijk: psychiatriseren of normaliseren? Oratie. In: Groningen Uo, editor. Groningen2011.
13. Verhaak P, Zwaanswijk M, Ten Have M. Psychologische interventies. Huisarts & Wetenschap. 2011;1:23-8.
14. van Weel C. Context en medisch handelen. Een visie vanuit de huisartsenpraktijk. Huisarts & Wetenschap. 2001;2001(44):199-203.
15. Noordman J, van Dulmen S. Patiënten zoeken luisterend oor bij POH-GGZ. Huisarts & Wetenschap. 2015;12:645.
16. Muntingh AD, van der Feltz-Cornelis CM, van Marwijk H, Spinhoven P, Assendelft W, de Waal M, et al. Collaborative stepped care is effectief bij angststoornissen. Huisarts & Wetenschap. 2014;11:566-70.

9.2 Ziekenhuispsychiatrie

Marianne Kromkamp[*]

Inleiding

De ziekenhuispsychiatrie is een subspecialisatie binnen de psychiatrie. Plaats van handeling is per definitie een algemeen of academisch ziekenhuis. De ziekenhuispsychiatrie betreft de zogenoemde complexe patiënten: mensen met somatische èn psychiatrische comorbiditeit, die voor beide ziektegebieden behandeling behoeven. Het betreft mensen die tijdens een somatische opname psychische of psychiatrische ziekten of symptomen ontwikkelen, of bij wie tijdens een psychiatrische opname somatische klachten of ziekten tot uiting komen, of mensen met reeds bekende gecombineerde psychiatrische en somatische comorbiditeit die in het ziekenhuis terecht komen. Kern van de ziekenhuispsychiatrie is dat de somatische en psychiatrische problematiek van de betreffende persoon met elkaar en met de omgeving interacteren, waardoor diagnostiek, behandeling en hulpverlening op allerlei vlakken (negatief) beïnvloed kan worden. Dit kan leiden tot onvoldoende somatische en/of psychiatrische zorg met alle consequenties voor de gezondheid van de betreffende persoon. Ziekenhuispsychiatrie bevat dan ook vrijwel alle mogelijke psychiatrische problematiek. Ziekenhuispsychiatrische zorg wordt geleverd in verschillende klinische en poliklinische settingen. Het multidisciplinaire ziekenhuispsychiatrische team draagt zorg voor het diagnosticeren, het behandelen en het organiseren en faciliteren van zorg rondom deze mensen.

Patiënten

Voor vrijwel niemand is een bezoek aan een ziekenhuis een prettige aangelegenheid. Ziekenhuisbezoek of -opname gaat in het algemeen gepaard met pijn, misère en malaise, leidend tot verlies van gezondheid en zelfstandigheid maar vooral ook verlies van privacy, grip op de omgeving en eigen autonomie. Het voortdurend de kamer in komen en gaan van artsen en verpleegkundigen, het ontbreken van overzicht over de planning van de dag, de afhankelijkheid van de verpleegkundige die reageert op de bel, het (kunnen) meeluisteren van de kamergenoten met de bespreking van jouw ziekte aan jouw bed door de ochtendvisite van de zaalartsen: allemaal zaken waarbij men zich niet altijd bewust is van de impact voor de patiënt. Die impact is voor de hulpverleners in het ziekenhuis niet zelden wel merkbaar. Verlies van autonomie kan zich uiten in een scala aan klachten en gedragskenmerken, van angstklachten en slaapproblemen tot aan weigering van noodzakelijke medische behandeling en ontslag tegen medisch advies. Herkenning van de onderliggende dynamiek en daarmee het voorkomen of couperen van onnodig leed en letsel bij een patiënt is essentieel.

---

[*] Dr. M. Kromkamp is psychiater, werkzaam bij UMC Utrecht.

Voor mensen die meer dan gemiddeld moeite hebben met het controleren van emoties, omgaan met stress en het juist interpreteren van signalen en feiten in hun directe omgeving kan een ziekenhuisopname nog meer ontregelend zijn. Dit kan komen door een reeds aanwezige psychiatrische aandoening maar er kan ook sprake zijn van cerebraal disfunctioneren op basis van onderliggend somatisch lijden. Bij mensen met een reeds bekende psychiatrische stoornis in de voorgeschiedenis worden gedragsproblemen of psychiatrische klachten tijdens een somatische ziekenhuisopname regelmatig geduid als passend bij die bekende psychiatrische aandoening. Hierdoor kunnen somatische complicaties of problemen ten onrechte worden gemist, met mogelijk ernstige gevolgen voor de patiënt. Interactieproblemen door verlies van autonomie en overzicht kunnen echter het gevolg zijn van een ziekenhuisopname en dienen niet *gepsychiatriseerd* te worden maar geplaatst in het kader van de opname zelf. Zoals in dit leerboek al uitgebreid aan de orde is gekomen zijn gedragsproblemen vanuit meerdere perspectieven te verklaren. Een geïntegreerde probleembeschrijving of structuurdiagnose biedt aanknopingspunten voor behandeling.

Ongeveer een kwart van de Nederlandse bevolking krijgt ooit een psychische aandoening.[1] Mensen met reeds een somatische ziekte zijn hiervan uiteraard niet uitgesloten. Het percentage psychiatrische comorbiditeit bij mensen met een somatische aandoening is zelfs nog hoger, afhankelijk van de setting zoals bijvoorbeeld een geriatrische of acute interne opname-afdeling.[2] Met name chronisch zieken en mensen op hogere leeftijd hebben vaker een comorbide psychiatrische stoornis. Omgekeerd hebben mensen met een psychiatrische ziekte een verhoogd risico op het krijgen van een somatische ziekte. Dat heeft te maken met de gevolgen van ernstige psychiatrische aandoeningen (EPA) voor onder andere zelfzorg (middelengebruik, eten, huisvesting). Maar bijvoorbeeld ook bijwerkingen van psychofarmaca en nog onbegrepen intrinsieke kenmerken van (specifieke) psychiatrische aandoeningen kunnen leiden tot somatische ziekten. Denk hierbij bijvoorbeeld aan het vaker voorkomen van een depressief syndroom na een hartinfarct maar ook het omgekeerde: het vaker voorkomen van cardiovasculaire incidenten bij mensen met een depressief syndroom dan je op basis van bekende risicofactoren zou mogen verwachten. Mensen met een EPA hebben een 13 tot 30 jaar kortere levensverwachting dan de gemiddelde bevolking.[3] Dit komt vooral door een verhoogd risico op somatische aandoeningen, waarvan hart- en vaatziekten en diabetes volgens dit onderzoek het meest voorkomen. Late detectie van ernstig somatisch lijden ontstaat door *patient delay* én door *doctor's delay*. Mogelijke oorzaken hiervan zijn het psychiatrisch duiden van somatische klachten door patiënt en arts, de weigering van verder somatisch onderzoek door de patiënt, bijvoorbeeld op basis van psychotische gedachten en het door de arts niet (kunnen) inzetten van somatisch onderzoek en behandeling door een beperkte organisatie van somatische zorg rondom patiënten met een EPA.

Dit alles maakt dat psychiatrische (co)morbiditeit bij somatisch opgenomen patiënten in een algemeen of academisch ziekenhuis hoog is: het kan per afdeling variëren van 25% tot zelfs 90% bij oudere patiënten.[2,4] Van de psychiatrisch opgenomen patiënten blijkt dat ongeveer 20% een somatische aandoening heeft die behandeling behoeft.

In alle gevallen van psychiatrische en somatische comorbiditeit is het noodzakelijk dat de hoofdbehandelaar bij klinische en poliklinische patiënten de comorbiditeit signaleert en vervolgens de juiste verwijzing doet of collega specialist in consult vraagt. Somatisch-psychiatrische comorbiditeit leidt namelijk tot:

- verlengde opnameduur;
- verminderde kwaliteit van leven;
- verhoogde mortaliteit en morbiditeit;
- hogere zorgkosten.[5]

Een geïntegreerde benadering van somatische en psychiatrische zorg leidt tot een daling van de zorgkosten[5] onder andere doordat deze geïntegreerde zorg leidt tot:
- meer gebruik van ambulante zorg;
- minder heropnames;
- minder complicaties;
- minder medicatiegebruik.

Het aantal gevraagde psychiatrische consultaties binnen een algemeen of academisch ziekenhuis ligt rond de 1-5% van het totaal aantal somatisch opgenomen patiënten. Dit laat vermoeden dat slechts bij een zeer klein deel van de patiënten de problematiek wordt herkend of als voldoende ernstig ervaren om een dergelijke verwijzing of consultatie te realiseren.

Behandelaren

Ziekenhuispsychiatrie speelt zich af in het grijze grensgebied tussen somatiek en psychiatrie.

Essentieel voor de ziekenhuispsychiater en diens multidisciplinaire team is: kennis van psychiatrische en somatische ziekten, bijwerkingen en interacties van verschillende medicamenteuze en soms experimentele behandelingen, differentiaaldiagnostisch kunnen denken over psychiatrische en somatische oorzaken, problemen en behandelmogelijkheden, ervaring met de ziekenhuiscultuur en een systeemgerichte benadering. Zij werken daarbij samen met alle mogelijke somatische specialisaties en alle mogelijke opleidingsniveaus daarbinnen, afhankelijk van de soort klinische of poliklinische setting (zie verder). Kunnen invoegen in en samenwerken met vele verschillende (sub)culturen in een ziekenhuis is daarbij van groot belang.

De ziekenhuispsychiatrische zorg wordt verleend door een multidisciplinair team bestaande uit in ieder geval een psychiater en een consultatief verpleegkundige. Afhankelijk van de aard en setting binnen het ziekenhuis is dit aangevuld met andere zorgverleners zoals verpleegkundigen, verpleegkundig specialisten, arts-assistenten, GZ-psychologen, maatschappelijk werkers en anderen.[2,4]

Vanuit het geïntegreerde perspectief is de ervaren ziekenhuispsychiater in het ziekenhuis ten opzichte van de medisch specialisten in huis over het algemeen degene die over de meeste expertise beschikt om te kunnen beoordelen wat de onderlinge samenhang en causale of oorzakelijke verbanden zijn bij complexe psychiatrische en somatische problematiek. Ziekenhuispsychiatrie is in Nederland geen erkend aandachtsgebied binnen het medisch specialisme psychiatrie. In verschillende landen is ziekenhuispsychiatrie wel een erkend sub-specialisme: *psychosomatic medicine* (Verenigde Staten), *liaison psychiatry* (Engeland). Uit onderzoek blijkt dat het effectiever, efficiënter en doelmatiger is om als ziekenhuispsychiater of verpleegkundige aangesteld te worden binnen het ziekenhuis en niet als detachering vanuit de GGZ.[4]

Setting

Ziekenhuispsychiatrische zorg wordt geleverd op diverse wijzen en locaties, ieder met een eigen specifieke patiëntenpopulatie en mogelijkheden.

PCD

Ieder ziekenhuis in Nederland heeft minimaal de mogelijkheid van psychiatrische consultatie op de somatische afdeling, al dan niet georganiseerd via de GGZ. In de grotere ziekenhuizen is er een vaste *Psychiatrische Consultatieve Dienst* (PCD), die consultatie en liaison-werkzaamheden verricht op alle somatische afdelingen van het algemeen of academisch ziekenhuis. In een deel van de ziekenhuizen doet de PCD ook de psychiatrische consulten op de SEH, in sommige ziekenhuizen worden deze consulten tijdens of buiten kantoortijden door de regionale crisisdienst gedaan. De PCD bestaat over het algemeen uit één of meer psychiaters, consultatief verpleegkundige(n), verpleegkundig specialist(en) en, afhankelijk van de regionale onderwijsverbanden, ook aios psychiatrie en co-assistenten. Daarnaast is er bij sommige PCD's ook de mogelijkheid van inzetten van GZ-psychologen en maatschappelijk werkenden. Psychiatrische consultatie door de psychiater wordt, in tegenstelling tot in de GGZ, bij voorkeur gedaan in het uniform van de somatische afdeling, de witte jas. Dit om duidelijkheid over de rol en functie als medisch specialist naar patiënt en consultvrager te creëren.

Consulten doen

Er zijn verschillende soorten consulten mogelijk in de PCD. Meestal betreft het de vraag om psychiatrische diagnostiek bij acute klachten of symptomen maar ook preventieve consulten bij hoogrisico-groepen of specifiek medicatiegebruik. Ook zijn consulten mogelijk die voortvloeien uit aanwezigheid bij multidisciplinaire overleggen. Hierbij kan het verzoek om consult door de consultvrager worden gericht aan de psychiater of aan de verpleegkundige, of aan beiden, afhankelijk van de aard en de inhoud van de problematiek en de vraag. Voor het overzicht wat nodig is voor een goede consultaanvraag voor de PCD zie tabel 1.

Tabel 1 Noodzakelijke informatie voor een consultaanvraag voor de Psychiatrische Consultatieve Dienst

• Patiëntgegevens (naam, geboortedatum, adres, BSN, apotheek, huisarts); meestal rechtstreeks door consultvrager in te vullen via het elektronisch dossier of patiëntensticker
• Afdeling waar patiënt opgenomen ligt; naam en functie consultvrager
• Reden van somatische opname
• Psychiatrische voorgeschiedenis
• Relevante somatische voorgeschiedenis; huidige somatische aandoeningen en relevante situatie
• Intoxicaties
• Huidige medicatie
• Gegevens die hebben geleid tot verdenking op psychiatrische problematiek/tot verzoek psychiatrische consultatie (bijvoorbeeld anamnese gegevens, hetero-anamnese gegevens en observaties van verpleegkundigen en/of familie, voorgeschiedenis of medicatie gebruik, verloop eerdere ziekenhuisopnames en dergelijke)
• Gespecificeerde consultvraag

In tegenstelling tot de reguliere GGZ is het in de PCD (in het grootste deel van de gevallen) niet de patiënt die om een psychiatrische beoordeling vraagt maar een zorgverlener, meestal de behandelend somatisch arts of teamverpleegkundige.[4, 6] Dit fundamentele verschil leidt tot een geheel eigen dynamiek in de consultatie in de ziekenhuispsychiatrische setting. Deze dynamiek wordt gestuurd door discrepanties in de hulpvraag van verschillende partijen, verschil in omgaan met en kennis van psychiatrische aandoeningen en behandelingen, het stigma van psychiatrische problematiek, eerdere ervaringen van (somatisch) hulpverleners met bepaalde psychiatrische comorbiditeit en medisch-ethisch-juridische vraagstukken (zie tabel 2).

Tabel 2 Voorbeelden van veel voorkomende consultvragen met achterliggende dynamiek in ziekenhuispsychiatrische consultatie

Dynamieken in consultvraag	Situatie	Mogelijk gevolg
Discrepanties in hulpvraag	Consultvrager verzoekt tot psychiatrische diagnostiek naar depressie, terwijl patiënt ondersteuning wil bij leren omgaan met een slechte somatische prognose. Consultvrager verzoekt om psychiatrische dwangopname, bij een patiënt bekend met automutilatie en een crisisplan met door patiënt en ambulant psychiater gestelde contra-indicatie voor psychiatrische opname.	Psychiatrische consultatie in plaats van inzetten maatschappelijk werk; psychiatrisering van normale reactie op ernstige life-events Geen psychiatrische opname; onbegrip ten aanzien van de psychiatrische problematiek en behandel-insteek daarvan bij somatisch behandelaar die zich geconfronteerd ziet met recidiverend somatisch letsel waarvoor acute somatische behandeling nodig is; negatieve behandelrelatie tussen somatisch behandelaar, patiënt en psychiatrisch behandelaar.
Omgaan met en kennis van psychiatrische aandoeningen en behandelingen	Consultvrager signaleert gebruik van lithium bij opname van patiënt en initieert consult.	Preventie van lithium intoxicatie door interactie met andere medicatie, vochtverlies of -beperking e.d; tijdige signalering van te lage lithium spiegels met risico op psychiatrische decompensatie.

Stigma van psychiatrische aandoeningen	Consultvrager meldt niet aan patiënt dat de psychiater in consult is gevraagd om langs te komen, uit angst dat patiënt boos wordt, wegloopt, en geen psychiater zal willen spreken. Psychiatrische consultatie wordt gevraagd omdat patiënt bekend is met een psychiatrische voorgeschiedenis/ psychofarmacagebruik.	Patiënt voelt zich overvallen door consult, wordt boos, is niet of weinig coöperatief in het consult, ontkent problematiek, consult verloopt moeizaam. Mogelijkheden van diagnostiek en onderzoek worden ernstig beperkt. Lang niet altijd heeft een psychiatrische voorgeschiedenis relatie met het huidig somatisch beeld: patiënt voelt zich niet serieus genomen; (ernstige) onderliggende somatiek wordt niet als zodanig herkend; tijdige signalering van recidief psychiatrische klachten.
Eerdere ervaringen van hulpverleners/afdelingen met specifieke psychiatrische problematiek	Somatische opname van een patiënte na tentamen suicidii, na escalatie eerdere opname van andere TS patiënt op dezelfde afdeling.	Laagdrempelig toepassen van VBM; afwijzende bejegening uit angst voor escalatie waardoor patiënt zich niet serieus genomen voelt en verhoogd risico op escalatie ontstaat; bij consultatie tijdige begeleiding van behandelteam met bejegeningsadviezen; indien mogelijk laagdrempelig overname PAAZ/MPU.
Medisch-ethische en juridische vragen	Beoordeling wilsbekwaamheid bij patiënt die somatische behandeling weigert. Gebruik van vrijheidsbeperkende maatregelen (VBM).	Bescherming van de patiënt tegen onverstandige beslissingen bij wilsonbekwaamheid; psychiatrisering van wilsbekwame weigering. Toepassen van VBM, onbekendheid met/ onvoldoende faciliteiten voor toepassen van dwang in de somatische zorg; aanvragen van BOPZ maatregel in plaats van onder de WGBO handelen.

Zo zijn er meerdere achter- en onderliggende motivaties mogelijk voor het aanvragen van psychiatrische consultatie dan puur het verzoek tot psychiatrische diagnostiek en behandeling. Vaak zijn deze consulten te herkennen door emotionele of ongenuanceerde uitdrukkingen in de consultaanvraag, een vaag geformuleerde hulpvraag, een vreemd tijdstip van consult aanvragen in combinatie met de vraag die wordt gesteld, of onjuist gebruik van spoed-vermelding.[6] Aandacht voor mogelijke andere, secundaire of verborgen hulpvragen, is essentieel om het consult te kunnen verrichten zodanig dat de daaruit voortkomende adviezen ook worden opgevolgd en het onderliggende probleem is opgelost of aangepakt. Transparantie naar en uitleg aan de consultvrager over bijvoorbeeld de reden van doorvragen over diens hulpvraag en verwachtingsmanagement over de eventuele uitkomst van een consult zijn daarbij essentieel.

De consultgever

De consultatief psychiater of verpleegkundige is geen hoofdbehandelaar maar geeft advies aan de consultvrager, zoveel mogelijk in overleg met patiënt, familie, huisarts, consultvrager zelf en, indien van toepassing, de eigen ambulante psychiatrische behandela(a)r(en) van de patiënt. Het opvolgen van de gegeven adviezen, waaronder ook het voorschrijven van geadviseerde medicatie, is in principe aan de hoofdbehandelaar. In specifieke gevallen kan de consultatief psychiater expliciet als medebehandelaar worden ingezet en deze wordt daarbij dan zelf verantwoordelijk voor onder andere het voorschrijven van de psychofarmaca. Dit vereist goede afstemming met de somatisch behandelaar en gebruikmaking van eenzelfde (elektronisch) dossier en medicatie-voorschrijfsysteem, onder andere om interacties te kunnen signaleren. De consultatief psychiater of verpleegkundige vervolgt de patiënten tijdens de verdere klinische opname om bijvoorbeeld de effecten van interventies te kunnen evalueren en verdere psychiatrische diagnostiek en zorg te kunnen opstarten of continueren. Van het consult wordt na afsluiten bij voorkeur een schriftelijk verslag gestuurd naar de betrokken (ambulante) hulpverleners.

Om de ziekenhuispsychiatrische geïntegreerde zorg bij patiënten met comorbide psychiatrische en somatische problematiek in de hiervoor beschreven dynamiek te bevorderen, wordt in de PCD veel aandacht besteed aan liaison-werkzaamheden: niet-direct patiëntgebonden werkzaamheden zoals teamondersteuning, klinische lessen voor somatisch verpleegkundigen en staf over uiteenlopende onderwerpen als WGBO, wilsbekwaamheid, specifieke psychiatrische ziektebeelden en bejegeningsinterventies.

Bij de liaisonwerkzaamheden hoort ook:

- MDO's bijwonen;
- opstellen van ziekenhuis-brede protocollen;
- reguliere overleggen met vertegenwoordigers van verschillende somatische disciplines;
- structureel overleg tussen PCD en vertegenwoordigers van opname afdelingen of disciplines waar veel psychiatrische comorbiditeit voorkomt.

Dit overleg is essentieel om geïntegreerde zorg te kunnen bieden. Problemen in de samenwerking, bejegening, crisissituaties en de afhandeling van escalaties zijn belangrijk om te signaleren en snel te verhelpen om de juiste hulpverlening te kunnen blijven bieden.

De consultatief verpleegkundige speelt een belangrijke rol in de ondersteuning van verpleegkundige teams bij complexe patiënten omdat deze vanuit de verpleegkundige expertise goed op de hoogte is van de verpleegkundige situatie en mogelijkheden op een specifieke afdeling. Systematische instructie en ondersteuning in het omgaan met complexe patiënten vergroot de effectiviteit van psychiatrische consultatie.

PAAZ

Een PAAZ is een Psychiatrische Afdeling van een Algemeen Ziekenhuis. Het betreft een psychiatrische opname-afdeling, gelokaliseerd in het algemeen ziekenhuis, waar patiënten met psychiatrische problematiek worden opgenomen. Niet alle PAAZ-patiënten hebben daarnaast ook somatische problematiek waarvoor ze tijdens de psychiatrische opname zorg nodig hebben maar dat kan wel. Somatisch specialisten kunnen indien nodig in consult komen op de afdeling en er is directe toegang mogelijk tot somatisch-diagnostische voorzieningen zoals radiologisch en laboratoriumonderzoek. De somatische verpleeg- en verblijfsmogelijkheden op een PAAZ zijn over het algemeen minder groot dan op een Medisch-Psychiatrische unit (MPU). Het gaat dan onder andere over verschillen op het gebied van zorgtechnische voorzieningen als tilliften, zuurstof enzovoort en de somatische zorg-expertise van de psychiatrisch verpleegkundigen. De meeste PAAZen hebben de mogelijkheid van elektroconvulsietherapie (ECT), gezien de mogelijkheid tot algehele anesthesie. Op een PAAZ kunnen onvrijwillige opnames plaatsvinden voor zover deze bij het VWS staat geregistreerd als BOPZ-aangemerkte instelling.

PUK

Een PUK is een Psychiatrische Universiteitskliniek, een psychiatrische opnameafdeling in een academisch ziekenhuis. Een PUK richt zich qua patiënten in vergelijking met een PAAZ vaker op een of meer specifieke patiëntenpopulaties vanuit onderzoekslijnen die zijn uitgezet binnen de academische psychiatrische afdeling van dat ziekenhuis en de verschillende samenwerkingsverbanden die er met andere onderzoeksinstellingen zijn. Tevens heeft een PUK een tertiaire functie in diagnostiek en behandeling van refractaire of zeldzame psychiatrische aandoeningen. Daarbij kan een PUK meer of minder somatische verpleegmogelijkheden hebben in vergelijking tot een PAAZ. Een PUK is net als een PAAZ een BOPZ-aangemerkte instelling.

MPU

Een MPU is een Medisch-Psychiatrische Unit, een aparte afdeling met een aantal bedden binnen een PAAZ, PUK of somatische afdeling binnen het ziekenhuis. Ten opzichte van een reguliere PAAZ/PUK kan een MPU een hogere somatische zorgzwaarte aan. Niet ieder ziekenhuis beschikt over een MPU. Er zijn verschillende organisatievormen en zorgzwaarten mogelijk voor een MPU, die zijn weergegeven in de Veldnormen MPU.[7] In de praktijk heeft iedere MPU afspraken gemaakt over de eigen vorm en maximale zorgzwaarte-mogelijkheden binnen het ziekenhuis. Elke MPU verschilt van de andere. MPU's kunnen gelijktijdig voorzien in behandeling van zowel somatische als psychiatrische zorgvragen. Dit kan bijvoorbeeld variëren van een gecombineerd somatisch en psychiatrisch diagnostisch opnametraject bij een patiënt met onbegrepen lichamelijke klachten tot aan een MPU waar een psychotische patiënt met multipele instabiele fracturen en letsels als gevolg van een suïcidepoging onder invloed van akoestische hallucinaties kan worden verpleegd. Op een MPU werken verpleegkundigen die extra geschoold zijn in psychiatrische en somatische verpleegkundige vaardigheden, een of meer psychiaters, een internist, een neuroloog en, afhankelijk van lokale afspraken, ook andere somatisch specialisten - al dan niet op consult-basis.

Polikliniek ziekenhuispsychiatrie

De meeste ziekenhuispsychiatrische settingen hebben een polikliniek waar patiënten terecht kunnen voor diagnostiek en behandeling. De patiëntenpopulatie van een dergelijke polikliniek betreft patiënten met gecombineerde somatische en psychiatrische problematiek, zoals bijvoorbeeld somatisch symptoomsyndroom (zie hoofdstuk 8.6) en stemmings- en angstklachten bij chronische ziekte. Vanwege de comorbide somatische stoornis en de soms intensief noodzakelijke samenwerking met de somatisch medisch specialist in het ziekenhuis heeft een dergelijke poliklinische setting de voorkeur boven het 'geïsoleerd' behandelen van de psychiatrie in een GGZ-setting. Verwijzers kunnen huisartsen uit de regio zijn maar ook zorgverleners uit de GGZ en somatisch medisch specialisten uit het ziekenhuis. Een polikliniek ziekenhuispsychiatrie verschilt per ziekenhuis sterk qua samenstelling van het team, diagnostiek- en behandelmogelijkheden en focus op een specifieke patiëntenpopulatie.

Outreachende zorg buiten het ziekenhuis is in het algemeen geen onderdeel van de ziekenhuispsychiatrie. Hiervoor is het noodzakelijk dat de ziekenhuispsychiatrie in een keten staat met de regionale GGZ. Andersom zijn goede samenwerkingsverbanden ook nodig om snelle verwijzing in geval van somatische problematiek bij psychiatrische opgenomen patiënten in de GGZ te kunnen ondersteunen in het ziekenhuis. Denk daarbij aan bijvoorbeeld patiënten die met een BOPZ-maatregel opgenomen zijn in de GGZ maar vanwege ernstige somatische klachten opgenomen moeten worden op een somatische afdeling.

Behandeling; beperkingen en mogelijkheden

Diagnostiek en behandeling van psychiatrische ziekten in de ziekenhuispsychiatrische setting worden beperkt en beïnvloed door de aanwezige somatische comorbiditeit. In de ziekenhuispsychiatrie worden de algemene richtlijnen voor de diagnostiek en behandeling van de verschillende psychiatrische syndromen gevolgd. Vaak blijkt echter dat er praktische beperkingen zijn aan hetgeen in de richtlijnen staat.

Een paar voorbeelden

Een antipsychoticum is geïndiceerd voor de behandeling van een delier maar de patiënt heeft een reeds fors verlengde QT-tijd, wat een absolute contra-indicatie is.
Een bedlegerige patiënt met stemmingsklachten bij een chronische ziekte komt in aanmerking voor psychotherapie maar is niet in staat naar de therapeut te gaan.
Een patiënt met acute myeloïde leukemie moet ingesteld moet worden op een SSRI maar dat kan bloedbeeldafwijkingen induceren.

Voor de ziekenhuispsychiater betekent dit een voortdurend zoeken naar wat nodig is, wat kan en wat moet in de diagnostiek en behandeling van psychiatrische problematiek, waarbij hij/zij zo nodig beredeneerd moet afwijken van de richtlijnen.

Off label-gebruik van medicatie, wat regelmatig voorkomt, moet daarbij in het dossier genoteerd en duidelijk besproken worden met patiënt en hoofdbehandelaar, en het effect regelmatig geëvalueerd.

Naast de somatische beperkingen die er zijn in de behandeling van de psychiatrische comorbide problematiek kunnen ook gedragsproblemen soms een belangrijke drempel zijn in het adequaat somatisch en/of psychiatrisch kunnen behandelen van de betreffende patiënt. Met name bij niet-aangeboren hersenletsel kunnen forse gedragsproblemen ontstaan, soms tot wanhoop van de verpleegkundigen op de afdeling. Weglopen, medicatieweigering, forse motorische onrust en agressie naar anderen of zichzelf zijn voorbeelden die ook bij verschillende andere patiëntengroepen kunnen voorkomen. Deze gedragingen kunnen leiden tot een verzoek tot psychiatrische overname gezien (vaak) de aanwezigheid van een gesloten deur aldaar. Dergelijke gedragsproblemen dienen geïntegreerd te worden aangepakt, waarbij de juiste interpretatie van het gedrag en de eventuele onderliggende dynamiek of oorzakelijke problematiek verhelderd moet worden. Pas dan is adequate aanpak mogelijk, die vrijwel altijd multidisciplinair is en vaak gericht op bejegeningsinterventies en autonomie. Medicatie heeft in het algemeen minder dan gehoopt effect op gedragsproblematiek en leidt vaak tot bijwerkingen.[8]

Naast somatische en gedragsmatige beperkingen kunnen er ook juridische beperkingen zijn in de behandelmogelijkheden in een ziekenhuispsychiatrische setting. Voor de somatisch specialist is het behandelen van een patiënt tegen diens wil, in tegenstelling tot voor de psychiater, geen regelmatig terugkerend fenomeen. Onbekendheid met de mogelijkheden en vereisten van de WGBO in deze bij een wilsonbekwame patiënt kan leiden tot onderbehandeling. Anderzijds worden er soms patiënten met een BOPZ-maatregel vanuit een psychiatrische opname-afdeling verwezen voor opname op een somatische afdeling, een locatie waar een BOPZ-opname-maatregel in principe niet van kracht is. Vanuit de verwijzende psychiatrische afdeling dienen dan de juiste maatregelen te worden genomen, door de patiënt bijvoorbeeld verlof te verlenen en zo de maatregel gedurende de somatische opname te kunnen behouden en daaronder te kunnen handelen voor wat betreft de psychiatrische problematiek. Voor de somatische afdeling is vaak onduidelijk wat een dergelijke maatregel inhoudt en wat de consequenties zijn voor de opname van de patiënt op de somatische afdeling. Uitleg en ondersteuning door de ziekenhuispsychiatrie is van essentieel belang om deze patiënten die niet de juiste of onvoldoende zorg dreigen te krijgen door deze beperkingen toch in zorg te krijgen en/of te houden.

Onderwijs en opleiding

Vanuit de psychiatrie loopt men regelmatig aan tegen beperkte kennis en kunde vanuit de somatische zorg ten aanzien van psychiatrische stoornissen en de verschillende gedragsproblemen die hierbij kunnen voorkomen. Klassiek voorbeeld is de patiënt met borderline persoonlijkheidsproblematiek en recidiverende tentamina suicidii, waarbij vanuit de somatische hulpverlening niet altijd begrip wordt getoond voor de problematiek van en dynamiek rondom deze patiënt, met soms alle gevolgen van dien.[9] Mensen met psychiatrische comorbiditeit komen in ieder vakgebied van de geneeskunde en op iedere afdeling voor en psychische problemen interfereren regelmatig met de somatische zorg. Kennis van psychiatrische ziekten, de oorzaken, achtergronden, behandelmogelijkheden en basale gesprekstechnieken zijn daardoor van essentieel belang voor de opleiding tot basisarts. Herkennen en erkennen van psychiatrische symptomatologie en zo nodig adequaat verwijzen, consulteren en samenwerken met de ziekenhuispsychiatrie en GGZ is noodzakelijk voor de somatisch specialist om zijn eigen somatisch werk goed te kunnen doen in geval van psychiatrische comorbiditeit.

Anderzijds loopt men in de somatiek regelmatig aan tegen een gebrek aan kennis en kunde vanuit de psychiatrische zorg ten aanzien van somatische stoornissen en de verschillende problemen die hierbij kunnen voorkomen. Een klassiek voorbeeld daarvan is de beperkte mogelijkheid van psychiatrische (GGZ-)afdelingen om somatisch noodzakelijke zorg te kunnen bieden. Veel psychiatrische instellingen hebben een huisarts in dienst die de somatische zorg verleent en voor een deel van de psychiaters is het niet (meer) gebruikelijk dat zij in staat zijn tot het zelf verrichten van een oriënterend lichamelijk onderzoek of het interpreteren van laboratorium uitslagen.[10] Ook speelt daarbij een rol: de beperkte kennis bij de GGZ over onder andere de organisatie van een ziekenhuis, verwijsroutes en benodigdheden, praktische eisen die een somatische verpleegafdeling aan patiënten stelt en de verschillen daarin met een psychiatrische instelling. Om goede samenwerking met somatisch specialisten te bevorderen en daarmee de zorg voor de psychiatrische patiënt te optimaliseren moet tijdens de opleiding tot psychiater expliciet aandacht gegeven worden aan de soms complexe afstemming van kennis en zorg bij psychiatrische en somatische comorbiditeit, idealiter middels een stage, specifiek in een algemeen of academisch ziekenhuis.[11]

Voor de consultatief verpleegkundige is geen specifieke opleiding tot die functie beschikbaar. Een deel van de consultatief verpleegkundigen is verpleegkundig specialist GGZ na het volgen van de aanvullende 2 jarige M-ANP-opleiding bij een hogeschool in Nederland. De meeste MPU-verpleegkundigen zijn psychiatrisch verpleegkundigen, opgeleid via de reguliere HBOV-opleiding. Voor MPU-verpleegkundigen zijn er aanvullende scholingen, gericht op somatiek.

Literatuur

1 de Graaf R, ten Have M, van Gool C, van Dorsselaer S. Prevalence of mental disorders and trends from 1996 to 2009. Results from the Netherlands Mental Health Survey and Incidence Study-2. Soc Psychiatry Psychiatr Epidemiol. 2012;47(2):203-13. doi: 10.1007/s00127-010-0334-8. PubMed PMID: 21197531.
2 Psychiatrie NVv. Veldnormen Medisch-Psychiatrische Units. In: NVVP, editor. 2014.
3 van Hasselt FM. Improving the physical health of people with severe mental illness: the need for tailor made care and uniform evaluation of interventions. Groningen: University of Groningen; 2013.
4 Leentjens AF, van der Feltz-Cornelis CM, Boenink AD, van Everdingen JJ. [The practice guideline 'Consultation psychiatry' of the Dutch Psychiatric Association for psychiatric consultations in primary care and the hospital]. Ned Tijdschr Geneeskd. 2008;152(35):1914-7. PubMed PMID: 18808080.
5 Kathol R, Saravay SM, Lobo A, Ormel J. Epidemiologic trends and costs of fragmentation. Med Clin North Am. 2006;90(4):549-72. doi: 10.1016/j.mcna.2006.04.002. PubMed PMID: 16843762.
6 Leentjens AF, Bannink M, Boenink AD, Huyse FJ. Consultatieve psychiatrie in de praktijk. Assen: Koninklijke van Gorcum; 2004.
7 Psychiatrie NVv. Veldnormen Medisch-Psychiatrische Units. NVVP, 2014.
8 CBO. Richtlijn neuropsychiatrische gevolgen van niet-aangeboren hersenletsel. In: Revalidatie NVv, editor. Utrecht2007.

9   Sloot S. Leuren met een lastige patient. Medisch Contact. 2011;47:2884-5.
10 Hengeveld MW, Beekman AT, Beerthuis RJ, Hoekstra I, van Marle HJ, Naarding P, et al. Richtlijn psychiatrische diagnostiek. Utercht: De Tijdstroom; 2015.
11 Honig A, Verwey B, Kromkamp M, Sierink D, Gordijn M, Leue C, et al. [Reaction on 'Areas of interest within psychiatry: a gain or a loss?']. Tijdschr Psychiatr. 2015;57(8):626. PubMed PMID: 26402900.

Justitie

9.3 Forensische (jeugd)psychiatrie

Alexa Rutten[*]

Inleiding
Een deel van de bevolking heeft moeite om zich aan de normen en regels van de maatschappij te houden. Soms overtreden mensen de gestelde normen en regels en plegen een delict. Een aantal van hen komt vervolgens in aanraking met politie en justitie. Een relatief groot deel van deze mensen heeft ook een psychiatrische aandoening. Bij een iets kleiner deel is er een verband tussen de aanwezige psychiatrische aandoening, de daaruit voortvloeiende psychiatrische symptomen en het vertoonde delictgedrag. De forensische psychiatrie houdt zich bezig met deze relatie tussen psychiatrische aandoening en delict.

Forensisch betekent: *betrekking hebbend op het (ge)recht*. Deze context heeft zowel voor de patiënt als voor de hulpverlener allerlei consequenties.

De context van de forensische psychiatrie
Alle psychiatrische aandoeningen die in de algemene bevolking voorkomen kunnen ook aanwezig zijn bij patiënten met een forensisch kader. Het belangrijkste verschil is dat forensisch-psychiatrische patiënten verblijven en/of behandeling verkrijgen in een omgeving die vrijheid-beperkend is.

De forensisch-psychiatrische patiënten vertonen daarbij een aantal specifieke kenmerken:
- weinig interne motivatie tot verandering;
- een sterke gevoeligheid voor krenking;
- weinig vertrouwen in anderen;
- weinig betrouwbaarheid met betrekking tot afspraken;
- een neiging tot uitageren (ongenoegens uiten middels agressie-gedrag);
- weinig vermogen om lijdensdruk te verdragen;
- een beperkt vermogen om behoeften uit te stellen;
- veelal instrumentele contacten met anderen.

Dit heeft gevolgen voor hoe zij met problemen omgaan, hoe en waarom psychiatrische problemen ontstaan en voortbestaan, welke interventies mogelijk zijn en hoe de hulpverleningsrelatie eruit kan zien.

Ook zijn er kenmerken van de forensische omgeving:
- de vrijheid ven mensen is verminderd;
- er zijn regels en kaders die niet per se (geestelijke) gezondheidbevorderend hoeven te zijn;

---

[*] Drs Alexa Rutten is opleider kinder- en jeugdpsychiatrie, doet promotieonderzoek naar ASS en delinquentie bij jeugd en werkt momenteel in de forensische jeugdpsychiatrie bij GGzE.

- het ontbreekt de mensen vaak aan ziektebesef en -inzicht;
- de diagnostiek en behandeling vinden lang niet altijd in een vrijwillig kader plaats.

Van hulpverleners wordt gevraagd om rekening te houden met deze kaders.

Juridische maatregelen bepalen dat patiënten binnen de forensische (jeugd)-psychiatrie onvrijwillig in (ambulante) behandeling zijn of zijn opgenomen. Dit zijn de volgende onderstaande maatregelen:

- terbeschikkingstelling (TBS), (met voorwaarden);
- PIJ-maatregel (plaatsing in een inrichting voor jeugdigen) bij jeugdigen;
- schorsingsvoorwaarden waarbij de ambulante dan wel klinische behandeling is geformuleerd als voorwaarde om niet (meer) gedetineerd te hoeven worden.

Van hulpverleners binnen de forensische psychiatrie worden eveneens specifieke vaardigheden gevraagd.

Hulpverleners in de forensische psychiatrie hebben meerdere, soms elkaar tegensprekende, taken:

- het stellen van een diagnose en het opstarten van de geëigende behandeling;
- inschatting maken en uitspraak doen over het recidive-risico (ten aanzien van het delict), eventuele verlofmogelijkheden onderzoeken en bepalen of het noodzakelijk is om een opgelegde maatregel te verlengen.

Het uitvoeren van deze twee taken kan voor een spanningsveld zorgen, gezien de soms behoorlijk tegenstrijdige belangen. Hierbij is het noodzakelijk dat men telkens een realistische inschatting maakt over wat mogelijk is maar ook wat onmogelijk is binnen de gestelde (juridische versus psychiatrische) kaders. Soms komt men als hulpverlener tot de conclusie dat het te verwachten positieve effect van een behandeling minimaal is en dan is het onontbeerlijk dat hij dit onder ogen ziet en aangeeft bij justitie.[1]

Gegeven de frequente aanwezigheid van psychiatrische aandoeningen bij mensen die veroordeeld zijn zal er overlap moeten zijn met de reguliere GGZ. Veel mensen die veroordeeld worden hebben ooit al eens psychische hulp gezocht. Ook het aantal mensen dat na detentie, niet alleen na verblijf in een TBS-instelling of op een forensisch psychiatrische afdeling, psychische hulp nodig heeft is groot. Behandelingscontinuïteit is dan van groot belang. Deze staat onder druk aangezien de behandeling (en ook de financiering) nog vaak plaats vindt in twee afzonderlijke systemen: de algemene en de forensische GGZ.[2]

Een voorbeeld

Het is belangrijk dat de medewerkers van de crisisdienst op het politiebureau zich niet uitspreken over detentie(on)geschiktheid maar bepalen welke zorg op dat moment noodzakelijk is. Het is daarbij onontbeerlijk dat (forensische) ketenpartners structureel bij de besluitvorming worden betrokken, waardoor zorg binnen het justitiële kader een mogelijkheid is. Psychiatrisering dient te worden voorkomen.[3]

Epidemiologie

Het percentage psychiatrische aandoeningen bij mensen die voor een delict veroordeeld zijn, is zeer hoog; dit ligt zowel bij jeugd als volwassenen rond de 80%.[4] De meest voorkomende psychiatrische aandoening bij de jeugd betreft een gedragsstoornis en bij volwassenen is dat het antisociale persoonlijkheidssyndroom. Alle andere psychiatrische syndromen komen echter ook voor. Bij TBS-gestelden is er bij één op de vier sprake van het psychosesyndroom, bij zes van de tien personen is er sprake van een combinatie met een persoonlijkheidssyndroom. Ook wordt het beeld bij een aanzienlijk deel van de populatie, zowel jeugd als volwassenen, gecompliceerd door middelengebruik en verslavingsproblemen.[5]

Pro Justitia rapportage

Er worden per jaar zo'n 4000 pro Justitia-rapportages uitgebracht. Dit betreft een kwart van alle strafzaken die men behandelt in de meervoudige kamers van de rechtbanken, over zowel volwassenen als jongeren.[5] Het NIFP (*Nederlands Instituut Forensische Psychiatrie*) bemiddelt tussen de rechtbank en de rapporteurs en toetst of de rapportages aan de gewenste criteria voldoen. Een psychiater en een GZ-psycholoog die een opleiding hebben gevolgd en geregistreerd staan in het Nederlands Register Gerechtelijk Deskundigen, voeren deze rapportages uit. Daarnaast kan men in het geval van een zogenaamde triple-rapportage, een milieu-rapporteur (die spreekt met allerlei personen in de omgeving van de verdachte en rapporteert over omgeving-gerelateerde factoren), betrekken om een afgewogen oordeel te kunnen vormen. Een rechtbank hecht veel belang aan de pro Justitia-rapportage. Het helpt hen in te schatten wat de achtergronden van de dader zijn en of er sprake is van een psychiatrisch syndroom en/of een verstandelijke beperking, waarmee men bij de berechting eventueel rekening moet houden. Ruim 80% van de uitgebrachte adviezen neemt de rechtbank over.

Justitiële maatregelen

Rekening houdend met de ernst van het ten laste gelegde, het eventueel aanwezige psychiatrische syndroom, de eventueel aanwezige cognitieve beperking en de omstandigheden, zoals in het geval van de jeugdige bijvoorbeeld de opvoedingssituatie, brengt de rapporteur advies uit aan de rechtbank om een bepaalde maatregel dan wel behandeling op te leggen. Er zijn verschillende mogelijkheden, variërend van een taakstraf tot de meest ingrijpende maatregel: bij jeugdigen de PIJ-maatregel en bij volwassenen de TBS. De PIJ-maatregel kan tot maximaal 7 jaar verlengd worden, waarvan het laatste jaar voorwaardelijk.[6] De TBS kent deze maximumduur niet en kan in theorie levenslang voortduren.

De TBS wordt ten uitvoer gelegd in een TBS-kliniek; daarvan zijn er 11 in Nederland. De PIJ-maatregel wordt ten uit voer gelegd in één van de zeven justitiële jeugdinrichtingen of binnen de GGZ op de afdeling forensische jeugdpsychiatrie 'de Catamaran' van GGzE.

Detentieongeschiktheid

De vraag is of een persoon al dan niet detentiegeschikt is. Kan iemand het reguliere regime aan zoals dat geldend is in een huis van bewaring? Is de verwachting dat dit vanwege (ernstige) psychiatrische problematiek niet het geval zal zijn dan bestaan er binnen het huis van bewaring afdelingen die bijzondere zorg bieden.

Iemand is detentieongeschikt bij:
- ernstige suïcidaliteit;
- ernstige lichamelijke ziekte waarbij iemand binnenkort dreigt te overlijden;

- ernstige intoxicaties;
- ernstige psychose.

De justitiële jeugdinrichtingen beschikken niet over deze zogenaamde bijzondere zorg afdelingen maar het toezicht en de zorg, onder andere door meer uren op de groep te verblijven dan op cel, zijn in al deze instellingen groter dan op de afdelingen van de huizen van bewaring waar volwassenen hun voorarrest doorbrengen. Binnen de justitiële jeugdinrichting 'de Hartelborgt' bestaat wel een Forensische Observatie- en Begeleidingsafdeling (FOBA) en een VIC-afdeling (Very Intensive Care) voor jongeren met ernstige psychiatrische problematiek.

Rol van de pro Justitia rapporteur

Niet bij iedereen die een delict pleegt en lijdt aan een psychiatrische aandoening is er automatisch sprake van een verband tussen die twee gegevens. Het vaststellen of er sprake is (geweest) van een verband is geen eenvoudige zaak. Het ten laste gelegde heeft soms geruime tijd geleden plaats gevonden. Ook is het zo dat niet elk psychiatrisch syndroom of symptomencluster, vastgesteld op het moment van de pro Justitia-rapportage, aanwezig hoeft te zijn geweest ten tijde van het ten laste gelegde.

Om tot een gewogen oordeel te komen en zich een beeld te vormen van het psychiatrisch toestandsbeeld ten tijde van het plegen van het ten laste gelegde moet de pro Justitia rapporteur:
- informatie verkrijgen van de verdachte tijdens de anamnese en het psychiatrisch onderzoek;
- andere bronnen gebruiken zoals hetero-anamnestische gegevens;
- informatie uit het proces-verbaal raadplegen.

Hierbij past bescheidenheid en voorzichtigheid. Is al aannemelijk dat er sprake is geweest van een psychiatrisch toestandsbeeld ten tijde van het plegen van het ten laste gelegde dan nog staat niet altijd vast dat psychiatrische symptomen die voortkomen uit dit toestandsbeeld ook een rol hebben gespeeld bij het komen tot het ten laste gelegde feit.

Binnen de forensische psychiatrie is het voor psychiaters en klinisch werkende psychologen regelmatig balanceren op het dilemma tussen wat voortkomt uit een psychiatrisch syndroom en wat niet. *Is de ernst of de impact van de symptomatologie zodanig hevig dat er sprake is van een syndroom en kan men hem daarom dan wel of niet op zijn gedrag en daden aanspreken?* Anders gezegd: is de aandoening prevalerend of is iemand schuldig of beide? En als iemand dan schuldig is maar de psychiatrische problematiek de overhand had, kan men iemand daar dan op aanspreken? Is dat dan wel iemand toe te rekenen?

Deze vragen komen echter ook vaak voor in de reguliere psychiatrie. Vooral bij de kinder- en jeugdpsychiatrie stellen familieleden en andere betrokkenen geregeld de vraag aan de behandelaar waarop zij de patiënt, gegeven zijn aandoening, wel of niet mogen aanspreken. Daarbij kan men stellen dat er bij jeugdigen, naast de aanwezigheid van de symptomen voortkomend uit het psychiatrische syndroom en een mogelijk opgelegd forensisch kader, ook vaak sprake is van gewone puberperikelen en andere zaken passend bij de leeftijdsfase. Bij het omgaan met deze jongeren dient men zich dan ook niet alleen met de psychiatrische symptomen en het justitieel kader bezig te houden maar ze ook door deze levensfase te sturen en te begeleiden als ieder ander.

Gegevens uit pro Justitia-rapportages laten zien dat er ook nog etnische verschil-

len zijn.[7] Bij rapportages van allochtone verdachten leest men vaker dat er sprake is van:
- een psychosesyndroom;
- gedragsproblemen;
- lagere frequentie van alle andere psychiatrische aandoeningen;
- volledig toerekeningsvatbaarheid;
- een advies tot gedwongen opname in een psychiatrisch ziekenhuis;
- minder vaak ambulante behandeling.

Klinische observatiemogelijkheid

Is de verwachting dat een zogenaamde ambulante pro Justitia-rapportage niet de juiste en/of niet voldoende benodigde informatie zal opleveren om de rechtbank te kunnen voorzien van advies betreffende een eventuele relatie tussen een mogelijk psychiatrisch syndroom en het ten laste gelegde dan kan men een *klinische rapportage* overwegen. Het Pieter Baan Centrum is de psychiatrische observatiekliniek van het Ministerie van Justitie. Per jaar worden hier ongeveer 220 observandi onderzocht gedurende zeven weken. Dit resulteert in een uitvoerige rapportage.

Voor de jeugd, hieronder vallen jeugdigen die ten tijde van het plegen van het ten laste gelegde niet jonger dan 12 en niet ouder dan 17 jaar waren, bestaat eveneens een dergelijke afdeling: de FORCA (forensisch consortium adolescenten)-observatieafdeling. Ook iemand die ouder dan 17 jaar was ten tijde van het ten laste gelegde kan onderzocht worden op een dergelijke afdeling en volgens het adolescentenstrafrecht veroordeeld worden.

Op 1 april 2014 is de grens voor de mogelijkheid tot toepassing van het jeugdstrafrecht verhoogd van 21 naar 23 jaar, hetgeen de ontwikkeling van de jongere ten goede kan komen. Het ontwikkelingsniveau van een verdachte ouder dan 17 kan aanleiding zijn om het jeugdstrafrecht toe te passen. In het jeugdstrafrecht staat het belang van de jongere centraal en ligt het accent op een pedagogische aanpak. De gedachte is dat men zolang de hersenen nog in ontwikkeling zijn het gedrag van een verdachte maximaal kan bijsturen.

Daarnaast is het mogelijk is om jeugdigen die ten tijde van het plegen van het ten laste gelegde 16 of 17 jaar oud waren volgens het volwassenstrafrecht te berechten en daarmee bijvoorbeeld een TBS-maatregel op te leggen. Dit gebeurt echter in de praktijk slechts bij hoge uitzondering.

Risico op delinquent gedrag

Risicofactoren om tot delinquent (crimineel) gedrag te komen bevinden zich op:
- *kindniveau:* gedragsproblemen, laag IQ, slechte schoolprestaties, drugsgebruik, jeugdige seksuele ervaringen, concentratieproblemen;
- *gezinsniveau:* tienerzwangerschap moeder, ouders met mishandelingsverleden, drugsgebruik moeder, echtscheiding, verbroken contact met ouder, geringe pedagogische kwaliteiten ouders, sociaaleconomische deprivatie, verwaarlozing of mishandeling, groot gezin, laag opleidingsniveau ouders, delinquente gezinsleden;
- *omgevingsniveau;* kinderbeschermingscontacten, hoge frequentie hulpverleningscontacten, veel schoolwisseling, beperkte vrijetijdsbesteding.
Er zijn ook beschermende factoren:
- een rustig temperament;

- een affectieve relatie met minstens één van de ouders; een veilige hechting;
- intensief toezicht;
- ouders die een warme belangstelling voor de ontwikkeling van hun kind hebben;
- hoog IQ;
- hechte band met leeftijdsgenoten.

(On)toerekeningsvatbaar

Klinisch werkzame hulpverleners zullen niet allemaal in aanraking komen met het pro Justitia-rapportageproces maar wel met cliënten en patiënten die delicten hebben gepleegd. Het plegen van strafbare feiten is, zeker onder jonge mensen, geen bijzonderheid en lang niet iedereen wordt hiervoor veroordeeld. Een betrekkelijk kleine groep van recidiverende delinquenten neemt de helft van het aantal gepleegde delicten voor zijn rekening.

In geval van een veroordeling beoordeelt de rechter of en in welke mate er sprake is van ontoerekeningsvatbaarheid. Dit is belangrijk in verband met de vaststelling van mogelijke verzachtende omstandigheden die de strafmaat meebepalen. Toerekeningsvatbaar betekent: *verkerend in een zodanige toestand dat zijn daden hem kunnen worden toegerekend*. Kan een psychiater een uitspraak doen over een dergelijke *rechterlijke* kwalificatie? Het betekent namelijk dat de psychiater dan impliciet een waardeoordeel over de strafbaarheid geeft. Psychiaters kunnen alleen uitspraken doen over psychische functies en over het al dan niet aanwezig zijn van een psychiatrische aandoening. Mocht de psychiater de rechter al een advies geven betreffende de toerekenbaarheid dan is het belangrijk dat hij dat doet in de taal van zijn eigen vakgebied en zich niet laat verleiden tot juridische beweringen.

Recidiverisico

Binnen de forensische (jeugd)psychiatrie is regelmatig de vraag aan de orde of er sprake is van recidiverisico. Risicotaxatie betekent een voorspelling maken over toekomstig gevaarlijk gedrag. Dit kan zeer moeilijk zijn, zeker op individueel niveau. Het proces van inschatting van het risico op herhaling van een delict in de toekomst, is complex.

Om het proces van risicotaxatie te structureren en inzichtelijker te maken is belangrijk:
- betrek gegevens uit meerdere informatiedomeinen;
- meet naast risicofactoren ook beschermende factoren;
- leg naast statische ook dynamische factoren vast;
- expliciteer het beeld vanuit de diagnostiek over het delict-risico;
- expliciteer aanknopingspunten vanuit de diagnostiek voor de behandeling.[8]

Risicotaxatie-instrumenten leveren nuttige informatie op. Om het delict-recidiverisico in te schatten zijn er meerdere risicotaxatie-instrumenten, zoals bij volwassenen de *Historical Clinical Risk management scheme for the assessment of dangerousness and risk* (HCR-20), de *Psychopathy Check List revised* (PCLr) en de *Historie-Kliniek-Toekomst* (HKT-30)-vragenlijst en bij jeugd de *Structured Assessment of Violence Risk in Youth* (SAVRY).[9] De bruikbaarheid als risicotaxatie-instrument op individueel niveau is echter nog niet toereikend. Wetenschappelijk onderzoek met de HKT-30-vragenlijst heeft aangetoond dat de voorspellende waarde van deze lijst, indien gescoord aan de hand van bestaande pro Justitia-rapportages, even goed is als de klinische risico-inschatting door de pro Justitia-rapporteur. Een voordeel van gestandaardiseerde risicotaxatie is dat het oordeel meer transparant is en dat de expliciete scores directe aanwijzingen geven voor aandachtsgebieden die van belang zijn voor de behandeling.[10] Risico's worden ingeschat bij advisering over plaatsing, bij het verlenen van proefverlof of bij advisering over al dan niet verlengen of beëindigen van een TBS- of PIJ-maatregel.

Men maakt een onderscheid tussen zogenaamde statische en dynamische risicofactoren. Statische risicofactoren zijn in wezen niet behandelbaar, zoals eerdere veroordelingen, getuige van geweld in het gezin, geschiedenis van mishandeling als kind en criminaliteit van de ouders of verzorgers. Dynamische risicofactoren zijn daarentegen wel behandelbaar, zoals problemen met middelengebruik, problemen met het hanteren van boosheid en het ontbreken van dagbesteding. Hieronder vallen echter ook symptomen van een psychiatrisch syndroom die het risico op delict-recidive kunnen verhogen, zoals aandachtstekort, impulsiviteit, pathologische achterdocht en hyperactiviteit. Mannen met een dubbele diagnose, waaronder de gelijktijdige aanwezigheid van een syndroom als gevolg van het gebruik van een psychoactieve stof en een andere psychiatrische aandoening, hebben de hoogste algemene recidivepercentages en het hoogste geweldsrecidivepercentage, vergeleken met mannen met een enkele of geen duidelijke diagnose.[11]

Interventies

Indien men iemand veroordeelt en er sprake is van een psychiatrisch syndroom is het mogelijk om iemand in plaats van of naast zijn straf een behandeling op te leggen. De rechtbank laat zich hierbij in het algemeen adviseren door de rapporterend gedragsdeskundige. Een ambulante behandeling op een psychiatrische polikliniek dan wel op een specifiek forensisch psychiatrische polikliniek behoort daarbij tot de mogelijkheden. Zeker voor hen die voor het eerst met justitie in aanraking komen is behandeling op een specifieke forensische polikliniek lang niet altijd aangewezen. In principe kunnen alle behandelingen die aangeboden worden op een reguliere, niet forensische, psychiatrische polikliniek of -afdeling ook plaatsvinden binnen de specifiek forensische psychiatrie.

Binnen de TBS-klinieken wordt gewerkt met zorgprogramma's:
- zorgprogramma voor patiënten met een persoonlijkheidssyndroom;
- zorgprogramma voor patiënten met een psychotische kwetsbaarheid;
- zorgprogramma voor patiënten met een verstandelijke beperking;
- zorgprogramma voor patiënten met een autismesprectrumproblematiek (zoals beschreven in het hoofdstuk over het interactiesyndroom);
- zorgprogramma voor patiënten die seksueel grensoverschrijdend gedrag hebben getoond.

Op de afdelingen waar men jongeren met een PIJ-maatregel opneemt, zijn de volgende erkende behandelingen en interventies mogelijk:
- brains4use (een gedragsinterventie gericht op het terugdringen van drugs- en alcoholgebruik);
- TACT (Training Agressie Controle);
- delictanalyse;
- EMDR;
- psychomotore therapie;
- systeemgerichte behandeling;
- medicamenteuze ondersteuning;
- cognitieve gedragstherapie.

De situatie in België

De wet tot bescherming van de maatschappij van 1930, herzien in 1964, bepaalt dat men ontoerekeningsvatbaar geachte delinquenten met een psychiatrisch syndroom niet langer gedwongen in een psychiatrisch ziekenhuis mag opnemen maar dat zij voortaan een innovatieve strafvervangende maatregel opgelegd krijgen, namelijk de internering.

De voorwaarden voor internering zijn:
- een bewezen misdaad;
- de ontoerekenbaarheid van het delict aan de pleger op het moment van de gerechtelijke uitspraak, hetgeen de eindconclusie is van de rechter na evaluatie van een aantal elementen waaronder het psychiatrisch deskundigenonderzoek;
- er moet een oorzakelijk verband zijn tussen het delict en de 'geestesstoornis'; en
- de dader is 'sociaal gevaarlijk', hij kan zich niet aan de opgelegde voorwaarden houden en hij kan nieuwe feiten plegen.[12]

Deze beveiligingsmaatregel geldt voor onbepaalde duur. Voor de uitvoering ervan heeft men 'instellingen en afdelingen tot bescherming van de maatschappij' gecreëerd onder de bevoegdheid van het ministerie van Justitie. Ook ernstig verminderd toerekeningsvatbare delinquenten kunnen deze interneringsmaatregel opgelegd krijgen. Anders dan in Nederland is in België bepaald dat de schuldvraag of de toerekenbaarheid een zuiver juridische aangelegenheid is, waarover de psychiater in zijn deskundigenonderzoek geen advies dient te geven. De vraag naar toerekeningsvatbaarheid wordt in het Belgische rechtsstelsel door de aangestelde deskundige indirect beantwoord door te antwoorden op de vraag: *Leed de persoon op het ogenblik van de feiten en op het ogenblik van het onderzoek aan een geestesstoornis die zijn oordeelsvermogen of de controle over zijn daden heeft tenietgedaan of ernstig heeft aangetast?* Bevestigende antwoorden op de vraag naar het *gevaar dat betrokkene ten gevolge van de geestesstoornis opnieuw delicten pleegt* en op de vraag betreffende *potentiële behandelbaarheid* zijn noodzakelijke voorwaarden voor internering. Het laatste aspect is met name belangrijk omdat de interneringswet maatschappelijke re-integratie als doel heeft. Sinds 2007 is in de wet vastgelegd dat er een kwaliteitscontrole van de aangestelde deskundigen moet zijn en een gestandaardiseerd deskundigenverslag dat aan een door de overheid vastgelegd model moet beantwoorden. De deskundigen dienen erkend te zijn door de minister van Volksgezondheid. Een aantal psychiatrische ziekenhuizen beschikt over forensische eenheden met een verhoogde veiligheidsgraad en een forensisch zorgcircuit met plaatsen in psychiatrische verzorgingstehuizen en mogelijkheden voor begeleid wonen. Daarnaast bestaat er een intramurale psychiatrische afdeling binnen *arresthuizen*, bedoeld voor gedetineerden in voorlopige hechtenis, en binnen een aantal strafinrichtingen,.

Ook de ambulante behandelmogelijkheden zijn de afgelopen jaren uitgebreid. Sinds 1998 biedt een samenwerkingsakkoord tussen de federale staat en de Vlaamse gemeenschap een wettelijk kader voor de bejegening van seksuele delinquenten om hun re-integratie in de maatschappij te bevorderen en herhaling van seksueel misbruik zoveel mogelijk te voorkomen. Verder zijn er vorderingen gemaakt op het gebied van scholing in de forensische psychiatrie en psychologie.[13]

Indien jongeren in België een *als misdrijf omschreven feit* (MOF) plegen behoort het opleggen van maatregelen voor deze delinquente jongeren tot de bevoegdheid van de federale overheid. Sinds de invoering van de kinderbeschermingwet in 1912 worden jongeren onder de 16 jaar als strafrechtelijk onbekwaam gezien. Straffen voor jeugdige delinquenten onder de 16 jaar zijn vervangen door bewarings-, opvoedings- en behoedingsmaatregelen. De uitvoering ervan behoort tot de bevoegdheid van de gemeenschappen. Sinds de invoering van de jeugdbeschermingswet in 1965 is er een verschuiving geweest van een repressief en individueel beleid naar een maatschappelijk, sociaal gerichte preventieve aanpak. Voor jongeren met een MOF-statuut kan een rechtsgrond voor dwangopname in de jeugdbeschermingswet gevonden worden. De jeugdrechter kan een minderjarige delinquent *uitbesteden bij een betrouwbaar persoon of plaatsen in een geschikte inrichting met het oog op huisvesting, behandeling, opvoeding en opleiding of toevertrouwen aan een openbare instelling voor observatie en opvoeding onder toezicht*. De doelstelling van de nieuwe jeugdwet in 2006 is herstelgericht sanctierecht. Het belang van de minderjarige staat centraal. Voor delinquente minderjarigen met psychiatrische problematiek staan de volgende maatregelen de jeugdrechter ter bescherming:

- volgen van een behandeling van herstelgerechtelijk aanbod;
- volgen van een ambulante behandeling;
- plaatsing in een ziekenhuisdienst;
- residentiële plaatsing in een dienst deskundig op het gebied van verslaving of een residentiële jeugdpsychiatrische plaatsing.

Op basis van artikel 22 van de Vlaamse Decreten Bijzondere Jeugdbijstand kan men een minderjarige in een, gesloten of open, psychiatrische inrichting plaatsen wanneer dit na een psychiatrische expertise noodzakelijk blijkt, voor te verlengen periodes van in totaal hoogstens één jaar.

De internationale richtlijnen schrijven voor dat minderjarigen gescheiden van volwassen gedetineerden worden opgevangen; daartoe wordt de capaciteit van federale jeugdinstellingen uitgebreid en zijn een aantal opnameplaatsen gecreëerd. De jeugdrechter heeft de mogelijkheid om minderjarigen van 16 tot 18 jaar oud door te verwijzen naar de correctionele rechtbank; dit wordt de zogenaamde *uithandengeving* genoemd.[14]

Casus

Richards ouders worden op zondagochtend opgeschrikt als de politie bij hen aan de deur komt. Hun 16-jarige zoon is zojuist gearresteerd. De politie vertelt dat zij de jongen hebben opgepakt, nadat hij een ijzeren prullenbak in een parkje tot ontploffing had gebracht. De rondvliegende scherven hebben gelukkig niemand geraakt maar dat had wel kunnen gebeuren.

Richard had aan de politieagenten verteld dat hij al enige tijd bezig was geweest met het voorbereiden van deze daad, waarbij hij zich in het geheel niet had gerealiseerd dat het een strafbaar feit betrof. Hij was louter geïnteresseerd geweest in de kracht, het effect van de ontploffing. Gevaar had hij er niet van ingezien. Thuis in de schuur had hij de materialen staan die samen tot een ontploffing konden leiden. Via internet onderhield hij wereldwijd contact met anderen met dezelfde specifieke interesse, waarbij zij regelmatig hun ervaringen uitwisselden.

> De ouders zijn zeer geschrokken. Ze schrikken nog meer als ze later
> die dag horen dat hun zoon niet mee naar huis mag maar zal worden
> voorgeleid. Bij de voorgeleiding wordt de indicatie gesteld voor een pro
> Justitia-rapportage.
> Uit de pro Justitia-rapportage blijkt dat er sprake is van
> autismeproblematiek. De jongen wordt veroordeeld, waarbij is opgelegd
> dat hij zich aan de aanwijzingen van de jeugdreclassering dient te houden.
> Behandeling en begeleiding is gestart binnen een jeugdpsychiatrische
> polikliniek waarbij psycho-educatie een belangrijk onderdeel is. Binnen
> een paar maanden kan hij weer terug naar zijn eigen school. Hij is niet
> meer gerecidiveerd.

Literatuur

1. Emmerik JL, van. TBS gestelden: een gemeleerde gezelschap. In: Grone H, Drost M, editors. Handboek forensische geestelijke gezondheidzorg. Utrecht: De Tijdstroom; 2003.
2. Raes BCM, Miedema Ag, Pasesen LJ. De grenzen tussen de algemene en de forensische geestelijke gezondheidszorg. Tijdschift voor psychiatrie. 2001;43:575-8.
3. Visscher AJ, van de Kraats GB, van der Goot B, Braam AW. [Bad or mad? Thinking in terms of 'bad or mad' and the (possible) prosecution of offenses committed by the mentally ill]. Tijdschr Psychiatr. 2015;57(7):480-8. PubMed PMID: 26189416.
4. Vreugdenhil C, Doreleijers TA, Vermeiren R, Wouters LF, van den Brink W. Psychiatric disorders in a representative sample of incarcerated boys in the Netherlands. J Am Acad Child Adolesc Psychiatry. 2004;43(1):97-104. doi: 10.1097/00004583-200401000-00019. PubMed PMID: 14691365.
5. NIFP. Jaarbericht 2015 2015. Available from: www.nifpnet.nl/.
6. Duits N, Bartels H. Jeugdpsychiatrie en recht. Assen: van Gorcum; 2011.
7. Vinkers DJ, de Beurs E, Barendregt M, Rinne T, Hoek HW. The relationship between mental disorders and different types of crime. Crim Behav Ment Health. 2011;21(5):307-20. doi: 10.1002/cbm.819. PubMed PMID: 21755554.
8. Brand EFJM, Diks GJM. Richtlijnen voor risicotaxatie in de forensische diagnostiek: theorie en praktijk. Tijdschrift voor psychiatrie. 2001;43:801-11.
9. Lodewijks HPB, Doreleijers TA, de Ruiter C, de Wit-Crouls H. SAVRY: Handleiding voor gestructureerde risicotaxatie van gewelddadig gedrag bij jongeren. Assen: van Gorcum; 2006.
10. Canton WJ, van de Veer PJA, Verheul R, van den Brink RH. De voorspellende waarde van risicotaxatie bij de rapportage pro justitia Onderzoek naar de HKT-30 en de klinische inschatting. Tijdschift voor psychiatrie. 2004;46:525-35.
11. van Horn JE, Eisenberg MJ, van Kuik S, van Kinderen GM. [Psychopathology and recidivism among violent offenders with a dual diagnosis. A comparison with other subgroups of violent offenders]. Tijdschr Psychiatr. 2012;54(6):497-507. PubMed PMID: 22753182.
12. Smets H, Verelst R, Vandenberghe J. [Mentally ill and dangerous: civil commitment or internment? The Belgian judicial framework]. Tijdschr Psychiatr. 2009;51(4):217-25. PubMed PMID: 19434576.
13. Cosyns P, Koeck S, Verellen R. [Mentally disturbed offenders in Flanders]. Tijdschr Psychiatr. 2008;50 Spec no.:63-8. PubMed PMID: 19067302.
14. Wilson S, De Meulenaere J, van West D, Deboutte D. Dwangopname en- behandeling van minderjarigen. In: Benoit G, De Fruyt J, Nys H, Rommel G, Steegen G, e.a., editors. De bescherming van de persoon van de geesteszieke: ethische, medische en juridisch perspectieven. Brugge: Die Keure; 2010.

Cultuur

9.4 Cultuur in de psychiatrie

*Mario Braakman**

Inleiding

De culturele context bepaalt voor een groot deel of de klachten of symptoomverschijnselen die iemand vertoont binnen de *gezonde* norm vallen of geduid moeten worden als afwijkend en dus een symptoom van een ziekte. Natuurlijk is afwijken van de norm in een bepaalde samenleving op zichzelf niet genoeg om van een psychische aandoening te spreken. Ook de hinder of last die de persoon zelf of zijn sociale omgeving van de klachten ervaart speelt een rol. Deze hinder is deels cultureel bepaald, waarmee ook de vraag of er al dan niet sprake is van een psychiatrisch probleem in zekere mate cultureel bepaald wordt.

De dominerende opinieleiders in de westerse psychiatrie proberen zich steeds meer uit die culturele context los te maken. Men is op zoek naar de essentie van psychiatrische beelden, die zich in diverse culturen wel iets anders kunnen uiten maar uiteindelijk berusten op diepere, universele oorzaken. Dit proces van decontextualising maakt het juist moeilijker om de patiënt en zijn klachten te begrijpen. Het leidt er ook toe dat men binnen de westerse cultuur ontwikkelde ziekteconcepten of nosologische categorieën als universeel beschouwt en vervolgens transcultureel toepast. Het gevolg is dat men een in een bepaalde cultuur ontwikkeld concept toepast in een andere cultuur zonder te bekijken in hoeverre dat concept in die andere cultuur valide is (*category fallacy*). In wezen plakt men etiketjes van de ene cultuur op de andere, zonder dat duidelijk is of dat etiket dezelfde lading dekt.

In dit hoofdstuk is de culturele context het uitgangspunt, wetende dat de biologische en psychische context hiermee verbonden is (zie figuur 1).

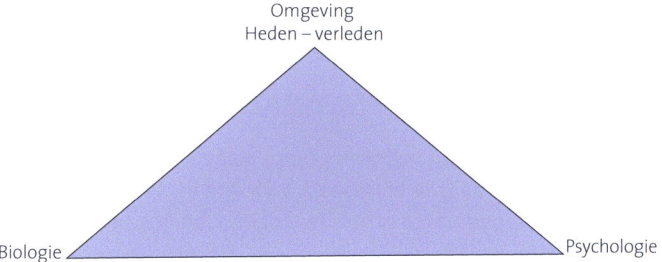

Figuur 1 Indeling van dit hoofdstuk in drie perspectieven

---

* Dr. Mario H. Braakman is antropoloog en psychiater, werkzaam bij Pro Persona.

Het culturele perspectief

Zicht krijgen op de eigen cultuur en van de ander is van groot belang om mensen met psychiatrische problematiek te kunnen begrijpen. We bespreken drie verschillende, aan elkaar verwante manieren om *de culturele ander* beter te begrijpen gedurende de diagnostiek en behandeling voor psychiaters in cross-culturele situaties (als patiënt en psychiater niet elkaars culturele achtergrond delen). De twee eerste benaderingen (*World Values Survey* en *Culturele dimensie* van Hofstede[1]) zien cultuur als een complex geheel dat het beste middels een aantal dimensies te begrijpen is. De derde benadering (de culturele formulering) is idiosyncratischer (persoonsgericht).

World Values Survey

De World Values Survey is een wereldwijd langlopend onderzoek. Er worden regelmatig representatieve, nationale steekproeven gehouden onder de bevolking van zo'n 100 landen, om zo de cultuur in die landen in kaart te brengen. Zo volgt men culturele veranderingen door de tijd (zie www.worldvaluessurvey.org). Een samenvatting van de bevindingen is de culturele kaart van Ingelhart en Welzel (zie figuur 2).

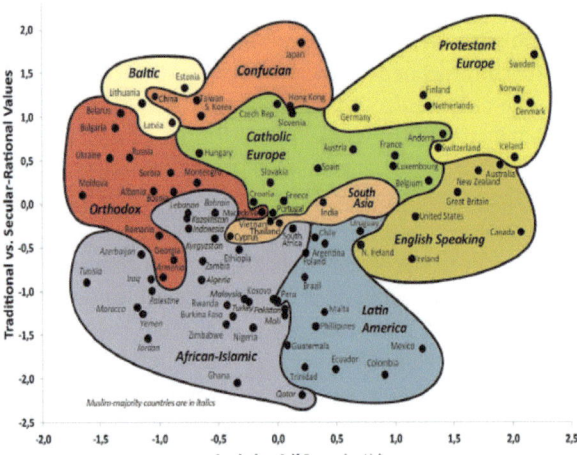

Figuur 2 Ingelhart Welzel Culturele kaart
Bron: VWS6, 2015.

Factoranalyse vereenvoudigt de wereldwijde culturele variatie tot twee dimensies, die circa 70% van de variatie verklaren: a) traditionele waarden versus seculier-rationele waarden en b) op overleven gerichte waarden versus op zelfexpressie gerichte waarden.

- *Traditionele waarden* staan voor een groot belang van religie, ouder-kindrelaties, traditionele familiewaarden en respect voor gezag. Mensen die deze waarden aanhangen verwerpen vaker echtscheidingen, abortus provocatus, euthanasie en suïcide.
- *Seculier-rationele waarden* zijn het tegenovergestelde: men legt minder nadruk op religie, gezag en familie en echtscheiding en dergelijke worden meer geaccepteerd.
- *Op overleven gerichte waarden* leggen veel nadruk op fysieke en economische zekerheid en zijn verbonden met een zekere mate van achterdocht en weinig tolerantie.

- *Op zelfexpressie gerichte waarden* laten meer tolerantie toe (allochtonen, homoseksualiteit), streven meer naar sekse-gelijkheid en staan voor minder machtsverschillen en grotere deelname eisen aan het politieke en economische leven.

In figuur 2 is goed te zien dat een land als Nederland (rechts boven) cultureel erg verschilt van Marokko (linksonder); op beide dimensies zijn er grote verschillen. Ook is te zien dat een land als Bulgarije erg verschilt van Nederland als het gaat om op overleven gericht zijn (Bulgarije) versus op zelfexpressie gericht zijn (Nederland) maar dat ze beide even sterk seculier-rationeel zijn. Het belang van deze database is dat men voor de diagnostiek relevante contextuele gegevens uit het land van herkomst van een patiënt kan vergelijken met gegevens uit Nederland: bijvoorbeeld hoe men over echtscheiding denkt in het land van herkomst of in hoeverre een hoge mate van achterdocht gebruikelijk is of niet. Men dient echter te waken voor stereotyperingen. De informatie uit deze database zegt nog niets over die ene patiënt waarmee de psychiater in de spreekkamer te maken krijgt maar geeft de spreiding aan hoe men in het land van herkomst over een en ander denkt.

Culturele dimensies van Hofstede

Een tweede perspectief op culturele dimensies is ontwikkeld door de Nederlandse psycholoog Hofstede.[1] Hij maakte gebruik van persoonlijkheidsvragenlijsten die in veel landen is afgenomen. De data uit deze steekproeven zijn vrij beschikbaar (http://geerthofstede.nl). Hofstede vergeleek vooral landen en gebruikte hiervoor het concept 'nationale cultuur' in plaats van etnische groeperingen. Zijn cultuurscores gaf hij vorm langs zes dimensies (zie tabel 1 en figuur 3). Zo blijkt een hoge score op machtsafstand gepaard te gaan met een hoge inkomensongelijkheid en is een hoge mate van individualisme gecorreleerd met nationale rijkdom. Een hoge score op masculiniteit in een land is negatief gecorreleerd aan het percentage van het nationale inkomen dat aan sociale zekerheid wordt uitgegeven.

Tabel 1 Cultuurscores volgens Hofstede

Machtsafstand (Hoog versus laag)	De mate van acceptatie door de minder machtige leden van een samenleving dat macht ongelijk verdeeld is
Individualisme (Individualisme versus collectivisme)	Individualisme is de mate waarin mensen vooral aan hun eigen belang en dat van hun gezin denken. Collectivisme is de mate waarin mensen zich deel van een groter geheel voelen en voor dat grotere geheel zorgen in ruil voor loyaliteit.
Masculiniteit (Hoog versus laag; masculien versus feminien)	Masculiniteit: dominante waarden in de samenleving zijn prestaties en succes. Femininiteit: de dominante waarden in de samenleving zijn kwaliteit van leven en zorgen voor anderen.
Onzekerheidsvermijding (Hoog versus laag)	De mate waarin mensen zich bedreigd voelen door onzekerheid en dubbelzinnigheid en dit trachten te vermijden.
Lange termijn gerichtheid (Versus korte termijn gerichtheid)	De mate waarin mensen een pragmatisch of toekomstgericht perspectief hanteren in plaats van een normatief of korte-termijn perspectief.
Hedonisme versus soberheid	De mate waarin mensen hun wensen en impulsen trachten te controleren.

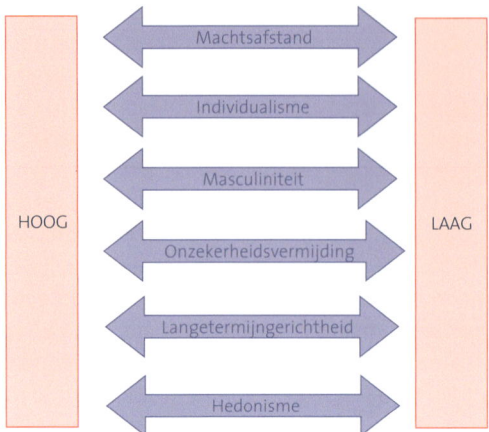

Figuur 3 Culturele dimensies van Hofstede
Met 'hedonisme' bedoelt Hofstede 'een relatief onbelemmerde bevrediging van fundamentele, natuurlijke menselijke verlangens om te genieten van het leven en plezier te maken'(p. 285).[1]

Ook in deze database is het mogelijk om bijvoorbeeld Marokko met Nederland te vergelijken (zie figuur 4).

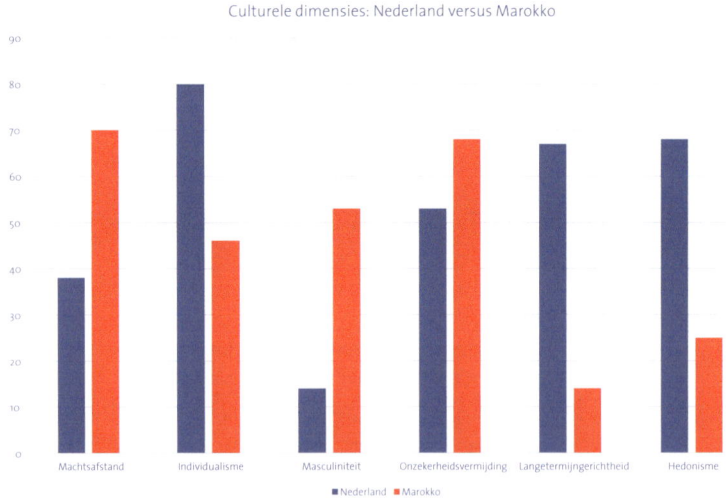

Figuur 4 Verschil tussen Marokko en Nederland
Ontleend aan Values Survey Module 2008.

Een vergelijking tussen Nederland en Marokko laat zien dat men in Nederland gelijke rechten en geringe hiërarchie belangrijker vindt. Ook is Nederland individualistischer en scoort Marokko hoog op masculiniteit oftewel meer gericht op competitief gedrag en succes, terwijl kwaliteit van leven en zorgen voor anderen meer gewaardeerd wordt in de Nederlandse cultuur. Landen die laag scoren op de lange-termijngerichtheid hebben de neiging om waarden en normen in ere te houden en wars te zijn van veranderingen. Nederland scoort hier hoog, hetgeen onder meer betekent dat men gemakkelijker gewoontes aanpast aan de veranderende omstandigheden en meer pragmatisch georiënteerd is.

Dergelijke achtergrondinformatie kan het de psychiater makkelijker maken om bepaalde denkbeelden en gedrag te interpreteren en kan voorkómen dat dit ten onrechte als pathologisch gezien wordt. Gevaar voor stereotypering ligt ook hier op de loer, vandaar ook de noodzaak van de culturele formulering.

De culturele formulering

Bij de culturele formulering maakt men gebruik van de patiënt (en zo mogelijk ook van de familie) om de relevante culturele informatie te vergaren. Middels een culturele anamnese brengt men de volgende factoren in kaart:
- de culturele identiteit van de patiënt;
- de cultuureigen ziekte-idiomen en verklaringsmodellen;
- de culturele factoren in de psychosociale omgeving;
- de culturele afstand tussen patiënt en hulpverlener.

De culturele formulering is in Nederland bewerkt tot praktische culturele interviews. Er zijn inmiddels culturele interviews beschikbaar voor de kinder- en jeugdpsychiatrie, de forensische psychiatrie, de verstandelijk gehandicaptenzorg, huisartsen en praktijkondersteuners.[2] Voor een overzicht van deze interviews zie: www.cultureelinterview.nl.

De culturele formulering blijft dicht bij de patiënt. Men verkrijgt culturele informatie van de patiënt zelf en garandeert in hoge mate dat de verkregen informatie juist die informatie is, die het beste de directe culturele werkelijkheid van deze patiënt weerspiegelt. Nadeel is dat het nogal tijdrovend kan zijn en niet altijd goed af te nemen is door het toestandsbeeld van patiënt. Van de drie geschetste opties om iets van de culturele context van patiënt te reconstrueren is deze laatste methode om de culturele context van een patiënt te begrijpen de meest concrete en klinisch het meest relevant.

Het psychologische perspectief

Vanuit het bovengeschetste culturele perspectief valt het psychologische perspectief van de culturele ander beter te begrijpen. De culturele achtergrond als context verklaart mede het psychisch functioneren en dus in hoeverre er sprake is van psychopathologie. Het (cultuur-) psychologisch perspectief richt zich meer op het individu en zijn gedrag in relatie tot zijn culturele context.[3]

Psychiatrische toestandsbeelden en symptomen

Lang zijn er debatten gevoerd tussen universalisten en relativisten over de vraag of psychiatrische problemen wereldwijd, dwars over culturen heen, voorkomen of niet. Universalisten gaan ervan uit dat de essentie van elk psychiatrisch syndroom overal voorkomt en hooguit de symptomatologie een cultureel tintje heeft. De WHO vond in multicenter onderzoek dat de prevalentie van depressies en psychosen gelijk verdeeld is over alle landen van de gehele wereld. Psychose zou wereldwijd even vaak voorkomen in verschillende bevolkingsgroepen en, opmerkelijk genoeg, in niet-Westerse landen vaker een gunstiger beloop hebben. Universalisten bedienen zich van de *category fallacy*. Zij tillen een in het Westen gedefinieerde diagnostische entiteit over de grenzen en bekijken met westers instrumentarium of elders dergelijke symptoomconglomeraties voorkomen.

Wereldwijd zijn hallucinaties redelijk prevalent. Hoewel een hallucinatie een psychotisch symptoom is wil dat niet zeggen dat er sprake is van een psychiatrisch syndroom, een ziekte of aandoening. In veel culturen bijvoorbeeld is het vanzelfsprekend dat auditieve hallucinaties onderdeel zijn van een normaal rouwverwerkingsproces. Ook magisch denken, dat dicht tegen psychotisch denken aanligt, kan eerder deel uitmaken van de cultuur en gemeenschappelijke overtuiging dan dat het wijst op een waan. Transcultureel vergelijkend onderzoek heeft alleen zin als er daadwerkelijk een onderliggend verklarend mechanisme is (etiologisch construct), dat zich in tal van culturen openbaart. Migranten in Nederland, onder andere Marokkaanse mannen, zouden een verhoogd risico op het psychosesyndroom (schizofrenie) hebben.[4] Bij nadere beschouwing bleek echter dat één derde van de Marokkaanse patiënten die conform een westers instrument een psychosesyndroom zouden hebben zelfs in het geheel geheel niet ziek bleek te zijn, één derde had een psychotische depressie, en slechts bij de resterende één derde bleef de diagnose psychosesyndroom overeind.[5] Hoewel dit laatste ook nog ter discussie staat.

De vraag doet zich voor of we in culturen, zoals de Berber-cultuur, die zelf geen woord voor somberheid of depressief kennen, wel kunnen spreken van de aanwezigheid van een depressie. Onze diagnostische termen zijn in principe onderling gemaakte afspraken die berusten op een combinatie van symptomen. Vaak zijn die symptomen en de clustering ervan sterk cultuurgebonden. Door abstracte concepten te creëren en ze uit hun socioculturele context te lichten doet men eerder afbreuk aan het transculturele begrip dan dat het dit vergroot. Kortom, een universalistische kijk is onhoudbaar gebleken. De cultureel relativistische kijk geeft vaker een beter beeld van het lijden van een patiënt, met aanknopingspunten voor de behandeling. Het begrijpen van de patient binnen zijn socioculturele context is in ieder geval voor de behandeling van de individuele patiënt en het sociaal netwerk waarmee deze is omgeven een veel vruchtbaarder principe. In veel culturen maakt men geen onderscheid tussen lichaam en geest en dus evenmin tussen psychische en lichamelijke aandoeningen. Gevolg is dat veel mensen gebruik maken van lichamelijk taalgebruik. In feite *somatiseren* allochtone patiënten niet. Anders gezegd, het middels lichamelijke klachten of metaforen uitdrukken van psychisch onwel bevinden is de norm, niet het verbaal met psychologisch woordgebruik aangeven van wat er mis is. Dat wij onze patiënten soms niet goed begrijpen is dan ook niet aan hen te wijten maar vaker aan onze eigen etnocentrische blik met de neiging om alles te 'psychologiseren'.

Cultuurgebonden psychiatrische syndromen

Er zijn bepaalde syndromen die dermate onder invloed van cultuur staan dat ze (vrijwel) uitsluitend in bepaalde cultuurgebieden voorkomen.

> **Koro**
>
> De overtuiging dat het mannelijk geslachtsdeel bezig is in de buik te verdwijnen, gepaard met angst om dood te gaan zodra dit gebeurd is (Zuidoost-Azië).

Dhat

Zaadverlies in de urine (India).

Latah

Een extreme schrikreactie met echolalie en echopraxie tot gevolg (Maleisië en Indonesië).

Taijin kyofusho

Een sociale fobie waarbij men bang is onbehagen bij de ander te veroorzaken (Japan).

Amok

In een plotseling opkomende vlaag van verstandsverbijstering iedereen die men tegenkomt van het leven trachten te beroven, inclusief uiteindelijk zichzelf (Maleisië, Indonesië).

Het gaat hier om toestandsbeelden die binnen hun specifieke culturele context een bepaalde betekenis krijgen die ze daarbuiten niet hebben. Uiteraard zijn er ook hier universalisten geweest die probeerden om syndromen uit hun culturele context te halen en vervolgens te gaan zoeken naar patiënten in andere culturen die aan hetzelfde beeld zouden lijden. Ze ontdoen hiermee dit beeld van hun culturele wortels waardoor ook dergelijke cultuurgebonden psychiatrische syndromen iets essentialistisch toebedeeld krijgen.

Persoonlijkheidsproblematiek

Om vast te stellen of een patiënt een persoonlijkheidssyndroom heeft, zijn tal van diagnostische concepten en instrumenten ontwikkeld. Het blijft echter een complex syndroom om goed te diagnosticeren. Vanuit de transculturele optiek komt daar nog een complicerende factor bij. Is het afwijkende gedrag of denken van een persoon te wijten aan een onderliggend persoonlijkheidsprobleem of is dit een gezond of normaal patroon in zijn cultuur van herkomst? Ofwel: is deze persoon in Nederland mogelijk psychisch ziek, terwijl in zijn land van herkomst de meeste mensen zich zo gedragen? In dat laatste geval zou er geen sprake zijn van een probleem in de persoonlijkheid maar louter van een verkeerde interpretatie op grond van een etnocentrische blik. Voorbeelden hiervan zijn mannelijke migranten uit bepaalde Latijns-Amerikaanse landen die met de paplepel een denk- en gedragsrepertoire ingegoten hebben gekregen dat hen tot volleerd macho moet doen uitgroeien. Machismo kenmerkt zich door een sterke, dominerende man in het gezin, superieur aan de vrouw, het ontlenen van een mannelijke identiteit door vrouwen te veroveren en harteloze seksualiteit. Bij de mannelijke perceptie behoort ook geweld, arrogantie, heerszuchtigheid en dominant-mannelijk en/of hooghartig gedrag. Indien zo'n man naar Nederland migreert en in de sociale interactie in conflicten of problemen verzeild raakt en vervolgens hulp zoekt is de verleiding groot om hem als iemand met een narcistische persoonlijkheid te bestempelen. Mits men hem los van zijn culturele context beoordeelt.

Diagnostisch dilemma

Vaak roepen allochtone patiënten diagnostische dilemma's bij de psychiater op: is het cultuurbepaald gezond gedrag of pathologisch? En vervolgens koppelt met hier de consequentie aan: het eerste hoeft men niet te behandelen, het tweede wel. Vaak leidt die diagnostische twijfel tot het uitstellen of afstellen van een persoonlijkheidslabel: bij migranten diagnosticeert men minder snel een persoonlijkheidsstoornis. De oplossing van deze diagnostische twijfel is relatief eenvoudig. Het enige dat men hoeft te doen is:
- de cultuur van herkomst buiten beschouwing laten;
- het verschil tussen ziek of gezond negeren.

Men bekijkt in welke mate de gedachten, gevoelens en gedragingen van een persoon hem of haar in de sociaal-culturele context van het gastland in de problemen brengt. Het gaat dan veel meer om in hoeverre een persoon met zijn nieuwe omgeving overweg kan en vice versa. Hoe moeilijker dit gaat des te groter is de kans dat zo iemand in de problemen komt, hetzij intrapsychisch, hetzij interpersoonlijk. Ook hier gaat het dus om adaptatievermogen, veerkracht en het tekortschieten van eventuele steunfactoren. De behandeling gaat dan in wezen om het aanpakken van maladaptief gedrag voor de context (of cultuur) waar de patiënt in leeft.

Acculturatie

Voor migranten moet men in beeld brengen hoe hun de acculturatie-strategie is, die ze bewust of onbewust kiezen in het gastland. Er zijn volgens Berry grofweg vier variaties mogelijk hoe individuen acccultureren.[6,7] (zie figuur 5).

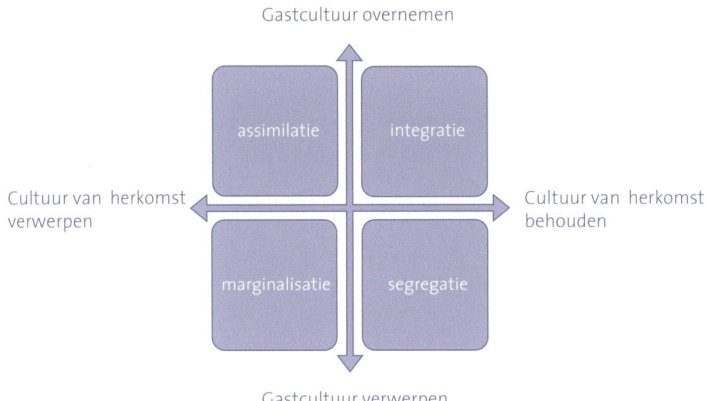

Figuur 5 Acculturatiemodel van Berry

Elke migrant bevindt zich ergens binnen deze twee dimensies. Vaststellen waar hij zich bevindt kan het inzicht in persoonlijke kwetsbaarheden en steunbronnen sterk vergroten.

De horizontale dimensie beschrijft de mate waarin een migrant zijn cultuur van herkomst behoudt of verwerpt en de verticale dimensie beschrijft de mate waarin een migrant de gastcultuur overneemt of niet. Duidelijke voorbeelden van segregatie ziet men bij de Amish en de Hutterieten in de Verenigde Staten, en bij de Yezidi's en veel Turkse vrouwen in Nederland. De eigen cultuur geeft steun en kracht maar dit gaat ten koste van het meedoen met de Nederlandse cultuur.

Psychotherapie

Psychotherapie is bij uitstek een behandelvorm waarbij taal en cultuur van eminent belang zijn. Vandaar dat er de laatste decennia veel cultuur-sensitieve aanpassingen zijn gekomen van in het Westen ontwikkelde therapievormen. Met name binnen de gedragstherapie[8] en specifiek voor de cognitieve gedragstherapie zijn er steeds meer *culturally adapted* vormen beschikbaar (en effectief gebleken).

Het biologische perspectief

Het biologische perspectief heeft zich binnen de culturele psychiatrie het minst ontwikkeld. Velen denken dat biologische factoren vrij universeel zijn en er behalve huidskleur en enkele andere uiterlijke kenmerken geen interetnische verschillen zijn. Dit is onterecht. En gebrek aan kennis op dit terrein kan onze allochtone patiënten erg tekortdoen. Twee biologische domeinen zullen aan bod komen: a) psychofarmaca en b) *cultural neuroscience*.[9]

Psychofarmaca

In toenemende mate blijkt dat kennis gebaseerd op de blanke westerling niet zonder meer op de hele mensheid van toepassing is. Tal van etnische groepen reageren anders op geneesmiddelen en hebben een ander bijwerkingenpatroon.[10] Er zijn interetnische verschillen beschreven:
- in de absorptiesnelheid;
- het metabolisme;
- de bloed-hersenbarrière;
- de mate van intracerebrale gevoeligheid van receptoren voor een bepaald geneesmiddel.

Verschillen die berusten op dieet, rookgewoonten maar vooral een genetische variatie per etnische groep. Genetische variaties van het enzymsysteem cytochroom P450-systeem zijn voor een groot deel verantwoordelijk voor verschillen in metabolisatie en halfwaardetijden. Belangrijkste variaties zijn gevonden voor CYP2C19 en CYP2D6.[11]
- *Langzame metaboliseerders*: een belangrijk deel van alle antidepressiva en antipsychotica, wordt daarom door veel mensen met een Aziatische en Afrikaanse herkomst vaker trager afgebroken. Deze patiënten hebben dan lagere hoeveelheden nodig om een optimaal effect te verkrijgen en krijgen eerder ongewenste effecten van de medicatie bij gebruikelijke doseringen.
- *Snelle metaboliseerders*: Noord-Europese patiënten hebben een kans van 1% dat ze supersnelle metaboliseerders (*rapid metabolisers*) zijn van psychofarmaca die via CYP2D6 worden gemetaboliseerd. In dat geval blijken gebruikelijke doseringen dan veel te gering te zijn om voldoende effect te hebben vanwege de doorgaans lagere bloedspiegels. Bij Spanjaarden, Grieken en Italianen (mensen van mediterrane herkomst) is de kans op supersnel metaboliseren niet minder dan 10%. Bij patiënten van Arabische komaf is het 20% en bij Somaliërs en Ethiopiërs komen supersnelle metaboliseerders zelfs tot 29% voor.

Dit betekent dat men bij deze patiënten rekening moet houden met de doseringen van antipsychotica als haloperidol of risperidon en een aantal bekende tricyclische antidepressiva en SSRI's.

Stemmingsstabilisatoren als lithium en carbamazepine kunnen meer bijwerkingen geven. Patiënten van Afrikaanse of Aziatische herkomst hebben minder hoge doseringen lithium nodig. Bij carbamazepine is zelfs een genetische test verplicht als patiënten uit bijvoorbeeld China en Thailand afkomstig zijn vanwege het ontstaan van potentieel fatale bijwerkingen (onder andere het Stevens-Johnsonsyndroom).

Er zijn ook basale fysiologische verschillen tussen populaties waargenomen die gevolgen kunnen hebben voor het voorschrijven van psychofarmaca. Zo is bekend dat veel etnische groepen een (gezonde) lagere hoeveelheid leukocyten in hun bloed hebben dan Westerse patiënten en daardoor ook vaak, ten onrechte, geen clozapine krijgen voorgeschreven indien dat geïndiceerd is omdat de richtlijnen op westerse normen zijn gebaseerd.[12]

Het is aan te raden om specifiek informatie op te zoeken voor een specifiek geneesmiddel en een specifieke etnische groep. Hiervoor is een website ontwikkeld: ethnopsychopharmacology.com.

Culturele neurowetenschappen

De evolutie van de mens is een co-evolutie van genen en cultuur.[13] Ook voor de psychiatrie is dit van belang. Zo blijkt er een sterke correlatie te bestaan tussen Hofstede's dimensie individualisme versus collectivisme en de (korte en lange) allelfrequentie van het serotonine transportergen.[13] Een kort S-allel in combinatie met verhoogde stressniveaus leidt tot een fors verhoogd risico op depressie en een hogere prevalentie van angstsyndromen.[14] Tal van prevalentie-studies laten zien dat in individualistische culturen het S-allel minder vaak voorkomt en in collectivistische culturen juist veel vaker. Toch blijkt er in collectivistische culturen, ondanks de hoge frequentie van het S-allel, geen hogere prevalentie van angst en stemmingssyndromen te zijn. Blijkbaar beschermt in collectivistische culturen deze culturele factor de dragers van het S-allel tegen chronische stressoren. Zo lijkt er sprake te zijn van een co-evolutie van gen-omgeving (of gen/omgevingsinteractie) waarbij cultuur de expressie en selectie van genetische varianten vormt en omgekeerd. Genen dragen bij aan de vorming en aanpassing van de cultuur.

Conclusie

Etnische verschillen tussen mensen, als optelsom van culturele en biologische verschillen, blijken nooit een kwestie van wit versus zwart te zijn maar betreffen altijd dimensionele verschillen. In dit hoofdstuk zijn tal van dimensies besproken in de verwachting dat het de lezer zal helpen om de soms complexe socioculturele context van allochtone patiënten beter te begrijpen en daarmee deze patiënten beter te kunnen behandelen. Men dient nooit uit het oog te verliezen dat intra-etnische variatie tussen mensen veelal groter is dan inter-etnische variatie. Ook al komt iemand uit een bijzonder deel van onze wereld, dit zegt nog weinig over iemands manier van denken en doen. Pas het combineren van zoveel mogelijk verschillende dimensies brengt ons dichter bij de (klinische) werkelijkheid van onze individuele patiënt. Uiteindelijk is ieder mens uniek.

Websites
- De database van de World Values Survey: www.worldvaluessurvey.org.
- Culturele interviews zijn hier te vinden: www.cultureelinterview.nl.
- Informatie over psychofarmaca en etniciteit: ethnopsychopharmacology.com.
- Informatie over het metabolisme van psychofarmaca: http://medicine.iupui.edu/clinpharm/ddis/main-table.

Youtube
- Ingelhart Welzel Culturele Kaart en hoe de landen in de periode tussen 1981 en 2015 verschuiven langs de twee dimensies: https://youtu.be/AiIpymGeGoo
- Chiao over culturele neurowetenschappen: https://youtu.be/G8pZlupf-7o
- Uitleg over het culturele formulering interview: https://youtu.be/IqFrszJ6iP8

Literatuur
1. Hofstede GJ, Minkov M. Allemaal andersdenkenen. Omgaan met cultuurverschillen. Steenwijk: Business contact; 2014.
2. de Zeeuw P, Schnack HG, van Belle J, Weusten J, van Dijk S, Langen M, et al. Differential brain development with low and high IQ in attention-deficit/hyperactivity disorder. PLoS One. 2012;7(4):e35770. doi: 10.1371/journal.pone.0035770. PubMed PMID: 22536435; PubMed Central PMCID: PMCPMC3335015.
3. van Oudenhoven JP. Crossculturele psychologie. De zoektocht naar verschillen en overeenkomsten tussen culturen. Bussum: Coutinho; 2012.
4. Veling W, Susser E, van Os J, Mackenbach JP, Selten JP, Hoek HW. Ethnic density of neighborhoods and incidence of psychotic disorders among immigrants. Am J Psychiatry. 2008;165(1):66-73. doi: 10.1176/appi.ajp.2007.07030423. PubMed PMID: 18086750.
5. Zandi T. The role of cultural background in diagnosing psychotic disorders. Misclassification of psychiatric symptoms in Moroccan immigrants in the Netherlands. 's Hertogenbosch: Boxpress; 2014.
6. Berry JW. Immigration, Acculturation, and Adaptation. Applied Psychology: An International Review. 1997;46(1):5-34. doi: 10.1111/j.1464-0597.1997.tb01087.x.
7. Berry JW, Poortinga YH, Breugelmans SM. Cross-Cultural Psychology: Research and Applications (3rd Edition). Cambridge: Cambridge University Press; 2011.
8. Fong EH, Catagnus RM, Brodhead MT, Quigley S, Field S. Developing the Cultural Awareness Skills of Behavior Analysts. Behavior Analysis in Practice. 2016;9(1):84-94. doi: 10.1007/s40617-016-0111-6.
9. Chiao JY. Cultural Neuroscience: Cultural influences on brain function. London, United Kingdom: Elsevier Science; 2009.
10. Bateman A, Fonagy P. 8-year follow-up of patients treated for borderline personality disorder: mentalization-based treatment versus treatment as usual. Am J Psychiatry. 2008;165(5):631-8. doi: 10.1176/appi.ajp.2007.07040636. PubMed PMID: 18347003.
11. Flockhart D. Drug interactions, Cytochrome P450 drug interactions table. 2007.
12. Braakman MH. Benigne etnische neutropenie en clozapine. Psyfar. 2009;4:54-7.
13. Chiao JY, Blizinsky KD. Culture-gene coevolution of individualism-collectivism and the serotonin transporter gene. Proc Biol Sci. 2010;277(1681):529-37. doi: 10.1098/rspb.2009.1650. PubMed PMID: 19864286; PubMed Central PMCID: PMCPMC2842692.
14. Caspi A, Hariri AR, Holmes A, Uher R, Moffitt TE. Genetic sensitivity to the environment: the case of the serotonin transporter gene and its implications for studying complex diseases and traits. Am J Psychiatry. 2010;167(5):509-27. doi: 10.1176/appi.ajp.2010.09101452. PubMed PMID: 20231323; PubMed Central PMCID: PMCPMC2943341.

Intellect

9.5 Intelligentie en psychiatrie

Marianne Kasius en Therese van Amelsvoort[*]

Adsiduus usus uni rei deditus et ingenium et artem saepe vincit.
(Volhardende oefening gericht op één onderwerp wint het dikwijls van intelligentie en vakmanschap).

Cicero, Romeins staatsman en schrijver, 106 v.Chr. – 43 v.Chr.

Inleiding

Het ontstaan en beloop van psychopathologie staat zeker niet los van iemands intellectuele vermogens. In de dagelijkse praktijk blijkt dit vaak onbekend. Vaak vergeet men rekening te houden met het niveau van intellectueel functioneren. Mensen met een lagere dan gemiddelde intelligentie zijn over het algemeen kwetsbaarder en hulpbehoevender dan normaal begaafde mensen. Deze kwetsbaarheid zorgt voor een verhoogd risico op psychopathologie. Het merendeel van dit hoofdstuk zal over deze groep gaan. Dat mensen met een hogere dan gemiddelde intelligentie ook hun eigen problemen hebben heeft pas zeer recent meer aandacht gekregen. Waarbij ook hoogbegaafdheid een kwetsbaarheid kan zijn voor psychopathologie.

Beschrijving

De World Health Organization definieert *verstandelijke beperking* als volgt:'een significant verminderde bekwaamheid om nieuwe of complexe informatie te begrijpen en om nieuwe vaardigheden aan te leren'.

Dit resulteert in een verminderde bekwaamheid om onafhankelijk te leven en in een beperkt sociaal functioneren. De beperking hangt niet alleen af van de gezondheid en de beperkingen van het individu maar wordt ook bepaald door de inspanningen tot ondersteuning van de omgeving. Deze ondersteuning beoogt vooral de deelname en integratie in de maatschappij.

De nieuwe term *Intellectual Developmental Disorder* (Intellectuele ontwikkelingsstoornis) is in de Amerikaanse literatuur in de plaats gekomen van *Mental Retardation* en benadrukt dat het gaat om een stoornis in de ontwikkeling van het brein. De criteria voor een verstandelijke ontwikkelingsstoornis zijn: een actueel intellectueel tekort, een tekort in adaptief functioneren tot conceptuele, sociale en praktische vaardigheden en een ontstaan vóór de leeftijd van 18 jaar (hoewel de ontstaansleeftijd in de praktijk

---

* Dr. Marianne Kasius is psychiater, werkzaam bij MFC de Banjaard in Den Haag.
Prof.dr. Therèse van Amelsvoort is psychiater en bijzonder hoogleraar Transitiepsychiatrie bij de Universiteit Maastricht.

niet altijd te achterhalen is en mensen met een verstandelijke beperking soms pas op volwassen leeftijd voor het eerst als zodanig herkend worden).

Epidemiologie

De prevalentie van verstandelijke beperking wordt wereldwijd geschat op 1 tot 4%, waarbij de prevalentie het hoogst is in ontwikkelingslanden (World Health Organization, 2007). Ondanks de beperkingen van het wetenschappelijke onderzoek op dit terrein wijzen alle resultaten op een verhoogde prevalentie van psychiatrische problemen bij een verstandelijke beperking. Ook het risico op psychiatrische comorbiditeit is verhoogd en gaat van 40 tot 70%.[1] Einfeld en Tonge vonden dat 40% van de kinderen van 4 tot 18 jaar met een IQ < 70 ernstige emotionele problemen en gedragsproblemen had. Van deze groep kreeg echter minder dan 10% de gespecialiseerde psychiatrische zorg die ze eigenlijk nodig zou hebben.[2]

Epidemiologisch onderzoek bij subgroepen gebeurde tot nu toe vooral bij volwassenen en de volgende bevindingen zijn opvallend: alle psychiatrische aandoeningen worden ook bij verstandelijk beperkten beschreven maar het prevalentiepatroon verschilt sterk. Bijvoorbeeld: het psychosesyndroom komt voor bij 3% van de verstandelijk beperkte volwassenen en bij 0,8% in de gewone bevolking (zie hoofdstuk 8.8). Depressie daarentegen is veel frequenter bij normaal begaafde mensen (15%) dan bij verstandelijk beperkte volwassenen (1,3-3,7%). Recente onderzoeken[3] voeren aan dat de prevalentie van psychiatrische syndromen piekt bij de matig verstandelijk beperkten wat betreft angst, depressie en psychose. Bipolair- en dwangsyndroom komen even frequent voor bij matig en ernstig verstandelijk beperkten. Deze resultaten suggereren dat het verband tussen cognitief niveau en psychiatrische aandoening afhankelijk is van het bestudeerde syndroom.

Een van de problemen kan zijn dat hulpverleners en onderzoekers die minder bekend zijn met patiënten met een verstandelijke beperking de diagnoses missen. Hoewel depressie in deze doelgroep niet ongewoon is stelt men de formele diagnose weinig. Wanneer men diagnostische criteria aanpast door observaties toe te voegen, zoals bijvoorbeeld verdriet, irritatie, verminderde sociale interactie, verlies van vaardigheden, slaapstoornissen en agressie, werd in studies aangetoond dat depressie waarschijnlijk veel vaker voorkomt en de symptomen goed farmacologisch te behandelen moeten zijn.[4]

Indeling van de ontwikkelingsstoornis

De gemiddelde intelligentie wordt vastgesteld op 100. Zowel naar boven als naar beneden is een gausse-verdeling waarbij naar de uiteinden toe de problemen steeds meer toenemen. Boven een IQ van 130 spreken we over hoogbegaafdheid. Aan de andere kant van het spectrum spreken we achtereenvolgens van *zwakbegaafdheid* (IQ 71-85) (ruim 10% van de bevolking). De mensen met zwakbegaafdheid vallen vaak tussen wal en schip. Ze worden soms overschat of overvraagd, wat makkelijk kan leiden tot problemen. Binnen de GGZ worden deze mensen niet altijd herkend en adequaat bediend. Juist bij deze groep blijkt er een hoge prevalentie van met name PTSS en persoonlijkheidsproblematiek.[5]

De benaming *verstandelijke beperking* gebruikt men voor mensen met een intelligentiequotiënt (IQ) lager dan 70. De groep van verstandelijk beperkten is vervolgens onder te verdelen in de categorieën *licht* (IQ 55-70), *matig* (IQ 40-55), *ernstig* (IQ 25-40)

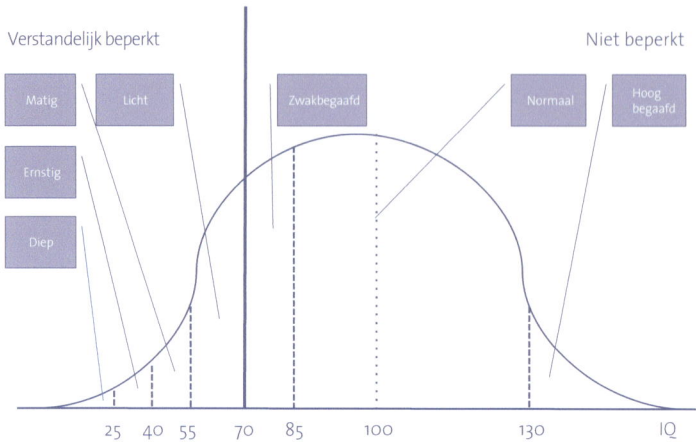

Figuur 1 Verdeling van IQ en indeling van verschillende ontwikkelingsproblemen

en *diep* (IQ<25). De indeling in lichte, matige, ernstige en diepe verstandelijke beperking geeft binnen een grote groep een algemeen idee van de ondersteuningsbehoeften.

Naast een vastgestelde verstandelijke beperking op basis van IQ is het dus van groot belang in kaart te brengen met welk niveau van adaptief functioneren men te maken heeft. Met adaptief functioneren bedoelt men de manier van omgaan met de eisen van het dagelijks leven.

Hierbij maakt men de volgende indeling in belangrijke domeinen:
- *cognitieve domein*: vaardigheden op het gebied van taal, lezen, schrijven, rekenen, redeneren, kennis en geheugen;
- *emotionele en sociale domein*: sociale vaardigheden, empathie, sociaal beoordelingsvermogen, communicatievaardigheden en mogelijkheden om vriendschappen en relaties te sluiten en behouden;
- *praktische domein*: praktische vaardigheden, zelfverzorging, professionele verantwoordelijkheid, beheer van geld ontspanning en organiseren van school- of werktaken.

De mate waarin een verstandelijk beperkt persoon hulp nodig heeft lijkt veeleer af te hangen van het niveau van adaptief functioneren dan van een IQ-score alleen.

Cognitieve domein – ontwikkelingsperspectief

Bij peuters zijn er meestal binnen het cognitieve domein nog geen duidelijke verschillen merkbaar. Jongeren met een lichte verstandelijke beperking hebben een beperkt werkgeheugen, waardoor executieve functies onvoldoende zijn ontwikkeld. Executieve functies zijn de vermogens om dingen te organiseren, te focussen en impulsen onder controle te houden. Dit houdt in dat mensen met een lichte verstandelijke beperking moeite hebben met het onthouden en verwerken van informatie. Ook het taalgebruik en taalbegrip blijft door dit beperkte werkgeheugen achter, waardoor ze minder goed begrijpen wat anderen zeggen. Als er sprake is van een matige of ernstige verstandelijke beperking is er binnen het cognitieve domein voortdurend begeleiding nodig bij het volbrengen van dagelijkse cognitieve taken. Vaak nemen andere personen de verantwoordelijkheid hiervoor volledig over.

Emotionele en sociale domein – ontwikkelingsperspectief

De emotionele ontwikkeling van jongeren en volwassenen met een lichte verstandelijke beperking stagneert veelal op het niveau van een schoolkind. Sociaal-emotionele vaardigheden die pas op een latere leeftijd tot (verdere) ontwikkeling komen, zoals empathie, geweten, liefde en seksualiteit, blijven achter en zijn vaak minder goed ontwikkeld. Met oefening zijn licht verstandelijk beperkten wel in staat hun sociale leven vorm te geven. Voor de ernstiger beperkingen geldt echter dat het sociale beoordelingsvermogen en de vaardigheden om beslissingen te nemen beperkt zijn en dat bij het nemen van belangrijke beslissingen altijd ondersteuning door verzorgers nodig is. Sociale en communicatieve ondersteuning op het werk of de dagbesteding is nodig.

Voor bijna alle vormen van een verstandelijke beperking geldt dat er sprake is van een afwijkende sociale informatieverwerking. Sociale informatieverwerking is belangrijk bij het leren van bepaald gedrag in een sociale context. Een afwijkende sociale informatieverwerking betekent dat iemand vijandiger of juist passiever reageert op bepaalde sociale situaties. Dit kan negatieve gevolgen hebben, zoals minder acceptatie en meer afwijzingen. Of dat men informatie uit de omgeving niet goed begrijpt met een achterdochtige interpretatie tot gevolg. Wanneer er geen sprake is van een zichtbare handicap kan er vaak sprake zijn overvraging in sociale situaties. Dit zorgt voor faalervaringen. Deze negatieve ervaringen in het sociale verkeer kunnen zorgen voor een slechter zelfbeeld en weinig zelfvertrouwen. Dit kan tot gevolg hebben dat mensen met een verstandelijk beperking zich verder afzonderen, waardoor zij nog minder sociale ervaringen opdoen. Er kan zodoende een vicieuze cirkel ontstaan.

Praktische domein – ontwikkelingsperspectief

Binnen het praktische domein kunnen licht verstandelijk beperkten vaak goed functioneren. Zelfverzorging is meestal (leeftijds)adequaat. Bij de uitvoering van complexe taken heeft het kind meer hulp nodig dan leeftijdsgenoten. Volwassenen hebben hulp nodig bij het doen van boodschappen, vervoer buitenshuis, organisatie van de zorg voor huis en kinderen, bereiding van gezonde maaltijden, regeling van geld- en bankzaken. Vrijetijdsbesteding en sportbehoeften zijn hetzelfde als die van leeftijdgenoten maar er is ondersteuning nodig bij het organiseren van en zich goed voelen bij deze activiteiten. Volwassenen kunnen werk aan dat weinig conceptuele vaardigheden vraagt. Ze hebben ondersteuning nodig bij beslissingen over gezondheid, legale zaken, het aanleren en competent uitvoeren van een beroep en de zorg voor een gezin. Voor ernstiger verstandelijke beperkten kunnen vaardigheden voor zelfredzaamheid, zoals eten, aankleden, verzorging en zindelijkheid goed worden aangeleerd, al duurt het vaak langer om deze taken aan te leren en zelfstandig te kunnen uitvoeren. Hetzelfde geldt voor het uitvoeren van eenvoudige huishoudelijke taken. Soms slagen volwassenen erin eenvoudig werk uit te voeren dat beperkte cognitieve en communicatieve vaardigheden vereist. Hiervoor is wel veel ondersteuning van collega's, supervisoren en begeleiding nodig. Hobby's en sport zijn mogelijk als er naast begeleiding extra ruimte en tijd wordt geboden om deze activiteiten aan te leren. Een goed voorbeeld hiervan zijn de G-sportafdelingen binnen reguliere sportclubs.

Ernstig verstandelijk beperkten

Bij zeer ernstig verstandelijk beperkten is het moeilijk om nog onderscheid te maken tussen de verschillende domeinen. Meestal is er geen spraak en kunnen voorwerpen gebruikt worden om te communiceren waarmee dan ook het sociale en emotionele proces gediend wordt. Wanneer eenvoudige handelingen met voorwerpen wel mogelijk zijn kunnen zij die toepassen bij eenvoudig werk als dagbesteding maar dan wel met veel ondersteuning. Ontspanningsactiviteiten bestaan uit het luisteren naar muziek, kijken naar films, wandelen, deelname aan activiteiten maar altijd met ondersteuning van anderen. Bij deze groep spelen ook vaak comorbide motorische en sensorische beperkingen, die veel vormen van communicatie onmogelijk maken. Een minderheid vertoont onaangepast gedrag dat door gebrek aan communicatiemogelijkheden vaak moeilijk te reguleren is. Onaangepast gedrag, zoals automutilatie, kan aanwezig zijn en is vaak moeilijk te behandelen.

Hoogbegaafdheid

Hoogbegaafdheid (IQ>130) komt bij ongeveer 2% van de bevolking voor. Deze mensen vormen een risicogroep aangezien de reguliere systemen onvoldoende rekening houden met hun denkniveau. Hierdoor kunnen soms gedragsproblemen, onderprestatie en eenzaamheid optreden op scholen en kan er op de werkvloer sprake zijn van disfunctioneren, conflicten, en overspannenheid. Er is nog onvoldoende onderzoek naar de ontwikkeling van psychopathologie bij hoogbegaafden. Wel erkent men nu steeds meer dat deze doelgroep zowel op school als op de werkvloer speciale aandacht verdient.

Verklarende mechanismen
Biologische mechanismen

De belangrijkste risicofactoren voor het ontstaan van een ontwikkelingsstoornis zijn:
- specifieke genetische aandoeningen;
- hoge leeftijd van de moeder;
- consanguiniteit (bloedverwantschap tussen beide ouders);
- verminderde perinatale zorg;
- nutritionele tekorten en infecties;
- blootstelling aan toxische agentia.[6]

Trauma's worden ook genoemd, maar het verband met de verhoogde prevalentie van verstandelijke beperking is wetenschappelijk niet bewezen.[7]

De etiologie van verstandelijke beperking is onbekend bij 45 tot 63% van de licht verstandelijk beperkten en bij 30 tot 40% van de matig tot diep verstandelijk beperkten.[8]

Prenatale oorzaken omvatten genetische aandoeningen en niet-genetische aandoeningen.

Genetische aandoeningen

Genetische aandoeningen zijn detecteerbaar met routine chromosomaal onderzoek.

De chromosomale afwijkingen worden onderverdeeld in:
- numerieke afwijking van het aantal chromosomen, bijvoorbeeld trisomie 21 of het syndroom van Down;
- structurele afwijking van de structuur van het chromosoom, bijvoorbeeld ongebalanceerde translocatie tussen twee chromosomen (waarbij er een stukje uit

een chromosoom ontbreekt (deletie) of er in een ander chromosoom een stukje te veel is (partiële trisomie).

Monogene aandoeningen die gepaard gaan met verstandelijke beperking hebben verschillende wijzen van overerving: X-gebonden overervingspatroon of autosomaal overervingspatroon (dominant of recessief). Fragiele X-syndroom is de meest voorkomende erfelijke vorm van verstandelijke beperking.[9] De aandoening is X-gebonden met dominante overerving met kans op verstandelijke beperking. Het fragiele X-syndroom is het gevolg van een afwijking op Xq27.3 en komt voor bij 1/4000 mannen. De premutatie wordt geschat op 1/259 vrouwen. Hier volgen een paar voorbeelden.

- *Kabuki-syndroom* is een voorbeeld van gen-identificatie door middel van exome sequencing, een nieuwe moleculaire techniek om fouten in het genetisch materiaal op te sporen. Het syndroom wordt gekenmerkt door lichte tot matige verstandelijke beperking, faciale dysmorfie met boogvormige wenkbrauwen, lange en dikke wimpers, fijne oogspleten met een naar buiten gedraaid onderste ooglid, foetale vingertopkussentjes en cardiale en skeletafwijkingen.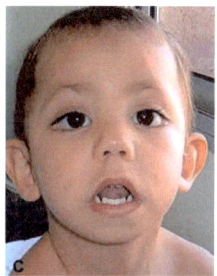
- *Syndroom van Rett* is een aangeboren aandoening die vrijwel alleen bij meisjes voorkomt en leidt tot ernstige geestelijke en lichamelijke invaliditeit. Het betreft een X-gebonden dominante stoornis die bij jongetjes (voor de geboorte) letaal is.
- *22q11.2 Deletie syndroom* (DiGeorge-syndroom of velocardiofaciaal syndroom, VCF), het meest voorkomende microdeletiesyndroom. De kenmerken van dit syndroom verschillen per persoon. Er kan sprake zijn van een karakteristiek gezicht, hartafwijkingen, afweerstoornissen en diverse psychische symptomen.
- *Syndroom van Klinefelter* is een genetische aandoening bij alleen mannen, waarbij er tenminste een X-chromosoom te veel voorkomt.

Niet-genetische oorzaken

De belangrijkste niet-genetische prenatale oorzaken van verstandelijke beperking zijn:
- blootstelling aan toxische stoffen (onder andere alcohol, nicotine, cocaïne) vroeg in de zwangerschap;
- blootstelling aan chemicaliën (onder andere zware metalen, abortiva);
- medicatie (onder andere thalidomide, fenytoïne, warfarine) vroeg in de zwangerschap;
- jodium- en foliumzuurtekorten;
- bestraling;
- ernstige ondervoeding tijdens de zwangerschap;
- rhesus incompatibiliteit;
- placentaire disfunctie;
- maternale infecties (rubella, syfilis, toxoplasmose, cytomegalievirus en HIV);
- ziekten van moeder, zoals diabetes, hart- en nieraandoeningen.[10]

Alcohol, de meest bekende teratogene stof, kan het foetaal alcoholsyndroom (FAS) veroorzaken. In westerse landen wordt de prevalentie op 1 op de 1000 geboorten geschat.

FAS wordt gekarakteriseerd door dysmorfe kenmerken, pre- en postnatale groeiachterstand, microcefalie en verstandelijke beperking, hyperactiviteit en aandachtsproblemen.[11]

Virale infecties bij de moeder kunnen interfereren met de organogenese. Hoe vroeger in de zwangerschap de infectie plaatsvindt, hoe ernstiger de afwijking. Als voorbeeld hiervan geldt congenitale rubella (rode hond). Een infectie in de eerste maand tast 50 tot 80% van de embryo's aan, in de derde maand daalt dat percentage naar 15%. De aandoening kan een verstandelijke beperking geven naast visuele en auditieve stoornissen, congenitale hartafwijkingen en gedragsproblemen. Andere voorbeelden zijn het cytomegalovirus en congenitale toxoplasmose. Het congenitaal humaan immuundeficiëntievirus (HIV) komt steeds vaker voor en kan een encefalopathie veroorzaken die wordt gekarakteriseerd door microcefalie, neurologische uitval, verstandelijke beperking, cerebellaire symptomen en gedragsstoornissen.

De voornaamste perinatale oorzaken van verstandelijke beperking zijn pre-eclampsie en/of perinatale asfyxie.

Postnatale oorzaken van een verstandelijke beperking zijn meestal een traumatisch hersenletsel en ziektes. Omgevingsfactoren zoals loodintoxicatie en ernstige verwaarlozing, ernstige en langdurige ondervoeding, mishandeling en/of onderstimulatie tijdens de vroege kinderjaren behoren eveneens tot de postnatale oorzaken van een verstandelijke beperking.

Er blijkt een significant verband te zijn tussen armoede en prevalentie van verstandelijke beperking. Dit verband weerspiegelt twee verschillende processen:
- armoede veroorzaakt verstandelijke beperking omdat er blootstelling is aan ongunstige omgevings- en psychosociale factoren;
- volwassenen met een verstandelijke beperking of families met een verstandelijk beperkt familielid hebben een verhoogd risico op armoede omdat er een grote financiële en sociale impact is van de verzorging en omdat ze vaker worden uitgesloten van werk.

Waarschijnlijk is de associatie van verstandelijke beperking met armoede verantwoordelijk voor de sociale ongelijkheid die deze families ervaren.[12]

Psychologische mechanismen

Net zoals bij normaal begaafden kan stress leiden tot psychopathologie. Die stress kan eindeloos veel veroorzaken hebben: veranderingen in de leefomgeving (zoals verhuizing, verandering van leefgroep), verandering van school, het overlijden of vertrek van een familielid, vriend of verzorger, ziekte of ongeval, een niet aangepaste leefomgeving met drukte, lawaai en gebrek aan privacy, overvraging op school of werk, familiale problemen met conflicten tussen de familieleden, verwaarlozing, mishandeling, seksueel misbruik, problemen met leeftijdgenoten (zoals pesterijen) en uitsluiting, frustratie ten gevolge van communicatieproblemen of de onmogelijkheid om zelf te beslissen over school, werk dagbesteding en toekomst.

Terwijl de omgeving vaak een bron van stress is kunnen andere omgevingsfactoren (zoals een goed onderbouwd sociaal netwerk) ondersteunend zijn en psychiatrische problemen opvangen of voorkomen. Helaas bieden de leefomstandigheden en het sociale netwerk van verstandelijk beperkte kinderen en volwassenen in de praktijk niet zoveel ondersteuning. De kinderen hebben gewoon weinig tot geen controle over hun leefomstandigheden en soms moeten ze noodgedwongen verhuizen naar een totaal vreemde omgeving waar niemand hen kent, zoals bijvoorbeeld een beschermde woonomgeving. Zelfs als ze daar een vaste thuisbasis hebben moeten ze steeds opnieuw leven met een verlies van vertrouwde personen ten gevolge van personeelswisselingen en bezuinigingen.

Er is een verhoogd risico op uitsluiting en stigmatisering door leeftijdgenoten. Het niet aanvaard worden in de maatschappij en het huidige opvangtekort (met lange wachtlijsten en de daaruit voortvloeiende afwijzingen) kunnen leiden tot verminderde eigenwaarde.

Verstandelijk beperkte mensen zijn vaker het slachtoffer van lichamelijk en/of seksueel misbruik. Lichamelijke aandoeningen, zoals epilepsie en comorbide somatische aandoeningen, betekenen een extra emotionele belasting.

Gezinnen met één of meerdere verstandelijk beperkte kinderen ervaren meer stress en spanning. Anderszins zijn er soms ook positieve gevolgen voor gezinnen. In gezinnen met een kind met het syndroom van Down is er minder pessimisme, kan er meer voldoening en een betere moeder-kindrelatie zijn: *the Down advantage*.[13]

Lichamelijke problemen

Neurologische afwijkingen, zoals epilepsie of een intracraniaal ruimte-innemend proces, geven soms als eerste symptoom een gedragsverandering.

Een beperkte visus heeft een invloed op het emotionele en sociale leven en leidt tot verminderde prestaties of moeilijk gedrag, zoals bijvoorbeeld het steeds weer kwijt of kapot maken van een niet aangepaste bril. Een prospectief onderzoek in 2003 vond oftalmologische problemen bij 79% van de matig verstandelijk beperkten (42% had een bril nodig, 12% had cataract en 25% had verdere behandeling nodig). Schrijnend is dat vóór dit onderzoek slechts 13% een bril droeg en bij slechts 3% van de bewoners werd vermeld dat hij/zij een oftalmologisch onderzoek had ondergaan.[14]

Pijn moet altijd worden uitgesloten als een oorzaak van moeilijk gedrag. Gastro-intestinale reflux met oesofagitis, obstipatie en cariës veroorzaken pijn én moeilijk gedrag bij ernstig en diep verstandelijk beperkten. Onderzoek toonde aan dat gastro-oesofageale reflux frequent voorkomt bij volwassenen met een IQ lager dan 50: ongeveer de helft had een afwijkende 24-uurs pH-metrie en 70% van hen heeft refluxoesofagitis. Behandeling geeft soms een spectaculaire verbetering van de klachten. Het is al lang bekend dat kiespijn een frequente oorzaak is van gedragsproblemen bij ernstig en zeer ernstig verstandelijk beperkten.

Psychofarmaca

Interacties van verschillende psychofarmaca en bijwerkingen van andere medicatie worden vaak over het hoofd gezien als mogelijke oorzaken van gedragsproblemen. Door verkeerde interpretatie van toename van agitatie verhoogt men (in de crisisdienst) vaak de dosis van de medicatie, waardoor de toestand verder verergert. Ook stoppen van de medicatie kan leiden tot agitatie, gedragsproblemen en toename van onvrijwillige bewegingen.

Interventies
Farmacologische interventies

Bij adequaat gebruik van medicatie, bij symptomen waarvoor een duidelijke indicatie aanwezig is, kan, mits rekening houdend met de verstandelijke beperking, het functioneren verbeteren waardoor de kwetsbaarheid iets zal afnemen.

Psychotherapeutische interventies

Therapeuten hebben lang gedacht dat psychotherapie onmogelijk was bij verstandelijk beperkten. Verschillende vormen van psychotherapie kunnen echter succesvol worden toegepast bij verstandelijk beperkte kinderen en volwassenen. Niet alle verstandelijk beperkten komen in aanmerking voor psychotherapie: houdt rekening met het cognitief niveau, de bekwaamheid om relaties aan te gaan en de communicatieve vaardigheden. Het doel van de therapie moet realistisch zijn en het moet mogelijk zijn om dit doel tijdens het verloop van de therapie aan te passen. Een van de belangrijkste doelen van een therapie is verbetering van het zelfbeeld.[15] Relaxatietherapie en psychomotore therapie (PMT) kan nuttig zijn om angst, boosheid en agressie onder controle te krijgen bij volwassenen met een licht tot matige verstandelijke beperking.

Psycho-educatie

Zowel voor familieleden van kinderen en volwassenen met een verstandelijke beperking als voor patiënten zelf kan psycho-educatie zeer belangrijk zijn, zowel in de diagnostische als de behandelingsfase.

Omdat het gaat om een langdurige beperking of handicap werkt men met een verzameling van educatieve en opvoedkundige interventies om zowel de ouders of verzorgers als de patiënt zelf te leren omgaan met de beperkingen. De nadruk ligt op het verwerven van kennis over de beperking, het aanleren van vaardigheden in de omgang, het verkrijgen van zelfvertrouwen en de acceptatie van de beperking. Er is overleg over mogelijke aanpassingen in de thuis- en opvoedingssituatie, het aanbod van dagbesteding, school of werk, en mogelijke aanpassingen in vrije tijd en sportactiviteiten. Daarnaast bespreekt men het aanbod van maatschappelijke organisaties voor verstandelijk beperkten, mogelijkheden voor (weekend)opvang binnen de gehandicaptenzorg, ambulante behandelingsmogelijkheden en (dag)klinische opname binnen de geestelijke gezondheidszorg. Er zijn diverse methoden en technieken ontwikkeld die men gebruikt in het individuele psycho-educatieproces. Het kan hierbij gaan om het leren uiten van emoties, begrijpen en accepteren van de eigen beperking(en), rekening houden met anderen, sociale vaardigheden, negatieve gedachten omzetten in positieve gedachten, seksualiteit en het vergroten van het zelfvertrouwen.[16] Een belangrijke uitkomst van psycho-educatie is, naast het welbevinden en de acceptatie van de beperking, het verschaffen van hoop. Verminderde hoop bij ouders blijkt gerelateerd te zijn aan toegenomen gedragsproblemen bij verstandelijk beperkte kinderen.

Literatuur

1. Dekker MC, Koot HM. DSM-IV disorders in children with borderline to moderate intellectual disability. I: prevalence and impact. J Am Acad Child Adolesc Psychiatry. 2003;42(8):915-22. doi: 10.1097/01.CHI.0000046892.27264.1A. PubMed PMID: 12874493.
2. Einfeld SL, Tonge BJ. Observations on the use of the ICD-10 guide for mental retardation. J Intellect Disabil Res. 1999;43 (Pt 5):408-12. PubMed PMID: 10546965.
3. Hove O, Havik OE. Developmental level and other factors associated with symptoms of mental disorders and problem behaviour in adults with intellectual disabilities living in the community. Soc Psychiatry Psychiatr Epidemiol. 2010;45(1):105-13. doi: 10.1007/s00127-009-0046-0. PubMed PMID: 19347237.
4. Janowsky DS, Davis JM. Diagnosis and treatment of depression in patients with mental retardation. Curr Psychiatry Rep. 2005;7(6):421-8. PubMed PMID: 16318819.

5 Wieland J. Psychopathology in borderline intellectual functioning. Explorations in secondary mental health care. Leiden: LUMC University of Leiden; 2015.
6 Mercadante MT, Evans-Lacko S, Paula CS. Perspectives of intellectual disability in Latin American countries: epidemiology, policy, and services for children and adults. Curr Opin Psychiatry. 2009;22(5):469-74. doi: 10.1097/YCO.0b013e32832eb8c6. PubMed PMID: 19561502.
7 Durkin M. The epidemiology of developmental disabilities in low-income countries. Ment Retard Dev Disabil Res Rev. 2002;8(3):206-11. doi: 10.1002/mrdd.10039. PubMed PMID: 12216065.
8 Fletcher R, Loschen E, Stravrakaki C, First M. Diagnostic Manual-Intellectual Disability (DM-ID): a textbook of diagnosis of mental disorders in persons with intellectual disability. Kinsgton, NY: NAPP press (National Association for the Dually Diagnosed); 2007.
9 Turk J. Fragile X syndrome: lifespan developmental implications for those without as well as with intellectual disability. Curr Opin Psychiatry. 2011;24(5):387-97. doi: 10.1097/YCO.0b013e328349bb77. PubMed PMID: 21825875.
10 Ke X, Liu J. Intellectual disabilities. In: Liu J, editor. IACAIPAP textbook of child and adolescent mental health, section "Developmental disorders". Geneva: International Association for Child and Adolescent Psychiatry and Allied Professions; 2012.
11 Foltran F, Gregori D, Franchin L, Verduci E, Giovannini M. Effect of alcohol consumption in prenatal life, childhood, and adolescence on child development. Nutr Rev. 2011;69(11):642-59. doi: 10.1111/j.1753-4887.2011.00417.x. PubMed PMID: 22029831.
12 Emerson E. Poverty and people with intellectual disabilities. Ment Retard Dev Disabil Res Rev. 2007;13(2):107-13. doi: 10.1002/mrdd.20144. PubMed PMID: 17563898.
13 Esbensen AJ, Seltzer MM. Accounting for the Down syndrome advantage? Am J Intellect Dev Disabil. 2011;116(1):3-15. doi: 10.1352/1944-7558-116.1.3. PubMed PMID: 21291307; PubMed Central PMCID: PMCPMC3071600.
14 Isralowitz R, Madar M, Lifshitz T, Assa V. Visual problems among people with mental retardation. Int J Rehabil Res. 2003;26(2):149-52. doi: 10.1097/01.mrr.0000070754.63544.13. PubMed PMID: 12799611.
15 Kolaitis G. Young people with intellectual disabilities and mental health needs. Curr Opin Psychiatry. 2008;21(5):469-73. doi: 10.1097/YCO.0b013e3283060a7b. PubMed PMID: 18650689.
16 Ponsioen A. Een kind met mogelijkheden, een andere kijk op LVG kinderen. Houten: Springer Media; 2010.

Gender

9.6 Seksespecifieke aspecten van psychische aandoeningen

*Janneke Zinkstok en Therese van Amelsvoort**

Inleiding
Ook al bestaat de wereldbevolking voor ongeveer 50% uit vrouwen, de wetenschappelijke basis van ons beleid in de geneeskunde berust voornamelijk op wetenschappelijk onderzoek dat uitgevoerd is bij mannen. Er zijn meerdere argumenten waarom dit een merkwaardig gegeven is:
- de totale zorgkosten voor vrouwen liggen hoger dan die voor mannen;
- werkende vrouwen hebben een iets hoger ziekteverzuim;
- vrouwen hebben meer kans op bijwerkingen van medicijnen dan mannen;
- ziektes manifesteren zich vaak anders bij vrouwen dan bij mannen: bij hart- en vaatziekten tonen vrouwen andere symptomen dan mannen, waardoor de juiste diagnose soms niet wordt gesteld met potentieel fatale gevolgen.[1]

We benaderen en behandelen vrouwen, ook in de psychiatrie, op een manier die het best onderzocht is maar vooral passend is bij mannen. Er is nog te weinig kennis over de oorzaak en gevolgen van de geslachtsverschillen in de diverse psychiatrische ziektebeelden. Ongetwijfeld hebben hier zowel biologische factoren (bijvoorbeeld hormonen) als omgevingsfactoren (maatschappelijke rollen) een aandeel in. Er is meer onderzoek nodig naar specifieke oorzaken en symptomen bij vrouwen en hoe je vrouwen het beste kunt behandelen. Pas dan kunnen we zorg op maat leveren. Door meer kennis te verwerven over gezondheidsverschillen kunnen preventie, diagnostiek en behandelingen beter op de behoeften van vrouwen en mannen worden afgestemd.[2] De minister van Volksgezondheid, Welzijn en Sport (vws) maakte in 2016 12 miljoen euro vrij om meer onderzoek naar gezondheid bij vrouwen te verrichten. De investering komt bovenop 3,5 miljoen die zij eerder al had toegezegd voor onderzoek naar depressiviteit onder jonge vrouwen en tieners. Dat betekent dat er in totaal 15,5 miljoen euro in vrouwspecifiek onderzoek wordt geïnvesteerd de komende tijd.[3]

In de psychiatrie zijn er geslachtsverschillen in ontstaan, klinische presentatie en beloop van de ziektebeelden die we in de spreekkamer zien. Hoewel ontwikkelingsproblematiek vaker gediagnosticeerd worden bij mannen en een depressief syndroom vaker bij vrouwen zijn er opvallend weinig studies die expliciet aandacht besteden aan man-vrouwverschillen in presentatie en beloop. Het *hulpzoekgedrag* van mannen met

---

* Dr. Janneke Zinkstok is psychiater, werkzaam als universitair docent bij de Universiteit Maastricht en als psychiater in het Vincent van Gogh GGZ.
Voor de personalia van prof.dr. Therèse van Amelsvoort zie hoofdstuk 9.5.

psychische klachten is ook anders dan dat van vrouwen en kan negatief beïnvloed worden door stigma's en vooroordelen: waar (jonge) vrouwen snel hulp vragen en niet altijd serieus genomen worden, vinden (jonge) mannen het moeilijk om over hun gevoelens te praten omdat dit door hun leeftijdsgenoten als een teken van zwakte gezien kan worden.[4] In de klinische richtlijnen besteedt men opvallend weinig aandacht aan diversiteit binnen de psychiatrie, zowel waar het gaat om GGZ-medewerkers als om GGZ-gebruikers. Toch lijkt de huidige politieke en publieke discussie daar wel verandering in te brengen.

Man-vrouwverschillen bij psychische aandoeningen

Hieronder bespreken we een aantal man-vrouwverschillen in diagnostiek, beloop en/of behandeling van veel voorkomende psychische aandoeningen.

ADHD en autisme, geclusterd onder het interactiesyndroom, omvatten ontwikkelingsproblemen die zich op jonge leeftijd openbaren en soms tot op hoge leeftijd problemen blijven geven. Hoewel beide primair de interactie als probleem hebben (zie hoofdstuk interactiesyndroom) staan bij ADHD concentratieproblemen, chaotisch gedrag en hyperactiviteit meer op de voorgrond.[5] Bij autisme is er vooral sprake van starre patronen in interesses en gedrag en zijn er problemen met sociale wederkerigheid, waardoor contact leggen moeizaam kan verlopen. Bij meisjes en vrouwen herkent men het interactiesyndroom vaak minder makkelijk dan bij mannen, doordat deze zich vaak iets anders presenteren dan in onze tekstboeken is beschreven. Een van de redenen hiervoor is misschien dat meisjes en vrouwen meer *internaliserend* gedrag ontwikkelen, zoals angst en depressie, terwijl jongens en mannen meer *externaliserend* gedrag ontwikkelen, zoals lastig en zelfs agressief gedrag. Dit externaliserende gedrag trekt waarschijnlijk meer aandacht en wordt daardoor sneller gediagnosticeerd.[6] Man-vrouwverschillen in de presentatie van ontwikkelingsproblemen krijgen gelukkig steeds meer aandacht, waardoor deze meisjes en vrouwen sneller behandeling krijgen en minder vastlopen op belangrijke levensgebieden, zoals school, werk en relaties.

Ten aanzien van depressie vertonen vrouwen vaker atypische symptomen, bijvoorbeeld meer eten (in plaats van het meer typische symptoom *geen eetlust*), gewichtstoename, en meer behoefte aan slaap (in plaats van slaapproblemen). Daarnaast komen bij vrouwen met een depressie ook vaker angstsyndromen en lichamelijke aandoeningen (bijvoorbeeld schildklierproblemen) voor. Het beloop van depressies is anders bij vrouwen; depressies treden bij vrouwen vaker reeds op jonge leeftijd op en er is een hogere kans op chronische en/of recidiverende depressies. Er zijn aanwijzingen dat oestrogenen beschermend kunnen werken bij sommige vrouwen: depressies lijken vaker voor te komen bij vrouwen die in een fase zijn met relatief lage oestrogeenspiegels, bijvoorbeeld pre-menarche, postpartum en na de menopauze.[7] Er zijn ook aanwijzingen voor stemmingswisselingen gedurende de menstruele cyclus: premenstruele klachten gaan vaak samen met depressieve stemming en dit zou te maken kunnen hebben met het gegeven dat de oestrogeenspiegel premenstrueel op zijn laagst is. Daarnaast is er een verschil in mortaliteit: vrouwen doen vaker suïcidepogingen maar suïcidepogingen bij mannen slagen veel vaker.[8]

Vrouwen lijden 2-3 keer vaker dan mannen aan een angstsyndroom.[9] De oorzaken hiervan zijn nooit goed onderzocht. Het kan zijn dat vrouwen meer angst rapporteren en/of ervaren dan mannen. Er is ook vaak sprake van comorbiditeit met depressieve klachten. Er zijn aanwijzingen voor hormonale factoren: bijvoorbeeld vrouwen met een paniekstoornis ervaren minder klachten tijdens de zwangerschap en juist een toename van klachten postpartum.

Posttraumatisch stress-syndroom (PTSS) komt veel vaker voor bij vrouwen dan bij mannen. Dit komt waarschijnlijk gedeeltelijk doordat vrouwen vaker slachtoffer zijn van seksueel geweld en doordat seksueel geweld relatief vaak leidt tot PTSS. Veel onderzoek naar PTSS is gedaan bij veteranen en dit zijn voornamelijk mannen. Meer onderzoek is nodig naar het ontstaan en beloop van PTSS bij vrouwen.

Eet- en voedingsyndroom komt veel vaker voor bij vrouwen dan bij mannen. Mogelijk heeft dit te maken met westerse schoonheidsidealen die vooral lijken te gelden voor vrouwen en tot onvrede kunnen leiden over het eigen lichaam. Hierdoor neemt de kans op problematisch eetgedrag mogelijk toe. Vaak is bij eetproblemen sprake van een laag zelfbeeld en gebrek aan zelfvertrouwen. Het verbeteren hiervan is een onderdeel van een effectieve behandeling van eetstoornissen. Het is belangrijk om te vermelden dat er bij mannen waarschijnlijk sprake is van onderdiagnostiek van het eet- en voedingsyndroom, mogelijk omdat (ook bij professionals) het idee bestaat dat eetproblemen vooral bij vrouwen voorkomen.[10]

Een psychotische kwetsbaarheid komt wat vaker voor bij mannen en openbaart zich bij mannen gemiddeld 4-5 jaar eerder dan bij vrouwen. Daarnaast is er een kleine incidentiepiek bij vrouwen in de perimenopauzale fase. Vrouwen lijken vaker affectieve symptomen te hebben; mannen hebben mogelijk meer negatieve symptomen.[11] Het lijkt er ook op dat de groep mensen met een ernstig en chronisch beloop vooral bestaat uit mannen. Mogelijk speelt een (enigszins) protectief effect van oestrogenen een rol bij dit verschil. Duidelijk bewijs hiervoor ontbreekt echter vooralsnog. Meer onderzoek naar sekseverschillen bij het ontstaan en beloop van psychosen is nodig.

Onveilige hechting, al dan niet in combinatie met vroege traumatisering, bijvoorbeeld door agressie van ouders of verzorgers of door seksueel misbruik, kan leiden tot een bedreigde of zelfs verstoorde persoonlijkheidsontwikkeling. Dit kan op volwassen leeftijd problemen geven met onder andere het zelfbeeld, het aangaan en onderhouden van relaties, impulscontrole en agressiehantering. Deze laatstgenoemde problemen kunnen leiden tot zogenaamd *achting out*-gedrag. Dit uit zich bij vrouwen vaker in zelfbeschadiging en/of suïcidaliteit en bij mannen vaker in agressie naar anderen.

De ziekte van Alzheimer komt veel vaker voor bij vrouwen dan bij mannen. Dit komt waarschijnlijk gedeeltelijk doordat vrouwen langer leven maar ook door hormonale verschillen. Er zijn bijvoorbeeld aanwijzingen dat oestrogenen beschermend werken tegen cognitieve achteruitgang.[7] Daarnaast zijn er mogelijk ook man-vrouwverschillen in genexpressie, waardoor de kans om de ziekte van Alzheimer te ontwikkelen groter is bij vrouwen.

Geneesmiddelen bij mannen en vrouwen

Vrouwen zijn lange tijd ondervertegenwoordigd geweest in klinische trials en daardoor is kennis over veiligheid en effectiviteit vooral afkomstig van onderzoek bij mannen. Recent is hier meer aandacht voor.[12] en het rapporteren van gender- en sekseverschillen wordt in toenemende mate een voorwaarde voor het kunnen publiceren in toonaangevende wetenschappelijke tijdschriften. Bijvoorbeeld: het veel voorgeschreven slaapmiddel zolpidem wordt door vrouwen langzamer gemetaboliseerd waardoor het in de ochtend nog steeds tot slaperigheid kan leiden en daarmee de rijvaardigheid kan beïnvloeden. In Amerika is om deze reden de aanbevolen dosering bij vrouwen aangepast, in Europa nog niet.[13]

Metabolisatie van geneesmiddelen via CYP3A4 verloopt vaak sneller bij vrouwen dan bij mannen, terwijl geneesmiddelen die via CYP2D6 worden gemetaboliseerd juist langzamer worden afgebroken. Dit kan soms gevolgen hebben voor de plasmaspiegels van deze middelen, hoewel de gevolgen hiervan niet noodzakelijkerwijs klinisch relevant zijn. Verder is de glomerulaire filtratiesnelheid bij vrouwen gemiddeld 10% lager dan bij mannen, wat kan betekenen dat middelen die door de nieren worden geklaard (bijvoorbeeld lithium en paliperidon) langzamer worden geëlimineerd.

Vrouwspecifieke thema's

Tot slot zijn er een aantal thema's die specifiek zijn voor vrouwen, bijvoorbeeld rondom hormonale veranderingen en vruchtbaarheid. Het is belangrijk om hier aandacht voor te hebben en vrouwen eventueel actief te vragen naar bijvoorbeeld een kinderwens. Het begeleiden van vrouwen met een psychiatrische kwetsbaarheid die een kinderwens hebben en/of zwanger zijn, is een apart specialisme binnen de psychiatrie. Binnen dit specialisme is veel aandacht voor hormonale en fysieke veranderingen gedurende zwangerschap en de postpartum periode (die invloed kunnen hebben op farmacodynamiek en -kinetiek), maar ook voor de emotionele, relationele en maatschappelijke aspecten van het krijgen van een kind, en voor de veiligheid van moeder en kind.

Partnergeweld is een ernstig probleem dat vooral vrouwen treft. De World Health Organization (WHO) heeft partnergeweld als een belangrijk gezondheidsthema opgevoerd, omdat wereldwijd waarschijnlijk 1 op de 3 vrouwen mishandeling of seksueel geweld ervaart. In Nederland is ongeveer 1 op de 5 vrouwen in een heteroseksuele relatie het slachtoffer van partnergeweld. De gevolgen zijn niet alleen fysiek maar juist ook psychologisch; er is een duidelijke relatie tussen partnergeweld en het ontstaan van depressie, angst en PTSS. Daarnaast heeft partnergeweld verstrekkende gevolgen voor de kinderen in een gewelddadige relatie: uit onderzoek blijkt dat het risico op vrijwel alle psychische aandoeningen op volwassen leeftijd vergroot wordt door traumatisering in de kindertijd. Er is ook vaak sprake van een patroon waarbij kinderen van gewelddadige ouders later zelf grotere kans lopen om in een gewelddadige relatie terecht te komen. Het is heel belangrijk dat hulpverleners zich bewust zijn dat partnergeweld vaak voorkomt. Bij vrouwen met een grote medische consumptie, veel lichamelijk onverklaarde klachten (zie het hoofdstuk over het somatisch symptoomsyndroom) en klachten van angst en depressie, is het belangrijk om door te vragen naar ervaren veiligheid thuis. Is er sprake van partnergeweld, dan moet er aandacht zijn voor de eventuele kinderen in het gezin, ook omdat langdurig getuige zijn van geweld een grote risicofactor is voor het ontwikkelen van psychische problemen op volwassen leeftijd.[14]

Conclusie

Er is een toenemende belangstelling voor man-vrouwverschillen wat betreft het ontstaan, beloop en behandeling van psychische aandoeningen. Duidelijk is ook dat er nog maar weinig bekend is over deze verschillen. Er is dus dringend behoefte aan meer wetenschappelijk onderzoek. Hopelijk kan in de toekomst de *one size fits all*-benadering worden vervangen door een benadering gekenmerkt door persoonlijke aandacht en maatwerk: *personalized medicine* voor zowel mannen als voor vrouwen. Daar dient men nu al rekening mee te houden in de dagelijkse praktijk.

Literatuur

1. Fauser BCMM, Lagro-Janssen ALM, Bos Ame. Handboek vrouwenspecifiek geneeskunde. Houten: Prelum Uitgevers; 2013.
2. ZonMw. Kennisagenda Gender en gezondheid.. In: ZonMw, editor. Den Haag2015.
3. van Amelsvoort TA. [Diversity within psychiatry]. Tijdschr Psychiatr. 2016;58(6):432-3. PubMed PMID: 27320506.
4. Ferrari M, Flora N, Anderson KK, Haughton A, Tuck A, Archie S, et al. Gender differences in pathways to care for early psychosis. Early Interv Psychiatry. 2016. doi: 10.1111/eip.12324. PubMed PMID: 27017924.
5. Rucklidge JJ. Gender differences in attention-deficit/hyperactivity disorder. Psychiatr Clin North Am. 2010;33(2):357-73. doi: 10.1016/j.psc.2010.01.006. PubMed PMID: 20385342.
6. Van Wijngaarden-Cremers PJ, van Eeten E, Groen WB, Van Deurzen PA, Oosterling IJ, Van der Gaag RJ. Gender and age differences in the core triad of impairments in autism spectrum disorders: a systematic review and meta-analysis. J Autism Dev Disord. 2014;44(3):627-35. doi: 10.1007/s10803-013-1913-9. PubMed PMID: 23989936.
7. Cutter WJ, Norbury R, Murphy DG. Oestrogen, brain function, and neuropsychiatric disorders. J Neurol Neurosurg Psychiatry. 2003;74(7):837-40. PubMed PMID: 12810759; PubMed Central PMCID: PMCPMC1738534.
8. Gijsbers-van Wijk CMT. Depressie: genderverschillen in prevalentie, klinisch beeld en behandelrespons. Tijdshcift voor Psychiatrie. 2002;44(6):377-82.
9. Pigott TA. Anxiety disorders in women. Psychiatr Clin North Am. 2003;26(3):621-72, vi-vii. PubMed PMID: 14563101.
10. Multidisciplinaire Richtlijn Eetstoornissen. Utrecht: CBO: Trimbos instuut; 2006.
11. Boerma MA, van der Stel JC, van Amelsvoort T, Linszen DH, de Haan L. [Women, schizophrenia and oestrogen; neurobiological hypotheses and hormonetherapy studies]. Tijdschr Psychiatr. 2010;52(4):235-44. PubMed PMID: 20503164.
12. Legato MJ, Johnson PA, Manson JE. Consideration of Sex Differences in Medicine to Improve Health Care and Patient Outcomes. JAMA. 2016;316(18):1865-6. doi: 10.1001/jama.2016.13995. PubMed PMID: 27802499.
13. Beers E. Farmacotherapie bij mannen en vrouwen: Verschillen in ziektekenmerken en behandeling van depressieve stoornissen. Psyfar. 2016;11(1):45-51.
14. Trimbos. Richtlijn Familiaal Huiselijk Geweld bij kinderen en volwassenen. In: CBO TI, editor. Utrecht2009.

Organisatie

10   Organisatie en juridische aspecten

10.1   Organisatie van de geestelijke gezondheidszorg

Tony Rasenberg, Maarten Bak en Patrick Domen[*]

Ook dit hoofdstuk gaat over zorg. Meer specifiek over de organisatie van zorg. Een inkijkje in de organisatiekunde is daartoe onontbeerlijk. De lezer zal merken dat het loont om daar iets van te begrijpen. Want een goede of slechte organisatie van zorg heeft een enorme impact op de kwaliteit van zorg. En er valt veel te verbeteren!

Organisatie als logische vorm om doelen te bereiken

Twee kunnen meer dan één en *vele handen maken licht werk*. Samenwerken om doelen te realiseren die men alleen niet kan bereiken is een voor de hand liggende activiteit. Hierbij is het logisch dat er onderlinge afstemming plaatsvindt tussen degenen die met elkaar samenwerken en dat men bij herhalende samenwerking hierover structurele afspraken maakt. Samenwerking neemt dan een vastere vorm aan. Bij continuering over langere tijd spreekt men dan van een structureel samenwerkingsverband. Met deze ingrediënten kan de volgende definitie van *organisatie* worden geformuleerd: een structureel samenwerkingsverband van personen die bepaalde doelen willen bereiken. Om zicht te krijgen op de organisatie van de GGZ in Nederland wordt in dit hoofdstuk ingegaan op organisatorische aspecten die een rol spelen bij de samenwerkingsprocessen. Hierbij gaan we in eerste instantie uit van een eenvoudig model dat de samenhang tussen vraag, organisatie van activiteiten en resultaat basaal weergeeft.

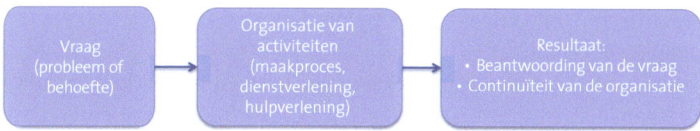

Figuur 1 *Basaal model van de samenhang tussen vraag, organisatie van activiteiten en resultaat*

---

[*]   Dr. Tony Rasenberg is bestuurskundige, werkzaam als projectmanager bij Mondriaan, Heerlen/Maastricht.
Voor de personalia van dr. Maarten Bak en dr. Patrick Domen zie hoofdstuk 1.

Voor iedere organisatie geldt:
- activiteiten in de organisatie zijn gerelateerd aan de vraag (probleem, behoefte) van klanten, cliënten of patiënten;
- men streeft naar een kwalitatief verantwoord resultaat waarmee de vraag is op te lossen;
- men streeft naar continuering van de organisatie, voor toekomstige klanten, cliënten of patiënten.

Voor de continuering van de organisatie zijn in ieder geval inkomsten noodzakelijk. Deze genereert men door betalende klanten of door de toewijzing van maatschappelijke gelden.

De reden om een organisatie op te richten
- de taken zijn te omvangrijk voor één persoon;
- de taken zijn te complex voor één discipline;
- door taakverdeling verwacht men beter te kunnen voldoen aan de vraag en de continuïteit.

Op zich is krachtenbundeling om doelen (beter) te bereiken een ongecompliceerd gegeven maar in de praktijk leidt de organisatie van samenwerking niet vanzelfsprekend tot de beoogde resultaten. Samenwerking is niet per definitie effectief. Sterker nog, inherent aan een organisatie is het risico dat de beoogde doelen in gevaar komen door de (niet goed functionerende) samenwerking.

Het dominante organisatiemodel

Een GGZ-organisatie is bedoeld om uitvoering te geven aan kwalitatief verantwoorde zorg en continuïteit in de zorgverlening. De mate waarin een organisatie hieraan voldoet, bepaalt haar effectiviteit. In de meest ideale situatie:
- verloopt de passende hulpverlening en de onderlinge afstemming daarin zoals vooraf gepland;
- is de vraag eenduidig te vertalen;
- zijn de resultaten in termen van herstel en tevredenheid van de patiënten goed.

Wanneer men alle mogelijke interferenties beheerst is het in principe mogelijk de geschetste *ideale* situatie probleemloos voor langere tijd te laten voortduren.

In de praktijk is er echter een grote variatie aan factoren die het ideale proces van hulpverlening verstoren.

Enkele voorbeelden:
- verschil in inzicht of misverstanden over de gemaakte behandelafspraken;
- medicatie die niet voldoende aanslaat;
- neveneffecten (bijwerkingen) die te fors zijn;
- therapieresistentie;
- uitval van medewerkers door ziekte of vertrek naar een andere organisatie;
- storingen in de supportsystemen zoals: het elektronisch patiënten dossier (EPD); het declaratiesysteem; te late of verkeerde levering van hulpmiddelen; onenigheid over de interpretatie van nieuwe beleidsregels; trage of onduidelijke besluitvorming enzovoort.

Verstoringen zijn in de praktijk een gegeven. Het aantal verstoringen en de kans dat ze zich voordoen stijgen naar gelang de organisatie groter wordt. De kunst is de organisatie zo in te richten dat:
- de kans op verstoringen zo klein mogelijk is;

- ontstane verstoringen snel en adequaat kunnen worden opgelost.

Om erop toe te zien c.q. te waarborgen dat de werkzaamheden ook zo verlopen als men ze bedoelt denkt men vooraf zorgvuldig na over de inrichting van de organisatie. Sinds circa 1850 is in de westerse samenleving een stormachtige ontwikkeling in gang gezet in het organiseren van arbeid en de studie daarvan. Dit heeft geleid tot een dominant model[1], dat kernachtig als volgt is samen te vatten.

- *Horizontale arbeidsdeling.* Het uitvoerende werk wordt opgesplitst in *ondeelbare* deelbewerkingen. De uitvoering daarvan wordt strikt en gedetailleerd voorgeschreven. Het geheel van uitvoerende werkzaamheden noemt men het *primaire proces*.
- *Verticale arbeidsdeling.* Het ontwerp van het primaire proces en de inrichting daarvan worden exclusief belegd bij de technische staf. De controle en de sturing van de uitvoering is het expliciete domein van het management. Ontwerp en hiërarchische sturing maken geen deel uit van het primaire proces, het zijn overstijgende (secundaire) processen.
- *Separatie ondersteuning.* Administratieve en facilitaire ondersteuning zijn georganiseerd in ondersteuningsafdelingen, zoals onderhoud, huisvesting, financiën, registratie en personeel. De ondersteunende staf werkt in opdracht van het secundaire proces en rapporteert daaraan. De ondersteunende activiteiten zijn, als tertiair proces, gescheiden van de primaire en secundaire processen.
- *Functionele concentratie.* Gelijksoortige bewerkingen worden beleidsmatig en fysiek geconcentreerd in deelafdelingen. Zo ontstaan van elkaar gescheiden sub-afdelingen voor de primaire, secundaire en tertiaire processen die zich volledig specialiseren op een of enkele onderdelen.
- *Strakke interne controle en sturing.* Alle afzonderlijke activiteiten staan zo precies mogelijk beschreven in de bij de functies behorende taken, verantwoordelijkheden en bevoegdheden. Er wordt nauwgezet toegezien op naleving daarvan.

Zo is in de loop der tijd een systeem ontstaan van een *goed geoliede machine* voor gestandaardiseerde productie van goederen, diensten en zorg. Door de arbeidsdeling, de functionele concentratie en de strakke interne sturing wordt de kans op verstorin-

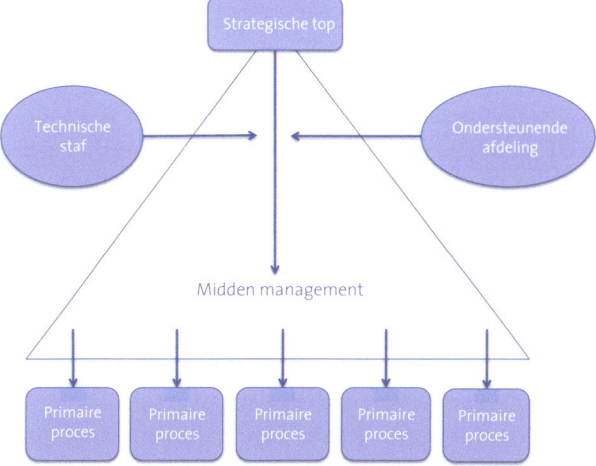

Figuur 2 Het dominante organisatiemodel naar Mintzbergs Machinebureaucatie

gen zo klein mogelijk gehouden en voorkomende storingen worden consequent volgens de systeemvoorschriften aangepakt.

De opsomming maakt compact duidelijk dat men in het beschreven model sterk bouwt op techniek en formalisering van regels. Twee aspecten zijn dominant:
- de inrichting en besturing op basis van eenduidige technische normen (technocratie);
- de inrichting en besturing op basis van uniforme formele regels (bureaucratie).

Naar analogie van deze twee aspecten noemen we dit het technocratisch-bureaucratisch model (TBM).

Technocratisch-bureaucratisch model

Voor de uitvoering wordt in TBM uitgegaan van kleine eenvoudige taken die snel aan te leren zijn en waarin voor de correcte uitvoering de instructie bepalend is. De betrokken medewerkers zijn verantwoordelijk voor hun deelprestatie, niet voor het procesverloop in de keten en niet voor het eindresultaat. Verantwoording die de functie overstijgt is belegd bij de ontwerpers en de managers. Om toe te zien op de uitvoering worden monitorsystemen uitgewerkt. Productievariatie, variatie in levering, variatie in afname van producten, enzovoort worden nauwlettend gevolgd en financieel vertaald. Monitoringsystemen voorzien ook in de controle van veiligheid, privacy, verzuim, enzovoort. De systemen voor monitoring en controle leveren de input voor bijsturing door het management.

Het geheel van resultaat- en verantwoordingsnormen waarop organisaties worden getoetst, is in de afgelopen jaren aanzienlijk toegenomen. De inrichting van de diverse accountabilitysystemen is een sector op zich geworden, waarin sterk wordt geleund op grootschalige gestandaardiseerde ICT-systemen.

Door de omvang en de mate van detaillering heeft dit het risico in zich dat men in de uitvoering:
- op 'veiligheid koerst';
- procedureel correct handelen prevaleert ten nadele van inhoudelijk professioneel handelen.

Andere nadelige effecten worden daarmee in de kaart gespeeld:
- de gedetailleerde protocollaire toetsing en bijsturing kosten grote hoeveelheid tijd en geld;
- in sectoren waar de behoefte c.q. de problematiek grote individuele variatie kent kan procedurele toetsing niet dekkend zijn. Dit zorgt voor een steeds gedetailleerdere en fijnmazigere toetsing, waarmee het tendeert naar een keurslijf;
- innovaties, kwalitatieve doorbraken en grensverleggende inzichten hebben speelruimte en bewegingsruimte nodig om te kunnen vrijdenken, exploreren en experimenteren.

Perfectionering in procedurele toetsing en bijsturing werkt deze punten tegen.

De noodzakelijke nuance

De winst in kennis en welvaart van TBM is ongekend in de historie (van de westerse samenleving). Op twee vlakken is er disfunctionaliteit:
- TBM leidt tot veel routinewerkzaamheden, met zeer weinig speelruimte en zeer beperkte invloed voor medewerkers;
- TBM is niet bij alle vragen even passend.

Hoe passend is TBM voor alle organisatorische vragen?

TBM is gebaseerd op een aantal uitgangspunten:
- de vraag (behoefte, probleem) is eenduidig te kennen;
- beantwoording van de vraag is 1 op 1 te vertalen in uniforme (deel)bewerkingen.

In volledig lineaire processen is het mogelijk deelprocessen zeer efficiënt standaard in te richten, uit te voeren en vervolgens de deelproducten probleemloos te integreren in volwaardige eindproducten. Als het eenmaal goed is ingericht is dit op te schalen naar betrouwbare productie van grote volumes tegen zeer scherpe prijzen.

Is er sprake is van multicausaliteit waardoor de individuele variatie per deelproces toeneemt, dan zal de efficiëntie en de effectiviteit van TBM steeds meer afnemen. Kiest men in die situaties toch voor een technisch-bureaucratische inrichting, dan zal de organisatorische complexiteit stijgen.[1-3] Dat komt doordat TBM voor het elimineren van variatie uitgaat van verdere deling van subprocessen en aanscherping van controle en sturing per subproces. Past men dit toe op processen waar de variatie niet uit te bannen is, blijft parallel aan de deling van processen de mismatch tussen probleem en oplossing exponentieel stijgen. Het praktijkvoorbeeld illustreert dit.

Praktijkvoorbeeld

Een jongeman is verwezen door de huisarts vanwege somberheidklachten. Een afdeling voor stemmingsgerelateerde problematiek ziet patiënt voor een intake. Tijdens de intake blijkt er inderdaad sprake van een depressiesyndroom. Naast de depressie zijn er echter ook trauma-gerelateerde klachten. De jongeman is als taxichauffeur tweemaal beroofd, waarvan eenmaal onder bedreiging van een vuurwapen. Men vindt dat het trauma eerst behandeld dient te worden en verwijst patiënt naar de afdeling angststoornissen. Daar behandelt men mensen met een posttraumatisch stress-syndroom. Daar blijkt dat patiënt ook regelmatig cannabis gebruikt en teveel alcohol drinkt in het weekend. Om patiënt te kunnen behandelen is het nodig dat hij geheel stopt met het gebruik van middelen en alcohol. Beide kunnen namelijk ook angst- en stemmingsproblemen veroorzaken. Er volgt een verwijzing naar de afdeling verslavingszorg. Aldaar stelt men bij een hernieuwde intake vast dat er inderdaad sprake is van een stemmingsprobleem, posttraumatisch stress-syndroom en verslavingsproblematiek. De misbruik van de middelen is zeer mogelijk een copingstrategie om met zijn psychische problemen om te gaan. Deze hele verkenningsfase die voorafgaat aan de feitelijk intake in een programma, heeft nu 9 maanden geduurd en tot heden heeft patiënt geen behandeling ontvangen.

Wat er in dergelijke situaties gebeurt, is dat men op een eenmaal ingeslagen weg voortborduurt. Onderliggende weeffouten corrigeert men niet. In de GGZ is dit herkenbaar in de manier waarop de juridisch verankerde beleidskaders voortdurend verder worden gedetailleerd om praktijkvariatie *in te dammen*.

Figuur 3 laat zien hoe de zorgverlening (voor volwassenen) is geordend in van elkaar te onderscheiden beleidskaders. Binnen die kaders is vastgelegd hoe men de toegang en de behandeling dient in te richten op basis van het DSM-classificatiesysteem en *objectieve weging* van de zorgzwaarte. Per kader is minutieus uitgewerkt hoe men de verrichtingen moet verantwoorden en afrekenen. Wat in het figuur op een onderdeel zichtbaar is gemaakt is dat binnen de kaders verdere detaillering plaatsvindt in substromen. In dit geval voor de substroom depressieve stoornissen, die op zich weer is onderverdeeld in van elkaar te onderscheiden zorgpaden. Dergelijke onderverdelingen zijn binnen alle kaders gangbaar in termen van:

- DBC's en zorgpaden per stoornis (DSM-classificatie);
- zorgzwaarte pakketten;
- zorgarrangementen voor *objectivering* van zorgvraag;
- veiligheidsklassen voor de mate van vrijheidsbeperking.

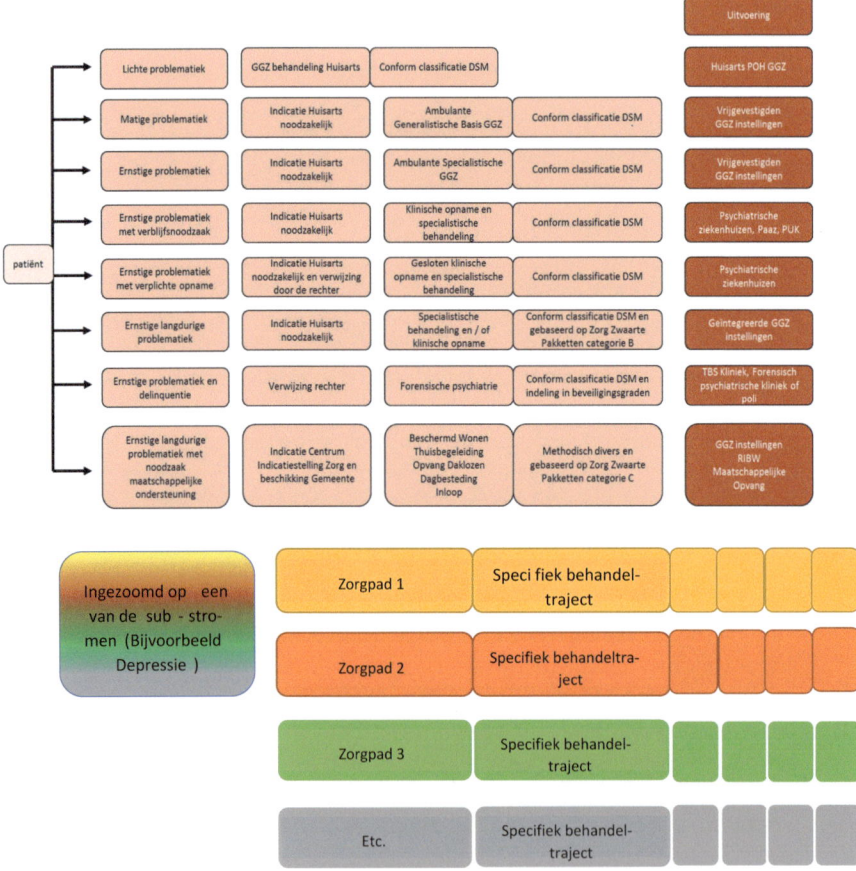

Figuur 3 Kadering van de GGZ voor toegang en zorguitvoering

De redenering (de weeffout!) die aan deze ordening ten grondslag ligt is dat een GGZ-patiënt trefzeker in een van de sub-sub-stromen is in te delen, met uitsluiting van de andere stromen en dat de kenmerken van de patiënt stabiel zijn over langere tijd.

Voor beleidsmakers en financiers is deze kadering een welkom hulpmiddel om de patiëntenstromen te kunnen beheersen in termen van volume en geld en daarop toekomstig beleid te baseren. In de praktijk weten we dat deze ordening een illusie is. De manifestatie van de psychische problematiek varieert in ernst, tijd en impact. Dat geldt ook voor de effectieve aangrijpingspunten voor hulp en het herstelvermogen. Geen enkele patiënt past trefzeker in een van de substromen. Patiënten kunnen in een bepaalde fase veel baat hebben bij een specifiek aanbod op verbetering in denkpatronen terwijl in andere fasen juist het accent dient te liggen op acceptatie van en commitment aan eigenheid. Dit is normale variatie in de praktijk en ook noodzakelijk voor progressie. Echter doordat de beschreven kadering ridicuul dwingend wordt gehanteerd ontstaat toenemend administratieve frictie wanneer het voor de patiënt logisch is te wijzigen van aanbod. Het toegangstraject en de indeling in zorgpaden, zorgzwaarte enzovoort, moet men noodzakelijkerwijs telkens weer herhalen, tot grote frustratie van patiënt en behandelaar. Uiteraard met het voor de hand liggende risico dat de patiënt weer niet helemaal *past* in het nieuwe kader en in de substroom waar de passende hulp voorhanden is.

De genoemde (administratieve) frictie ontstaat doordat meerdere psychische problemen, die onderling met elkaar samenhangen, na elkaar worden bekeken om er uiteindelijk een flexibel op de persoon toegesneden behandelplan bij te maken (in het kader van 'persoonlijke diagnostiek en behandeling'). De dwingende indeling in wettelijke kaders en daarop geënte vertaling naar separate afdelingen met gestandaardiseerde zorgpaden en zorgtrajecten verhindert echter deze flexibiliteit in het primaire proces. Randvoorwaarde vanuit beleid en betaling is namelijk: stoppen met het zorgpad bij afdeling A en uitschrijven bij die afdeling (met afsluitbrief, evaluatie van behaalde doelen, ROM enzovoort) en inschrijven bij afdeling B voor een daar aanwezig zorgpad (met nieuwe verwijzing huisarts, nieuwe intakeprocedure, nieuwe indicatie, andere diagnose enzovoort). Allerlei vragen moeten opnieuw gesteld en beantwoord worden opdat de declaratie later door de verzekeraar geaccepteerd zal worden.

Genuanceerde vraagduiding in plaats van simplistisch determinisme

Essentieel in de psychische hulpverlening is dat men goed gefundeerde keuzes maakt die richtinggevend zijn voor de benadering van de vraag en de oplossing. De keuzes zijn gebaseerd op de persoonlijke karakteristiek, diagnose en zorgbehoeften. De diagnose is de weging van aanwezige psychiatrische symptomen op basis van de verschillende verklarende mechanismen. Deze verklarende mechanismen sturen de verschillende therapeutische interventies die passen bij de zorgbehoeften. De fundering van therapeutische keuzes en daarmee samenhangende organisatievormen zijn gebaseerd op gedegen (doorlopend-herhalend) onderzoek en de (zich evoluerende) menselijke rede.[4] Er is eerder sprake van vraag- en oplossingsduiding dan van objectieve vaststelling. Het objectief eenduidig vaststellen van de collectieve vraag en het generiek afleiden van de passende zorg voor de individuele patiënt in de GGZ is niet reëel.

Vakbekwaamheid en afstemming: hoofdmechanismen voor zorginrichting

In de GGZ is de patiënt een actief subject en geen passieve materie. De concretisering van de vraag, de zorgbehoefte, de aangrijpingspunten voor hulp en het invullen van herstelactiviteiten, is een collaboratief proces tussen de patiënt, hulpverleners en betrokkenen. Herstel is in die zin een individueel cyclisch proces en niet louter deductief. In onderlinge samenwerking besluit men hoe de vraag is te duiden, de zorgbehoefte is te formuleren, de zorgverlening is in te vullen en welke doelen men daarmee (reëel) beoogt te behalen. Dit is een individueel stapsgewijs proces dat men gedurende de looptijd gezamenlijk moet *finetunen*. Dat neemt niet weg dat er ook onderdelen zijn waar herstel min of meer lineair verloopt, met een zekere mate van voorspelbaarheid. Maar bij een substantieel aantal patiënten is het herstelproces van circulaire aard. Bij processen met terugval is een continue heroverweging van behandelopties van groot belang.

Handelen in een dergelijk collaboratief proces stelt hoge eisen aan de vakbekwaamheid van de hulpverleners. Naast vaktechnische vaardigheden in strikte zin zijn professionele sociale vaardigheden even bepalend voor de effectieve samenwerking. Het veilig stellen van dit proces kan voor een deel gebaseerd worden op protocollering van het werk (standaardisering). Echter, protocollering is op zich onvoldoende. Professionalisering van vakbekwaamheid is hierbij het cruciale mechanisme voor de best passende zorgverlening.

Een tweede, even belangrijk, mechanisme is onderlinge afstemming. Vraagduiding en oplossingsinvulling zijn interpretatieve processen die uit oogpunt van zorgvuldigheid vragen om periodieke intersubjectieve toetsing. Intersubjectieve toetsing vindt plaats in onderlinge afstemming tussen patiënt, hulpverleners en andere betrokkenen.[5]

Persoonlijke nuance en technisch-bureaucratische standaardisering geïntegreerd

De benadering vanuit TBM enerzijds en de benadering van de persoonlijke hulpverlening als een collaboratief proces anderzijds dienen een geïntegreerd proces te zijn opdat beide optimaal tot hun recht komen. Er zijn veel onderdelen waar ook de GGZ kan profiteren van standaardisering en protocollering. Denk bijvoorbeeld aan organisatorische zaken als, salarisadministratie, personeelsadministratie, dossiervoering, terugkoppeling van laboratoriumuitslagen, enzovoort. Ook in inhoudelijk opzicht kan op verschillende onderdelen geprofiteerd worden van standaardisering. Zoals bijvoorbeeld het hanteren van protocollaire behadeling als leidraad bij psychotherapie. Standaardisering en protocollering mogen echter niet blind dominant worden voor de invulling en de verantwoording van het primaire proces. Daar is het maatwerk op N = 1-niveau toonaangevend.

> #### Weeffout in 'beheersen' van dynamiek
>
> In de huidige GGZ is het de bedoeling dat men de problematiek en de daarbij passende behandeling vooraf in vaste categorieën vastlegt. Voorafgaande aan de behandeling dient men het probleem van de patiënt aan te geven in termen van classificering of zorgzwaarte, uitgaande van het wettelijk kader zoals beschreven in de zorgverzekeringswet (ZVW), de wet op de langdurige zorg (WLZ) en de wet maatschappelijk ondersteuning (WMO). Deze classificatie of zorgzwaarte geeft het *recht op de hulpactiviteiten* in de categorie waarvoor men een indicatie krijgt.

> In zuiver lineaire productie werkt dat. Voor iedere variatie is in principe
> vooraf een subproces te definiëren. De weeffout is dat de *precisering*
> vooraf deterministisch wordt bepaald op een gedetailleerd niveau.
> Dit is zeer discutabel in de GGZ. Want het is maar zeer de vraag of het
> hulpproces ook die vooraf bedachte weg van behandeling gaat volgen.
> Behandelprocessen in de psychiatrie zijn dynamisch vanwege onderlinge
> samenhang tussen symptomen, persoonlijke karakteristiek en interactie
> met de context. Het accent in de zorgvraag kan verschuiven en dit vereist
> een actieve aanpassing van de behandelingsovereenkomst en vaak
> ook van de classificatie en/of zorgzwaarte. Aangezien men vanuit de
> beleidsordening sterk hecht aan de voorspelbaarheid in de behandeling
> houdt men vast aan de ordening vooraf. Gevolg is dat de organisatie
> van de zorg en de betaling van de verrichtingen gebaseerd worden
> op die vooraf geformuleerde classificering. Dat betekent dat in het
> primaire proces de ruimte minimaal is om te voldoen aan de eventuele
> veranderende behoeften van de patiënt.

De kern van het organisatieproces in de GGZ ziet er aldus ook essentieel anders uit dan bij grote productieprocessen in de auto-industrie, computerfabricage, postverzending, openbaar vervoer, enzovoort. Figuur 1 dient op basis hiervan voor de GGZ als

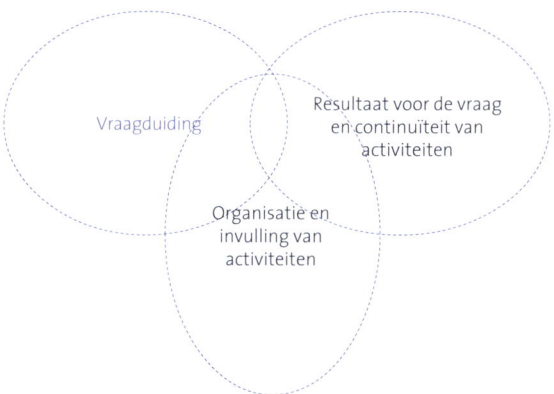

volgt te worden aangepast.
Figuur 4 Vraag-organisatie-resultaat als open interactief proces

De invulling van de vraag, de activiteiten en de beoogde resultaten zijn voor een deel generiek aan te geven, op basis van hoofdclassificaties. Binnen die kaders is op N = 1-niveau nog een substantieel deel weggelegd voor finetuning. Hierbij zijn patiënt, hulpverleners en betrokkenen samen actief en delen in die zin de verantwoording en het eigenaarschap.

Deze manier van werken ligt vooral voor de hand in sectoren waar slechts deels kan worden gebouwd op objectivering en standaardisering. De gedetailleerde vormgeving van de organisatie van het primaire proces is dan geen vaststaand gegeven. Binnen organisatorische hoofdlijnen vereist het een hoge mate van speelruimte en flexibiliteit, om te kunnen meebewegen op geleide van de individuele processen.

In de sfeer van randvoorwaarden en ondersteuning daarentegen kan men maximaal profiteren van kennis en inzicht uit de lineaire productietechnieken. Mits de invulling van de randvoorwaardelijke en ondersteunende processen afgestemd blijft op de karakteristiek van het primaire proces. Zo (en uitsluitend op die manier) kan men een integraal gedifferentieerd organisatiemodel verantwoord vormgegeven, waarin men het maximale voordeel kan behalen uit TBM zonder dat het primaire proces aan kwaliteit inboet.[1]

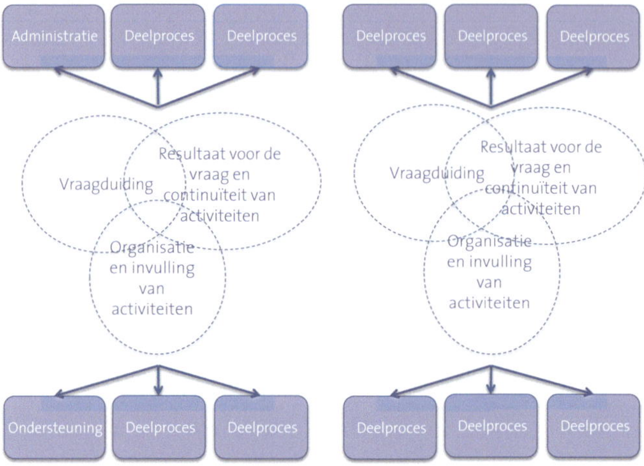

Figuur 5 illustreert dit geïntegreerde model.

Figuur 5 Een integraal gedifferentieerd organisatiemodel.

Een aantal noodzakelijke ontwerpprincipes

Men dient de organisatie zo in te richten dat noodzakelijke ruimte voor keuzes en precisering op patiëntniveau gewaarborgd wordt. Om dit te borgen wordt uitgegaan van ontwerpprincipes die horen bij het ontwerp van integrale organisatiemodellen. We beschrijven er een aantal.

Schaalgrootte

Precisie in vakbekwaamheid en onderlinge afstemming komen tot hun recht als de schaalgrootte klein is. Finetuning in onderlinge afstemming is arbeidsintensief. Er is overlegtijd nodig om zaken samen af te stemmen. Dit vraagt om korte lijnen en persoonlijke contacten. Neemt de schaalgrootte toe, dan neemt ook het aantal spelers en de gelaagdheid in de organisatie toe. Onderlinge afstemming wordt dan steeds problematischer.

Voor effectief gebruik van afstemming dient men uit te gaan van teams die niet groter zijn dan 15 medewerkers, afdelingen die niet groter zijn dan 35 en interne of externe netwerken die niet groter zijn dan 200.[1]

Ook bij toename van het volume: klein blijven

Als een regionale maatorganisatie voor de GGZ naar tevredenheid functioneert moet dit passend worden opgeschaald. Het principe van *requisite variety*[6,7] is in dit verband helpend. Stelling van Ashby met de *law of the requisite variety* is: 'gevarieerdheid kan slechts beheerst worden met gevarieerdheid.' Toegepast op een regionale maatorganisatie voor de GGZ betekent dit dat in een volgende regio een vergelijkbare organisatie moet worden ingericht die autonoom kan voldoen aan de variatie van vragen die zich in die regio gaan voordoen. Omdat het in de GGZ gaat om problematiek op diverse terreinen (medisch, psychologisch, agogisch) dient het aanbod 'achter de voordeur' interdisciplinair te zijn en zo nodig integraal aanwendbaar. En bovenal toe te spitsen op de accenten die zich in bepaalde groepen in bepaalde regio's voordoen. Voor opschaling bij grotere volumes patiënten betekent dit dat een tweede (derde, vierde, enzovoort) flexibele interdisciplinaire organisatie moet worden ingericht. De opschaling mag niet ten koste gaan van de lokaal noodzakelijke flexibiliteit en de effectieve onderlinge afstemming tussen lokaal betrokkenen (korte lijnen). Standaardisering in schaalvergroting, zoals bijvoorbeeld voortaan een centrale voordeur voor alle regionale GGZ-teams in een regio van 500.000 inwoners, zijn veelal praktijk geworden in Nederland maar ondermijnen de wederkerige variatie tussen individuele vraag en passend aanbod. Goede voorbeelden van opschaling met behoud van variatievermogen zijn lokale maatschappen voor generalistische en specialistische GGZ, de FACT-teams die regionaal functioneren, maar ook huisartsenpraktijken (per 2500 inwoners 1 fulltime huisarts met praktijkondersteuners voor somatiek en GGZ).

Taakverrijking en organiseren aan de bron

De organisatie is flexibel ingericht om per patiënt te kunnen aansluiten op de zorgvraag. Dit vraagt om regelmogelijkheden aan de bron in het primaire proces. Aanverwante primaire werkzaamheden maar ook voorbereidende en coördinerende taken worden zo nodig opgepakt, zonder dat daarvoor toestemming vanuit de hiërarchie noodzakelijk is of ingewikkelde functiewijzigingstrajecten nodig zijn. Kortom, verantwoordelijkheden en bevoegdheden om de hulpverlening uit te voeren en te regelen liggen maximaal bij de uitvoerders van het primaire proces. Functies in de uitvoering van de GGZ dienen derhalve breed (rijk) te zijn en het organiserend vermogen dient zo dicht mogelijk bij de bron gepositioneerd te worden.[8-10]

Enkele cijfers en een schets van het GGZ-landschap

De GGZ is de afgelopen jaren fors gegroeid als sector. De gerealiseerde uitgaven stegen van €2,91 miljard naar €6,14 miljard over de periode 2000 tot en met 2010. In 2016 bedraagt het GGZ-budget circa €7 miljard. De werkgelegenheid in de GGZ is daarmee evenredig gestegen. In de periode 2005 tot 2012 zien we de volgende ontwikkelingen:
- toename van het aantal psychiaters van circa 2300 tot 3400;
- toename van het aantal psychotherapeuten van circa 5800 tot 6100;
- toename van het aantal GZ psychologen van circa 11.000 tot 14.000.

Deze forse groei is recent beteugeld door bezuinigingsmaatregelen en een beleid van beheerste groei.

In relatie tot het betoog over de noodzakelijke verbeteringen in de organisatie van de GGZ is het relevant ook te kijken naar de kosten van overhead (niet aan de directe zorg gebonden kosten). De overheadkosten zijn in de afgelopen jaren fors gestegen. Schattingen daarvan variëren overigens nogal en lopen uiteen van 20 tot 30%. Internationaal verdient Nederland in dit verband geen schoonheidsprijs.[11] Van de acht landen die in deze studie werden vergeleken had Nederland de op een na hoogste overheadkosten. Alleen de Verenigde

Staten kennen hogere kosten: daar wordt liefst 25 procent van de ziekenhuiskosten aan overhead besteed. Daarmee blijkt voor het eerst dat ziekenhuizen in

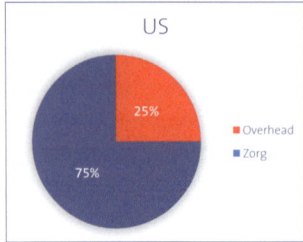
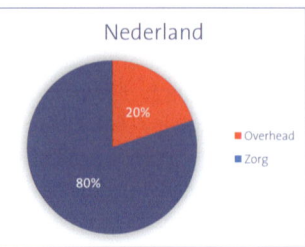
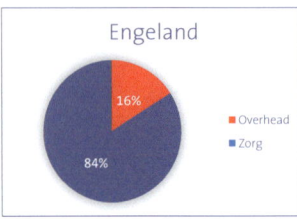
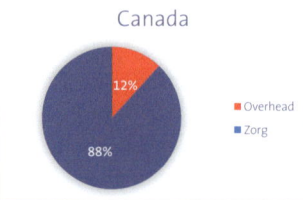

Nederland vergeleken met andere landen een fors waterhoofd aan kosten kennen die niet direct aan zorg besteed worden.

Figuur 6 Verdeling van zorgkosten per land.[11]

De impasse van psychiatrische zorg

- De nadruk op TBM, op beheersmodellen en op het classificeren in een veelheid van diagnose-gerelateerde eenheden heeft ertoe geleid dat er een onoverzichtelijk woud van eenheden is ontstaan. In Nederland maar ook wel in België gelden meerdere indelingsprincipes (zonder compleet te zijn).
  Naar leeftijd:
- kinderen en jeugdigen tot 18 jaar;
- volwassenen 18-65 jaar;
- ouderen vanaf 65 jaar.
  Naar organisatie:
- psychiatrie-afdelingen van een algemeen of academisch ziekenhuis;
- GGZ instellingen:
  - alleen voor bepaalde groepen (verslaving, eetstoornissen, autisme, enzovoort);
  - meervoudig aanbod maar alleen ambulant (met interne subafdelingen naar 'doelgroepen');
  - meervoudig aanbod, met psychiatrisch ziekenhuis (met interne subafdelingen naar diagnose, zorgzwaarte, mate van geslotenheid);
- forensisch psychiatrische instellingen (met interne subafdelingen naar veiligheidsklassen);
- vrijgevestigde praktijken.

De indelingen zijn ook vertaald in beroepsspecialisaties, elk met onderscheiden taken, verantwoordelijkheden en bevoegdheden (zie tabel 1).

Zo is een landkaart ontstaan die door volharding in detaillering naar substromen patiënten, familie, en verwijzers voortdurend op een dwaalspoor brengt.

Tabel 1 Verdeling in percentages van werknemers in de zorguitvoering naar opleidingsachtergrond in de GGZ, gehandicaptenzorg, ziekenhuizen, verpleging en verzorging (2011)

	GGZ	Gehandicaptenzorg	Ziekenhuizen	Verpleging & Verzorging
Medische opleiding	9,6	5,1	19,1	5,3
Gedragswetenschappelijke opleiding	17,3	7,3	3,0	1,7
Paramedische opleiding	2,7	3,3	12,9	4,8
Medisch assisterende of ondersteunende opleiding	1,7	1,7	19,1	2,5
Verpleegkundige opleiding	32,9	23,3	38,4	12,7
Verpleegkundige vervolgopleiding	10,6	4,5	23,4	2,7
Verzorgende of helpende opleiding	10,8	20,1	9,4	57,8
Agogische opleiding	30,3	53,9	3,6	8,5
Opleiding die niet is opgenomen in de kwalificatiestructuur	21,5	16,6	21,8	24,0

De toekomst

De uitdaging voor de toekomst is een verantwoorde vereenvoudiging van de organisatie van de GGZ. In deze herinrichting moet men de ingewikkeldheid van psychische problematiek niet 'bestrijden' met organisatorische complexiteit, die als het ware het spiegelbeeld is van denkbare variatie in psychische dynamiek. De cruciale

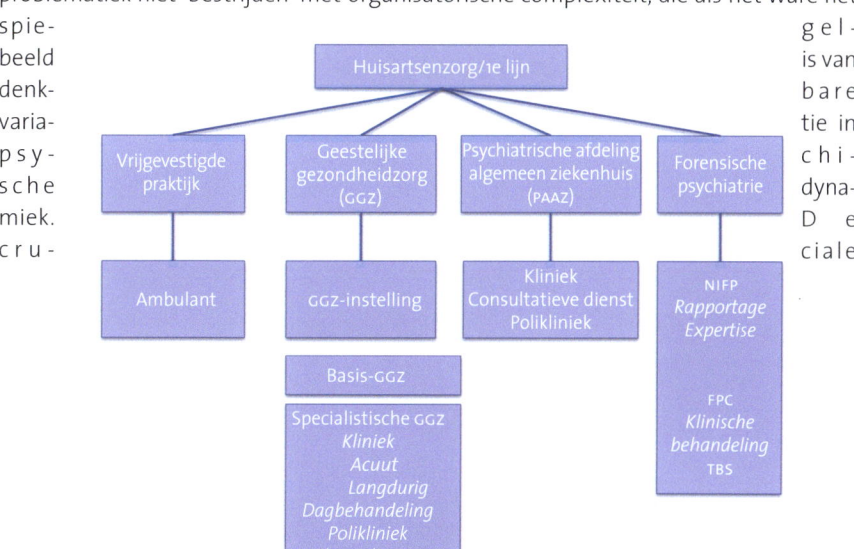

Figuur 7 Organisatie van de psychiatrische zorg

bouwstenen in de beantwoording van multicausale variatie zijn vakbekwaamheid, professionele integriteit en collaboratieve afstemming. Die bouwstenen gedijen op kleine schaal. De kleinschalige zorgverlening dient vervolgens zo veel mogelijk plaats te vinden in de natuurlijke leefomgeving: thuis, in de buurt, in de stad. Daar speelt zich immers de dagelijkse interactie af tussen persoonlijke eigenschappen en actuele context en daar liggen de aangrijpingspunten voor een realistische vraagduiding en doelrealisatie. De administratieve planning en control spelen op dat kleinschalige niveau een volledig ondergeschikte rol. De omvang en de kosten daarvan kan men door kleinschalige organisatie van het primaire proces substantieel reduceren.[12]

Literatuur

1. Kuipers H, van Amelsfoort P, Kramer E-H. Het nieuwe organiseren; alternatieven voor de bureaucratie. Leuven: Acco; 2010.
2. Conklin J. Wicked problems and social complexity. In: Insitute C, editor. 2005. p. 1-25.
3. Taleb N. De zwarte zwaan; de impact van het hoogst onwaarschijnlijke. Amsterdam: Nieuwerzijds; 2010.
4. van Os J. De DSM-5 voorbij! Persoonijke diagnostiek in de nieuwe GGZ. Leusden: Diagnosis; 2014.
5. Glouberman S, Mintzberg H. Managing the care of thealth and the cure of disease. Part 1 & 2. In: Series IWP, editor. Fontainebleau1996.
6. Ashby WR. An introduction to cybernetics. London: Chapman & Hall; 1956.
7. Ashby WR. Requisite variety and its implications for the control of complex systems,. Cybernetica. 1958;1(2):83-99.
8. Rasenberg T, Weijneberg J. Groepsteams in de residentiele jeugdhulpverlening: een onderzoek naar de verbetering van het teamfunctioneren na een integratieve team training. Assen: Van Gorcum; 2003.
9. Almekinders M. Teams beter thuis in thuiszorg?' Resultaatverbetering in thuiszorg met behulp van sociotechnische organisatievernieuwing. Nijmegen: Radboud Universiteit; 2006.
10. Laloux F. Reinventing Oranizations. Haarzuilens: Het Eerste Huis; 2015.
11. Himmelstein DU, Jun M, Busse R, Chevreul K, Geissler A, Jeurissen P, et al. A comparison of hospital administrative costs in eight nations: US costs exceed all others by far. Health Aff (Millwood). 2014;33(9):1586-94. doi: 10.1377/hlthaff.2013.1327. PubMed PMID: 25201663.
12. Seddon J. Systems thinking in the public sector. Axminster: Triarchy press 2008.

Recht

10.2 Juridische aspecten van de zorgverlening in de psychiatrie

*Rankie ten Hoopen**

Inleiding

De geneeskunde en dus ook de psychiatrie is omgeven met de nodige wetgeving. Naast algemene wettelijke regelingen die ook op andere terreinen van de gezondheidszorg gelden, zijn specifieke, op de psychiatrie toegesneden wettelijke regels van belang. Verder is er veel zelfregulering: beroepscodes, standaarden, richtlijnen, protocollen en dergelijke die door de beroepsgroep zelf zijn opgesteld. Een voorbeeld vormt het *Model kwaliteitsstatuut GGZ*.[1]

In de praktijk is een belangrijke vraag: wanneer is sprake van *goede zorg* en van handelen met de zorg van een *goed hulpverlener*? Deze normen inzake de kwaliteit van de zorg en de wetgeving waarvan zij deel uitmaken worden hierna besproken. Daarna volgen de wet- en regelgeving die zijn toegespitst op de psychiatrie en het onderwerp wils(on)bekwaamheid. Eerst is er aandacht voor het algemene kader, gevormd door rechtsbeginselen en grondrechten.

Rechtsbeginselen en grondrechten

In de geneeskunde, in het bijzonder ook in de psychiatrie, kan de vrijwilligheid van de behandeling van een patiënt onder druk staan of ontbreken. Juist dan komt belangrijke betekenis toe aan rechtsbeginselen: fundamentele, ongeschreven uitgangspunten van het recht die aan veel wettelijke regelingen, onder meer in de gezondheidszorg, ten grondslag liggen.

Te onderscheiden zijn het beginsel van zelfbeschikking (ook wel: zelfbeschikkingsrecht), het gelijkheidsbeginsel en het beschermingsbeginsel.
- Het *zelfbeschikkingsrecht* verwijst naar het recht om het leven, binnen bepaalde grenzen, zelf vorm te geven: eigen keuzen te kunnen maken, eigen beslissingen te kunnen nemen, ruimte te hebben voor zelfontplooiing en ongewenste inmenging daarbij door anderen af te weren.
- Het *gelijkheidsbeginsel* houdt het recht op gelijke behandeling in (non-discriminatie).
- Het *beschermingsbeginsel* is erop gericht (extra) bescherming te bieden aan mensen die in een situatie van hulpbehoevendheid en afhankelijkheid verkeren.

Deze rechtsbeginselen komen, in geschreven vorm, tot uitdrukking in een aantal

---

* Mr.dr. Rankie ten Hoopen is jurist, werkzaam als universitair docent Gezondheidsrecht bij de Universiteit Maastricht.

bepalingen van onze Grondwet. Zij zijn ook terug te vinden in verschillende verdragen, zoals het *Europees Verdrag tot bescherming van de Rechten van de Mens* (EVRM).

In artikel 10 Grondwet (GW) inzake het recht op eerbiediging van de persoonlijke levenssfeer (privacy) en artikel 11 GW betreffende het recht op lichamelijke integriteit weerspiegelt zich het beginsel van zelfbeschikking. Ook artikel 15 GW (recht op vrijheid) is aan dit beginsel te relateren. Artikel 1 GW verwoordt het gelijkheidsbeginsel, met zoveel woorden overigens ook tot uitdrukking gebracht in de *Beroepscode voor psychiaters* (NVVP, 2010, artikel II.2). Verder zijn er verschillende grondwetsbepalingen die, meer impliciet, verband houden met het beschermingsbeginsel.[2]

De drie genoemde beginselen kunnen soms met elkaar botsen. Een voorbeeld daarvan: bij een (voorgenomen) opneming in een GGZ-instelling en/of een voorgenomen behandeling waaraan de patiënt niet wil meewerken conflicteren het *zelfbeschikkingsrecht* en het *beschermingsbeginsel*. De psychiater zal dan zoveel mogelijk naar een balans moeten zoeken. De wetgeving biedt daarbij soms een handvat, zoals de *Wet bijzondere opnemingen in psychiatrische ziekenhuizen* (Wbopz). Zij legitimeert, ten faveure van het beschermingsbeginsel, een inbreuk op het zelfbeschikkingsrecht indien aan de voorwaarden voor het toepassen van gedwongen opneming (en mogelijk ook behandeling) is voldaan.

Kwaliteitswetgeving

Drie wetten vormen de kern van de 'kwaliteitswetgeving' (regels betreffende kwaliteit van zorg en klachten- en geschillenbehandeling) voor de gezondheidszorg. Zij gelden mede voor de psychiatrie:
- de *Wet kwaliteit, klachten en geschillen zorg* (Wkkgz);
- de *Wet op de beroepen in de individuele gezondheidszorg* (Wet BIG);
- afdeling 7.7.5 Burgerlijk Wetboek (BW), in het algemeen, maar juridisch gezien ten onrechte, aangeduid als de *Wet op de geneeskundige behandelingsovereenkomst ofwel* WGBO.

Op de Wet BIG en afdeling 7.7.5 BW zullen we in kort bestek nader ingaan.

Wet BIG

De Wet BIG reguleert de beroepsuitoefening in de individuele gezondheidszorg, ter waarborging en verbetering van de kwaliteit van de zorg en zorgvuldige zorgverlening aan patiënten. De wet regelt onder meer de inschrijving en de herinschrijving in het BIG-register. In het geval van de psychiater gaat het hierbij om de inschrijving als arts en, na afronding van de specialisatie, als psychiater. Inschrijving in het BIG-register leidt tot de bevoegdheid om de in de Wet BIG genoemde 'voorbehouden handelingen' te verrichten, zoals het geven van injecties. Een belangrijke voorwaarde is wel dat sprake is van voldoende bekwaamheid: *onbekwaam is onbevoegd*. Bij inschrijving in het BIG-register is ook het in de Wet BIG geregelde tuchtrecht van toepassing.[3]

Afdeling 7.7.5 BW

Afdeling 7.7.5 BW ('WGBO') regelt de overeenkomst die bij geneeskundige behandeling in de regel tot stand komt tussen de hulpverlener en de patiënt. Zij heeft tot doel de patiënt in een meer evenwichtige positie te brengen in de contractuele relatie met de hulpverlener, als *sterkere*, veelal meer deskundige partij. De regeling staat hierdoor vooral in het teken van verplichtingen van de hulpverlener, tegenover rechten van de patiënt. Naast de verplichting tot informatieverstrekking en het vragen van toestemming (zie hierna) is vooral die tot een goede dossiervoering en inachtneming van het medisch beroepsgeheim van belang.[4]

De handelingen die psychiaters in de uitoefening van hun beroep verrichten, inclusief gespreksvoering, advisering en dergelijke, vallen als zodanig onder het toepassingsbereik van afdeling 7.7.5 BW. Dit betekent echter niet dat afdeling 7.7.5 BW op het gebied van de psychiatrie steeds geldt. Zij is alleen rechtstreeks van toepassing op behandelrelaties die patiënten of hun vertegenwoordigers vrijwillig aangaan. Zij ziet dus niet op situaties van gedwongen (verplichte) opname en behandeling in een psychiatrisch ziekenhuis. Haar bepalingen zijn dan in beginsel echter wel *overeenkomstig* (analoog) van toepassing. Maar voor zover de Wbopz zelf bijzondere regels over geneeskundige handelingen geeft gaan die vóór de regels van afdeling 7.7.5 BW. Afdeling 7.7.5 BW kan wel mede van toepassing zijn; een voorbeeld vormen de bepalingen inzake *informed consent*; zie hierna:
- zij een bepaald onderwerp regelt en de Wbopz daaromtrent geen regeling bevat;
- de gedwongen behandelde patiënt kan óók om andere reden worden behandeld dan ter wegneming van gediagnostiseerde psychiatrische gevaar, bijvoorbeeld omdat hij epilepsie heeft;
- een behandeling wordt niet gegeven voor een syndroom dat weliswaar psychiatrisch van aard is maar buiten het behandelingsplan valt omdat het een ander syndroom betreft dan dat waarvoor de patiënt gedwongen is opgenomen.

De scheidslijn zal hier in de praktijk overigens vaak moeilijk te trekken zijn wegens samenhang van beide syndromen.

Voor ieder onderzoek of behandeling moet de patiënt toestemming geven; dit houdt verband met zijn zelfbeschikkingsrecht. Een weloverwogen toestemming vereist voorafgaande informatieverstrekking aan de patiënt over:
- de aard en het doel van het onderzoek of de behandeling;
- eventuele alternatieven;
- te verwachten gevolgen en risico's;
- de staat van de gezondheid en de vooruitzichten bij onderzoek of behandeling.

Er moet sprake zijn van *informed consent*. Het tegenwoordig in zwang zijnde 'gedeelde besluitvorming' (*shared decision making*) kan de – onjuiste – indruk wekken dat het informatie- en beslisproces uitmondt in een *gedeelde* toestemming van hulpverlener en patiënt; het is de patiënt die uiteindelijk zijn toestemming geeft.

De psychiater zal de vereiste informatie tijdig moeten geven opdat de patiënt de te nemen beslissing voldoende kan overwegen; dit is vooral bij een meer ingrijpende behandeling van belang. De inlichtingen moeten ook op een duidelijke wijze worden gegeven. Dit betekent onder meer: afgestemd op het bevattingsvermogen van de patiënt. Aanvullend (*niet*: vervangend) kunnen brochures en ander informatiemateriaal nuttig zijn.

Bij niet-ingrijpende verrichtingen mag de psychiater toestemming van de patient veronderstellen. Zo'n situatie zal zich echter niet spoedig voordoen, daar het perspectief van de patiënt hier leidend is. In noodsituaties, waarin snel gehandeld moet worden om ernstig nadeel voor de patiënt te voorkomen, kan de psychiater zonder toestemming handelen. Dit is mogelijk als de tijd ontbreekt om toestemming van de vertegenwoordiger van de patiënt te vragen (ervan uitgaande dat de patiënt op dat moment wilsonbekwaam is). Gedacht kan worden aan noodzakelijke behandeling na een suïcidepoging.

Een informatieplicht bestaat niet voor zover informatieverstrekking kennelijk ernstig nadeel bij de patiënt zou opleveren, zoals een te vrezen suïcide. De psychiater kan zich dan beroepen op de in de wet geregelde *therapeutische exceptie*. Voorwaarde is dat hij eerst een andere hulpverlener, bijvoorbeeld een collega-psychiater, raadpleegt. Als het belang van de patiënt dat vereist, dient hij de informatie wel aan een ander te geven, zoals een familielid. Het spreekt voor zich dat goede documentatie in het medisch dossier van belang is met het oog op een mogelijk later verwijt van de patiënt dat niet aan de informatieplicht is voldaan. Ook het recht van de patiënt op niet-weten vormt in beginsel een uitzondering op de informatieverplichting.

In de psychiatrie is met name ook het verstrekken van informatie over voor te schrijven of toe te dienen medicijnen van belang. Niet alleen wegens de toestemmingseis maar ook gezien het veiligheidsaspect. Een belangrijk punt is de bevoegdheid tot deelname aan het verkeer en de mogelijke invloed van de medicatie op het rijgedrag. Op 1 juli 2016 zijn de regels voor rijgeschiktheid van mensen met stemmingssyndromen en psychosen overigens versoepeld.[5]

Beëindiging van de behandelingsovereenkomst door de psychiater is slechts mogelijk wegens een gewichtige reden. De KNMG-richtlijn *Niet-aangaan of beëindiging van de geneeskundige behandelingsovereenkomst* (2005) biedt een duidelijk handvat omtrent de (on)mogelijkheden en de in acht te nemen zorgvuldigheidseisen.[11]

Wet bijzondere opnemingen in psychiatrische ziekenhuizen

Mensen kunnen dusdanig verstoringen in hun emotie of gedrag ervaren of vertonen dat er, naast een psychiatrisch syndroom, sprake is van gevaar. Binnen de psychiatrie is er de mogelijkheid tot gedwongen opneming in een daartoe aangewezen GGZ-instelling. Gedwongen opneming in een psychiatrisch ziekenhuis is een ingrijpende gebeurtenis. Niet alleen feitelijk gezien maar ook juridisch. Er wordt inbreuk gemaakt op fundamentele rechten van de patiënt. Daarvoor is een wettelijke basis vereist, die is te vinden in de Wbopz (zie rechtsbeginselen en grondrechten). De in deze wet neergelegde bepalingen voorzien daarbij in de nodige rechtsbescherming van de patiënt: te volgen procedures en toe te passen criteria bij gedwongen opneming, voortzetting van het verblijf en (gedwongen) behandeling. De regels over gedwongen opneming en voortzetting van het verblijf betreffen de *externe rechtspositie* van de patiënt. Zij hebben betrekking op de vereiste (soort) rechterlijke machtiging(en) en, in spoedgevallen, op de inbewaringstelling op last van de burgemeester. Ook de regels inzake verlof en (voorwaardelijk) ontslag zijn tot de bepalingen betreffende de externe rechtspositie te rekenen. Hiernaast zijn er regels die betrekking hebben op de rechten en verplichtingen van patiënten na gedwongen opname: de totstandbrenging en uitvoering van het behandelingsplan, (gedwongen) behandeling en verzet, beperking van de bewegingsvrijheid en dergelijke. Zij regelen de *interne rechtspositie*.

Gedwongen opneming en (voortzetting van) verblijf zijn mogelijk op grond van een door de rechter verleende machtiging. De te onderscheiden machtigingen zijn:

- voorlopige machtiging;
- voorwaardelijke machtiging;
- machtiging tot voortgezet verblijf;
- machtiging op eigen verzoek;
- zelfbindingsmachtiging.

In spoedeisende gevallen is, zoals hiervoor aangegeven, opneming zonder voorafgaande rechterlijke tussenkomst mogelijk op grond van een *inbewaringstelling* (ibs) op last van de burgemeester. Voortzetting van een ibs is, op verzoek van de officier van justitie, mogelijk op basis van een rechterlijke machtiging. Hierna kan op verzoek van de officier van justitie zo nodig, als het gevaar nog niet is weggenomen, een voorlopige machtiging volgen. Als de noodzaak van een langer verblijf voorzienbaar is, kan de officier van justitie een verzoek tot het verlenen van een machtiging tot voortzetting van de ibs combineren met een verzoek tot het verlenen van een voorlopige machtiging.

Iedere maatregel kent eigen procedureregels en termijnen; een overzichtelijke weergave daarvan is te vinden in een brochure van het ministerie van vws.[6]

> Gemeenschappelijk bij de verschillende maatregelen is de aanleiding daarvoor:
> *een stoornis van de geestvermogens die betrokkene 'gevaar' doet veroorzaken, terwijl dit gevaar niet door tussenkomst van personen of instellingen buiten het psychiatrisch ziekenhuis kan worden afgewend. Tussen stoornis en gevaar moet een causale relatie bestaan. 'Gevaar' betreft een gevaar voor de patiënt zelf, voor één of meer anderen of voor de algemene veiligheid van personen en goederen.*

Het gaat om de kans op onheil, waarbij twee aspecten een rol spelen: de mate van waarschijnlijkheid dat het onheil intreedt en de ernst van de gevolgen indien dit onheil zich verwezenlijkt.

Gedwongen opneming, in plaats van vrijwillig verblijf, is aan de orde bij iemand die geen bereidheid tot opneming toont: *informed consent* ontbreekt. Een persoon die geen bezwaar maakt maar ook geen bereidheid toont kan in het systeem van de Wbopz alleen gedwongen – via een machtigingsprocedure – worden opgenomen.

In de fase van de opneming van de patiënt vervult de psychiater een belangrijke rol in het kader van de daarvoor vereiste voorlopige machtiging: aan de rechter dient onder andere een verklaring te worden overgelegd van een niet bij de behandeling van de patiënt betrokken psychiater die de patiënt met het oog daarop kort tevoren heeft onderzocht. Betreft het een patiënt die tot dan toe vrijwillig was opgenomen – en hetzelfde geldt bij een machtiging tot voortgezet verblijf – dan is het de *geneesheer-directeur* van het psychiatrisch ziekenhuis die een geneeskundige verklaring moet overleggen nadat hij de patiënt heeft onderzocht of heeft doen onderzoeken door een psychiater die niet bij de behandeling betrokken was. Het dient dan een geneesheer-directeur te zijn die *psychiater* is die de verklaring ondertekent. Een verklaring van bijvoorbeeld een arts voor verstandelijk gehandicapten is niet rechtsgeldig (Varbanov-arrest van de Hoge Raad, 2012). *Mutatis mutandis* hetzelfde geldt bij de verklaring die vereist is in het kader van een inbewaringstelling, ook al verlangt de wet daarvoor wel bij voorkeur, maar níet noodzakelijkerwijs, een verklaring van een arts die psychiater is.

Gelet op Europese jurisprudentie (EHRM) moet sprake zijn van *objective medical expertise*. Een arts in opleiding tot psychiater (aios) voldoet niet aan deze eis. In de praktijk is het nu mogelijk, althans in noodsituaties, dat een psychiater nog achteraf, binnen 24 uur na opname, de patiënt onderzoekt en een geneeskundige verklaring ondertekent (een stempel volstaat niet).

Niet bij de behandeling betrokken excludeert bijvoorbeeld psychiaters die door het werken in teamverband zijdelings bemoeienis hebben gehad met de patiënt. Een psychiater die korter dan één jaar voor het onderzoek nog een laatste behandelcontact met de patiënt heeft gehad is volgens de rechter in de regel evenmin iemand die rechtsgeldig een verklaring kan afgeven.

(Dwang)behandeling

Na opneming van de patiënt spitst de rol van de psychiater zich toe op het opstellen en uitvoeren van het behandelingsplan. De hoofdregel is: behandeling van een opgenomen patiënt kan alleen kan plaatsvinden op basis van een behandelingsplan. De wet voegt hier nog twee eisen aan toe:

- het overleg met de patiënt (of bij wilsonbekwaamheid: zijn vertegenwoordiger) over het behandelingsplan heeft geleid tot overeenstemming, en
- de patiënt of zijn vertegenwoordiger verzet zich niet tegen de daadwerkelijke behandeling.

Is niet aan deze beide of één van beide eisen voldaan, dan is *dwangbehandeling* mogelijk als aan de daarvoor geformuleerde voorwaarde is voldaan:

- *extern gevaarcriterium*: het is aannemelijk dat zonder de behandeling het gevaar dat de stoornis van de geestvermogens betrokkene doet veroorzaken niet binnen redelijke tijd kan worden weggenomen ('geen onnodig lange opname'), óf
- *intern gevaarcriterium*: voor zover dit strikt noodzakelijk is om het gevaar (vooral op agressie naar derden) dat de stoornis van de geestvermogens betrokkene binnen de inrichting doet veroorzaken af te wenden ('orde of veiligheidsmaatregel').

Doet zich een tijdelijke noodsituatie voor die tot maatregelen noopt die niet in het behandelingsplan zijn opgenomen, dan zal men een beroep moeten doen op de regeling inzake toe te passen *'middelen en maatregelen'*:

- afzondering;
- separatie;
- fixatie;
- medicatie;
- toediening van vocht of voeding.

Voor dwangbehandeling is een schriftelijke beslissing van de behandelend psychiater nodig. Hij zal de behandelingsmogelijkheden en de risico's als niet tot behandeling wordt overgegaan moeten beoordelen. Bij een beslissing over de noodzaak tot dwangbehandeling behoort hij rekening te houden met vier belangrijke criteria:

- subsidiariteit: de dwangbehandeling moet de minst ingrijpende (invasieve) effectieve behandeling zijn voor het betreffende doel;
- proportionaliteit: de behandeling staat in redelijke verhouding tot het betreffende doel;
- doelmatigheid: de behandeling moet het beoogde doel binnen afzienbare tijd bereiken en niet langer duren dan noodzakelijk is;
- veiligheid: de behandeling moet veilig toepasbaar zijn.

Het is daarbij altijd raadzaam om een second opinion te vragen van een niet bij de behandeling betrokken psychiater.[7]

Wet verplichte geestelijke gezondheidszorg

De principes van subsidiariteit, proportionaliteit, doelmatigheid en veiligheid behoren ook tot het centrale gedachtegoed van de beoogde opvolger van de Wbopz, de *Wet verplichte GGZ* (Wvggz). Het wetsvoorstel Wvggz gaat nadrukkelijk uit van verplichte (gedwongen) zorg als uiterste middel, indien er geen mogelijkheden voor vrijwillige zorg meer zijn. Indien verplichte zorg toch noodzakelijk is, is er alleen in het uiterste geval plaats voor dwang (*ultimum remedium*-beginsel) en dan nog alleen in de minst ingrijpende vorm. In lijn hiermee is de Wvggz niet locatiegebonden, zoals de Wbopz, maar persoonsvolgend. Zij biedt daardoor de mogelijkheid tot extramuraal te verlenen verplichte zorg.

Met betrekking tot de te verlenen zorg en besluiten daarover kent de Wvggz een grotere rol toe aan familie en naasten van de patiënt. Zij bevat tevens een uitgebreide regeling met betrekking tot minderjarige patiënten en vertegenwoordiging van patiënten. Een patiënt heeft steeds een vertegenwoordiger ter zake van de uitoefening van zijn rechten en verplichtingen op grond van de Wvggz, dus niet alleen bij wilsonbekwaamheid. Als zodanig treedt een door de patiënt gemachtigde persoon op, bij wilsonbekwaamheid komt deze functie echter toe aan een persoon die staat genoemd in een door de wetgever gegeven lijstje.[8]

Wils(on)bekwaamheid

In het voorgaande is uitgegaan van een behandelingsrelatie tussen een hulpverlener (psychiater) en een meerderjarige wilsbekwame patiënt. De patiënt kan zijn rechten zelf uitoefenen en zijn plichten (zoals het verstrekken van de voor de behandeling van belang zijnde informatie) zelf vervullen. Maar wat als de patiënt *wilsonbekwaam* is, in juridische termen: *niet in staat is tot een redelijke waardering van zijn belangen ter zake*?

Patiënten beneden de twaalf jaar zijn juridisch gezien wilsonbekwaam. De psychiater moet zijn verplichtingen jegens hun ouders met gezag of voogd nakomen (wel met informatieverstrekking aan de patiënt zelf, overeenkomstig diens bevattingsvermogen). Zijn zij ouder (twaalf-achttien jaar), dan zijn zij wilsbekwaam (en kunnen zij hun rechten zelf uitoefenen) *tenzij* komt vast te staan dat dit niet het geval is. De psychiater moet zijn verplichtingen in dit geval nakomen jegens de ouders met gezag of de voogd.

Is de patiënt ouder dan twaalf maar nog geen zestien jaar oud dan geldt met betrekking tot toestemming en informatieverstrekking een *duaal* systeem, enkele uitzonderingen hierop daargelaten.[9] De ouders met gezag of de voogd alsmede de wilsbekwame patiënt moeten over onderzoek of behandeling worden geïnformeerd en moeten toestemmen.

> Ook in de volwassenen- en de ouderenpsychiatrie geldt: *patiënten zijn pas wilsonbekwaam wanneer bij medisch-professionele beoordeling van hun mogelijkheid tot weloverwogen wilsvorming en -uiting blijkt dat zij de benodigde bekwaamheid tot het nemen van beslissingen ter zake missen.*

> Bij wilsbekwaamheid moet de psychiater zijn verplichtingen uit de geneeskundige behandelingsovereenkomst (*informed consent* enzovoort) nakomen jegens de patiënt zelf.

Is de patiënt wilsonbekwaam dan is het de vertegenwoordiger van de patiënt jegens wie de psychiater zijn verplichtingen dient te vervullen. Dit is, in hiërarchische volgorde:
- de curator (wettelijk vertegenwoordiger) als de patiënt onder curatele staat (financiële beslissingen; zorgbeslissingen);
- de mentor (wettelijk vertegenwoordiger) als ten behoeve van de patiënt een mentorschap is ingesteld (zorgbeslissingen);
- de schriftelijke gemachtigde, door de patiënt aangewezen op een moment dat hij (nog) wilsbekwaam was;
- de echtgenoot, geregistreerd partner of andere levensgezel van de patiënt;
- een ouder, kind, broer of zus van de patiënt.

De patiënt dient echter steeds ook zoveel mogelijk zelf bij de behandeling te worden betrokken.

In de Wvggz is dit lijstje identiek, zij het met de toevoeging dat ook in geval van *verzet* van de wilsonbekwame patiënt behandeling mogelijk is bij verrichtingen van ingrijpende aard waarvoor de vertegenwoordiger toestemming heeft gegeven en die kennelijk nodig zijn om ernstig nadeel voor de patiënt te voorkomen. Een voorbeeld is een noodzakelijke maagspoeling na inname door de patiënt van een overdosis medicijnen.

De Wbopz bevat weinig specifieke regels voor volwassen wilsonbekwame patiënten. Wilsbekwaamheid speelt een rol bij het opstellen van het behandelingsplan. Ontbreekt de wilsbekwaamheid ter zake dan moet de voor de behandeling verantwoordelijke persoon het behandelingsplan tot stand brengen in overleg met de vertegenwoordiger van de patiënt. Zie voornoemd lijstje, met weglating van de geregistreerd partner en de levensgezel.

In de Wvggz is dit lijstje identiek, zij met toevoeging aan punt 5. van een grootouder en een kleinkind. Levert dit geen vertegenwoordiger op, dan moet de zorgaanbieder verzoeken om een mentorschap in te stellen.

Beoordeling van wils(on)bekwaamheid

De behandelend arts kan, in gevallen waarin daartoe aanleiding bestaat, zelf beoordelen of de patiënt wilsonbekwaam is. Dit behoeft dus geen psychiater te zijn. Bij twijfel, in complexere gevallen of als daar anderszins behoefte aan is, is er echter reden om een psychiater in consult te roepen.

De beoordeling van de patiënt vindt steeds plaats met het oog op één of meer *bepaalde* te nemen beslissingen: het gaat erom of de patiënt *ter zake* in staat is tot een redelijke beoordeling van zijn belangen. Zo kan iemand bijvoorbeeld wél in staat worden geacht om te beslissen over een relatief 'eenvoudige' behandeling van eczeem, maar niet over een complexere therapie bij een ernstige depressie. Bij de beoordeling kan men gebruik maken van een daarvoor door de KNMG ontwikkeld stappenplan, het Stappenplan bij beoordeling van wilsbekwaamheid[12] of bijvoorbeeld de MacArthur Competence Assessment Tool for Treatment (MacCAT-T).[11] Aan deze bronnen zijn de volgende criteria te ontlenen:

- het vermogen om een keuze te maken en uit te drukken;
- het vermogen om informatie te begrijpen;
- het vermogen om de situatie te waarderen, ofwel: toe te passen op de eigen situatie;
- het vermogen om rationeel gegevens te hanteren en logisch te redeneren.

Ook bij gebruik van dit handvat kan de beoordeling lastig zijn en kan de uitkomst variëren al naar gelang de invulling die men geeft aan het begrip wilsonbekwaamheid, mede in relatie tot het zelfbeschikkingsrecht en het gehanteerde perspectief: cognitief (met de nadruk op de verstandelijke vermogens van de patiënt), bij de patiënt levende emoties of de waarden waaraan hij vasthoudt (denk bijvoorbeeld aan een patiënt met anorexia nervosa).

In afdeling 7.7.5 BW is geen bepaling opgenomen die de hulpverlener verplicht om een geconstateerde wilsonbekwaamheid van de patiënt in het medisch dossier aan te tekenen. Een expliciete regeling daaromtrent ontbreekt ook in de Wbopz. De Wvgg verlangt wel met zoveel woorden een schriftelijke vastlegging, te weten met vermelding van datum en tijdstip en van de beslissingen ter zake waarvan betrokkene niet in staat kan worden geacht tot een redelijke waardering van zijn belangen.

Literatuur/Sites

1. Model Kwaliteitsstatuut GGZ, Zorginstituut Nederland; 2016.
2. Leenen HJJ, Legemaate J, Dute J, de Jong EC, Gelpke ME, Gevers JKM, et al. Handboek Gezondheidsrecht. Meppel: Boom Juridisch; 2014.
3. Zie voor uitspraken van de tuchtcolleges http://tuchtrecht.overheid.nl/. Te raadplegen via http://tuchtrecht.overheid.nl/zoeken en http://tuchtrecht.overheid.nl/nieuw/gezondheidsorgzoeken-in-domein/gezondheidszorg.
4. KNMG. Richtlijn omgaan met medisccche gegevens. Utrecht: KNMG, 2016.
5. CBR. Versoepeling regelgeving bij psychiatrische aandoeningen. Te raadplegen via: https://www.cbr.nl/nieuws.pp?id=118
6. Rijksoverheid. Dwang in de zorg bij psychische problemen. Onvrijwillige opname. Te raadplegen via https://www.dwangindezorg.nl/psychiatrische-problemen/procedures
7. Keurentjes RBM. De Wet Bopz. De betekenis van de wet voor de beroepbeoefenaren in de geestelijke gezondheidszorg, negende herziene druk. Den Haag: SDU; 2016.
8. https://www.knmg.nl/zoekresultaten.htm?searchstring=van+wet+naar+praktijk#gsc.tab=0&gsc.q=van%20wet%20naar%20%20praktijk&gsc.page=1
9. KNMG. Van wet naar praktijk: implementatie van de WGBO Deel 2 – Informatie en toestemming': Modelrichtlijn voor hulpverleners over informatie en toestemming bij een minderjarige patiënt. Utrecht: KNMG, 2004.
10. https://ww.rijksoverheid.nl/documenten/brochures/2007/01/01/handreiking-voor-de-beoordeling-van-wilsbekwaamheid
11. Grisso T, Appelbaum PS. MacArthur Competence Assessment Tool for Treatment (MACCAT-T). Sarasota Profesional Resource Press; 1998.

Toekomst

11 Een bescheiden begin: wat we nog niet weten en nog niet kunnen

Maarten Bak, Patrick Domen en Jim van Os *

Wat we ongeveer weten

'In een wereld zonder spinnen is er geen spinnenfobie'. De sensorische (zintuiglijke) prikkel is essentieel: het zien of voelen van spinnen is voorwaardelijk voor een angstreactie. Hetzelfde geldt voor de paranoïde waan: zonder de waarneming van de 'achtervolger' of mogelijke camera is er geen gevoel van bedreiging. Ook het verlangen naar een borrel ontstaat pas bij het passeren van een kroeg. De context is een bepalende factor voor dergelijke ervaringen. Er kan ook sprake zijn van overdracht: iemand die een negatieve ervaring meemaakt in een bepaalde context kan dat ook overbrengen naar een ander. Denk aan het kind dat nog nooit een spin heeft gezien en moeder hoort gillen bij het zien van een exemplaar en vervolgens zelf schrikt. De moeder prikkelt haar kind sensorisch en leert het om bang te zijn voor een spin volgens basale conditioneringsprincipes. Dit eenvoudige voorbeeld laat zien dat de context (*de omgeving* waar iemand zich bevindt) leidt tot een cascade aan betekenisverlening. Het proces van betekenisverlening aan de actuele context wordt beïnvloed door eerdere ervaringen (*vroege omgeving*) en hoe die zijn verwerkt en begrepen in iemands *psychologie* (leren, geheugen, cognitieve schema's) die weer wordt beïnvloed cq. gemedieerd door de toestand van het brein (*biologie*). Hoewel we nog veel niet weten over de onderliggende mechanismen van dit samenspel, kan men zich voorstellen dat de factoren in dit proces van betekenisverlening voortdurend in interactie met elkaar zijn en zo een dynamisch evenwicht vormen. Psychische problemen kan men aldus begrijpen als een verstoring van het dynamisch evenwicht, resulterend in psychische klachten.

In dit leerboek hebben we getracht uit te leggen wat het vakgebied psychiatrie precies inhoudt. De uitgangspunten zijn dat symptomen van psychische syndromen een dimensionele verdeling kennen met betrekking tot frequentie, ernst en impact. Er is geen kwalitatief onderscheid: de ervaringen van patiënten zijn allereerst menselijk, in de zin van begrijpelijk, rekening houdend met de actuele omgeving, de vroege omgeving, het proces van leren, de persoonlijkheidsvorming en de beïnvloeding door interne en externe biologische factoren. Psychisch onwelbevinden kan zeer sterk variëren, van enig ongenoegen of niet lekker in je vel zitten, je zorgen maken of angstig zijn, vergeetachtig zijn of geheugenproblemen hebben, of ervaringen hebben die voor anderen onbegrijpelijk zijn en aanleiding geven tot een sociaal conflict. Het onbevooroordeelde gesprek (anamnese, hulpvraag) met de patiënt is de essentie om achter zijn problemen te komen en is daarmee de basis van de geneeskunst – dus ook de psychiatrie (hoofd-

---

* Voor de personalia van dr. Maarten Bak, dr. Patrick Domen en prof.dr. Jim van Os zie hoofdstuk 1.

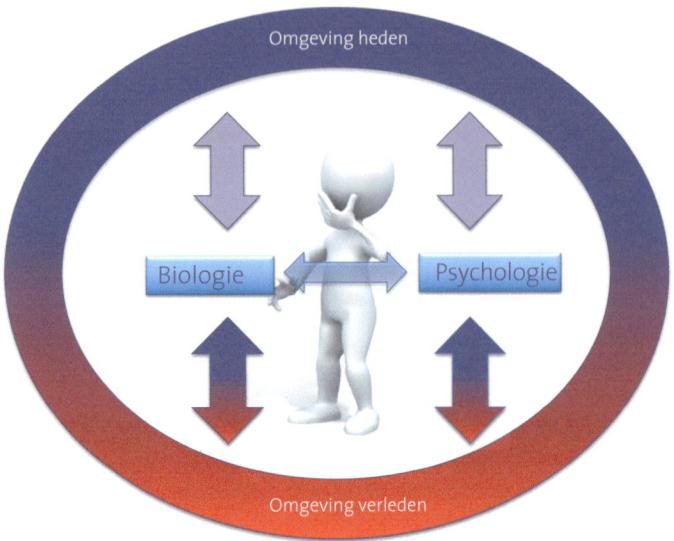

Figuur 1 De vier factoren onder het dynamisch evenwicht van betekenisverlening: biologie, psychologie, vroege omgeving en actuele omgeving

stuk 7.1). Psychische problemen zijn niet eenvoudig vast te stellen op basis van een enkel gesprek of onderzoek (psychiatrisch onderzoek: zie hoofdstuk 7.2). Verdiepend psychologisch onderzoek kan dan een aanvulling zijn (zie hoofdstuk 7.3).

Wat we nog niet zo goed weten

Zoals gezegd, is er nog veel wat we niet weten in de psychiatrie. Maar niet weten is ook een vorm van weten – daarom hieronder enkele belangrijke voorbeelden.

Diagnose

De introductie van het DSM- en ICD-classificatiesysteem van diagnosticeren is aanvankelijk heel waardevol geweest. Voorheen was er een grote variatie aan terminologieën, waarmee men vaak hetzelfde bedoelde maar doof bleef voor de diagnostische taal van de ander. Dit was natuurlijk niet bevorderlijk voor de onderlinge communicatie. De DSM en ICD hebben ertoe geleid dat er meer eenheid is gekomen in de psychiatrische nomenclatuur. Een belangrijk punt van kritiek echter is dat deze systemen slechts een classificatie bieden van symptomen. Op basis van consensus spreekt men af hoe men een cluster van bepaalde symptomen noemt. Hier is de afgelopen jaren de nodige kritiek op gekomen.
- Het geeft onterecht de indruk dat een DSM-classificatie synoniem is aan een diagnostische 'stoornis', met de impliciete aanname dat het gaat om verschillende ziekte-entiteiten, elk met een eigen uniek biopsychosociaal (maar vooral biologisch) verklaringsmodel (etiopathogenese).
- De vraag rijst in hoeverre het model van een cluster van symptomen als reflectie van een onderliggende 'stoornis' wel valide is. Onderzoek toont namelijk dat het model van psychische klachten, bezien als een netwerk van symptomen die elkaar voortdurend dynamisch beïnvloeden, mogelijk meer valide is en dus meer

informatie geeft over de actuele toestand van een patiënt.
- Het attribueren van menselijke psychische variatie als aandachtstekorten of stemmen horen aan hypothetische ziekteconstructen als respectievelijk ADHD en schizofrenie resulteert in *a priori*-medicalisering en afhankelijkheid. Dat houdt mensen weg bij contextuele verklaringen en zelfmanagement van hun problemen.
- De DSM/ICD-classificatie leidt tot een dichotomie in het denken waarin mensen wel of geen psychiatrische aandoening hebben. Dit draagt bij aan afstand, exclusie en uiteindelijk (zelf)stigma.

Behandeling

Hoewel de klinische praktijk van de psychiatrie is opgebouwd rond welomschreven richtlijnen voor diagnostiek en behandeling blijken de wetmatigheden in de diagnostiek (zie boven) en behandeling vrij zwak te zijn. Dit komt omdat er in de psychiatrie, wellicht meer dan in andere takken van de geneeskunde, veel 'ruis' is rond het idioom van 'beter worden' zoals gedefinieerd in de zogeheten *randomised controlled trials* (RCT). Deze ruis zorgt ervoor dat de toepassing van de *evidence* uit de groepsvergelijkingen van de RCT op een willekeurige patiënt in de klinische praktijk met aanzienlijk meer onzekerheid gepaard gaat dan de 'maakbaarheids-taal' van de evidence-based richtlijnen doet geloven. Waar komt deze ruis vandaan?

- Beter worden, ook in een RCT, heeft voor een deel niet zozeer te maken met de specifieke behandeling maar met het 'ritueel' van een therapie, ondergaan met een geïnteresseerde persoon die een therapeutische relatie met je wil aangaan. Het aandeel van dit therapeutische ritueel wordt in trials zelden gekwantificeerd en ook meestal niet erkend. De attributie van het geobserveerde effect gaat in zijn geheel naar de technische behandeling (medicatie of psychotherapie). Het gevolg is dat in de geformuleerde richtlijnen de technische ingrediënten van behandeling worden voorgeschreven zonder te weten in hoeverre deze effecten worden gemedieerd door andere, contextuele of relationele factoren.
- In de klinische psychiatrie heerst er 'ruis' als het gaat om de vergelijkende effecten tussen behandelingen. Hier speelt het zogenaamde *Dodo-effect*: de observatie dat voor de meeste syndromen alle behandelingen, eenvoudig of complex, duur of goedkoop, op groepsniveau hetzelfde zwakke effect hebben en niet voor elkaar onder doen. *All must win,* geen enkele behandeling is beter dan een ander. Dus een psychotherapie voor depressie door iemand die een technische therapie geeft waar je 8 jaar opleiding voor nodig hebt is in een RCT even effectief als een *guided* zelfmanagementcursus. Dat de effecten van alle antidepressiva en alle antipsychotica niet voor elkaar onderdoen kon je lezen in hoofdstuk 6.1 (psychofarmacologie). Onder dit wat merkwaardige *Dodo*-fenomeen spelen mogelijk twee factoren.
    - Achter de schijnbare homogeniteit van het zwakke effect gaat een fenomeen schuil van belangrijke verschillen tussen subgroepen: elke onderzoeksgroep bestaat wellicht uit subgroepen, bijvoorbeeld subgroep A reageert alleen op behandeling A, subgroep B reageert alleen op behandeling B, subgroep C reageert alleen op behandeling C, enzovoort. Omdat in elke trial de onderzoeksgroep gevarieerd is en bestaat uit een myriade van subgroepen krijg je overal hetzelfde zwakke effect, dat ten dele wordt ge-

dragen door sterke effecten in specifieke subgroepen. Zolang we geen inzicht hebben in deze subgroepen, ofwel geen kennis hebben die voorspelt wie op welke behandeling gaat reageren, blijft het Dodo-effect bestaan en blijft de praktijk er een van *trial-and-error*: net zolang zoeken tot je de juiste behandeling bij de juiste persoon hebt gevonden.
- Alle behandelingen hebben dezelfde zwakke effecten omdat ze in feite drijven op hetzelfde brede therapeutische ritueel van beter worden met behulp van een professional die een relatie met je aangaat. De vorm waarin dit gebeurt is misschien niet zo belangrijk; wat telt is het ritueel en de therapeutische relatie.

- Het Dodo-effect komt ook terug als ruis in het zogenaamde *placebo*-effect. Meta-analysesvan RCTs van de effecten van antidepressiva, antipsychotica en pijnmedicatie laten zien dat de placebo-effecten in de trials van de afgelopen veertig jaar steeds sterker worden en de effecten van de actieve medicatie steeds zwakker. Hetzelfde geldt voor de psychotherapie-trials. Meta-analyses laten zien dat het effect van psychotherapie in vergelijking met de controleconditie in de loop van de tijd steeds zwakker wordt. De reden voor dit fenomeen is wederom de Dodo, in een iets andere vorm: in de oude trials was de vergelijking vaak met *treatment as usual* (hetgeen vaak neerkwam op *neglect as usual* in de oude psychiatrische ziekenhuizen). Elke vorm van aandacht en behandeling had dus een groot effect omdat mensen daarmee voor het eerst een adequate behandeling kregen. In de meer recente trials echter is er steeds vaker sprake van vergelijking van de actieve behandeling met een actieve controlebehandeling. Bijvoorbeeld cognitieve gedragstherapie vergelijkt men met *counselling* of *befriending*; antidepressiva vergelijkt men met placebo's met bijwerkingen en mensen krijgen evenveel aandacht. Omdat vanwege het Dodo-effect ook actieve controlebehandelingen een effect hebben, zie je de effecten van de actieve behandelingen steeds verder afnemen in vergelijking met de controlebehandeling. De vergelijking is dus niet meer: 'iets tegen verwaarlozing', maar 'iets tegen iets anders'.

Etiologie: 'brain-mind'-relaties

Er is internationaal een invloedrijke stroming van mensen die vinden dat je een psychische aandoening als psychose (meestal gaat het dan over schizofrenie overigens) of alcoholverslaving het beste als een 'chronische hersenaandoening' kan zien. Oppervlakkig gezien klinkt dat misschien logisch, maar in werkelijkheid is het een weinig wetenschappelijke uitspraak. Een laesie in de frontale hersenen kan zich uiten in depressie. Dat betekent echter niet dat de aandoening depressie bij de mens zijn oorzaak vindt in datzelfde gebied in de frontale cortex. Pariëtale laesies gaan ook gepaard met depressie. Sommige mensen ervaren intens geluk bij het gebruik van cannabis. Dat betekent niet dat het receptorsysteem dat door cannabis wordt beïnvloed kan worden uitgeroepen tot het biologische *gelukcentrum* van de mens. Sommige mensen worden intens gelukkig van alcohol. Antidepressiva kunnen de symptomen van depressie verlichten maar dat betekent niet dat in de serotonerge neurotransmissie die ze beïnvloeden de oorzaak schuilt van depressie. Veel mensen hebben geen baat bij een antidepressivum maar herstellen met meditatie. De drogredeneringen die we hierboven schetsen worden helaas, in ieder geval impliciet, zeer frequent gebruikt in het vakgebied van de *biologische psychiatrie*. Het probleem echter is dat de relatie tussen brein en geest, en daarmee tussen brein en psychisch symptoom, simpelweg onbegrepen is. Weliswaar is breinactiviteit voorwaardelijk voor psychische activiteit (zonder brein is er geen ervaring) maar dat is heel wat anders dan stellen dat elke ervaring (of het nou paranoia is of een somber gevoel, een intense angstervaring, het feit dat ik citroenijs in plaats van meloenijs kies op een warme dag) het causale gevolg is van een groepje neuronen in mijn brein. Op die manier kom je er niet uit want als dat groepje neuronen voor mij besluit of ik citroenijs of meloenijs ga nemen, waarbij ik hoogstens de illusie heb van vrije wil, hoe komt dat groepje neuronen dan tot die beslissing? Wie stuurt dat groepje neuronen dan aan? Zonder brein kan ik niet kiezen maar dat wil niet zeggen dat het brein altijd voor mij kiest en mij slechts de illusie van vrije wil laat. Zo ook met bijvoorbeeld paranoia: voor het ervaren van paranoia heb ik een brein nodig maar dat is wat anders dan zeggen dat een groepje neuronen mij paranoia zit in te fluisteren zonder dat ik er zelf iets over heb te zeggen. We weten het gewoon niet.

Het is frustrerend dat 50 jaar intensief onderzoek in de biologische psychiatrie geen enkele bevinding van diagnostische waarde voor geen enkel psychisch syndroom heeft opgeleverd.[1] Aan de andere kant is dat ook een belangrijke bevinding: hoe het brein psychische kwetsbaarheden medieert, in interactie met de omgeving, blijft in essentie onbekend. ...En ook dat is een belangrijke bevinding.

Wat nu?

Hoe de omgeving de mens beïnvloedt in de keuzen die hij maakt en de klachten of problemen die hij ervaart is alleen te begrijpen vanuit oprechte interesse in (en kijken met verwondering naar) de ander, waarbij je probeert biologische mediatie, psychologische mechanismen en persoon-omgevingsinteracties met elkaar in verbinding te brengen. Zo wordt het mogelijk om samen met de individuele patiënt tot een verklaring te komen van zijn psychisch lijden en een pad uit te stippelen naar herstel, passend bij die unieke persoon.

Literatuur

1 Kapur S, Phillips AG, Insel TR. Why has it taken so long for biological psychiatry to develop clinical tests and what to do about it? Mol Psychiatry. 2012;17(12):1174-9. doi: 10.1038/mp.2012.105. PubMed PMID: 22869033.

Trefwoordenregister

A

Aandacht 194, 259, 291, 300, 376, 454
Acathisie 203, 266, 381
Acceptance and Commitment Therapy (ACT) 216, 382, 443
Acceptatie 249
Acetylcholine 71, 73, 108, 297, 302, 401
Acting out 89
Adaptatie 86, 465
Adrenaline 111, 121
Adrenocorticotroop hormoon (ACTH) 108, 120
Affect 264
Affectieve symptomen 377
Affectisolatie 90
Affiniteit 196
Afhankelijkheid 366
Afweer 86, 87
Afweermechanisme 87, 221, 222, 334, 467
Agitatie 298, 448, 449
Agonisme 197
Agressie 195, 433, 448, 457, 487
Alcohol 193, 432, 434, 458
Alliëren 91
Allostase 113, 116, 323
Allosterische modulatie 198
Alogie 376
Alproïnezuur 372
Alternatieve Model voor persoonlijkheidsstoornissen 468
Altruïsme 92, 124
Amerikaanse rehabilitatie modules 151
Amfetamines 434
Amygdala 66, 77, 109, 112, 120, 311, 319, 322, 334
Amyloïdcascadehypothese 293
Angst 202, 318, 353
Angstig 264
Angstsyndroom 200
Anhedonie 194, 203, 264, 343, 370, 376
Anonieme Alcoholisten (AA) 443
Anorexia nervosa 407, 408
Antagonisme 197
Antidepressiva 192, 195, 200, 298, 314, 337, 350, 361, 371, 390, 404, 413, 415, 461
Antipsychotica 192, 201, 298, 304, 324, 338, 371, 372, 381, 390, 404, 413, 461

Antisociale persoonlijkheid 469
Anxiolytica 206, 390
Apathie 194, 203, 292, 376
Appraisal 98, 99, 100, 173
Approach 100
Apps 237
Apraxie 300
Arginine-vasopressine 124
Arrest Chabot 181
Artificial Intelligence 217
Assertiviteit 91
Associatiezwakte 262
Astrocyten 68
Autismespectrumstoornis 457
Automutilatie 171
Autonome disregulatie 449
Autonome zenuwstelsel 63
Autonomie 370, 489
Avolitie 203, 266, 376
Axon 63, 68, 70

B

Barbituraten 192, 194
Bariatrische chirurgie 416
Basale ganglia 66, 78
Basale kernen 295
Behaviorisme 37
Beheermodellen 548
Bekrachtiger 209, 210
Bekwaamheid 495
Beloning 79, 194
Beloningsgedrag 412
Beloningssysteem 41, 110, 121, 122, 203, 439
Bemoeizorg en dwang 145
Benzodiazepinen 192, 193, 315, 434
Beschermende factoren 13, 59
Beschermingsbeginsel 552
Beta-amyloid-42 (A-42) 293
Betekenisanalyse 211
Betekenisgeving 135
Betrekkingsideeën 263
Bewegingspatroon 259
Bewegingsstoornissen 259
Bewindvoering 144, 146
Binge drinking 440

Biografie 254
Blootstellingscriterium 318
BOPZ 304, 496, 498
Borderline persoonlijkheid 221, 223, 470
Boulimia nervosa 407, 409
Bouwstenen van veerkracht 118
Bowlby 48, 123
Burn-out 346

C

Cannabis 380
Carbamazepine 204
Cardiovasculaire aandoening 319, 352, 490
Cardiovasculair risicomanagement 292
Catastroferen 124
Catecholamines 73
Catechol-O-methyl transferase (COMT) 122
Category fallacy 511
Centrale zenuwstelsel 64
Cholinerge neuronen 76
Cholinesteraseremmers 297
Chorea van Huntington 202
Chronobiologie 401
Chronological Assessment of Suicidal Events (CASE) 175
Chronotherapie 404
Circadiaan ritme 370, 373, 400
Circulaire causaliteit 227
Classificeringsystemen 20
Clozapine 382
CO2-inhalaties 315
Cocaïne 434
Cognitie 37, 195, 259, 276, 322, 336, 348, 359, 370, 376, 412
Cognitief functioneren 278
Cognitieve gedragstherapie (CGT) 126, 177, 209, 210, 212, 315, 337, 339, 350, 361, 372, 382, 391, 404, 415, 430, 442, 462
Cognitieve Remediatie Therapie (CRT) 383, 415
Collaborative care 362
Communicatie 245, 247
Communicatiestijl 247
Community 237
Comorbiditeit 471
Compassie 250
Compulsies 266, 330
Concentratie 194, 260, 291, 318, 343
Confabuleren 260, 292
Conflicttheorie 46
Consultatief psychiater 495
Consulten 492
Contact 454

Contactname 245, 278
Context 227, 480
Contextfactoren 226
Contingent 209
Continuüm 10, 19, 255, 278, 377, 448
Conversie 355, 360
Conversiesymptomen' 389
Coping 21, 87, 173, 319, 320, 362, 451, 482, 487
Copingmechanismen 467
Copingstrategieën 136
Corpora mamillaria 77
Corpus callosum 123
Cortex 66
Corticostriatale-thalamocorticale circuits (CSTC) 334
Corticotrophin releasing hormone (CRH) 120
Corticotropine 108
Cortisol 108, 120, 358, 459
Craving 442
Crimineel gedrag 144, 438, 450
Crisisinterventie 165
Crisissituaties 145
Culturele context 511
Curatele 144
Cyclothymie 366, 368
Cytokinen 319, 358

D

Dagschommeling 346
Darm-breinas 358
Decorumverlies 266
Deep Brain Stimulation (DBS) 338, 351, 442
Delinquent gedrag 505
Dementie 202, 291, 293, 296
Dementievriendelijke samenleving 297
Dendrieten 68
Denken 254
Depersonalisatie 262, 387
Depressie 473
Derealisatie 262, 387
Descartes 21
Desensitisatie 322
Destigmatisering 326
Detentieongeschiktheid 503
Diabetes 348, 352, 357, 490
  insipidus 205, 372
  mellitus 111, 203, 293
Diabetische neuropathie 200
Diagnostisch onderzoek 16, 254
Dialectische gedragstherapie (DGT) 216, 474
Dialogische Feedback Schaal (DFS) 233
Dialoogmodel 30, 32

Digibesitas 398
Dimensionaliteit 377, 482
Dimensionele benadering 15
Disadaptieve afweer 86
Dissociatie 319, 320, 322, 386
Doelmatigheid 556
Doelvaardigheid 155
Doorgaan 199
Dopamine 71, 73, 119, 122, 123, 302, 303, 347, 379, 401, 450, 459
Dopaminerg 76, 194
Drifttheorie 47
DSM 245, 278, 289
Dwangbehandeling 556
Dwanggedachten 329
Dwanghandelingen 329
Dwangmatige persoonlijkheid 470
Dwangsyndroom 200
Dysfoor 264
Dyskinesie 203, 266
Dysthymie 346, 366
Dystonie 266, 381

E

Echtheid 249
Eermechanismen 86
Eetbuistoornis 409
Eet en voedingsyndroom 200
Eetlust 195, 346, 461
Eetsyndroom 409
Egocentriciteit 90
Egodistoon 87, 330
Egosyntoon 87, 330
eHealth 217, 235, 443
Elektroconvulsietherapie (ECT) 372, 496
Emancipatie 133
Emotionele omgevingsfactoren 56
Emotion-focused 100
Empathie 126, 250, 466
Empowerment 133, 137
Endocannabinoïden 74
Engelse rehabilitatiecultuur 151
Entrapment-model 173
Epigenetica 117, 119, 124, 349
Epilepsie 261, 264
Episode-sensitisatie 370
Episodisch geheugen 260
Erectiestoornis 420
Ernstige psychiatrische aandoeningen (EPA) 490
Ervaringsdeskundigheid 137
Ervaringsgebonden 119

Ervaringsgebondenheid 118
Euforie 264, 346, 366
Euthanasie 192
Euthanaticum 183
Evidence Based Medicine (EBM) 50
Evolutietheorie 39
Excitatie 198
Exciterende neurotransmitters 71
Executieve functies 141, 395, 432
Existentieel bedreigend 173
Exocytose 70
Expansief 264
Experience Sampling Methode 287
Experiëntieel leren 212, 213
Exploratie 256
Exposure 209, 210, 213, 325, 339, 391
Externalisatie 89
Extrapiramidale symptomen 203, 298
Eye Movement Desensitization and Reprocessing (EMDR) 216, 382, 391

F

Fasegerichte benadering 391
Fasen 106
Feedbackmechanismen 227
Flexibiliteit 250, 467
Flexible Assertive Community Treatment (FACT) 142, 152
Fobisch syndroom 310
Frontale 66
Frontotemporale dementie 292, 295
Frustratietolerantie 224
Fugues 388

G

Gamma-aminoboterzuur (GABA) 71, 72, 75, 121, 193, 198, 206, 302, 303, 381, 402, 434
Gedachtearmoede 263
Gedachten 322
Gedeelde besluitvorming 31, 485, 553
Gedragsobservatie 277, 278
Gedragsproblemen 454, 457, 490, 498, 505
Gedragstherapie 350
Gedwongen opneming 554
Gegeneraliseerd angstsyndroom 310
Gehechtheidsproblemen 391
Gehechtheidstheorie 48
Geheugen 78, 194, 260, 291, 292, 300, 318, 343, 386, 395
Geheugenstoornissen 397
G-eiwitten 70

Genderdysforie 420
Geneesheer-directeur 555
Genen en omgeving 85
Genetica 438
Genetica en psychiatrie 82
Genetische factoren 369
Genetische variatie 84, 122
Genexpressie 84
Gen-omgevingscorrelatie 54
Gen/omgevingsinteractie 36, 54
Gentranscriptie 119
Genvarianten 379
Gestiek 265
Gewicht 344
Gewichtstoename 344, 346
Gezamenlijke besluitvorming 481
Gezinsfunctioneren 230
Gezinsgeweld 229
Gezinspatronen 230
Gezinsproblemen 230
Gezonde loochening 168
Gezondheidsnorm 19
Gezondheidszorgconsumptie 19
GGZ-budget 547
Ghreline 411
Gliacellen 68
Globus pallidus 66, 79
Glucocorticoïde hormonen (GC) 120
Glucocorticoïdenreceptor (GR) 108
Glutamaat 71, 72, 194, 198, 380, 381
Glutamaatreceptorantagonist 297
Glycine 71, 72
Gyri 66

H

Habituatie 40, 112, 113, 322
Hallucinatie 202, 261, 300, 368, 376
Hamilton Rating Scale for Depression (HRSD) 345
Harm expectancy 213
Harm reduction 444
Hart-brein-as 358
Hechting 117, 122
Herbelevingen 318
Hersenletsel 285
Hersenplasticiteit 194
Hersenstam 65, 75
Hersentrauma 293
Herstel 17, 25, 118, 129, 131, 368, 373
Herstel, empowerment en ervaringsdeskundigheid (HEE) 137
Hippocampus 66, 77, 111, 120, 319, 322

Histamine 73, 195, 203, 401
Histaminerg 381
Holding 452
Homeostase 105, 116, 227, 401
Hongergevoel 195
Hospital Anxiety and Depression Scale (HADS) 284
Housing First 143, 152
HPA-as 108, 120, 302, 311, 322, 347, 388
Huisarts 356, 480
Hulp bij zelfdoding 181
Humor 222
Huntington-chorea 202
Hyperactiviteit 456
Hyperarousal 357, 358
Hypersomnia 397, 400, 404
Hypnotica 206
Hypochondrie 354
Hypocretine 401
Hypofyse 65, 109
Hypomanie 366
Hypothalamus 65, 77, 120, 412
Hypothalamus-hypofyse-bijnieras 108, 120, 311, 322, 347, 388
Hypothyreoïdie 205, 372, 404

I

Identiteit 466
Identiteitsdiffusie 221, 222, 223

Ik-sterkte 224
Illusie 221, 261
Immuunsysteem 380
Impulsiviteit 366, 433, 456
Impulsregulatie 433
Inbewaringstelling (IBS) 164, 554
Incoherentie 262
Individual Placement and Support (IPS) 152, 383, 443
Individuatie 91
Individuele Rehabilitatie Benadering (IRB) 151, 153, 383, 443
Ineffectief controleren 90
Infecties 56, 450
Inflammatie 347
Informed consent 558
Ingelhart Welzel Culturele kaart 512
Inhibitie 198
Inslaapproblemen 461
Insomnia 396
Intelligentie 260, 281, 282
Intelligentietests 281, 282

Intensive Home Treatment teams (IHT) 145, 152
International Classification of Primary Care (ICPC) 484
Internetgames 440
Interne werkmodel 123
Interpersoonlijke Therapie (IPT) 350, 373
Intimiteit 466
Intoxicaties 172, 450, 504
Introversie 468
Invoegen 251
Ionkanalen 69
Ionotrope 70

J
Jetlag 398
Jumping to conclusions 380, 449
Justitiële maatregelen 503

K
Kindertijd en adolescentie 114
Kindling 348, 370
Klachtgerichte, psychosociale communicatie 249
Klassieke conditionering 38, 209
Kortdurende psychodynamische psychotherapie 222
Kortdurende Psychodynamische Steungevende Psychotherapie 223
Krankzinnigenwet 27
Kwaliteitsstatuut ggz 551
Kwaliteit van leven 472
Kwetsbaarheid 13, 54, 482
Kwetsbare fenotype 116

L
Lamotrigine 204
Leptine 411
Leren 194
Leren en gedrag 80
Lethargie 266
Levensbeëindiging op verzoek 181
Levensfase 174
Levensloop 481
Lewylichaampjesdementie 295, 298
Liaison psychiatry 491
Libido 344, 428
Limbisch systeem 77
Lithium 204, 371, 372
Locus coeruleus 113, 322
Logorroe 265
Loochenen 89
LOOPS-model 428, 429

M
Machtigingen 554
Maligne neurolepticumsyndroom 204
Manie 202, 365
Manisch-depressiviteit 365
Mantelzorg 291, 292, 296
Mechanische fixatie 452
Medisch-Psychiatrische unit (MPU) 496
Melancholische depressie 346
Melanocortine 411
Mentale representatie 123
Mentale veerkracht 59, 119, 123
Mentaliseren 224
Mentalization-Based Treatment (MBT) 224, 474
Mereologische fout 50
Mesocorticaal 76
Mesolimbische projecties 76, 112, 119, 122
Mesolimbisch systeem 120, 379, 412
Metabole ontregeling 203, 381, 450, 451
Metabool syndroom 357
Metabotrope 70
Methionine (Met) allel 122
Methylfenidaat 195, 207, 459, 461
mHealth 217, 235, 443
Middelen en maatregelen 556
Middelenmisbruik 366, 368, 468
Migraine 261
Migranten 380
Migratie en etniciteit 58
Mild cognitive impairment 291
Mimiek 265
Mindfulness 125, 216, 382, 443, 462
Mineralocorticoïdenreceptor (MR) 108
Mini-Mental State examination (MMSE) 284
Minnesota Multiphasic Personality Inventory (MMPI) 284
Misselijkheid 202
Modulatie 198
Monoamino-oxydase A remmers (MAO-A-remmers) 200
Mortaliteit 438
Motivatie 79, 224
Motivatiebevorderende interventie 442
Myeline 68

N
Nachtelijke eetbuien 405, 409
Narcistische persoonlijkheid 470
Narcolepsie 397
Narratief paradigma 228
Negatieve affectiviteit 118
Negatieve bekrachtiging 173, 210

Negatieve beloning 41
Negatieve bestraffing 41
Negatieve cognities 173
Negatieve feedback 227, 228
Negatieve symptomen 203, 376
NEO-BIG-5 466
NEO-PI-R (Neuroticism Extraversion Openness Personality Inventory-Revised) 284
Neurocognitieve functies 285
Neurodegeneratieve aandoeningen 285
Neurofeedback 125
Neurofibrillaire kluwen 293
Neurogenese 111, 118, 120
Neuronen 67
Neuroticisme 348
Neurotische persoonlijkheid 221
Neurotransmissie 69
Neurotrofines 119
Nicotine 73
Nierfunctiestoornissen 372
Nigro-striatale 76
NMDA 303, 325, 380
Noradrenaline 73, 76, 108, 111, 120, 194, 347, 401, 450
Nucleus accumbens 79, 121
Nucleus caudatus 66

O

Obesitas 407, 416
Objectrelatietheorie 48
Objectrepresentaties 48
Observatie 256, 278
Obsessie 263, 329
Obstetrische complicaties 55
Obstructie 90
Occipitale 66
Oligodendrocyten 68
Omgevingsfactoren 54, 296, 303, 348, 389
Onbegrepen lichamelijke klachten 496
Onbekwaam is onbevoegd 552
Onderhoudende 322
Ondraaglijk lijden 182
Ongeconditioneerde 40
Ongewenste effecten 200
Onthechten 90
Ontkennen, overdekken of projecteren 91
Ontkenning 222
Ontoerekeningsvatbaar 506
Ontremming 365
Ontstekingshypothese 302
Ontstemming 365
Onttrekkingsdelier 303, 450

Onttrekkingssymptomen 442
Ontwikkelingsgeschiedenis 220
Ontwikkelingsprofiel 88
Onwelbevinden 20
Oordeelsvermogen 260
Oorzakelijk 198
Open vragen 249
Operante conditionering 37, 41, 209, 210, 337
Optimistisch denken 125
Opwinding 428
Orgasme 420
Oriëntatie 260, 291
Ouderfactoren 56
Overdracht 187, 220
Oxidatieve stress 293
Oxytocine 124

P

Pallidum 121
Paniek 307, 308
Parasomnieën 399, 400
Parasympatisch 107
Pariëtale 66
Patiëntenstromen 543
Pavlov 38
Pavor nocturnus 399
Peptiden 74
Perfectionisme 370
Performale intelligentie 282
Perifere zenuwstelsel 63
Persoonlijkheid 347, 386, 465, 466
Persoonlijkheidsonderzoek 282
Persoonlijkheidstype 468
Persoonsgericht 151, 480
Persoonskenmerken 276, 278, 348
Pica 407
PIJ-maatregel 502
Pijnstilling 194
Pijn-vermoeidheid 358
Plannen 292
Plaques 293
Plasticiteit van het brein 118
Ploegendienst 398
POH-GGZ 486
Polymorfismen 84
Polysomnografie 399
Positief affect 118, 124
Positieve bekrachtiging 209
Positieve beloning 41
Positieve bestraffing 41
Positieve emoties 118, 122, 124
Positieve feedback 227, 228

Postpartum depressie 346
Posttraumatisch stress-syndroom 200, 318
Precipiterende factoren 301
Predisponerende factor 117
Predispositie 54
Pre- en postnatale risicofactoren 55
Prefrontale cortex 109, 112, 120, 311, 319, 334
Pregabaline 206, 361
Prenatale omgevingsfactoren 55
Presynaps 70
Pretenderen 91
Prevalentie 310, 321, 333
Preventieve therapie 217
Prikkelbaredarmsyndroom 358
Prikkelgeneralisatie 38
Primitieve 87
Probleemoplossende strategieën 177
Problem-focused 100
Problem Solving Therapy (PST) 349, 362
Procedurele geheugen 260
Prodromen 379
Professionalisering 544
Professionele nabijheid 250
Projectie 222
Projectieve identificatie 89, 222
Pro Justitia rapportage 503
Prolactine 203, 420
Prolonged exposure 391
Proportionaliteit 556
Pruning 114
Psychiatrische afdeling algemeen ziekenhuis (PAAZ) 496
Psychiatrische consultatie 492
Psychiatrische syndromen en seksuele problemen 421
Psychiatrisch onderzoek 254, 255
Psychische gezondheid 21
Psychoanalyse 46
Psychoanalytische psychotherapie 222
Psychodiagnostisch onderzoek 276, 281
Psychodynamische benadering 46, 220, 334, 350
Psychodynamische groepspsychotherapie 222
Psycho-educatie 298, 339, 349, 372, 462
Psychologische tests 277
Psychometrisch solide 279
Psychomotoriek 265
Psychose 504
Psychotische depressie 346
Psychotische organisatie 221
Psy-mate 243, 287
Putamen 66

R

Rapid cycling 368
Rapportage 256
Rationaliseren 90
Reactiepatronen 123
Realiteitstoetsing 221
Real-time interventies 217
Recidiverisico 502, 506
Recovery 131
Regionale Toetsingscommissie Euthanasie (RTE) 183
Rehabilitatie 151
Rehistoriseren 152
Relatieproblemen 229
Relationele context 228
REM-slaap 399
Repeterende transcraniële magnetische stimulatie 351
Repetitieve transcraniële magnetische stimulatie (rTMS) 338, 351
Repolarisatie 69
Requisite variety 546
Resilience 97, 116, 417
Resocialisatie 151
Resource Assertive Community Treatment (RACT) 142, 152
Resource Groep 143
Respons 37
Responspreventie 339
Revalidatie 151
Rigiditeit 278, 336
Rijpe afweer 87
Risicofactoren 297, 301
Risicotaxatie 506
Rouw 346
Ruminatiestoornis 407
Rumineren 263

S

Salience 379, 381, 455, 458, 460
Schema-focused Therapy (SFT) 474
Schizofrenie 379
Schizotypische persoonlijkheid 471
Sedatie 194, 203, 381
Seksualiteit 418
Seksueel geweld 418
Seksueel misbruik 359
Seksuele functieproblemen in de psychiatrie 421
Seksuele functiestoornissen 381
Seksuele problemen 203, 229
Seksuele responscyclus 419

Selectieve aandachtsbias 380
Semantisch geheugen 260
Sensitisatie 113
Separatie 452
Serotonine 71, 73, 76, 124, 195, 203, 302, 347, 358, 381, 401, 413, 459
Serotonineheropnameremmers (SSRI's) 198, 324
Serotoninesyndroom 201
Set-shiftingsprobleem 413
Shared Decision Making 27, 213
Slaap 206, 366
Slaapbehoefte 396
Slaapdeprivatie 397
Slaaphygiëne 404
Slaapproblemen 387
Slaaptekort 397
Slaapverwekkend 195
Slaap-waakritme 397
Slaapwandelen 399
Slapen 343
Smetvrees 332
Sociaal angstsyndroom 310
Sociaal-economische status 240
Social defeat 58
Sociale cognitie 376
Sociale context 165
Sociale kwetsbaarheid 296
Sociale psychiatrie 141
Socratisch interviewen 213
Somatische fixatie 360
Somatomotorische zenuwstelsel 63
Somberheid 264, 343, 353, 367
Somnolent 259
Spierspanning 206
Splitsen 89
Spraak 265
Stabiele relaties 467
Status mentalis 255, 256
Stemming 195
Stemmingscongruent 368
Stemmingsstabilisator 372
Stemmingsstabilisatoren 371, 372
Stepped care 484
Stereotiepe gedragingen 332
Stervenshulp 180
Steun en Consultatie bij Euthanasie (SCEN) 182
Stigma 384, 483, 493
Stoppen 199
Stress 434
Stress-kwetsbaarheidsmodel 12
Stressor 12, 359
Stressreactie 106, 109, 358, 360, 380

Stressrespons 12, 319
Stress-sensitisatie 370
Stressvolle levensgebeurtenissen 57
Striatum 66, 75, 78, 194
Stroop Kleur Woord Taak 286
Structured Clinical Interview for DSM-IV 278
Structurele model 46
Structuurdiagnose 245, 277, 289, 490
Stupor 259
Subjectief onwelbevinden 14
Subjectieve beleving 454
Sublimatie 222
Subsidiariteit 556
Substantia nigra 66, 78, 296
Subthalamische nucleus 66, 79
Suïcidaliteit 168, 266, 344, 367, 472, 487, 503
Suïcide 373, 433
Suïcidegedachten 169
Suïcidehulplijn 242
Suïcideplannen 169
Suïcidepoging 169, 322
Sulci 66
Suprachiasmaticus 400
Symbiose 90
Sympathisch adrenomedullair-systeem (SAM) 107
Sympathisch zenuwstelsel 120
Sympatisch zenuwstelsel 107
Symptomatisch 198
Symptomatische remissie 150
Symptom Checklist Inventory – 90 (SCL-90) 283
Symptoomvaliditeit 279, 280
Synaps 68
Synaptische plasticiteit 120
Syndroom
    van Gilles de la Tourette 202
    van Korsakow 305
    van Wernicke 305
Synthese 92
Systeemtherapie 227, 229, 231, 350
Systematisch Rehabilitatiegericht Handelen 152
Systemisch denkkader 164
Systemische functie 228

T

Tardieve dyskinesie 381
Tau eiwit 293
TBS-instelling 502
Tegenoverdracht 187, 221
Temperament 466
Temporale 66

Terbeschikkingstelling (TBS) 502
Terugval voorkomen 442
Testosteron 420
Thalamus 65, 75, 295
Theory of Mind (ToM) 126, 224, 380, 459
Therapietrouw 249
Tics 340
Toerekeningsvatbaarheid 505
Topiramaat 204
Tourette-syndroom 202
Trail Making Test (TMT) 286
Trait versus state 98
Transactionele model 98
Transdiagnostisch denken 17, 213, 289, 369
Transference Focused Psychotherapy 223, 474
Trauma 318, 337, 380, 450, 468
Traumatisering 440
Tremor 205, 300, 372
Trichotillomanie 332
Tricyclische antidepressiva (TCA) 200
Tubero-infundibulaire 76

U
Uitvoerende (executieve) functies 261
Urbanisatie 57, 381
Utrechtse Copinglijst (UCL) 285

V
Vaardigheden- en Emotieregulatiestrategieën (VERS of STEPPS) 474
Valproïnezuur 204, 371
Vasculaire hersenschade 293
Veerkracht 116, 321, 467
Vegetatieve zenuwstelsel 63
Veiligheid 556
Ventrale striatum 119
Ventrale tegmentum 121
Verbale intelligentie 282
Verdringing 220
Verklarende mechanismen 13
Verkrachting 321
Verlammingsverschijnselen 355
Vermijdende persoonlijkheid 124, 469
Vermijding 41, 318, 337
Vernauwd 259
Veroudering 293
Verschuiven 90
Verslaving 320
Verstedelijkte leefomgeving 56
Verwardheid 144, 277
Verwerpen 90
Vier Dimensionale Klachtenlijst (4DKL) 484

Virtual reality 243
Vitale kenmerken 346
Voedselinnamestoornis 407
Voelen 254
Vrees 307, 308
Vreesconditionering 311

W
Waan 346
Waarnemen 254
Wanen 202, 263, 366, 376
Weerbaarheid 12, 119, 482
Weerstand 87
Wellness and Recovery Action Plan 383
Werkgeheugen 282, 376
Wet bijzondere opnemingen in psychiatrische ziekenhuizen (WGBO) 304, 495, 498, 552, 554
Wijk 481
Wilsbekwaamheid 182, 277
Wilsonbekwaamheid 415, 557, 558
Wilszwakte 433
World Values Survey 512

Z
Zeitgebers 370, 398
Zelf 465
Zelfbeschikking 133, 552
Zelfdoding 180
Zelfgenoegzaamheid 278
Zelfkritiek 370
Zelfobservatie 256
Zelfoverschatting 366
Zelfregulatie 432, 441, 451
Zelfregulerend systeem 228
Zelfstigma 384, 483
Zelfsturing 466
Zelfverwaarlozing 258, 266
Ziekenhuispsychiater 491
Ziekte 20
    van Alzheimer 292, 293
    van Parkinson 194, 405
Ziekte-angstsyndroom 354
Ziektebesef 261, 292
Ziektegerichte, biomedische benadering 248, 249
Zoplicon 206
Zorgconsumptie 472
Zorginrichting 543
Zorg op maat 481
Zorgorganisatie 23
Zucht 433

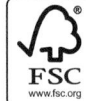

MIX
Papier aus verantwortungsvollen Quellen
Paper from responsible sources
FSC® C105338

If you have any concerns about our products,
you can contact us on
ProductSafety@springernature.com

In case Publisher is established outside the EU,
the EU authorized representative is:
**Springer Nature Customer Service Center GmbH
Europaplatz 3, 69115 Heidelberg, Germany**

Printed by Libri Plureos GmbH
in Hamburg, Germany